LIPPERT의

필수 임상운동학 개정 5판

Clinical Kinesiology and Anatomy

5th Edition

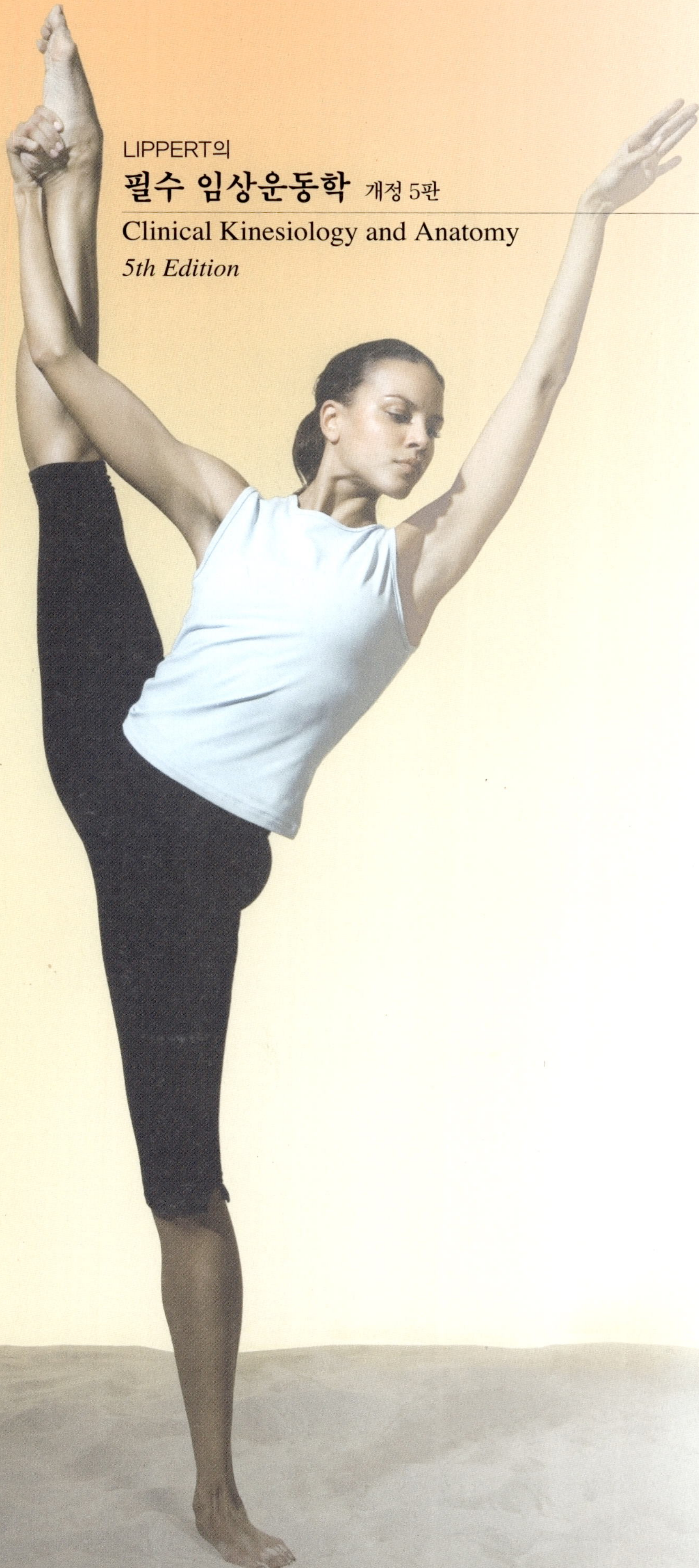

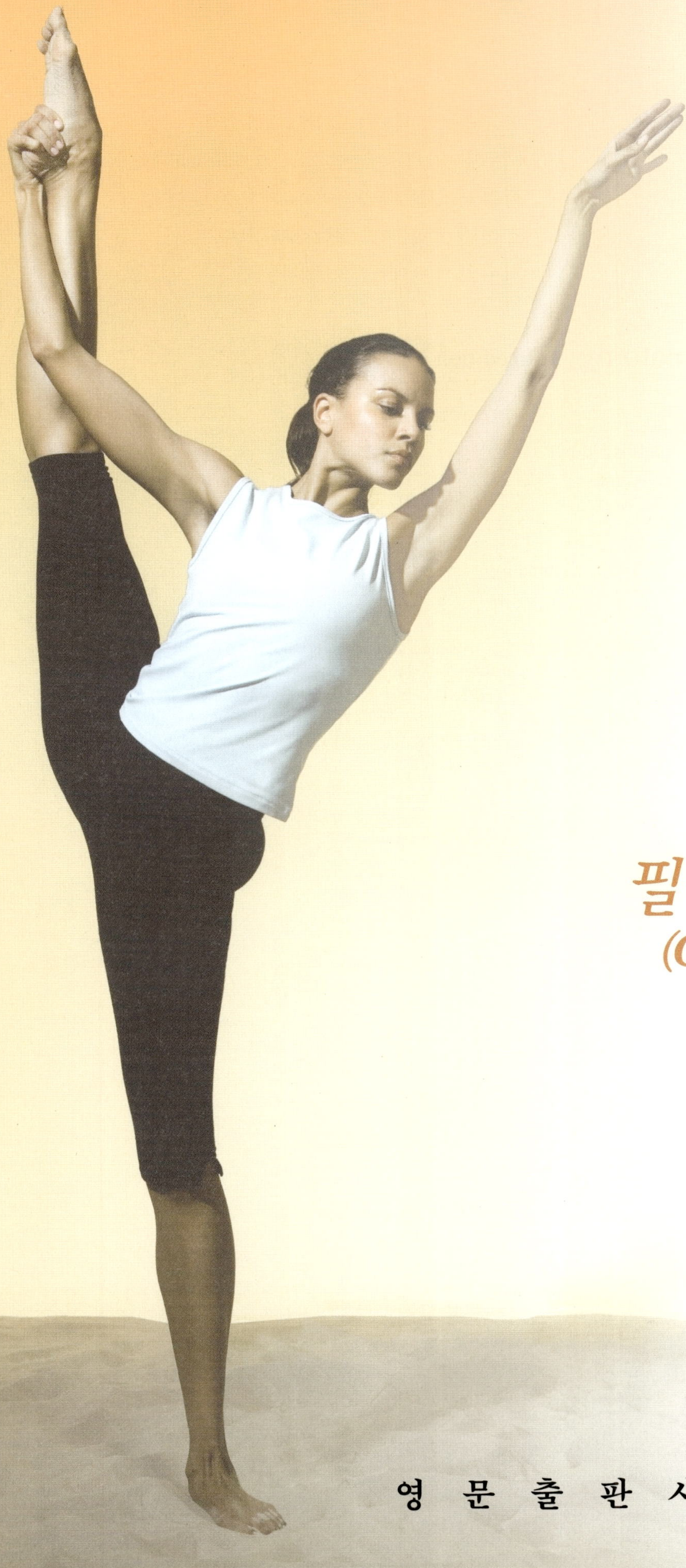

Lippert의

필수 임상운동학
(Clinical Kinesiology and Anatomy)

개정 5판

Lynn S. Lippert, MS, PT.

Program Director, Retired
Physical Therapist Assistant Program
Mount Hood Community College
Gresham, Oregon

영 문 출 판 사

■ **옮긴이** (가나다 순)

김명권 영산대학교 물리치료학과 교수
김성렬 경남대학교 물리치료학과 교수
김용수 신성대학교 물리치료과 교수
박윤희 영남외국어대학교 작업치료과 교수
방현수 김천대학교 물리치료학과 교수
이규리 김천대학교 물리치료학과 교수
이문환 22세기 척추연구소 C & D Health 대표
정형국 안산대학교 물리치료과 교수
조현래 마산대학교 물리치료과 교수
차수민 인제대학교 외래강사

Clinical Kinesiology and Anatomy, fifth edition
by Lynn S. Lippert, MS, PT

기초연구와 임상연구를 통해 새로운 과학적인 정보가 이용가능해질 때 기존의 추천치료(recommended treatment)와 약물치료는 변화를 맞게 된다. 본 저자들과 출판가는 이 책이 정확하고, 최신이론이면서 출판 당시의 학문적인 기준과 일치하도록 노력하였다. 저자들과 편집인들 그리고 출판가는 이 책의 적용에 따른 결과나 실수 또는 빠진 부분에 대해 책임을 지지 않으며, 이 책의 목록에 언급되거나 표현된 것에 대해서도 아무런 보증을 하지 않는다. 이 책에 언급된 실기(practice)는 전문적인 치료기준에 맞춰서 독자들이 실시해야 한다. 독자는 어떤 약물을 처방하기 전에 약물의 용량이나 부작용에 관한 새로운 정보와 변화에 관한 정보를 항상 체크를 해야 한다. 새로운 약물이나 비주기적으로 처방되는 약물 사용시 세심한 주의가 필요하다.

LIPPERT의
필수 임상운동학 개정 5판

2013년 1월 7일 초판인쇄
2013년 1월 15일 초판발행

지은이 : Lynn S. Lippert
옮긴이 : 이 문 환 외
발행인 : 박 병 조
발행처 : 도서출판 영문출판사
등　록 : 1987년 12월 21일 제2-419호
주　소 : 서울시 강남구 삼성동 69-1
전　화 : (02)514-5590, 776-5590
팩　스 : (02)756-8943
홈페이지 : www.ymsbook.net
E-mail : yeongmunsa@empal.com
정　가 : 38,000원
ISBN 978-89-7224-316-8 93510

※ 파본은 교환해 드립니다.

처음부터 이 작업을 도와준 Sal에게 짧게 진심으로
감사한다는 표현은 적절치 않은 것 같다.
오히려 이 책의 토대를 처음 만들어 준
사람이라는 표현이 더 적절할 것 같다.

내 인생에서 나를 놀라게 하고,
나를 감동시킨 창조성이 풍부한
Hunt에게 이 책을 바친다.

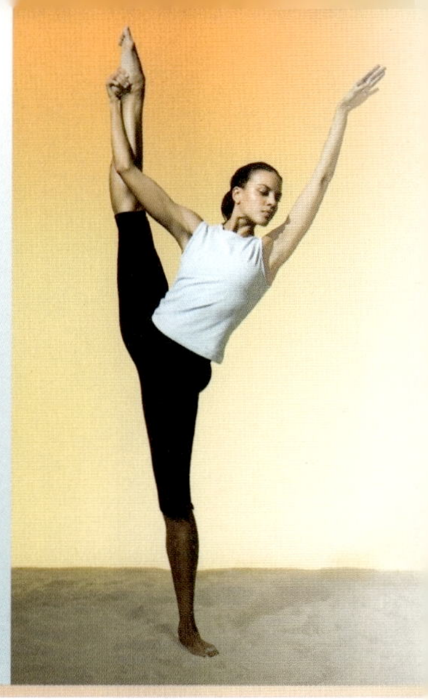

감사의 글
(Acknowledgments)

나는 아카데미상을 수상한 배우에게 감사드리며, 마지막 순간까지 중요한 역할을 한 사람들을 잊지 않고 싶다. 또한 나는 이번 5판을 출판하는 데 나에게 도움을 준 사람들에게 감사하는 것을 잊지 않고 싶다. 4판과 마찬가지로 나는 수많은 사람들에게 감사함을 표현하고 싶다. Sal Jepson은 막연한 논문을 쉽게 설명해 주었다. Don Davis는 물리학이 내가 생각하는 것만큼 단순하지 않다는 것을 지속적으로 상기시켜 준 사람이다. Shelby Clayson(MS, PT)은 그녀의 독수리 같은 눈으로 교정을 해주었다. Debbie Van Dover(MEd, PT)와 Kristin Kjensrud(MSPT)는 수많은 그림들을 교정해주었다. 오레곤 발레 극단의 Linda Besant와 Damara Bennett는 댄서의 입장에서 인간의 움직임을 이해하는 데 도움을 주었다. 우리가 어렸을 때 발레교습을 받은 사람이었다면, 더 나은 자세를 취할 수 있었을 것이라고 믿는다. Gwen White(PT, CLT)는 림프계와 림프부종에 대해, John Medeiros(PT, PhD)는 관절운동형상학에 대해 그들의 전문적인 지식을 제공해 주었다.

Rob Craven 사장님과 이 책을 완성하기 위해 헌신을 다한 F.A Davis 회사의 많은 사람들에게도 감사드린다. Meosissa Duffield 편집장은 나에게 새로운 에너지와 비전을 제시해 주었고, Karen Williams 편집장은 좀 더 나은 문장을 만드는 데 도움을 주었다. 조용하지만, 진심어린 대화를 해준 그녀에게 감사드린다. 출판인인 Margaret Biblis는 이번 과제를 수행하는데 언제나 지원을 아끼지 않은 분이다. 디자인 팀장인 Carolyn O'Brien은 책 표지와 책 내용에 들어간 그림을 그려주신 분이다.

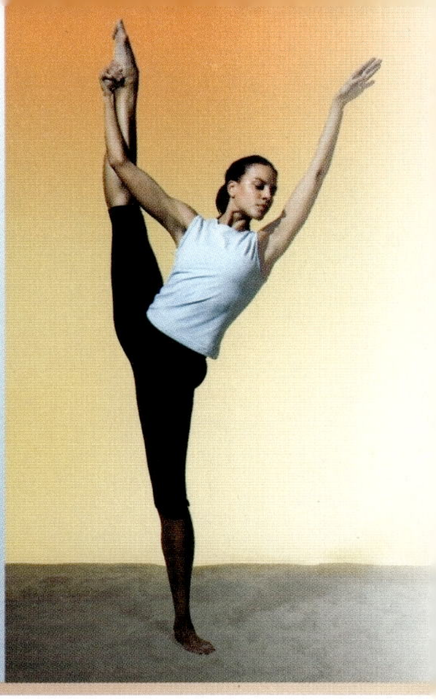

공헌자들
(Reviewers)

Renee Rorromeo, MA, PT
Instructor
Physical Therapist Assistant Program
Penn State Mont Alto
Mont Alto, Pennsylvania

John W. Burns, MS, ATC
Athletic Training Clinical Education Coordinator
Department of Kinesiology
Washburn University
Topeka, Kansas

Steve Hammons, DPT, ACCE
Academic Coordinator of Clinical Education
Physical Therapist Assistant Program
Somerset Community College
Somerset, Kentucky

Kimberly Prevo, OTR/L
Academic Fieldwork Coordinator
Health Science Department
Kirkwood Community College
Cedar Rapids, Iowa

Debbie Van Dover, PT, MEd
Director
Physical Therapist Assistant Program
Mt. Hood Community College
Gresham, Oregon

Peter Zawicki, PT, MS
Director
Physical Therapist Assistant Program
GateWay Community College
Phoenix, Arizona

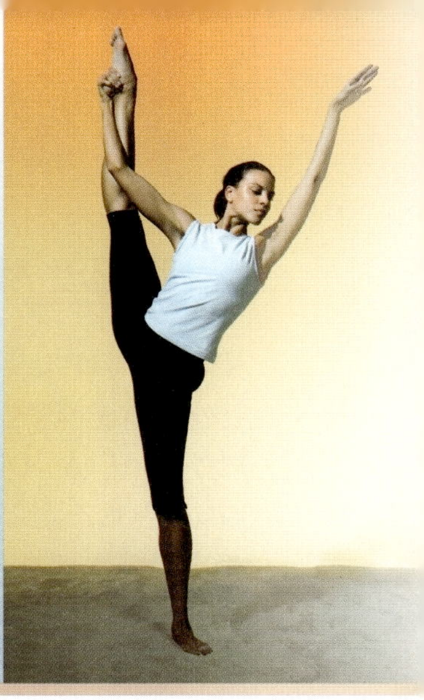

5판 서문
(Preface to Fifth Edition)

5판에서 중요하게 추가된 것은 순환계이다. 심혈관계와 림프계는 물리치료와 작업치료, 선수트레이닝 그리고 마사지사들에게 임상적인 연관성이 점점 많아지고 있다. 새로운 치료기법들은 이들 두 계통에 대한 기본적인 이해가 필요하다.

임상적인 관점에서 운동학과 해부학에 대한 기본적인 지식이 필요한 사람들은 본 교재가 매우 유용하다는 것을 알게 될 것이다. 일반적인 병리적 상황에 대한 해부학적 기초는 임상적 관련성이 많은 부분만 모든 장에 간략하게 언급했다. 기능적인 활동과 임상적인 운동에 관한 "복습문제"는 많은 장에 추가했다.

교재의 깊이나 범주는 동일하게 유지했다. 강조한 점은 기본적인 운동학과 해부학에 관한 것이다. 단순하면서도 쉽게 따라 할 수 있는 설명과 그림이 이 책의 핵심이다. 모든 학과가 이 교재에 들어 있는 모든 정보가 필요한 것은 아닐 것이다. 예를 들면, 어떤 학과는 관절운동형상학이나 턱관절 또는 보행은 배울 필요가 없을 것이다. 따라서 학생들에게 도움이 되지 않은 단락은 제외하셔도 무방하다. 각 장은 여러 관절을 언급하고 있기 때문에 읽는 순서는 쉽게 변경할 수 있다. 위팔관절을 먼저 공부하는 대신에 다리관절을 먼저 공부하거나 또는 척추골격을 먼저 공부해도 이해하는 데 아무런 문제가 되지 않다.

Lynn S. Lippert

4판에 대한 서문

물리치료학과 학생들에게 기초적인 운동학과 해부학에 관한 교재를 제공할 목적으로 15년 전에 이 작업은 시작되었다. F. A. Davis 사의 출판가인 Jean-Francois Vilain은 보조물리치료사들을 위한 첫 번째 교재를 출판해야 한다는 것을 인식하게 되어 *Clinical Kinesiology for Physical Therapist Assistants*라는 책을 수정하게 되었다. 많은 책들이 출판되는 동안 위의 교재는 부적절한 텍스트인 채로 남아 있었고, 우리의 노력은 그에 미치지 못했다.

하지만 저자는 이 책을 *Clinical Kinesiology and Anatomy*로 바꾸어서 출판하기에 이르렀다. 하지만 이 책은 여전히 기초적인 교재이다. 따라서 운동학과 해부학에 대한 기초적인 지식을 원하는 학생들은 이 책이 많은 도움이 될 것이다. 예를 들면, 활동(activities)과 운동(exercise)은 전적으로 물리치료와 관련된 것에만 초점을 맞추지 않았기 때문에 작업치료, 선수 트레이너, 마사지, 그리고 그 외 기본적인 수준의 지식을 필요로 하는 모든 분야에 폭넓게 사용될 수 있을 것이다.

이전 판과 마찬가지로 기본적인 운동학과 해부학적인 것을 강조했다. 단순하면서도 쉽게 따라 할 수 있는 설명과 그림이 이 책의 핵심이다. 임상과의 상관성을 높이기 위해 다음 사항을 추가했다: (1) 해부학적인 위치와 관련해서 일반적인 병리현상에 관한 간략한 정의와 설명. (2) 기능적인 활동과 임상적인 운동에 대한 분석과 그에 따른 질문과 일반해부학에 관한 고찰.

모든 학과가 이 교재에 들어있는 모든 정보가 필요한 것은 아닐 것이다. 어떤 학과는 관절운동형상학적 특징에 대해서는 강조를 하지 않을 수도 있을 것이다. 이 경우 이 책에 언급되어 있는 관절운동형상학은 제외하셔도 무방하다. 또한 해당 주제와 관련된 예시나 질문 역시 학생들의 이해에 도움이 안 된다고 여기면 제외해도 된다. 각 장은 상지의 관절에서 시작해서, 축성골격에 대한 언급을 한 후 그 다음 하지에 대해 언급을 했다. 하지만 이들 각 장의 순서는 자유롭게 읽어도 된다. 하지를 먼저 읽거나 또는 축성골격을 먼저 읽어도 이해하는 데는 문제가 없다.

해당 주제에 관해 더 심도 깊은 분석을 해 놓은 책들도 많다. 하지만 *Clinical Kinesiology and Anatomy*는 기본적인 지식을 쉽게 이해할 수 있도록 하는 것이 주목적이다.

Lynn S. Lippert

3판에 대한 서문

이 교재를 수정함에 있어 몇몇은 교체되었고, 새로운 인물도 참여했지만, 교재의 깊이와 범위는 동등한 수준을 유지했다. 이 책의 가장 큰 장점은 단순하고, 쉽게 따라 할 수 있는 설명과 그림이 있다는 것이다.

근육계는 열린운동사슬과 닫힌운동사슬 이론을 설명하는 것까지 확대시켰다. 보행에서는 흔한 병리적인 보행패턴에 대한 설명을 추가했다. 몇 개의 그림은 더 자세한 설명을 하기 위해 다시 그렸다.

5개의 장을 새롭게 추가했다. 기본적인 생역학(basic biomechanical) 장은 물리치료에서 흔히 사용되는 여러 생역학적인 원리를 예를 들어 설명을 했다. 측두하악관절과 골반대에서는 해당 관절의 구조와 기능에 대한 기본적인 설명을 추가했다. *Kinesiology Laboratory Manual for Physical Therapist Assistants*에 언급되어 있는 정상적인 자세와 관절운동형상학에 대한 설명을 이번 교정판에 추가했다.

보조물리치료사의 업무영역과 관련해서 물리치료범위와 공히 일치하는 부분은 없다. 일반적으로 여기고 있는 것은 관절가동술은 낮은 수준(entry level)의 기법이 아니다. 저 역시 이 말에는 동의한다. 하지만 보조물리치료사 역시 이러한 치료기법을 사용해서 환자를 치료하는 영역에 해당한다. 이러한 이유로 인해 용어와 원리에 대한 기본적인 이해가 필요한 것이기 때문에, 이 교재에서는 그 내용을 담고 있다.

*Clinical Kinesiology for Physical Therapist Assistant*의 이번 교정판은 교육자, 학생, 그리고 임상가들의 다양한 요구에 따른 것이다. 전문가들에게는 보조물리치료사 교육에 필요한 것 이상의 추가적인 정보를 담고 있는 책들이 필요할 것이다. 다만 바라는 것은 이번 4판이 이미 쓰여진 교재와 함께 책장에 진열되기를 바라는 마음이다.

Lynn S. Lippert

2판에 대한 서문

해부학 강의를 하고, 해부학 교재를 집필하는 대부분의 사람들이 공감하는 것은 비록 그 용어를 사용하는 것에 대해 전적으로 동의하지는 않지만, 그곳에 있는 것이 무엇이고, 그것이 어디에 있느냐 하는 것이다. 운동학을 전공한 사람들은 움직임이 발생하는 것에는 동의를 하지만, 움직임을 일으키는 해당 근육이 무엇인지, 또는 해당 움직임에 대한 각 근육들의 상대적인 중요성에 대해서는 전적으로 동의하지는 않는다.

*Clinical Kinesiology for Physical Therapist Assistants*라는 책에서는 기본적인 운동학에 대해 강조를 했다. 관절의 움직임과 근육의 작용을 설명할 때, 저는 일반적으로 동의할 수 있는 주동근을 설명하는 데 초점을 맞추었으며, 그러기 위해 물리치료 영역 내에서 가장 폭넓게 통용되는 용어를 사용했다. 정상상태와 병적상태에 대한 여러 움직임과 근육의 작용에 대해 더 자세한 설명을 해 놓은 많은 책들이 있기 때문에, 더 심도 깊은 분석이 필요한 학생들은 그런 책들을 참고하기 바란다.

보조물리치료과 학생들을 위한 운동학 교재를 집필하고자 한 것은 몇 년쯤 전이다. 하지만 시간적인 제약과 다른 업무들로 인해 시간이 지체되었다. 여러 선생님들께서 보조물리치료사를 교육시킬 때 부족한 부분에 대해 자료를 수집해 주셨으며, *Clinical Kinesiology for Physical Therapist Assistants*는 그러한 노력의 결과이다. 다만 이 책이 보조물리치료사를 교육하는 데 사용되는 많은 책들 중에서 가장 첫 번째가 되기를 바란다.

Lynn S. Lippert

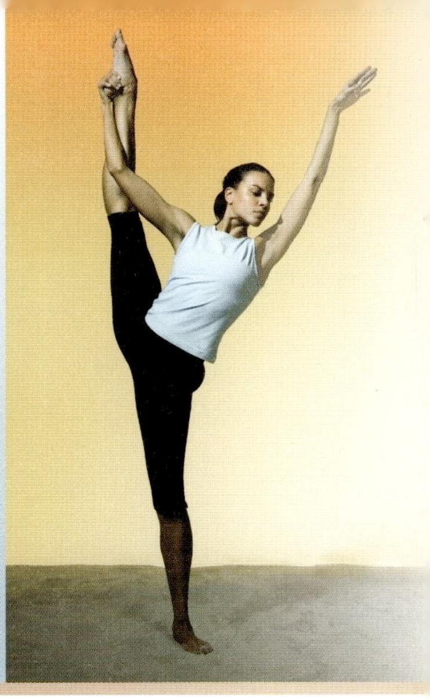

역자서문

인간의 모든 움직임은 해당 근육의 수축과 이완에 의한 것이다. 해당 근육을 지배하는 신경으로부터의 흥분이 도달하면 움직임이 일어나는 것이다. 인체의 근육은 서로 서로 사슬처럼 연결되어 있기 때문에 특정 움직임이 제한이 있으면, 관련근육들의 작용을 검토해봄으로써 치료가 가능하다.

운동학의 가장 큰 장점은 눈에 보이지 않고, 인체에 존재하지도 않는 경락과 경혈, 또는 우주의 원리라는 형이상학적인 이야기를 하는 것이 아니라, 물리치료사들이 가장 잘 아는 근육의 작용을 통해 인간의 모든 움직임의 설명이 가능하다는 점일 것이다.

물리치료는 과학이다. 과학이란 원인과 결과이며, 치료결과에 대한 과정이 설명가능해야 하며, 증명가능해야 하며, 내가 아닌 또 다른 물리치료사가 치료를 했을 때 똑같은 결과가 나와야만 과학이라 할 것이며, 그것이 바로 물리치료라 할 것이다.

이러한 점에서 현재 임상가들이 자기최면에 걸린 것처럼, 눈에 보이지도 않고, 인체 내에 존재하지도 않는 경락과 경혈을 이야기하면서 뭔가 신비로운 치료기법인 양 호도되고 있는 것이 현재 임상가들의 모습은 아닌가 스스로 되돌아 보게 된다.

이번 필수 임상운동학은 4판에 이어 5판이 출간되었고, 이에 발맞춰서 국내에서도 5판 번역이 완성되었다. 인간의 몸에 있는 조직 중에서 신경과 혈관 외에 또 다른 조직인 림프관과 관련질환이 추가되었다는 점이 4판과의 차이점이다. 또한 4판에 비해 부피면에서도 증가하였다.

4판에서도 언급했듯이 이 교재의 장점은 내용이 전반적으로 평이하며, 그림을 추가해서 설명을 하고 있기 때문에 이해가 쉽다는 점이다. 그리고 분산되어 있어서 하나로 통일이 안 되어 이해하는 데 어려운 부분은 표를 통해 깔끔하게 정리되어 있어서 한 눈에 확인할 수 있는 장점이 있다. 그리고 모든 장의 제일 마지막에는 내용 전체를 고찰하는 질문이 있기 때문에, 이 교재를 수업 교재로 사용하는 여러 교수님들께서는 수업 후 학생들과 적절한 토론의 시간을 마련하는 데도 도움이 될 것으로 여겨진다.

모쪼록 이번 번역서를 통해 다시 한번 물리치료사들이나 물리치료를 공부하는 학생들이 물리치료에 대한 과학적인 접근을 할 수 있는 계기가 되기를 바란다.

함께 번역작업을 해 준 여러 교수님들이 계시는데, 본인이 대표역자로서 글을 적는다는 게 적절한지 모르겠지만, 이번에 함께 작업해주신 여러 교수님들께 지면을 빌어 진심으로 감사드린다는 말씀을 전하고 싶다.

그리고 본 번역서가 출판되기까지 많은 도움을 주신 영문출판사 박병조 사장님과 수많은 퇴고과정을 거쳐 책의 완성도를 높이기 위해 노력해주신 직원 여러분들께도 지면을 빌어 감사의 말씀을 전하고 싶다.

2012년 초전동에서
C & D Health 대표 이학박사
이 문 환

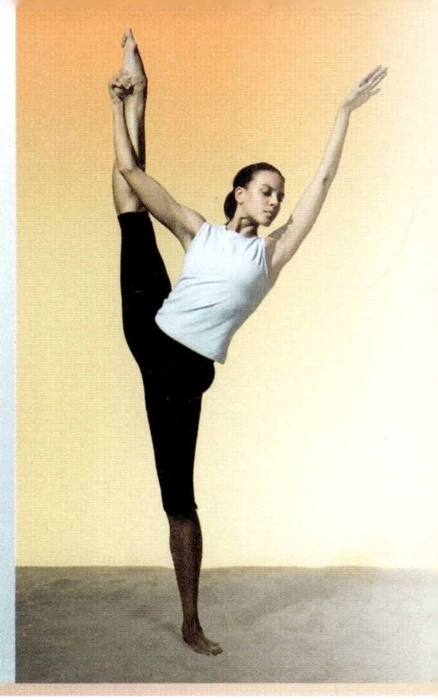

차례 요약
(Contents if Brief)

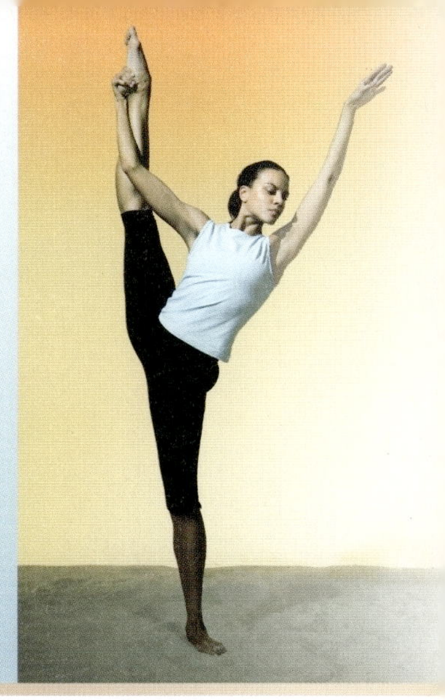

차례
(Contents)

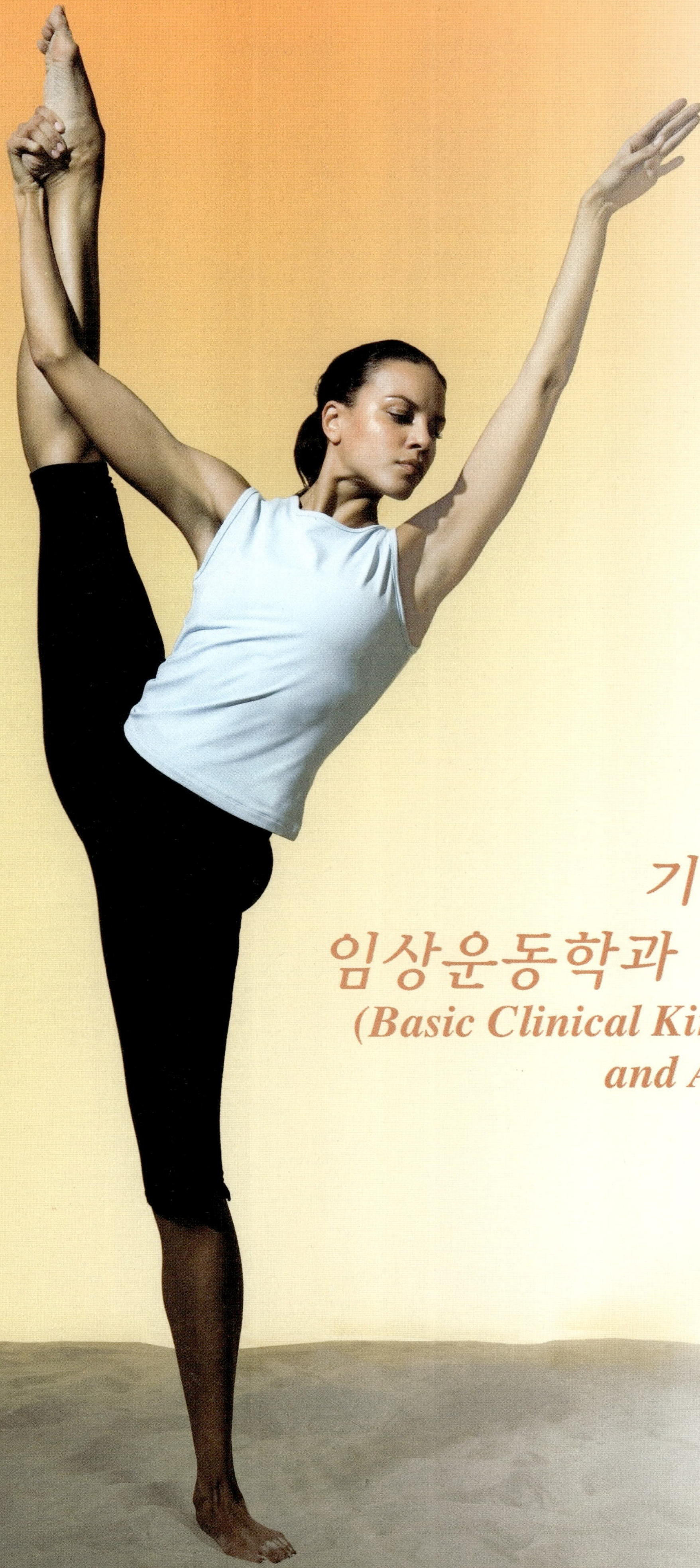

제 1 부

기본적인 임상운동학과 해부학 (Basic Clinical Kinesiology and Anatomy)

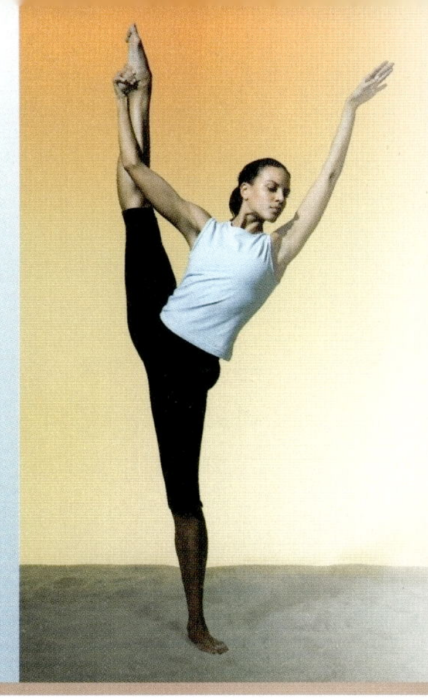

제 1 장

기본적인 정보 (Basic Information)

용어정의

몸통의 분절

움직임의 형태

관절의 움직임(골운동형상학)

복습 문제

정의하자면, **운동학(kinesiology)**은 움직임을 연구하는 학문이다. 그러나 이러한 정의는 너무나 포괄적이다. 운동학은 해부학, 생리학, 물리학, 기하학의 분야에서 서로 가져온 것이고, 인간의 움직임에 이것을 연관시킨 것이다. 그래서 운동학은 역학, 근골격계 해부학 그리고 신경근육(neuromuscular) 생리학의 원리를 이용한다.

인체 활동의 역학적인 원리는 **생역학(biomechanics)**의 연구에서 사용된다. 우리는 공, 라켓(racket), 목발, 보조기 또는 여러 다른 도구들을 사용하기 때문에, 이들에 대한 생역학적인 관계는 반드시 고려되어야만 한다. 이는 다양한 활동들과 관련이 있는 정적(static) 그리고 *동적(dynamic)* 시스템과 연관이 있기 때문이다. 동적 시스템은 **동력학(kinetic)**과 **운동형상학(kinematics)**으로 나누어진다. 동력학은 움직임을 일으키는 힘이고, 반면에 운동형상학은 움직임 시스템의 시간, 공간, 질량 측면을 나타내는 것이다. 이것과 다른 기본적인 생역학적인 개념은 8장에서 논의될 것이다.

본 교재는 다른 부분들에 적용할 수 있고 이해하기 위한 핵심이라고 고려되어지는 근골격계 해부학 요소들의 대부분을 강조할 것이다. 많은 학생들은 운동학은 무조건 어려운 학문이라고 생각을 한다. 아마도 해부학의 과거 경험들을 비추어봤을 때, 오직 암기학문이라고 생각하기 때문이다. 그러나 해부학은 암기를 하기에는 참으로 어렵다.

이 장을 시작했다면, 당신은 단지 간단한 개념들만 마음속에 간직하라. 첫째, 인간의 몸은 논리적인 방법으로 배열이 되어 있다. 하지만 가끔씩은 예외들도 있다. 이러한 경우가 생길지라도 예외를 숙지하고 그대로 나가라.

둘째, 용어해석의 좋은 이해를 가지고 특징이나 개념을 마음속으로 그려낼 수 있다면 암기에 너무 연연할 필요는 없다. 예로, 무릎뼈(슬개골, patella)가 어디에 위치하고, 그 주변의 구조가 무엇이 있다는 것을 안다면, 정확하게 당신 자신의 용어들을 사용해서 그 위치를 설명할 수 있을 것이다.

근육에 영향을 미치는 기본적인 원리를 숙지하고, 개별적인 근육의 기능을 이해하는 것이 굉장히 난해한 것은 아니다. (1) 특정한 관절이 무슨 움직임을 하는지 안다면, (2) 근육은 어떤 움직임을 일으키기 위해 해당 관절면을 지나가야 한다. (3) 근육의 당김선(line of pull)에 따라. (4) 해당 근육은 고유의 활동을 할 것이다. 그 예로, (1) 팔꿉관절(주관절, elbow joint)은 오직 굽힘(굴곡, flexion)과 폄(신전, extension)만 된다. (2) 근육은 굽힘하기 위해 관절을 앞쪽으로 당기고, 폄하기 위해서는 뒤쪽으로 당긴다. (3) 위팔두갈래근(상완이두근, biceps brachii)은 팔의 앞쪽 면에 수직으로 놓여 있는 근육이다. (4) 그래서 위팔두갈래근은 팔꿉관절을 굽힘시킨다.

사실 운동학은 이해 못할 정도로 어려운 것이 아니다. 운동학은 그냥 즐겁게 공부하면 된다. 운동학은 사람이 만들어 놓은 하나의 법칙일 뿐이다. 기억해야 할 점은 운동을 하는 것처럼 일주일에 몇 번씩 조금씩 공부하는 것이 시험을 앞두고 한꺼번에 공부하는 것보다 효과적이라는 점이다.

용어 정의 (Descriptive Terminology)

인간의 몸은 활동적이고 계속적으로 움직인다. 그래서 위치에 따라 다양한 변화를 보이며, 여러 신체부위의 관계 또한 변한다. 인체의 조직을 설명하기 위해서는 구조의 움직임이나 위치를 설명할 수 있는 시작점으로서의 몇몇 전체적인 위치를 사용할 필요가 있다. 이것이 **해부학적 자세(anatomical position)**이며(그림 1-1A), 선 자세에서 인간의 몸과 관련된 자세를 설명하는 것으로서 해부학적 자세는 눈은 앞을 바라보고, 발은 평행하게 서로 가깝게 위치하고, 몸쪽(근위, proximal)의 팔은 손바닥이 앞을 향한 자세이다. **기본적 자세(fundamental position)**는 손바닥의 방향이 몸을 향하는 것을 제외하고 해부학적 자세와 같다(그림 1-1B). 이 자세는 종종 위팔(상지, arm)의 돌림(회전, rotation)을 설명할 때 사용된다.

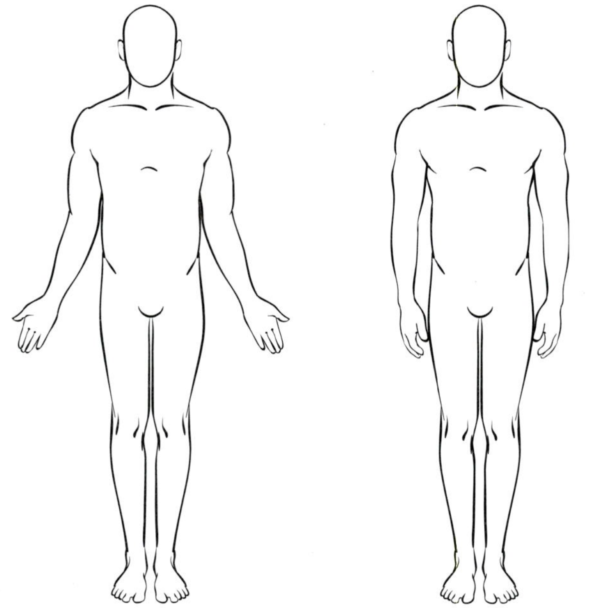

그림 1-1. 자세에 대한 설명.

특별한 용어들은 구조의 위치와 자세를 설명하기 위해 사용된다(그림 1-2). **안쪽(내측, medial)**은 정중선을 향한 위치나 자세를 말하며, **가쪽(외측, lateral)**은 정중선보다 떨어진 위치나 자세를 말한다. 그 예로, 자뼈(척골, ulna)는 아래팔(전완, forearm)의 안쪽에 있고, 노뼈(요골, radius)는 자뼈보다 가쪽에 있다.

앞(anterior)은 다른 것보다 앞쪽에 가까운 위치이거나 신체의 앞쪽을 말한다. **뒤(posterior)**는 신체의 등이나 등보다 더 뒤쪽의 위치를 말한다. 예로, 복장뼈(흉골, sternum)는 가슴우리벽(흉곽벽, thoracic cage wall)보다 앞에 있다. 그리고 어깨뼈(견갑골, scapula)는 뒤에 있다. **배쪽(복측, ventral)**은 *앞*과 동의어이고 **등쪽(배측, dorsal)**은 *뒤*와 동의어이다. 앞과 뒤와 같은 용어는 운동학에서 더욱 흔하게 사용된다. 그러나 건강관리 전문가들은 자주 사용하지 않는 용어이다.

*먼쪽(원위, distal)*과 *몸쪽(근위, proximal)*은 팔다리(사지, extremity)의 위치를 설명할 때 사용된다. **먼쪽**

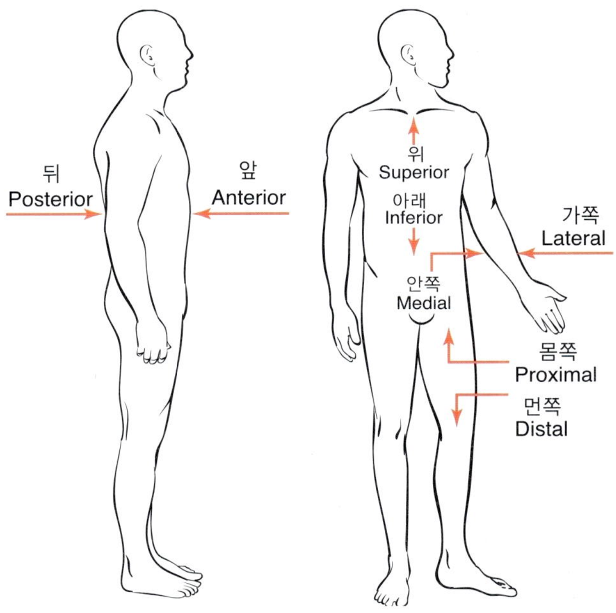

그림 1-2. 용어설명.

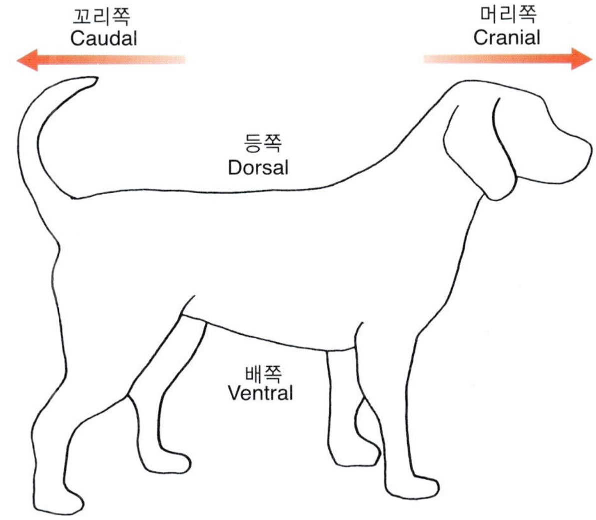

그림 1-3. 네발기기 동물에 대한 용어설명.

(distal)은 몸통(체간, trunk)보다 떨어진 것을 의미하고, **몸쪽(proximal)**은 몸통을 향한 것을 의미한다. 예로, 위팔뼈머리(상완골두, humeral head)는 위팔뼈(상완골, humerus)의 몸쪽 끝에 위치한다. 팔꿈치는 어깨보다 먼쪽에 있고 손목보다 몸쪽에 위치한다.

위쪽(superior)은 구조나 기관의 위쪽을 말하거나, 신체의 위치가 다른 것보다 위에 있는 것을 가리킬 때 사용된다. **아래쪽(inferior)**은 구조나 기관의 아래쪽을 말하거나, 신체가 다른 부위보다 아래일 때를 가리킨다. 예를 들면, 복장뼈의 몸통은 칼돌기 위에 있지만, 복장뼈자루(manubrium) 보다는 아래에 있다. 가끔씩 머리와 가까운 부위나 구조물을 언급할 때 **머리쪽(cranial** or *cephalad*)이라는 용어를 사용한다. **꼬리쪽(caudal)**은 발과 가까운 부위나 구조물을 언급할 때 사용한다. 예를 들면, 말의 꼬리를 의미하는 마미총(cauda equina)은 척수의 아래쪽 끝에서 내림하는 척수신경뿌리들의 다발을 말한다. *등쪽(dorsal)*과 *배쪽(ventral)*, *머리쪽(cranial)*과 *꼬리쪽(caudal)*이라는 용어는 네발기기 동물들의 위치를 설명할 때 자주 사용된다. 인간은 두발동물이다. 그림 1-3에 있는 개가 뒷다리로 서 있다면 등쪽은 뒤쪽이 되며, 머리쪽은 위쪽이 된다.

얕은곳(표면부, superficial)과 **깊은곳(심부, deep)**에 대한 설명은 상대적인 깊이에 따라 표현된다. 예로, 복근층을 설명할 때 배속빗근(내복사근, internal abdominal oblique)은 배곧은근(복직근, rectus abdominis) 보다 깊다. 그러나 배속빗근(내복사근, internal abdominal oblique) 보다는 표면에 있다. 다른 예로, 머리덮개(두피, scalp)는 머리뼈보다 얕은 곳에 있다고 말한다.

*바로누운자세(supine)*와 엎드린자세(prone)라는 용어는 편평하게 누웠을 때 몸의 위치를 설명하는 용어이다. **바로누운자세**란, 얼굴의 앞면이 위를 향하도록 똑바로 누워있는 것을 말한다. **엎드린자세**란 얼굴이나 앞쪽면이 아래를 향해 누워 있는 것을 말한다(그림 1-5의 그림에서 아이가 눈썰매에 엎드려 누워 있다)

양쪽(bilateral)이라는 말은 두 개 또는 양쪽을 말한다. 예를 들면, 양쪽 무릎위 절단(bilateral above-knee amputation)은 오른쪽 다리와 왼쪽 다리가 모두 무릎위에서 절단된 것을 의미한다. **반대(contralateral)**라는 용어는 반대쪽을 의미한다. 예를 들면, 뇌졸중에 의해 오른쪽 뇌손상을 당한 사람은 반대쪽 왼쪽 팔과 왼쪽 다리가 마비가 될 것이다. 반대로 **같은쪽(ipsilateral)**은 몸의 같은 면을 말한다.

몸통의 분절 (Segment of Body)

몸통은 뼈를 따라 분절로 나누어진다(그림 1-4). 위팔은 **팔(arm)** 즉, 위팔뼈(humerus)는 어깨관절과 팔꿉관절 사이에 있는 뼈이며, **아래팔(forearm)**(노뼈와 자뼈)은 팔꿉관절과 손목관절 사이에 있는 뼈이다. **손(hand)**은 손목관절의 먼쪽부 뼈이다.

아래팔은 세 개의 유사한 분절로 이루어져 있다. **넓다리**(femur)는 엉덩관절과 무릎뼈사이에 있으며, **다리(leg)**(정강뼈와 종아리뼈)는 무릎관절과 발목관절 사이에 있는 뼈이며, **발뼈(foot)**는 발목관절 먼쪽부에 있는 뼈이다.

몸통은 두 개의 분절로 구분된다: 가슴과 복부(배)이다. **가슴(thorax)**은 갈비뼈, 복장뼈와 대부분의 등뼈(흉추)로 구성된다. **배(abdomen)** 또는 아래 몸통은 골반, 위 그리고 대부분의 허리뼈(요추)로 구성된다. **목뼈(neck)**(경추)와 **머리뼈(head)**(두개골)는 분절로 구분되어 있다.

관절운동형상학적 움직임(arthrokinematic motion)(4장 참조)은 몸통분절의 움직임과 연관된 관절면의 움직임을 말한다. 예를 들면, 몸통분절(팔)이 위로 움직일 때 위팔의 몸쪽부 끝의 관절면은 아랫방향으로 움직인다. 몸통분절은 관절의 움직임을 설명할 때는 거의 사용되지 않는다. 예를 들면, 굽힘은 어깨관절에서 일어나는 것이지, 팔관절에서 일어나는 것이 아니다. 즉, 움직임은 어깨관절에서 발생하며, 몸통분절(팔)은 움직임을 따라 움직이는 것이다. 이 개념은 아래팔에서는 예외이다. 기술적으로, 관절의 움직임은 몸쪽과 먼쪽 노자관절에서 발생한다; 하지만, 일반적으로 이것은 *아래팔의 엎침과 뒤침*이라고 언급한다.

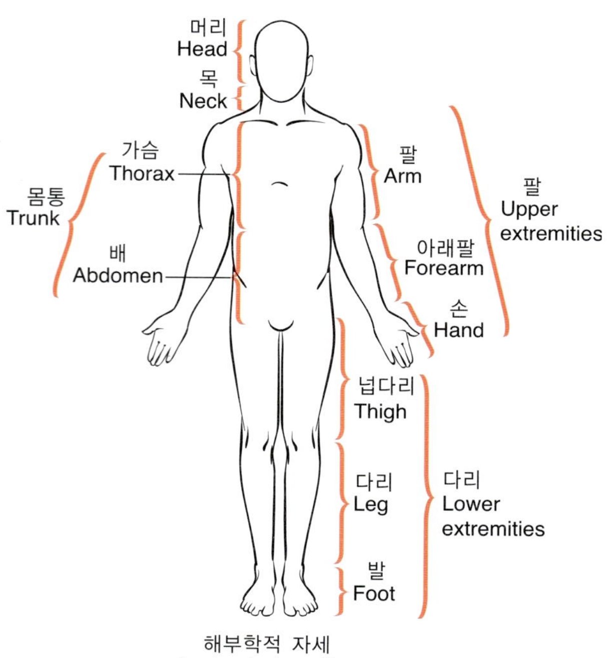

그림 1-4. 몸통 분절.

움직임의 형태 (Types of Motion)

선운동(linear motion)은 *수평 움직임(translatory motion)*을 말한다. 즉, 한 위치에서 다른 곳으로 직선 방향으로 움직인다. 사물의 모든 부분이 같은 거리, 같은 방향, 그리고 같은 시간으로 움직인다. 이러한 움직임은 마치 아이가 언덕 아래로 썰매를 타는 움직임(그림 1-5)과 파도타기하는 사람(sailboarder)이 물 위를 움직이거나 또는 야구선수가 홈플레이트에서 1루를 향해 달려가는 동작과 같은 **직선방향(rectilinear motion)**이다. 움직임이 곡선경로에서 발생하면서 원형(circular)의 움직임이 아니라면 그 움직임은 **곡선운동(curvilinear motion)**이라고 한다. 다이버가 다이빙보드를 출발한 다음 물 속으로 들어가기까지의 경로는 곡선운동이다. 그림 1-6은 스키어가 슬로프를 내려오는 곡선운동

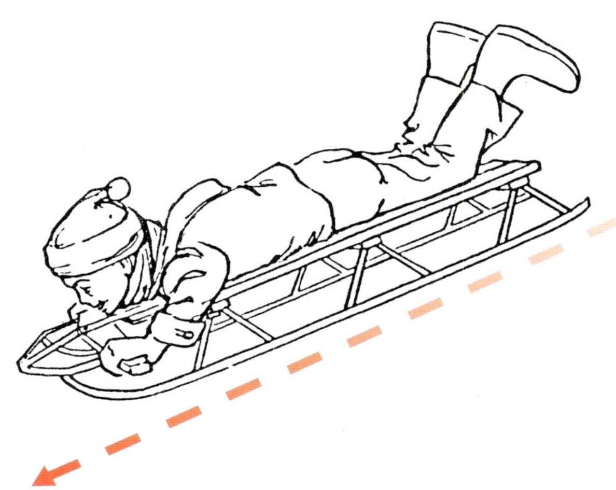

그림 1-5. 직선운동.

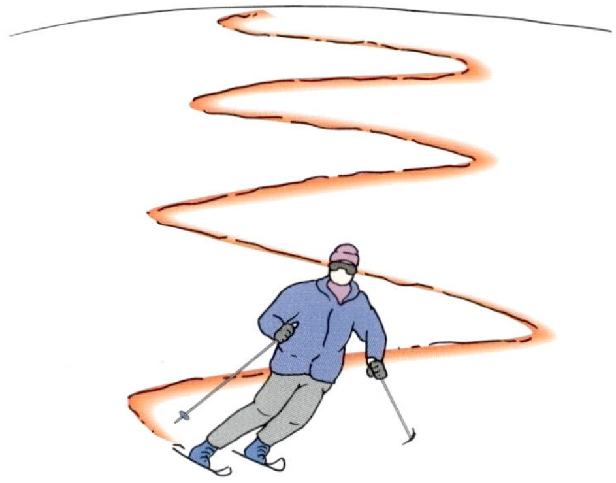

그림 1-6. 곡선운동.

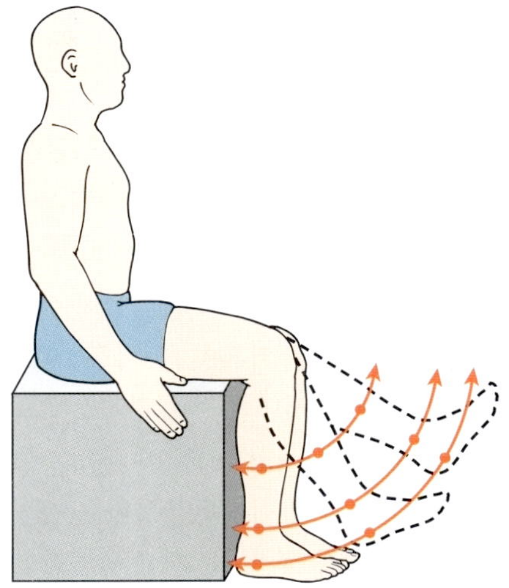

그림 1-7. 각운동.

의 예이다. 곡선운동의 또 다른 예는 공이나 투창을 필드(field)를 향해 던지는 경로나 태양 주변으로 지구가 공전하는 것이다.

고정점 주위로 물체가 움직이는 *돌림운동(회전, rotary motion)*이 **각운동(angular motion)**이다(그림 1-7). 물체의 모든 부분이 같은 각, 같은 방향, 그리고 같은 시간으로 움직인다. 하지만 같은 거리를 움직이지는 않는다. 사람이 엉덩관절이나 무릎관절을 굽힐 때 발은 발목관절과 다리가 움직이는 거리보다 더 멀리 움직인다.

동시에 두 가지 형태의 움직임이 발생하는 것은 흔한 예가 아니지만, 전체적인 물체가 선형으로 움직이지만, 개개분절은 각운동을 하는 것이다. 그림 1-8에서 볼 수 있듯이 스케이트보더의 몸전체는 길을 따라 아래로 움직이지만(선운동), 다리를 미는 각각의 관절(즉, 엉덩관절 무릎관절 그리고 발목관절)은 해당관절의 축을 주위를 회전한다. 결합된 움직임의 또 다른 예는 보행이다. 몸 전체는 A지점에서 B지점으로 보행하는 선형의 움직임이지만, 엉덩관절, 무릎관절 그리고 발목관절은 각운동이다. 공을 던지는 사람은 위팔의 관절은 각운동을 일으킨다. 하지만, 공은 곡선경로를 따라 움직인다.

즉, 신체 내 대부분의 움직임은 각운동이다. 신체 밖의 움직임은 선운동을 나타내는 경향이 있다. 이것 또한 예외도 있다. 그 예로 어깨뼈(견갑골, scapular)의 움직임인 올림(거상, elevation)/내림(하강, depression) 그리고 내밈(전인, protraction)/들임(후인, retraction)은 선운동이다. 그러나 어깨뼈에 붙은 빗장뼈(쇄골, clavicle)의 움직임은 복장빗장관절(흉쇄관절, SC joint)에서 각운동을 한다.

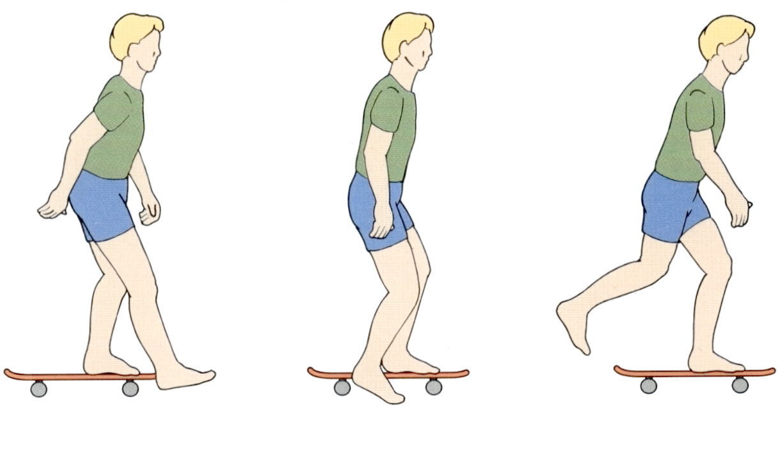

그림 1-8. 선운동과 각운동의 결합형태.

관절의 움직임(골운동형상학)
[Joint Movements(Osteokinematics)]

관절은 여러 방향으로 움직인다. 움직임은 관절의 축 주위와 관절면을 통해 일어난다. 다음의 용어들은 활액관절에서 발생되는 다양한 관절의 움직임을 설명할 때 사용하는 용어들이다(그림 1-9). 활액관절은 대부분의 관절움직임이 발생되는 자유로운 가동관절이다. 이 관절은 3장에서 논의될 것이다. 이 관절운동의 형태를 **골운동형상학(osteokinematics)**이라 한다. 이는 관절면의 운동 관계를 다루는 **관절운동형상학(arthrokinematics)**과는 반대로 *관절축 주위 뼈의 움직임*의 관계를 말하는 것이다. 이에 대해서는 4장에서 더욱 세밀하게 논의될 것이다.

굽힘(굴곡, flexion)은 한 뼈에서 다른 뼈가 구부리는 운동을 해서 관절각의 감소를 일으키는 것이다. 종종 이것은 관절하는 뼈의 다른 면에서 발생된다. 목의 경우 굽힘은 "경례" 동작이다(그림 1-9A). 그러나 무릎은 서로 뒤쪽면에 가까워져서 굽힘을 일으킨다. 다리가 움직임 요소일 때, 골반은 몸통을 기준으로 굽힘이 된다. 다리가 고정되고 몸통이 움직임 요소가 될 때, 몸통이 굽힘을 한다. 확실히 굽힘이 관절각에서 증가나 감소를 나타내는 것은 기준점(point of reference)에 의존한다. 이전에 설명했듯이 굽힘은 180° (완전폄)에서 시작하고 0° 를 향해 움직인다. 그러나 각도계(goniometer)로 팔꿈치 굽힘 각도를 측정할 때는 해부학적 자세에서 시작할 것이다. 이는 0° 로 시작해서 180° 로 굽힘 각도가 증가할 것이다. 이 경우 굽힘은 관절각의 증가를 나타낸다(그림 1-9D).

반대로 **폄(신전, extension)**은 한 지점으로부터 관절각이 증가하여 두 뼈가 일직선이 되는 움직임이다. 이러한 운동은 종종 굽힘된 후에 해부학적 자세로 몸이 돌아가는 것을 말한다(그림 1-9B, E). **젖힘(과신전, hyperextension)**은 해부학적 자세를 넘어서 폄되는 것이다

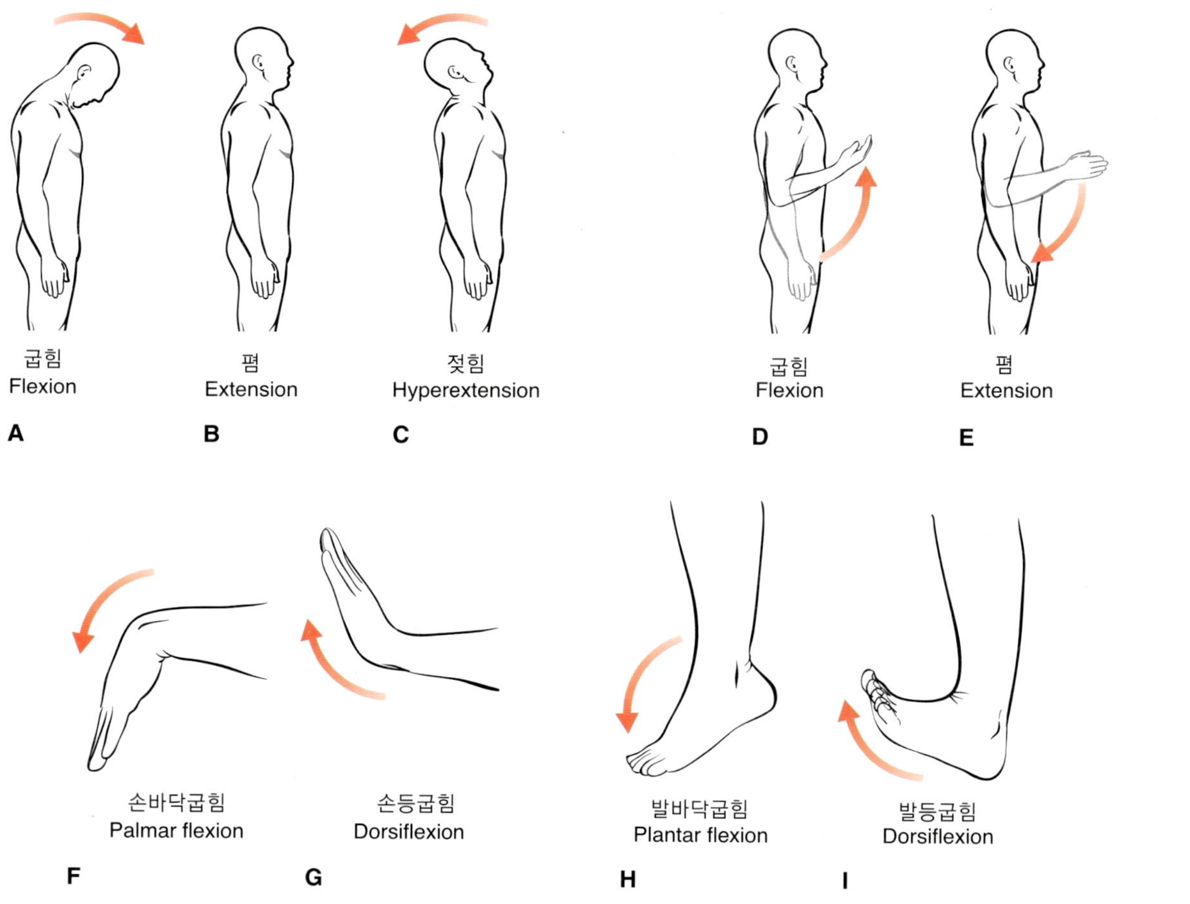

그림 1-9. 굽힘과 폄에 대한 관절움직임.

(그림 1-9C). 어깨관절, 엉덩관절, 목관절 그리고 몸통은 젖힘된다. 손목에서의 굽힘은 **손바닥굽힘(장측굴곡, palmar flexion)**이라 부른다(그림 1-9F). 그리고 발목에서의 굽힘은 **발바닥굽힘(저측굴곡, plantar flexion)**이라 부른다(그림 1-9H). 양쪽 손목과 발목관절의 폄은 **발등굽힘(배측굴곡, dorsiflexion)**이라 부른다(그림 1-9G, I).

벌림(외전, abduction)은 신체의 정중선으로부터 멀어지는 운동을 말하며(그림 1-10A), **모음(내전, adduction)**은 정중선을 향해 움직이는 것을 말한다(그림 1-10B). 어깨관절과 엉덩관절은 벌림과 모음동작이 일어나는 관절이다. 손가락과 발가락의 경우는 정중선을 기준으로 하지 않는다. 손가락의 기준점은 중간 손가락이 되며, 가운데 손가락으로부터 멀어지는 것이 벌림이다(그림 13-5 참조). 중간 손가락의 벌림은 오른쪽 벌림이나 왼쪽 벌림으로 표시하지만, 모음은 벌림상태에서 정중선으로 돌아오는 움직임을 말한다. 발가락의 기준점은 두 번째 발가락이다(그림 20-13 참조). 가운데 손가락과 마찬가지로 두 번째 발가락은 오른쪽과 왼쪽으로 벌림되지만, 벌림에서 움직임이 되돌아오는 경우를 제외하고는 모음이라는 용어를 사용하지 않는다.

수평벌림과 수평모음은 해부학적 자세에서는 발생하지 않는다. 이들 움직임은 어깨관절의 굽힘 또는 벌림상태에서만 가능하기 때문에 팔은 어깨높이가 되어야 한다. 이 자세에서 어깨관절이 뒤로 움직이는 것을 **수평벌림(horizontal abduction)**(그림 1-10C)라 하고, 앞쪽으로 움직이는 것을 **수평모음(horizontal adduction)**(그림 1-10D)이라고 한다. 엉덩관절에서도 비슷한 움직임이 발생하지만, 관절가동범위는 어깨관절만큼 크지는 않다.

*노쪽 치우침(radial deviation)*과 *자쪽 치우침(ulnar deviation)*이라는 용어는 손목관절의 벌림과 모음을 설명할 때 더 흔히 사용되는 용어이다. 손이 바깥으로 움직이거나 엄지쪽으로 향하는 것이 **노쪽 지우침(편위)**이며(그림 1-10E), 손이 해부학적 자세에서 약지를 향해 움직이는 것은 **자쪽 치우침**이다(그림 1-10F).

몸통이 가쪽(외측, lateral) 방향으로 움직일 때 **가쪽굽힘(외측굴곡, lateral bending)**이라는 용어를 사용한다. 몸통은 가쪽 방향으로 왼쪽이나 오른쪽으로 구부

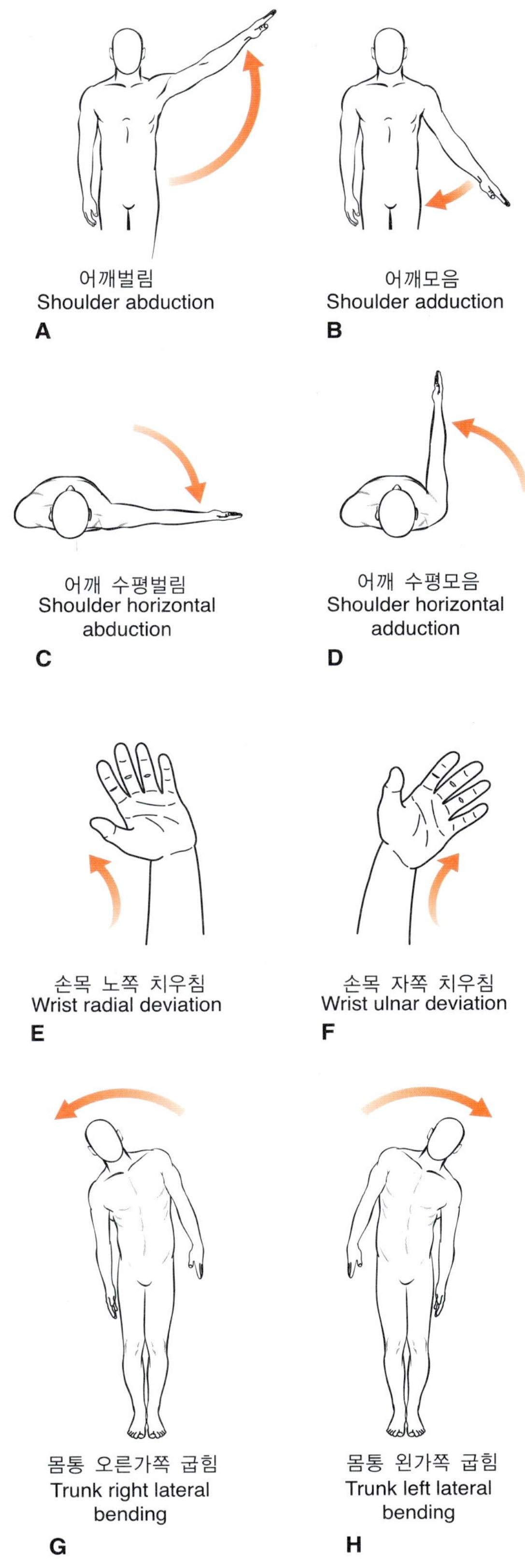

그림 1-10. 벌림과 모음에 대한 관절운동.

릴 수 있다(그림 1-10G, H). 몸통을 오른쪽으로 구부린다면, 어깨는 오른쪽 골반을 향하는 움직임을 *오른쪽 가쪽 굽힘*이라 부른다. *가쪽 굽힘*은 때때로 측면운동을 설명하기 위해 사용된다. 그러나 이러한 용어는 굽힘과 쉽게 혼동이 되기 때문에 본 책에서는 *굽힘*이라는 용어를 사용하지 않는다.

휘돌림(회선, circumduction)은 원형 즉, 콘모양으로 움직이는 것이며, 4가지 동작이 결합된 것이다: (1) 굽힘, (2) 벌림, (3) 폄, (4) 모음. 예로 어깨가 원형으로 움직인다면, 손은 더 큰 원으로 움직일 것이다. 팔 전체는 굽힘에서 벌림되고, 폄되고, 모음되면서 팔이 해부학적 자세로 되돌아오는 콘모양의 패턴으로 움직일 것이다(그림 1-11).

돌림(회전, rotation)은 뼈가 장축방향으로 움직이는 것이다. 앞면이 정중선을 향해 안쪽(내측, medial)으로 움직인다면, **안쪽 돌림(내측회전, medial rotation)**이라 부르며(그림 1-12A), *내회전(internal rotation)*이라고도 한다. 반대로 앞면이 정중선으로부터 바깥으로 움직이면, 이는 **바깥돌림(외회전, external rotation** or **lateral rotation)**이라 부른다(그림 1-12B). 목과 몸통도 왼쪽이나 오른쪽으로 돌림을 한다(그림 1-12C, D). 당신의 오른쪽 어깨를 향해 목을 돌린다면 "목 오른쪽 돌림"이라 한다.

아래팔의 돌림은 *뒤침(회외 supination)*과 *엎침(회내, pronation)*이라는 용어를 사용한다. 해부학적 자세에서 아래팔은 **뒤침**된 상태이며(그림 1-12E), 이 자세는 손바닥이 앞을 향한 자세이다. **엎침**(그림 1-12F)은 손바닥이 뒤를 향한 자세이다. 발꿈치가 굽힘할 때 "손바닥이 위로" 향한 자세는 뒤침이고, "손바닥이 아래"로 향한 자세는 엎침이다.

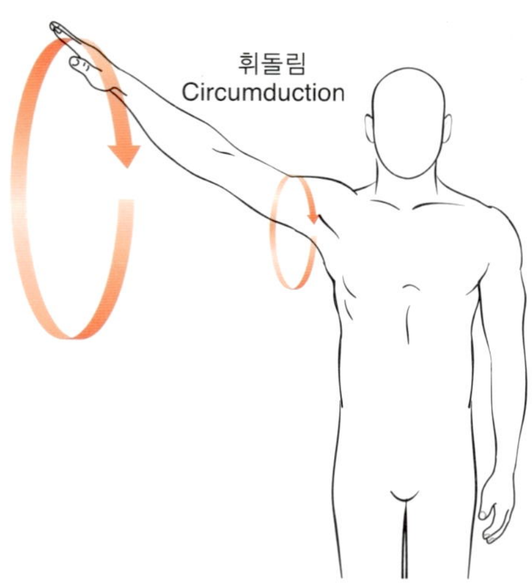

그림 1-11. 휘돌림운동.

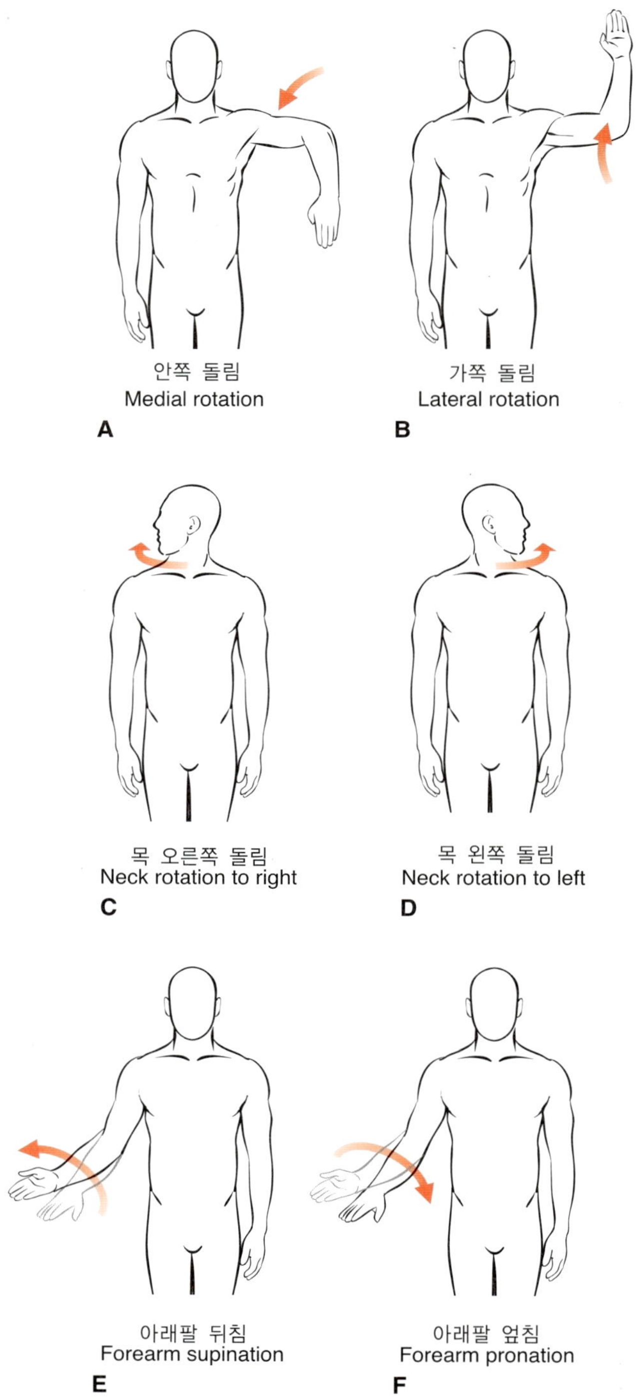

그림 1-12. 회전운동.

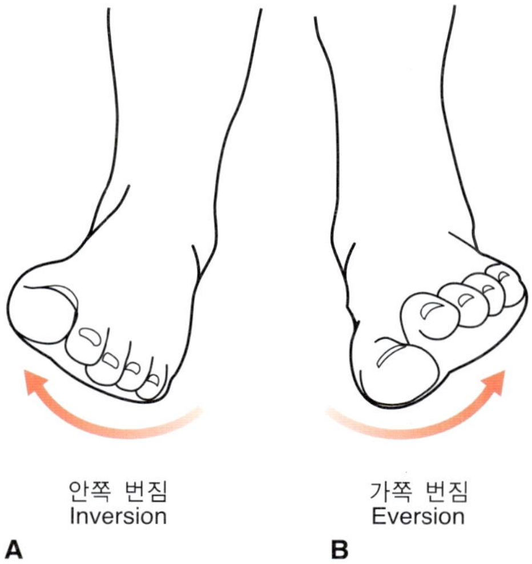

그림 1-13. 왼발의 안쪽 번짐과 가쪽 번짐.

다음의 용어는 어떤 관절의 특별한 움직임을 묘사하기 위해 사용된다. **안쪽 번짐(내번, inversion)은 발바닥**이 안쪽(내측, medial)으로 움직이는 것이며(그림 1-13A), **가쪽 번짐(외번, eversion)**은 발바닥이 가쪽(외측, lateral)으로 움직이는 것이다(그림 1-13B). 그리고 **내밈(전인, protraction)**은 지면과 평행한 선운동이고, 정중선에서 멀어지는 움직임이며(그림 1-14A), **들임(후인, retraction)**은 내밈과 같은 면에서의 선운동이나 반대로 정중선을 향한 움직임이다(그림 1-14B). 팔이음뼈(견갑대, shoulder girdle)의 내밈은 턱을 내밈하는 것처럼 정중선에서 멀어지게 어깨뼈를 움직이는 것이다. 반면에 들임은 해부학적 자세로 돌아오거나, 정중선을 향해 신체로 돌아오는 것이다.

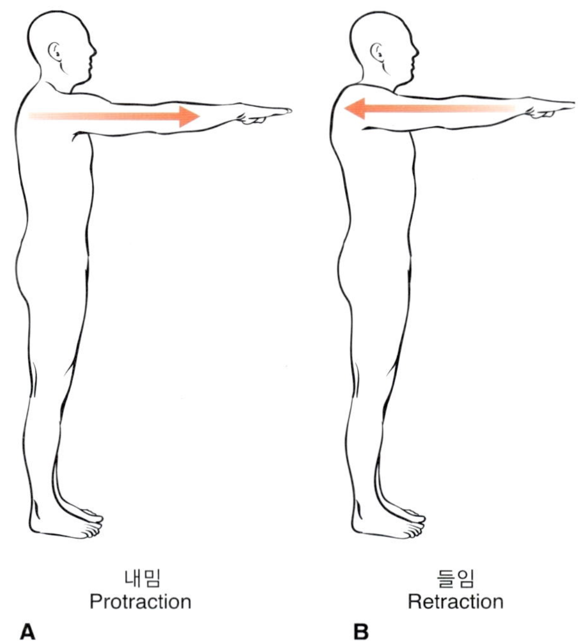

그림 1-14. 내밈과 들임.

복습 문제 (Review Questions)

1. 적절한 용어를 선택해서 다음 문장을 완성하라.
   a. 복장뼈는 척주보다 ___________에 있다.
   b. 발뒤꿈치뼈(종골, calcaneus)는 발의 _________에 있다.
   c. 엉덩관절(고관절, hip joint)은 복장뼈보다 _________에 있다.
   d. 엉덩관절은 정강뼈(경골, tibia)보다 ________에 있다.
   e. 노뼈(요골, radius)은 아래팔뼈의 ________에 있다.
2. 축구공을 골대를 향해 찰 경우, 축구공이 일으키는 움직임의 형태와 키커가 일으키는 움직임의 형태는 어떤 움직임이 발생하는가?
3. 머리 위에 있는 천장을 쳐다볼 때, 해당관절에서 발생하는 움직임은 무엇인가?
4. 바지 뒤에 있는 호주머니에 손을 넣을 때, 어깨관절(shoulder joint)에서 일어나는 돌림(회전, rotation) 운동은 무엇인가?
5. 의자 옆에 떨어진 연필을 주워 올릴 때, 몸통에서 발생하는 움직임은 무엇인가?
6. 오른쪽 발목관절을 왼쪽 무릎 위로 올릴 때, 해당 엉덩관절에서 발생하는 움직임은 무엇인가?
7. *해부학적 자세*와 *기본적인 자세*의 단순한 차이점은 무엇인가?
8. 당신이 개의 등에 손을 올리고 있다면 어느 면이 되는가? 당신이 사람의 등을 만지고 있다면 어느 면이 되는가?
9. 어떤 사람이 휠체어를 타고 마루를 굴려가면 선형 운동과 각운동을 동시에 사용한다. 이들 움직임들이 언제 사용되는지 설명하라.
10. 어떤 사람이 천장을 보고 침대에 누워 있는 것은 무슨 자세인가?
11. 왼손으로 왼쪽 어깨를 만질 때 이 경우 손은 반대쪽 손인가 아니면 같은쪽 손인가?

아래의 그림 1-15에 대한 설명이다.

12. 왼쪽 엉덩관절의 주요 3가지 움직임에 대해 설명하라.
13. 왼쪽 무릎은 어떤 위치를 취하고 있는가?
14. 오른쪽 아래팔은 어떤 자세를 취하고 있는가?
15. 목(머리가 아님)의 두 가지 중요한 자세를 설명하라.

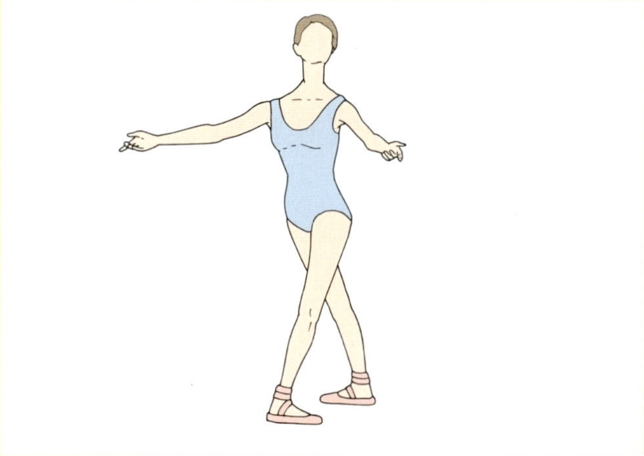

그림 1-15. 발레자세.

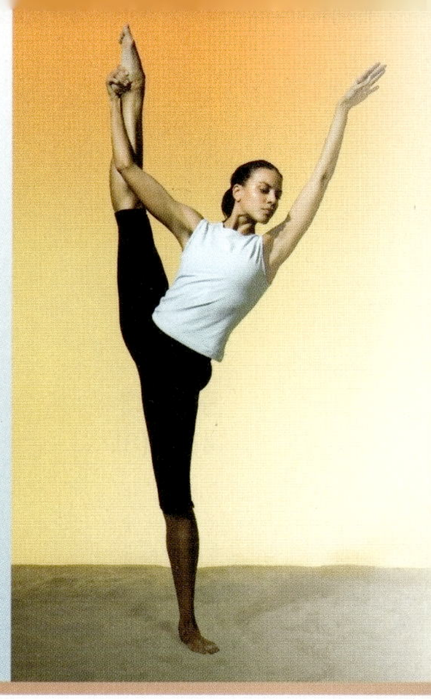

제 2 장

골격계
(Skeletal System)

골격의 기능 (Functions of the Skeleton)

수많은 뼈로 구성되어 있는 골격계는 인체의 단단한 구조물이다. 이는 신체의 형태와 지지 역할을 한다. 뇌(brain)와 척추뼈(척추, vertebra), 그리고 심장과 같은 중요기관을 보호한다. 지레와 근 부착을 위한 단단한 구조를 제공함으로써 움직임을 도와준다. 골격계 또한 다양한 위치에서 혈구를 생산한다. 피 생성의 중요한 위치는 엉덩뼈(장골, ilium), 척추뼈(척추, vertebra), 복장뼈(흉골, sternum), 그리고 갈비뼈(늑골, ribs)이다. 이러한 것들은 납작뼈(편평골, flat bone)에서 대부분 발생된다. 칼슘과 다른 미네랄 염이 골격계의 모든 뼈조직을 통해 저장된다.

골격의 형태 (Types of Skeletons)

신체의 뼈는 두 가지 큰 카테고리로 분류된다: 축(axial)과 부속부분이다(그림 2-1 참조). **몸통 뼈대(축성골격, axial skeleton)**는 몸을 바로 세우는 부분이며, 머리(skull), 가슴(흉곽, thoracic), 그리고 몸통(체간, trunk)으로 약 80개의 뼈로 구성된다. **팔다리뼈대(부속골격, appendicular skeleton)**는 몸통 뼈대에 부착되고 팔다리(사지, extremity)에는 총 126개의 뼈로 구성된다. 인체에는 206개의 뼈로 되어 있다. 엄지손가락(thumb)과 엄지발가락(hallux)의 굽힘근(굴곡근, flexor muscles)에 있는 것과 같은 추가적인 종자뼈(종자골, sesamoid bone)도 있다.

표 2-1은 성인몸의 뼈를 나열하였다. 엉치뼈(천골, sacral), 꼬리뼈(미골, coccyx) 그리고 골반뼈(pelvis)는

표 2-1 인체의 뼈

	한 개	두 개	여러 개
몸통뼈대			
머리뼈(8)	이마뼈 나비뼈 벌집뼈 뒤통수뼈	마루뼈 관자뼈	없음
얼굴뼈(14)	아래턱뼈 보습뼈	위턱뼈 광대뼈 눈물관 아래비갑개 입천장 코뼈	없음
기타(7)	목뿔	작은귀뼈(3)	없음
척주(26)	엉치뼈(5)* 꼬리뼈(3)*	없음	목뼈(7) 등뼈(12) 허리뼈(5)
가슴뼈(25)	복장뼈	갈비뼈(12쌍) 참갈비뼈: 7 거짓갈비뼈: 3 뜬갈비뼈: 2	없음
팔다리뼈대			
팔(64)	없음	어깨뼈 빗장뼈 위팔뼈 자뼈 노뼈	손목뼈(8) 손허리뼈(5) 손가락뼈(14)
다리(62)	없음	볼기뼈(3)* 넙다리뼈 정강뼈 종아리뼈 무릎뼈	발목뼈(7) 발허리뼈(5) 발가락뼈(14)

*유합된 뼈

각각 서로 융합된 몇 개의 뼈들로 구성되어 있다. 골반뼈는 *엉덩뼈(장골, ilium)*, *궁둥뼈(좌골, ischium)*, 그리고 *두덩뼈(치골, pubis)*로 알려진 뼈들의 융합된 형태이다.

뼈의 구성 (Composition of Bone)

뼈는 조직의 몇몇 다른 형태(섬유, 연골, 뼈, 신경, 혈관)로 구성되어 있기 때문에 기관으로 구성될 수 있다. 그리고 그것들은 골격계(skeletal system)의 통합된 부분으로 기능하다.

뼈는 1/3이 *유기질(organic)*로 구성되어 있고, 2/3는 *무기질(inorganic)*로 구성되어 있다. 유기질에서 생기는 물질은 뼈 탄력성이 있는 반면에, 무기질은 x-ray에서 뼈가 불투명하게 보이게 하는 단단함과 힘을 제공해준다. 뼈는 얼마나 단단할까? 당신이 인간의 머리뼈를 골절시키기 위해 머리뼈에 서서히 부하를 가하면 약 3톤 정도의 무게를 지탱할 수 있다는 것을 추정할 수 있다.

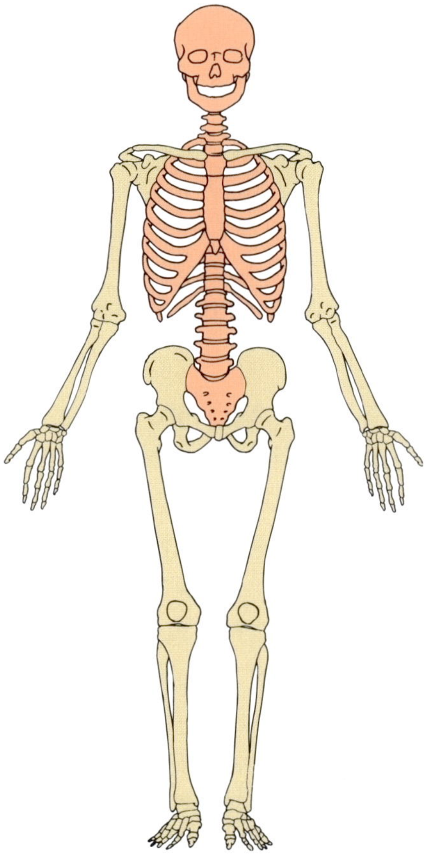

그림 2-1. 몸통뼈대와 팔다리뼈대.

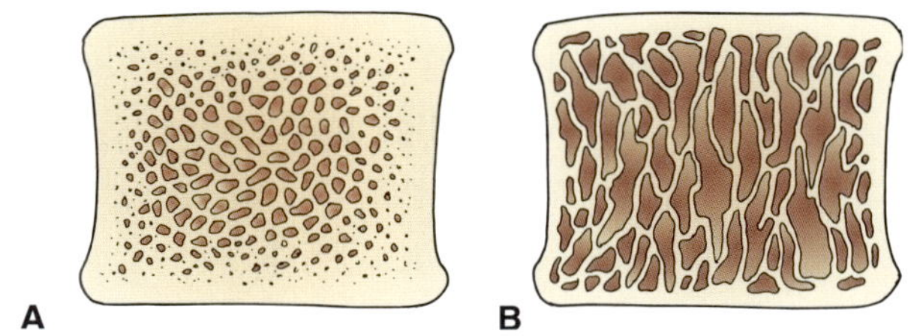

그림 2-2. 정상 (A)와 뼈엉성증 (B) 뼈의 구성.

뼈의 구조 (Structure of Bone)

뼈끝(골단, epiphysis)은 몸통뼈의 끝부위이고, 몸통(골체, body)보다 더 넓다(그림 2-3). 성인뼈에 있는 뼈끝은 뼈의 형태이나, 성장뼈에는 연골물질로 되어 있으며, **뼈끝판(골단판, epiphyseal plate)**이라고 부른다. 새로운 뼈의 생산을 통한 길이성장이 여기서 발생된다.

몸통뼈(골간, diaphysis)는 뼈의 몸체부분이다. 이 부위는 대부분 치밀뼈(치밀골, compact bone)로 구성되어 있고, 강한 힘을 제공해 준다. 몸통뼈 중심에 있는

치밀뼈(치밀골, compact bone)는 단단하고 치밀한 바깥 외피를 만든다. 이는 완전하게 뼈를 덮게 하고, 기둥사이를 딱딱하게 하고 엉덩뼈의 끝을 얇게 한다. 그리고 또한 머리뼈(두개골, cranial)의 납작뼈(편평골, flat bone)의 판(plate)을 두껍게 한다.

해면뼈(해면골, cancellous bone)는 *잔기둥(소주, trabeculae)*이라 부르는 부분내에 구멍이 많은 스펀지(sponge) 형태이다. 이는 라틴어로 "작은 빔(beam)"이라고 한다. 그들은 국소 압력과 긴장에 저항하는 패턴으로 배열되어 있다(그림 2-2A). 이 뼈잔기둥(골소주, trabecula of bone)은 골수(bone marrow)로 채워져 있고, 뼈를 가볍게 만든다. 해면뼈는 뼈의 관절끝에 구성되어 있다.

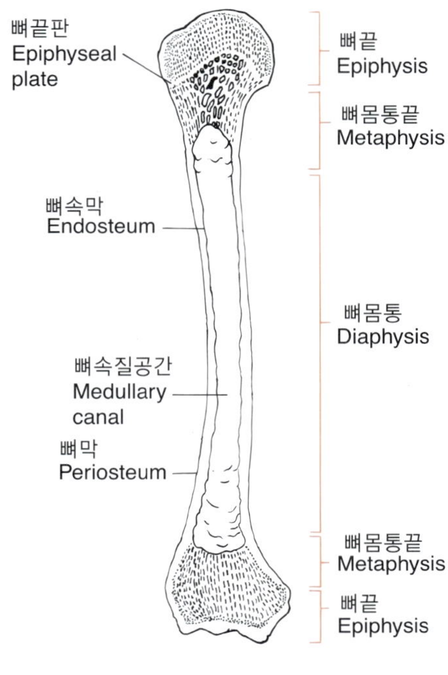

그림 2-3. 긴뼈의 세로 단면.

뼈속질공간(골수관, medullary canal)은 속이 텅 비어 있어 있기 때문에 뼈의 무게를 감소시켜준다. 이 관에는 속질(골수, marrow)가 들어가 있으며 영양 동맥들의 통로를 제공한다. **뼈속막(골내막, endosteum)**은 골수공간을 가득 채우는 막이다. 이는 뼈 흡수를 담당하는 *뼈파괴세포(파골세포, osteoclasts)*이다.

몸통뼈의 끝에서 약간 펼쳐지는 부분을 **몸통뼈끝(골간단, metaphysis)**이라 한다. 이는 해면뼈(해면골, cancellous bone)의 대부분을 구성하고 뼈끝판을 지지하는 기능을 한다.

뼈막(골막, periosteum)은 유리질연골을 덮고 있는 관절면(articular surface)을 제외한 뼈의 대부분을 덮고 있는 얇은 섬유막(fibrous membrane)이다. 뼈막은 뼈의 치유, 미성숙 뼈의 성장을 촉진 그리고 영양분 공급에서 중요한 역할을 하는 신경과 혈관을 가지고 있다. 이는 또한 인대와 힘줄(건)의 중요한 부착부위로 제공된다.

X-ray에서 보면 성장하는 뼈는 뼈끝판과 뼈의 나머지 사이에 명확한 선을 보인다(그림 2-4A). 이러한 선이 정상 성인뼈에서는 존재하지 않기 때문에 이것이 없다는 것은 뼈 성장이 멈췄다는 것을 의미한다(그림 2-4B).

여전히 성장하는 뼈를 가진 어린이에게서 두 가지 형태의 뼈끝(골단, epiphysis)이 발견된다(그림 2-5). **압력성 뼈끝(pressure epiphysis)**은 긴뼈의 끝부분에 있고, 이 부위는 관절을 만드는 반대쪽 뼈에서 발생하는 압력을 받아들이는 부위이다. 여기서 긴뼈의 성장이 시작된다. 성장뼈의 뼈끝은 뼈몸통과 단단히 부착되어 있지 않기 때문에 미끄러지거나, 이상한 모양으로 형성되기도 한다. **견인성 뼈끝(traction epiphysis)**은 힘줄의 부착점이나, 당김 또는 견인력이 작용하는 부위에서 발생하며, 주로 넙다리뼈(대퇴골, femur)의 큰돌기(대전자, great trochanter)와 작은돌기(소전자, lesser trochanter), 그리고 정강뼈결절(경골결절, tibia fracture)에서 호발한다.

뼈의 종류 (Types of bones)

긴뼈(장골, long bones)는 뼈의 길이가 폭보다 크기 때문에 붙여진 이름이다(그림 2-6A). 긴뼈는 인체에서 가장 긴뼈이며, 대부분의 팔다리뼈대(부속골격)를 이루고 있다. 긴뼈는 기본적으로 하나의 몸통뼈[골체(골간), diaphysis]와 두 개의 뼈끝(골단, epiphysis)으로 이루어져 있다. 뼈끝에 가장 가까운 몸통(골체, body)의 넓은 부위를 *몸통뼈끝(골간단, metaphysis)*이라고 한다(그림 2-3). 몸통뼈(골간, diaphysis)는 뼈속질공간(골수강, medullary cavity)을 둘러싸고 있는 치밀뼈(치밀골, compact bone)로 이루어져 있으며, 해면뼈(해면골, cancellous)에 있는 몸통뼈끝과 뼈끝은 얇은 치밀뼈에

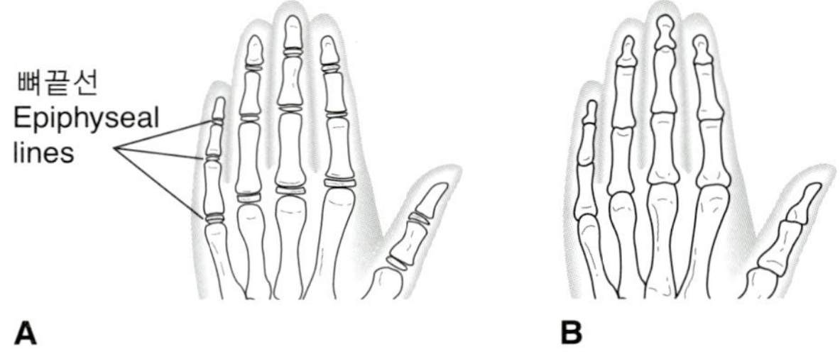

그림 2-4. 어린이 (A)와 성인 (B)의 손가락뼈의 뼈끝선.

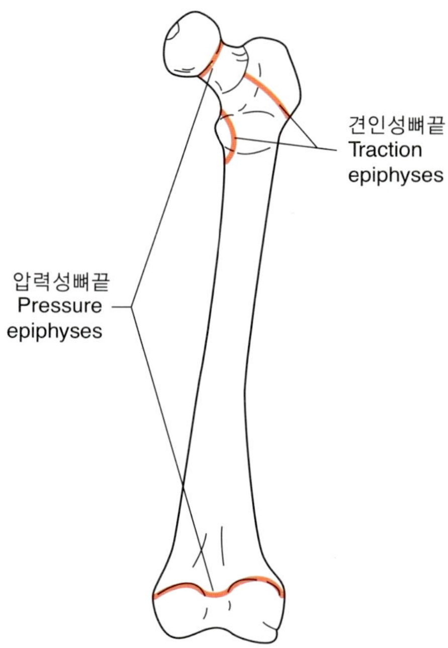

그림 2-5. 미성숙뼈에서 발견되는 뼈끝의 종류.

의해 덮여 있다. 뼈끝의 관절면(articular surface)은 얇은 유리질 연골로 덮여 있으며, 뼈의 성장은 뼈끝에서 발생한다.

짧은뼈(단골, short bones)는 정육면체의 형태로 되어 있으며, 크기, 길이, 그리고 넓이가 유사한 경향이 있다(그림 2-6B). 짧은뼈는 긴뼈와는 달리 여러 관절면(articular process)이 있는데, 주로 한 개 이상의 뼈와 관절을 이룬다. 짧은뼈의 구성은 긴뼈와 유사하다: 해면뼈를 덮고 있는 얇은 치밀뼈로 되어 있으며, 그 중앙에 뼈속질공간이 들어 있다. 짧은뼈는 손목뼈관절(수근관절, carpal joint)에 있는 손목뼈(수근골, carpal bone)와 발목관절(족관절, ankle joint)에 있는 발목뼈관절(족근관절, tarsal joint)이 그 예이다.

납작뼈(편평골, flat bone)는 관절면(articular surface)은 넓지만, 두껍지는 않다. 납작뼈의 관절면은 편평하기보다는 오히려 굴곡(curved) 형태이다(그림 2-6C). 이들 뼈는 두 층의 치밀뼈로 되어 있으며, 그 안에 해면뼈와 골수(bone marrow)가 들어가 있다. 엉덩뼈와 어깨뼈(견갑골, scapular)의 납작뼈의 좋은 예이다.

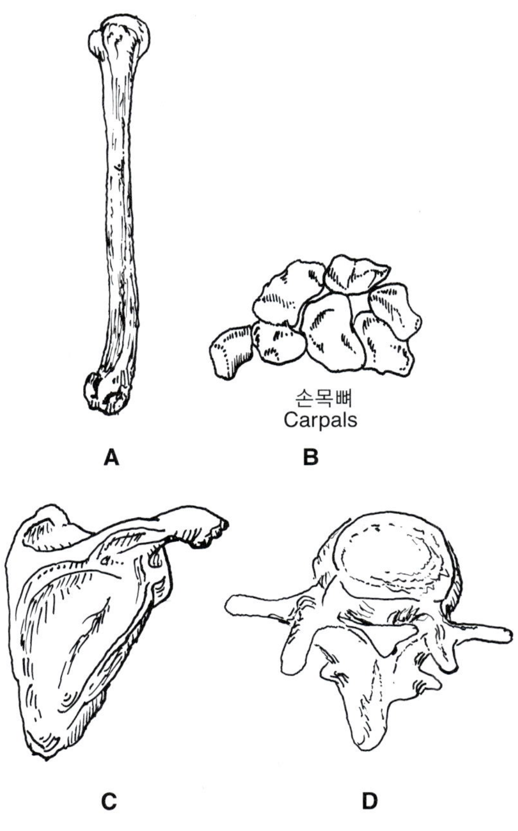

그림 2-6. 뼈의 종류.

불규칙뼈(불규칙골, irregular bone)는 그 이름에서 알 수 있듯이 모양이 다양하다(그림 2-6D). 예를 들면, 다른 뼈들과는 맞지 않는 척추뼈(척추, vertebra)와 엉치뼈(천골, sacral)가 해당된다. 또한 불규칙뼈 역시 해면뼈로 되어 있으며, 치밀뼈의 얇은층내에 골수(bone marrow)가 들어 있다.

종자뼈(종자골, sesamoid bone)는 씨와 같이 생겼으며, 팔다리(사지, extremity)에 있는 엉덩뼈(장골, ilium) 끝을 가로지르는 힘줄이 있는 부위에 있는 작은 뼈이다. 종자뼈는 힘줄내에서 성장하며, 힘줄의 과도한 손상을 예방하는 역할을 한다. 예로, 긴엄지굽힘근(장무지굴근, flexor hallucis longus)은 발바닥으로 들어온 후 엄지발가락(hallux)에 부착한다. 긴엄지굽힘근이 보호를 받지 못한다면, 계속 손상을 당할 것이다. 종자뼈는 1번 발허리뼈머리(중족골두, head of metatarsal bone) 양쪽에 있으면서 체중부하를 받는 동안 긴엄지굽힘근이 지나갈 때, 보호성 통로(groove)를 제공한다.

종자뼈는 또한 힘줄부착점에 대한 각도를 변화시킨다. 무릎뼈(슬개골, patella) 역시 종자뼈에 해당하는데, 그 이유는 넙다리네갈래근 안에 들어가 있으며, 넙다리네갈래근의 역학적 이득을 증가시켜주는 역할을 하기 때문이다. 앞서 언급했듯이 종자뼈 역시 발목관절(족관절, ankle joint) 양쪽에서 발을 향해 뒤쪽으로 통과하는 굽힘힘줄(굴곡건, flexor tendon)에서 발견된다. 위팔(상지, upper extremity)에서는 엄지손가락(thumb)의 손허리손가락관절(중수지절관절, metacarpophalangeal joint)과 손가락뼈사이관절(지절간관절, interphalangeal joint)의 굽힘힘줄에서 발견된다. 경우에 따라서 종자뼈는 두 번째와 다섯 번째 손가락의 손허리손가락관절 근처에서 발견되기도 한다.

표 2-2는 몸통 뼈대(축성 골격, axial skeleton)와 팔다리뼈대(부속골격, appendicular skeleton)의 뼈의 형태에 대해 요약해 놓은 것이다. 재미있는 것은 몸통 뼈대에는 긴뼈(장골, long bone)나 짧은뼈(단골, short bone)가 없고, 팔다리뼈대에는 불규칙뼈가 없다는 것이다. 종자뼈(종자골, sesamoid bone)는 이 표에서 언급하

표 2-2 뼈의 종류

종류	팔다리뼈대		몸통뼈대
	팔	다리	
긴뼈	빗장뼈 위팔뼈 노뼈 자뼈 손허리뼈 손가락뼈	넙다리뼈 종아리뼈 정강뼈 발허리뼈 발가락뼈	없음
짧은뼈	손목뼈	발목뼈	없음
납작뼈	어깨뼈	볼기뼈 무릎뼈	머리뼈(이마뼈, 마루뼈) 갈비뼈 복장뼈
불규칙뼈	없음	없음	척추 머리뼈(나비뼈, 벌집뼈) 엉치뼈 꼬리뼈 아래턱뼈, 얼굴뼈

지 않았는데, 그 이유는 종자뼈는 보조적인(accessory) 뼈이며, 모양이나 개수 또한 매우 다양하기 때문이다.

여러 뼈들을 관찰할 때 구멍, 함몰부위, 모서리, 홈, 그리고 여러 종류의 명칭(marking)을 주의깊게 관찰해야 한다. 각각의 명칭은 서로 다른 목적을 제공해 준다. 표 2-3은 서로 다른 뼈의 명칭과 그 목적을 설명해 놓은 것이다.

골격계의 일반적인 병리 (Common Skeletal Pathologies)

골절(fracture), *부러진 뼈*, 또는 *금간 뼈* 등은 모두 동의어이다. 골절은 직접력, 간접력, 또는 병리적인 이유로 인해 뼈의 겉질의 연속성이 단절된 상태를 말한다. 어린이의 골절은 불완전골절(green stick, 골절)이 나 뼈끝골절이 흔하다. 노인들은 거의 낙상에 의한 엉덩관절(넙다리뼈 몸쪽부) 골절이나 손을 뻗친 상태로 넘어지면서 발생하는 위팔의 골절이 호발한다. 골절은 골절의 종류(예, 폐쇄성골절), 골절선의 방향(예, 횡상골절), 또는 뼈의 위치(예, 중복골절)에 따라 분류한다.

뼈엉성증(osteoporosis)은 뼈의 밀도나 질량이 정상보다 감소한 상태를 말한다(그림 2-2B). 뼈엉성증이 발생한 부위의 뼈는 약하기 때문에 쉽게 골절된다. 노인들은 척추가 가장 흔한 뼈엉성증으로 인해 발생하는 골절 부위이다. **골수염(osteomyelitis)**은 박테리아에 의한 뼈의 감염상태이다. 피부 손상을 동반한 골절(개방성 골절)시 피부손상을 동반하지 않은 골절(폐쇄성 골절)보다 골수염 유병위험이 더 높다.

성장뼈의 뼈끝은 뼈몸통과 단단히 붙어 있지 않기 때문에 미끄러지거나 이상한 모양으로 성장하기도 한다. 넙다리뼈 머리의 몸쪽부가 압박성 뼈끝의 문제가 호발하는 부위이며, 예를 들면, **Legg-Calvé-Perthes 병**과 **넙다리머리뼈 몸통 분리증(slipped femoral capital epiphysis)**이다. 과사용은 견인성 뼈끝부를 자극하여 뼈에 붙은 힘줄에 염증을 일으킨다. 성장하고 있는 어린이의 정강뼈 결절의 견인성 뼈끝이 가장 흔한데, 그 이름은 **Osgood-Schlatter 병**이다. 이러한 압박성 뼈끝과 견인성 뼈끝의 문제는 주로 뼈가 성장중인 어린이들에게 호발하며, 뼈끝이 유합되었거나 뼈의 성장이 정지된 이후에는 호발하지 않는다.

표 2-3 뼈의 명칭

함몰부위와 열린구멍

명칭	설명	예
1. 구멍(foramen)	혈관, 신경, 그리고 인대가 통과하는 구멍	목뼈의 척추뼈구멍(vertebral foramen)
2. 오목(fossa)	함몰부위	어깨뼈의 관절오목(glenoid fossa)
3. 고랑(groove)	힘줄이나 혈관이 들어가 있는 도랑과 같이 생긴 오목한 부위(groove)	위팔뼈의 두갈래근고랑(bicipital groove)
4. 길(meatus)	뼈에 있는 관모양의 개구부	바깥귀길(external auditory meatus)
5. 굴(sinus)	뼈 안에 공기로 차 있는 공간	이마뼈에 있는 이마굴(frontal sinus)

관절을 이루는 돌출부

명칭	설명	예
1. 돌기(condyle)	손가락처럼 생긴 둥근모양의 돌출부	넙다리뼈의 안쪽 관절융기
2. 융기(eminence)	뼈의 돌출된 융기부	정강뼈의 융기사이융기 (intercondylar eminence)
3. 면(facet)	편평하거나 또는 얕은 관절면	갈비뼈의 관절면(articular facet)
4. 머리(head)	뼈의 목부위에 있는 둥근모양의 관절돌출부	넙다리뼈머리(femoral head)

힘줄, 인대, 그 외 여러 결합조직들이 부착하는 돌출부

명칭	설명	예
1. 능선(crest)	예리한 모서리 또는 면(border)	엉덩뼈능선(Iliac crest of hip)
2. 위관절융기 (epicondyle)	과위에 있는 돌출부	위팔뼈의 안쪽 위관절융기 (medial epicondyle of humerus)
3. 선(line)	약간 돌출된 능선(ridge)	넙다리뼈 거친선(linea aspera)
4. 가시(spine)	길고, 얇은 돌출부(극돌기)	어깨뼈가시(scapular spine)
5. 결절(tubercle)	작고, 둥근 돌출부	위팔뼈큰돌기(greater tubercle of humerus)
6. 거친면(tuberosity)	넓고, 둥근 돌출부	궁둥뼈결절(Ischial tuberosity)
7. 돌기(trochanter)	근부착을 위한 매우 넓은 돌출부	넙다리뼈큰돌기(greater trochanter of femur)

복습 문제 (Review Questions)

1. 몸통 뼈대(축성 골격, axial skeleton)와 팔다리뼈대(부속골격, appendicular skeleton)의 차이점은 무엇인가?
2. 치밀뼈(compact)와 해면뼈(cancellous)의 예를 한 가지씩 들라.
3. 치밀뼈와 해면뼈 중에서 더 무거운 것은 무엇이며, 그 이유는 무엇인가?
4. 길이성장에 관여하는 뼈의 종류는 무엇인가? 뼈의 어느 부위에서 길이성장이 일어나는가?
5. 종자뼈(종자골, sesamoid bone)의 목적은 무엇인가?
6. 다음의 분류에 따른 뼈의 명칭을 설명하라.
   a. 패임(함몰, cupping)부위와 공(개구부, opening)
   b. 관절을 이루는 돌출부
   c. 힘줄, 인대, 그 외 여러 결합조직(connective tissue)들이 부착하는 돌출부

7~9번 문제에서 뼈의 명칭을 설명하라.

7. 위팔두갈래근고랑(상완이두근구, bicipital groove)
8. 위팔뼈머리(상완골두, humeral head)
9. 절구(관골구, acetabulum)
10. 뼈속질공간(medullary canal)의 막의 이름은 무엇인가?
11. 뼈의 주요 몸통을 무엇이라 하는가?
12. 어린이에게 호발하며, 견인성 뼈끝이나 또는 압력성 뼈끝이 발생하는 긴뼈의 성장을 무엇이라 하는가?
13. 위팔뼈는 몸통뼈대인가 아니면, 팔다리뼈대인가?
14. 빗장뼈는 몸통뼈대인가 아니면, 팔다리뼈대인가?
15. 복장뼈는 몸통뼈대인가 아니면, 팔다리뼈대인가?

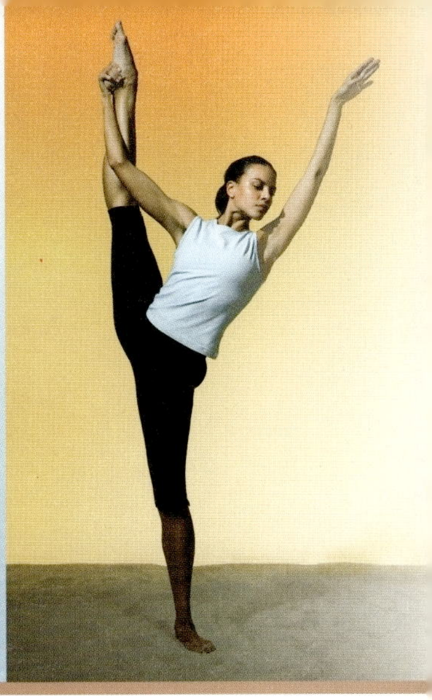

제 3 장

관절계 (Articular System)

관절의 종류
관절구조
면과 축
자유도
흔한 병리학적 용어
복습 문제

관절은 두 뼈 사이의 연결이다. 관절의 가장 중요한 기능은 움직임을 제공하는 것이다. 관절들은 또한 안정성을 제공하고 체중을 지지하는 것을 돕는다. 이러한 안정성은 엉덩관절(고관절, hip joint)과 같이 관절을 만드는 뼈의 형태 때문이거나, 어깨와 무릎처럼 물렁조직(연부조직, soft tissue)의 형태 때문에 발생한다. 관절에는 윤활액(활액, synovial fluid)이 있어서 관절의 윤활제 역할을 하거나, 연골에 영양분을 제공한다.

관절의 종류 (Types of Joints)

관절은 어깨관절(견관절, shoulder joint)처럼 큰 움직임을 일으키는 관절부터 복장빗장관절(흉쇄관절, sternoclavicular joint)처럼 작은 움직임을 일으키는 관절까지 다양하다. 모든 관절에는 상대적인 차이가 있다. 즉, 큰 관절움직임을 가진 관절은 상대적으로 안정성이 떨어진다. 반대로 안정성이 좋은 관절은 움직임이 떨어진다. 이러한 용어는 구조나 관절의 양을 묘사할 때 사용된다.

섬유관절(섬유성관절, fibrous joint)은 머리뼈(두개골, cranial bone)처럼 두 뼈 사이에서 섬유성골막의 얇은 층으로 이루어진 관절이다. 섬유관절은 3종류가 있다. **관절유합(synarthrosis)**, 인대결합(syndesmosis), 못박이관절(설상봉합, gomphosis)이다. 관절유합(synarthrosis)은 머리뼈(두개골, cranial bone) 봉합처럼 두 뼈 사이에서 섬유성골막의 얇은 층으로 이루어진 관절이다. 두 뼈의 끝에는 그들을 서로 맞물리게 하기 위해 형성되어졌다(그림 3-1A). 관절의 이러한 형태를 가지면, 두 뼈 사이에 움직임은 나타나지 않는다. 이 관절의 기능은 관절의 형태

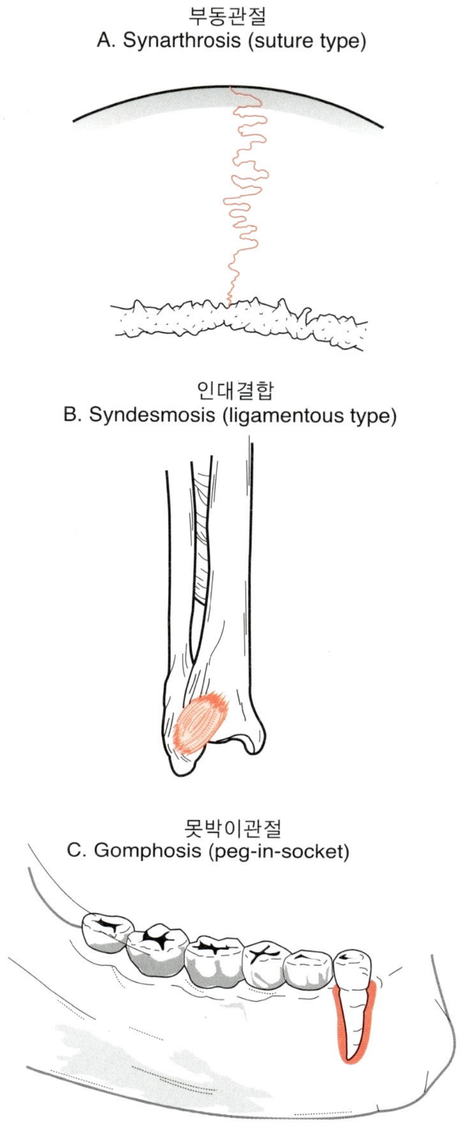

그림 3-1. 섬유성 관절.

유지와 힘을 제공하는 것이다. 섬유관절(섬유성관절, fibrous joint)의 다른 형태는 **인대결합(syndesmosis)** 또는 인대성관절이며, 관절을 서로 잡아주는 인대나 내재성 막과 같은 섬유성 조직으로 되어 있다(그림 3-1B). 이러한 형태의 관절에서 약간의 꼬임(비틀림, torsion)이나 늘임(신장, stretch)이 발생된다. 발목에 있는 먼쪽 정강종아리인대(원위 경비인대, distal tibiofibular ligament)와 먼쪽 노자인대(원위요척인대, distal radio)가 그 예이다. 섬유관절(섬유성관절, fibrous joint)의

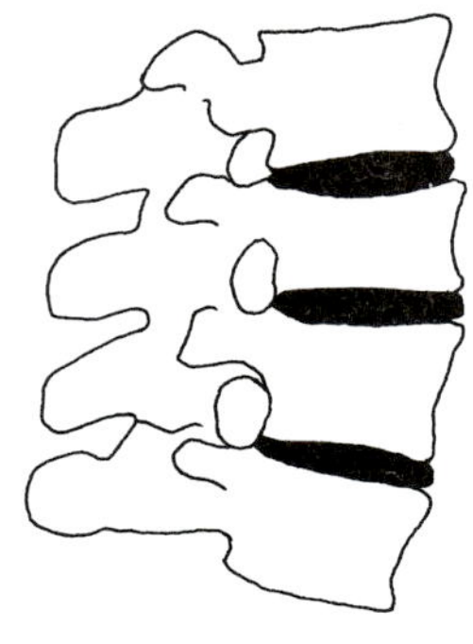

그림 3-2. 연골성 관절.

세 번째 형태는 **못박이관절(설상봉합, gomphosis)**이라 부른다. 이는 그리스어로 "서로 붙어 있다"라는 뜻이다. 아래턱뼈(하악, mandibular)와 위턱뼈(상악골, maxilla) 안의 이빨와(socket)와 이빨 사이에 있는 관절이다(그림 3-1C). 이 구조를 peg-in-socket이라고 한다.

연골관절(연골성 관절, cartilaginous joint)(그림 3-2)은 두 뼈 사이에 유리성 연골이나 섬유성연골이 들어 있다. 척추관절은 섬유성연골판이 뼈와 직접 연결되어 있는 관절의 예이다. 첫번째 복장갈비관절(흉늑관절, sternocostal joint)은 유리질연골에 의해 만들어진 직접 연결의 한 예이다. 연골성관절은 구부림, 꼬임(비틀림, torsion), 그리고 압박과 같은 약간의 움직임만 허용하기 때문에 **반관절(amphiarthrodial joints)**이라 부른다. 동시에 이러한 관절들은 안정성에 큰 영향을 미친다.

윤활관절(활액관절, synovial joints)(그림 3-3)은 뼈 끝사이에 직접적 유합을 가지지는 않는다. 대신에 강(cavity)은 긴축을 끼우는 소매모양의(sleevelike) 주머니(캡슐, capsule)를 함유한 윤활액(활액, synovial fluid)으로 가득차 있다. 주머니의 바깥층은 서로 관절을 잡아주는 강한 섬유성 조직으로 되어 있다. 속층(내층, internal layer)은 윤활액을 감싸고 있는 윤활막(활액막, synovial membrane)으로 되어 있다. 관절면은 매우 부드럽고, *유리질(hyaline)* 또는 *관절연골(articular cartilage)*이라 부르는 연골로 덮여 있다. 윤활관절은 또한 자유로운 관절면을 가지기 때문에 **움직관절(가동관절, diarthrodial joint)**이라 부른다. 이 관절은 다른 관절만큼 안정적이지 않으나, 더 많은 관절움직임을

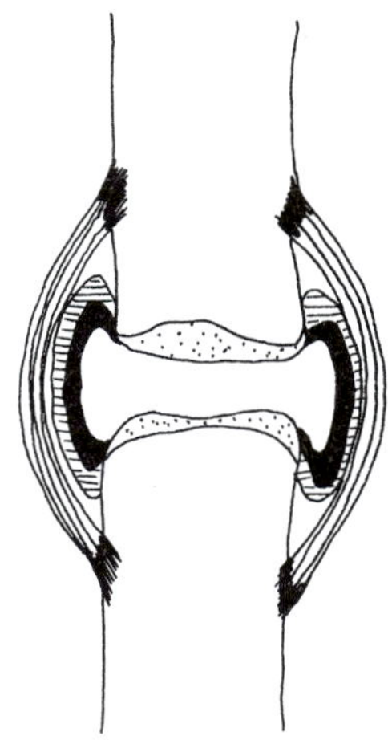

그림 3-3. 윤활관절.

허용한다. 표 3-1은 관절의 종류에 대해 요약했다. 축의 수, 관절의 형태, 관절에 의해 허용되는 움직임의 형태는 윤활관절 또는 움직관절로 분류한다(표 3-2).

무축성 관절(nonaxial joint)에서는 각운동이 아니라 선운동을 나타내는 경향이 있다(그림 3-4). 관절면은 상대적으로 다른 뼈 주위에서 움직이는 것이 아니라, 그 위를 미끄러지는 움직임을 하며, **평면관절(plane joint)**이라고 한다. 예로, 손목뼈(수근골, carpal bones)에서 발생하는 움직임이다. 대부분의 다른 가동관절 움직임과는 다르게 비축성관절은 이차적으로 다른 움직임을 일으킨다. 예로, 당신이 다른 관절을 움직이는 것 없이 당신의 발꿈치를 굽힘(굴곡, flexion)/폄(신전, extension)을 할 수 있다. 그러나 당신은 스스로 당신의 손목뼈들을 움직일 수는 없다. 손목뼈의 움직임은 손목관절이 굽힘/폄/벌림(외전, abduction)/모음(내전, adduction)으로 움직일 때 발생된다.

단축성 관절(uniaxial joint)은 경첩같이 한 축 주위에서 한 면이 움직이는 것을 말한다. 팔꿉관절(주관절, elbow joint) 또는 위팔자관절(완척관절, humero-ulnar joint)은 **경첩관절(hinge joint)**로써 오목한 형태의 자뼈(척골, ulna)에 맞는 위팔뼈(상완골, humerus)의 볼록한 형태가 좋은 예이다(그림 3-5). 이러한 움직임들은 이마축(전두축, frontal axis)주위에서 시상면에서 발생하는 굽힘과 폄이다. 이 관절에서 나타나는 다른 움직임은 없다. 손과 발의 손가락뼈사이관절(지절간관절, interphalangeal joint)은 경첩과 같은 움직임을 보인다(그림 3-5). 무릎관절(슬관절, knee joint)은 경첩관절이나, 그 예를 명확히 할 필요가 있는데, 즉 폄의 마지막 몇 도

표 3-1 관절의 분류

종류	움직임	구조	예
못움직관절(synarthrosis)	없음	섬유성 유합	머리뼈
인대결합(syndesmosis)	약간	섬유성 인대	먼쪽 정강종아리관절
못박이관절(gomphosis)	없음	소켓 안에 들어 있는 섬유성 말뚝(peg)모양	위턱뼈와 아래턱뼈에 있는 치아
반관절(amphiarthrosis)	약간	연골성 구조	두덩결합, 척추사이원반
가동관절(diarthrosis)	자유로움	활액성 구조	엉덩관절, 팔꿉관절, 무릎관절

표 3-2 움직관절(가동관절)의 분류

축의 수	관절면	관절의 움직임	예
무축성 관절	불규칙(평면)관절면	미끄럼운동(활주, glide)	손목뼈사이관절
단축성 관절	경첩관절(접번관절)	굽힘/폄	팔꿉관절과 무릎관절
	중쇠관절(차축관절)	돌림	고리뼈/중쇠뼈, 노뼈/자뼈
이축성 관절	타원관절(과상관절)	굽힘/폄, 벌림/모음	손목관절, 손허리손가락관절
	안장관절(안관절)	굽힘/폄, 벌림/모음, 돌림(부속운동)	엄지, 손목손허리관절
삼축성 관절	구와관절	굽힘/폄, 벌림/모음, 돌림	어깨관절, 엉덩관절

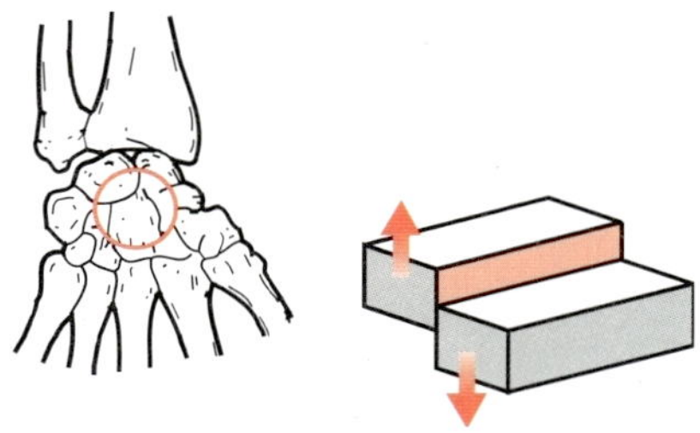

그림 3-4. 평면관절.

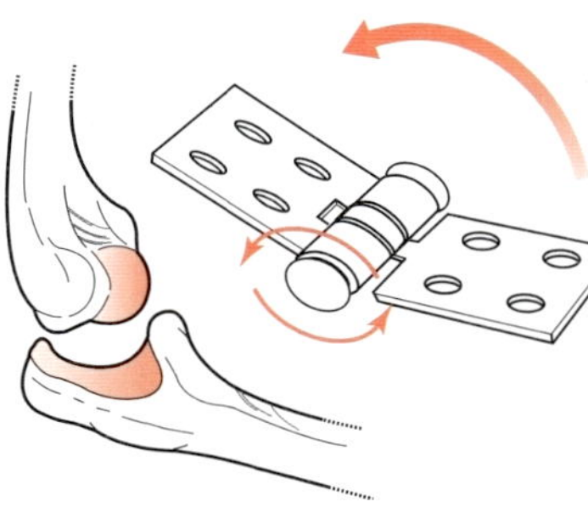

그림 3-5. 경첩관절.

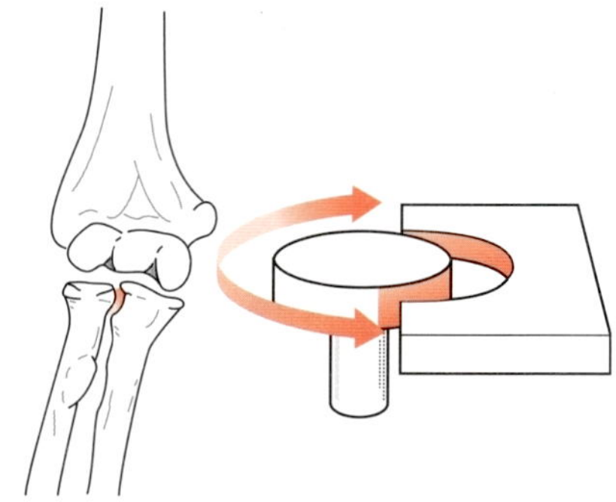

그림 3-6. 중쇠관절.

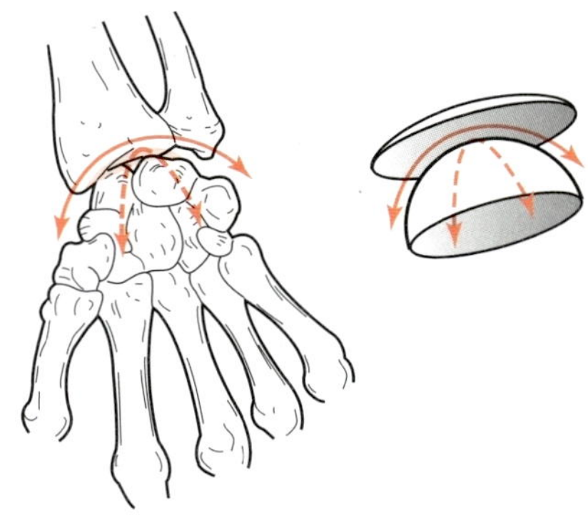

그림 3-7. 타원관절.

동안 넙다리뼈(대퇴골, femur)는 정강뼈(경골, tibia)에 대해 안쪽(내측, medial)으로 돌림(회전, rotation)한다. 이러한 돌림은 능동움직임이 아니라 어떤 기계적 형태의 결과이다. 그러므로 무릎관절에서 발생하는 능동 *움직임*은 오직 한 축 주위에서만 발생하기 때문에 단축성 관절로 분류된다.

팔꿉관절에 있는 노자관절(요척관절, radioulnar joint)은 **중쇠관절(pivot joint)**이며, 역시 단축성 움직임을 일으키는 또 다른 예이다. 노뼈머리(요골두, head of radius)는 아래팔(전완, forearm)의 엎침(회내, pronation)과 뒤침(회외, supination)동안 고정된 자뼈 주위를 돌림한다(그림 3-6). 이러한 돌림 움직임은 장축 주위에서 수평면에서 일어난다. C1과 C2관절인 고리중쇠관절(환축관절, atlantoaxial joint)의 움직임 또한 돌림 움직임을 보인다. 첫 번째 *고리뼈(환추, atlas)*는 두 번째 *중쇠뼈(축추, axis)*의 치아돌기(치돌기, dens) 주위를 돌림(회전, rotation)한다. 이를 통해 머리가 돌림하게 된다.

손목관절(수근관절, carpocarpal joint)에서 발견되는 **이축성 관절 움직임(biaxial joint motion)**은 두 개의 다른 방향에서 움직임이 일어난다(그림 3-7). 굽힘과 폄은 이마축(전두축, frontal axis)주위에서 발생되고, 노뼈치우침(요골편위, radius deviation)과 자뼈치우침(척골편위, ulna deviation)은 시상축 주위에서 발생된다. 양방향 움직임은 손허리손가락관절(중수지절관절, metacarpophalangeal joint)에서 발생이 되고, 그들의 모양 때문에 **타원관절(condyloid)** 또는 *타원형관절(ellipsoidal)*이라고 한다. 엄지의 손목손허리관절(수근중수관절, carpometacarpal joint)은 이축성이나 타원관절과는 다소 다르다. 이 관절에서 각 뼈의 관절면은 한 면은 오목(concave)이고, 다른 면은 볼록(convex)이다. 이 뼈는 안장에 앉은 기수와 같은 모양이다. 따라서 **안장관절(saddle joint)**이라고 부른다(그림 3-8).

손목손허리관절은 약간의 돌림(회전, rotation)을 허

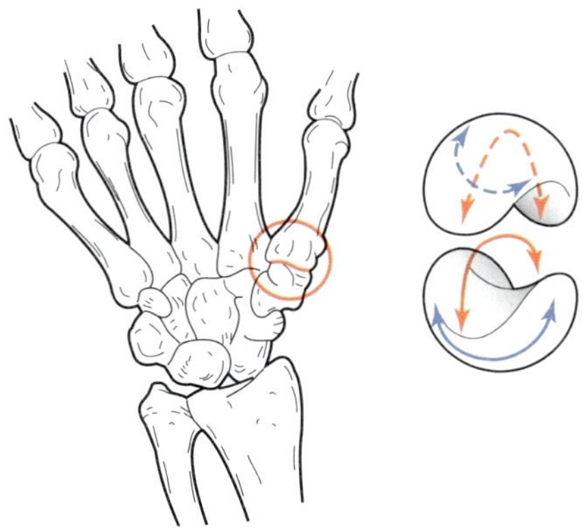

그림 3-8. 안장관절.

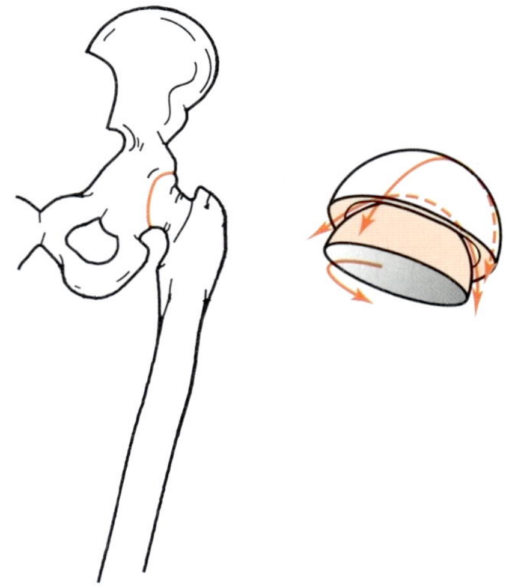

그림 3-9. 절구관절.

용하기 때문에 타원관절과는 다르다. 손목뼈(수근골, carpal bones)의 움직임처럼 이러한 돌림 움직임은 자체적으로는 일어나지 않는다. 굽힘과 벌림(외전, abduction)을 하지 않고, 엄지를 돌림하려고 시도해도 불가능하다. 당신의 엄지바닥이 모음(내전, adduction)할 때 방향을 봐라. 엄지가 벌림, 굽힘할 때, 엄지바닥이 위치하는 방향이 대략 90° 로 바뀌는 것을 알아차릴 것이다. 이러한 돌림은 능동적으로 발생되지 않는다. 돌림은 관절의 형태 때문에 발생된다. 따라서 엄지의 손목손허리관절은 돌림이 허용되기 때문에 진성 이축성관절이 아닐지라도, 능동운동이 두 축 주위로 일어나기 때문에 이 범주에 넣는다.

때때로 다축관절로 언급되는 **삼축성 관절(triaxial joint)**은 세 축 주위에서 능동적으로 발생된다(그림 3-9). 이 관절은 다른 종류의 관절보다 더 많은 움직임이 가능하다. 어깨와 골반은 이마축(전두축, frontal axis)에서 굽힘(굴곡, flexion)과 폄(신전, extension)이 일어나고, 시상축에서 벌림(외전, abduction)과 모음(내전, adduction)이 일어나며, 그리고 수직축에서 돌림(회전, rotation)이 일어난다. 명백히 삼축성관절은 다른 관절형태보다 더 큰 움직임을 일으킨다. 삼축성 관절은 또한 **구와관절(ball and socket joint)**이라고 언급한다. 그 이유는 골반에서 공모양으로 생긴 넙다리뼈머리(대퇴골두, head of femur)가 절구(관골구, acetabulum)의 오목한 구멍에 들어가기 때문이다.

관절구조 (Joint Structure)

윤활관절(활액관절, synovial joints)과 연관된 많은 다른 구조가 있다(그림 3-10). 첫째, **뼈**가 종종 2개이고 서로 관절을 한다. 움직임의 양과 방향은 각각의 관절마다 다르고, 각 뼈의 관절면과 뼈끝의 형태에 의해 정해진다. 예를 들면, 어깨관절은 관절오목(관절와, glenoid fossa)뿐만 아니라, 위팔뼈머리(상완골두, head of humerus)의 대부분과 매끄러운 관절면을 가진다. 그 결과 어깨관절(견관절, shoulder joint)에서는 큰 움직임이 일어나며, 이러한 움직임은 모든 방향에서 일어난다. 반면에 무릎은 큰 움직임을 가지나 특정방향으로만 움직인다. 넙다리뼈(대퇴골, femur)의 먼쪽(원위, distal) 끝에는 2개의 융기가 있다. 정강뼈(경골, tibia)의 몸쪽(근위, proximal) 끝도 두 개의 관절면이 있다. 이러한 관절면은 큰 움직임을 보이나 한방향으로만 움직인다.

관절의 두 뼈들은 서로 연결되어 있고, 섬유성 결합조직대인 **인대(ligament)**에 의해 지지를 받는다. 인대는 또한 연골, 근막 그리고 근육의 부착점을 제공한다. 인대는 유연성이 있으나 탄력적이지는 않다. 유연성은 관절움직임을 하는 데 필요하고, 비탄력성은 관절을 보호하는 역할을 하고, 서로서로 일정한 압력을 유지하기 위해 필요하다. 즉, 인대는 과도한 관절움직임을 방지한다. 인대가 관절을 싸고 있을 때 이를 *관절주머니인대(관절낭인대, capsular ligaments)*라 부른다.

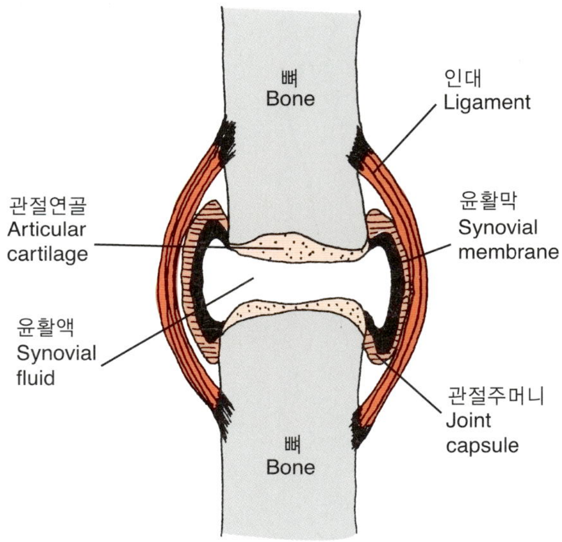

그림 3-10. 윤활관절, 세로절단면.

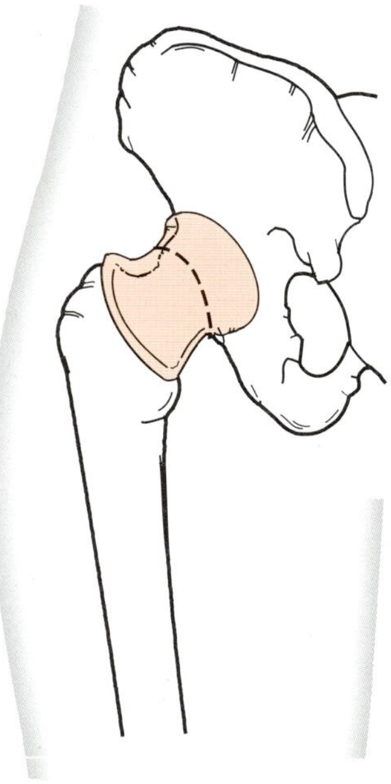

그림 3-11. 관절주머니.

모든 윤활관절에는 뼈의 관절면을 보호하고 관절을 감싸는 **관절주머니(관절낭, articular capsule)**가 있다(그림 3-11). 어깨관절의 관절주머니는 완전하게 관절을 싸고 관절오목에 대해서 위팔뼈머리를 잡아주기 때문에 부분적인 진공상태를 유지한다. 다른 관절에서는 어깨 관절만큼의 완전한 진공상태를 이루지는 못한다.

관절주머니는 두 층으로 되어 있다. 바깥층은 섬유조직으로 되어 있고, 관절의 보호 및 지지를 제공한다. 섬유층은 종종 인대에 의해 강화된다. 속층(내층, internal layer)은 **윤활막(활액막, synovial membrane)**으로 되어 있는데, 이는 윤활액을 분비하는 두껍고 혈관이 있는 결합조직으로 되어 있다. **윤활액(활액, synovial fluid)**은 두껍고 맑은 액으로 관절연골을 부드럽게 하는 달걀의 흰자와 비슷하다. 이러한 물질은 마찰을 감소시키고 관절이 자유롭게 움직이게 한다. 그리고 충격흡수의 역할과 관절연골에 영양분을 제공하는 중요한 근원이다.

연골(cartilage)은 큰 압력과 장력을 견디게 하는 치밀성 섬유성 결합조직이다. 신체에는 3종류의 연골이 있다. **관절연골(articular cartilage)**이라 부르는 **유리질 연골(hyaline cartilage)**은 반대 뼈의 끝을 감싸고 있다. 윤활액이 분비되면, 모든 윤활관절에 부드러운 관절움직임을 제공한다. 유리질 연골은 자체의 혈관이나 신경이 없어서 윤활액으로부터 영양분을 받아야만 한다. 그래서 손상받았을 때 자체적인 회복이 불가능하다.

섬유성 연골(fibrocartilage)은 충격흡수자로 작용한다. 이는 특히 무릎과 척추뼈(척추, vertebra)와 같은 체중지지관절에서 중요하다. 무릎에 있는 반달판막(반월판, semilunar valve)이라 부르는 **초승달(menisci)** 모양의 연골은 상대적으로 경골을 편평한 관절면이 되도록 만든다. 척추뼈 사이에는 **척추사이원반(추간판, intervertebral disc)**이 있다(그림 3-2). 척추사이원반은 매우 조밀한 구조이기 때문에 체중부하를 통해 올라오는 충격을 흡수하는 능력이 대단하다.

팔에 있는 섬유성연골은 빗장뼈(쇄골, clavicle)와 복장뼈(흉골, sternum) 사이에 있다. 이는 당신이 손을 쫙 편 상태로 떨어졌을 때, 복장뼈에서 빗장뼈로 전달되는 충격을 흡수하는 데 중요하다. 이 디스크는 복장빗장관절(흉쇄관절, sternoclavicular joint)의 탈골을 막아주는 데 중요하다. 또한 움직임을 하는 데도 중요하다. 한쪽은 복장뼈에 부착되고 다른 쪽은 빗장뼈에 부착되어 있는 디스크는 양방향에서의 움직임을 허용하는 자동식 문 경첩과 같다. 이와 같은 내리닫이(double-hung)식의 경첩은 봉우리(견봉, acromion)의 끝단이 올리기(거상, elevation)되고, 하강할 때 복장뼈에 대해 빗장뼈의 움직임을 가능하게 한다. 실제로 섬유성 연골은 관절을 두 부분으로 나누어주기 때문에 두 방향의 움직임을 가능하게 한다.

섬유성연골관절은 또 다른 기능이 있다. **관절테두리(관절순, labrum)**라 부르는 어깨관절에 있는 섬유성관절은 얕은 관절오목(관절와, glenoid fossa)을 깊게 하고, 위팔뼈머리를 소켓에 더욱 잡아두게 한다(그림 3-12). 섬유성연골은 두 뼈 사이에 발생한 틈을 채우는 역할을 한다. 손목을 시험한다면, 자뼈(척골, ulna)와 노뼈(요골, radius)처럼 손목뼈들과 전체적으로 펼쳐져 있지 않다는 것을 알 것이다. 이러한 틈에서 조그만 삼각디스크가 그 빈 공간을 채우는 데 손상없이 손목뼈(수근골, carpal bones)와 자뼈에서 힘을 발휘하게 도와준다.

연골의 세 번째 형태인 탄력 **연골(elastic cartilage)**은 구조적인 형태를 유지하는 것을 도와주기 위해 디자인되었다. 이것은 바깥귀(외이, external ear)와 청각관(유스타키오관)에서 발견된다. 이는 또한 후두(larynx)에서 발견이 되고, 이것의 움직임은 발성에 중요하다.

근육은 관절에 움직임을 일으키는 수축성 요소를 제공한다. 그들은 반드시 관절에 붙어서 관절에 영향을 미친다. 근육은 부드럽기 때문에 뼈에 직접 부착할 수는 없다. 근육이 뼈에 붙기 위해서는 반드시 **힘줄(건, tendon)**이 있어야 한다. 힘줄은 위팔두갈래근(상완이두근, biceps brachii), 힘줄의 긴갈래(장두, long head)처럼 원주형이거나, 회전근띠(회전근개, rotator cuff)처럼 편평한 밴드도 있다. 힘줄들은 **힘줄집(건초, tendon sheath)**에 싸여 있다. 이 섬유성 힘줄집은 뼈 사이에 있는 터널을 통과하거나, 뼈와 근육사이를 통과할 때처럼 마찰이나 압력으로부터 힘줄을 둘러싸서 보호하는 역할을 한다. 손목 위를 통해 지나가는 힘줄들은 모두 힘줄집을 가지고 있다. 이 힘줄집은 자체적인 선들로부터 분비되는 윤활액에 의해 윤활제 역할을 한다.

널힘줄(건막, aponeurosis)은 넓고 편평한 힘줄조직(건조직, tendinous sheet)이다. 널힘줄은 근육이 뼈에 부착되는 몇몇 장소에서 발견된다. 크고 강력한 넓은등근(광배근, latissimus dorsi muscle)은 널힘줄에 의해 몇몇 뼈들의 큰 부위의 끝에 부착되어 있다. 앞쪽 배벽(복부벽, abdominal wall)에 있는 널힘줄은 뼈는 존재하지 않으나, 강한 근력이 필요한 곳에 근 부착의 기초를 제공한다. 복부 근육은 양쪽에서 중앙으로 모이는 것처럼 **백색선(백선, linea alba)**이라 부르는 널힘줄에 부착한다.

대부분의 관절주위에는 **윤활주머니(활액낭, bursa)**라 부르는 작은 패드모양의 주머니가 있다. 윤활주머니는 힘줄 아래 또는 뼈 돌출부같이 과도하게 마찰이 생기는 지역에 위치한다(그림 3-13). 이 주머니는 윤활막과 연결되어 있고, 깨끗한 액으로 차있다. 윤활주머니의 목적은 움직이는 부분사이의 마찰을 감소시키는 것이다. 예로, 어깨관절(견관절, shoulder joint)에 있는 어깨세모근(삼각근, deltoid muscle)은 봉우리돌기(견봉돌기, acromion process) 위를 직접적으로 지나간다. 따라서 반복된 움직임은 근조직을 과도하게 닳게 하는 원인이 된다. 그러나 어깨세모근밑주머니(삼각근하활액낭,

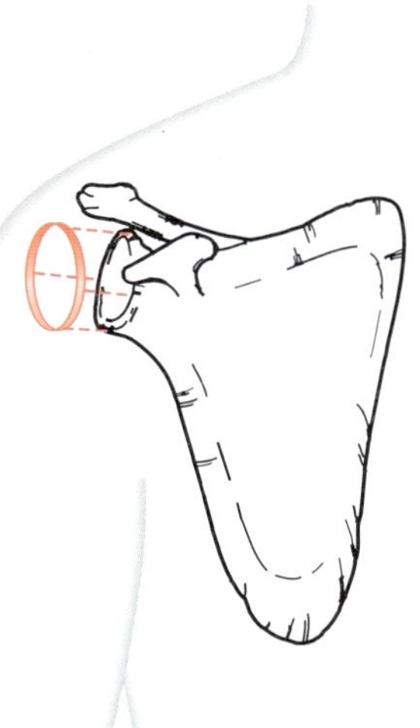

그림 3-12. 관절테두리.

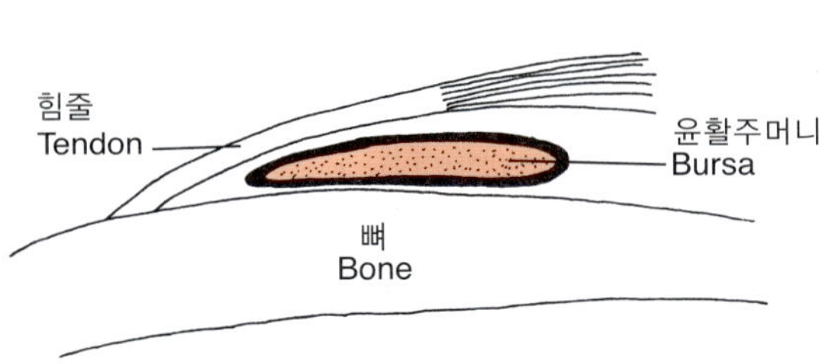

그림 3-13. 윤활주머니.

subdeltoid bursa)가 근육과 봉우리돌기 사이에 위치해서 과도한 마찰을 방지하고 손상가능성을 줄여준다. 또한 위팔두갈래근널힘줄(상완이두건, bicipital aponeurosis)이 팔꿈치돌기(주두돌기, olecranon process)에 부착되는 팔꿈치에서도 같은 배열이 발생된다. 무릎과 같은 관절도 많은 윤활주머니(활액낭, bursa)를 가지고 있다. 윤활주머니는 두 가지 종류가 있다. 이미 언급한 것처럼 선천적 윤활주머니와 후천적 윤활주머니이다. 몇몇 이유로 이 지역이 과도한 마찰 부위가 된다면, 정상적으로 과도한 마찰이 가해지지 않는 부위에서 윤활주머니가 생길 가능성이 있다. *후천적 윤활주머니*는 관절보다 다른 장소에서 생기는 경향이 있다. 예로, 주동수 손의 세 번째 손가락의 바깥면에 윤활주머니가 생기는 것이다. 이는 종종 "학생 활액낭(학생 활액주머니, student's bursa)"이라 부른다. 그 이유는 학생들이 종종 많이 쓰고 기록하기 때문이다. 이러한 윤활주머니는 이러한 활동을 멈추거나 줄이면 사라지게 된다.

면과 축 (Planes and Axes)

*운동면(planes of action)*은 신체를 나누는 고정된 기준선이며, 3면으로 되어 있고, 각 면은 나머지 두 면에 대해 수직이다(그림 3-14).

시상면(sagittal plane)은 앞에서 뒤로 몸을 통해 지나가고 몸을 오른쪽과 왼쪽으로 나눈다. 사지가 수직벽 사이에서 움직인다고 상상해보자. 이 면에서 발생되는 움직임은 굽힘(굴곡, flexion)과 폄(신전, extension)이다.

이마면(전두면, frontal plane)은 옆으로 신체를 지나가고 앞과 뒷면으로 몸을 나눈다. 다른 말로 *머리뼈윗면(두정면, norma verticalis)*이라고도 한다. 이 면에서 발생되는 움직임은 벌림(외전, abduction)과 모음(내전, adduction)이다.

수평면(transverse plane)은 수평으로 신체를 지나가고 위와 아래로 신체를 나눈다. 다른 말로 *수평면*이라 부른다. 돌림(회전, rotation)은 이 면에서 발생된다.

한 면이 이 부분의 중앙선을 통해 지나갈 때마다 신체를 같은 부분으로 나누기 때문에 *기본면*으로 언급된다.

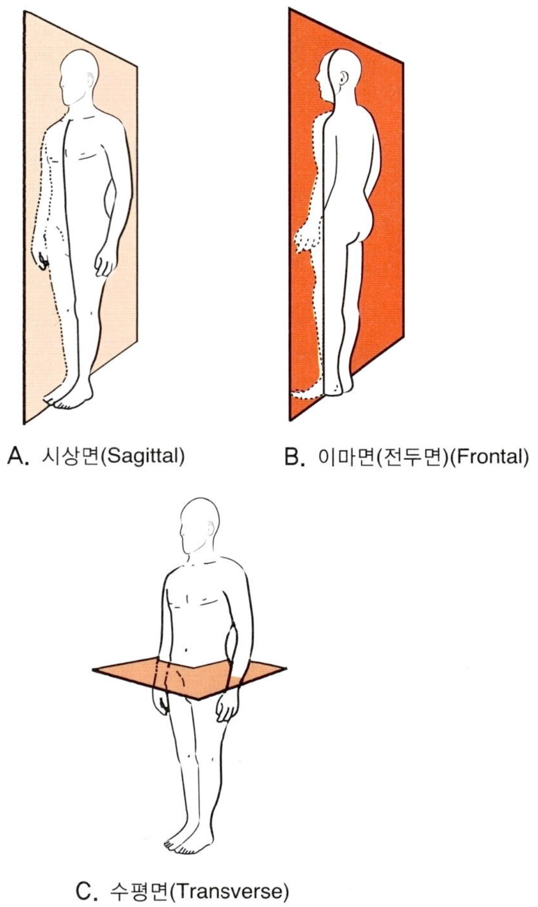

그림 3-14. 인체의 면. (A) 시상면. (B) 이마면. (C) 수평면.

기본면이 서로 교차하는 지점이 **중력중심(center of gravity)**이 된다. 인체에서 이 지점은 2번 엉치뼈(천추, sacral vertebra)의 약간 앞쪽이다(그림 3-15).

돌림하는 분절 주위에 있는 관절의 중심을 통과하는 지점을 축이라 한다(그림 3-16). **시상축(sagittal axis)**은 앞에서 뒤로 관절을 통과하는 점이다. **이마축(전두축, frontal axis)**은 옆에서 옆으로 관절을 통과하는 점이다. **수직축(vertical axis)**은 장축이라 부르며 위에서 아래로 통과하는 점이다.

축 주위에서 발생되는 관절의 움직임은 항상 그 면에서 수직이다. 즉, 관절움직임은 *축 주변으로 면 안*에서 발생한다. 어떤 움직임은 같은 면 안에서 같은 축 주위로 발생되기도 한다. 예로, 굽힘/폄은 항상 이마축 주위의 시상면 내에서 발생된다. 벌림/모음은 항상 시상축 주위에서 이마면 내에서 발생된다. 손목의 노뼈치우침

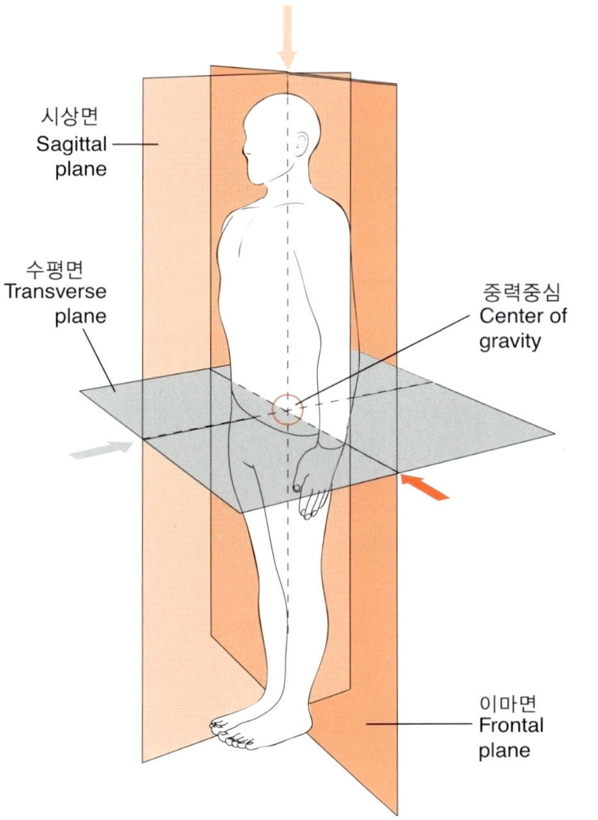

그림 3-15. 중력중심점은 세 개의 주요면의 교차점에서 형성되는 한 점이다.

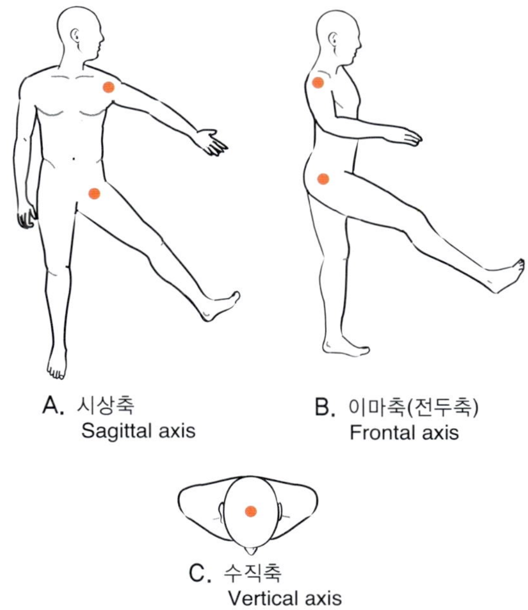

그림 3-16. 인체의 축. (A) 시상축. (B) 이마축. (C) 수직축.

(요골편위, radius deviation)과 자뼈치우침(척골편위, ulna deviation)은 시상축 주위에서 이마면(전두면, frontal plane)에서 발생된다. 엄지는 굽힘/폄 그리고 벌림/모음이 전통적인 면에서 발생이 되지 않기 때문에 예외이다. 이러한 움직임 면과 축은 13장에서 언급할 것이다. 표 3-3은 면과 축과 연관된 관절움직임을 요약했다.

자유도 (Degrees of Freedom)

관절은 그들이 움직일 수 있는 자유도나 면의 수로 묘사할 수 있다. 예로, 단축관절은 한 축 주위 그리고 한 면에서 움직임이 발생된다. 그래서 자유도는 1이다. 이축성관절은 자유도가 2이고, 삼축성관절은 자유도가 3이며, 이것은 개별 관절이 가질 수 있는 최대한의 자유도이다.

이 개념은 하나 또는 그 이상의 먼쪽 관절(원위관절, distal joint)을 다룰 때 중요해진다. 예로, 어깨관절(견관절, shoulder joint)은 자유도가 3이고, 팔꿉관절(주관절, elbow joint)과 노자관절(요척관절, radioulnar joint)은 각각 하나이고 서로서로 합치면 자유도가 5가 된다. 손가락부터 어깨관절까지 전체 자유도가 11이다.

표 3-3 관절의 움직임

면	축	관절의 움직임
시상면	이마축(전두축)	굽힘/폄
이마면	시상축	벌림/모음 노쪽 치우침/자쪽 치우침 가쪽 번짐(외번)/ 가쪽 번짐(내번)
수평면	수직축	안쪽 돌림/가쪽 돌림 뒤침(회외)/엎침(회내) 우회전/좌회전 수평벌림/수평모음

흔한 병리적인 용어
(Common Pathological Terms)

탈구(dislocation)는 관절의 두 관절면이 완전히 분리된 상태이며, 관절을 싸고 있는 관절주머니(관절낭, articular capsule)가 찢어진 것을 말한다. **부분탈구(아탈구, subluxation)**는 관절의 부분적 탈구를 의미하며, 종종 오랜 시간을 걸쳐서 발생이 된다. 흔한 예는 뇌졸중 후에 생긴 어깨관절(견관절, shoulder joint)의 부분탈구이다. 근 마비와 팔의 무게가 서서히 어깨관절(견관절, shoulder joint)을 부분탈구시킨다.

뼈관절염(osteoarthritis)은 하나 또는 그 이상의 관절에서 연골의 손상 또는 소실에 의해 발생하는 관절염의 한 종류이다. 뼈관절염은 퇴행성 관절염이라고도 부르며, 나이가 들 수록 호발하며, 주로 손, 발, 척추와 엉덩관절과 무릎관절과 같이 체중부하가 많은 관절에 호발한다.

삠(염좌, sprain)은 부분 또는 완전히 인대섬유가 터짐(파열, rupture)된 상태이다. *경미한(mild)* 삠은 몇몇 섬유의 터짐이 있기는 하나, 기능감소는 없다. 그리고 *중등도(moderate)* 삠은 인대의 부분터짐과 약간의 기능감소가 나타난다. 마지막으로 *심각한(severe)* 삠은 인대의 완전터짐으로 인해 더 이상 기능을 할 수 없다. **좌상(strain)**은 근섬유의 과긴장을 말한다. 삠처럼 좌상 역시 심각성에 따라 등급을 나눈다.

힘줄염(건염, tendonitis)은 힘줄(건, tendon)에 발생한 염증상태이며, 힘줄윤활막염(건초염, peritenonitis)은 힘줄집(건초, tendon sheath)에 발생한 염증상태를 말한다. 이들 두 증상은 종종 반복적인 사용에 의해 발생하며, 위팔두갈래근(상완이두근, biceps brachii) 긴갈래(장두, long head)의 힘줄과 손의 굽힘힘줄(굴곡건, flexor tendon)에서 주로 호발한다. **윤활막염(활액막염, synovitis)**은 윤활막(활액막, synovial membrane)의 염증이다. **윤활낭염(활액낭염, bursitis)**은 윤활주머니(활액낭, bursa)의 염증이다. **관절낭염(capsulitis)**은 관절주머니의 염증이다.

복습 문제 (Review Questions)

1. 움직임이 발생하지 않거나 거의 움직이지 않는 3가지 형태의 관절은 무엇인가?
2. 많은 움직임이 가능한 2가지 관절명칭은 무엇인가?
3. 이축성 관절은 3가지 특징은 무엇인가?
4. 뼈와 근육을 연결시키는 관절의 구조에는 어떤 종류가 있는가?
5. 과도한 마찰을 방지하는 관절의 구조에는 어떤 종류가 있는가?
6. 유리질 연골은 섬유성 연골과 어떤 차이점이 있는가? 각각의 연골에 대한 예를 들어 설명하라.
7. 아래팔(전완, forearm)의 앞쪽이 위팔뼈(상완골, humerus)의 앞쪽을 향해 움직인다면, 어떠한 관절움직임이 발생하는가? 어떤 면에서 움직임이 발생하는가? 또 축은 어느 축 주위를 움직이는가?
8. 손바닥을 돌림(회전, rotation)시킬 때 발생하는 관절움직임은 무엇인가? 이러한 움직임은 어느 면과 축 주위에서 발생하는가?
9. 손가락을 쫙 편 상태에서 해부학적인 자세로 되돌아올 때 발생하는 관절의 움직임은 무엇인가? 이때 발생하는 관절움직임에 대한 면과 축은 무엇인가?
10. 팔에서 발생하는 운동자유도 11에 대해 설명하라.
11. 몸통뼈대에서 못움직관절(synarthroidal joint)의 예를 제시하라.
12. *가동관절, 윤활관절, 삼축성관절, 절구관절*은 팔관절을 설명을 때 사용될 수 있는 용어들인가? 또한 이들 용어들은 다리관절에도 똑 같이 적용이 가능한가? 만약 그렇다면 어떤 관절들이 해당되는가?
13. *가동관절, 윤활관절, 이축성관절, 안장관절*은 어떤 관절을 설명할 때 사용되는 용어들인가?
14. 두덩결합(symphysis pubis)을 설명할 때 사용되는 두 가지 관절용어는 무엇인가?
15. 관절면을 보호하기 위해 관절을 둘러싸고 있는 구조물은 무엇인가?

제 4 장

관절운동형상학 (Arthrokinematics)

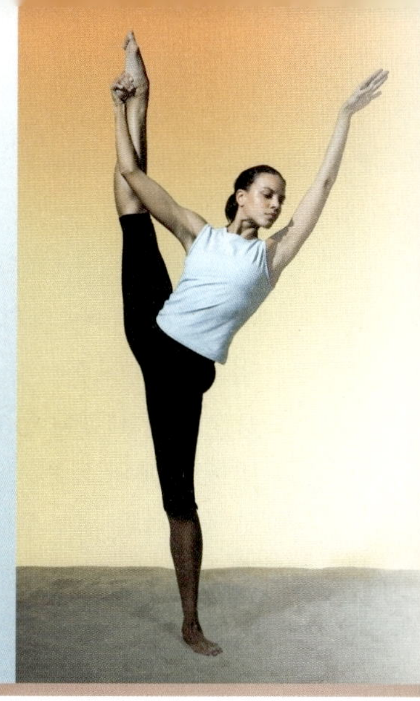

골운동형상학적 움직임 (Osteokinematic Motion)

관절운동은 흔히 한 뼈가 다른 뼈 위에서 굽힘(골곡, flexion), 폄(신전, extension), 벌림(외전, abduction), 모음(내전, adduction) 그리고 돌림(회전, rotation)과 같은 움직임을 일으키는 것이라고 일반적으로 생각하고 있다. 수의적 조절을 통해 이루어지는 이러한 운동들은 종종 **전통적(classical)**, **생리적(physiological)** 또는 **골운동학적(osteokinematic motion)** 운동으로 언급한다. 운동의 이러한 형태는 등척성(isometric), 등장성(isotonic), 심지어 등속성(isokinetic)운동의 형태에서 이루어진다. 능동적으로 수행을 할 때 근육은 ROM을 통해 관절을 움직인다. 우리가 하루 동안 우리의 관절을 움직일 때 우리는 골운동학적 운동을 능동적으로 수행할 것이다. 이러한 운동들은 1장에 언급되어 있다. 특정한 사람이 관절을 수동적으로 관절가동범위를 통해 움직이는 것은 완전한 움직임이 일어나도록 지원(assist)하거나 움직임의 끝 범위(end range)에서 저항을 주기 위함이다. 후자를 관절의 *끝느낌(end feel)*이라고 한다.

끝느낌 (End feel)

끝느낌은 수동적인 관절가동범위의 끝 지점에서 약간의 압력을 적용했을 때 느껴지는 *질(quality)*에 대한 주관적인 평가(assessment)이다. 이는 Cyriax(1983)에 의해 처음 소개되었다. 그는 수동움직임 동안 치료사의 손에서 느껴지는 끝느낌이 얼마나 중요한지를 강조했다.

끝느낌은 정상이거나 비정상 둘 중 하나이다. 정상적인

끝느낌은 완전 수동관절운동범위와 정상적인 해부학적 구조물(예, 뼈, 관절낭, 근육, 또는 근길이)이 움직임을 멈출 때의 느낌이다. 비정상 끝느낌은 통증, 근방호, 부종, 또는 비정상적인 해부학적 구조가 관절의 움직임을 방해할 때의 느낌이다.

정상적인 끝느낌은 세 가지 종류는 뼈, 연부조직 신장, 연부조직 압축이다. 때때로 뼈의 끝느낌은 정상적 또는 비정상적으로 설명된다. 정상적인 뼈 **끝느낌(bony end feel)**은 수동움직임 시 관절운동이 딱딱하고 갑작스럽게 멈추는 특징이 있다. 이러한 끝느낌은 뼈가 관절가동범위의 끝 지점에서 뼈와 마주칠 때 발생하며, *딱딱한 끝느낌(hard end feel)*이라고도 한다. 팔꿉관절 폄 시 정상적인 끝느낌은 팔꿈치머리(olecranon process)가 팔꿈치오목(olecranon fossa)과 만날 때 느껴진다. 정상적인 **연부조직 신장 끝느낌(soft tissue stretch)**은 관절이 관절가동범위 끝 지점에 도달했을 때 관절이 약간 밀리면서 단단한 느낌이 드는 느낌을 말한다. *단단한 끝느낌(firm end feel)*은 관절 주위에 있는 인대, 관절주머니 또는 근육의 긴장에 의해 발생한다. 이것이 가장 흔한 끝느낌이다. 예를 들면, 어깨관절의 안쪽과 가쪽돌림, 엉덩관절과 무릎관절의 폄, 그리고 발목관절의 발등굽힘 등이다. **연부조직 압박(soft tissue approximation)**은 근육이 압박될 때의 느낌이며, 부드러운 *끝느낌(soft end feel)*이라고도 한다. 예를 들면 팔꿉관절 굽힘이 아래팔과 위팔의 압박에 의해 멈추는 것이다. 이러한 끝느낌은 근육이 잘 발달된 사람이다 비대한 사람에게서 확실히 느낄 수 있다.

비정상적인 끝느낌은 뼈, 물렁한, 근경직, 텅빈느낌, 스프링 차단 끝느낌이 있다. 이들 용어들은 관절의 움직임이 제한되는 정도를 언급할 때 사용된다. 비정상적 **뼈 끝느낌(abnormal bony end feel)**은 뼈곁돌기(osteophyte)가 관절의 움직임을 멈추게 하는 것처럼 정상 관절가동범위가 끝나기 전에 움직임이 갑자기 멈추는 것이 특징이다. **물렁한 끝느낌(boggy end feel)**은 심한 발목 삠이나 윤활막염(synovitis) 발생 후 연부조직에 부종이 있는 급성기 상태에서 흔히 발견된다. 이 느낌은 "젖은 스펀지(wet sponge)" 느낌이다. **근경직(muscle spasm)** 끝느낌은 관절이 움직일 때 반사적인 근방호가 나타나는 것을 말한다. 이것은 급성손상 이후 보호반응의 결과로 나타난다. 근육을 만져보면 근육이 경직되었는지 알 수 있을 것이다. 정상적인 끝느낌을 느낄 수 있고, 정상적인 끝느낌을 구분할 수 있는 능력은 관절가동 시 관절을 보호하는 데 중요하다. **텅빈 끝느낌(empty end feel)**은 움직일 때 통증이 매우 심한 경우에 발생한다. 이 끝느낌은 가동범위의 끝지점에서 느껴지는 역학적인 제한점이 없다. 그 이유는 대상자가 더 이상 못 움직이게 하기 때문이다. 되튀기는 움직임인 **스프링 차단(springy block)** 끝느낌은 가동범위의 끝지점에서 느껴진다. 이 끝느낌은 찢어진 연골과 같은 관절의 내부 장애 때문에 발생한다.

관절운동형상학적 움직임
(Arthrokinematic Motion)

관절의 움직임을 관찰하는 또 다른 방법은 관절면(articular surface)에서 관절내에서 무엇이 발생하는지를 관찰하는 것이다. **관절운동형상학적 움직임**이라고 하는 것은 골운동형상학적 관절움직임이 발생하는 동안 서로 서로 인접한 관절면에서 움직임이 발생하는 순서를 말한다. 따라서 골운동형상학적 움직임은 관절의 움직임(joint motion)이며, 관절운동형상학적 움직임은 *관절면의 움직임(joint surface motion)*이다.

부속 운동 용어 (Accessory motion terminology)

용어는 다소 혼동될 수 있다. 왜냐하면 다양한 전문가가 같은 용어를 다소 다르게 사용하기 때문이다. 부속운동은 두 가지이다. **구성운동(component movements)**은 능동운동시 동반되지만, 수의적인 조절이 되지 않는 운동이다. 예를 들면, 팔이음뼈(shoulder girdle)는 어깨관절이 굽힘될 때 위쪽으로 돌림되어야 한다. 무릎 폄의 마지막 몇 도에서 정강뼈에 대해 넙다리뼈는 돌림된다. 엄지 모음 시 엄지의 돌림이 발생한다. 이러한 움직임은 단독적으로 발생할 수 없지만, 정상 관절 운동이 일어나기 위해서는 반드시 필요한 움직임이다. **관절놀이(joint play)**는 수동적으로 가해진 외력에 의해 관절면 사이에서 발생하는 수동적인 움직임이다. 이러한 움직임 또한 수위적인 조절이 되지 않는다. 이러한 움직임에는 미끄러짐, 축돌림, 굴림 등이 있으며, 나중에 상세히 설명할 것이다.

이러한 부속운동을 어떻게 정의하느냐와는 상관없이 이들 움직임은 관절가동술에 필수적이라는 것은 일반적으로 합의된 것이다. **관절가동술(joint mobilization)**은 움직임을 멈추게 하는 외력을 천천히 적용하는 수동 진동 운동(passive oscillatory motion) 또는 지속적인 신장(sustained stretch)으로 설명된다. 관절가동술은 관절의 가동성을 증가시키거나, 관절의 구조물에서 발생하는 통증을 감소시킬 목적으로 사용된다. 관절가동술에 대한 추가적인 논의는 이 책의 범주를 벗어나는 것이다. 이들 용어들과 관련된 개념들은 관절의 움직임에 대한 기본적인 이해에 소개되어 있다. 또 다른 용어인 **도수교정(manipulation)**은 움직임을 멈출 수 없을 정도의 매우 강한 힘(thrust)이나 짧은 가동범위 내에서 적용되는 수동적인 움직임이다. 도수교정은 마취 하에 실시된다. 이 기법 또한 이 책의 범주를 벗어나는 것이다.

관절면의 모양 (Joint surface shape)

관절운동형상학을 이해하기 위해서는 관절에서 발생되는 운동은 관절면(articular surface)의 모양에 의존된다는 것을 알아야만 한다. 대부분의 관절은 오목 뼈와 볼록 뼈를 가진다(그림 4-1). 볼록면은 작은 언덕같이 밖으로 둥글다. 오목면은 동굴처럼 "굴이 파진(caved)" 모양이다.

모든 관절면은 난형 또는 안장형이다. **난형관절(ovoid joint)**은 볼록-오목 관계를 형성한 두 면으로 형성되어 있다. 그 예로, 손허리손가락관절(중수지절관절, metacarpophalangeal joint)을 보면, 한 면은 오목(첫째 마디뼈)하고, 다른 면은 볼록(손허리뼈)하다(그림 4-1). 대부분의 윤활액(활액, synovial fluid) 관절은 난형이다. 종종 난형관절에서 한 뼈의 끝은 인접한 다른 뼈보다 크다. 이것은 작은 관절면 위에서 더 큰 ROM을 허용하고, 관절의 크기를 줄이다.

안장관절(sellar joint)은 각 관절면이 한 면에서는 오목하고, 다른 쪽에서는 볼록하다. 엄지의 손목손허리관절(수근중수관절, carpometacarpal joint)은 아마 안장관절의 적절한 예일 것이다(그림 4-2). 큰마름뼈(대능형골, trapezium)를 본다면, 이것은 앞뒤방향에서는 오목하고 옆 방향에서는 볼록하다는 것을 알 수 있을 것이다. 손목뼈(수근골, carpal bones)와 관절을 이루는 제1번 손허리뼈(중수골, metacarpal bone)는 모양이 서로 반대이다. 즉, 앞쪽에서 뒤쪽으로는 볼록하고, 옆에서 옆으로는 오목한 형태이다.

관절운동형상학적 움직임의 종류 (Types of arthrokinematic motion)

관절운동형상학적 움직임의 종류는 구르기, 미끄러짐, 그리고 축회전이다. 모든 관절은 이 3가지 움직임이 섞

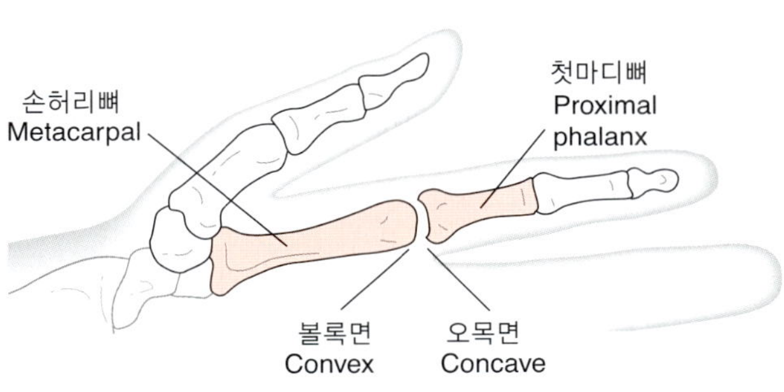

그림 4-1. 난원형 관절의 관절면 모양 – 엄지손가락의 손허리손가락관절.

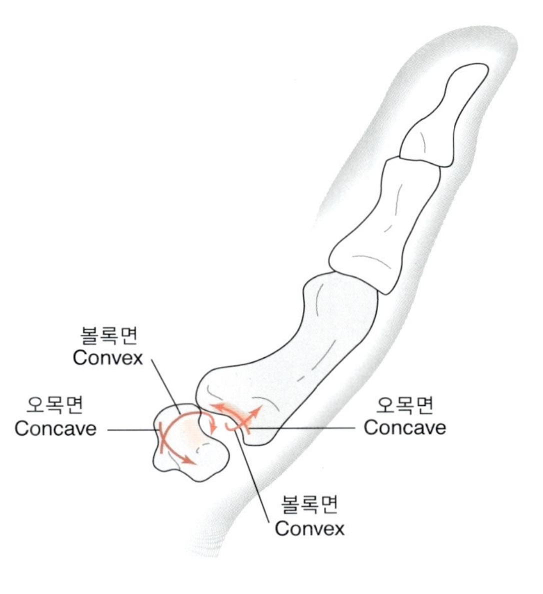

그림 4-2. 안장형 관절의 관절면 모양 – 엄지손가락의 손목손허리관절.

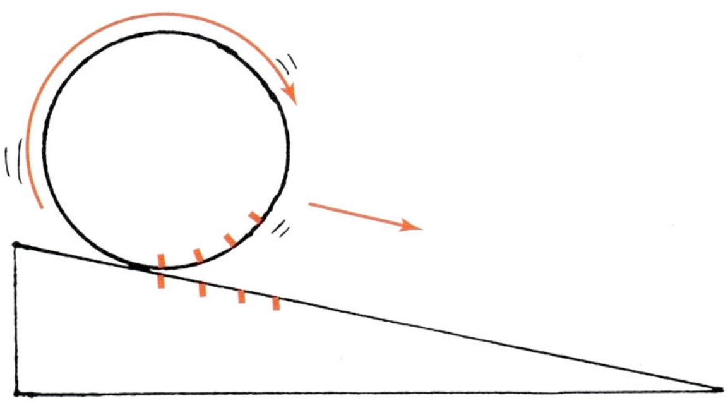

그림 4-3. 구르기–다른 쪽 관절면 위에서 한쪽 관절면의 움직임. 각각의 면은 새로운 지점과 만난다.

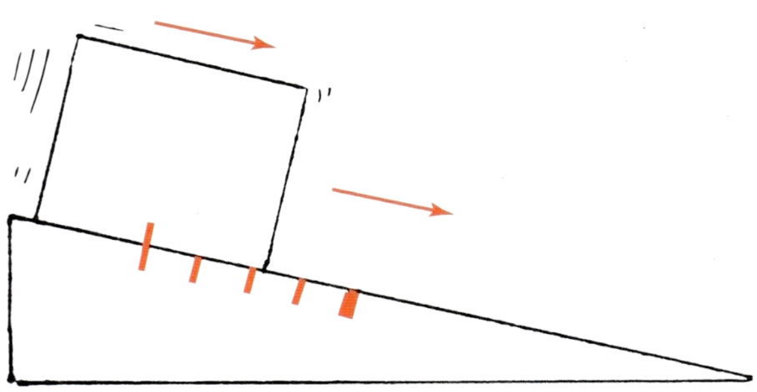

그림 4-4. 미끄러짐–한쪽의 관절면이 다른 관절면과 평행한 선운동. 하나의 면에 있는 한 점은 다른 면의 새로운 지점과 만난다.

여서 나타난다. **구르기(roll)**는 다른 면 위에서 한 관절이 구르는 것이다. 각 면 위에서 새로운 점들이 움직임을 통해 만날 것이다(그림 4-3). 그 예는 걷는 동안 지면 위에서 당신 신발의 면 또는 공이 구르는 것을 말한다. **미끄러짐(glide 또는 slide)**은 인접한 관절면의 한 면과 평행한 관절면의 선형적인 움직임이다(그림 4-4). 다른 말로 한 관절면 위의 한 점이 인접한 면 위에서 새로운 점들과 만나는 것이다. 스케이트 선수의 스케이트 칼날(한 점)이 얼음 면(많은 점들)을 가로질러서 미끄러지는 것과 같다. **축회전(spin)**은 고정된 인접한 면 위에서 움직이는 관절면의 돌림(회전, rotation)이다(그림 4-5). 각 면 위에서 한 점은 필수적으로 서로서로 만나게 된다. 이 움직임의 형태의 예는 테이블 위에서 팽이가 회전하는 것이다. 팽이는 정확하게 똑바로 유지된다면 팽이는 한 장소에서 회전한다. 인체에서의 예는 위팔뼈(상완골, humerus)가 관절오목(관절와, glenoid fossa)

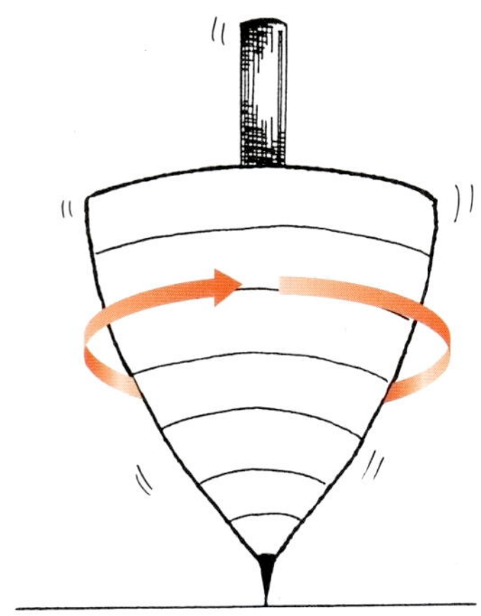

그림 4-5. 축돌림–다른 관절면 위에서 한쪽 관절면의 회전. 두 면의 같은 지점이 일정하게 접촉상태를 유지한다.

안에서 안쪽으로나 바깥으로 돌림하는 것과 같은 회전 움직임일 것이다. 또는 노뼈머리(요골두, head of radius)가 위팔뼈의 작은머리(소두, capitulum) 위에서 돌림하는 것이다.

19장에서 언급할 것은 무릎관절(슬관절, knee joint)의 움직임은 명백히 관절운동형상학적 움직임의 3가지 형태가 무릎이 굽힘(굴곡, flexion)과 폄(신전, extension)을 하기 위해서는 필요하다는 것이다. 체중지지 동안 이러한 움직임은 넙다리뼈머리(대퇴골두, head of femur)는 정강뼈(경골, tibia)의 관절돌기(과, condyle) 위로 구르기를 한다. 굽힘과 폄의 큰 범위가 무릎에서 허용되기 때문에, 넙다리관절돌기(대퇴과, femoral condyle)가 정강뼈 위에서 뒤쪽으로 미끄러짐이 생기지 않는다면, 정강뼈에서는 구르기만 일어날 것이다. 넙다리관절돌기의 안쪽과 가쪽면은 크기가 서로 다르기 때문에 무릎 관절의 안/가쪽면은 다른 속도를 가지고 있다. 무릎 폄의 마지막 15° 동안 정강뼈 위에서 넙다리(대퇴, femoral)의 축회전[안쪽 돌림(내회전, internal rotation)]이 꼭 필요하다. 비체중지지 활동에서는 정강뼈가 넙다리뼈(대퇴골, femur) 위에서 움직이는 것을 제외하고 같은 움직임이 발생된다. 넙다리뼈 위에서 정강뼈의 가쪽 돌림(외회전, external rotation)이 동반될 때 돌림 움직임이 발생된다(그림 19-3B 참조).

볼록-오목 법칙 (Convex-concave rule)

관절면(articular surface)이 오목하거나 볼록하다는 것을 아는 것은 관절면의 모양이 움직임을 결정하기 때문에 중요하다. **볼록-오목법칙(convex-concave rule)**은 뼈끝의 형태에 따라 관절운동동안 특별한 방향으로 움직이는 것을 설명한다.

이 법칙은 다음과 같다. 오목한 관절면이 고정된 볼록면 위를 움직일 때 같은 방향으로 움직인다. 그 예로, 첫마디뼈(근위지절골, proximal phalanx)의 근위부는 오목하고, 손허리뼈(중수골, metacarpal bone)의 원위 부분은 볼록하다(그림 4-6). 손가락 폄 시 첫마디뼈는 볼록한 손허리뼈 위에서 움직이는 동안 같은 방향으로 움직인다. 요약하면 몸통분절이 움직일 때 **오목한 관절면(concave joint surface)**은 **같은 방향**으로 움직인다. 이와는 반대로 볼록한 관절면은 고정된 오목한 관절면 위를 움직일 때는 반대방향으로 움직인다. 그 예로, 위팔뼈머리(상완골두, head of humerus)는 어깨뼈(견갑골, scapula)의 관절오목(관절와, glenoid fossa)이 오목한 것에 반해 볼록하다(그림 4-7). 어깨관절(견관절, shoulder joint)을 굽힘(골곡, flexion)시킬 때 위팔뼈머리의 볼록면은 반대로 아래로 내려가고, 위팔뼈(상완골, humerus)의 나머지는 위로 움직인다. 그래서 **볼록 관절면(convex joint surface)**은 몸통분절이 움직일 때 **반대방향(opposite direction)**으로 움직인다.

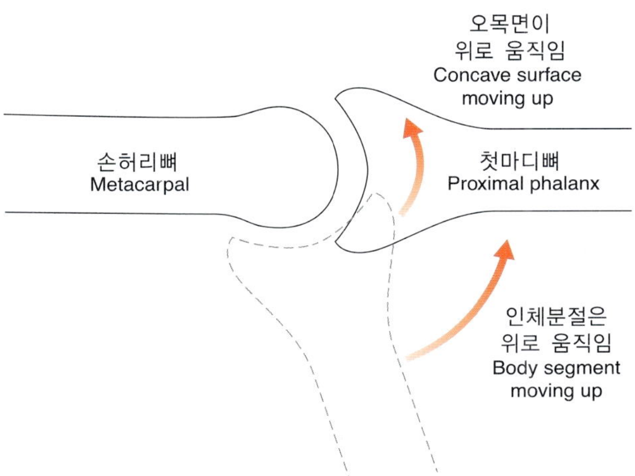

그림 4-6. 오목한 면은 움직이는 인체분절과 같은 방향으로 움직인다.

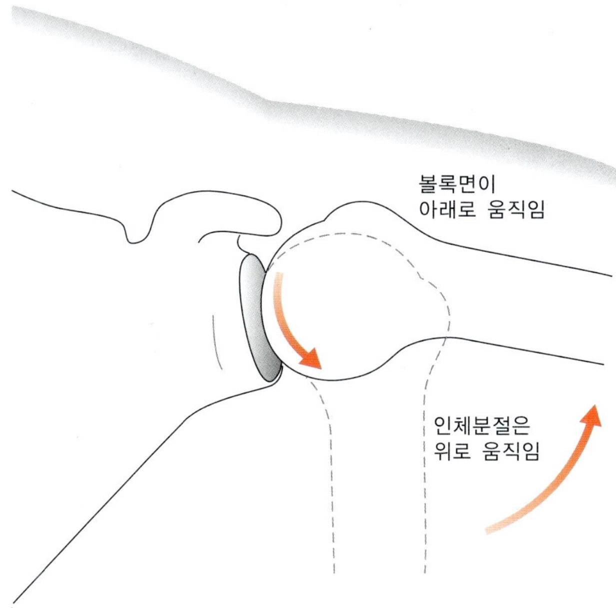

그림 4-7. 볼록한 면은 움직이는 인체분절과 반대방향으로 움직인다.

이 법칙을 기억하기 쉬운 시각적 방법이 있다. 즉, 왼손은 주먹을 쥐고 오른손은 컵모양을 만들어라. 당신의 주먹쥔 왼손은 한 뼈의 볼록관절면을 나타낸다. 왼쪽 아래팔(전완, forearm)은 뼈를 나타낸다. 컵 모양의 오른손은 다른 뼈의 오목면을 나타낸다. 같은 높이에서 당신의 손들을 유지하고 당신의 손목은 완전히 폄(신전, extension)시킨다. 이 상태에서 당신의 주먹 쥔 왼손을 오른손 안에 넣고, 왼쪽 팔꿈치(olecranon)를 위로 들어올려라. 그러면 당신의 아래팔(몸통분절)은 위로 움직이고, 주먹(관절면)은 아래로 돌림(회전, rotation)한다. 즉, 볼록 면은 몸통분절이 움직일 때 반대방향으로 움직인다. 다시 컵 모양의 오른손을 주먹 위에서 움직여봐라. 오목면은 몸통분절(오른쪽 아래팔)의 움직임과 같은 방향으로 움직인다.

관절면의 위치(관절의 일치성)

[Joint surface positions(Joint congruency)]

관절면이 잘 맞는 것을 *관절의 일치성(joint congruency)*라고 한다. 관절면은 하나의 위치에서는 일치하지만, 나머지 자세에서는 불일치한다. 관절이 **일치**할 때 관절면은 서로서로 최대의 접촉을 하고, 확실히 압박되고, 서로 분리되지 않는다. 인대와 관절을 서로 잡고 있는 관절주머니(관절낭, articular capsule)는 긴장이 된다. 이는 **닫힌(close-packed)** 또는 **닫힌 자세(close-pack position)**라고 알려져 있다. 이는 ROM의 끝에서 발생된다. 예를 들면, 무릎을 완전히 폄하면, 수동으로 무릎뼈(슬개골, patella)를 좌/우 또는 위/아래로 움직일 수 있다. 그러나 무릎을 구부리면 무릎뼈는 움직이지 않는다. 그래서 무릎넙다리관절(슬개대퇴관절, patellofemoral joint)의 닫힌자세는 무릎을 구부린 것이다. 다른 닫힌자세는 발등굽힘(발목배측, dorsiflexion), 손허리손가락관절(중수지절관절, metacarpophalangeal joint)의 굽힘, 팔꿈치(olecranon), 손목(wrist), 골반(pelvic), 무릎(patella), 그리고 손가락뼈사이관절(지절간관절, interphalangeal joint)의 폄이다. 표 4-1은 관절의 닫힌자세에 대한 더욱 상세한 리스트이다.

인대와 관절주머니 구조의 안전성을 검사하고자 할 때 관절은 항상 닫힌자세에 놓는다. 닫힌자세의 특징들 때문에 관절은 이 자세일 때 상해를 종종 받는다. 예로, 무릎관절(슬관절, knee joint)은 외부적 힘을 받을 때 굽힘 자세나 반굴곡자세일 때보다 폄되어 있을 때, 훨씬 상해를 받기 쉽다. 또한 관절이 부었을 때 닫힌 자세로 움직일 수 없다.

그 외 모든 자세에서 관절면은 불일치한다. 최고 불일치 자세는 **열린(open-packed)** 또는 **열린자세(loose-packed position)**라 부른다. 이 자세는 또한 **휴식 자세(resting position)**라고도 한다. 관절주머니가 지지하는 인대부분들은 느슨해진다. 관절면의 일치성은 최소가 된다. 관절면의 수동적 분리는 이 자세에서 가능하다. 인대와 관절주머니 구조가 더욱 느슨해지기 때문에 관절가동술(joint mobilization)은 열린 자세에서 최대로 발생될 수 있다. 열린자세에서는 구르기, 미끄러짐, 회전, 그리고 필요한 정상관절움직임이 가능하다. 표 4-1은 관절의 열린자세에 대해 좀 더 상세히 언급되어 있으며, 닫힌자세와 비교해서 설명되어 있다.

또한 열린 자세에서는 **부속운동(accessory motion)** 또는 **조인트 플레이(joint play)**가 어느 정도가 되는지 알 수 있다. 이 움직임은 한 관절면이 다른 관절면 위를 수동적으로 움직이는 것이다. 관절운동은 수의적인 움직임이 아니기 때문에 올바른 움직임을 일으키기 위해서는 근육을 이완시킨 상태에서 훈련받은 치료사에 의해 가해지는 외적 힘이 필요하다.

부속운동의 힘 (Accessory motion forces)

관절가동술(joint mobilization)을 적용할 때 힘의 3가지 중요한 형태가 사용된다. 이 힘은 견인, 압축, 그리고 비틀림이다. 구부리고 회전하는 힘은 이 힘들의 혼합된 결과이다.

견인(traction)은 **당김(distraction)** 또는 **긴장(tension)**이라고도 한다. 외적인 힘을 이용하여 관절면이 밖으로 움직이도록 관절을 당길 때 발생된다(그림 4-8). 여행용 가방을 옮기거나 머리 위 막대기를 붙잡고 있을 때, 어깨(shoulder), 팔꿈치(olecranon), 그리고 손목관절(wrist joint)은 견인된다. 엄지와 두 번째 손가락으로 상대방의 두 번째 손가락의 손허리손가락(중간지절, metacarpophalangeal)의 몸쪽부 끝을 잡은 다음, 다른 손의 엄지와 두 번째 손가락으로 손허리손가락의 먼쪽부 끝을 잡은 상태에서 약간 굽힘(골곡, flexion)시킨 후, 몸쪽 손허리손가락뼈관절(근위지절관절, proximal interphalangeal joint)을 움직여 보고(열린사슬 자세) 반대방향으로 천천히 당겨보면 견인되는 것을 느낄 수 있다. *이 움직임을 수행할 때는 매우 조심해서 실시해야 한다.*

압축(approximation)은 **압박(compression)**이라고도 한다. 이는 외적 힘이 관절면이 서로 가깝게 만나도록 관절에 힘을 줄 때 발생된다(그림 4-9). 의자나 바닥에서 팔굽혀펴기(push-up) 운동을 할 때 어깨(shoulder), 팔꿈치(olecranon), 그리고 손목(wrist)의 관절면에서 발생된다. 일반적인 법칙처럼 견인은 관절의 운동성에

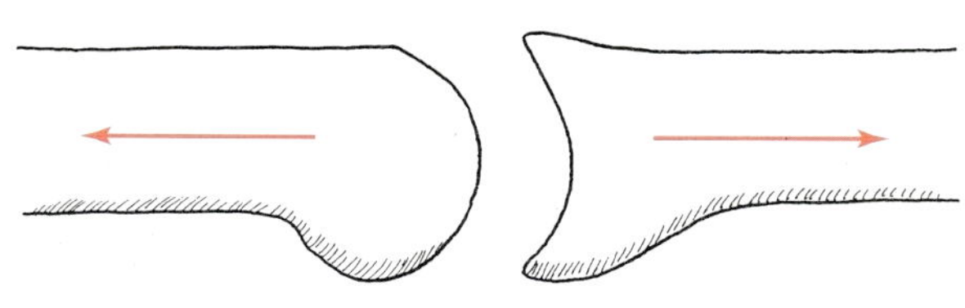

그림 4-8. 견인은 뼈의 끝부분을 서로 분리시킨다.

표 4-1 관절의 닫힌 위치와 열린 위치 비교

관절	닫힌 위치	열린 위치
척추소관절면(척추)(Facet)	폄(신전, extension)	굽힘과 폄(중간)
턱관절 (Temporomandibular)	입을 다문 자세	입을 약간 벌린 자세
위팔어깨관절 (Glenohumeral)	벌림/가쪽 돌림 30° 수평모음	55° 벌림, 30° 수평모음
봉우리빗장관절 (Acromioclavicular)	위팔 30° 벌림	정상적인 생리학적인 자세에서 팔을 옆으로 늘어뜨린 자세
위팔자관절(팔꿉관절) (Ulnohumeral)	폄	70° 굽힘, 10° 뒤침
위팔노관절 (Radiaohumeral)	팔꿉관절 90° 굽힘 아래팔 5° 뒤침	완전 폄과 완전 뒤침
몸쪽 노자관절 (Proximal radioulnar)	5° 뒤침	70° 굽힘, 35° 뒤침
손목관절(손목) (Radiocarpal)	자뼈치우침된 상태에서 폄	약간 자쪽 치우침된 상태에서 중립자세 팔을 옆으로 늘어뜨린 자세
손목손허리관절 (Carpometacarpal)	N/A	벌림/모음과 굽힙/폄 사이에서 중간
손허리손가락관절(손가락) (Metacarpophalangeal)	완전굽힘(굴곡, flexion)	약간 굽힘
손허리손가락관절(엄지) (Metacarpophalangeal)	완전맞섬	약간 굽힘
손가락뼈사이관절 (Interphalangeal)	완전 폄	약간 굽힘
엉덩관절(Hip)	완전 폄과 안쪽 돌림*	30° 굽힘, 30° 벌림 약간 가쪽 돌림
무릎관절(발목)(Knee)	완전 폄과 정강뼈의 가쪽 돌림	25° 굽힘
발목관절(Talocrural)	최대 발등 굽힘	10° 발바닥굽힘내반과 외반 중간
손허리손가락관절 (Metatarsophalangeal)	완전 폄	중립자세
손가락뼈사이관절 (Interphalangeal)	완전 폄	약간 굽힘자세

*몇몇 저자는 벌림(외전, abduction)을 포함시킴.
출처: From Magee, DJ: Orthopeadic Physical Assessment, ed 4. WB Saunders, Philadelphia, 2002, p 50, with permission.

도움이 되고, 압축은 관절의 안정성에 도움이 된다.

비틀림(shear)은 관절에 평행하게 발생된다(그림 4-10). 비틀림힘은 관절의 미끄러짐 움직임으로 나타난다. 엄지를 이용하여 상대방 손가락의 등면(배측면, dorsal surface)에 놓고 두 번째 손가락은 손바닥면에 놓은 다음, 몸쪽 손허리손가락뼈관절(근위지절관절)을 약간 굽힘시킨 상태에서 서서히 당신의 두 손을 위아래로 움직일 때, 몸쪽 손허리손가락뼈관절에서 나타나는 위/아래

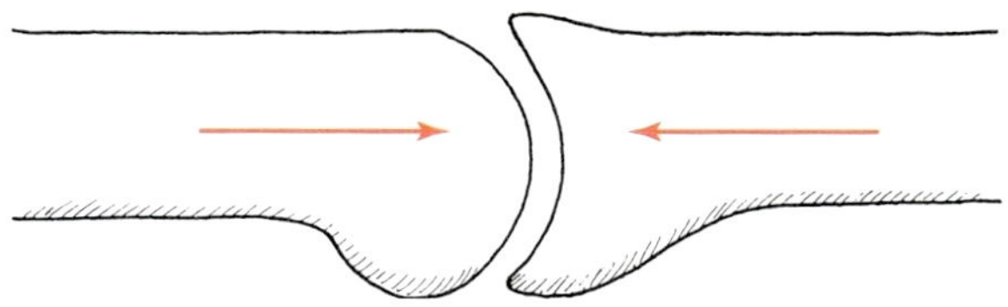

그림 4-9. 압박력은 뼈의 끝부분을 서로 접근시킨다.

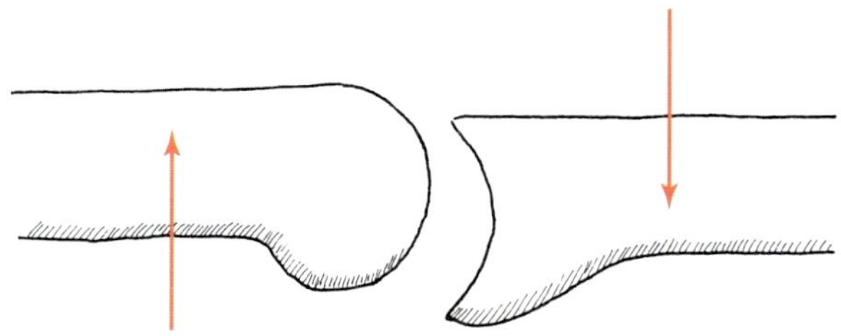

그림 4-10. 비틀림은 뼈의 끝부분을 평행하게 서로 반대방향으로 움직인다.

방향으로의 미끄러짐(비틀림 힘)이 발생한다.

구부림과 비틀림(torsion)은 여러 힘들이 혼합된 결과이다. **구부림(bending)**은 수직힘이 아닌 힘이 적용될 때 오목면에서는 압축이 되고, 볼록면에서는 당김이 발생된다(그림 4-11). 비틀림(torsion)은 꼬임(twist)과 관련이 있다. 하나의 힘은 세로축의 분절을 돌리고, 반대로 다른 힘은 고정시키거나, 반대방향으로 돌리면 비틀림이 나타난다(그림 4-12).

기억해야 할 점 (Points to Remember)

- 정상적인 끝느낌(end feel)은 뼈, 연부조직 신장, 또는 연부조직 압축 끝느낌이 있다.
- 비정상적인 끝느낌은 뼈, 물렁한, 텅빈, 스프링 차단 또는 근경직 끝느낌이 있다.
- 관절면의 모양은 난원형이거나 안장형이다.
- 관절운동형상학의 움직임은 구름, 미끄러짐, 그리고 축돌림이다.
- 볼록-오목법칙에 따르면, 오목한 관절면은 관절이나 인체분절이 움직일 때 같은 방향으로 움직이는 반면에, 볼록한 면은 관절의 움직임과 반대방향으로 움직인다.
- 관절의 접합면이 일치할 때 이를 두고 닫힌위치(closed-packed position)라 하며, 반대로 관절의 접합이 일치하지 않을 때는 열린위치(open-packed position)라 한다.
- 관절가동술(joint mobilization)을 실시할 때 견인, 압박, 회선, 굽힘 또는 회전력이 사용된다.

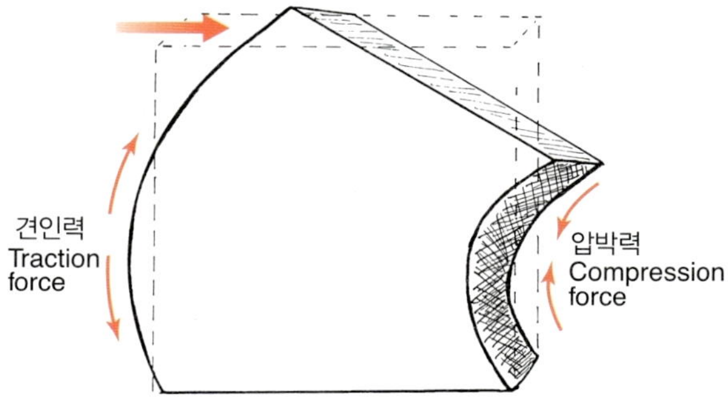

그림 4-11. 굽힘력은 한쪽 면에는 압박력을 가하고, 다른 면에는 견인력을 일으킨다.

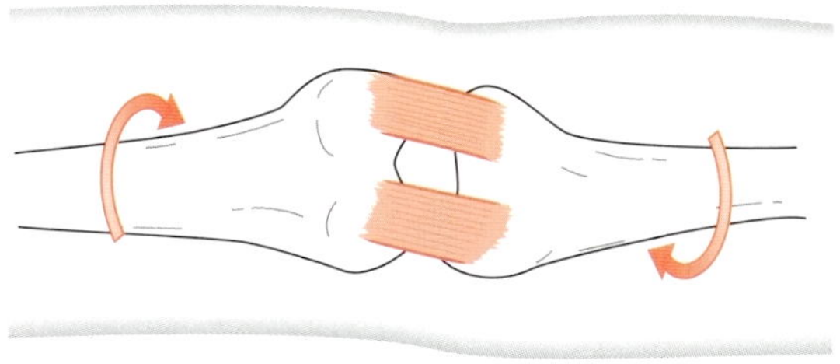

그림 4-12. 회전력은 꼬는 움직임이다.

복습 문제 (Review Questions)

1. a. 어깨관절(견관절, shoulder joint) 굽힘(굴곡, flexion)과 폄(신전, extension) 시 관절운동형상학이나 골운동형상학적 움직임은 무엇인가?
   b. 어깨관절(견관절, shoulder joint) 견인 시 관절운동형상학이나 골운동형상학적 움직임은 무엇인가?
2. 당신의 무릎관절(슬관절, knee joint)을 끝범위(end range)까지 움직일 때 느낄 수 있는 끝느낌(end feel)은 무엇인가?
3. 어깨관절을 폄에서 굽힘시키는 자세에 대한 설명이다. 다음의 물음에 답하라.
   a. 어깨뼈(견갑골, scapula)에 대한 위팔뼈(상완골, humerus)의 움직임과 위팔뼈에 대한 어깨뼈의 움직임에 대해 설명하라.
   b. 위팔뼈의 근위부 끝지점에 있는 관절면(articular surface)은 볼록한가? 아니면 오목한가?
   c. 어깨뼈의 위팔오목(상완와, glenoid fossa)은 관절면이 볼록한가? 아니면 오목한가?
   d. 이때 고정된 볼록한 면위를 오목한 관절면이 움직이는가? 아니면 볼록한 관절면이 고정된 오목한 관절면 위를 움직이는가?
   e. 관절이 움직일 때 움직이는 관절면의 방향은 같은 방향인가? 아니면 반대방향인가?
4. 다음 동작 시 나타나는 부속운동에 대해 설명하라.
   a. 당신의 팔꿉관절을 폄시킨 상태에서 테이블에 기댄자세
   b. 미끄럼판(sliding board)을 이용해서 휠체어에서 자동차로 이동하는 자세
   c. 테이블 끝에서 어떤 물체를 들어올리는 자세
   d. 턱을 벌리는 자세
   e. 아이의 팔을 잡고 빙글빙글 돌리는 것.
5. 턱관절(측두하악관절, temporomandibular joint)의 닫힌위치(close-packed position)는 치아를 꽉 다문 위치인가? 아니면 입을 약간 벌린 위치인가?
6. 관절의 일치성 관점에서 Pringles 감자 칩을 서로 맞추는 방법에 대한 설명하라(그림 13-2 참조). 두 개의 감자칩을 이용하여 앞뒤 방향으로 양 끝지점이 당신을 향하도록 당신 앞에 쌓아라. 두 개의 감자칩이 맞닿아 있는 관절면에 대해 생각하라.
   a. 위에 있는 감자칩의 바닥면의 전/후면은 오목한가? 아니면 볼록한가?
   b. 밑에 있는 감자칩의 윗면의 전/후면은 오목한가? 아니면 볼록한가?
   c. 위에 있는 감자 칩의 바닥면의 안/가쪽면은 오목한가? 아니면 볼록한가?
   d. 밑에 있는 감자칩의 윗면의 안/가쪽면은 오목한가? 아니면 볼록한가?
   e. 이 감자칩이 관절이라면, 관절면은 난원형(ovoid)인가? 아니면 안장형(sellar)인가?
7. 25센트짜리 동전(quarter)의 끝을 이용해서 테이블 위에서 회전시키면, 어떤 관절운동형상적인 움직임이 발생하는가?
8. 25센트 짜리 동전을 테이블 위에 편평하게 놓은 다음, 손가락으로 튕겨서 테이블 끝으로 보낸다. 이 경우에는 어떤 종류의 관절운동형상학적인 움직임이 발생하는가?
9. 5센트 짜리 동전(nickel)과 25센트짜리 동전을 비교해 보면, 25센트 동전이 더 크다는 것을 알 수 있다. 연필을 이용해서 25센트 짜리 동전 위에 6시와 12시 방향에 표시를 하라. 그 다음 5센트짜리 동전은 테이블 위에 편평하게 놓는다. 이 상태에서 5센트 짜리 동전의 편평한 면 위에서 6시 방향에서 25센트 짜리 동전을 굴린다.
   a. 25센트짜리 동전이 12시 방향에 도달하기 전에 5센트짜리 동전 끝에 도달할 것인가?
   b. 25센트 동전에서는 어떤 형태의 관절운동형상학이 발생하는가?
10. 테이블 위에서 연필을 수직으로 잡는다. 엄지와 집게손가락(시지, index finger)을 이용하여 지우개의 끝을 잡은 다음 손가락 사이에서 연필을 굴린다. 이 때 어떤 종류의 관절운동형상학이 발생하는가?

(계속)

복습 문제 (Review Questions)—계속

11. 대상자의 근육의 길이가 정상이라고 가정했을 때 당신이 대상자의 발목을 발등굽힘시키면 당신은 어떤 끝느낌을 느끼게 될까?
12. 시상면에서 손을 바닥에 닿게 하기 위해 대상자가 몸을 구부린다.
    a. 척추의 앞쪽으로는 어떤 힘이 작용하는가?
    b. 척추의 뒤쪽으로는 어떤 힘이 작용하는가?
13. 한 남자가 의자에 앉아서 몸을 돌려 뒤쪽을 바라본다. 이 경우 척주에는 어떠한 힘이 가해지는가?
14. 엄지손가락의 손허리손가락관절(MCP)의 관절면은 어떤 모양인가?
15. 엄지손가락의 손목손허리관절(CMC)의 회전 움직임은 전형적인 움직임인가 아니면 부속움직임인가? 그 이유는 무엇인가?

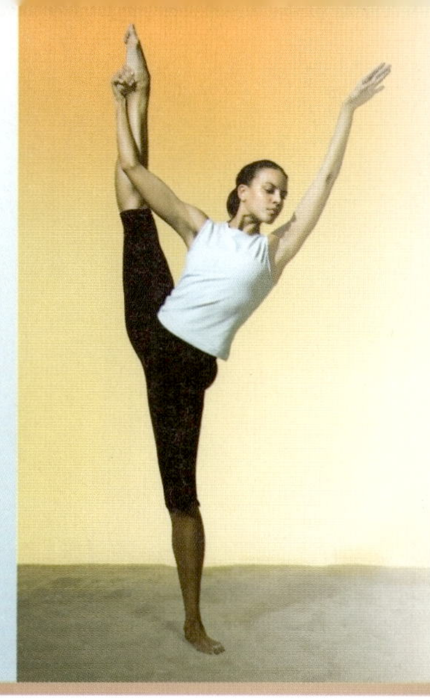

제 5 장

근육계 (Muscular System)

근 부착점 (Muscle attachments)

근육이 수축하는 것은 단순히 짧아지기만 하는 것이 아니라는 것을 알고 있다. 근육이 양끝에 부착되지 않은 상태에서 자극을 받는다면 양끝은 중앙을 향하여 줄어들 것이다. 그러나 근육은 뼈에 부착되어 있고 최소한 하나의 관절을 지나가고 있기 때문에, 근육이 수축할 경우 관절의 한쪽 끝은 다른 쪽 끝에 있는 관절의 방향으로 움직임이 발생한다. 움직일 수 있는 뼈의 부분을 **'닿는곳(insertion)'** 이라 부르고, 움직임에 대하여 고정되어 있는 뼈의 부분을 **'이는곳(origin)'** 이라고 한다. 예를 들면, 위팔두갈래근(상완이두근, biceps brachii)의 수축을 보면 입을 향하여 올라오는 것처럼 아래팔(전완, forearm)이 위팔뼈(상완골, humerus)를 향하여 움직이고 있다(그림 5-1A). 위팔뼈는 매우 안정적인데, 그 이유는 골격의 축이 어깨관절(견관절, shoulder joint)에 부착되어 있기 때문이다. 아래팔은 매우 유동성이 있다. 손에 부착이 되어 있어 빠르게 움직일 수가 있다. 그래서 닿는곳이 이는곳을 향하여 움직이거나 다른 방향을 향하여 움직여진다. 또한 근육의 부착부를 만들어주는 이는곳은 몸통(체간, trunk)에 대하여 고정하려는 경향이 있으며, 닿는곳은 먼쪽 부분(원위부, distal part)을 향하여 움직이는 경향이 있다.

움직이는 부위의 움직임이 감소된다면, 이 방향은 역전될 수도 있다. 예를 들면, 위팔두갈래근(상완이두근, biceps brachii) 수축 시 손을 바에 고정시킨 상태를 유지하고 있다면, 위팔두갈래근은 어떻게 수축을 할까? 위팔두갈래근은 여전히 팔꿉관절(주관절, elbow joint)을 굽힘(굴곡, flexion)시키고 있지만, 위팔뼈(상완골, humerus)는 아래

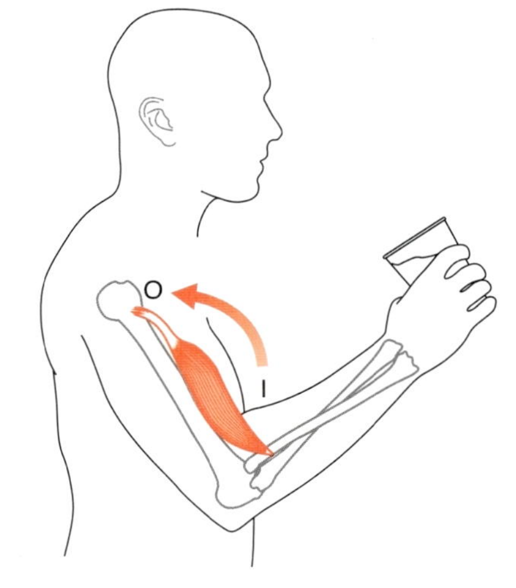

닿는곳이 이는곳을 향해 움직인다.

A

(A) 위팔두갈래근의 움직임의 방향.

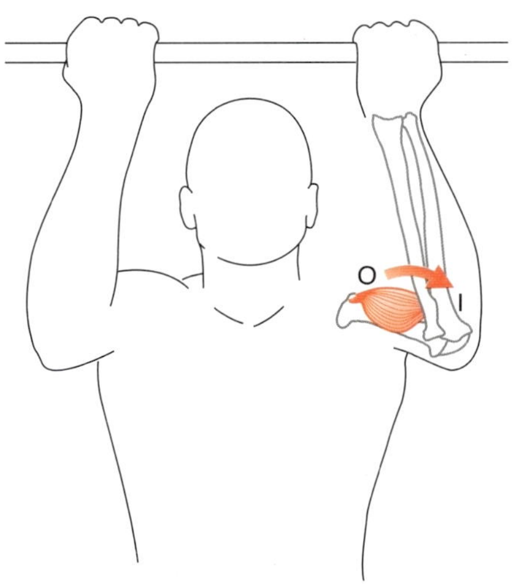

이는곳이 닿는곳을 향해 움직인다.

B

그림 5-1. (B) 근육작용의 역전현상에 의한 위팔두갈래근의 움직임 방향.

팔(전완, forearm)을 향하여 움직이고 있다. 다시 말해서, 이는곳이 닿는곳을 향해서 움직이는 것이다(그림 5-1B). 이런 현상을 가리켜 **'근육작용의 역전현상(reversal of muscle action)'** 이라고 한다. 그러나 몇몇 관절에서만 이런 운동(이번 상황, 팔꿉관절 굽힘)이 나타난다. 무엇이 닿는곳이 이는곳을 향하여 움직이게 하는 대신에 이는곳이 닿는곳을 향하여 움직이게 하는 것인가. 몸쪽 부분(근위부, proximal part)의 뼈가 더 안정적일 때 움직임이 더 잘 일어난다.

가장 단순한 형태의 다른 예를 들면, 등을 바닥에 대고 누운 상태에서 무릎을 가슴쪽으로 구부린다고 할 때, 엉덩관절(고관절, hip joint) 굽힘근육(굴곡근, flexor muscles)은 엉덩관절을 굽힘시키고, 넙다리뼈(대퇴골, femur)는 가슴을 향하여 움직이고, 닿는곳은 이는곳을 향하여 움직인다. 누군가가 당신의 발을 눌러서 고정하게 된다면, 넙다리(대퇴, femur)는 고정되고, 당신의 몸통(체간, trunk)이 움직이게 될 것이다. 이때 엉덩관절 굽힘근이 수축하게 되면, 이는곳은 닿는곳을 향하여 움직이게 된다. 닫힌사슬운동은 먼쪽 부분(말단부, distal part)을 고정시키고, 몸쪽 부분을 움직이게 하는 것에 기초하고 있다. 이 운동법은 근육의 역작용을 다르게 적용한 것이다. 열린사슬운동과 닫힌사슬운동은 이 장의 뒷부분에서 다루기로 하자.

근육의 명칭 (Muscle Names)

근육의 명칭은 근육에 대하여 심도 있게 논의해야 이야기할 수 있다. 근육의 명칭은 다음에 있는 특징들 중 한 가지 또는 그 이상의 특징들로 나타나 있다.

1. 위치
2. 모양
3. 작용
4. 머리의 수나 분리된 부분의 수
5. 부착점 = 이는곳/닿는곳
6. 근섬유의 방향
7. 근육의 크기

정강뼈앞근육(전경골근, tibialis anterior muscle)은 이름에서 보듯이 정강뼈(경골, tibia)의 앞쪽면에 위치해 있다. 배곧은근(복직근, rectus abdominis)(rectus는 라틴어로 "곧은(straight)" 이라는 의미)은 배부분(복부, abdominal part)의 앞벽(전벽, anterior wall)에 위치해 있다. 등세모근(승모근, trapezius muscle)은 사다리 모양을 하고 있다. 앞톱니근(전거근, serratus anterior muscle)(그림 5-2)은 앞쪽에 톱니 모양이거나 지그재그로 부착되어 있다. 목빗근(흉쇄유돌근, sternocleido-

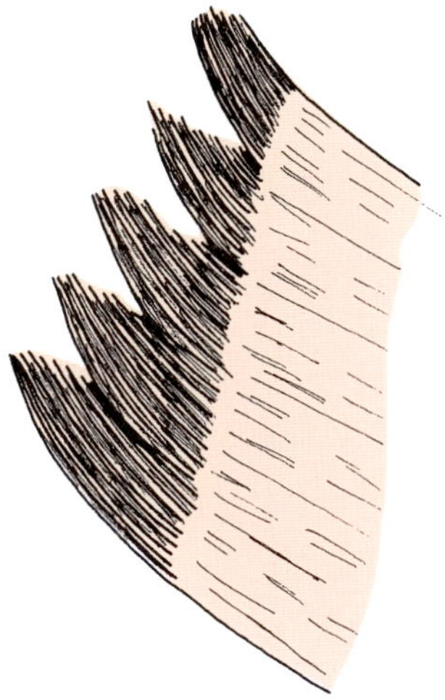

그림 5-2. 앞톱니근은 톱니모양이다.

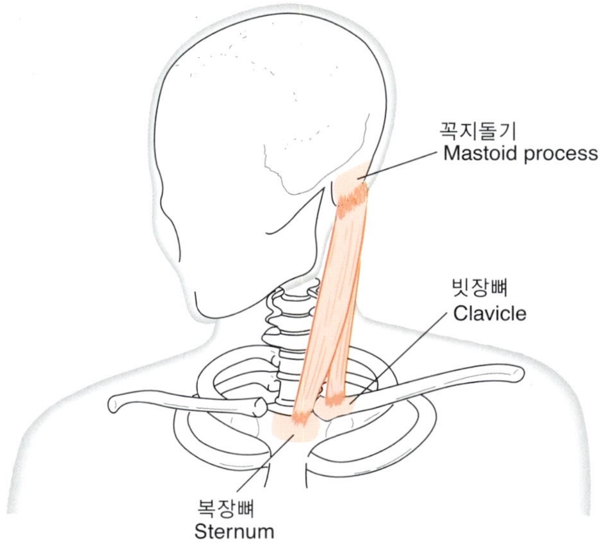

그림 5-3. 목빗근은 복장뼈, 빗장뼈, 꼭지돌기의 이름에서 유래되었다.

근섬유의 배열 (Muscle Fiber Arrangement)

근섬유는 근육 내에서 다른 근육과 평행하게 사선이거나 근육의 축을 따라서 주행한다(그림 5-4). **평행한 근섬유(parallel muscle)**는 길게 뻗어 있기 때문에 큰 관절의 운동에 적합하며, **사선으로 뻗은 섬유(oblique muscle)**는 짧게 뻗어 있지만, 평행한 근섬유보다는 해당 면적에 비해 많은 수가 있다. 이것은 사선으로 뻗은 섬유가 더 많은 힘을 낼뿐만 아니라, 평행하게 뻗은 근섬유 보다는 작은 범위에서 운동한다는 의미이다. 신체에 있는 각각의 주행 섬유를 가진 근육은 여러 가지의 종류가 있다.

평행하게 뻗은 근섬유는 띠모양, 방추형, 마름모형(직사각형)과 삼각형 모양이 있다. **띠모양의 근육(strap muscle)**은 근육을 지나는 섬유가 길고 가는 모양으로 뻗어 있다. 다리(하지, lower limb)에 있는 넙다리빗근(봉공근, sartorius), 몸통(체간, trunk)에 있는 배곧은근(복직근, rectus abdominis), 목빗근(흉쇄유돌근, sternmastoid muscle)은(그림 5-3), 복장뼈(흉골, sternum)와 빗장뼈(쇄골, clavicle)의 꼭지돌기(유양돌기, mamillary process)에 부착되어 있다. 배바깥빗근(외복사근, external abdominal oblique)과 배속빗근(내복사근, internal abdominal oblique)은 섬유의 주행로와 한쪽 근육에 대한 다른 근육에 위치하기에 이름이 붙여졌다. 이와 같은 방식으로 *큰가슴근(대흉근, pectoralis major)*과 *작은가슴근(소흉근, pectoralis minor)*은 두 근육이 다른 근육에 비해서 큰 것 때문에 이름이 붙여졌다.

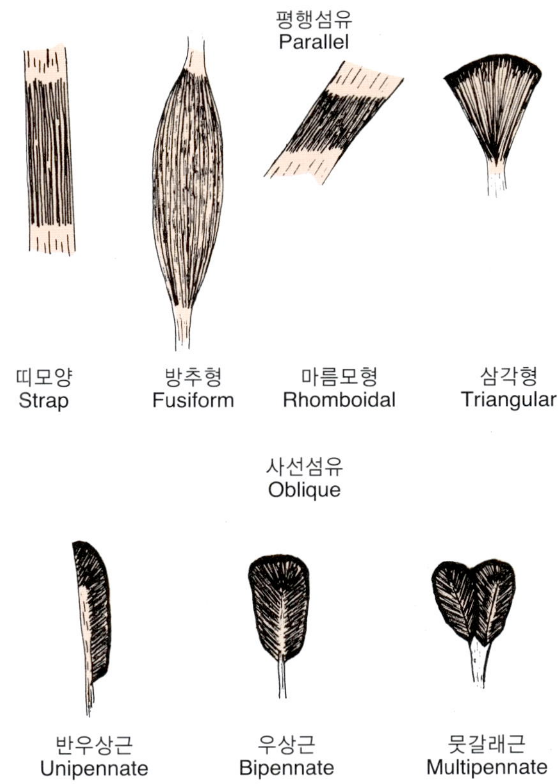

그림 5-4. 근섬유의 정렬상태, 평행섬유와 사선섬유.

ocleidomastoid muscle)이 띠모양 근육의 예들이다.

방추형 근육(fusiform muscle)은 방추형과 유사한 모양이다. 이것은 가운데 부분이 넓고, 양쪽 끝부분에는 가느다란 건(힘줄)이 붙는다. 전부는 아니지만, 많은 섬유들이 근육의 장축을 따라 주행하고 있다. 이 근육의 길이나 크기는, 길고도 짧거나 크면서 작다. 방추상의 근육은 팔꿉관절(주관절, elbow joint) 굽힘근육(굴곡근, flexor muscles) 중에 위팔두갈래근(상완이두근, biceps brachii), 위팔근(상완근 brachialis), 위팔요골근(상완요골근, brachioradialis)에서 볼 수 있다.

마름모형의 근육(rhomboidal muscle)은 편평한 네 개의 면이 있다. 이런 모양의 근육은 아래팔(전완, forearm)에서의 네모엎침근(방형회내근, pronator quadratus), 팔이음뼈(견갑대, shoulder girdle)에서 마름근(능형근, rhomboid muscle), 엉덩이 부분에서 큰볼기근(대둔근, gluteus maximus)이 있다.

삼각형모양(triangular muscle)의 근육은 편평하고, 팬모양의 근육들이 어느 한 쪽면에서 다른 쪽으로 방사되는 모양을 하고 있다. 이런 유형의 근육을 예로, 가슴에서의 큰가슴근(대흉근, pectoralis major)이다.

사선의 섬유를 가진 근육은 깃모양의 부착물로 사선의 각을 이루며 힘줄에 부착되어 있다. 다양한 종류의 사선 섬유로는 반우상, 우상, 다열상이 있다.

반우상근육(unipennate muscle)은 깃의 한 쪽 모양처럼 생겼다. 이것은 연속된 짧은 섬유들이 대각선으로 중심힘줄과 나란히 부착되어 있다. 예를 들면, 발목관절(족관절, ankle joint)의 정강뼈뒤근육(후경골근, tibialis posterior), 엉덩관절(고관절, hip joint)과 무릎관절(슬관절, knee joint)에 반막모양근(반막양근, semimembranosus), 손의 긴엄지굽힘근(장무지굴근, flexor hallucis longus)이 해당된다.

우상근(bipennate muscle)은 같은 깃 모양이다. 이 섬유는 중심힘줄을 향하여 양쪽에서 사선으로 부착되어 있다. 엉덩관절의 넙다리곧은근(대퇴직근, rectus femoris)과 손의 사이근(골간근, interosseous muscle)이 이런 형태이다.

뭇갈래근(다열근, multipennate muscle)은 많은 힘줄 사이에 사선 모양의 섬유가 있다. 어깨부분의 어깨세모근(삼각근, deltoid)과 어깨밑근(견갑하근, subscapularis)이 이런 형태이다.

근조직의 기능적 특성 (Functional Characteristics of Muscle Tissue)

근육조직은 흥분성, 수축성, 늘임(신장, stretch)성, 그리고 탄력성을 가지고 있다. 신체의 다른 조직에는 없는 특징이다. 이런 특징을 더 잘 이해하면 근육의 **'정상적인 안정 시 장력'**에 대해 이해하는 데 도움이 될 것이다. 이것은 근육이 외부의 힘과 스트레스로 인한 자극이 없는 상태하의 근장력이라고 정의한다. **흥분성(irritability)**은 자극이 반응을 일으킬 수 있는 능력을 말한다. 자극이 주어질 때 근육이 수축한다. 이런 자극은 운동신경에서 오는 자연적인 자극이거나 전기적 신호와 같은 인공자극이 있다. **수축성(contractility)**은 적당한 자극이 가해졌을 때 수축할 수 있는 능력을 말한다. 이것은 근육이 짧아지거나, 유지할 수 있으며 장력을 나타내는 결과를 나타낸다. **늘임성(신장성, extensibility)**은 근육이 힘을 받았을 때 근육이 늘임하거나 길어지는 능력을 말한다. **탄력성(elasticity)**은 스트레칭되거나 짧아진 상태에서 힘을 제거했을 때, 정상적인 길이로 되돌아가는 능력이다. 캐러멜(saltwater taffy)은 늘임성은 있지만, 탄력성은 없다. 당신이 캐러멜을 스트레칭을 시킬 수 있으나, 한 차례 힘을 가했을 때 스트레칭된 것이 그대로 남아 있다. 당신은 그것을 늘임시킬 수 있지만, 힘을 제거하면 늘임된 것은 그대로 남게 된다. 와이어 스프링을 사용하면 늘임성과 탄력성을 볼 수 있다. 철선을 이용하면 늘임시키거나 장력을 발생시킨다. 늘임력을 제거하거나 철선의 탄성을 제거했을 때, 최초의 장력으로 되돌아간다. 위의 사항은 근육에서도 발생된다. 그렇지만 철선이나 스프링이 같은 힘으로 작용하지 않을 때, 정상적인 근육은 정상적인 휴지기 장력보다 짧아질 수 있다.

근육의 특징은 다음과 같이 요약할 수 있다. 근육은 늘임되며 이것은 장력을 발생시킨다(늘임성). 늘임력을 제거했을 때 정상적인 휴지기 장력으로 되돌아온다(탄력성). 근육이 자극에 반응하면(흥분성) 짧아진다(수축성). 자극을 제거하면 정상휴지기 상태로 돌아온다(탄력성).

근조직의 길이-장력 관계 (Length-Tension Relationship in Muscle Tissue)

긴장력(tension)은 근육이 움직이는 범위 내에서 발생한 힘이다. 근육을 늘임시키면 수동긴장력이 나타나는데 마치 고무밴드처럼 늘임(신장, stretch)된다. 이때는 근육의 수축을 수반하지 않는다. *능동긴장력*은 근육이 수축함으로 나타나는데, 늘임(신장, stretch)된 고무밴드의 한쪽 끝을 놓아 준 것에 비교할 수 있다. 근육의 모든 긴장력은 수동긴장력과 능동긴장력이 조화되어 나타난다. **긴장(tone)**은 근육이 휴식기에 있을 때 근육에서 발생되는 경미한 긴장력이다. 이것은 근육이 필요할 때 빠르고 쉽게 수축할 수 있도록 도와준다.

근육이 정상적인 휴지기 길이의 거의 절반 정도 짧아질지라도, 견디어 낼 수 있다. 예를 들면, 6인치 정도의 근육이 3인치로 줄어들 수 있다. 또한 근육이 짧아질 수 있는 것처럼 2배 정도로 늘임될 수 있다. 그러므로 휴지기 때 3인치의 근육을 늘임시키면, 9인치의 길이가 된다. 근육은 최대로 늘어난 상태(excursion)에서 최대로 짧아진 상태까지 움직이는데, 그 길이는 약 6인치 정도 된다(그림 5-5).

근육은 언제나 관절이 전 범위 운동을 할 만큼 늘어난다. 이것은 하나의 관절에 있는 짧은 근육에서도 나타난다, 두 관절 또는 그 이상의 짧은 근육들은 충분한 늘임력은 없지만, 모든 관절이 연합하여 모든 관절의 범위에서 움직일 수 있다.

근장력의 양을 결정하는 한 가지 요소는 자체 길이이다. 수축하기 전에 늘임(신장, stretch)을 시키면, 근육은 최대장력을 발휘한다. 이 개념에 대해서는 많은 예들을 통해 설명할 수 있다. 예를 들면, 공을 찰 때를 생각해보자. 우선 당신은 엉덩관절(고관절, hip joint)을 젖힘(과신전, hyperextension)시켜 힘차게 굽힘(굴곡, flexion)시킬 것이다. 즉, 엉덩관절을 수축하기 전에 늘임을 하는 것이다. 이것은 고무 밴드를 잡아채기 전에 잡아끄는 것과 유사하다.

근육의 최적의 범위 안에서 최고의 효율적인 수축이 일어난다. 고무 밴드처럼 근육의 수축은 늘임되어질 때 힘이 세지고 짧아질 수록 힘을 잃어버린다. 그러므로 두 관절 근육은 평균적으로 단일 관절 근육보다 넓은 범위에서 더 큰 수축력을 갖는다. 두 관절 근육은 단일 관절이 다른 관절에 대하여 늘임하기 시작할 때도 수축한다. 슬괵의 기능은 엉덩관절을 폄(신전, extension)시키고, 무릎관절(슬관절, knee joint)을 굽힘시킨다. 당신이 계단을 오르고 있을 때, 엉덩관절과 무릎관절은 굽힘한다(그림 5-6A). 이것은 엉덩관절을 넘어서 뒤넙다리근(슬괵근, hamstring muscle)이 늘임(신장, stretch)되고, 무릎관절 부분이 짧아지는 것이다. 다음으로 엉덩관절을 폄시킬 때 (근육이 짧아지는 것), 무릎관절이 늘임되기 시작한다(근육이 늘어난다)(그림 5-6B). 즉, 엉덩관절이 짧아지기 시작하면, 뒤넙다리근은 늘임되기 시작한다. 그래서 그들은 가동범위 안에서 최적의 길이-장력 관계를 유지할 수 있다.

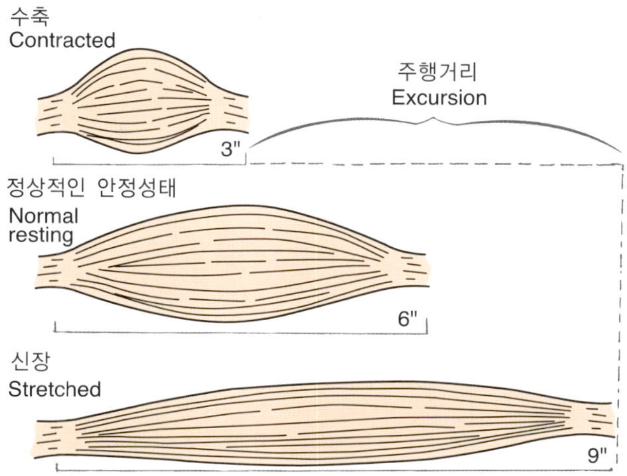

그림 5-5. 근육의 주행거리.

능동 불충분과 수동 불충분 (Active and passive insufficiency)

단관절 근육에서 근육의 길이의 폭은 관절의 가동범위보다 크다. 그러나 두 관절 근육이나 다관절 근육들은 근육의 길이의 폭이 연합된 관절가동범위보다는 작다. 근육의 긴장력은 사지 모두에서 불충분하게 된다. 그래서 더욱 빠르게 늘임되거나 수축되지 못한다. Brunnstrom은 이런 상태를 '*능동 불충분*', '*수동불충분*'이라고 설명했다.

근육이 더 이상 짧아질 수 없는 지점에 이르렀을 때 이를 **능동불충분(active insufficiency)**이라고 한다. 능동

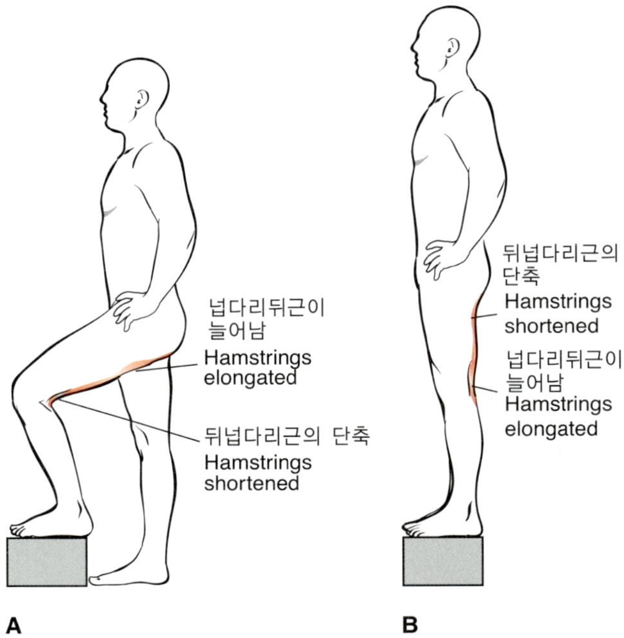

그림 5-6. 계단을 오를 때 넙다리뒤근의 적절한 길이-장력관계. (A) 발을 계단 위에 올려놓을 때 넙다리뒤근은 엉덩관절에서는 신장되는 반면에 무릎관절에서는 짧아진다. (B) 계단에 올라서는 동작은 엉덩관절이 펴되고(넙다리뒤근의 수축=단축), 무릎관절도 폄(넙다리뒤근은 신장된다)된다.

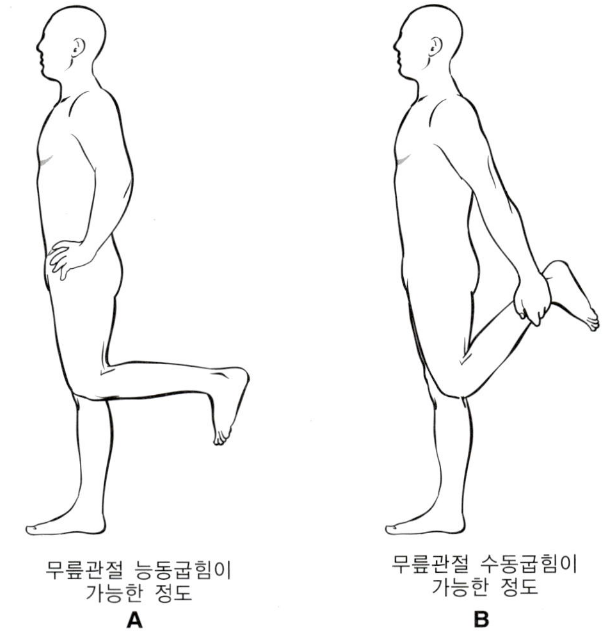

그림 5-7 넙다리뒤근의 능동불충분.

불충분은 주동근(수축하는 근육)의 활동이다. 뒤넙다리근을 예로 관찰해 볼 때 뒤넙다리근은 넙다리(대퇴, femoral) 뒷면에 위치해 있는 두 관절 근육이다. 이것은 엉덩관절을 폄시키며 무릎관절은 굽힘시킨다. 그들이 충분한 긴장력을 가질 때 엉덩관절 폄과 무릎관절 굽힘을 동시에 시행할 수 있으나, 두 가지를 동시에 하지는 못한다. 무릎관절을 굽힘시킨 상태에서 엉덩관절을 폄시키려고 하면, 당신은 무릎관절의 전범위 운동을 하지 못할 것이다. 근육이 가지고 있는 "불충분"의 힘은 양관절이 동시에 수축할 때 발생한다(그림 5-7A). 이것이 능동불충분이다. 이런 일들은 많은 움직임의 가동범위에서 나타나는데 발목을 붙잡고, 무릎관절(knee joint)을 폄시킬 때도 나타난다(그림 5-7B). 조심스럽게 이런 운동을 시작한다면 당신은 근육에 경련이 일어나서 이 동작을 수행할 수 없을 것이다. 즉, 두 관절 근육이 양쪽 관절 모두에서 동시에 수축이 발생하면, 엉덩관절과 무릎관절이 완전한 관절가동범위에 도달하기도 전에 뒤넙다리근의 수축은 끝나버리는 것이다.

수동불충분(passive insufficiency)은 해당 근섬유의 손상없이는 더이상 늘어날 수 없을 때 발생한다. 수동불충분은 길항근에서 나타나는 활동이다. *주동근*과 *길항근*에 대한 용어정의는 이번 장 뒤에서 설명하겠다.

뒤넙다리근의 수동불충분의 예를 들면, 뒤넙다리근은 각각의 관절에서는(엉덩관절 굽힘이나 무릎관절 폄) 늘임시킬 만큼 충분히 늘임된다. 그러나 양쪽 관절이 동시에 늘임하면 그렇지 않다. 무릎관절을 굽힘할 때 엉덩관절을 굽힘하면, 완전히 굽힘할 수 있다. 그림 5-8A에서 볼 수 있는 것 같이 엉덩관절과 무릎관절을 굽힘하여 발가락을 만질 수 있다. 뒤넙다리근은 한 관절에서만 늘임하기 시작한다. 무릎관절을 최대로 폄하고 엉덩관절을 폄하고 있다면(그림 5-6B), 무릎관절의 뒤넙다리근만 늘임하기 시작한다. 그러나 당신이 무릎관절을 폄시킨 상태에서 엉덩관절을 굽힘하여 발가락에 닿으려고 하면(그림 5-8B), 엉덩관절이 완전히 굽힘되기 전에 넙다리 뒷면에 통증을 느낄 것이다. 뒤넙다리근은 당신에게 그만하라고 말하는 것이다. 그것은 동시에 양쪽 관절이 늘임하게 되며 수동불충분의 원인이 된다. 그것들은 더이상 늘임할 수가 없다.

늘임(신장) (stretch)

일반적으로 주동근에 의한 능동불충분(더 이상 수축할 수 없는 상태)을 이야기하기 전에 길항근에 의한 수동불충분(더 이상 늘임할 수 없는 상태)을 이야기해야 한다. 고의로 근육을 늘임시키거나 유지시키고 그것을 정상적인 안정 시 장력으로 회복시키는 좋은 이익의 개념을 사용할 수 있다. 이것의 활동에서는 유연성과 근육의 휴지기 장력에서 늘어나는 늘임력이 요구된다. 이런 모든 상황에서 늘임은 근육의 이완이 요구된다. 신체에서 근육이 늘임된 자세를 취할 때, 항상 두 관절 근육은 통증으로 인하여 제한될 때까지 거의 동시에 늘임된다. 뒤넙다리근(슬괵근, hamstring)을 늘임(신장, stretch)할 때 무릎관절(슬관절, knee joint)을 폄(신전, extension)하고 엉덩관절(고관절, hip joint)을 굽힘(굴곡, flexion)하면 당신은 불편함을 느끼게 되고 통증 때문에 팔다리(사지, extremity)를 더 이상 늘임시키지 못할 것이다. 단관절 근육을 늘이기 위해서는 한 관절 근육이 교차하지 않는 관절 위를 지나는 두 관절 근육은 느슨한 상태가 되어야 한다. 예를 들면, 가자미근(soleus)을 폄시킬 때 오로지 발목관절(족관절, ankle joint)에서만 나타나고 장딴지근(비복근, gastrocnemius)은 발목관절과 무릎관절을 지나는데 무릎관절에서는 느슨한 상태에 있어야 한다. 이 상태에서 무릎관절을 굽힘한 상태에서 발목관절을 발등굽힘(배측굴곡, dorsi flexion) 시킬 수 있다. 다른 방법으로 무릎관절이 폄되었을 때, 발목관절 발등굽힘을 시도할 때, 장딴지근은 가자미근보다 더 잘 늘임된다.

다양한 방법의 늘임 적용은 다른 위치에 따라 다른 결과가 나타난다. 다른 방법들도 중요하지만, 우리의 주제에서 벗어나 있다.

근육의 힘줄의 작용(힘줄고정)

[Tendon action of a muscle (tenodesis)]

손을 펴고 있거나 쥐는 정도에 따라 수동불충분의 원리를 알 수 있다. 손가락굽힘근육(굴곡근, flexor muscles)과 폄근육(신전근, extensor muscles)은 다관절 근육이다. 이들 근육들은 손목관절, 손허리손가락관절(중수골, metacarpophalangeal), 몸쪽 손가락뼈사이관절(근위지절간관절, proximal interphalangeal joint)을 지나며, 경우에 따라서는 먼쪽 손가락뼈사이관절(원위지절간관절, distal interphalangeal joint)을 지나간다. 우리는 '두 관절 근육이나 다관절 근육들이' 동시에 늘임하였을 때 충분히 늘임하지 못한다는 것을 이미 알고 있다. 다음과 같은 상황을 한번 생각해보자. 테이블 위에서 팔꿉관절(주관절, elbow joint)을 굽힘/엎침(회내, pronation)시킨 상태에서 이완시키면, 당신의 손가락은 수동적으로 펴지는 경향을 볼 수 있을 것이다(그림 5-9A). 반대로 아래팔(전완, forearm)을 뒤침(회외, supination)하고 손목을 폄시키면 손가락은 구부러지는 경향이 있다(그림 5-9B). 힘줄이 조금만 긴장하면, 손을 쥐고 펴는 동작이 더 쉬울 것이다. 이것을 **힘줄고정(tenodesis)** 또는 근육에서의 **힘줄의 작용(tendon action of a muscle)**이라 부른다. 사지마비 환자나 수의적으로 손가락을

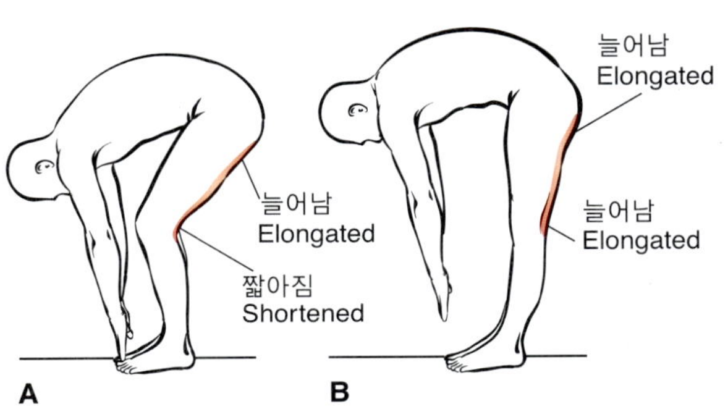

그림 5-8. 넙다리뒤근의 수동불충분. (A) 넙다리뒤근이 한 관절에서만 신장되면 관절가동범위는 증가한다. (B) 두 관절(엉덩관절과 무릎관절)에서 모두 신장되면 관절가동범위를 감소시킨다.

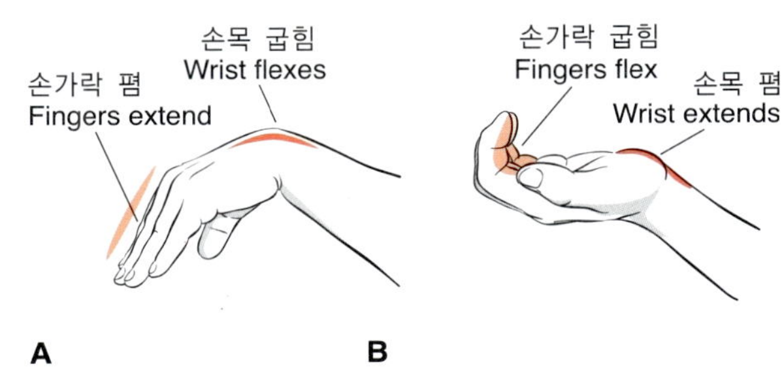

그림 5-9. 수동불충분현상의 기능적인 사용인 힘줄고정에 대해 손가락굽힘근과 폄근으로 설명하고 있다. 각 근육군은 동시에 손목관절, MP, PIP, DIP 관절을 지나 신장되지 못한다. (A) 손가락폄근들의 수동불충분은 손목관절이 굽힘되어 손가락을 폄시키는 동작시 발생한다. (B) 손가락 굽힘근들의 수동불충분은 손목관절이 폄되고, 손가락이 굽힘될 때 발생한다.

쥐거나 펴는 동작이 어려운 환자들에게 물체를 쥐거나 내려놓게 하기 위해 이 원리를 이용할 수 있다. 아래팔을 뒤침시키면 손의 무게와 중력은 손목관절(수근관절, wrist flexion)이 젖힘(과신전, hyperextension)되게 만든다. 이러한 동작을 통해 손가락은 가볍게 굽힘된다. 합대로 아래팔을 엎침시키면 손목관절을 굽힘되며, 손가락은 펴지기 때문에 물체를 내려놓게 된다.

근수축의 종류
(Types of Muscle Contraction)

근수축에는 기본적으로 등척성, 등장성, 그리고 등속성 수축이라고 하는 3종류가 있다. **등척성 수축(isometric contraction)**은 근수축은 발생하지만, 근육의 길이 변화는 없이 힘을 내는 것이다(그림 5-10A). *등척성*이라는 말은 그리스어인 "같은 길이" 라는 의미에서 왔다. 이런 작용을 증명하려면, 앉은 자세서 오른손을 넙다리(대퇴, femoral) 밑에 두고 왼쪽 손을 오른쪽 위팔두갈래근(상완이두근, biceps brachii)에 위치시킨 후, 오른손을 당기는 동작 즉, 팔꿉관절굽힘을 시도해 보라. 이때 실제로 팔꿉관절에서는 움직임이 일어나지 않으나, 당신은 근육이 수축하는 것을 느낄 것이다. 이것이 당신의 오른쪽 위팔두갈래근이 등척성 수축을 하는 것이다. 근육은 수축하지만, 관절의 움직임은 발생하지 않는다.

다음으로 당신의 손에 무게를 걸어 놓고 당신의 어깨를 향하여 팔꿉관절을 굽힘시킬 수 있다(그림 5-10B). 위팔두갈래근의 수축이 느껴지고 관절의 움직임이 일어난다. 이것을 **등장성 수축(isotonic contraction)**이라고 한다. 등장성 수축은 근육의 수축이 일어나고, 근육의 길이가 변화하고, 관절각도의 변화가 일어난다.

가끔씩 책을 보다보면 등척성 수축은 *정적*, 또는 *긴장성 수축*이고, 등장성 수축은 *동적*, 또는 *위상성* 수축이라고 설명해 놓은 것을 볼 수 있을 것이다. 이들 용어가 본질적으로는 같은 말이긴 하지만, 한 번 고민해볼 필요가 있으며, 또한 이들 용어간에 특징적인 유사점이 없다는 것을 알 게 될 것이다.

*등장성*이라는 용어는 그리스어인 "긴장 또는 장력이 같다"라는 말에서 유래되었다. 하지만 이 용어의 사용에 대해서는 별 논란없이 사용되고 있는데, 그 이유는 장력은 관절가동범위를 통해 지속적인 수축이 유지되지 않을 때 근육내에서 발생하는 것이기 때문이다. 따라서 이 용어는 나머지 두 종류의 근 수축만큼은 중요하지 않다. 등장성 수축은 구심성 수축과 원심성 수축으로 다시 분류할 수 있다. **구심성 수축(concentric contraction)**은 관절이 움직이고, 근육이 짧아지고, 근부착점이 서로를 향해 움직임이 발생할 때 나타나는 수축을 말한다(그림

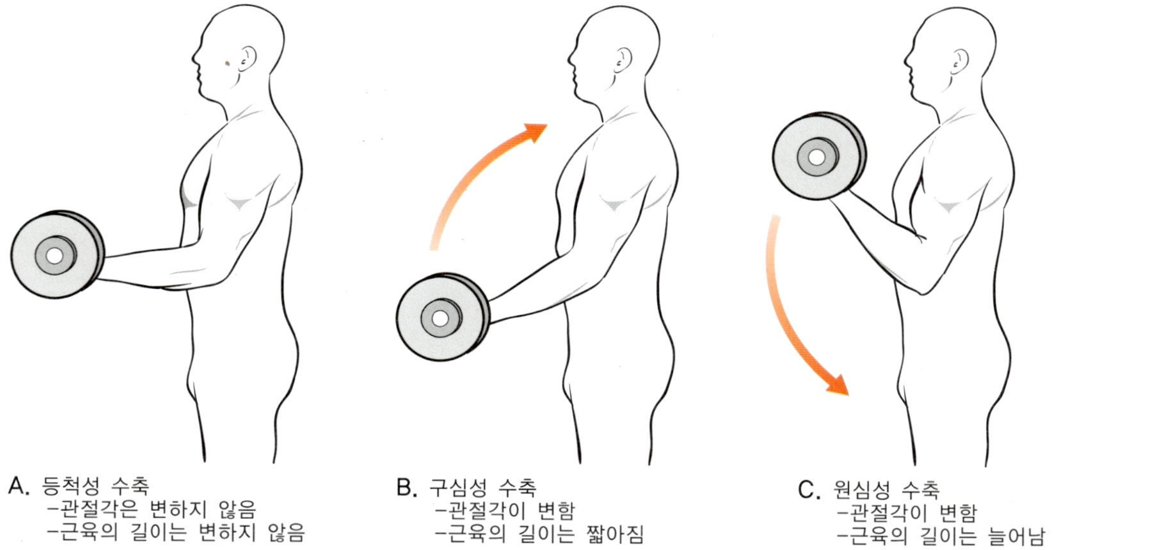

그림 5-10. 근수축의 종류: (A) 등척성 수축, (B) 구심성 수축, (C) 원심성 수축.

5-10B). 이 수축을 가끔 *단축성 수축(shortening contraction)*이라고도 한다. 앞서 설명했듯이 물체를 들어 올리는 것은 위팔두갈래근(상완이두근, biceps brachii)의 구심성 수축의 한 예이다.

테이블 아래로 물체를 내리게 되면, 비록 팔꿉관절(주관절, elbow joint)이 폄(신전, extension)되기는 하지만, 위팔세갈래근(상완삼두근, triceps brachii)이 아니라, 위팔두갈래근이 지속적으로 수축한다는 것을 느낄 수 있을 것이다. 즉, 위팔두갈래근의 구심성 수축이 발생하는 것이다. **원심성 수축(eccentric contraction)** 역시 관절이 움직일 때 발생하지만, 근육의 길이는 늘어나며 즉, 근부착점이 가까워지는 것이 아니라 서로 분리된다(그림 5-10C). 물체를 어깨관절(견관절, shoulder joint)까지 들어올린 후, 위팔두갈래근을 이완시킨다면, 손, 아래팔(전완, forearm), 그리고 무게의 중력힘은 테이블 아래로 팔을 떨어뜨리게 할 것이다. 위팔세갈래근(상완삼두근, triceps brachii)을 사용해서 팔꿉관절을 폄시키면(구심성으로), 당신의 팔과 무게는 엄청난 무게와 속도로 테이블 위에 떨어지게 될 것이다. 하지만 테이블 위에 물체를 천천히 내려놓으면, 중력의 당김을 천천히 감소시키는 것이다. 즉, 당신은 위팔두갈래근[팔꿉관절 굽힘근육(굴곡근, flexor muscles)]을 원심성 수축시켜서 수행하는 것이다.

원심성 수축을 "*길어지는 수축(lengthening contraction)*"이라고도 한다. 이 용어는 다소 오해의 소지가 있는데, 그 이유는 비록 근육이 전체수준에서 보면 길어지는 것이 맞지만, 현미경적으로 보면 짧아지기 때문이다. 근육이 실제로 하는 일은 짧아진 위치에서 원래의 안정 시 위치로 회복되는 것이다. 원심성 수축은 구심성 수축보다 더 큰 힘을 발휘한다.

근수축의 여러 패턴들이 다양한 운동을 할 때 사용된다. Quadriceps setting exercise는 넙다리네갈래근(대퇴사두근, quadriceps femoris)의 등척성 수축을 말한다. 무릎관절(슬관절, knee joint)의 굽힘과 폄은 등장성 수축이다. 의자에 앉은 상태에서 무릎관절(슬관절, knee joint)을 폄시키면 넙다리네갈래근의 구심성 수축이 일어난다(그림 5-11). 반대로 무릎관절을 굽힘시켜 원래의 시작자세로 되돌아오는 것은 넙다리네갈래근의 원심성 수축이다. 엎드려 누운자세에서 무릎관절을 90° 굽힘시키면, 뒤넙다리근(슬괵근, hamstring muscle)의 구심성수축이 되고, 무릎관절(knee joint)을 폄시키면, 뒤넙다리근의 원심성 수축이 된다. 앉은 상태에서 무릎을 쭉 펴는 것과 엎드린 자세에서 *중력에 대항*해서 무릎을 구부리면 무슨 일이 일어날까? 그리고 *중력*을 이용하여 앉은자세에서 무릎을 굽힘하는 것과 엎드린 자세에서 무릎을 펴면 무슨 일이 일어날까? 일반적으로 원심성 수축은 움직이는 속도를 감소시킬 때 사용되고, 구심성 수축은 움직이는 속도를 증가시킬 때 사용된다.

따라서, 등장성 수축의 두 가지 유형은 다음과 같은 특징이 있다:

구심성 수축

1. 근부착점이 서로 가깝게 움직인다.
2. 움직임은 일반적으로 중력에 대항해서 발생한다.
3. 가속 움직임 시에 사용된다.

원심성 수축

1. 근부착점이 서로 멀어진다.
2. 움직임은 중력과 함께 발생한다.
3. 감속 움직임 시에 사용된다.

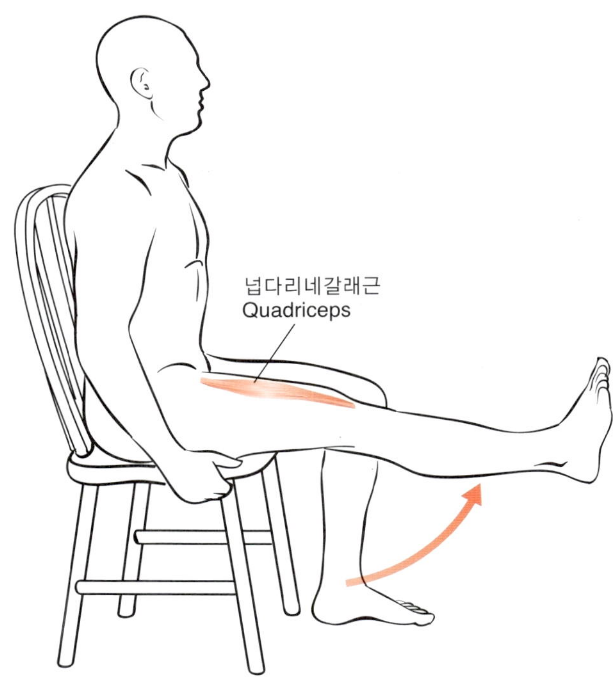

그림 5-11. 넙다리네갈래근의 구심성 수축.

표 5-1은 구심성수축과 원심성 수축간의 차이와 수행하는 동작에 따라 어떻게 변하는지 강조하기 위해 다양한 예들을 보여주고 있다. 당신은 두 개의 반대되는 근육작용(예, 뒤침근과 엎침근)에 대해서도 말할 수 있을 것이다.

하지만, 모든 구심성수축과 원심성 수축이 중력이나 저항에 대항해서 작용하지는 않는다. 물론 예외도 있다. 예로, 앉은 자세에서 어떤 사람이 저항에 대해 무릎관절을 굽힘시킨다고 생각해보자. 이 때 나타나는 근 수축패턴은 무엇이며, 해당근육은 무엇인가? 그 답은 뒤넙다리근(무릎관절 굽힘근육)의 구심성 수축이다. 이 경우 당신의 다리는 아랫방향(중력과 함께)으로 움직이며, 이때 중력은 관여하지 않는다. 그 이유는 힘(저항)이 중력이 당기는 것보다 더 크기 때문이다. 따라서 무릎관절의 굽힘근은 중력보다 더 큰 외부저항에 대항해서 수축을 하게 된다.

또 다른 예를 생각해보자. 정상적으로 당신은 당신의 어깨관절 굽힘근을 사용하여 원심성 수축을 통해 팔을 폄시키게 된다. 그 이유는 팔에 가해지는 중력을 서서히 감소시키기 때문이다. 하지만 현수활차(overhead pulley)를 잡고 어깨관절을 폄시키는 쪽으로 끌어당기면, 당신의 어깨관절폄근은 구심성 수축을 한다. 반대로 당신이 팔은 중력과 같은 방향으로 움직이며, 중력(예, 현수활차의 무게)보다 더 큰 힘을 극복해야 한다. 이것을 증명하기 위해 활차를 잡은 손은 그래도 유지한 채 어깨관절의 근육을 이완시킨다. 이때 당신의 발은 지면을 향해 내려오지 않는다. 그 이유가 무엇일까? 그 이유는 활차의 무게가 중력의 무게보다 더 크기 때문이다.

그 다음 활차를 천천히 원래의 위치(어깨관절 굽힘)로 되돌린다면, 어깨관절폄근육은 원심성 수축을 한다. 왜 그럴까? 당신은 중력에 대항해서 움직인다. 하지만 이 경우 당신은 외력(활차무게)을 감소시키는 것이다.

운동을 할 때 저항은 주로 탄력밴드를 이용한다. 이것은 구심성 수축을 할 때는 효과적으로 사용될 수 있지만, 원심성 수축을 할 때는 제한점이 많다. 천장에 붙어있는 탄력밴드를 잡아서 아래로 끌어내린다면, 활차보다 두 배의 힘을 가해야 할 것이다. 아래로 끌어내리는 동작은 어깨관절폄근육의 구심성 수축이다. 하지만 탄력밴드를 사용해서 원래의 위치로 되돌아가는 것은 활차를 이용한 원심성 수축만큼 효과적이지 않다. 초기움직임은 강력한 원심성 수축이 일어나지만, 탄력성은 장력을 급격히 감소시키게 된다. 따라서 원심성 수축을 할 때 탄력밴드를 이용하는 것은 움직임의 초기동작에서만 사용해야 하며, 움직임의 전범위에서는 효과적이지 못하다. 탄력밴드는 아래팔(전완, forearm)의 뒤침(회외, supination)과 엎침(회내, pronation) 같은 작은범위의 원심성 수축을 할 때는 효과적으로 가능하지만, 팔꿉관절(주관절, elbow joint) 굽힘(골곡, flexion)과 폄(신전, extension)과 같은 넓은 범위의 운동에서는 효과적이지 못하다.

당신이 대상자의 위치를 중력의 효과가 최소가 되는 위치를 취하게 하면 근수축은 구심성 수축을 한다. 바로 누운자세에서 어깨관절을 굽힘과 폄운동을 하면, 어깨관절의 굽힘근과 폄근은 구심성 수축을 한다. 중력에 대항해서 움직이기에 근수축력이 약하다면 치료사는 **중력이 제거된** 위치를 취하게 해서 운동을 해야 한다. 굽힘과 폄운동을 위한 중력이 제거된 자세는 옆으로 누운 자세이다. 이렇게 하면 근육은 동작을 움직이기에는 힘이 충분하지만, 중력을 감소시키거나 중력을 극복할 정도는 안 된다. 중력이 제거된 움직임의 예는 당신의 팔을 수평면 상에서 앞으로 뒤로 움직이는 모음과 벌림 동작이다. 이 때 당신의 팔의 무게는 테이블에 의해 지지된다.

표 5-1 구심성 수축과 원심성 수축의 비교

수축의 종류	작용근군	관절의 움직임
구심성 수축	굽힘근	굽힘
구심성 수축	폄근	폄
구심성 수축	벌림근	벌림
구심성 수축	모음근	모음
구심성 수축	안쪽 돌림근	안쪽 돌림
구심성 수축	가쪽 돌림근	가쪽 돌림
수축의 종류	**작용근군**	**관절의 움직임**
원심성 수축	굽힘근	폄
원심성 수축	폄근	굽힘
원심성 수축	벌림근	모음
원심성 수축	모음근	벌림
원심성 수축	안쪽 돌림근	가쪽 돌림
원심성 수축	가쪽 돌림근	안쪽 돌림

비록 덜 일반적인 예이긴 하지만, 또 다른 유형의 근 수축은 **등속성 수축(isokinetic contraction)**이다. 이 수축은 특수한 장비를 통해서만 가능하다. Cybex와 Orthotron이 등속성 수축을 일으키도록 고안된 최초의 장비들이다. 등속성 수축 시 저항은 다양하게 적용할 수 있지만, 속도 또는 속력은 같이 주어진다. 이 점이 저항은 일정하지만 속도가 달라지는 등장성 수축과 다른 차이점이다.

어떤 사람이 5파운드의 다리에 달고 있다고 생각해보자. 무릎관절(슬관절, knee joint)을 굽힘시키고, 폄시키는 동안(등장성 수축), 저항은 똑같이 주어진다. 5파운드의 저항은 전범위를 통해 일정하게 5파운드를 유지한다. 당김각과 같은 여타 인자들 때문에 운동의 시작보다 중간이나 끝범위에서 더 쉽다. 즉, 속도가 전범위를 통해서 다리의 움직임을 다양하게 하는 것이다.

등속성 수축 시 속도가 있지만, 아무리 강한 사람이 밀더라도 똑같이 주어진다. 하지만 저항은 다양하게 줄 수 있다. 어떤 사람이 더 강하게 민다면 기계는 더 많은 저항을 주게 될 것이며, 약하게 밀면 저항도 감소할 것이다.

등속성 근수축이 중요한 이유는 무엇일까? 다른 운동형태를 통해서 등속성 운동의 장점에 대해 철저하게 비교하는 것이 치료적 운동에 대해 좀 더 자세히 논의하는 것이 되겠지만, 본 교재의 범위를 벗어나는 것이다. 하지만 등속성 운동에는 크게 2가지 장점이 있다. 등속성 운동은 전범위를 통해 주어지는 저항의 양을 조절할 수 있는 반면에, 등속성 수축은 불가능하다. 이것이 중요한 이유는 근육은 중간 범위와 비교했을 때 시작범위와 끝범위는 그 만큼 강하지가 못하다. 근 수축력은 중간 범위에서 가장 강하기 때문에 중간 범위에서는 더 많은 저항이 주어져야 하며, 시작범위와 끝범위에서는 다소 약한 저항이 주어져야 한다. 등장성 수축은 이것이 불가능하다; 따라서 약한 범위에서는 너무 많은 저항이 가해질 수도 있고, 반대로 강한 범위에서는 오히려 충분한 저항이 가해지지 않을 수도 있다.

적절한 저항은 통증 때문에 중요하다. 운동을 하는 중에 통증이 갑자기 생긴다면, 환자는 운동을 멈추거나 강하게 하지 못할 것이다. 등장성 수축 시에는 이러한 반응이 거의 나타나지 않는다. 하지만 등속성 운동을 할 때 환자가 운동을 멈추는 등속성 장비 역시 작동을 멈춘다. 환자가 강하게 수축하지 못하면, 등속성 장비 역시 더 많은 저항을 일으키지 않는다.

등속성 장비는 등속성 운동을 일으키는데 효과적이다. 하지만 단점 또한 있다. 예를 들면, 등속성 운동은 특수한 장비가 필요하며, 장비의 가격이 비싸다는 점이다. 근수축의 유형간 차이점을 알고 있는 것이 중요하다. 표 5-2는 세 가지 근수축 유형의 중요한 차이점에 대해 요약해 놓은 것이다.

근육의 역할 (Roles of Muscles)

근육은 발생되는 움직임, 움직임의 방향, 그리고 근육이 극복해야 하는 저항의 양과 같은 여러 변수에 따라 관절이 움직일 때 그 역할이 달라진다. 이러한 변수들이 변하면, 근육의 역할 역시 변하게 된다. 근육의 역할은 주동근, 길항근, 고정근 또는 고정근 등이 있다. **주동근(agonist)**은 움직임을 일으키는 근육 또는 근군을 말한다. 주동근을 다른 말로 **prime mover**라고도 한다. 그렇게 효과적으로 작용하는 것은 아니지만, 움직임을 보조하는 근육을 **보조근(assisting mover)**이라고 한다. 주동근이나 보조근이냐를 결정하는 것은 근육의 크기, 당김각, 지레, 그리고 수축 잠재성 등이다. 팔꿉관절(주관절, elbow joint) 굽힘(골곡, flexion) 시 위팔두갈래근(상완이두근, biceps brachii)은 주동근이 되고, 크기와 당김각으로 인해 원엎침근(원회내근, pronator teres)은 보조근이 된다.

길항근(antagonist)은 주동근과 반대되는 움직임을 일으키는 근육을 말한다. 팔꿉관절굽힘 시 길항근은 위팔세갈래근(상완삼두근, triceps brachii)이 된다. 기억해야 할 점은 근육의 역할은 특정 관절의 작용에 따라 달라진다는 것이다. 팔꿉관절 폄 시 위팔세갈래근은 주동근이 되며, 반대로 위팔두갈래근은 길항근이 된다.

표 5-2 근수축의 종류

종류	속도	저항	관절의 움직임
등척성	고정	고정(0°/sec)	없음
등장성	가변	고정	있음
등속성	고정	가변	있음

하지만 팔꿉관절굽힘 시 위팔두갈래근이 주동근이 되며, 반대로 위팔세갈래근은 길항근이 된다.

길항근은 주동근과 반대작용을 하는 것이지만, 일반적으로 주동근이 수축할 때 길항근은 이완된다. 주동근과 길항근이 동시에 수축하면 **동시수축(cocontraction)**이 발생한다. 동시수축은 정확한 움직임이 필요할 때 발생한다. 노련한 사람은 특별히 어려운 동작이나 과제를 배울 때 동시수축을 느낀다; 따라서 과제를 배울 때 동시수축은 사라지는 경향이 있다.

고정근(stabilizer)은 분절을 지지 또는 고정하거나, 주동근이 효과적으로 움직일 수 있도록 하는 근육 또는 근군이다. 예를 들면, 팔굽혀펴기를 할 때 주동근은 팔꿉관절폄근육(신전근, extensor muscles)이 된다. 배근육(복근, abdominal muscle [몸통(체간, trunk)의 굽힘근(굴곡근, flexor muscles)]은 팔이 몸통을 위/아래로 움직일 때, 몸통을 똑바로 유지시켜주는 고정근으로 작용한다. 고정근(stabilizer)은 *고정근(fixator)*이라고도 한다.

근육이 수축할 때 방향은 알지 못한다. 어떤 하나의 근육이 두 가지 또는 그 이상의 작용을 할 수 있는데, 하나의 작용을 하기 원할 때 고정근이 수축해서 원치 않는 움직임이 일어나지 않도록 한다. 예로, 위팔두갈래근은 팔꿉관절을 굽힘시키고, 아래팔(전완, forearm)을 뒤침(회외, supination)시키는 작용을 한다. 팔꿉관절(주관절, elbow joint) 굽힘만 원할 경우, 뒤침(회외, supination)작용은 차단할 필요가 있다. 따라서 아래팔의 엎침근(회내근, pronator muscles)으로 작용하는 원엎침근(원회내근, pronator teres)이 수축하여 위팔두갈래근(상완이두근, biceps brachii)의 뒤침 작용을 차단하게 되어 오직 팔꿉관절 굽힘만 발생하는 것이다. 고정근 역시 하나 이상의 역할을 수행하기도 한다. 손목관절(수근관절, wrist joint)의 자쪽 치우침(척측편위, ulnar deviation)이 한 예가 된다. 자쪽 손목굽힘근(척측수근굴근)은 손목관절을 굽힘시키고, 자쪽 치우침시킨다. 그리고 자쪽 손목폄근(척측수근신근)은 손목관절을 폄시키고, 자쪽 치우침시킨다. 자쪽 치우침 시 이 두 근육이 수축해서 두 가지 작용을 일으킨다. 이 두 근육은 손목관절의 자쪽 치우침에 대해 주동근으로 작용하면서 서로서로 굽힘과 폄에 대해서는 고정근으로 작용하는 것이다.

협력근(synergist)은 특정 움직임을 증가시키기 위해 하나 또는 그 이상의 근육들과 함께 작용하는 근육이다. 협력근이라는 용어는 어떤 저자들은 주동근, 협력근, 그리고 고정근의 역할에 포함해서 사용하기도 한다. 이 용어의 단점은 비록 근육의 작용을 설명하는 용어이긴 하지만, 어떻게 작용하는지를 의미하는 용어는 아니다.

당김각 (Angle of Pull)

특정 관절 움직임에 관여하는 근육의 역할을 결정하는 데는 몇 가지 요소가 있다. 특정한 근육이 중요한 역할(주동근)을 하는지, 낮은 역할(협력근)을 하는지, 아니면 아무런 역할을 하지 않는지 결정하는 것은 해당 근육의 크기, 당김각, 가능한 관절의 움직임, 그리고 관절축과 근육의 위치와의 관련성 등이다. 같은 작용을 하는 다른 근육과 연관지어서 근육을 시각화해서 보면, 하나의 인자로서 크기에 관한 정보를 제공해 줄 것이다. 예로, 팔꿈치근(주근, anconeus)과 위팔세갈래근(상완삼두근, triceps brachii)의 크기를 한번 비교해 보자(그림 11-17과 11-18). 두 그림을 비교해 보면, 팔꿈치근은 위팔세갈래근에 비해 관절의 움직임에 관여하는 효과는 적을 것이다. 그 다음 관절에서 일어나는 움직임에 대해 알 수 있을 것이다. 팔꿉관절(주관절, elbow joint) 굽힘(굴곡, flexion) 시 가능한 움직임은 굽힘과 폄(신전, extension)이다. 위팔세갈래근과 팔꿈치근은 관절축의 뒤쪽을 가로지른다. 위팔세갈래근이 팔꿈치근보다 훨씬 크기 때문에 위팔세갈래근이 팔꿉관절 뒤쪽을 가로지르기 때문에 위팔세갈래근이 팔꿉관절 폄에 대한 주동근이라는 것이 논리적으로 맞다.

모든 근육들의 작용이 명백한 것은 아니다. 당김각은 일반적으로 중요한 인자 중에 하나이다. 대부분의 근육은 대각선 방향으로 당긴다. 토크에 대해 8장에서 설명할 것이긴 하지만 대부분의 근육의 당김선(line of pull)은 대각선이다. 당김선이 대각선이기 때문에 수직힘(vertical force)과 수평힘(horizontal force)의 합력이 발생한다. 팔이음뼈(견갑대, shoulder girdle)를 예를 들면, 당김각이 수직에 가까운 근육은 어깨뼈(견갑골, scapula)를 위나 아래로 당기는 데 효과적일 것이다. 그 예가 어깨올림근(견갑거근, levator scapulae)이나 어깨

내림근(견갑하근, subscapularis)이다. 반면에 당김선이 수평에 더 가까운 근육들은 어깨뼈를 안가쪽으로 당기는 데 효과적일 것이며, 여기에 해당하는 근육들은 내밈근(전인근, protraction)이나 들임근(후인근, retraction muscle)이다. 당김선이 수평과 수직 모두 유사한 근육은 두 가지 움직임을 일으킬 것이다. 그림 5-12는 각각의 예를 보여주고 있는 것이다. 어깨올림근은 수직요소를 갖고 있는 근육이며, 중간등세모근(중승모근, trapezius middle part)은 수평요소를 갖고 있는 근육이며, 마름근(능형근, rhomboid)은 두 요소를 모두 갖고 있는 근육이다. 이들 근육들의 작용에 대해서는 9장에서 볼 수 있을 것이지만, 어깨올림근은 어깨뼈 올림(거상, elevation)의 주동근이며, 중간등세모근은 들임(후인, retraction)의 주동근이며, 반면에 마름근(능형근, rhomboid)은 올림과 들임의 주동근이다.

운동사슬 (Kinetic Chains)

열린운동사슬과 닫힌운동사슬이라는 개념은 움직임(movement)과 운동(exercise)에서 유래되었다. 공학적인 용어에서 보면 운동사슬(kinetic chain)은 움직임이 일어나도록 단단하게 연속적으로 연결된 것을 말한다. 이러한 연결들이 서로 결합이 되어 있기 때문에 하나의 움직임이 발생하면, 예상 가능한 순서대로 다른 부분에서 움직임을 발생시키게 된다. 이와 같은 현상을 인체에 적용시켜보면 먼쪽 분절(원위분절, distal segment)을 고정(닫힘)시키고, 몸쪽 분절(근위분절, proximal segment)을 움직이는 **닫힌운동사슬(closed kinetic chain)**이 필요하게 된다(그림 5-13). 예를 들면, 앉은자세에서 일어설 때 당신의 무릎관절(슬관절, knee joint)이 폄(신전, extension)되면, 엉덩관절(고관절, hip joint)과 발목관절(족관절, ankle joint)에도 똑같은 움직임을 일으킨다. 당신의 발이 지면에 고정되어 있다면, 엉덩관절과 발목관절의 움직임 없이는 무릎관절이 움직일 수 없다.

하지만 만약 앉은 자세를 유지한 상태에서 무릎관절을 폄시키면, 엉덩관절과 발목관절은 움직이지 않아도 된다. 이와 같은 운동을 **열린운동사슬(open kinetic chain)** 활동이라고 한다. 이 경우 먼쪽 분절은 움직임이 자유로운 반면에 몸쪽 분절은 고정되어 있다(그림 5-14). 열린사슬운동 시 사지분절은 여러 방향으로 움직이는 것이 자유롭다. 예를 들면, 만약 당신이 당신의 팔을 허공에 둔 상태에서 침대에 누워 있다면, 당신의 어깨관절(견관절, shoulder joint), 팔꿉관절(주관절, elbow

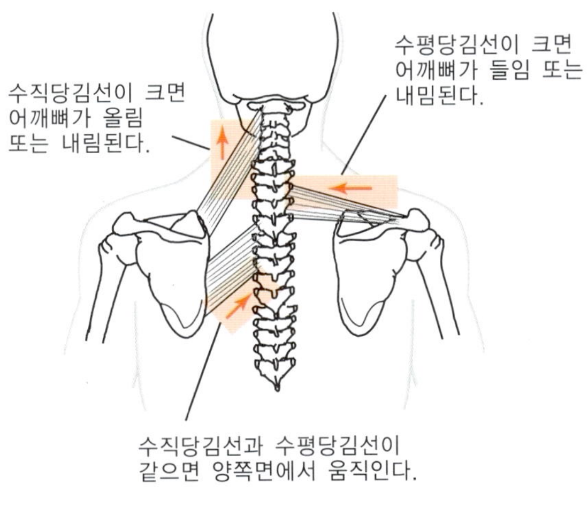

그림 5-12. 근육작용을 결정할 때 사용되는 당김각.

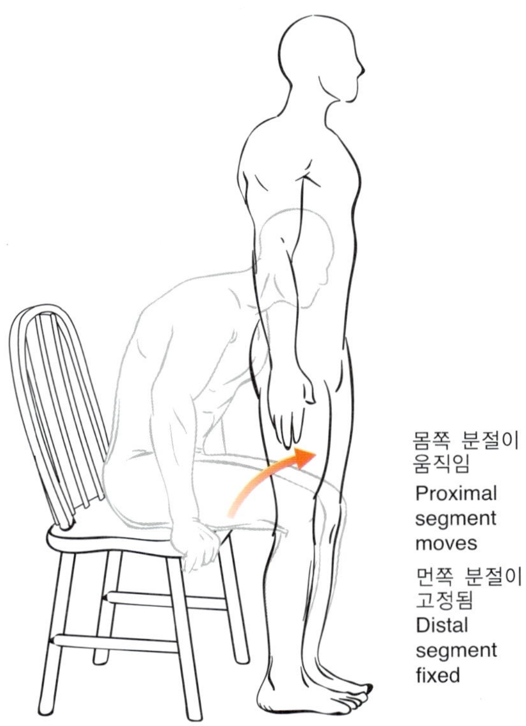

그림 5-13. 닫힌운동사슬.

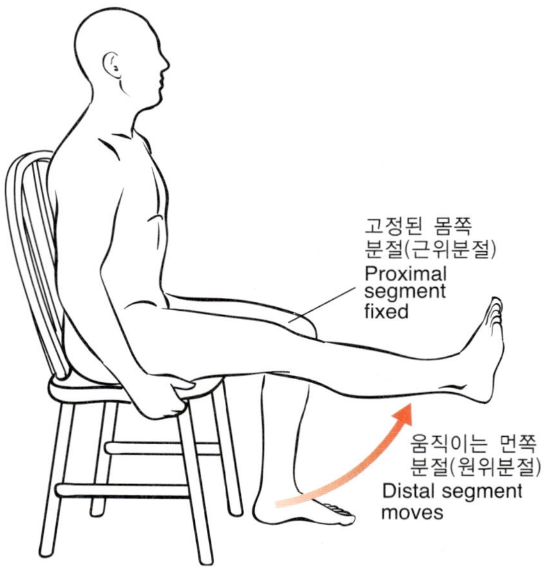

그림 5-14. 열린운동사슬.

joint), 손목관절(수근관절, wrist joint), 그리고 손은 여러 방향으로 자유롭게 움직일 수 있다. 이것이 열린사슬 운동이다. 먼쪽 분절은 고정되어 있지 않으며, 자유롭게 움직일 수 있다.

당신이 머리 위에 있는 고정부위(trapeze)를 손으로 잡고 있다면, 원위분절이 고정되거나 닫힌사슬이 된다. 이때 팔꿉관절을 굽힘(굴곡, flexion)시키면 어깨관절은 약간 폄되고, 팔꿉관절을 폄시키면 어깨관절은 약간 굽힘된다. 이와 같은 닫힌사슬운동 시 사지분절은 제한적으로 움직인다. 팔(상지)에서 발생하는 닫힌사슬운동의 다른 예는 목발보행과 휠체어를 밀고 갈 때 발생한다. 목발의 끝부분(원위분절, distal segment)은 지면에 고정되어 있고, 몸(근위분절, proximal segment)이 움직인다. 휠체어 바퀴에 있는 손은 먼쪽 분절이 되며, 손의 몸쪽 관절(근위관절, proximal joint)은 연결된 순서대로 움직인다. 즉, 팔꿉관절이 폄되고, 그 다음 어깨관절이 굽힘된다.

닫힌사슬운동을 하는 장비들은 벤치프레스, 노젓기 연습기구(rowing machine), 고정용 자전거, 그리고 StairMaster 등이 해당된다. 열린사슬운동을 하는 장비들은 Cybex와 바벨을 이용한 운동(free weight) 등이다. 도수근력검사는 모두 열린사슬운동이다. 트레드밀은 열린사슬운동과 닫힌사슬운동이 결합된 것이다. 체중부하쪽 다리는 닫힌사슬이 되며, 비체중부하쪽 하지는 열린사슬운동이 된다.

표 5-3은 이번 장에서 논의한 개념들간의 관련성에 대해 설명한 것이다. 절대적인 것은 아니지만, 일반적인 특징이므로 기억해두기 바란다.

표 5-3 운동용어

구심성 수축	원심성 수축
열린사슬운동 비체중부하	열린사슬 운동 또는 닫힌사슬 운동 체중부하상태 또는 비체중부하상태
열린사슬	**닫힌사슬**
구심성 또는 원심성 수축 비체중부하	구심성 또는 원심성 수축 비체중부하
비체중부하	**체중부하**
구심성 또는 원심성수축 열린사슬	원심성 수축 닫힌사슬

기억해야 할 점

- 근육은 이는곳과 닿는곳 두 끝부분으로 되어 있다.
- 항상 닿는곳은 이는곳을 향하여 움직인다.
- 때로는 이는곳이 닿는곳을 향해서 움직이는 데 이것을 근육의 역작용이라 한다.
- 능동 불충분은 근육이 더 이상 수축하지 못하는 것이다.
- 수동 불충분은 근육이 더 이상 늘어나지 못하는 것이다.
- 근조직은 흥분성, 수축성, 신축성과 탄력성이 있다.
- 근섬유는 평행하게 또는 사선방향으로 정렬되어 있기 때문에 움직이거나 힘을 발휘하는 데 유리하다.
- 근육의 수축에는 등척성, 구심성, 원심성 수축 세 종류가 있다.
- 근육은 주어진 역할에 따라 주동근, 길항근, 고정근, 또는 고정근으로 나눌 수 있다.
- 운동사슬 움직임은 먼쪽 부분(원위부, distal part)가 고정(닫힘)되거나, 자유롭게 움직일 수 있는지(열림)에 따라 결정된다.

복습 문제 (Review Questions)

1. 근육이 수축할 때, 원위 부착부가 근위 부착부를 향하여 움직인다.
   a. 원위 부착부의 다른 이름을 무엇이라 하는가?
   b. 근위 부착부의 다른 이름은 무엇이라 하는가?
2. 몸쪽 부분(근위부, proximal part)가 먼쪽 부분(원위부, distal part)를 향하여 움직이는 근육의 수축을 무엇이라고 묘사되는가?
3. 노쪽 손목굽힘근(요측수근굴근, flexor carpi radialis)이 손목의 굽힘(골곡, flexion)과 노쪽 치우침(요측편위, radial deviation)을 이행한다. 자쪽 손목굽힘근(척측수근굴근, flexor carpi ulnaris)은 손목의 굽힘과 자쪽 치우침(척측편위, ulnar deviation)을 이행한다.
   a. 손목이 작용하는 동안 두 개의 근육이 활동하는 데 주동근은 무엇인가?
   b. 손목이 움직이는 동안 작용하는 길항근은 무엇인가?
4. 세 가지 근육의 엉덩관절의 움직임을 정리해 놓았다. 엉덩관절 펴하는 데 올바른 움직임이다.

근육	폄	가쪽 돌림	안쪽 돌림
큰볼기근 (대둔근)	×	×	
뒤넙다리근 (슬괵근)	×		
작은볼기근 (소둔근)			×

   a. 엉덩관절이 펴하는 동안 작용하는 주동근은 무엇인가?
   b. 주동근이 단지 엉덩관절을 펴하게 하는 고정근은 무엇인가?
   c. 어떤 근육이 고정근으로 작용하여 불필요한 움직임을 억제하는가?
5. 근육이 수축할 때 관절의 움직임이 가능하도록 속도를 억제하는 위치에 대한 용어는 무엇인가?
6. 언덕을 걸어 내려갈 때, 당신의 넙다리네갈래근(대퇴사두근, quadriceps femoris)에서는 구심성 수축 또는 원심성 수축 중 무엇이 일어나는가?
7. 앉아서 손에 무게를 들고 아래팔(전완, forearm) 엎침(회내, pronation), 팔꿉관절(주관절, elbow joint) 폄, 어깨관절(견관절, shoulder joint) 안쪽 돌림(내회전, internal rotation) 시키고, 천천히 손을 위로 들어올린다.
   a. 어깨관절에서는 어떤 관절의 운동이 일어나는가?
   b. 어깨관절에서 등척성, 구심성, 원심성으로 작용하는 근육은 무엇인가?
   c. 어깨관절에서 어떤 근육군이 수축하는가?
   d. 팔꿉관절에서는 어떤 종류의 수축이 일어나는가?
   e. 팔꿉관절에서는 어떤 근육군이 수축하는가?
8. 바로 누워서 당신의 팔을 당신 쪽으로 하여 손에 무게를 들고 당신의 어깨 쪽으로 올리고 있다.
   (*힌트*–전 범위에서 중력을 받는다고 생각하라.)
   a. 어깨관절에서는 어떤 종류의 운동이 일어나는가?
   b. 근육이 최초 90° 각도를 유지할 때 구심성 수축인가 원심성 수축인가?
   c. 어깨관절 굽힘근(굴곡근, flexor muscle) 또는 폄근(신전근, extensor muscle)이 작용할 때 어떤 작용을 하는가?
   d. 근육이 두 번째 90°에 이르렀을 때 구심성 수축인가 원심성 수축인가?
   e. 어깨관절굽힘근 또는 폄근들이 어떤 작용을 하는가?
9. 아래의 기술에서는 열린사슬운동과 닫힌사슬운동을 한다.
   a. 휠체어 밀기
   b. 웨이트 커프 운동
   c. 오버헤드 풀리
10. 중력이 제거된 위치에서 어깨관절의 벌림과 모음 운동을 하고자 할 경우, 대상자는 어떤 자세를 취해야 하는가?

(계속)

복습 문제 (Review Questions)–계속

11. 어깨관절의 벌림근이 아니라, 굽힘근의 효과적인 당김각을 만들기 위해서는 어떤 면으로 어깨관절을 움직여야 하는가?
12. 넙다리곧은근은 엉덩관절은 굽힘시키고, 무릎관절은 폄시킨다. 안쪽 넓은근은 무릎관절을 폄시킨다. 안쪽 넓은근을 신장시키기 위해서는 엉덩관절과 무릎관절은 어떤 자세를 취해야 하는가?
13. 매우 강한 무게를 들어올리고자 한다면, 근섬유의 정렬상태는 어떠해야 하는가?
14. 매우 넓은 범위를 통해 근육을 수축시키고자 한다면, 근섬유의 정렬상태는 어떠해야 하는가?
15. 근조직의 특성에 관해:
    a. 근육은 가능하지만, 고무밴드로 할 수 없는 것은 무엇인가?
    b. 고무밴드로는 가능하지만, 씹는 껌은 불가능한 것은 무엇인가?

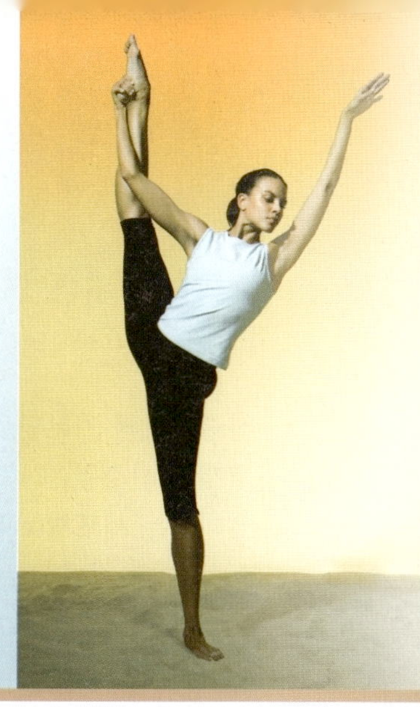

제 6 장

신경계 (Nervous System)

신경조직(신경원)

중추신경계

- *뇌*
- *척수*

말초신경계

- *뇌신경*
- *척수신경*
- *척수레벨의 기능적인 중요성*
- *신경얼기(신경총, plexus)*

중추신경계와 말초신경계의 흔한 병리

- *중추신경계의 일반적인 병리*
- *말초신경계의 일반적인 병리*

복습 문제

신체를 조절하고, 자극하고, 조화롭게 하는 신경계는 매우 복잡한 메커니즘이다. 그림 6-1에 개괄적으로 언급을 했듯이, 신경계는 뇌와 척수로 구성되는 중추신경계; 척수에서 발생하는 말초신경계; 그리고 대부분의 내장계를 조절하는 자율신경계로 해부학적으로 세분화할 수 있다. 자율신경계의 하부구조는 교감신경계와 부교감신경계로 나눈다. 이 둘은 서로 점검과 균형(check-and balance)을 유지하는 역할을 한다. 교감신경계는 스트레스와 자극에 관여하지만, 부교감신경계는 에너지를 보존 또는 유지하는 데 관여한다.

각 시스템의 여러 부분과 기능에 대한 자세한 설명은 이 교재의 범위를 벗어나는 것이다. 하지만 우리는 근육의 움직임에 영향을 미치는 중추신경계와 말초신경계의 해부학적이고, 기능적인 부분에 대해서는 아주 간단히 설명할 것이다. 그리고 그 설명은 세포수준이 아니라 전체적인 수준에 초점을 맞출 것이다.

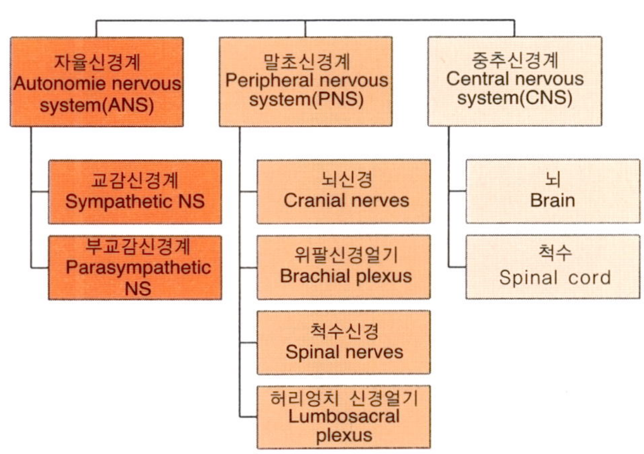

그림 6-1. 신경계.

신경조직[신경세포(신경원)]
[Nervous Tissue(neurons)]

신경조직의 기본단위는 신경원(neuron)이다(그림 6-2). 개개의 신경원은 *축삭(axon)*이라고 하는 단일 돌기에서 유래되는 **세포체(cell body)**와 수많은 가지돌기(branching process)가 있는 *가지돌기(dendrites)*로 구성된다. *신경세포(nerve cell)*라는 용어는 신경원(neuron)과 동의어이며, 가지돌기와 축삭도 포함된다.

가지돌기(수상돌기, dendrites)는 신경계의 다른 부분으로부터 자극을 받아서 세포체로 자극을 전달하는 섬유이다. **축삭(axon)**은 자극을 세포체로부터 멀리 전달하는 역할을 하며, 가지돌기와는 반대쪽에 위치하고 있고, 일반적으로는 단일가지로 이루어져 있다. 축삭의 내부는 **마이엘린(myelin)**이라고 하는 지방성 집(수초, sheath)에 의해 둘러싸여 있으며, 말이집은 매 0.5mm 단위로 차단되어 있는데, 이 부위를 **랑비에르 결절(Ranvier' s node)**이라고 한다.

말이집(수초)은 중추신경계와 말초신경계에서 발견되며, 희고, 지방성 물질로 되어 있다. 말이집의 기능은 말이집신경섬유(유수신경섬유, myelinated nerve fiber)의 신경전도 속도를 빠르게 하는 것이다. 세포체와 어떤 신경섬유에는 집이 없다. 민말이집신경섬유(무수신경섬유, unmyelinated nerve fiber)가 많이 들어 있는 부위는 **회색질(gray matter)**이라 하고, 말이집신경섬유가 많이 들어 있는 부위는 **백색질(white matter)**이라고 한다(그림 6-3). 회색질은 대뇌겉질(대뇌피질, cerebral cortex)과 척수의 중심부분이 해당되며, 백색질은 척수에 들어 있는 주요한 전도로와 대뇌의 내낭과 같은 곳이 해당된다.

신경섬유(nerve fiber)는 신경원으로부터 자극을 전달하는 전도체이다. 하나의 신경세포에서 다른 신경세포로 자극이 전달되는 부위를 **연접(synapse)**이라 하는데, 이 부위는 신경세포들 사이에 있는 작은 틈과 같은 것이며, 매우 복잡한 생리학적인 작용이 일어난다.

전도로(tract)는 중추신경계 내에 있는 말이집신경섬유의 다발이며, 특수한 정보를 전달하는 역할을 한다. 중추신경계에서 어디에 위치하느냐에 따라 *다발(속,*

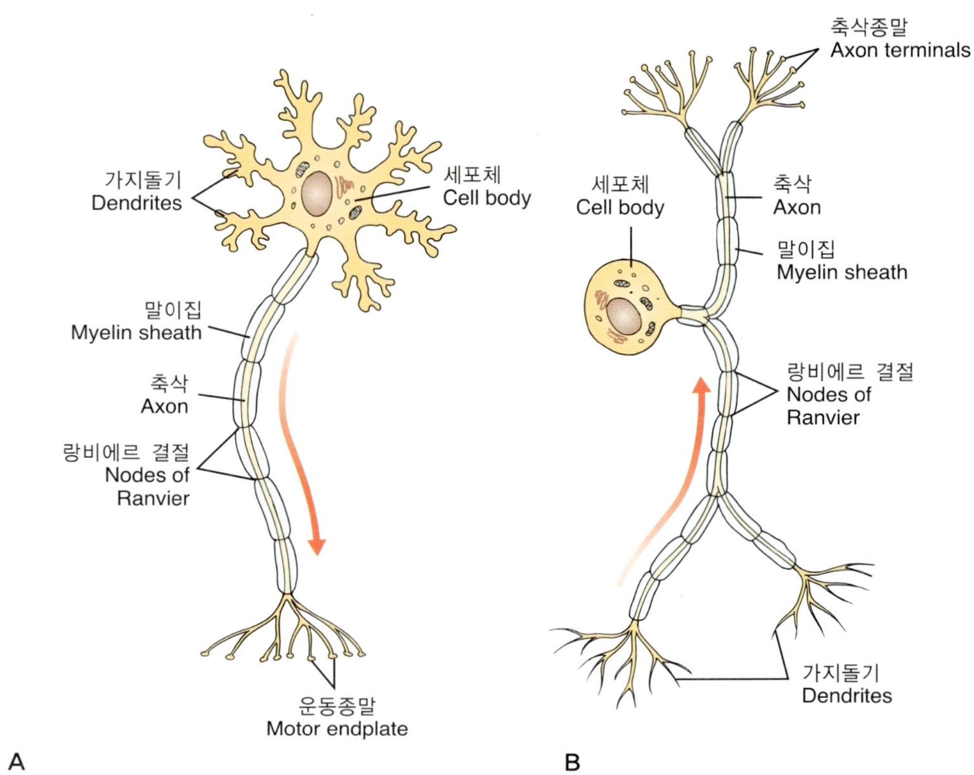

그림 6-2. 신경세포의 구조. (A) 감각신경원 (B) 운동신경원. 화살표는 자극전도방향을 나타낸다.

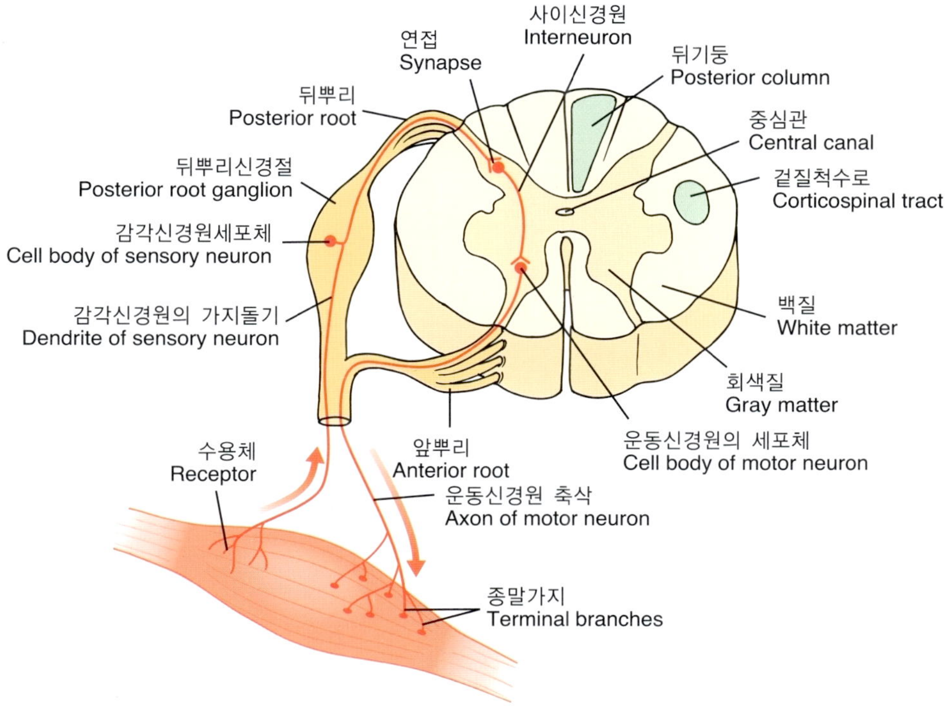

그림 6-3. 척수의 단면도. 감각신경은 척수로 들어가고, 운동신경은 척수에서 나오며, 사이신경원은 이 두 신경을 연결하는 것을 기억하라.

fasciculus), *다리(각, peduncle)*, *위팔(팔, brachium)*, *기둥(주, column)*, 또는 *섬유띠(모대, lemniscus)*라고 한다. 말초신경계내에 있는 신경그룹은 위치에 따라 *척수신경*, *신경뿌리(신경근, nerve root)*, *신경얼기(신경총, plexus)* 또는 *말초신경* 등으로 불린다(그림 6-15).

운동신경원과 감각신경원은 말초신경섬유의 두 가지 주요 형태이다. **운동신경원(motor neuron)(원심성신경원)**은 크고, 수많은 가지돌기(수상돌기, dendrites) 가지가 있는 다극성 세포체이다(그림 6-2A). 세포체와 가지돌기는 척수의 앞뿔(전각, anterior horn)에 위치하고 있다(그림 6-3). 저자에 따라서는 *배쪽(복측, ventral)*과 *앞쪽(전방, anterior)*을 동의어로 사용하고, *등쪽(배측, dorsal)*과 *뒤쪽(후방, posterior)*을 동의어로 사용한다. 운동신경원 축삭은 백질을 지나 척수의 앞뿔을 통과한 다음, 척추사이구멍(추간공, intervertebral foramen)에 있는 척수의 바깥에 위치하고 있는 **척수앞뿌리(전근, anterior root)**에 있는 다른 유사한 축삭들과 함께 만난다. 그 다음 축삭은 말초신경을 따라 내림한 후 근섬유의 **운동종판(축삭종말)**에 정지한다. 운동신경원은 척수에서 말초로 원심성 흥분을 전달한다(그림 6-3과 6-4).

감각성 구심성 신경원[sensory(afferent neuron)]은 피부에서 올라오는 가지돌기(수상돌기, dendrites)가 있으며, 먼저 척추사이구멍에 있는 뒤뿌리신경절(dorsal root ganglion)의 세포체로 도달한다(그림 6-2B와 6-3). 그 다음 척수신경의 뒤뿌리(후근, posterior root)를 통과한 다음 척수로 들어가서 닿는곳하거나, 백질로

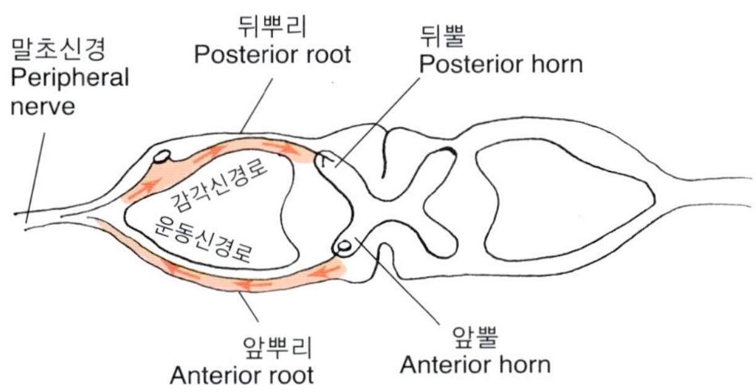

그림 6-4. 척수에 있는 감각신경로와 운동신경로.

들어간 다음 척수의 다른 레벨로 오름하거나, 뇌줄기(뇌간, brainstem)로 연결된다. 감각신경원은 말초에서 척수로 **구심성(afferent)**으로 자극을 전달한다(그림 6-3과 6-4).

감각신경과 운동신경은 척수밖에 있는 신경섬유를 따라 자극을 전달하지만, 감각신경 내에 있다. 운동신경원은 중추신경계에서 말초로 자극을 전달하며, 감각신경은 말초에서 중추신경계로 자극을 전달한다(그림 6-4).

세 번째 신경원(neuron)은 **사이신경세포(중간신경원, interneuron)**이다(그림 6-3). 이 신경세포는 중추신경계 내에서 발견되는데, 주 기능은 감각신경이나 운동신경 자극을 전달하거나 통합하는 역할을 한다.

중추신경계 (The Central Nervous System)

중추신경계의 주요소는 뇌와 척수이다. 뇌는 대뇌, 뇌줄기(뇌간, brainstem), 그리고 소뇌로 구성된다(Trivia fans는 뇌의 무게는 약 3파운드 정도 된다고 한다).

뇌 (Brain)

대뇌 (cerebrum)

대뇌는 뇌 중에서 가장 크고, 중요한 부분이다(그림 6-5). 그리고 고도의 정신기능을 담당한다. 대뇌는 뇌줄기(뇌간, brainstem)와 소뇌 위에 있는 두개골의 앞 · 윗부분을 지배한다. 대뇌는 좌/우 **대뇌반구(cerebral hemispheres)**로 이루어져 있으며, **뇌들보(뇌량, corpus callosum)**에 의해 결합되어 있다.

각각의 대뇌반구는 **겉질(cortex)** 또는 외피에 의해 둘러싸여 있는데, 이 부위는 수많은 세포층으로 되어 있고, 각각의 대뇌반구는 4개의 **엽(lobe)**으로 이루어져 있다(그림 6-6). 각각의 엽은 많은 기능을 한다. 어떤 기능에 대한 특정위치는 여전히 밝혀져 있지 않다. **이마엽(전두엽, frontal lobe)**은 머리뼈의 앞쪽 부분이다. 개성(personality)과 관련된 뇌의 활동부위는 이마엽이다. 이마엽은 또한 움직이고, 말하는 것을 조절하기도 한다. **뒤통수엽(후두엽, occipital lobe)**은 뒤쪽 부분이며, 뒤통수엽은 시각과 사물의 크기, 모양, 그리고 색깔을 인지하는 역할을 한다. **마루엽(두정엽, parietal lobe)**은 이마엽과 뒤통수엽 사이이며, 접촉(촉각)과 압박과 같은 둔한 감각(gross sensation)을 조절하기도 하지만, 물체의 재질, 무게, 크기, 그리고 모양 등과 같은 섬세한 감각(fine sensation)을 조절하기도 한다. 읽기와 같은 기술을 담당하는 뇌의 활성부위는 마루엽에 해당한다. **관자엽(측두엽, temporal lobe)**은 귀 바로 위에 있는 마루엽과 이마엽 바로 아래에 해당된다. 관자엽은 행동, 청취 그리고 언어지각과 이해 등을 관장하는 중추이다. 이 네 개의 엽은 그림 6-6에서 볼 수 있다.

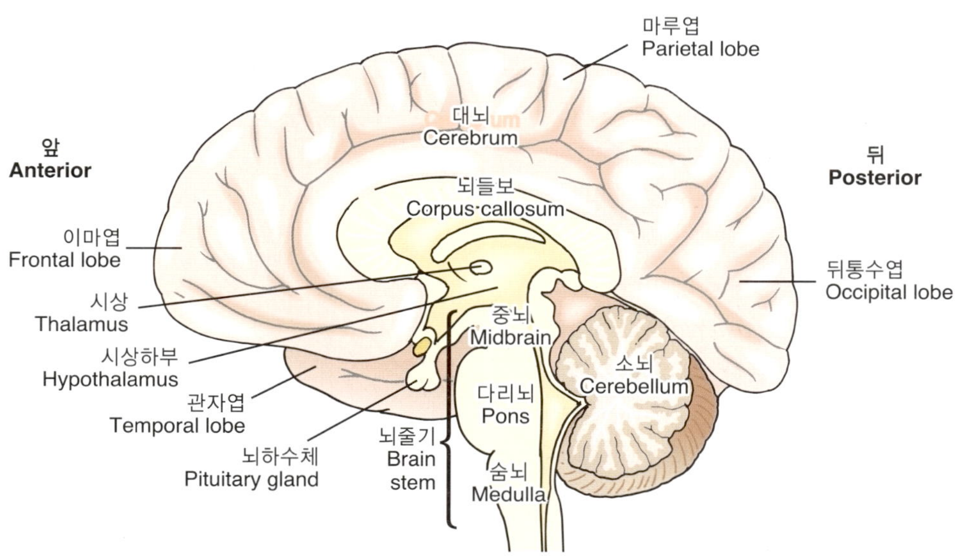

그림 6-5. 뇌의 정중시상면.

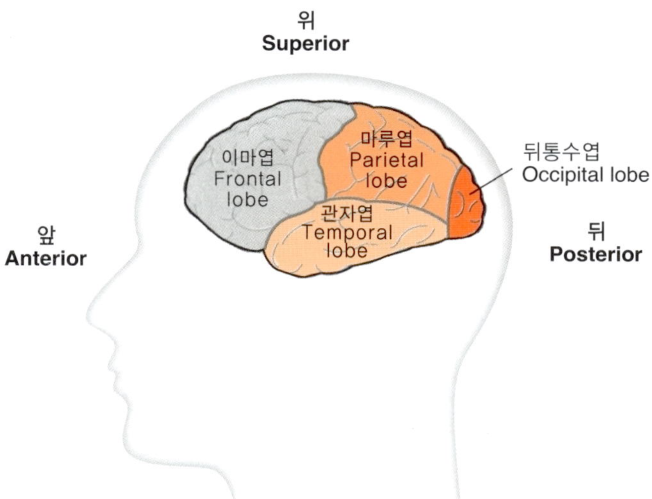

그림 6-6. 대뇌반구의 4개의 엽.

대뇌겉질 아래에 있는 대뇌반구의 깊은곳(심부, deep)에는 **시상(thalamus)**이 있다(그림 6-5). 이 부위는 통증과 같은 신체의 감각을 전달하는 중계기관(relay station)이다. 또한 뇌의 깊은곳 안쪽에는 **시상하부(hypothalamus)**라는 곳이 있는데, 이곳은 호르몬 기능과 행동에 중요한 기능을 하는 부위이다. 그리고 비슷한 부위에 있는 **바닥핵(기저핵, basal ganglia)**은 운동 협응에 중요한 역할을 한다.

뇌줄기(뇌간) (Brainstem)

대뇌 밑에 있는 것을 뇌줄기(뇌간, brainstem)라 하며, 이곳은 다시 세 부분으로 나눈다: 중간뇌(중뇌, midbrain), 다리뇌(교, pons) 그리고 숨뇌(연수, medulla oblongata)이다(그림 6-5). 뇌줄기의 윗부분은 **중간뇌**인데, 이 부위는 대뇌보다 약간 아래에 있다. 중간뇌는 시각반사 중추이다. 다리뇌는 라틴어로 다리라는 의미인데, 이 부위는 중간뇌와 숨뇌 사이에 있다. **숨뇌(연수)**는 뇌줄기의 가장 아랫부분에 있다. 숨뇌는 간단하게 *medulla*라고도 하는데, 이 말이 의미하는 것은 "가운데" 또는 "안쪽"이라는 의미이다. 숨뇌는 척수와 연결되어 있기 때문에, 큰구멍(대공, foramen magnum)을 통과하는 두개골의 기저부에서 있다. 숨뇌는 호흡과 심박수와 같은 자율신경계를 조절하는 중추이다.

뇌줄기에서 올라오는 대부분의 뇌신경과 척수에서 올라오는 모든 신경전도로와 뇌의 고위중추로 들어가고 나가는 말초신경들이 모두 이곳을 통과한다.

소뇌 (Cerebellum)

소뇌는 라틴어로 "작은 뇌"라는 말이다. 소뇌는 숨뇌(연수, medulla oblongata)와 다리뇌(교, pons) 뒤에 있으며, 두개골의 뒤쪽에 있다(그림 6-5). 소뇌는 대뇌의 뒤쪽 부분에 의해 위쪽이 덮여 있다. 소뇌의 주 기능은 근협응, 긴장, 그리고 자세를 조절하는 것이다.

뇌 보호 (Brain protection)

뇌는 기본적으로 세 단계의 보호 장치가 있다: 뼈, 막, 그리고 뇌척수액이다. 뇌를 감싸고 있는 것은 **두개골(skull)**이며, 이것은 몇 개의 뼈가 관절로 유합이 되어 있다(그림 6-7).

두개골 안에는 *뇌척수막(뇌막, meninges)*이라고 하는 세 층의 막이 있는데(그림 6-8), 이 뇌척수막은 뇌를 감싸고 있으면서 뇌를 보호하거나 지지하는 역할을 한다. 가장 두껍고, 거의 섬유성 조직으로 되어 있는 두꺼운 바깥층을 **경질막(경막, dura mater)**이라고 하는데, 라틴식 의미는 "모진 엄마(harder mother)"라는 뜻이다. 가운데 있는 얇은층은 **거미막(지주막, arachnoid)**이라고 하며, 가끔씩은 *arachnoid mater*라고 하기도 한

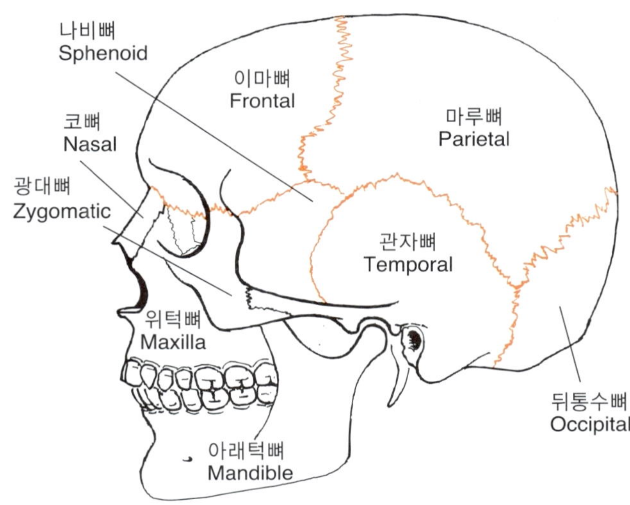

그림 6-7. 머리뼈. 섬유성 가동관절로 되어 있으며, 최대한의 보호를 제공한다.

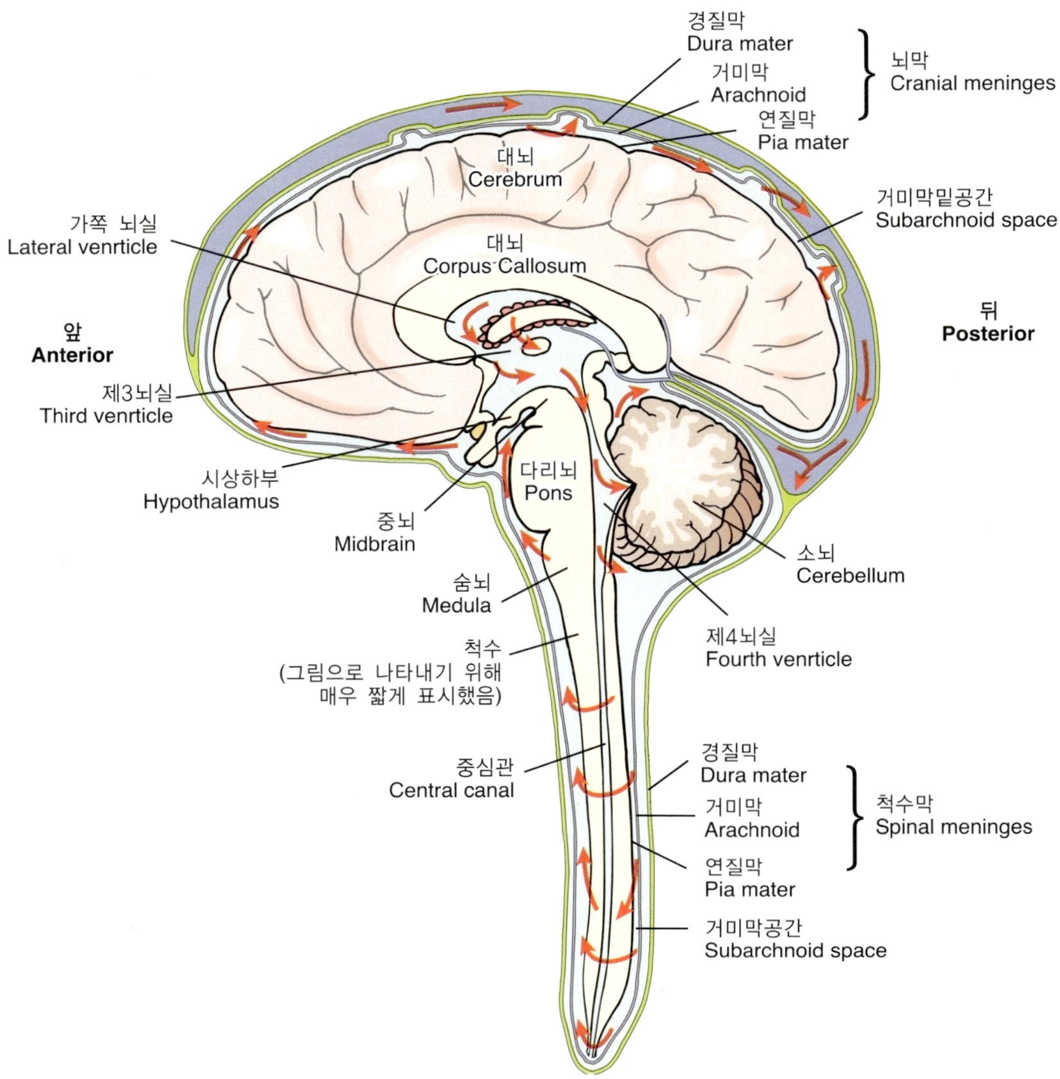

그림 6-8. 뇌척수액의 순환. 화살표가 순환경로를 의미함.

다. 이 말은 그리스어로 "*거미*"라는 의미이다. 안쪽에 있는 손상되기 쉬운 층은 **연질막(연막, pia mater)**이라고 하는데, 이 말은 라틴어로 "부드러운 엄마(tender mother)"라는 의미이다. 그리고 연질막에는 뇌와 연결되는 혈관들이 있다. 이와 같은 뇌척수막은 척수를 둘러싸고 있는 척수막(spinal meninges)과 연결되어 있다.

거미막과 연질막 사이에 있는 공간을 **거미막밑공간(지주막하공간, subarachnoid space)**이라고 하며, 이 부위에는 **뇌척수액**이 순환하고 있는 부위이다(그림 6-8). 이 액체는 뇌를 감싸고 있으며, 뇌 안에 있는 네 개의 **뇌실(ventricle)**에 채워져 있다. 이 뇌실에는 모세혈관망(맥락총)이 들어 있는 네 개의 작은 공간이 있는데, 여기서 뇌척수액이 생성된다. 3번 뇌실과 4번 뇌실은 가쪽 뇌실이다. 뇌척수액의 주요 기능은 충격흡수이다.

척수 (Spinal cord)

숨뇌(연수, medulla oblongata)와 연결되는 척수는 척추뼈구멍(추공, vertebral foramen)에서부터 척추관을 따라 연결되어 있으며, 성인은 콘모양의 **척수원뿔(척수원추, conus medullaris)**이 거의 두 번째 허리뼈(요추, lumbar vertebrae)까지 이어져 있다(그림 6-9). 그 이하는 신경근들이 결합되어 척수에서부터 말꼬리와 같은 모양 즉, **마미총(cauda equina)**이 되어 내림한다. 마미총은 L2에서 S5 신경근으로 되어 있다. 종사에서 빠져나온 실과 같이 생긴 비신경성 필라멘트를 **종말끈(종사, filum terminale)**이라고 하며, 꼬리뼈에 부착한다.

척수의 길이는 약 17인치 정도 된다. 척수는 뇌와 마찬가지로 세 층의 보호막으로 덮여 있다: 바깥에 있는 경질막(경막, dura mater), 거미막(지주막, arachnoid), 그리고 안쪽에 있는 연질막(연막, pia mater)(그림 6-10)이다. 뇌와 마찬가지로 거미막과 연질막(연막, pia mater) 사이에는 뇌척수액이 흐르고 있다(그림 6-8 참조).

척추뼈구멍(추공, vertebral foramen)은 척수가 지나는 통로이며, 개개의 척추에 의해 보호되고 둘러싸여 있다(그림 6-11). 각각의 척추는 몸체(body)로 되어 있고, 앞쪽은 체중부하를 담당하는 부위이고, 뒤쪽은 **신경활(neural arch)**이라 하여 목(pedicle), 가로돌기, 판(lamina), 그리고 가시돌기(극돌기, spinous process)로 되어 있다(그림 6-12). 두 척추 사이에 형성되어 있는 구멍을 **척추뼈사이구멍(추간공, intervertebral foramen)**이라 한다. 척추뼈사이구멍은 아래척추의 위척추뼈패임(상척추절흔, superior vertebral notch)과 위 척추의 아래척추뼈패임(하척추절흔, inferior vertebral notch)이 만나 형성된 것이다(그림 6-13). 이 구멍을 통해 척추신경근이 척추관으로부터 빠져나온다.

척수의 횡단면도를 보면 바깥에 있는 백질과 중심에 있는 회색질을 볼 수 있다(그림 6-14). **회색질(gray matter)**은 **H** 또는 나비와 같이 생긴 부위의 중앙에 해당한다. 이 부위는 신경세포체와 연접부(synapse)가 들

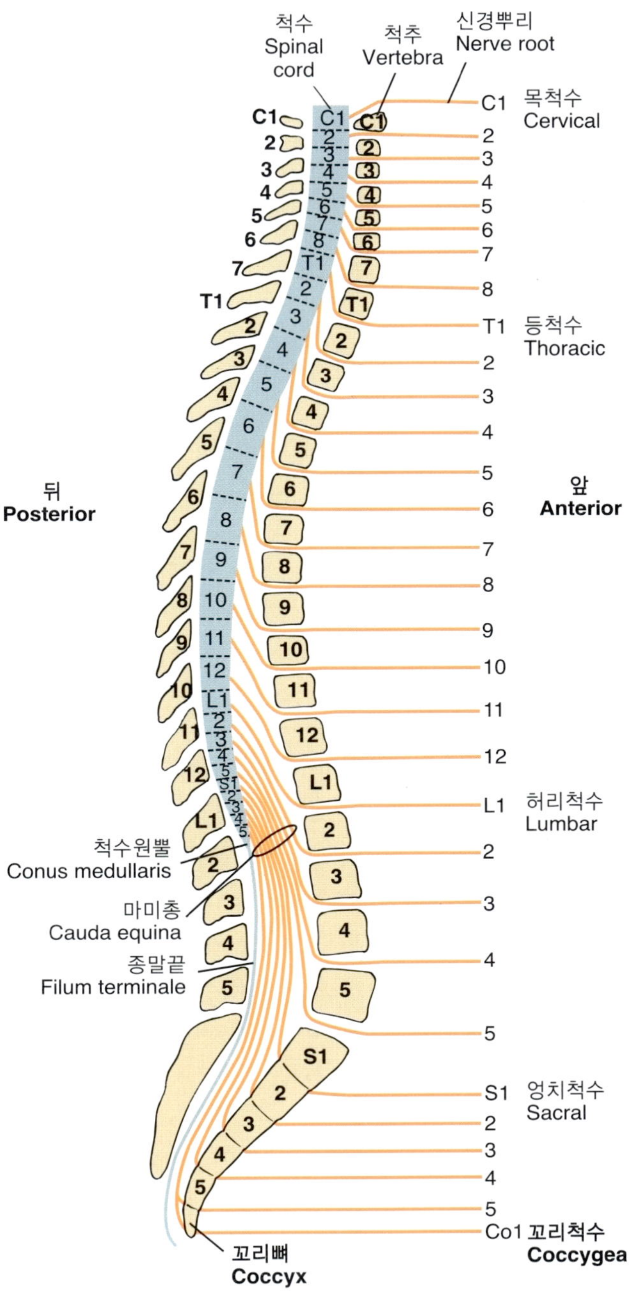

그림 6-9. 척수.

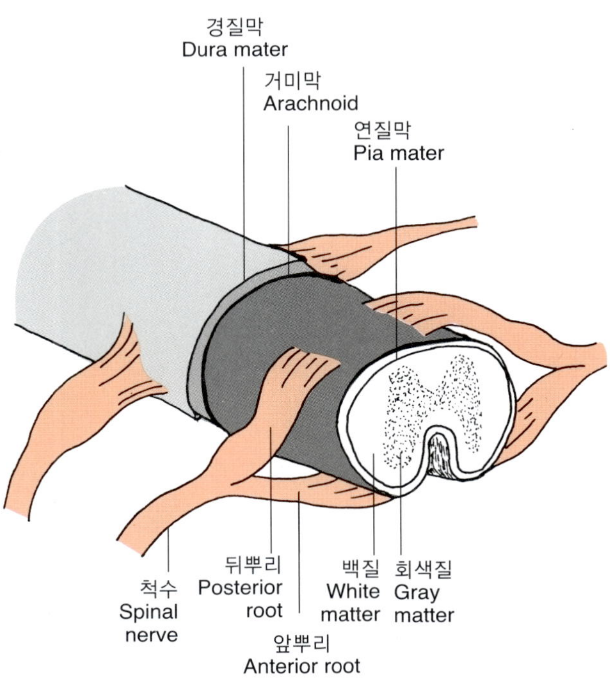

그림 6-10. 뇌와 척수를 싸고 있는 수막의 3층 구조.

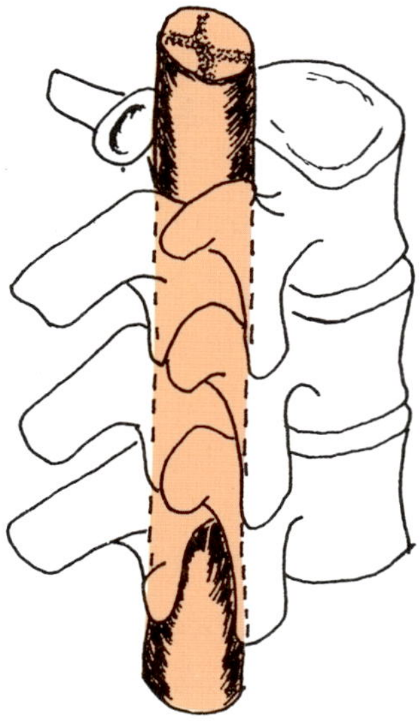

그림 6-11. 척수는 척추뼈구멍을 따라 주행한다.

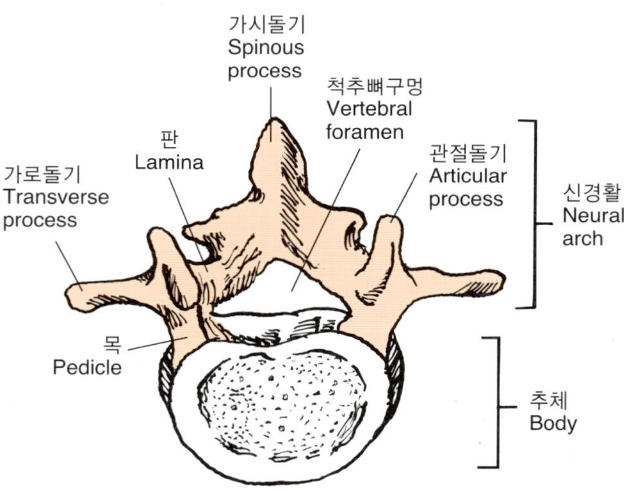

그림 6-12. 척추는 척수를 보호하는 역할을 한다.

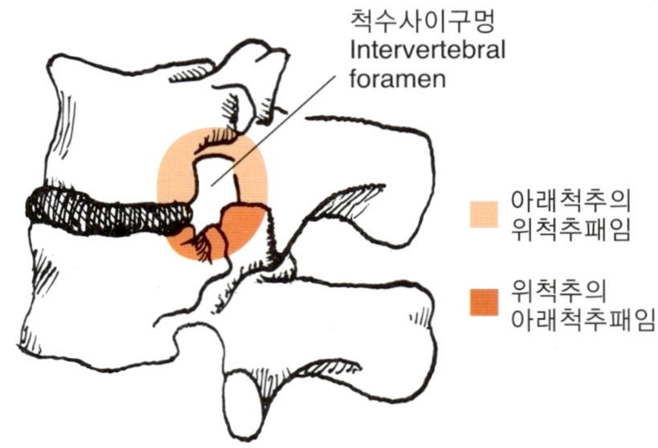

그림 6-13. 두 개의 척추가 만나서 구멍을 형성하는데(척추사이구멍), 이 구멍을 통해 척수신경근이 빠져나간다.

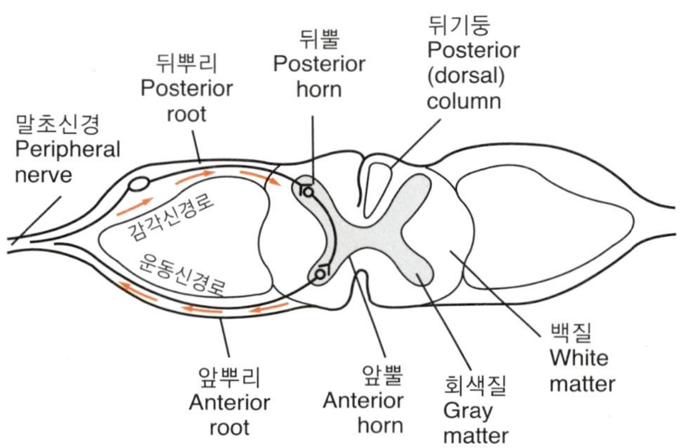

그림 6-14. 회색질과 백질을 보여주고 있는 척수의 횡단면도.

어 있다. H 모양의 제일 위쪽은 **뒤뿌리(후근, posterior root)**라고 하는데, 이 부위는 감각자극을 전달하는 곳이다. 그리고 아래부분은 **앞뿔(전각, anterior horn)**이라고 하며, 운동자극을 전달하는 곳이다.

뒤기둥(후주, posterior columns)은 척수의 뒤 · 안쪽부를 말한다. 이 부위는 고유수용감각, 압각, 그리고 진동감각을 전달하는 곳이다(그림 6-14).

백질(white matter)은 오름성(감각) 신경세포(신경원, neuron)와 내림성(운동) 신경세포의 통로이다. 각각의 통로는 특정한 부위에서 올라오거나, 내려가는 축각과 같은 자극을 전달한다. 이들 여러 통로들은 서로 다른 수준에 있는 인체의 한 부위에서 교차를 한다. 이것을 교차현상(crossover phenomenon)이라고 하는데, 왼쪽 대뇌가 손상(stroke)되면, 신체는 오른쪽이 영향을 받는다.

근 조절(muscle control)과 관련이 있는 중요한 경로는 **겉질척수로(피질척수로, corticospinal tract)**이다(그림 6-15). 이 척수로는 뒤 · 가쪽 기둥과 뒤기둥(후주, posterior columns)에 존재한다. 이 이름에서 알 수

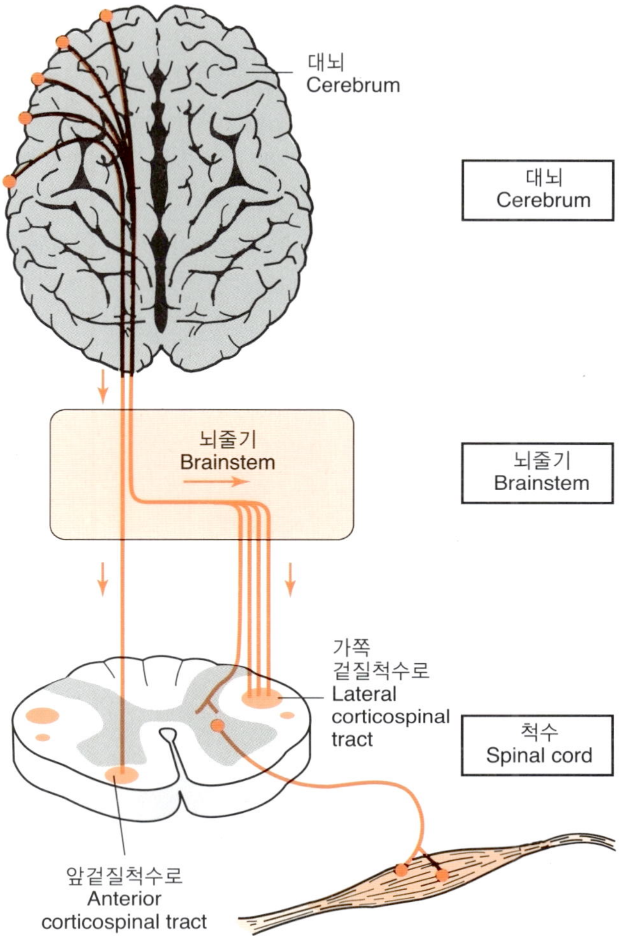

그림 6-15 뇌의 운동피질에서 척수로 연결되는 겉질척수로 경로.

있듯이 겉질척수로는 대뇌겉질(대뇌피질, cerebral cortex)의 운동영역에서 척수로 들어간 다음 뇌줄기(뇌간, brainstem)의 하위레벨에서 교차를 한다. 겉질척수로는 척수의 앞뿔(전각, anterior horn)에 연접을 한다.

이 보다 상위레벨에 연접하는 운동신경원을 **상위운동신경원(upper motor neuron)**이라고 한다. 척수의 앞뿔이나 또는 그보다 더 낮은 부위에 연접하는 신경세포는 **하위운동신경원(lower motor neuron)**이라고 한다. 이들 두 신경세포가 손상되면 임상적인 증상은 매우 다르게 나타난다. 즉, 척수앞뿔의 몸쪽부에서 병변이 발생하면 상위운동신경원 병변이라고 하고, 반대로 하위운동신경원의 세포체나 축삭에 하위운동신경원의 병변이라고 한다. 마비는 두 경우 모두 나타나지만 증상은 매우 다르게 나타난다(표 6-1).

상위운동신경원 병변과 관련이 있는 진단명에는 척수손상, 다발성경화증, 파킨슨증, 뇌졸중, 그리고 여러 종류의 두부손상 등이다. 그리고 하위운동신경원 병변과 관련이 있는 진단명은 근이영양증, 소아마비, 중증성 근무력증, 그리고 말초신경손상 등이다.

요약하면, 운동신경은 뇌에서 척수를 지나 앞뿔로 들어간 다음, 말초신경계를 통해 말초로 자극을 전달하며, 감각신경은 말초에서 말초신경을 따라 오름한 후, 척수의 뒤기둥(후주, posterior columns)을 통해 척수로 들어간 다음, 척수에서 뇌로 자극을 전달한다.

말초신경계 (The Peripheral Nervous Systems)

대부분의 경우, 말초신경계는 척추관을 빠져나온 신경조직을 말한다. 실제로 말초신경계는 척수의 앞뿔(전각, anterior horn)에서 시작하여 운동자극을 근육으로 보내고, 피부의 자극을 받아들인다.

표 6-1 위운동신경원 병변과 아래운동신경원병변의 임상적인 차이점

증상	위운동신경원 병변	아래운동신경원 병변
마비	경직성 마비	이완성 마비
근위축	심각하지 않음	명확하게 나타남
섬유성 연축	나타나지 않음	출현함
반사	과반사증	저반사증
바빈스키 반사	출현함	나타나지 않음
간대성 경련	출현함	나타나지 않음

뇌신경 (Cranial nerves)

12쌍의 뇌신경은 숫자와 해당되는 이름이 있다(그림 6-16). 뇌신경은 감각신경, 운동신경, 또는 혼합신경으로 되어 있다. 뇌신경의 기능에 대해서는 표 6-2에 요약되어 있다.

12뇌신경 중에서 삼차신경(V), 얼굴신경(안면신경, facial nerve, VII), 그리고 *더부신경(척수부신경, accessory nerve)*이 특정 근육을 조절하는 목적에서 보면 가장 중요한 신경들이다. 2, 3, 4부에서 각 근육에 대한 요약과 함께 근육의 신경지배에 대해 요약해서 설명되어 있다

척추신경 (Spinal nerves)

척추신경은 31쌍으로 되어 있다. 척추신경은 8개의 목신경(경신경, cervical nerves), 12개의 가슴신경(흉신경, thoracic nerves), 5개의 허리신경(요신경, lumbar nerves), 5개의 엉치신경(천신경, sacral nerves) 그리고 1개의 꼬리신경(미추신경, coccygeal)으로 구성된다 (그림 6-9 참조). 처음 7개의 목신경은 해당 척추 *위*의 척추에 존재한다. 예를 들면, C3는 3번 경추 위에 있다. 그 이유는 신경이 척추보다 한 개가 더 많기 때문인데, 이러한 정렬상태는 8번 목신경(경신경, cervical nerves)에서 변하게 된다. 8번 목신경은 C7 척추*아래*와 T1 척

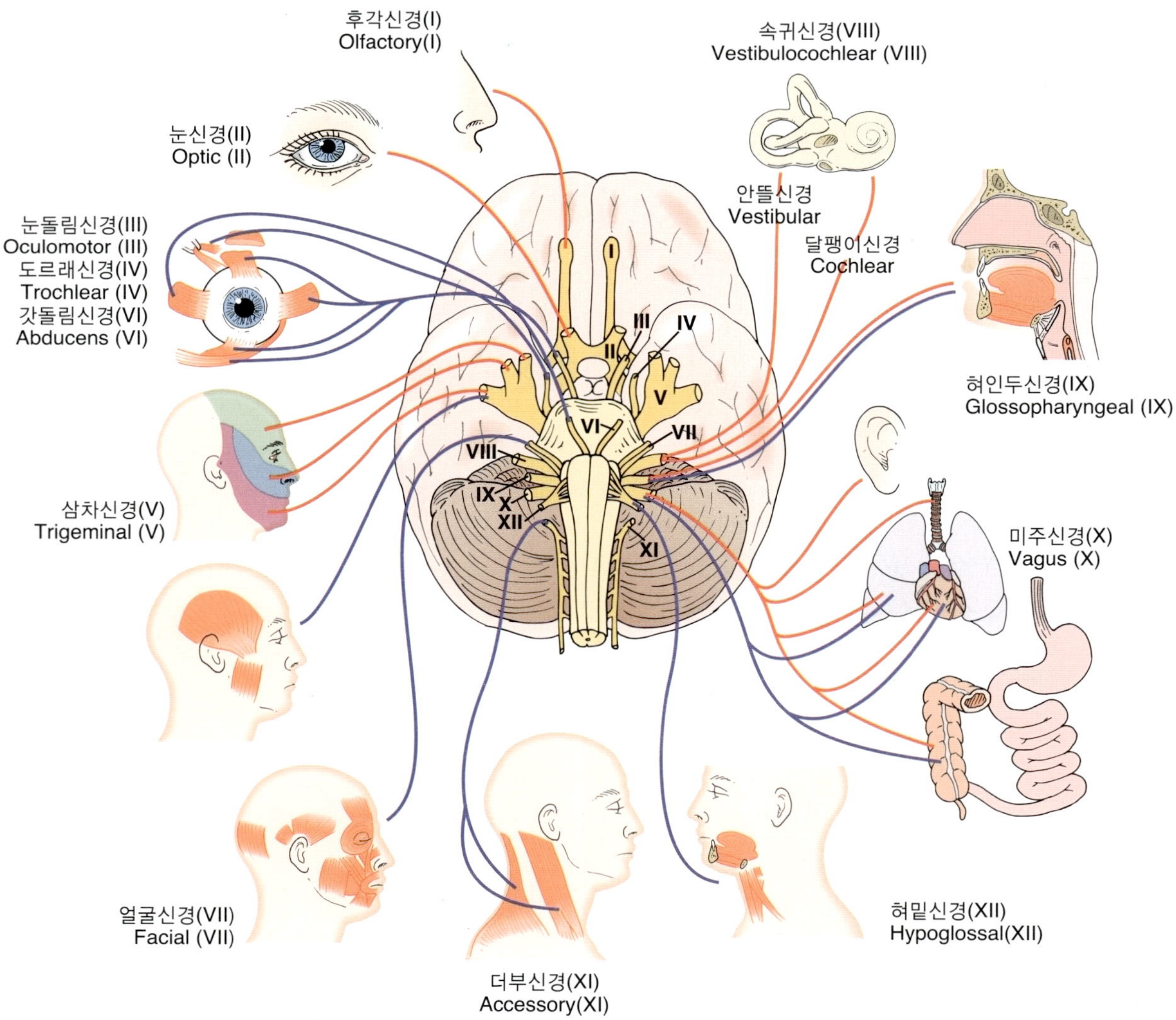

그림 6-16. 뇌신경과 분포영역.

표 6-2 뇌신경

숫자	이름	종류	기능	Mnemonic*
I	후각신경(후신경)	감각신경	냄새	On
II	시각신경(시신경)	감각신경	시각	Old
III	눈돌림신경(동안신경)	운동신경	눈 근육	Olympus
IV	도르래신경(활차신경)	운동신경	눈 근육	Towering
V	삼차신경(눈신경, 위턱신경 아래턱신경)	혼합신경	감각: 안면부위 운동: 저작근	Tops
VI	갓돌림신경(외전신경)	운동신경	눈 근육	A
VII	얼굴신경(안면신경)	혼합신경	감각: 혀부위 운동: 안면근육	Finn
VIII	속귀신경	감각신경	청각 균형감각	And
IX	혀인두신경(설인신경)	혼합신경	감각: 혀, 인두, 중이 운동: 인두근	German
X	미주신경	혼합신경	감각: 심장, 허파, 위장관, 귀 운동: 심장, 허파, 위장관	Viewed
XI	더부신경(부신경)	운동신경	목빗근과 등세모근	Some
XII	혀밑신경(설하신경)	운동신경	혀 근육	Hops

* mnemonic(neh-mon-ik 이라고 발음함)은 학습보조물(learning aid)이다. 여기서 사용된 각 단어의 첫 글자는 머리신경의 첫 글자이다.

추 위에 있다. 그리고 1번 가슴신경은 1번 등뼈 아래에 있으며, 그 이하는 똑같다(그림 6-17).

척추신경의 분지 (Branches of spinal nerves)

일단 척수의 뒤뿌리(후근, posterior root)(감각신경) 신경이 척수를 빠져나오면 척추신경을 형성하기 위해

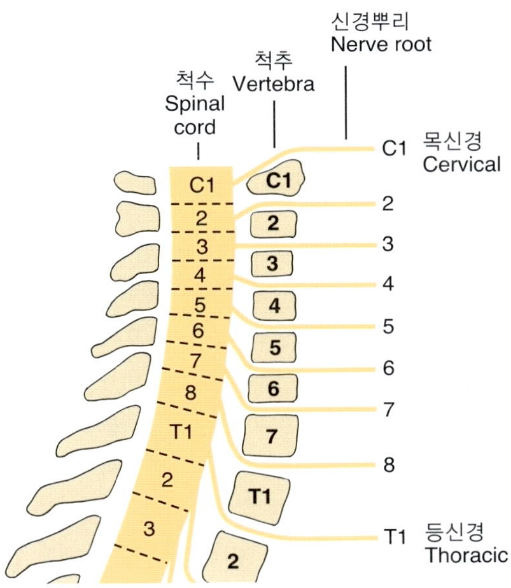

그림 6-17. 뇌신경과 척추와의 연관성.

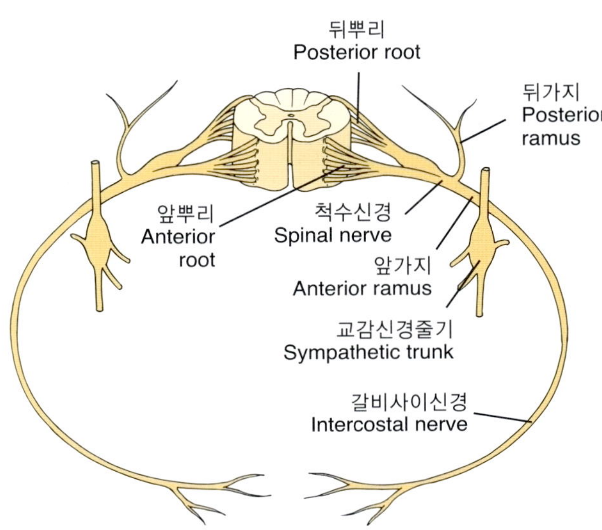

그림 6-18. 척수신경의 형성. 등뼈에 있는 척수신경은 갈비사이 신경이 된다.

만난 다음(그림 6-18), 척추뼈사이구멍(추간공, intervertebral foramen)을 통해 빠져 나온다. 그 다음 신경은 **뒤가지(후지, posterior ramus)**라고 하는 가지를 낸다. 대체로 이 가지는 앞쪽 가지보다 작으며, 뒤신경줄기의 근육과 피부를 신경지배한다. 척추신경은 **앞가지(전지, anterior ramus)**와 연결된다. 이러한 가지는 뒤가지에 의해 신경 지배를 받지 않는 근육이나 피부를 신경 지배한다. 말초에 있는 뒤가지 섬유는 자율신경계의 가지가 된다. 이 신경은 혈압조절과 같은 기능을 담당한다. 이러한 기능이 생명을 유지하는 것이긴 하지만, 여기서는 다루지 않을 것이다. 대신에 강조하고 싶은 것은 운동기능은 앞가지를 통해 거의 발생한다는 점이다. 등에 있는 척수신경은 갈비사이 신경을 형성한다.

피부분절(피절) (Dermatomes)

척수신경의 **감각섬유(sensory fibers)**에 의해 지배되는 피부를 **피부분절(피절, dermatome)**이라고 한다(그림 6-19). 간혹 인접한 피부분절에서는 중첩되는 경우도 있다. 두 개 이상의 척추신경이 기능손상을 당하지 않는 한 완전무감각은 나타나지 않는다. 만약 하나의 척추신경이 손상을 당했다면 감각이 감소하거나 변하기는 하지만, 사라지지는 않는다.

등신경 (thoracic nerves)

등신경은 12쌍이다. 위팔신경얼기(상완신경총, brachial plexus)의 한 부분을 형성하는 1번 등신경만 빼고 나머지 등신경은 분절적인 관련성(segmental relationship)을 유지하기 때문에 다른 신경들과는 만나지 않는다. 각각의 신경가지는 앞가지(전지, anterior ramus)와 뒤가지(후지, posterior ramus)로 분지된다(그림 6-18). 뒤가지(후지, posterior ramus)는 등쪽에 있는 근육과 피부를 신경지배하며, 앞가지(전지, anterior ramus)는 **갈비사이신경(늑간신경, intercostal nerve)**이 되어 몸통의 앞쪽과 갈비사이근(늑간근, intercostal muscle)뿐만 아니라, 몸통의 앞 · 가쪽에 있는 피부를 신경지배한다.

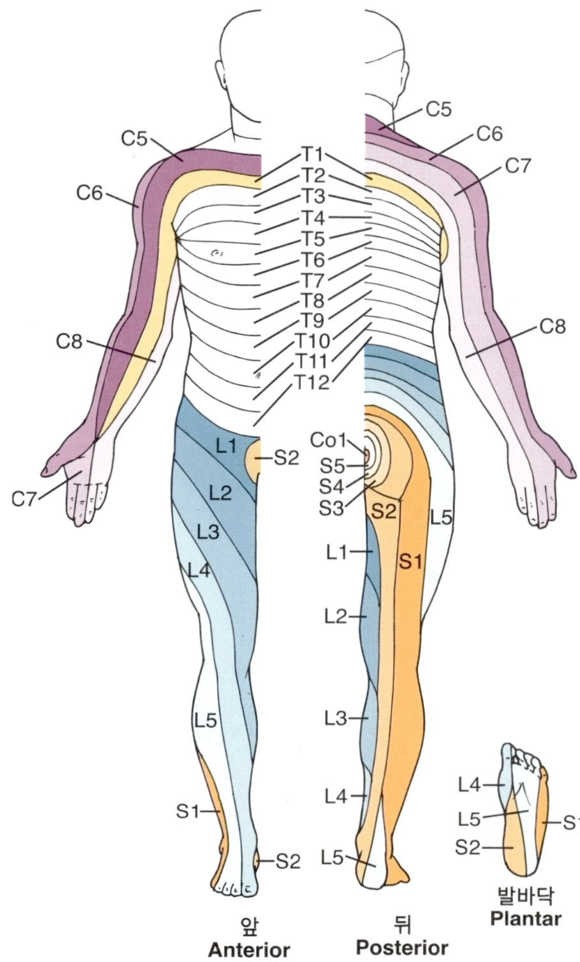

그림 6-19 피절: 피부의 신경지배 분절부위.

척수레벨의 기능적인 중요성 (Functional significance of spinal cord level)

목뼈(경추, cervical vertebra)에 있는 척추신경은 해당 척추의 *위쪽*에 있다는 것을 기억하기 바란다(그림 6-17). 하지만 8번 목뼈(경추, cervical vertebra)신경은 7번 목뼈 *밑*에서 빠져나오는데, 그 이유는 척추보다 목신경이 한 개 더 많기 때문이다. 1번 등신경부터 모든 척추신경들은 해당 척추의 아래에서 빠져나온다.

그림 6-20에서 보면, 주요 근육에 대한 전체적인 신경지배에 대해서도 이해할 수 있을 것이다. 중요한 것은 거의 모든 근육들이 하나 이상의 척수신경으로부터 신경지배를 받는다는 것이다. 따라서 하나의 척수레벨이

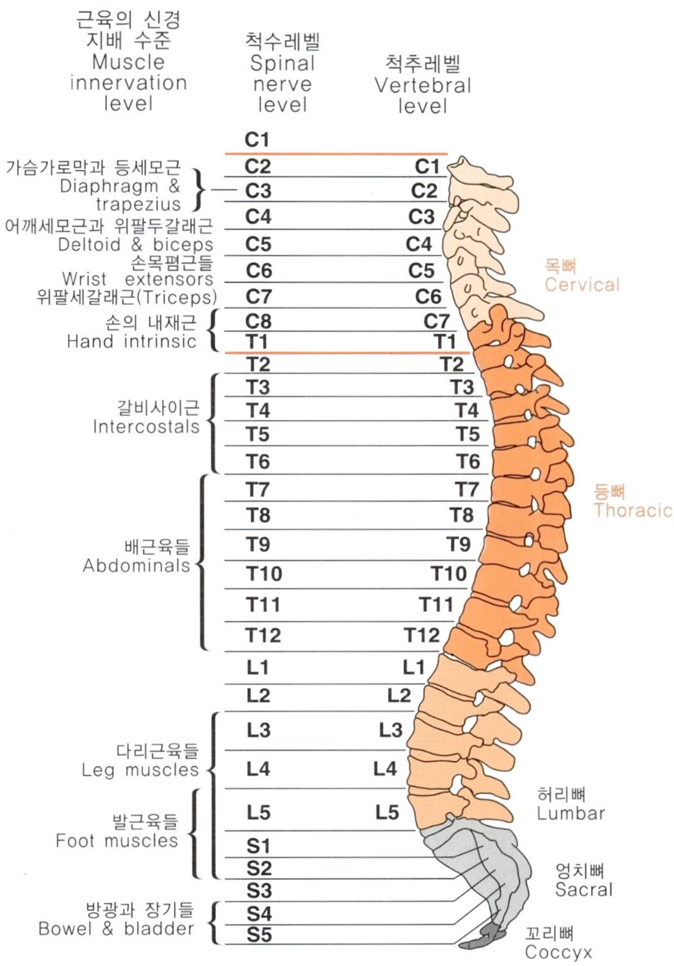

그림 6-20. 주요 근육들의 신경지배 수준. 척주의 옆면.

손상을 당하면 근약화가 오기는 하지만, 일정한 기능은 존재하게 되는 것이다. 예로, 팔꿉관절(주관절, elbow joint) 굽힘근(굴곡근, flexor muscle)은 목뼈 5번과 6번 척수레벨에서 신경지배를 받는다. 따라서 목뼈 5번 척추레벨에서 손상을 당하면 팔꿉관절 굽힘근이 약화되기는 하지만, 기능이 완전히 소실되지는 않는다. 그 이유는 목뼈 5번 척추신경은 목뼈 5번 척추 위에 있는 척수에 존재하며, 반대로 목뼈 6번 척추신경은 목뼈 5번 척추 아래에 존재하기 때문이다. 따라서 목뼈 5번 척추신경은 손상되지 않으며, 팔꿉관절 굽힘근은 여전히 부분적인 신경지배를 받게 되는 것이다.

개인마다 약간의 차이는 있지만, 일반적으로는 척수레벨과 기능은 같다. C3나 그 위의 척수레벨에서 손상을 당하면, 횡격막이 기능하지 않기 때문에 보조기 없이는 호흡이 불가능하게 된다. 하지만 그보다 낮은 수준의 척수손상 환자는 호흡보조기 없이도 호흡이 가능할 것이다. C5번 척수가 손상되었을 경우, 어깨관절(견관절, shoulder joint) 벌림근(외전근, abduction muscle)과 팔꿉관절(주관절, elbow joint) 굽힘근(굴곡근, flexor muscle)에 대한 신경지배는 정상이며, 팔기능은 가능하다. 손목관절폄근(신전근, extensor muscle)들은 C6에서 C8에 의해 신경지배를 받는 반면에, 위팔세갈래근(상완삼두근, triceps brachii muscle)은 C7과 C8에 의해 신경지배를 받는다. 손의 내재근은 C8과 T1에 의해 신경지배를 받게 된다.

등뼈 수준에서는 각 근육들은 해당 척수신경으로부터 신경지배를 받는다. 갈비사이근(늑간근, intercostal muscle)과 척추세움근(척추기립근, erector spinae muscle)은 더 낮은 레벨인 흉추레벨에서 신경지배를 받기 때문에 더 많은 근육들이 정상상태를 유지할 수 있다. 복근은 아래등뼈 수준에서 신경지배를 받는다.

허리뼈(요추, lumbar vertebra)와 엉치뼈부위의 근육은 신경얼기에 의해 조절되는데, 다시 말해, 어떤 근육의 기능이 가능한지 여부는 손상레벨을 아는 것이 중요하다. 엉덩관절(고관절, hip joint) 굽힘근과 무릎관절(슬관절, knee joint) 폄근(신전근, extensor muscle)들은 L2와 L4 사이에서 신경지배를 받는다. 그 다음 엉덩관절 모음근들은 L2와 L3이며, 엉덩관절 벌림근(외전근, abduction muscle)들은 L4와 L5이다. 엉덩관절 폄근들과 무릎관절 굽힘근들은 L5에서 S2까지 신경지배를 받는다. 발목관절(족관절, ankle joint)은 L4와 S2에 의해 신경지배를 받는다. 마지막으로 방광과 내장기는 S4와 S5가 지배한다.

감각의 변화는 척수레벨에서 한 단계 아래로 내려간다. 그림 6-19에서 볼 수 있듯이 감각신경지배 피부분절(피절, dermatome)은 그 레벨이 다양하다. C3 척수손상이 있는 환자는 단지 머리 끝에서부터 목까지만 감각이 있을 것이다. T3는 팔 전체와 가슴, 겨드랑이(액와, axilla)를 신경지배한다. L3 손상이 있을 경우 거의 넓적다리(대퇴) 중간레벨에서 불규칙한 패턴으로 신경지배를 받게 될 것이다.

신경얼기 형성 (Plexus formation)

등신경을 제외한 나머지 척추신경의 앞가지(전지, anterior ramus)는 함께 만나거나, **신경얼기(plexus)**라고 하는 네트워크를 형성한다. 이러한 신경얼기는 다음과 같은 3가지가 있다(그림 6-21):

1. 목신경얼기(경신경총, cervical plexus)는 C1에서 C4 척추신경으로 구성되며, 경부근육을 신경지배한다.
2. 위팔신경얼기(상완신경총, brachioplex)는 C5에서 T1 척추신경으로 구성되며, 팔근육을 신경지배한다.
3. 허리엉치신경얼기(요천신경총, lumbosacral plexus)는 L1에서 S5 척추신경으로 구성되며, 다리(하지) 근육을 신경지배한다.
   a. 허리뼈(요추, lumbar vertebra)부분에 해당하는 L1에서 L4 척추신경은 대퇴부 근육을 신경지배한다.
   b. 엉치뼈(천골, sacrum)부분에 해당하는 L5에서 S3 척추신경은 다리와 발에 있는 근육을 신경지배한다.

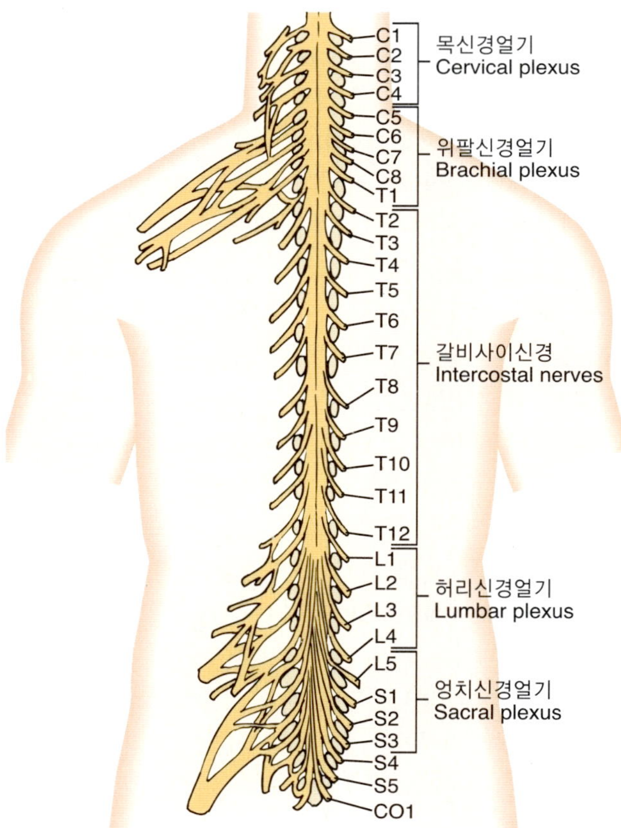

그림 6-21. 척추신경과 신경얼기.

목신경얼기(경신경총) (Cervical plexus)

첫 네 개의 목신경(경신경, cervical nerves)(C1에서 C4)의 앞가지(전지, anterior ramus)는 목신경얼기를 형성하기 위해 만난다(그림 6-21). 이 신경총에 대해서는 자세히 설명하지 않을 것이다. 그 이유는 이번 교재에서는 목신경얼기에 의해 신경지배를 받는 근육은 몇 개 안되기 때문이다.

C2에서 나오는 가지는 목빗근(흉쇄유돌근, sternocleidomastoid)을 지배하며, C3와 C4에서 나온 가지는 등세모근(승모근, trapezius)을 지배한다. 어깨올림근(견갑거근, levator scapulae)은 C3에서 C5번 척추신경이 지배한다. 앞목갈비근(전사각근, anterior scalene)은 C4에 의해 지배를 받으며, 중간목갈비근(중사각근, middle scalene)은 C3와 C4에 의해 지배를 받는다. 목신경얼기 중에서 가장 중요한 하나의 신경을 꼽으라고 하면 단연 *횡격막신경(phrenic)*일 것이다. 이 신경은 C3에서 C5번 가지에 의해 형성되며, 횡격막을 신경지배한다.

위팔신경얼기(상완신경총) (Brachial plexus)

위팔신경얼기는 C5와 T1 척추신경의 앞가지(전지, anterior ramus)에 의해 형성된다(그림 6-21). 이들 5개의 신경이 말초신경이 되기 전에 몇 번에 걸쳐서 분리되고 만난다. 위팔신경얼기의 네트워크는 그림 6-22에서 볼 수 있듯이 신경뿌리(roots), **신경줄기(trunk)**, 가지(division), 신경다발(cord), 그리고 마지막으로 말초신경(종말지)으로 구성된다.

C5에서 T1의 앞가지는 5개의 신경뿌리로 구성된다. 이들 신경뿌리들이 만나서 3개의 **신경줄기(trunks)**를 형성하는데, 이들 세 개의 신경줄기는 각각의 상대적인 위치에 따라 이름이 달라진다:

1. 위줄기(상신경간, superior trunk)는 C5와 C6으로 구성된다.
2. 중간줄기(중신경간, middle trunk)는 C7로 구성된다.

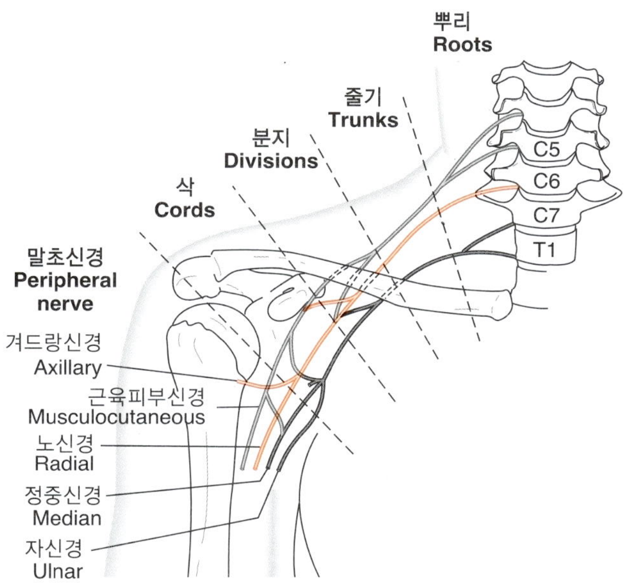

그림 6-22. 신경근에서 말초신경이 되는 위팔신경얼기의 구조. 작은 운동신경과 감각신경은 생략했음.

3. 아래줄기(하신경간, inferior trunk)는 C8과 T1으로 구성된다.

각각의 신경줄기는 각각의 상대적인 위치에 따라 **앞신경갈래(전지, anterior division)**와 **뒤신경갈래(후지, posterior division)**로 나눈다.

다음은 겨드랑동맥(액와동맥, axillary artery)과의 관련성에 따라 세 개의 **신경다발(cord)**로 나눌 수 있다. 이들 신경다발들은 신경줄기와 가지가 만나서 형성된다. 가쪽 다발은 중간줄기와 중간줄기의 앞신경갈래에 의해 형성되며, 뒤쪽 다발은 세 개의 신경간의 후지에 의해 형성된다. 그리고 안쪽 다발은 아래줄기의 앞신경갈래에 의해 형성된다. 다섯 개의 **말초신경(peripheral nerves)**은 신경다발에서 나온 분지인데, 이 신경은 다음과 같은 종말신경을 형성한다.

1. 근육피부신경(근피신경, musculocutaneous nerve) : 가쪽 신경 속에 의해 형성됨
2. 겨드랑신경(액와신경, axillary nerve) : 후신경 속의 가지에 의해 형성됨
3. 노신경(요골신경, radial nerve) : 후신경 속의 가지에 의해 형성됨
4. 정중신경(median nerve) : 안쪽 신경 속과 가쪽 신경 속에 의해 형성됨
5. 자신경(척골신경, ulnar nerve) : 안쪽 신경 속에 의해 형성됨

이러한 네크워크식 정렬은 하나 이상의 레벨에서 신경지배를 받는다. 외상이나 질병이 발생하게 되면, 모든 레벨이 손상을 당하지 않는다. 따라서 근육의 힘은 약화되기는 하지만 완전마비는 발생하지 않는다.

대부분의 경우, 이들 다섯 개의 말초신경은 위팔근육을 신경지배한다. 하지만 몇몇 근육들은 위팔신경얼기(상완신경총, brachioplex)의 분지로부터 신경지배를 받는다. 등쪽 어깨신경(배측견갑신경, dorsal scapular nerve)은 C5의 앞신경갈래(전지, anterior division)에서 나와서 마른모근(능형근, rhomboid)과 어깨올림근(견갑거근, levator scapulae)을 신경지배한다. 어깨위신경(상견갑신경, atorascapular nerve)은 어깨올림근에서 나와서 가시위근(극상근, supraspinatus)과 가시아래근(극하근, infraspinatus)을 신경지배한다. 안쪽 가슴근신경(내측 대흉신경, medial pectoral nerve)은 안쪽 신경 속에서 나왔으며, 큰가슴근(대흉근, pectoralis major)과 소흉근, pectoralis minor)을 신경지배한다. 하지만 가쪽 가슴근신경(외측대흉신경, lateral orctoral nerve)은 가쪽 신경 속에서 나왔지만, 큰가슴근에 추가 신경지배를 한다. 어깨밑신경(견갑하신경, atbscapular nerve)은 후신경 속에서 나왔으며, 넓은등근(광배근, latissimus dorsi muscle)을 신경지배한다. 팔에 있는 그 외 모든 근육들은 다음에 설명하고 있는 다섯 개의 종말신경에 의해 신경지배를 받는다.

위팔신경얼기(상완신경총)의 종말지

(Terminal nerves of the brachial plexus)

위팔신경얼기(상완신경총, brachioplex)에 있는 다섯 개의 종말지는 다음에 근거해서 요약된다:

1. 해당신경이 이는곳하는 척수분절이나 신경근
2. 신경지배하는 주요 근육들
3. 주요 감각분포영역
4. 신경손상후 나타나는 주요한 운동장애

겨드랑신경(액와신경, axillary nerve)(그림 6-23)

척수분절	C5, C6
근육의 신경지배	어깨세모근(삼각근, deltoid muscle), 작은원근(소원근, teres minor muscle)
감각분포 영역	어깨세모근하부의 가쪽 팔
임상적인 마비형태	어깨관절 벌림상실, 가쪽 돌림 약화

근육피부신경(근피신경, musculocutaneous nerve)(그림 6-24)

척수분절	C5, C6
근육의 신경지배	위팔요골근(상완요골근, brachioradialis muscle), 위팔두갈래근(상완이두근, brachial biceps muscle), 위팔근(상완근, brachial muscle)
감각분포 영역	아래팔의 앞가쪽면
임상적인 마비형태	팔꿉관절 굽힘 상실 뒤침 약화

노신경(요골신경, radial nerve)(그림 6-25)

척수분절	C6, C7, C8, T1
근육의 신경지배	위팔세갈래근(상완삼두근, triceps brachii muscle), 팔꿈치근(주근, anconeus muscle), 위팔요골근(상완요골근, brachioradialis muscle), 손뒤침금(회외근, supinator muscle), 손목관절/손가락/엄지폄근
감각분포 영역	위팔과 아래팔 뒤쪽, 손등의 요쪽면
임상적인 마비형태	팔꿉관절/손목관절/손가락/엄지폄근 상실(wrist drop)

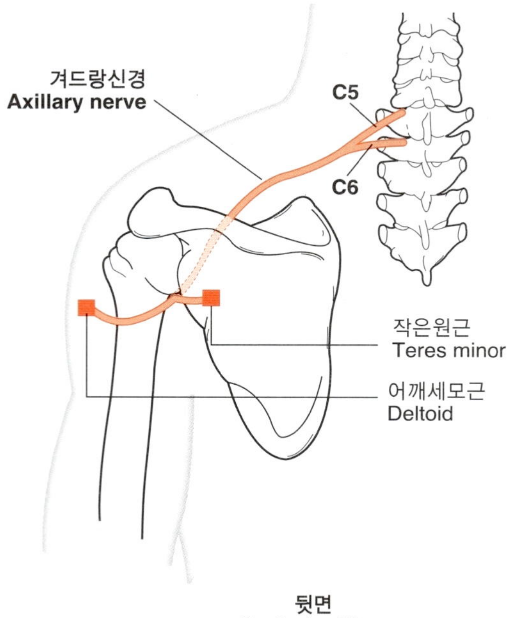

그림 6-23. 겨드랑신경.

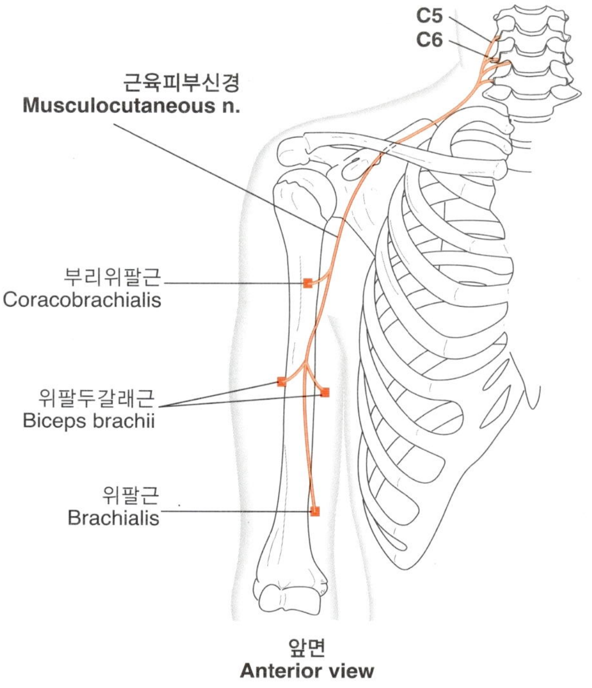

그림 6-24. 근육피부신경.

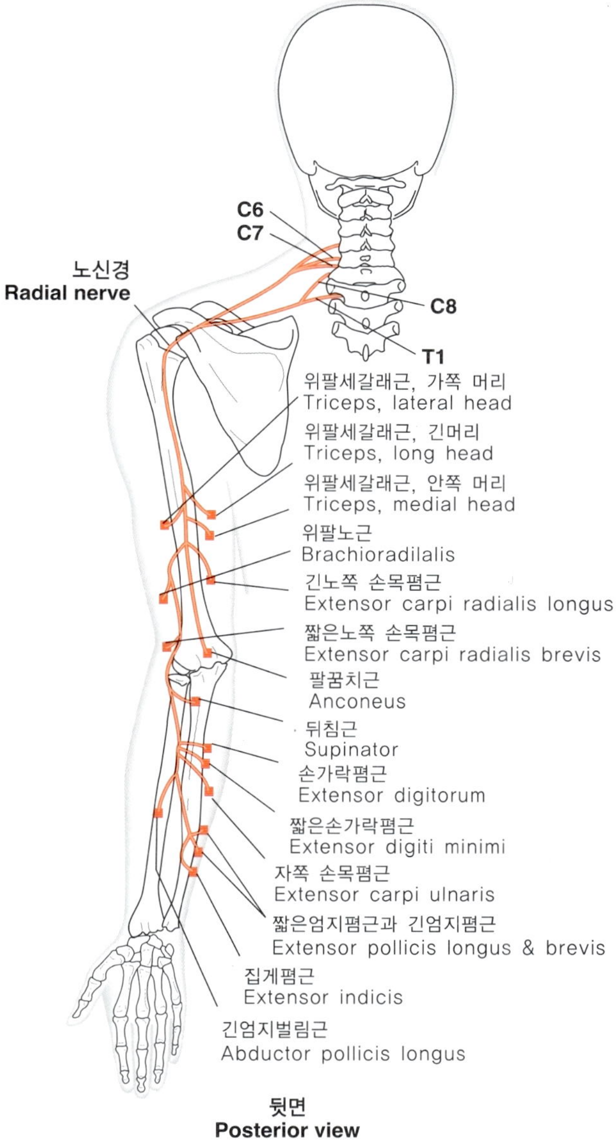

그림 6-25. 노신경.

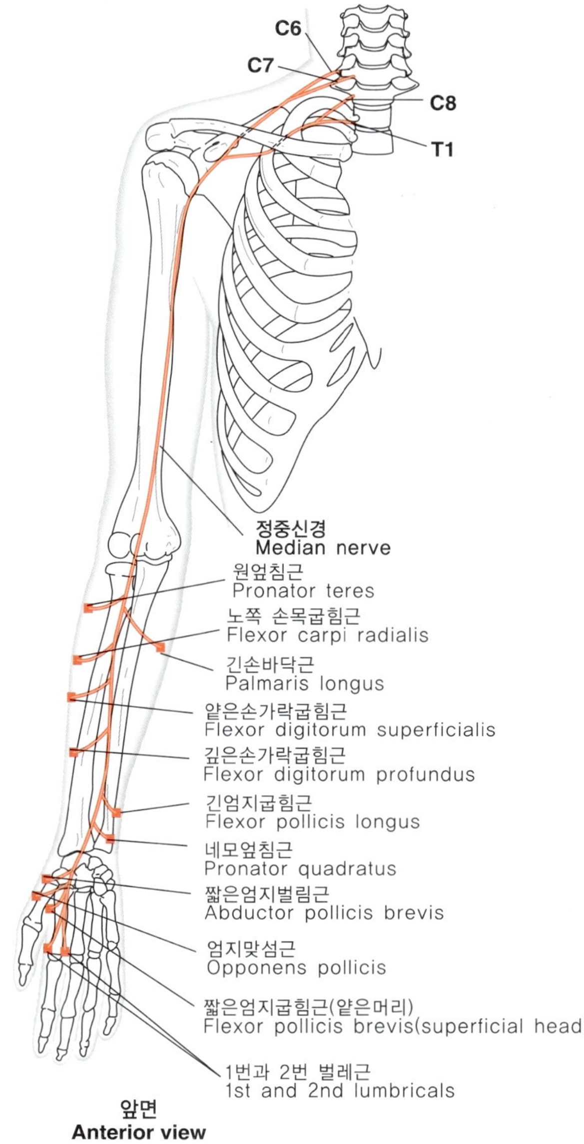

그림 6-26. 정중신경.

정중신경(그림 6-26)

척수분절	C6, C7, C8, T1
근육의 신경지배	엎침근(회내근, pronator muscle), 손목관절과 손가락 굽힘근(요쪽면), 모든 엄지손가락
감각분포 영역	1, 2, 3번 손가락 앞쪽면과 4번 손가락 앞쪽면 노쪽 1/2
임상적인 마비형태	아래팔 엎침 상실 엄지맞섬, 굴곡, 벌림(ape hand) 상실, 손목굴골약화(노쪽), 손목노쪽 치우침 약화 2번과 3번 손가락 굽힘 약화(pope's blessing)

자신경(척골신경, ulnar nerve)(그림 6-27)

척수분절	C8, T1
근육의 신경지배	자쪽 손목굽힘근(척측수근굴근, flexor carpi ulnaris muscle) 깊은손가락굽힘근(심지굴근, flexor digitorum profundus muscle)(안쪽 1/2), 뼈사이근(골간근, interosseous muscle), 4, 5번 벌레근(충양근, lumbricalis muscle)
감각분포 영역	4번손가락 안쪽면과 5번손가락
임상적인 마비형태	자쪽 치우침 상실 손목관절과 손가락 굽힘 약화 엄지 모음 상실 모든 뼈사이근 상실 (claw hand)

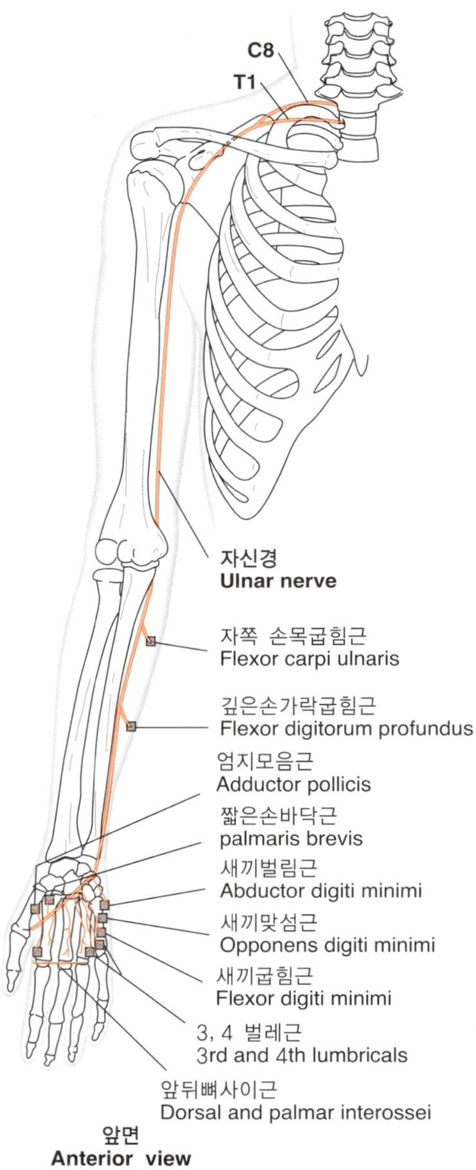

그림 6-27. 자신경.

허리엉치신경얼기 (Lumbosacral plexus)

허리엉치신경얼기는 L1에서 S3신경의 앞신경갈래(전지, anterior division)에 의해 형성된다(그림 6-28). 연구자에 따라서 이것을 **허리신경얼기(요신경총, lumbar plexus)**(L1에서 L4)와 **엉치신경얼기(천신경총, sacral plexus)**(L5에서 S3)로 구분하기도 하는데, 이 경우 허리신경얼기는 대퇴부의 대부분의 근육을 신경지배하며, 엉치신경얼기는 다리와 발의 근육을 신경지배

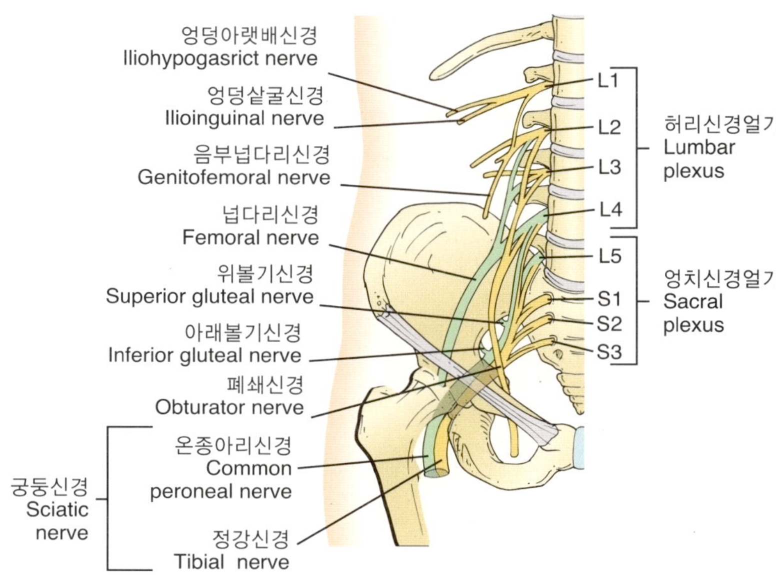

그림 6-28. 허리엉치신경얼기의 앞쪽 부분. 앞쪽은 노랗고, 뒤쪽은 초록색이다. 작은 운동신경과 감각신경은 생략됨.

한다. 하지만 이들 두 신경총에 의해 신경지배를 받는 몇 개의 근육들이 있기 때문에 여기서는 하나의 신경총으로 설명할 것이다.

허리신경얼기는 위팔신경얼기(상완신경총, brachioplex) 만큼 복잡하게 분지하고 만나지는 않는다. 허리신경얼기에는 8개의 신경근이 있는데, 이들은 상·하 분지로 구분된다. L3는 하나의 신경근만 있으며, 분지되지는 않는다. 이들 대부분의 분지는 앞신경갈래와 뒤신경갈래(후지, posterior division)로 구분된다. 이들 분지는 6개의 중요한 말초신경을 형성하기 위해 특수한 패턴으로 다시 만난다.

L1의 위쪽 가지(upper branch)는 엉덩아랫배신경(장하복신경, iliohypogastric nerve)과 엉덩샅굴신경(장골서혜신경, ilioinguinal nerve)으로 나누어지고, L1의 아래가지와 L2의 위쪽 가지는 음부넙다리신경(슬개대퇴신경, genitofemoral nerve)이 된다. 이들 세 개의 신경은 감각신경이기 때문에 자세히 설명하지는 않을 것이다.

L2, L3, 그리고 L4의 앞신경갈래는 **폐쇄신경(obturator nerve)**이 되고, 뒤신경갈래는 **넙다리신경(대퇴신경, femoral nerve)**이 된다. L4에서 S1의 뒤신경갈래는 **위볼기신경(상둔신경, superior gluteal nerve)**이 되며, L5에서 S2의 뒤신경갈래는 **아래볼기신경(하둔신경, inferior gluteal nerve)**이 된다. **궁둥신경(좌골신경, sciatic nerve)**은 L4에서 S3의 가지에 의해 형성된다. 그 다음 무릎관절(슬관절, knee joint) 바로 위에서 두 개의 신경으로 나누어져서 정강신경(경골신경, tibial nerve)과 **온종아리신경(총비골신경, commonn peroneal nerve)**이 된다. 온종아리신경은 L4와 S2에서 내려온 것인 반면에, **정강신경(경골신경, tibial nerve)**은 L4에서 S3의 앞신경갈래에 의해 생긴 것이다. 이들 신경들에 대해 복잡하다고 판단되면, 그림 6-29에서 6-33을 참조하고, 추가적으로 다음에 나오는 요약을 보면 명확해질 것이다. 아래의 요약은 위팔신경얼기(상완신경총, brachioplex)를 설명한 것과 비슷하다.

허리엉치신경얼기의 종말지
(terminal nerves of the lumbosacral plexus)

팔을 지배하는 신경과 마찬가지로 다리를 지배하는 신경도 다음의 관련성에 따라 요약할 수 있다:

1. 척수의 분절, 또는 신경근
2. 신경지배를 받는 주요 근육들
3. 주요 감각 분포영역
4. 신경손상 후 나타나는 주요한 운동장애

넙다리신경(그림 6-29)

척수분절	L2, L3, L4
근육의 신경지배	엉덩허리근(장요근, iliopsoas muscle), 넙다리빗근(봉공근, sartorius muscle), 두덩근(치골근,

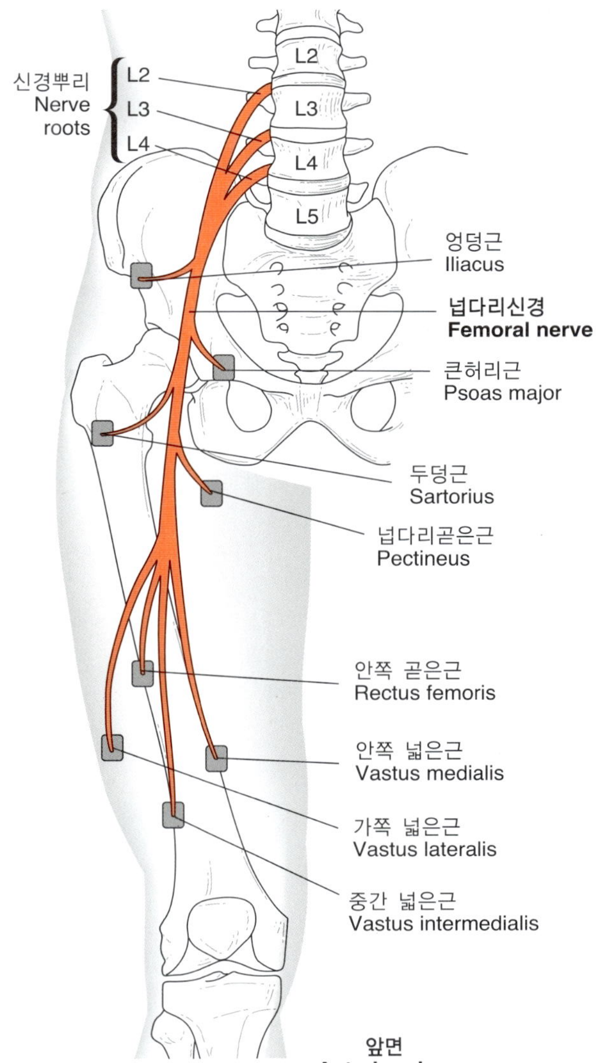

그림 6-29. 넙다리신경.

	pectineus muscle). 넙다리네갈래근 (퇴사두근, quadriceps femoris muscle)
감각분포 영역	넙다리의 앞 · 안쪽, 다리와 발의 안쪽
임상적인 마비형태	엉덩관절 굽힘 약화 무릎관절 폄상실

폐쇄신경(그림 6-30)

척수분절	L2, L3, L4
근육의 신경지배	엉덩관절 모음근 바깥폐쇄근
감각분포 영역	넙다리안쪽 중간부분
임상적인 마비형태	엉덩관절 모음상실 엉덩관절 가쪽 돌림 약화

궁둥신경(그림 6-31)

척수분절	L4, L5, S1, S2, S3
근육의 신경지배	뒤넙다리근(슬괵근, hamstring muscle)
감각분포 영역	없음
임상적인 마비형태	엉덩이관절 폄 약화 무릎관절 굽힘 상실

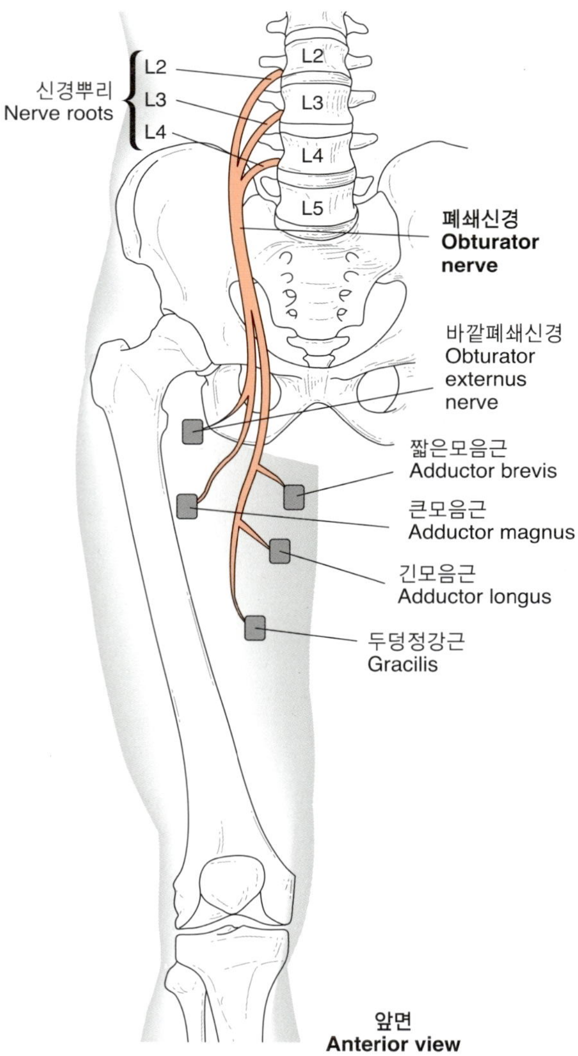

그림 6-30. 폐쇄신경.

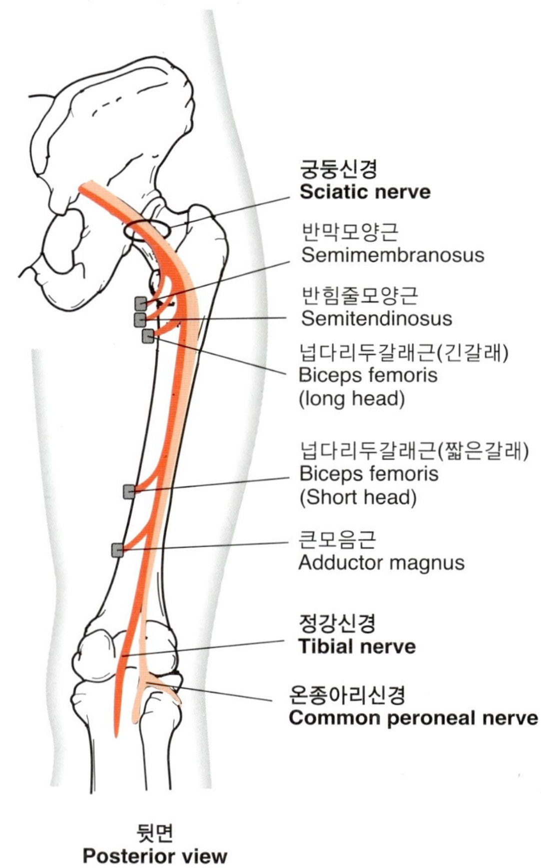

그림 6-31. 궁둥신경.

정강신경(그림 6-32)

척수분절	L4, L5, S1, S2, S3
근육의 신경지배	오금근(슬와근, popliteus muscle) 발목관절 발바닥쪽의 굽힘근, 뒤정강근(후경골근, tibialis posterior muscle) 발의 내재근
감각분포 영역	종아리의 뒤 · 가쪽면, 발의 가쪽면
임상적인 마비형태	발목관절 발바닥쪽의 굽힘근 상실 발목관절 안쪽 약화 발가락 굽힘 상실

온종아리신경(그림 6-33)

척수분절	L4, L5, S1, S2
근육의 신경지배	종아리근(비골근, peroneal muscle),

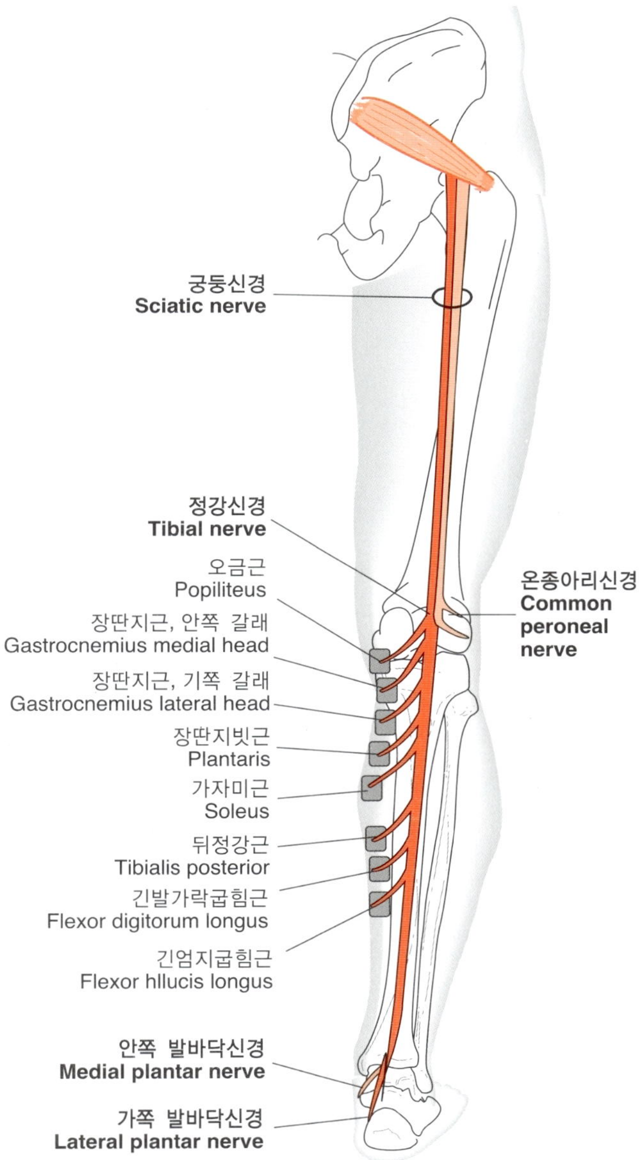

그림 6-32. 정강신경. 이 신경은 안/가쪽 발바닥신경으로 나누어진다.

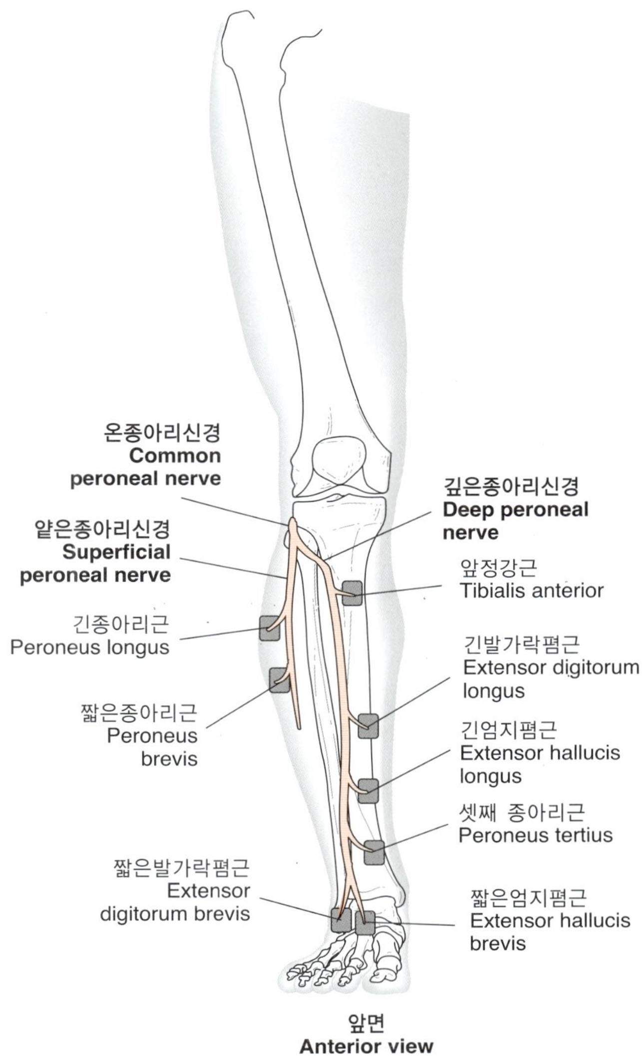

그림 6-33. 종아리신경. 온종아리신경은 얕은종아리신경과 깊은종아리신경으로 나누어진다.

	얇은종아리신경 (천비골신경, superficial peroneal nerve), 앞정강근(전경골근, tibialis anterior muscle), 깊은종아리신경 (심비골신경, deep peroneal nerve), 발가락폄근 (깊은종아리신경)
감각분포 영역	종아리와 발의 앞 · 가쪽면
임상적인 마비형태	발목관절 뒤굽힘상실 (foot drop) 발가락 폄상실 발목관절 안쪽 상실

중추신경계와 말초신경계의 흔한 병리 (Common Pathologies of the Central and Peripheral Nervous Systems)

다음은 중추신경계와 말초신경계의 일반적인 병리에 관한 것이다. 질병의 해부학적 위치나 기능적인 암시에 대한 매우 간략한 설명에 초점을 맞추었다.

중추신경계의 일반적인 병리(Common pathologies of the central nervous system)

선천성 장애 (Congenital defects)

척추갈림증(spina bifida)은 선천성 질환이며, 척추의 뒤쪽 분절이 태아기때 완전히 닫히지 않은 상태이다. 척추갈림증은 증상이 없거나, 약하거나, 매우 심각한 증상을 보이는 3종류가 있다. **폐쇄성 척추갈림증(spina bifida occulta)**은 뼈의 작은 결함이 있지만, 척수와 신경은 정상이다. **수막탈출증(meningocele)**은 척추의 결함으로 인해 수막이 탈출되는 것이다. 하지만 신경손상은 약하거나 거의 없다. **척수수막탈출증(myelo-meningocele)**은 가장 심한 형태의 척수갈림증이며, 수막과 척수가 결핍된 뼈 공간으로 빠져나오는 것이다. 이 경우 신경손상과 더불어 심각한 장애를 유발한다.

물뇌증(hydrocephalus)은 "뇌에 물이 찬 상태"라고 부르며 선천적 또는 후천적 결함에 의해 뇌척수액의 생성, 흡수, 그리고 뇌실로와 거미막밑 공간으로 유출되는 것이다. 과도한 뇌척수액의 축적으로 인해 뇌실이 비정상적으로 확장되어 잠재적으로는 뇌조직에 대한 유해한 압력을 유발한다.

뇌성마비(cerebral palsy)는 자궁내, 출생 시, 출생 직후에 발생하는 뇌의 비점진적인 장애를 통칭할 때 사용하는 용어이다. 이 질환은 항상 선천적으로 발생하는 것은 아니다. 뇌성마비의 증상과 증후는 뇌가 손상된 부위에 따라 다양하게 나타난다.

척수외상 (Spinal cord trauma)

척수손상(spinal cord injury)(SCI)은 (1) 척수레벨과 (2) 손상부위에 따라 매우 다르게 나타난다. 척수손상은 주로 감각과 운동기능 소실이 특징이다. SCI는 손상수준에 따라 두 개의 영역으로 세분된다. *팔다리마비(quadriplegia)*는 4개의 팔다리가 모두 마비되는 것을 말하며, T1과 그 이상 손상이 발생한다. *다리마비(paraplegia)*는 T2와 그 이하 레벨 손상이 나타난다.

불완전 척수손상은 척수의 한 부분만 손상되었을 때 나타난다. **중심척수 증후군(central cord syndrome)**은 다리보다 팔의 기능소실이 더 많은 것이 특징이다. **브라운 세까르 증후군(Brown-Séquard's syndrome)**은 척수의 한쪽이 손상되는 것이며, 고유수용각의 약화나 소실은 손상부위에서 나타나지만, 통각이나 온각소실은 반대쪽에서 나타나는 특징이 있다. **앞척수증후군(anterior cord syndrome)**은 척수의 앞쪽 경로가 손상되었을 때 발생한다. 그 이유는 척수의 뒤쪽 부분은 정상이기 때문에 뒤쪽으로 전달되는 고유수용각은 보존이 되지만, 근기능, 통각, 온각은 소실된다.

과반사증(hyperreflexia)이라고도 하는 **자율신경성 반사부전증(autonomic dysreflexia)** 은 T6 레벨이나 그 이상의 척수레벨에서 손상되었을 때 가장 잘 발생하기는 하지만, T10 또는 그 이상 척수레벨에 손상이 있을 때 나타나는 심각한 합병증이며, 잠재적으로는 목숨을 위협할 수도 있다. 이 질환은 팽창성 방광과 같은 손상레벨 이하의 유해성 자극에 의해 출현한다. 관련 증상은 심각한 두통, 갑작스런 고혈압, 안면홍조, 땀 분비, 그리고 거위살(gooshflesh) 등이 나타난다. 혈압은 심각한 수준까지 상승하기도 하는데, 이때 적절한 치료가 되지 않으면 뇌졸중이나 사망에 이를 수도 있다.

근육과 신경근 연접부의 장애 (Disorders of muscle and the neuromuscular junction)

중증성 근무력증(myasthenia gravis)은 축삭종말이 근육의 수용기와 연접을 하는 신경근 연접부의 결합으로 인한 질환이다. 그 결과 골격근의 약화와 피로가 나타난다.

근이영양증(muscular dystrophy)은 유전성이며, 진행성 근질환이다. 이 질환은 몸쪽부 근육의 약화가 온 다음 먼쪽부 근육으로 점진적으로 진행하는 것이 특징이다.

퇴행성 질환 (Degenerative disease)

근위축성 가쪽 경화증(amyotrophic lateral sclerosis)은 양쪽 팔과 다리의 운동신경원이 손상되는 퇴행성 운동신경 질환이다. 이 질환은 루게릭병(Lou Gehrig's disease)이라고 잘 알려져 있다.

알츠하이머병(Alzheimer's disease)은 치매와 인지기능 상실을 유발하는 진행성 뇌 장애를 말한다. 이 질환은 기능과 관련된 인간의 능력을 파괴시키는 특징이 있다.

말이집 탈락 질환 (Demyelinating disease)

다발성 경화증(multiple sclerosis)은 축삭을 싸고 있는 말이집이 손상되는 것이 특징이다. 이로 인해 정상적인 신경전도를 방해한다. 경화증(sclerosis)이란 뇌의 백색질과 척수에 반흔이나 병변을 유발하는 것을 말한다.

말초신경계의 일반적인 병리 (Common pathologies of peripheral nerves)

말초신경의 **신경병증(neuropathy)**은 신경로를 따라 신경손상이 동반되는 특징이 있다. 신경병증은 발병원인과 해부학적 위치에 따라 분류한다. 감각손상과 임상적인 운동기능의 마비는 초기에 나타나다. 다음은 흔한 말초신경 손상에 대한 매우 짧은 설명이다.

전형적인 근육마비 패턴은 손상된 말초신경과 손상수준에 따라 다르게 나타난다. **안면마비(Bell's palsy)**는 안면근의 움직임을 조절하는 안면신경(제 7번 뇌신경)이 손상된 것이다. 이 질환은 주로 일시적으로 나타나며, 얼굴의 한쪽면만 침범하는 특징이 있다.

다음 질환은 팔에 주로 나타나는 질환이다. **날개어깨뼈(scapular winging)**는 긴가슴신경 손상으로 인해 앞톱니근의 약화나 마비를 유발하여 어깨뼈의 안쪽면(medial border)이 가슴우리(rib cage)에서 들어 올려지는 것이 특징이다.

위팔신경얼기(brachial plexus)손상으로 인한 질환은 크게 세 가지이다. **가슴문 증후군(thoracic outlet syndrome)**은 빗장뼈, 1번 갈비뼈, 그리고 목갈비근(scalenus) 사이 공간에서 형성되는 가슴문에서 위팔신경얼기나 빗장밑 동맥과 정맥이 압박되면 발생한다. **Burner 또는 Stinger 증후군**은 머리나 어깨에 가해진 외상으로 인해 위팔신경얼기가 늘어나거나 압박손상을 받을 때 발생한다. 이 질환은 주로 풋볼 선수나 레슬링 선수와 체조 선수에게 호발한다. 주요 증상은 타는 듯한 통증, 목부터 이어지는 감각이상, 무감각 등이며, 심하면 팔이 마비가 되기도 한다. 이러한 증상은 주로 몇 분 이내에 해결되지만, 어깨의 약화나 목근육의 압통은 몇 일씩 지속되기도 한다. **Erb 마비**는 아기의 위팔신경얼기가 늘어날 때 호발하는데, 주로 난산 시에 발생한다. 침범쪽 팔은 어깨관절 폄과 안쪽 돌림, 팔꿈관절 폄, 아래팔엎침 그리고 손목은 굽힘된다.

노신경 손상은 위치는 거의 같지만, 발병원인은 다르다. **토요일밤 마비(Saturday night palsy)**는 노신경이 위팔뼈의 중간부위에서 꼬이면서 압박을 받을 때 발생한다. 이 병명은 술에 취해 의자 뒤로 팔을 올리고 잠들 때 발생하는 데서 유래되었다. **손처짐(wrist drop)**은 노신경 손상으로 인해 발생하며, 위팔뼈가 중간부위에서 골절될 때도 호발한다.

손목굴증후군(carpal tunnel syndrome)은 정중신경이 손목굴을 지날 때 압박되면 발생한다. 이 굴은 표층은 가로손목인대(transverse carpal ligament)와 심층의 바닥은 손목뼈에 의해 형성된다. 이와 유사한 증상으로 **팔꿉굴 증후군(cubital tunnel syndrome)**은 자신경이 *팔꿉굴*을 통과할 때 팔꿈치의 안쪽 모서리를 가로지르면서 손상된다. 자뼈끝(funny bone)을 쳐서 약한 저린감이 4번째 손가락에서 느껴지면, 팔꿉굴에서 자신경이 손상된 것을 의미한다. 자신경은 또한 장시간 자전거를 타는 경우 핸들바를 비스듬히 잡으면서 새끼두덩(hypothenar eminence)에 압력이 가해져서 손상되기도 한다.

다음은 특정 신경손상과 손의 위치에 관한 것이다. 엄지맞섬(엄지대립, thumb opposition) 상실(*정중신경 손상*)은 **원숭이 손(ape hand)**이라고 한다. 그 이유는 손의 맞섬 동작이 안되는 원숭이 손과 같기 때문이다. 엄지, 검지, 가운데 손가락의 굽힘 장애는 **Pope's blessing** 또는 **Hand of benediction**이라고 한다. 자신경 손상으로 인한 새끼두덩근의 기능상실은 **독수리손(claw hand)**이 된다. 몸쪽 손가락뼈는 젖힘되고, 중간과 먼쪽 손가락뼈는 심하게 굽힘된다.

다음은 다리에 주로 호발하는 질환이다. **궁둥신경통(sciatica)**은 궁둥신경뿌리가 자극을 받으면 발생하며, 다리 뒤쪽으로 내려오는 방사통을 유발한다. 이 통증은 주로 허리척추원반 탈출에 의한 신경압박에 의해 호발한다. 온종아리신경(common peroneal nerve)은 **발처짐(foot drop)**을 일으킨다. 이 손상은 종아리뼈 머리(fibular head)를 석고고정에 의한 압박 시 발생한다. 그 이유는 온종아리 신경이 종아리뼈 머리 위에서 매우 표면에 있기 때문에 쉽게 손상된다.

몰톤 신경종(Morton's neuroma)은 신경이 팽창된 상태이며, 주로 세 번째와 네 번째 발가락 사이에서 호발한다. 제한된 공간에서 신경이 압박을 받을 때 주로 신경이 팽창된다. 이 손상은 발허리뼈의 활이 편평하거나; 발허리뼈 활에 많은 압력이 가해질 때; 딱딱한 신발을 착용할 때 발허리뼈 사이를 지나는 신경이 압박을 받아 발생한다.

복습 문제 (Review Questions)

1. 척수는 몇 번 척추레벨로 빠져나가는가?
2. 회색질과 백질부를 구성하는 것은 무엇인가?
3. 외상으로부터 뇌를 보호하는 뼈, 막, 그리고 액체의 명칭은 무엇인가?
4. 상위운동신경원과 하위운동신경원의 차이점은 무엇인가?
5. 흉추신경이 경추신경과 요추신경과 다른점은 무엇인가?
6. 구심성 신경섬유와 원심성 신경섬유의 차이점은 무엇인가?
7. 엄지맞섬이 안 되는 환자는 어느 신경이 침범된 경우인가? 이와 관련이 있는 용어는 무엇인가?
8. 발가락을 위로 들어올리는 움직임이 안 되는 경우 어느 신경이 손상된 것이며, 이때 사용되는 일반적인 용어는 무엇인가?
9. 독수리 손과 관련 있는 손상근육은 무엇인가? 그리고 해당 신경은 무엇인가?
10. 머리의 외상으로 인해 경막밑 혈종이 있을 경우 혈종이 있는 부위는 어디인가?
11. 척추의 신경뿌리가 압박되었다면 몇 번 척추뼈가 침범된 것인가?
12. L4 척수손상을 당했다면 이 경우는 위운동신경원 병변인가? 아니면 아래운동신경원 병변인가?
13. L4 척수손상 시 나타나는 임상적인 증상은 척수병변과 유사한가? 아니면 말초신경손상과 유사한가? 그 이유는 무엇인가?
14. 운동신경은 자극을 말초에서 척수로 전달하는가? 아니면 척수에서 말초로 전달하는가?

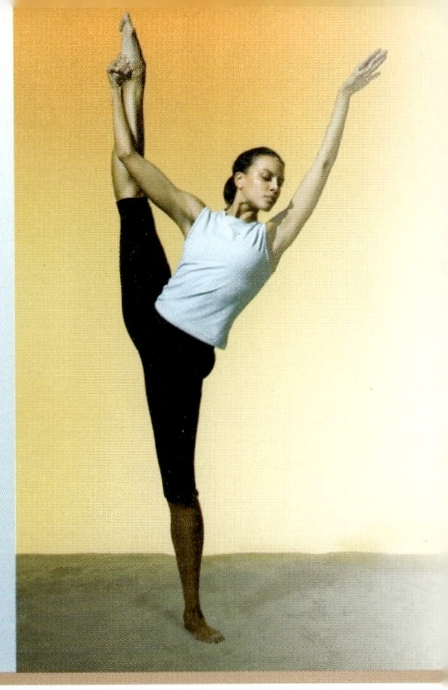

제 7 장 순환계 (Circulatory System)

순환계는 두 종류의 수송계(transport system)가 있다: (1) 심혈관계와 (2) 림프계이다.

심혈관계(cardiovascular system)는 혈관(동맥과 정맥)과 심장이 해당되며, 혈액을 전신으로 전달하는 시스템이다. 동맥과 정맥은 허파-이산화탄소와 산소가 교환되는 곳-의 모세혈관에서 전신의 모세혈관으로 수송되며, 산소는 이산화탄소와 교환된다. 심장은 동맥과 정맥을 통해 혈액을 밀어내는 펌프이다. 혈관과 림프는 물질을 수송하는 액체이다.

순환계와 면역계와 직접 연결되어 있는 **림프계(lymphatic system)**는 림프관과 림프절로 되어 있다. 림프계는 과도한 세포외유출액을 모은 다음 말초에서 정맥계를 통해 수송함으로써 심혈관계가 적절한 혈관용적과 혈압을 유지하는 데 도움을 준다. 또한 림프계는 박테리아, 바이러스, 노폐물과 기타 이물질을 걸러줌으로써 면역계에 도움을 주며, 특수한 항체를 만들어 이물질의 침입을 방어하고, 감염균과 싸우는 면역계에 도움을 준다.

심혈관계 (Cardiovascular System)

혈액은 동맥, 정맥, 모세혈관의 인체 망과 절대 떨어지지 않기 때문에 심혈관계는 닫힌 시스템(closed system)이라고 한다. 심혈관계는 두 종류의 서로 다른 명확한 순환 또는 경로가 있는데, 허파순환과 몸순환이다(그림 7-1). **허파순환(pulmonary circuit)**은 산소가 부족한 혈액(푸른색으로 보임)을 몸에서 오른쪽 심장(오른심방과 오른심실)과 허파동맥을 거쳐 허파로 수송한다. 혈액이 허파에 도달하면, 이산화탄소는 허파정맥을 통해 왼쪽 심장으로

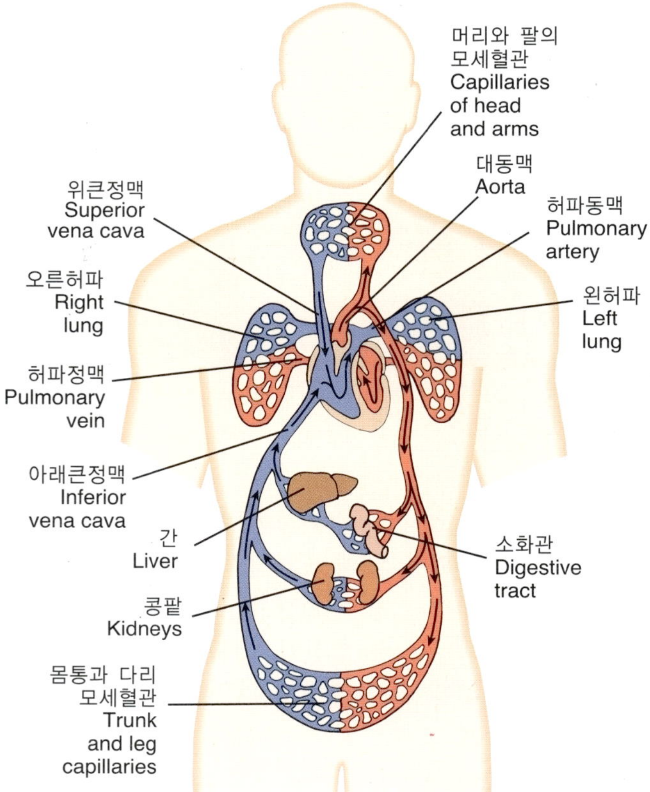

그림 7-1. 허파순환과 몸순환(앞면).

되돌아가기 전에 산소와 교환된다. **몸순환(체순환, system circuit)**은 심장의 왼쪽(왼심방과 왼심실)을 통한 흐름이다. 대동맥(aorta)과 가지동맥을 거쳐 온몸으로 나간 다음 모세혈관까지 연결되는 순환이다. 모세혈관계(capillary bed)는 산소가 많은 혈액(적색으로 보임)과 산소가 부족한 혈액을 교환한 다음 정맥을 통해 심장으로 되돌아온다.

심장 (Heart)

이 책에서 논의했던 대부분의 근육과는 달리 심장은 불수의근이다. 예를 들면, 당신이 수축하기 원할 때 심장을 의식적으로 수축시킬 수 없다. 이것은 좋은 현상이다. 바쁘게 일을 하고 있다가 심장을 수축하는 것을 잊어버렸다거나 잠을 자는 동안 심장에게 수축하라는 말을 하지 못했다고 상상해보라. 즉, 심장은 불수의적인 조절하에 있어야만 하는 것이다. 그 이유는 심장은 하루 24시간 내내 항상 작동을 해야 하기 때문이다. 어떤 점에서는 당신이 심박수를 조절하는 법을 배울 수는 있지만, 심장을 멈추거나 다시 뛰게 하는 것은 불가능하다.

심장은 얼마나 많은 일을 할까? 당신의 심장이 분당 72회 수축한다고 가정해보자. 1시간은 60분이고, 하루는 24시간이며, 1년은 365일이다. 따라서 당신의 심장은 매년 3천 8백만 번 정도 수축하는 셈이다. 80세까지 산다면 당신의 심장은 30억 번(3 trillion) 수축할 것이다.

심장의 기능은 혈관을 통해 혈액을 이동시키는 펌핑력을 제공하는 것이다. 이것은 산소와 이산화탄소의 교환과는 직접적인 관련이 없다. 가스교환은 허파에서 일어나는 현상이다.

위치 (Location)

심장은 사람의 주먹크기이다. 심장은 **가슴세로칸(종격, mediastinum)**이라고 하는 가슴안(thoracic cavity)의 가운데 들어 있으며, 심장의 2/3는 정중선에서 왼쪽에 있다(그림 7-2). 가슴안은 좌우허파도 들어 있으며, 심장의 좌우에 위치한다. 허파를 제외한 모든 가슴기관, 즉 심장, eoedaor, 가슴샘(흉선), 기관, 식도, 림프절, 미주신경은 가슴세로칸 안에 들어 있다.

심장은 복장뼈와 척주 사이에 있다(그림 7-3). 복장뼈를 손으로 리듬감 있게 가압했다가 빼는 동작을 반복하

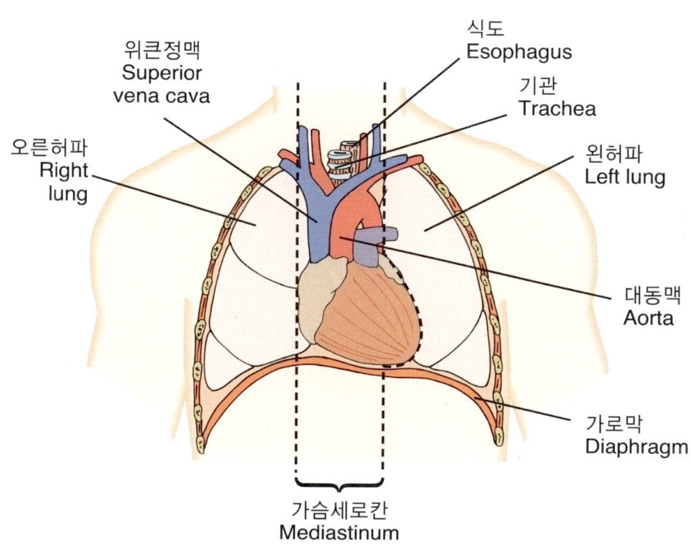

그림 7-2. 가슴세로칸 안에 들어있는 심장의 위치. 가슴세로칸은 두 개의 허파 사이에 있는 가슴안에 있다.

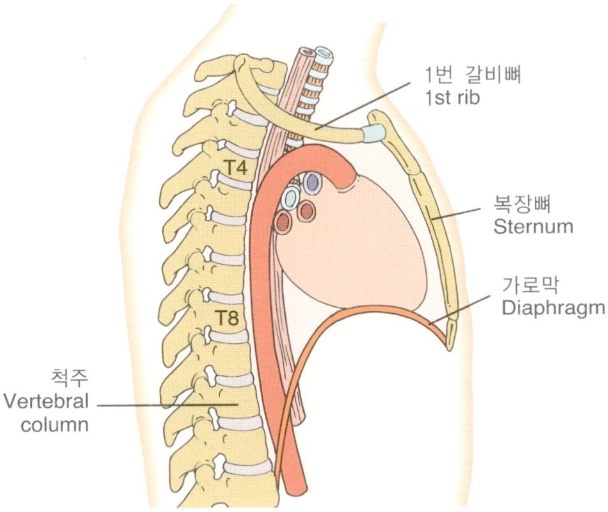

그림 7-3. 가슴안의 두 개의 단단한 면(복장뼈와 척추뼈) 사이에 있는 심장의 위치. 심장을 압박하면(CPR) 심장에 압력차가 발생하기 때문에 지속적으로 뇌로 혈액이 흐르게 된다.

면 가슴안은 압력차가 발생하면서 심장에서 혈액이 펌핑된다. 이것이 심폐소생술(cardiopulmonary resuscitation) 시 적용하는 심장압박의 원리이다.

방 (Chamber)

심장은 4개의 분리된 방으로 되어 있으며, 오른쪽과 왼쪽으로 반반씩 나누어져 있다. 각각은 다시 위와 아래 부분으로 나누어져 있다. 위쪽 두 개의 방을 **심방(atria)**이라 하고, 밑에 있는 두 개의 방은 **심실(ventricle)**이라고 한다(그림 7-4). 심방은 정맥에서 혈액을 받아들이는 곳이며, 혈액을 심실을 향해 밀어줘야 하기 때문에 상대적으로 얇은 근육막으로 되어 있다. 심실은 심방보다 좀 더 크고, 더 두꺼운 벽으로 되어 있으며, 상당한 양의 펌핑력을 제공한다. 왼심실은 우심실보다 약 3배 정도 더 두껍다. 그 이유는 심장에서 허파로 혈액을 밀어내는 힘과는 반대로 혈액을 온 몸으로 밀어내는 데 필요한 엄청난 양의 펌핑력을 견뎌내야 하기 때문이다.

판막 (Valves)

심장판막의 기능은 혈액을 심장을 통해 하나의 경로로 흐르게 하는 것이다. 심방이 4개이듯이 심장판막 역시 4개이다. 이들 판막은 심실의 안과 밖에 연결되어 있다. 두 개의 **방실판막(atrioventricular valve)**은 심방과 심실 사이에 있고, 두 개의 **반달판막(반월판, semilunar valve)**은 심장 밖으로 연결되는 심실과 동맥 사이에 있다(그림 7-4).

판막이 닫히면, 방실판막은 심실에서 심방으로 혈액이 역류하는 것을 막아 준다. 방실판막은 오른심방과 오른심실 사이에 있으며, 세 개의 피판(flap)이 있기 때문에 **삼첨판(tricuspid valve)**이라고 한다. 왼심방과 왼심실 사이에 있는 방실판막은 두 개의 피판이 있기 때문에 **이첨판(bicuspid valve)**이라고 한다. 또한 이첨판은

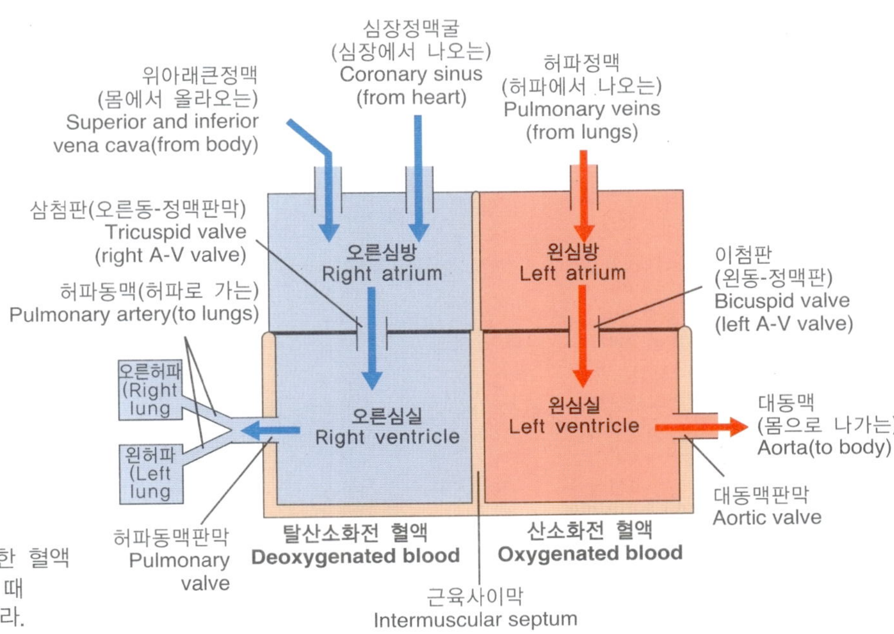

그림 7-4. 심장의 방, 판맥, 심장을 통한 혈액의 흐름도. 혈관은 실제 심장과 비교했을 때 방내에서의 위치가 다르다는 것을 주의하라.

승모판(mitral valve)이라고도 한다.

반달판막은 허파와 연결되는 **허파동맥(pulmonic)**과 오른심실 사이에 있으며, **허파동맥판막(pulmonary valve)**이라고도 한다. 왼심실과 대동맥 사이에 있는 판막은 **대동맥판막(aorta valve)**이라고 한다. 이들 판막은 혈액이 심장으로 역류하는 것을 차단하는 역할을 한다.

심장을 통한 혈액의 흐름 (Blood flow through the heart)

탈산소혈액(이산화탄소가 많고 산소의 양이 적은 혈액)은 몸의 말초조직에서 위아래대정맥(superior inferior vena cava)을 거쳐 심장으로 되돌아간 다음 오른심방으로 들어간다. 그 다음 오른방실판막을 거쳐 오른심실로 들어간다. 오른심실을 빠져나온 혈액은 좌우허파동맥의 가지인 허파(pulmonary trunk)에 붙어 있는 허파동맥판막을 지나 허파로 들어간다. 산소를 받아들인 혈액은 허파에서 허파정맥을 지나 심장의 왼심방으로 들어간다. 그 다음 혈액은 왼쪽 방실판막을 지나 왼심실로 들어간다. 왼심실은 심장의 혈액을 펌프해서 대동맥판을 지나 대동맥으로 펌프해주며, 그 다음 허파근육과 온몸으로 순환된다(그림 7-5). 왼심실을 떠난 혈액은 온몸으로 혈액을 밀어내는 데 필요한 강력한 수축력 때문에 엄청난 양의 압력을 받게 된다. 즉, 심장의 오른쪽은 산소가 부족한 혈액을 허파로 펌프하며, 왼쪽은 산소가 함유된 혈액을 몸으로 펌프한다.

심장음 (Heart sounds)

심장음은 심장판막이 닫힐 때 청진기를 통해 들을 수 있다. 이 소리를 *lub-dub*라고 한다. 오른심방과 왼심방은 함께 수축하며, 그 다음 오른심실과 왼심실이 수축한다. 앞서 언급했듯이 혈액은 대동맥으로 되돌아오며, 방실판막(삼천판과 이첨판)이 열리고, 심방이 수축하고, 혈액은 심실로 흐르게 된다. 심실이 충만해지면 방실판막은 닫히는데, 이 때 첫 *심장소리(lub)*가 들린다. 그 다음 반달판막이 열리고 심실이 수축하면 혈액은 대동맥과 허파동맥으로 펌프된다. 그리고 심실이완 시 심실로 혈액이 역류되는 것을 방지하기 위해 판달판막이 닫히게 된다. 이 때 두 번째 *심장음(dub)*이 들린다. 이 주기는 분당 약 72회 반복된다.

심장주기 (Cardiac cycle)

심장주기는 오른심방에서 시작되는 기계적인 작용의 연속이다. 오른심방이 이완되면 혈액은 위아래대정맥으

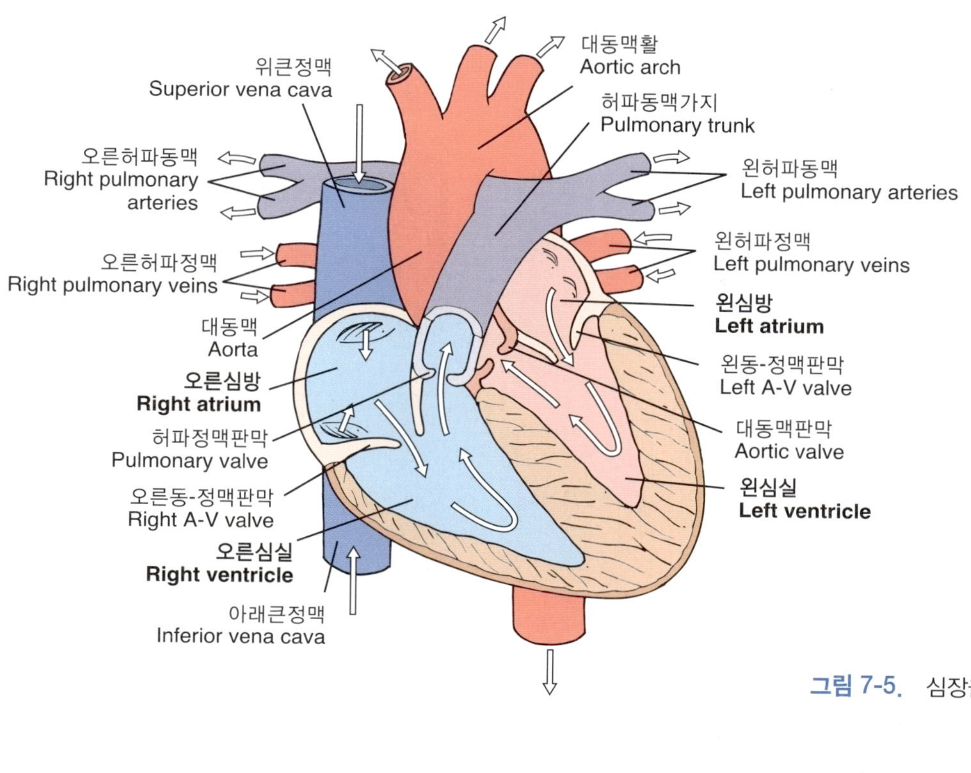

그림 7-5. 심장을 통한 혈액의 흐름.

로 들어간 다음 오른심방으로 들어간다. 심방이 수축면 방의 직경이 현격하게 줄어든다. 대정맥과 심방 사이에는 판막이 없기 때문에 열려 있는 오른심실을 따라 혈액은 대정맥으로 되돌아가거나 앞으로 나간다. 심실은 이완되고 비어 있기 때문에 위아래대정맥은 오른심방으로 들어가기 위해 혈액이 차 있게 된다. 따라서 심방이 수축하면 혈액은 오른심실로 유입된다.

심실이 충만해지면 방실판막은 닫히고, 혈액은 심방으로 역류하지 않는다. 일단 심실이 충만해지면 심실이 수축하면서 심장에 있는 혈액을 밖으로 밀어내어 허파정맥을 통해 허파동맥으로 이어진다. 허파동맥의 수축력은 혈액을 아래로 흐르는 혈관을 따라 허파동맥으로 혈액을 밀어내면서 허파모세혈관으로 연결된다. 모세혈관으로 연결된 혈액은 허파정맥으로 밀려가고, 혈액은 계속해서 심장의 왼쪽으로 흐르게 된다.

심장의 오른쪽에서도 왼쪽에서 일어나는 것과 *동시에* 발생한다. 혈액은 허파정맥을 따라 왼쪽 심방으로 들어간다. 일단 심방이 충만해지면 왼쪽 심방이 수축하고, 방의 직경이 빠르게 작아진다. 혈액은 저항이 가장 낮은 통로로 연결되어 비어 있거나, 이완되어 있는 왼심실로 들어간다. 왼심실이 충만해지면 방실판막이 닫힌다. 심실이 수축하면 혈액은 대동맥판막을 지나 대동맥으로 연결된다. 대동맥은 이미 혈액으로 충만되어 있지만, 수축력은 아래쪽으로 연결되어 있는 혈관을 따라 대동맥으로 들어가고, 동시에 모세혈관을 통해 온몸으로 전달된다. 모세혈관망에 들어온 혈액은 정맥으로 들어가고 정맥계를 통해 심장의 오른쪽으로 연결된다.

혈관 (Blood vessels)

혈관의 종류 (Type of blood vessels)

혈관은 기본적으로 세 종류이다: 동맥, 정맥, 모세혈관이다. 동맥과 정맥벽은 3층으로 되어 있다. 가장 바깥층은 결합조직으로 되어 있는 *혈관바깥막(tunica adventitia)*이며; 중간층은 민무늬근과 탄력섬유로 되어 있는 *혈관중간막(tunica media)*이며; 가장 안쪽층은 내피세포로 되어 있는 *혈관속막(tunica intima)*이다. 모세혈관은 한층의 내피관(endothelial tubes)으로 되어 있다.

동맥(arteries)은 심장에서 몸조직으로 혈액을 운반한다. 가장 큰 동맥은 **대동맥(aorta)**이며, 가장 작은 동맥은 **세동맥(arterioles)**이다. 동맥은 심장에서 *멀리* 혈액을 운반하기 때문에 혈액은 산소가 풍부하다. 예외적으로 허파동맥은 산소가 부족한 혈액을 심장에서 허파로 전달하며, 허파는 산소가 풍부한 혈액으로 교환되는 곳이다. 동맥벽은 동맥에 가해지는 높은 압력을 견딜 수 있는 매우 강하고, 근육이며, 탄력성이 있어야 한다.

정맥(veins)은 혈액을 심장으로 운반한다. 가장 큰 정맥은 위와 아래 **대정맥(vena cavae)**이며, 가장 작은 정맥은 **세정맥(venule)**이다. 허파정맥을 제외하면 모든 정맥은 산소가 부족한 혈액(이산화탄소는 풍부하고 산소는 부족한 혈액)을 심장으로 운반한다. 허파정맥은 심장으로 혈액을 운반하지만, 혈액은 산소함유량이 높다. 정맥은 동맥보다 직경이 크고, 혈관벽은 얇고, 탄력성은 약하다. 중력에 대항해서 혈액을 운반하는 정맥혈관은 혈액의 역류를 방지하기 위해 판막이 들어 있다. 이러한 이유로 팔보다는 다리에서 판막이 더 많다. 또한 판막은 표층에 있는 정맥보다는 깊은 부위에 정맥혈관에 더 많다. 정맥의 안쪽에 있는 판막은 두 개의 첨판(cusp)이 있다. 첨판은 혈액이 심장으로 흐르게 하지만, 혈액이 반대로 흐를 때 혈관을 막아주는 역할도 한다.

일반적으로, 정맥은 동맥과 쌍으로 되어 있으며, 같은 이름을 공유한다. 예를 들면, 겨드랑동맥과 겨드랑정맥, 넙다리동맥과 넙다리정맥과 같은 경우이다. 물론 예외적인 경우도 있다. 예를 들면, 대동맥과 목정맥(jugular vein)은 목을 함께 주행하는 혈관이다(이러한 예외적인 경우는 이 장의 마지막에 언급할 것이다). 중요한 것은 동맥과 정맥이 서로 나란히 주행하지만, 혈액의 흐름은 서로 *반대방향*이라는 것이다.

모세혈관(모세혈관망)은 세동맥과 세정맥을 연결하는 혈관이다. 모세혈관은 하나의 내피세포층으로 된 혈관막으로 되어 있다. 모든 산소와 이산화탄소의 교환은 모세혈관에서 이루어진다.

심혈관계는 고속도로(highway system)와 많은 점에서 유사하다. 두 시스템은 모두 양방향 수송체계이다. 고속도로와 마찬가지로 동맥과 정맥은 온 몸을 따라 같이 주행하지만, 방학은 서로 반대이다–동맥은 혈액을 심장에서 멀리 운반하며, 정맥은 혈액을 심장으로 향해 운반한다. 다양한 종착점으로 연결되는 도시 주위에 있는 고속도로를 운전하는 것을 상상해보자. 고속도로에서 빠져나가는 많은 출구(분지와 가지)는 작은 도로나 거리(동맥)로 연결되고, 종착점(모세혈관망)에서 도로(세동맥)를 따라 되돌아올 때가지 계속된다. 그 곳에서 식료품(산소)을 내려놓고 재활용 물건(이산화탄소)을 싣고 돌아온다. 그 다음 당신은 점점 더 큰 도로(세정맥에서 정맥을 거쳐 대정맥까지)를 따라 당신이 처음 출발했던 곳(심장)으로 되돌아오게 된다.

동맥과 정맥은 일반적으로 온 몸을 통해 나란히 주행하며, 웹상의 네트워크와 닮은 모세혈관과 연결되어 있다. 이러한 양방향 수송시스템은 몸의 구석구석으로 연결된다. 혈관망이 얼마나 방대하고, 조밀하며, 정교한지 알기 위해서는 혈관만 남기고 몸을 해부한 인체를 상상해보라. 조밀한 그물망형태의 몸에서 남아 있는 것이 무엇인가(그림 7-6).

심장을 떠난 혈액이 몸의 어느 부위로 가는지는 상관없이 매우 작은 동맥을 통과하며, 매우 큰 정맥을 지나 되돌아온다. 이러한 해부학적인 개념은 여러 임상적인 상황을 이해하는 데 중요하다. 예를 들면, 심장에서 만들어진 핏덩이(clot)는 심장을 빠져나온 다음 혈관이 너무 좁아서 핏덩이가 더 이상 흐르지 못하는 동맥에 도달할 때까지 계속 흐른다. 핏덩이는 혈류를 감소시키거나 또는 완전히 흐름을 차단하기도 한다. 심장의 오른쪽에서 생긴 핏덩이는 허파동맥에서 끝나게 된다. 심장의 왼쪽에서 생긴 핏덩이는 대동맥을 지난 다음 작은 동맥에서 흐름이 멈춘다. 핏덩이는 뇌나 팔다리, 또는 내장기에서 멈추기도 한다. 또한 관상동맥에 들어간 다음 대동맥의 첫 번째 가지에서 끝나기도 한다. 얼마나 멀리 주행하느냐는 핏덩이의 크기에 따라 달라진다. 작은 핏덩이는 동맥을 따라 더 멀리 주행할 것이다.

핏덩이가 정맥에서 떨어져나온 것이라면 정맥을 따라 주행하며, 매우 큰 정맥을 지나 오른쪽 심장을 통과한 다음 허파동맥에서 멈추게 될 것이다. 그 이유는 무엇일까? 핏덩이는 핏덩이가 지나갈 만큼 충분하지 않은 작은 혈관에 도달할 때까지 흐를 것이기 때문이다. 정맥의 혈관직경은 심장으로 향하는 경로에 있는 혈관의 직경이 더 크다. 심장은 기본적으로 속이 빈 기관(hollow organ)이며, 혈관의 직경은 동맥혈관의 크기가 작은데, 이 경우 허파로 향하는 허파동맥이 해당된다.

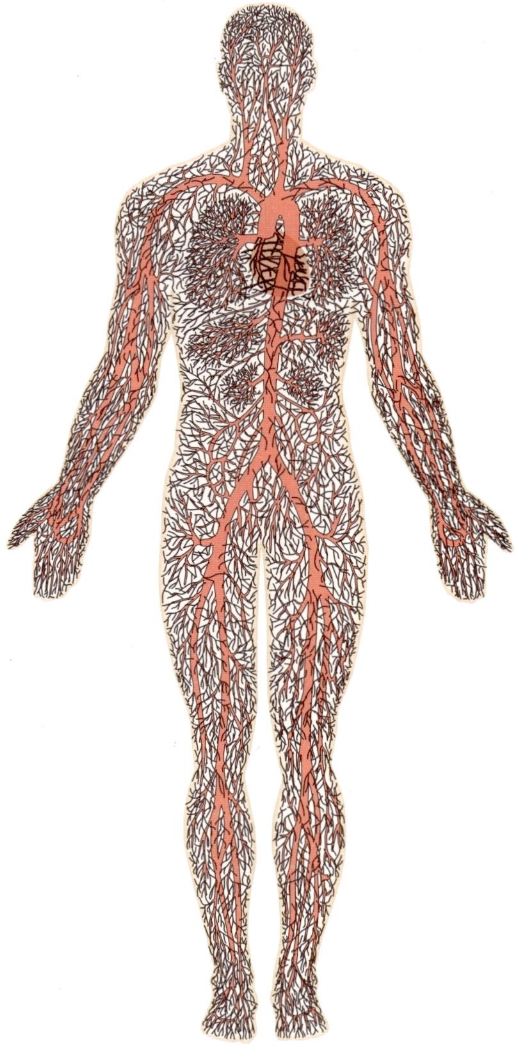

그림 7-6. 몸에 있는 방대한 혈관망은 치밀하고 정교한 웹 구조.

맥박과 혈압 (Pulse and blood pressure)

맥박은 동맥의 중요한 임상적인 특징이다. 혈액의 흐름이 특정지점을 지나갈 때 동맥이 수축하고 확장되는 과정에서 발생되는 맥박은 몸의 여러 부위에서 느낄 수 있다. 맥박은 동맥이 뼈에 의해 압박이 되는 어떤 부위에서도 촉진할 수 있다. 맥박을 느낄 수 있는 흔한 부위는 손목(노동맥), 목(목동맥), 발목위(뒤정강동맥의 가지인 발등동맥(족배동맥, dorsal pedis artery)이다. 그림 7-7에 맥박을 느낄 수 있는 부위가 표시되어 있다. 맥박은 일반적으로 심박수를 정확하게 측정할 수 있다. 평균 맥박수는 분당 약 72회 정도이다.

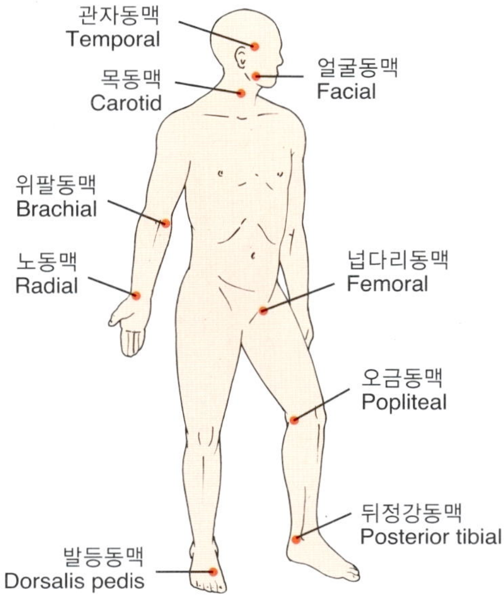

그림 7-7. 맥박을 감지할 수 있는 주요 부위.

동맥의 또 다른 임상적인 중요성은 **혈압**을 측정하는 것이다. 당신은 청진기를 통해 심장의 소리를 들을 수 있다. 심장의 심실은 동시에 수축하며, 2단계로 되어 있다. 심실이 수축하면 허파(오른심실에서 나오는 혈액)로 혈액을 내보내거나, 몸의 이완된 곳(왼심실에서 나오는 혈액)으로 혈액을 내보낸다. 혈압은 수축기(systole) 때 가장 높고, 심실이완기와 심실확장기(diastole)때 가장 낮다. 혈압의 2단계는 혈압계(sphygmomanometer)를 통해 측정할 수 있다. 수축기혈압은 심장박동과 몸을 통해 흘려보내는 펌핑 시 동맥의 압력이 가장 높은 때이다. 이때 압력커프가 부풀려질 때 청진기를 통해 첫 번째 음을 들을 수 있다. 확장기 압력은 동맥의 압력이 가장 낮을 때이며, 심장음이 들리지 않는 단계이다.

평균 수축기 혈압은 약 120mmHg이며, 평균 확장기 혈압은 약 80mmHg이다. 수축기 압력이 항상 먼저 기록되기 때문에 120/80으로 기록된다.

경로 (Pathway)

다음 단락은 주요 동맥들의 가지와 분지에 대한 설명이며, 그 다음 주요 정맥에 대한 설명이다. 기억해야 할 것은 동맥과 정맥은 항상 서로 나란히 주행한다는 점이며, 그 이름이 같은 경우도 허다하다. 하지만, 기억해야 할 점은 혈액의 흐름은 서로 반대방향이라는 것이다. 동맥의 경우 혈액은 심장에서 출발하며, 정맥은 심장을

표 7-1 주요 동맥 요약

명칭	주요 가지	혈액공급부위
오름대동맥	심장동맥	심장
대동맥활	팔머리동맥	
	왼쪽 빗장밑동맥	왼쪽 팔
	왼쪽 온목동맥	왼쪽 목
팔머리동맥	오른쪽 빗장밑동맥	오른쪽 팔
	오른쪽 온목동맥	오른쪽 목
온목동맥	속목동맥	뇌
	바깥목동맥	바깥머리
빗장밑동맥	척추동맥	뇌
	겨드랑동맥	위팔
겨드랑동맥	위팔동맥	팔
위팔동맥	노자동맥	아래팔과 손
내림대동맥	콩팥동맥	콩팥
	온엉덩동맥	아래 배
온엉덩동맥	속엉덩동맥	골반
	바깥엉덩동맥	다리
바깥엉덩동맥	넙다리동맥	넙다리
넙다리동맥	오금동맥	무릎
오금동맥	앞뒤정강동맥	다리와 발

향해 흘러간다. 표 7-1은 주요동맥과 주요가지와 혈액이 공급되는 부위에 대한 설명이다. 표 7-2는 주요 정맥과 모이는 곳, 그리고 정맥을 받아들이는 부위에 대한 언급이다.

첫 번째 경로는 심장에서 다리로 연결되는 혈관에 대한 설명이다. 대동맥은 심장의 왼심실을 떠나 위쪽으로 주행한 다음(**오름대동맥**), 심장 위에 있는 활(궁, arch)로 이동한다(그림 7-8). 오름대동맥의 가지가 끝나자 마자 오른쪽과 왼쪽 **심장동맥(관상동맥, coronary arteries)**이 되며, 이 동맥은 심장은 자체에 혈액을 공급하는 동맥이다. 심장정맥(cardiac vein)은 관상동맥과 나란히 주행하며, 심장근의 이물질을 받아들인 다음 심장정맥굴로 들어간다. 심장정맥굴은 심장에 있는 가장 큰 정맥혈관이며, 오른쪽 심방과 직접 연결된 혈관이다.

대동맥활(aorta arch)은 세 개의 가지가 들어 있다. 즉, 팔머리동맥 온목동맥(총경동맥, common carotid), 빗장밑동맥(subclavian)이다. **팔머리동맥(위팔동맥, brachiocephalic trunk)**은 오른쪽 팔과 오른쪽 머리에 공급되는 주요 혈관이다. 이 동맥은 매우 짧은 거리를 주행하지만, 이 경로는 오른쪽의 동맥이 심장을 가로질러 몸의 오른쪽으로 흐르게 하는 동맥이다. 이 동맥은 오른 온목동맥(총경동맥)과 오른 빗장밑동맥으로 분리된다. 대동맥활의 두 번째와 세 번째 가지는 왼쪽 온목동맥과 빗장밑동맥으로 각각 분리된다. 목동맥은 목을 향해 위쪽으로 주행하지만, 빗장밑동맥(쇄골하동맥)은 팔을 향해 주행한다. 이들 가지를 지난 다음 대동맥은 아래로 주행하여 **내림큰동맥(하행대동맥, descending aorta)**이 된다. 대동맥의 큰 직경은 대동맥에 발생하는 매우 높은 압력 때문에 대동맥류가 발생할 가능성도 있지만, 핏덩이가 막히는 것을 막아준다. 내림대동맥은 몸을 따라 아래로 주행한 다음 다리에 혈액을 공급한다. 약 4번 허리척추에서 오른쪽과 왼쪽 **온엉덩동맥(총장골동맥, common iliac artery)**으로 분리된 다음(그림 7-9), **바깥엉덩동맥(외장골동맥, external iliac artery)**과 **속엉덩동맥(내장골동맥, internal iliac artery)**으로 분리된다. 바깥엉덩동맥은 다리에 혈액을 공급하며, 속엉덩 동맥은 내장과 골반에 혈액을 공급한다.

정맥의 측면에서 보면 **아래큰정맥(하대정맥, inferior vena cava)**은 내림대동맥과 함께 주행한다. 중요한 점은 혈액은 심장에서 대동맥을 지나 대정맥이 있는 심장으로 되돌아온다는 점이다. 아래대정맥은 **오른쪽과 왼쪽 온엉덩정맥(총장골정맥, right and left common iliac veins)**이 되는 5번 허리척추에서 형성된다(그림 7-9 참조). 이들 온엉덩정맥은 **바깥엉덩정맥(외장골정맥, external iliac vein)**과 속엉덩정맥에 의해 형성된다. 또한 **넙다리정맥(대퇴동맥, femoral vein)**을 경유해서 다리에서 올라오는 혈액을 받아들이기도 한다. 속엉덩정맥은 내장과 골반에서 올라오는 혈액을 받아들인다.

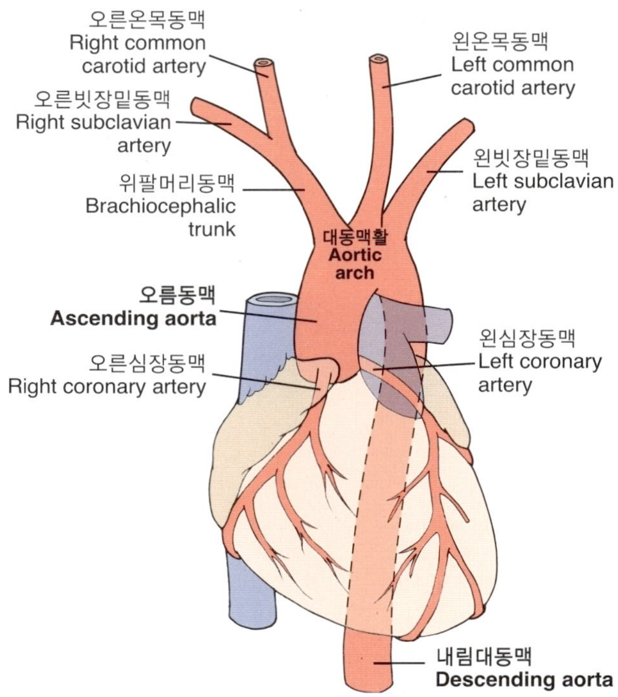

그림 7-8. 대동맥의 주요 부위: 오름대동맥, 대동맥활, 내림대동맥.

다리의 혈액순환은 바깥엉덩동맥과 정맥이 샅고랑인대(서혜인대, inguinal ligament) 밑을 통과할 때 시작된 다음 **넙다리동맥**과 **정맥**이 된다(그림 7-10). 동맥은 표면에 있기 때문에 넙다리동맥의 맥박을 느낄 수 있다(그림 7-7 참조). 이 부위의 위쪽은 넙다리인대이며, 가쪽은 넙다리빗근이며, 안쪽은 긴모음근(장내전근)에 의해 형성되는 **넙다리삼각(대퇴삼각, femoral triangle)**이라고 한다(그림 7-11). 넙다리동맥과 정맥, 넙다리신경, 수많은 림프절과 큰두렁정맥(great saphenous vein)

표 7-2 주요 정맥 요약

정맥	만나는 지점	배출부위
몸통		
팔머리동맥	위큰정맥	위몸통
콩팥정맥	아래큰정맥	콩팥
간정맥	아래큰정맥	간
속엉덩정맥	온엉덩정맥	골반
바깥엉덩정맥	온엉덩정맥	다리
온엉덩동맥	아래큰정맥	다리와 배
다리		
앞뒤정강정맥	오금정맥	다리와 발
오금정맥	넙다리정맥	무릎
작은두렁정맥	오금	다리와 발의 얕은 부위
큰두렁정맥	넙다리	다리의 얕은 부위
넙다리정맥	바깥엉덩정맥	넙다리
머리와 목		
머리정맥굴	속목정맥	뇌
속목정맥	팔머리정맥	목
바깥목정맥	빗장밑정맥	얼굴과 목
빗장밑정맥	팔머리정맥	어깨
팔머리정맥	오름큰정맥	위몸통
위대정맥	오른쪽 심방	위몸통
위팔		
노자정맥	위팔정맥	아래팔과 손
노쪽 피부정맥	겨드랑정맥	팔과 아래팔의 얕은 부위
자쪽 피부정맥	겨드랑정맥	팔의 얕은 부위
팔오금중간정맥	노자피부정맥	팔오금
위팔정맥	겨드랑정맥	팔
겨드랑정맥	빗장밑정맥	겨드랑
빗장밑정맥	팔머리정맥	어깨

이 이 삼각을 통과한다.

넙다리동맥은 넙다리를 따라 깊은곳으로 주행하며, 큰모음근의 닿는곳 열린구멍을 통해 뒤쪽으로 빠져나와서 무릎 뒤쪽에 있는 오금(popliteal fossa)으로 들어간다. 여기서 **오금동맥(슬와동맥, popliteal artery)**으로 바뀐다. 오금맥박은 오금의 중간부위에서 느낄 수 있다(그림 7-7 참조).

무릎 약간 아래에서 오금동맥은 **앞쪽 정강동맥(전경골동맥, anterior tibial artery)**과 **뒤쪽 정강동맥(후경골동맥, posterior tibial artery)**으로 나누어진다(그림 7-10A). 그 이름에서 알 수 있듯이 이들 동맥들은 정강뼈의 앞쪽과 뒤쪽을 따라 아래로 주행한 다음 수많은 부위에 가지를 낸다. 발등은 **발등동맥(dorsalis pedis artery)**이라고 하며, 촉진할 수 있고, 맥박을 느낄 수 있다(그림 7-7 참조).

다리의 반대쪽으로 주행하는 두 개의 중요한 정맥이 있다: 즉, 깊은정맥과 얕은정맥이다 (그림 7-10B 참조). 깊은정맥은 같은 이름의 동맥과 나란히 주행하는 경향이 있다. **앞쪽 정강정맥(전경골정맥, anterior tibial vein)**과 **뒤쪽 정강정맥(후경골정맥, posterior tibial vein)**은 발과 다리의 노폐물을 받아들인 다음 오금정맥이 된다. **오금정맥**은 무릎의 노폐물을 받아들인 다음

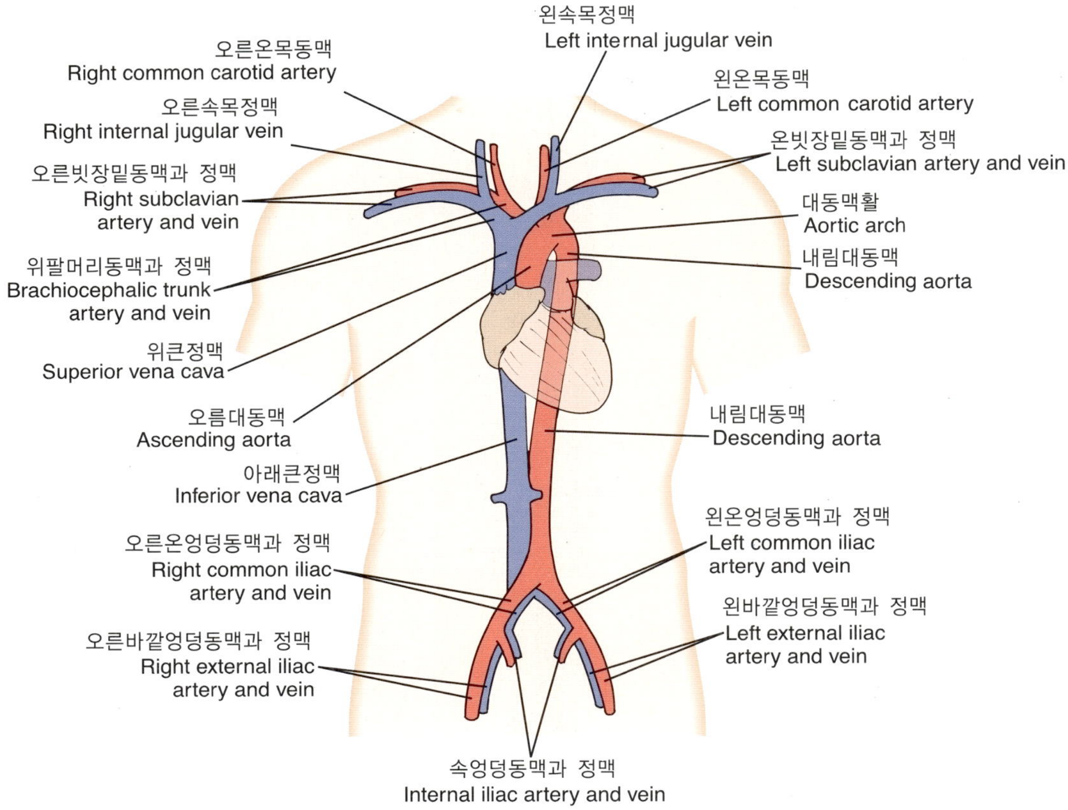

그림 7-9. 대동맥과 대정맥의 주요가지.

넙다리 정맥으로 올라온다. **넙다리정맥**은 넙다리부위와 바깥엉덩정맥과 결합한 다음 오금인대 아래를 통과한다. 다리에 있는 두 개의 중요한 얕은 정맥은 두렁정맥이다. **큰두렁정맥(대복재정맥, great saphenous vein)**은 인체에서 가장 긴 정맥이며, 다리의 안쪽면을 따라 주행한 다음 넙다리정맥이 된다. **작은두렁정맥(소복재정맥, small saphenous vein)**은 발의 가쪽면을 따라 주행한 다음 다리의 뒤쪽면을 따라 오름한 후 오금정맥이 된다.

대동맥에서 끝나는 다음의 경로는 팔의 혈액순환에 관한 것이다. **빗장밑동맥(쇄골하동맥, subclavian artery)**은 팔, 가슴벽과 목에 동맥혈액을 공급하는 동맥이다. 오른쪽 빗장밑동맥은 대동맥활에서 빠져나온 다음 짧은 팔머리동맥을 경유한다. 반대로 왼쪽 빗장밑동맥은 대동맥활에서 직접 빠져나온다. 빗장밑동맥은 임상적으로 매우 중요한데, 빗장뼈와 1번 갈비뼈 사이에서 형성되는 가슴문(thoracic outlet)에서 이 동맥이 압박되면 증상이 발생한다.

1번 갈비뼈의 가장자리에 있는 빗장밑동맥은 **겨드랑동맥(액와동맥, axillary artery)**(그림 7-12A)이 된다. 이 동맥은 겨드랑부위를 지난 다음 팔의 몸쪽부 끝으로 주행한 다음 **위팔동맥(상완동맥, brachial artery)**이 된 다음 팔을 따라 주행한다. 팔꿈치의 앞쪽에 있는 위팔동맥은 혈압을 측정하는 부위로 자주 사용되며, **노동맥과 자동맥**으로 나뉘어진다. 이들 동맥은 노뼈와 자뼈를 따라 아래팔의 아래방향으로 각각 주행한다. 각 동맥은 아래팔에서 많은 가지를 낸 다음 손바닥에서 두 개의 활(궁, arch)로 만나 끝나게 된다.

다리와 마찬가지로 팔에도 두 개의 깊은정맥과 얕은 정맥이 있다(그림 7-12B). 팔에 있는 깊은정맥은 **빗장밑정맥**이며, 같은 이름의 동맥과 나란히 주행한다. **노정맥과 자정맥**은 가쪽과 안쪽 아래팔과 손의 노폐물을 받아들인 다음 **위팔정맥**에서 만나게 된 다음 팔의 노폐물을 받아들인다. 깊은정맥과 더불어 세 개의 얕은 정맥이 중요하다. 팔의 노폐물을 받아들이는 정맥을 **노쪽 피부정맥(요측피부정맥, cephalic vein)**이라고 하며, 가쪽으

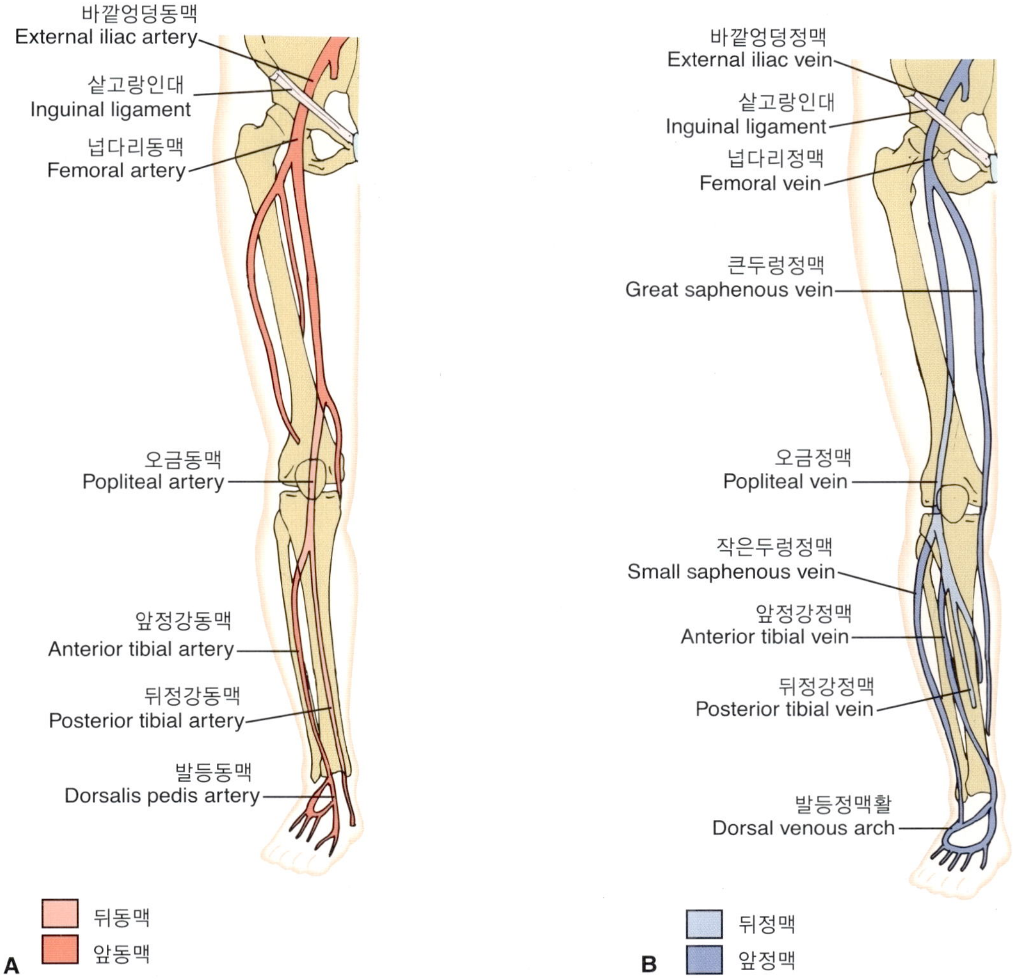

그림 7-10. 다리(오른쪽)의 주요동맥 (A)와 정맥 (B).

로 주행하여 겨드랑정맥이 된다. **자쪽 피부정맥(자측피부정맥, basilic vein)**은 아래팔의 안쪽을 따라 위쪽으로 주행한 다음 위팔정맥(brachial vein)이 된다. 팔오금(cubital fossa)의 안쪽에 있는 정맥을 **안쪽 팔오금정맥(내측주관절와정맥, medial cubital vein)**이라고 하며, 노쪽 피부정맥과 자쪽 피부정맥이 합쳐진 정맥이다. 세 개의 중요한 정맥 중 하나가 팔오금에 있으며, 혈액을 그릴 때 주로 사용하는 정맥이다.

머리와 목의 혈액순환로를 설명할 때 온목동맥에서 시작하게 된다. **온목동맥(총경동맥, common carotid artery)**은 기관지 옆에 있는 목의 양쪽으로 오름하며, 그 곳에서 맥박을 촉진할 수 있다. 왼쪽의 온목동맥은 대동맥활에서 바로 올라오지만, 오른쪽 온목동맥은 대동맥활의 팔머리동맥(위팔뇌동맥, brachiocephalic

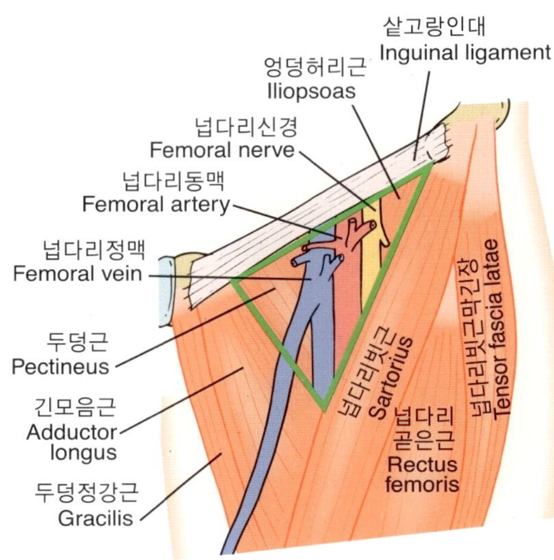

그림 7-11. 넙다리동맥, 넙다리정맥, 넙다리신경이 들어 있는 넙다리삼각(오른쪽).

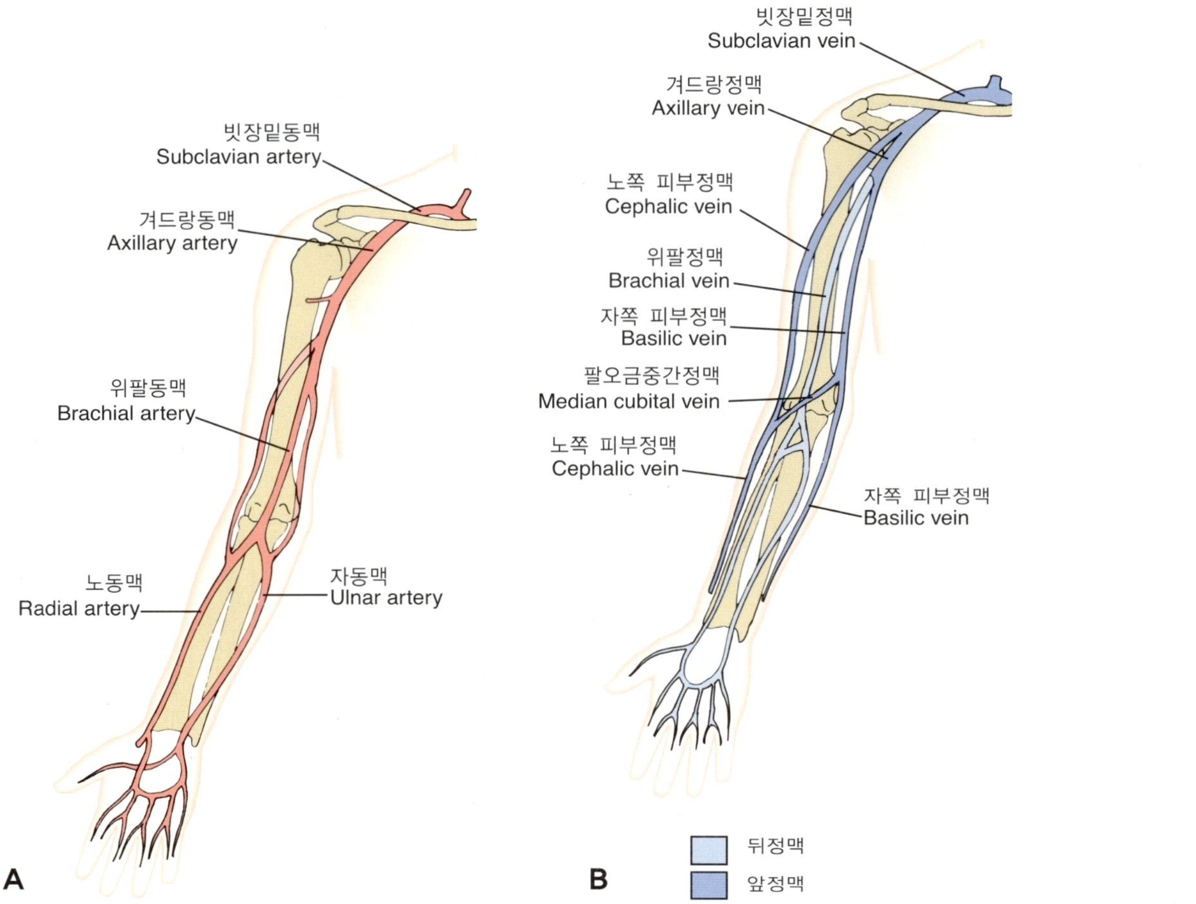

그림 7-12. 팔(오른쪽)의 주요 동맥(A)과 정맥들(B).

artery)에서 빠져 나온다(그림 7-13). 턱부위에서 각각의 온목동맥근 바깥목동맥과 속목동맥으로 나뉘어진다(그림 7-14A). **바깥목동맥(외경동맥)**은 머리바깥부위, 즉, 얼굴, 턱, 두피, 머리뼈 등에 혈액을 공급한다. **속목동맥(내경동맥)**은 계속 오름한 후 관자뼈에 있는 목동맥관(carotid canal)을 통해 머리뼈로 들어간 다음 뇌의 앞쪽에 주로 혈액을 공급한다. 경막 내에 있는 몇 개의 정맥굴(venous sinus)은 뇌로부터 혈액을 받아들인다. 또한 이들 정맥굴의 대부분은 안쪽 목정맥(jugular vein)의 노폐물을 받아들인다. 목동맥과 나란히 주행하면서 머리와 목의 노폐물을 받아들이는 것은 **안쪽과 바깥목정맥**이다(그림 7-14B).

척추동맥(vertebral artery)은 빗장밑동맥의 가장 첫 번째 가지이면서 가장 큰 가지이다(그림 7-13 참조). 척추동맥은 목뼈에서 위로 오름한 다음 목척추의 가로구멍(횡문공, transverse foramen)을 통과한다(그림 7-

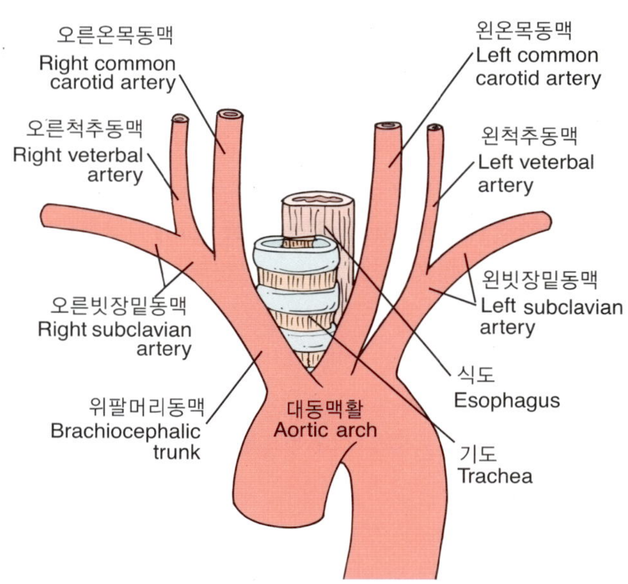

그림 7-13. 대동맥활의 가지들.

14A). 그 다음 큰구멍(대공, foramen magnum)을 지나 뇌의 바닥으로 들어간 다음 뇌의 뒤쪽에 혈액을 공급한다. 오른쪽과 왼쪽 척추동맥은 숨뇌와 소뇌에 혈액을 공급하며, 그 다음 뇌줄기 아래쪽에 있는 **바닥동맥(기저동맥, basilar artery)**을 형성하기 위해 결합한 다음 소뇌, 다리뇌, 중뇌에 혈액을 공급한다. **척추정맥(vertebral vein)**은 목과 머리뼈 안에 있는 척추동맥과 나란히 주행한다(그림 7-14B).

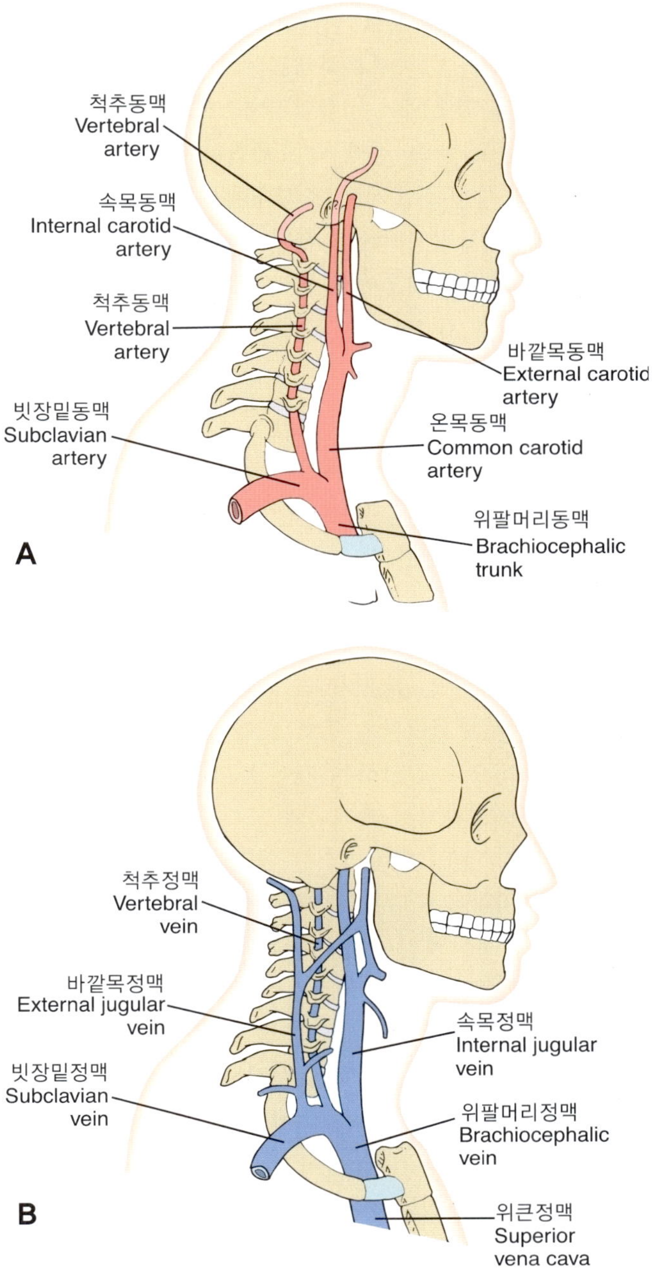

그림 7-14. 목(오른쪽)의 주요 동맥 (A)와 정맥들 (B).

혈액공급 (Blood supply)

뇌의 바닥에서는 속목동맥(앞쪽)과 바닥동맥(뒤쪽)이 결합한 다음 **Willis** 고리라고 하는 원을 형성한다(그림 7-15). Willis는 위 두 동맥의 연결에 대해 가장 먼저 언급한 영국의사인 Thomas Willis에 의해 명명되었다. 머리뼈로 들어간 다음 속목동맥은 중간대뇌동맥과 앞대뇌동맥으로 분지된다. **중간대뇌동맥**은 뇌 반구의 가쪽면에 혈액을 공급한다. **앞대뇌동맥**은 뇌의 안쪽면에 혈액을 공급한다. 바닥동맥은 **뒤대뇌동맥**이 되기 위해 나누어진 다음 뒤통수엽과 관자엽에 혈액을 공급한다.

앞대뇌동맥과 뒤대뇌동맥은 **뒤교통동맥(posterior communicating artery)**에 의해 뇌의 바닥에서 결합된다. 오른쪽과 왼쪽의 앞대뇌동맥은 **앞교통동맥(anterior communicating artery)**에 의해 결합된다. 뇌로 들어가는 혈액의 흐름을 확실히 보여주는 이 고리(circle)의 디자인은 중요한 동맥 중에 하나가 잘못 그려져 있다. 하지만, Willis 고리는 항상 완벽하게 발달하는 것이 아니기 때문에 개개인에 따라 뇌로 들어가는 혈액의 흐름이 확실치 않다.

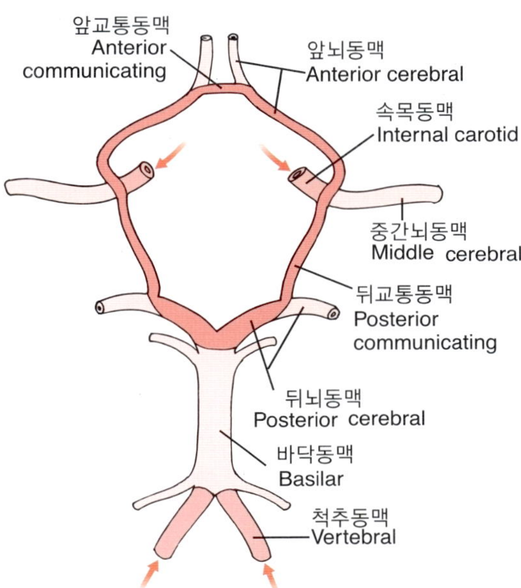

그림 7-15 Willis 고리.

문합의 임상적인 중요성
(Clinical significance of anastomosis)

문합은 동맥과 동맥, 또는 정맥과 정맥이 결합되어 있는 것이다. 이러한 구조적인 연결의 목적은 어떤 혈관이 막혔을 때 또 다른 혈액순환(alternate circulation)을 위한 것이다. 이러한 문합은 목표지점까지 혈액을 공급하는 데 도움이 된다(즉, 동맥혈액은 산소와 이산화탄소가 교환되는 모세혈관까지 이동하는 것이며, 정맥혈액은 심장으로 되돌아가는 것이다).

각 팔다리 내에서 작은 문합가지들은 주로 각 관절 주위에서 발견된다. 이처럼 작은 보완용 동맥혈관은 팔다리의 먼쪽 부위가 산소가 함유된 혈액을 받아들이도록 하는 역할을 한다. 시간이 흐를 수록 이러한 교통가지들은 필요한 혈액양을 보낼 수 있도록 충분히 확장된다. 그림 7-16에서 볼 수 있듯이 무릎 주위에서 넙다리 동맥에서 빠져나온 작은 가지들이 몇 개 보인다. 이러한 많은 가지들은 무릎의 먼쪽 부에서 앞정강동맥 또는 뒤정강동맥과 결합된다. 이러한 문합은 대뇌동맥에서도 발견된다.

림프계 (Lymphatic System)

림프계는 심혈관계와 면역계와 연결되어 있다. 림프혈관은 모세혈관에서 빠져나온 체액과 단백질을 모은 다음 림프상태로 정맥계로 되돌려 보낸다. 림프계의 구조를 알고, 림프계가 어떻게 심혈관계의 노폐물을 제거하는지 아는 것은 환자들의 병리적인 상황을 이해하고 치료하는 데 도움이 된다.

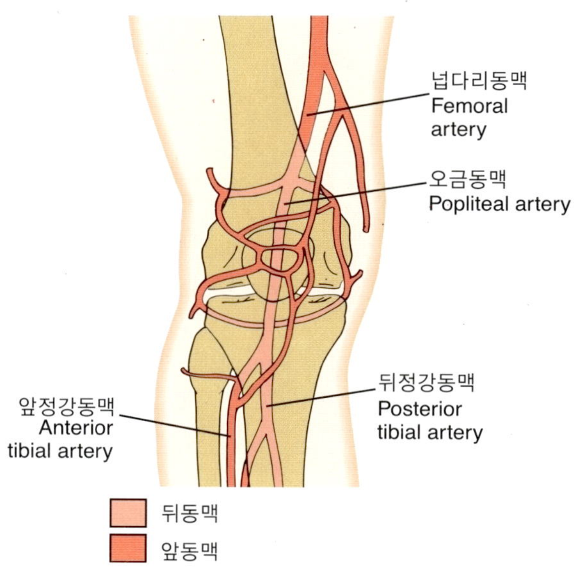

그림 7-16. 무릎주위에 있는 동맥문합.

림프관은 미생물이나 이물질에 의한 감염을 예방하기 위한 방어를 위한 집결지이다. 림프액은 림프절과 그 외 다른 림프조직에 의해 걸러지며, 미생물이 감지되면 면역계가 공격을 시작한다.

순환계는 정맥과 동맥이 닫힌 시스템(closed system)인 반면에 림프계는 부분적으로는 열린 시스템이기 때문에 체액을 말초에서 빗장밑정맥으로 이동시킨다. 혈관계는 순환고리(즉, 동맥 → 모세혈관 → 정맥 등)가 지속된다. 하지만 림프계는 조직내에서는 모세혈관에서 시작되고, 빗장밑정맥에서 끝난다. 심혈관계는 양방향이지만, 림프계는 말초에서 정맥계로 이어지는 단일방향 경로(one-way route)이다.

기능 (Functions)

림프혈관의 방대한 망은 4가지 중요기능이 있다: (1) 몸의 간질공간에서 림프모으기 (2) 림프절에서 림프 거르기 (3) 림프절에서 감염균과 싸우기 (4) 림프를 혈류로 되돌리기이다.

림프 모으기 (Lymph collection)

몸에 있는 모세혈관은 주로 노폐물을 제거하는 것보다 말초조직으로 전달하는 것이 더 많다. 상당한 양의 체액이 모세혈관에서 빠져나와 조직공간(세포 간질)으로 누출된다. 림프계는 이러한 체액을 모아서 정맥계로 되돌리는 역할을 한다. 그렇게 함으로서 림프계는 순환계 내에서 정상적인 혈관직경과 혈압을 유지하는 데 중요한 역할을 한다.

조직의 모세혈관과 유사하게 림프모세혈관 역시 대부분의 조직에서 세포간질에서 시작된다. 이러한 세포간질 공간을 **간질공간(interstitial space)** 또는 조직간극(tissue space), 즉 세포 사이에 있는 공간이라고 한다(그림 7-17). 이 정렬상태를 좀 더 시각화시키기 위해서는 수많은 대리석(marble)으로 가득 차 있는 당신의 몸을 상상해보라. 대리석들은 조직세포이며, 대리석 사이에 있는 공간은 간질공간이다. 물을 양동이에 부으면 양동이를 가득 채우게 될 것이다. 체액을 제거하려면 온몸을 감싸고 있는 림프 모세혈관망의 역할이 필요하다. 외부에서 가해지는 림프모세혈관의 압력이 커질 수록 세포벽은 림프모세혈관을 체액이 흐르는 것을 차단하게 된다. 이때 림프모세혈관 안으로 들어온 간질액을 **림프(lymph)**라고 한다.

림프는 혈장(혈액의 액성부분)으로 시작된다. 동맥이 모세혈관망으로 들어가면 혈류가 느려진다. 이 때 혈장은 조직 즉, **세포간질액**이라 불리는 조직으로 이동하게 된다. 산소와 영양분들도 세포내로 이동하게 된다. 체액이 세포를 빠져나오면 노폐물을 수집하게 된다. 이들 체액의 대부분(90%)은 혈장을 통해 혈액순환으로 되돌아간다. 남아 있는 10%가 단백질이 많이 함유된 림프가 된다. 림프액의 약 2리터는 매일 혈류로 들어간다.

수송 (Transport)

림프계는 조직내 모세혈관에서 시작된다. 이들 초기 림프혈관 또는 **림프모세혈관(lymph capillaries)**은 온몸을 통해 방대한 망을 형성한다. 림프모세혈관은 중추신경계, 뼈, 이빨, 표피(epidermis), 몇 종류의 연골과 무혈관조직에는 존재하지 않는다.

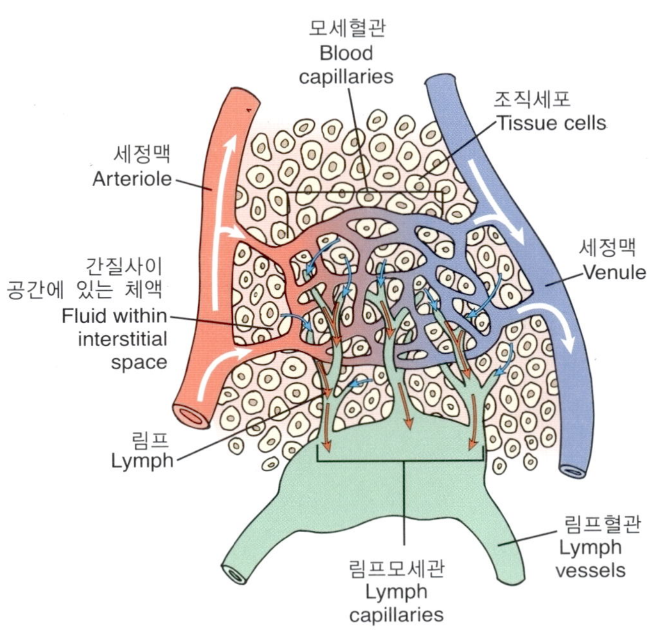

그림 7-17. 모세혈관(시작점)에서 빗장밑정맥(끝지점)으로 이어지는 림프혈관.

림프 모세혈관은 큰 림프혈관과 만난다. 간질공간을 나무의 잎사귀라고 생각해보자. 잎사귀는 작은 가지들과 연결되어 있으면서 배출계(drainage system)가 시작되는 곳이다. 가지들은 더 큰 가지들과 만나게 된다. 큰 가지들은 나무의 몸통(trunk)과 만나게 된다. 작은 혈관이 더 큰 혈관과 만나는 것이 림프계이다. 림프모세혈관은 커지게 되고, 더 많은 림프액을 모으게 될 때 이들 혈관을 **림프혈관(lymph vessels)**이라고 한다.

림프혈관은 정맥보다는 더 넓고, 벽은 더 얇고, 판막은 더 많다. **림프절(lymph nodes)**은 이러한 과정을 따라 여러 곳에 위치해 있다. 이들 림프절의 기능은 이 장의 마지막에 논의하게 될 것이다.

심혈관계는 심장에서 혈관내로 혈액을 펌프하는 것이지만, 림프계는 이러한 펌프가 없다. 림프는 림프계의 안과 밖에서 행해지는 몇 가지 방식에 의해 림프혈관으로 밀어 올려진다. 정맥과 마찬가지로 림프관은 판막이 있기 때문에 체액이 역류하는 것을 막아준다. 판막 사이에는 angion이라고 하는 림프혈관 분절이 있다. 림프혈관 벽은 민무늬근은 림프 **앤지온(angion)**의 신장반사를 유발한다(그림 7-18). 그 다음 앤지온을 감싸고 있는 신경에 의해 연속적인 수축이 발생한다. 이러한 수축과 신장의 연속적인 사슬 반응은 림프액을 앤지온에서 다음 앤지온으로 전달하게 된다. 이러한 박동(pulsation)은 림프액을 하나의 림프앤지온에서 다음 림프앤지온으로 진행시키는 데 도움이 된다. 이러한 움직임은 경기장의 관중들이 만들어내는 파도타기(wave)와 유사하다.

또한 림프계에 가해지는 외적인 작용 역시 림프혈관

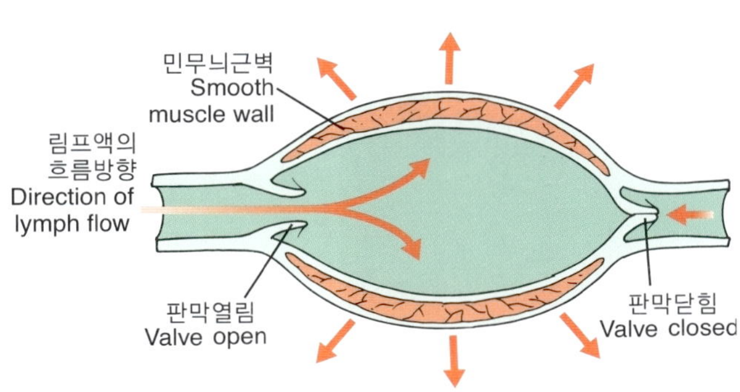

그림 7-18. 림프 앤지온의 신장기전.

내 림프의 움직임에 영향을 준다. 골격근의 짜는 동작(squeezing)도 림프이동에 도움을 준다. 이러한 예는 특히 수축과 이완 시 펌프와 같이 작용하는 팔다리에서 잘 나타난다. 가로막의 움직임과 호흡, 특히 배호흡 시 가슴공간에 가해지는 압력변화도 몸통의 림프혈관에 펌핑효과를 유발한다. 좋은 자세유지(21장 참조)는 효과적인 배호흡이 가능하도록 하기 때문에 림프혈관에 더 많은 펌핑효과를 일으킨다.

제거와 보호 (Filtration and protection)

앞서 언급했듯이 림프는 림프절을 지나 이동한 다음 빗장밑정맥으로 이동한다. 림프절은 림프혈관의 경로를 따라 그룹별로 정렬되어 있다. 이 그룹의 첫 번째 림프절을 **감시절(sentinel node)**이라고 하며, 1차 방어선으로 고려될 수 있다. 림프절은 박테리아, 세포노폐물, 그에 림프에서 발생한 이물질을 걸러내는 역할을 한다.

림프는 **구심성 림프혈관(afferent lymph vessel)**을 따라 림프절안으로 들어가고, 하나 또는 두 개의 **원심성 림프혈관(efferent lymph vessel)**을 통해 밖으로 나간다(그림 7-19). 따라서 하나의 림프절에 있는 원심성 림프혈관은 또 다른 림프절에서는 구심성 림프혈관이 된다. 일반적으로 림프는 하나 또는 그 이상의 림프절을 따라 주행한 다음 혈류로 들어간다.

림프가 림프절을 통과할 때 백혈구(거대세포와 림프구)에 의해 박테리아나 이물질들이 제거되고, 포획되고, 탐식된다. 감염이 발생하면 림프절은 확장되고 박테리아가 축적되는 것을 방지하며, 부종을 유발하는 림프구의 숫자를 증가시킨다.

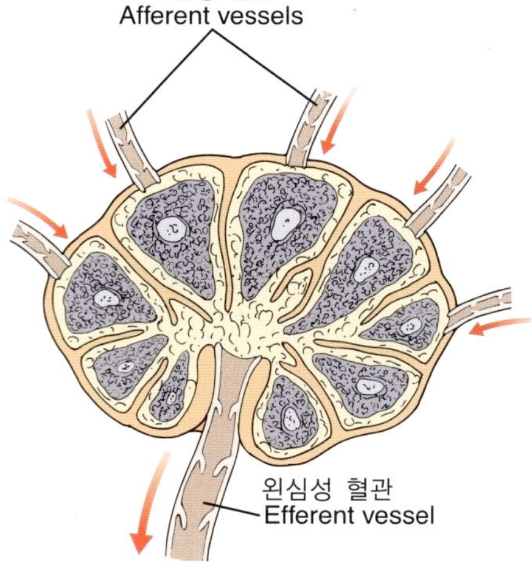

그림 7-19. 림프절과 림프혈관.

림프절은 종종 *림프샘(lymph glands)*이라고 잘못 표기되기도 한다. 샘(선, gland)의 중요한 특징은 분비(secretion)이다. 예를 들면, 뇌하수체(pituitary gland)는 성장호르몬을 분비하며, 췌장은 인슐린을 분비하며, 땀샘(sweat gland)은 는 땀을 분비하며, 침샘(salivary gland)은 침을 분비한다. 림프절은 림프액이 통과할 때 림프를 걸러내는 작용을 하지만, 그 어떤 것도 분비하지는 않는다. 따라서 림프절은 분비샘(gland)이 아니다.

몸에는 수많은 림프절이 있다. 혹자는 500~1,000개의 림프절이 있다고도 한다. 대부분의 림프절은 목, 겨드랑, 샅고랑에 집중되어 있다. 림프절은 크기가 증가하기도 하고, 줄어들기도 하지만, 손상된 림프절은 재생되지 않는다.

배출패턴 (Drainage pattern)

림프는 실제로 말초에서 빗장밑정맥으로 수송할 뿐 말초로 되돌아가지는 않기 때문에 림프순환이라고 하지 않고 **림프배출(lymph drainage)**이라고 한다. 몇 가지 변수가 있기는 하지만, 조직과 기관에서 이루어지는 림프배출에는 예측가능한 패턴이 있다. 이러한 패턴을 이해하는 것은 감염부위나 종양 부위, 그리고 치료 부위를 아는 데 중요하다.

얕은부위의 림프혈관은 피부나 피부아래의 노폐물을 배출하며, 방대한 망을 형성하면 깊은 부위의 림프혈관에 있는 노폐물을 제거한다. 깊은부위의 림프혈관은 더 깊은 조직의 노폐물을 배출한다. 이들 혈관들은 몸의 여러 부위에서 있는 중요혈관들과 함께 주행하는 경향이 있다.

온 몸에 림프절이 있지만, 림프절은 세 가지 중요 그룹으로 나눌 수 있다: 목, 겨드랑, 샅굴부위이다. 이들 림프절은 몸통과 함께 머리와 팔다리의 경계점에 위치한다(그림 7-20). 목, 겨드랑, 그리고 샅굴부위의 림프절은 목(jugular), 빗장밑, 허리부위의 **림프관 줄기(lymphatic trunk)**의 노폐물을 각각 제거한다.

이들 림프관 줄기는 배와 가슴부위가 추가되고, 두 개의 림프관 줄기 중에 하나는 정맥계로 작용하면서 비어

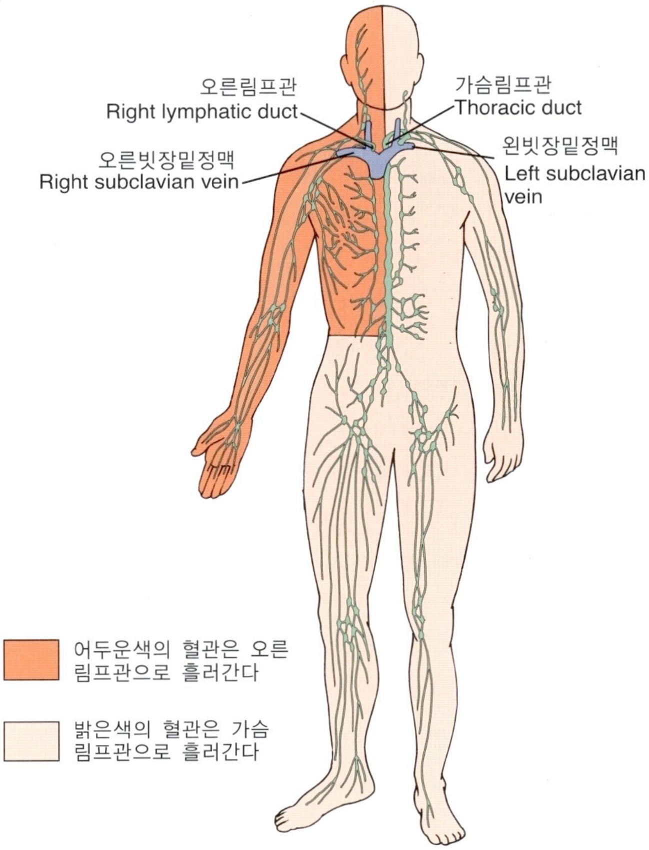

그림 7-20. 부위별 림프절과 배출 분수령.

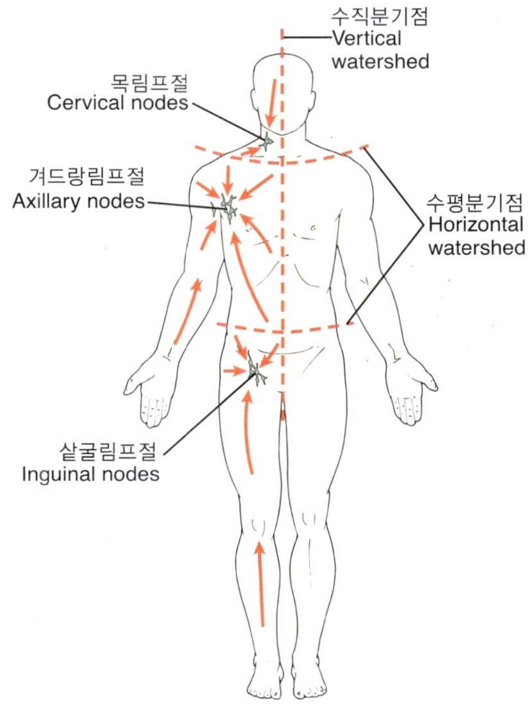

그림 7-21. 두 개의 림프관으로의 림프배출: 오른쪽 림프관과 가슴림프관. 얕은 혈관은 오른쪽에 표시했고, 깊은 혈관은 왼쪽에 표시했다.

있게 된다(그림 7-21). **오른 림프관(right lymphatic duct)**은 두 개의 림프관 중에서 매우 작은 것이다. 오른림프관은 길이가 1~2인치 정도되며, 오른쪽 목 바닥에 위치하고 있다. 오른쪽 머리와 목, 오른쪽 팔과 오른쪽 위 몸통은 이 림프관에 의해 비워져 있고, 그 다음 오른쪽 빗장밑정맥이 비어 있게 된다.

몸의 림프관이 아닌 부위는 **가슴림프관(thoracic duct)**으로 비워져 있다. 이 부위는 오른쪽 가로막 아래쪽과 몸의 왼쪽 전체가 해당된다. 가슴, 배, 골반, 샅부위(perineum)와 다리에 있는 모든 깊은 림프관은 가슴림프관으로 들어간다. 이 림프배출을 완성하기 위한 가슴림프관은 왼쪽 빗장밑정맥의 정맥순환로를 따라 유입된다.

또한 몸은 림프배출구역으로 구분된 세 개의 중요한 **분수령(watersheds)**이 있다(그림 7-20 참조). 산의 능선을 시각화해보면, 물은 각 능선에서 반대방향으로 아래로 흐르게 될 것이다. 몸은 정중선상에서 하나의 수직선이며, 오른쪽과 왼쪽의 노폐물을 배출하며, 또한 2개의 수평선상에서는 빗장뼈수준에서 하나의 수평선과 배꼽부위에서의 하나의 수평선이 존재한다. 빗장뼈 위쪽의 있는 림프혈관은 목림프절로 들어간다. 빗장뼈와 배꼽 사이의 노폐물은 겨드랑부위로 유입되며, 배꼽아래쪽은 샅굴림프절로 들어간다. 림프액 수집은 이들 분수령에서 시작되며, 각 림프절을 향해 주행한다. 모든 분수령 사이에는 림프모세혈관 문합이 존재하기 때문에 약간의 교차(crossover)가 생기며, 경우에 따라 배출을 서로 도와주는 역할을 한다. 이러한 교차는 림프부종을 치료하는 중요한 개념이기도 하다.

일반적인 병리 (Common Pathologies)

출혈(hemorrhage)은 혈관이 파열되는 것이며, 혈관 밖으로 혈액이 누출된다. **뇌출혈(cerebral hemorrhage)**

은 머리뼈 내에서 출혈이 발생하기 때문에 매우 심각한 상태가 된다. 뇌출혈이 발생하면 뇌의 생명기관을 빠르게 압박하기 때문에 **뇌졸중(stroke)**이나 사망을 일으킨다. 또한 복부에서 출혈이 발생하면 혈액손실이 많아지기 때문에 심각한 상황이 된다. 뇌외상에 의해 출혈이 발생하면 경막외(머리뼈와 경막 사이)나 경막아래 출혈이 흔히 발생한다. **경막외출혈(epidural bleed)**은 동맥내에서 발생하는 출혈이다. 따라서 혈관내 압력이 증가하기 때문에 증상이 매우 빠르게 나타난다. **경막아래 출혈(subdural bleeds)**은 정맥에서 발생하며, 압력이 덜하기 때문에 증상은 매우 천천히 나타난다.

울혈성 심장질환(congestive heart failure)은 심장이 필요한 만큼 강하게 펌핑을 하지 못하기 때문에 몸의 여러 부위로 적절한 양의 혈액을 보내지 못하는 상태이다. 심장에서 나오는 혈액의 양이 느리기 때문에 정맥을 통해 심장으로 되돌아오는 혈액은 몸조직에서 울혈을 일으킨다. 이로 인해 발, 발목, 허파에 부종이 발생한다.

심장잡음(heart murmur)은 심장수축기 시에 정상적인 *심장음(lub-dub)*에 추가해서 비정상적인 추가적인 소리가 들리는 것을 말한다. 청진기를 통해 들을 수 있는 휙하는 *소리(whooshing)*는 혈액이 역류하는 거친 소리이다. 이 소리는 정상소리이거나 혈액이 잘못된 곳으로 흐르는 판막의 병리적인 상황에서 들리는 소리일 가능성이 있다.

동맥의 혈관이 좁으면 혈류는 느리게 진행되거나 흐름이 멈출 것이다. 그 이유는 동맥을 따라 흐르는 핏덩이에 의한 것일 수도 있고, 혈액내 침착물에 의한 것일 수도 있다. 혈류를 느리게 하는 또 다른 이유는 **동맥경화증(arteriosclerosis)** 또는 동맥경화(hardness) 때문이다. 동맥경화증은 다리나 발에 주로 호발한다. 혈관벽의 탄력성은 줄어들고, 다량의 혈액이 흐르는 데 필요한 혈관확장이 일어나지 않는다. 동맥경화증의 한 종류인 **죽상경화증(atherosclerosis)**은 동맥벽에 침착된 지방이 혈관을 좁게 하거나 혈관을 막아버리게 된다. 혈관이 막힌 부위에 죽상경화증이 발생하게 된다. 예를 들면, 부분적인 막힘은 심장근에 혈액을 공급하는 **심장동맥(관상동맥)**의 혈류를 감소시키고, **허혈(ischemia)**을 유발하여 가슴통증(**가슴조임증, angina**)을 일으킨다. 완전히 막히게 되면 심장발작(**심근경색, myocardial infarction**)을 일으킨다. 동맥혈관이나 뇌혈관이 완전차단되면 **뇌졸중**을 일으킨다. 다리 동맥이 차단되면 허혈, **통증(pain)**, **폐색(occlusion)**을 일으킨다. 동맥벽에 침착된 지방에 의해 발생하는 이들 질환은 핏덩이에 의해 유발된다.

정맥의 탄력성이 소실되면 정맥은 늘어나게 된다. 정맥이 늘어나면 판막은 더 이상 작동하지 않으며, 심장을 향하는 혈액의 흐름은 역류하게 될 것이다. **정맥류(varicose veins)**는 정맥 내에서 혈액이 모일 때 발생하며, 이로 인해 혈관이 늘어나게 된다. 정맥류는 다리의 얕은부위 정맥에서 호발한다. 그 이유는 서 있을 경우 압력이 증가하기 때문이다. 깊은정맥은 근육에 의해 둘러싸여 있는 경향이 있기 때문에 이들 근육이 수축하면 정맥의 펌핑작용을 도와주는 작용을 한다.

정맥염(phlebitis)은 정맥의 염증상태이다. ***혈전(thrombosis)***은 핏덩이가 형성된 것으로서 혈관(동맥이나 정맥)을 부분적으로 또는 완전히 막아버리기도 한다. 혈전성 **정맥염(thrombophlebitis)**는 핏덩이가 정맥의 염증을 일으키는 것이다. **색전(embolism)**은 핏덩이(또는 공기, 지방, 종양과 같은 이물질)가 떨어져 나와 작은 혈관을 따라 몸의 여러 부위를 주행하다가 혈관을 막아버리게 되는 상태를 말한다.

동맥류(aneurysm)는 혈관벽이 약한 부위에서 풍선처럼 비정상적으로 바깥으로 부풀어올라오는 상태를 말한다. 동맥류는 혈관이 파열되기 전까지 발견이 안 되는 경우도 있다.

가슴문증후군(흉곽출구증후군, thoracic outlet syndrome)은 *가슴문(thoracic outlet)*이라고 불리는 공간 내에서 위팔신경얼기나 빗장동맥과 정맥 등이 압박을 받는 상태를 총칭해서 이르는 말이다. 이로 인해 다양한 혈관성, 신경성, 근육성 증상이 유발된다.

패출패턴이 왜 중요한가? 림프조직이나 림프절이 손상되거나 제거되면 림프는 손상부위에서 정상적으로 노폐물을 배출하지 못하게 된다. 이로 인해 과도한 림프액이 축적되어 부종이 발생하는 데, 이 상태를 팔과 다리에서 가장 흔히 발생하는 림프부종이라고 한다. **림프부종(lymphedema)** 치료는 림프배출 패턴에 근거해서 이루어진다.

복습 문제 (Review Questions)

심혈관계

1. 오른쪽 방실판막은 다른 말로 ________판막이라고도 한다.
2. 왼쪽 방실판막은 두 개의 다른 이름이 있다.
   a. 피판(flap)의 수에 따라 명명할 때는 ________판막이라고 한다.
   b. 모양에 따라 명명할 때는 ________판막이라고 한다.
3. 오른쪽 심실의 출구부위에 있는 반월판은 다른 말로 ________판막이라고 한다. 왼쪽 심실의 출구에 있는 판막은 ________판막이라고도 한다.
4. 심장에서 허파로 혈액을 수송하는 혈관을 ________라 한다. 허파에서 심장으로 혈액을 수송하는 혈관을 ________라 한다.
5. a. 정맥은 어떤 종류의 혈액을 수송하는가?(산소가 많은 혈액/산소가 부족한 혈액)
   b. 예외는 어떤 경우인가?
   c. 동맥은 어떤 종류의 혈액을 수송하는가?(산소가 많은 혈액/산소가 부족한 혈액)
   d. 예외는 어떤 경우인가?
6. a. 첫 번째 심장음(lub)은 어느 판막이 닫힐 때 들을 수 있는가?
   b. 두 번째 심장음(dub)은 어느 판막이 닫힐 때 들을 수 있는가?
7. 핏덩이가 다리 동맥에서 떨어져 나왔다면 어디에서 끝날 가능성이 높은가?
8. 핏덩이가 다리 정맥에서 떨어져 나왔다면 어디에서 끝날 가능성이 높은가?
9. 샅고랑인대에서 주요 동맥과 혈관의 이름은 ________에서(몸쪽부) ________으로(먼쪽부) 바뀌게 된다.
10. 머리와 목의 림프액을 배출하는 두 개의 정맥은 무엇인가?
11. 목에서 느낄 수 있는 맥박은 어느 동맥인가?
12. 핏덩이가 왼쪽 넙다리정맥(1)에서 허파(10)로 주행하는 경로상에 있는 10개의 구조물을 명명하라.
13. a. 압력이 가장 낮은 동맥은 어느 것인가? 언제 가장 낮은가?
    b. 압력이 가장 높은 동맥은 어느 것인가? 언제 가장 높은가?

림프계

1. 구심성 림프혈관과 원심성 림프혈관 중 더 많은 노폐물이 함유된 림프혈관은?
2. 림프액이 혈관계로 배출되는 부위는 어디인가?
3. 림프 모세혈관이 발견되는 곳은?
   a. 뇌
   b. 뼈
   c. 근육
   d. 이상 모두
4. 말초에서 혈관계로 림프액이 이동하는 데 도움이 되는 5가지 기전은 무엇인가?
5. 얕은부위의 림프를 배출시키는 3부위의 림프절 그룹은 무엇인가?
6. 몸에 있는 림프관 중에서 큰 림프관은 어디인가?
7. 림프혈관의 3가지 주요 기능은 무엇인가?

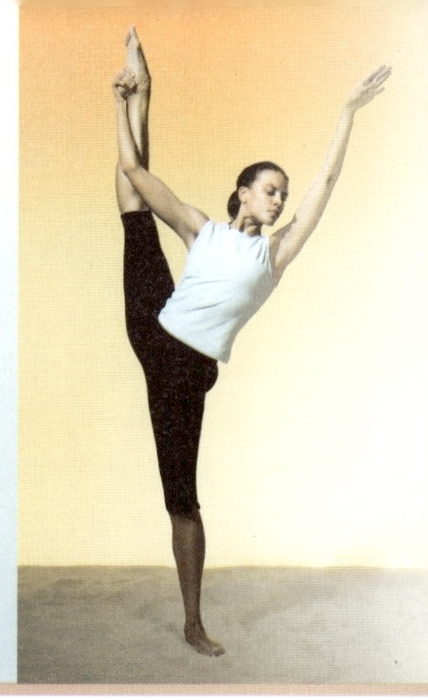

제 8 장

기본적인 생역학
(Basic Biomechanics)

움직임의 법칙
힘
토크
안정성
간단한 기계
지렛대
활차
바퀴와 차축
경사면
기억해야 할 점
복습 문제

인간의 몸은 많은 면에서 살아있는 기계(living machine)로 언급될 수 있다. 인체가 *어떻게* 움직이는지(운동학)에 관해 배울 때, 인체에 움직임을 발생시키는 힘에 관해 배우는 것 역시 중요하다. 그림 8-1에 묘사된 것처럼, **역학(mechanics)**은 힘의 연구와 그 힘의 활동들에 의해 만들어지는 움직임(motion)을 다루는 물리학의 한 갈래이다. **생역학(biomechanics)**은 원리와 역학의 방법들을 받아들이고, 그것들을 인간 신체의 구조와 기능에 적용시키는 것을 포함한다. 1장에서 언급했듯이, 역학은 두 가지 영역으로 나누어진다: 정역학과 동역학이다. **정역학(statics)**은 움직임을 갖지 않는 것 또는 거의 움직임이 없는 체계와 관련된 요소들을 다룬다. **동역학(dynamics)**은 움직임 체계와 관련되는 요소들을 포함하고, 운동역학과 운동형상학으로 나누어진다. **운동역학(kinetics)**은 하나의 체계 안에서 움직임을 발생시키는 힘을 다루는 반면에 **운동형상학(kinematics)**은 시간, 공간, 그리고 움직임

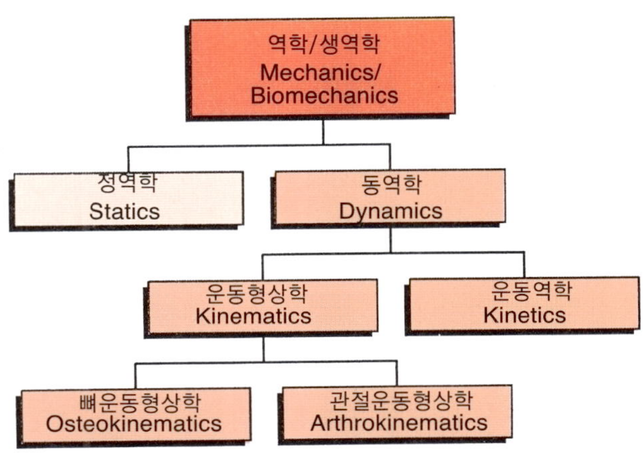

그림 8-1. 역학/생역학 관련성 흐름도.

체계의 많은 양상들을 다룬다. 운동형상학은 다시 골운동학과 관절운동학으로 나누어진다. **뼈운동형상학(osteokinematics)**은 어깨관절(견관절, shoulder joint) 굽힘(굴곡, flexion)/폄(신전, extension)과 같이 관절 표면의 움직임과 관계없이 뼈들이 움직이는 방식(manner)을 다룬다. **관절운동형상학(arthrokinematics)**은 같은 방향으로 또는 반대방향으로 서로 관련지어서 움직이는 관절 표면을 연결하는 방식을 다룬다.

다양한 역학적 용어들은 우리가 이러한 주제들을 논의하기 전에 정의되어져야만 한다. **힘(force)**은 벡터로 표기할 수 있는 밀거나 당기는 활동(action)이다. **벡터(vector)**는 크기와 방향을 갖고 있는 양(quantity)이다. 휠체어를 밀고 있다면, 당신은 휠체어를 어떤 속도와 방향을 갖고 밀어야 한다. **속도(velocity)**는 속도(speed)를 나타내는 벡터(vector)이고, 이것은 시간당 마일(mile) 또는 초당 피트(feet)와 같은 단위로 측정된다.

스칼라(scalar) 양은 오직 크기를 말한다. 일반적으로 스칼라라는 용어는 *길이(length)*, *영역(area)*, *직경(volume)*, 그리고 *질량(mass)*이다. 5피트, 2에이커, 12온스, 150파운드와 같은 단위들이 매일 사용된다. **질량(mass)**은 신체가 포함하고 있는 물질의 양을 언급한다. 이러한 예에서, 몸을 구성하는 물질의 양이 질량이다. **관성(inertia)**은 같은 속도 또는 같은 방향에서 움직임의 어떤 변화에 저항하게 하는 물질의 성질이다. 질량은 관성의 측정단위이다. 즉, 움직임에 있어서 하나의 변화에 대한 저항이다.

*운동역학(kinetics)*은 움직임을 유발시키는 것과 관련된 움직임의 묘사이다. **토크(torque)**는 축 주위로 회전을 만들어내는 힘이다. 인체의 근육은 관절축을 주위로 움직임을 만들어낸다. **마찰(friction)**은 두 표면에 의해 발생되는 힘인데, 그것은 한 면이 다른 면을 교차하는 것을 막는 경향이 있다. 예를 들면, 양말을 신은 채 카페트 바닥을 가로질러 미끄러진다면, 발바닥과 바닥 사이에 엄청난 마찰이 발생할 것이며, 매우 멀리 미끄러지지 못할 것이다. 하지만, 양말을 신은 상태에서 왁스칠을 한 딱딱한 나무바닥 위를 가로질러 미끄러진다면, 두 면 사이에서 발생하는 마찰력은 매우 적을 것이며, 당신은 잘 미끄러질 것이다.

움직임의 법칙 (Laws of Motion)

움직임은 당신 주변의 모든 곳에서 일어나고 있다 사람들이 걷는 것, 고속도로로 차로 여행하는 것, 공기중에 비행기가 나는 것, 강에서 물이 흐르는 것, 던져진 공 등. 아이작 뉴턴(Isaac Newton)의 세 가지 법칙은 움직임의 모든 형태를 설명한다. 뉴턴의 첫 번째 움직임 법칙은 정지한 물체는 계속 정지하려고 하는 경향이 있으며, 움직이는 물체는 계속 움직이려는 경향이 있다고 언급했다. 이것은 때때로 **관성의 법칙(law of inertia)**으로 언급되는데, 관성은 사물이 정지 또는 움직이려는 경향을 가지기 때문이다. 이 법칙을 설명하기 위해, 차안에 타고 있는 것을 비교해보라. 차가 시작점에서 앞쪽으로 빨리 움직이면 당신의 몸은 차 시트 뒤쪽으로 강하게 밀리게 되고, 당신의 목은 아마도 젖힘(과신전, hyperextension)될 것이다. 차가 움직이기 전에는 당신의 몸은 정지중에 있었고, 차가 움직이기 시작했을 때 정지상태로 머물려는 경향이 있다. 차가 움직인 후 차가 갑자기 정지했다면, 당신의 몸은 앞쪽으로 이동하게 될 것이며, 당신의 목은 극도로 굽힘(굴곡, flexion)될 것이다. 왜냐하면 당신의 몸은 움직임 중에 있었고, 차가 멈췄을 때 움직이는 상태로 머물려는 경향이 있었기 때문이다. 교통사고에서 목을 다친 많은 사람들은 불행하게도 이러한 법칙을 설명해준다.

힘은 사물의 관성을 극복할 필요가 있으며 물체를 움직이도록, 멈추도록 또는 방향을 바꾸도록 만든다. 물체의 가속은 적용되는 힘의 강도와 물체의 양(mass)에 의존한다. 예를 들면, 축구공을 차면, 공이 잔디를 따라 굴러갈 것이다. 공에 가해지는 힘(force)이 작용하지 않는다면, 공은 영원히 굴러갈 것이다. 그러나 마찰의 힘이 공에 작용하여 공을 멈추게 만든다. 어떤 두 표면간에 마찰이 생긴다. 이러한 경우 공의 표면에 대한 잔디의 마찰이다. 그리고 이것이 공이 굴러가는 것을 멈추게 만든다.

축구공은 뉴턴의 두 번째 법칙을 설명하는 데 사용될 수 있다. 처음에는 약하게 공을 차라. 그러면 공이 얼마나 멀리 날아갈 것인지 알게 된다. 다음에는 공을 처음 찼던 것의 약 두 배로 강하게 공을 차라. 공이 대략 두 배만큼 멀리 간다. **가속(acceleration)**은 물체의 속도공은 영원히 어떤 것이다. 축구공은 공이 움직이기 시작할 때 가속된다. 더욱 세게 다시 공을 찬다면, 공은 비례적으로 더 멀리 갈 것이다. 이것은 뉴턴의 두 번째 법칙 즉, **가속의 법칙**이다. 가속의 양은 물체에 적용되는 힘의 강도에 의존한다. 가속은 또한 방향에서의 변화를 다룰 수 있다. 법칙에 따르면, 힘은 방향을 바꾸는 데 필요하고, 물체의 방향의 변화는 물체에 적용되는 힘에 의존한다.

뉴턴의 두 번째 법칙의 또 다른 부분은 물체의 질량을 다룬다. 질량(mass)은 물체를 이루는 물질의 양이다. 가속은 물체의 양에 역으로 비례적이다. 다른 양을 가진 두 물체에 같은 양의 힘을 적용한다면, 좀 더 많은 양을 가진 물체가 좀 더 적은 양을 가진 물체보다 덜 가속될 것이다. 이것을 처음에는 축구공을 굴리고, 다음에는 같은 힘의 양으로 볼링공을 굴려봄으로써 설명할 수 있다. 좀 더 무거운 볼링공은 같은 거리만큼 가지 못했을 것이다.

뉴턴의 세 번째 법칙, **작용–반작용의 법칙(law of action-reaction)**의 법칙은 모든 작용에는 똑같은 반대 작용이 있다고 말한다. 반작용의 강도는 항상 작용의 강도와 같고, 반대방향에서 발생한다. 이것은 트램벌린(trampoline) 위에서 점프하는 것으로 설명될 수 있다. 작용은 당신이 트램벌린 위에서 뛰어내리는 것이다. 반작용은 트램벌린이 같은 힘의 크기로 뒤로 밀어내는 것이다. 이것은 당신으로 하여금 당신이 점프하는 반대방향에서 되튀도록 만든다. 더 세게 점프한다면, 당신은 더욱 높이 되튀게 될 것이다.

앞서 언급했듯이 어떤 움직임도 힘없이 발생할 수 없다. 기본적으로 신체를 움직이게 만드는 힘은 두 형태가 있다. 힘은 근수축, 인대성 제한, 또는 뼈 지탱과 같이 안쪽에 있다. 힘은 또한 가쪽에도 있는데, 이것은 중력이 될 수 있으며, 또는 체중, 마찰 등과 같은 어떤 외부적으로 적용되는 저항이 될 수도 있다.

힘 (Force)

힘은 모두가 이해하는 개념들 중 하나이지만 정의하기는 어렵다. 힘을 증가시키기 위해, 한 물체는 다른 물체와 작용해야만 한다. 힘은 또한 밀 수 있는데 이것은 압력을 생성하거나 힘은 당길 수 있는데 이것은 장력을 생성한다. 한 면을 다른면 보다 강하게 밀거나 당기면, 움직임이 발생한다.

힘은 벡터 양이다. 벡터 양은 크기와 방향 모두를 말한다. 무거운 부하물을 줄로 당기는 사람이 벡터의 한 예가 될 것이다. 줄의 장력은 벡터의 크기를 나타내고, 줄의 방향은 벡터의 방향을 나타낸다.

벡터힘은 적절한 길이와 방향을 따라 수직의 그어서 확인할 수 있다. 그림 8-2는 서로 직각 방향으로 서랍장(chest of drawer)을 밀고 있는 두 사람을 볼 수 있다. 힘의 특성은 다음을 포함한다.

1. 크기(이 경우 각자가 똑 같은 힘으로 밀고 있다)
2. 방향(화살표로 표시)
3. 작용점(두 사람 모두 같음)

힘은 그들이 생성하는 힘으로 설명될 수 있다. **선형힘(linear force)**은 두 힘 또는 그 이상의 힘들이 같은 선을 따라 작용할 때 발생한다. 그림 8-3A는 같은 방향에서 같은 줄을 가지고 배를 당기는 두 사람을 보여주고 있다. 그림 8-3B는 두 명이 하나의 로프를 당기고 있지만, 방향은 서로 반대이다. **평행힘(parallel force)**은 같은 면과 같은 방향 또는 반대방향에서 일어난다. 이 힘의 예는 보조기의 세 점 압력이 될 것이다(그림 8-4). 이 경우 두 힘 즉, X와 Y는 서로에 대해 평행하고 같은

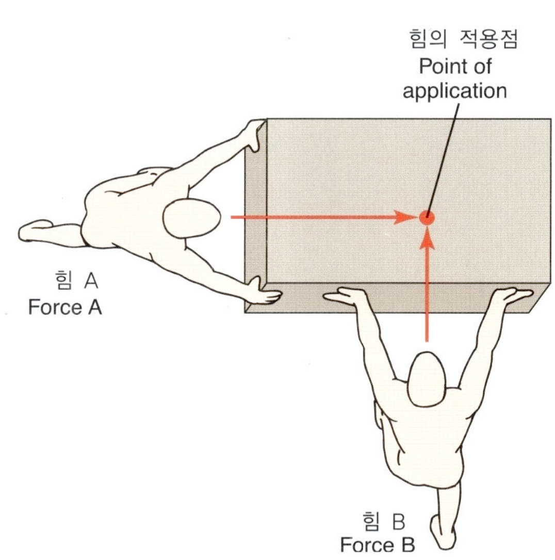

그림 8-2. 공점력. 두 명이 같은 지점을 행해 서로 다른 각도에서 밀고 있다.

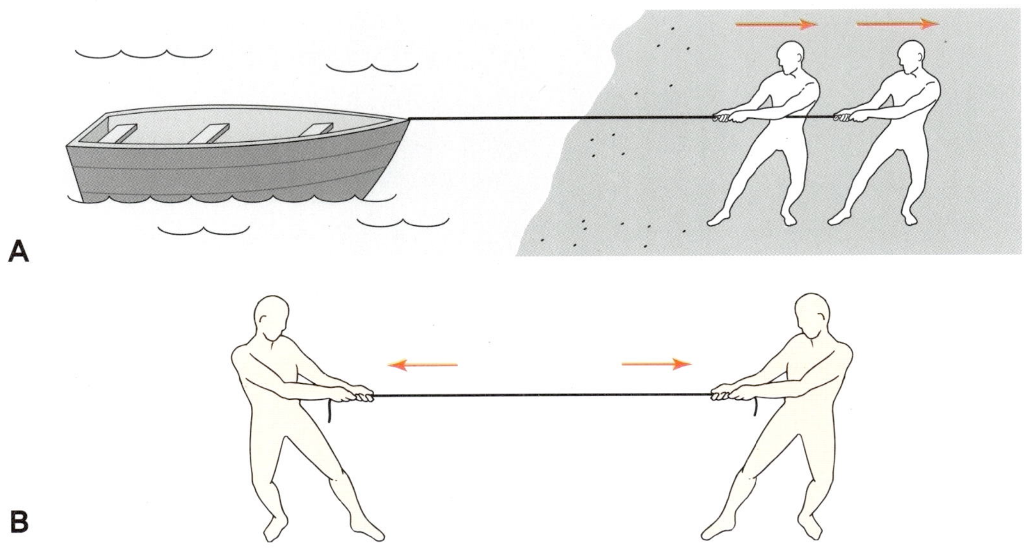

그림 8-3. 선형힘. (A) 두 명이 같은 방향으로 당기고 있다. (B) 두 명이 반대방향으로 서로 당기고 있다.

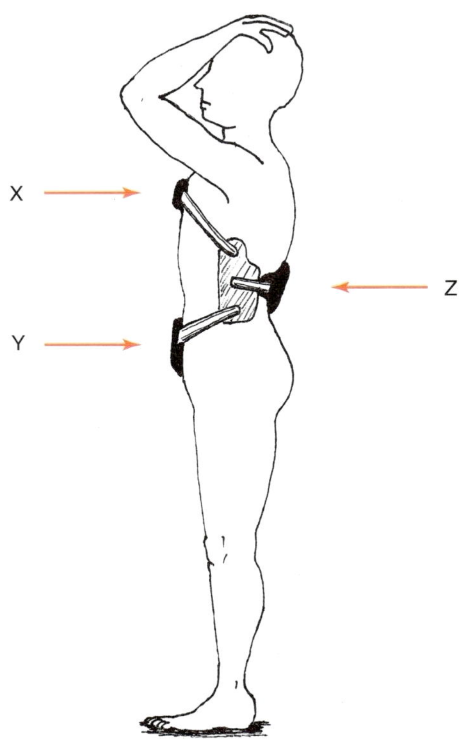

그림 8-4. 몸의 보조기에 작용하는 평행힘. 힘 X와 Y는 같은 방향에서 평행이다. 하지만 힘 Z는 평행이지만, 방향이 서로 반대이다. 힘 Z는 힘 X와 Y 사이에 있어야만 안정성을 제공하게 된다. 힘 Z가 두 힘의 중간에 있지 않고, 끝에 있다면 움직이게 될 것이다.

방향으로 밀고 있는 반면에, 세 번째 평행한 힘(Z)인 뒤쪽 브레이스(brace)는 이 힘들에 대항하여 밀고 있다. 가운데 힘은 항상 두 평행 힘 사이에 위치해야 한다. 효과적이기 위해서, 가운데 힘은 나머지 두 힘에 대항할 정도로 충분해야만 한다. 당신은 또한 두 개의 힘은 중간힘이 버티는 만큼 강해야 한다고도 말할 수 있을 것이다.

공점력(concurrent forces)을 발생시키기 위해서는 둘 또는 그 이상의 힘들이 공통점(common point)으로부터 작용해야만 한다. 그림 8-5에서 캐비넷을 밀고 있는 두 명의 예처럼 서로 다른 방향으로 밀거나 당겨야 한다. 이처럼 두 개의 다른 힘의 전체효과를 **합력(resultant force)**이라고 하며, 두 지점의 어느 곳에나 위치한다.

힘은 벡터이기 때문에, 그들은 그림 상에서 **평행사변형 방법(parallelogram method)**으로 나타낼 수 있다. 한 가지 예로, 그림 8-5를 사용해 보면, 처음에는 두 힘(선)에 대한 벡터에서 그린다. 두 번째에는 평행사변형을 점으로 된 선을 사용하여 완성하라. 그 다음 평행 사변형의 대각선에서 그린다(중간선과 화살표). 이러한 대각선은 합력을 상징한다.

신체에서 합력의 예는 어깨세모근(삼각근, deltoid muscle)의 앞쪽(전방)부분과 뒤쪽(후방)부분이다(그림 8-6). 두 부분 모두 정지점은 같지만, 서로 다른 방향에서 잡아당긴다. 두 평행 힘이 같을 때, 합력은 어깨관절

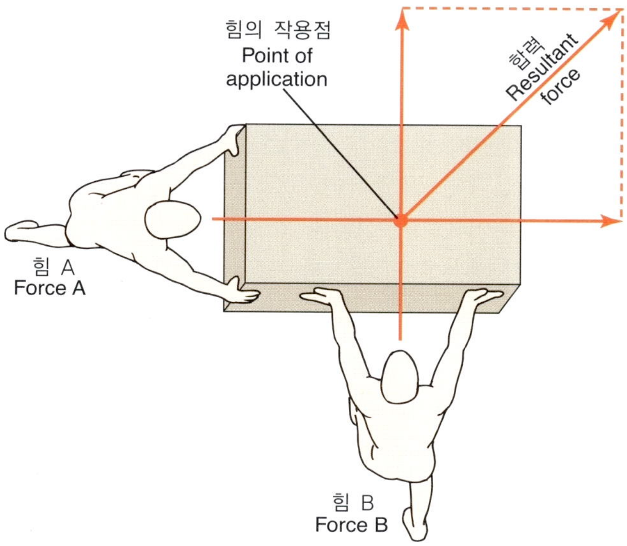

그림 8-5. 평행사변형은 서랍장을 밀고 있는 두 개의 공점력에 대한 합력을 그림으로 보여주고 있다.

(견관절, shoulder joint)을 벌림(외전, abduction)하게 한다. 두 힘의 당김이 같지 않다면 즉, 앞쪽 어깨세모근의 당김이 뒤쪽보다 더 강하다면, 합력은 앞쪽 어깨세모근의 방향으로 좀 더 많은 움직임이 나타나게 된다(그림 8-7). 어깨관절은 앞가쪽 대각선방향으로 굽힘과 벌림할 것이다.

짝힘(force couple)은 두 개 이상의 힘이 서로 다른 방향으로 작용할 때 회전효과(turning effect)를 일으킨다. 그림 8-8에서 위등세모근은 위안쪽으로 당기고,

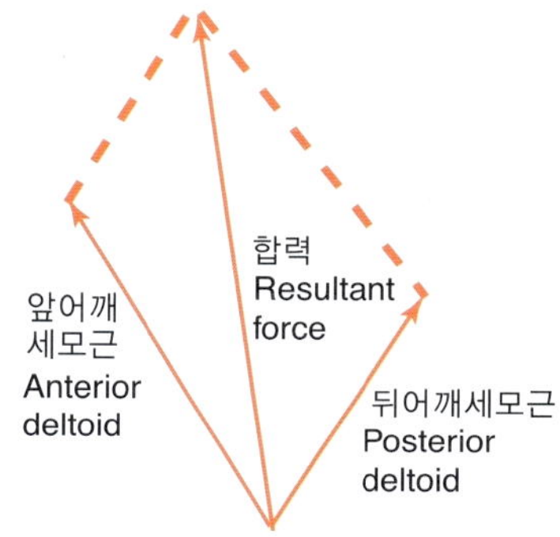

그림 8-7. 합력의 힘이 같지 않으면 강한 힘이 작용하는 쪽으로 움직인다.

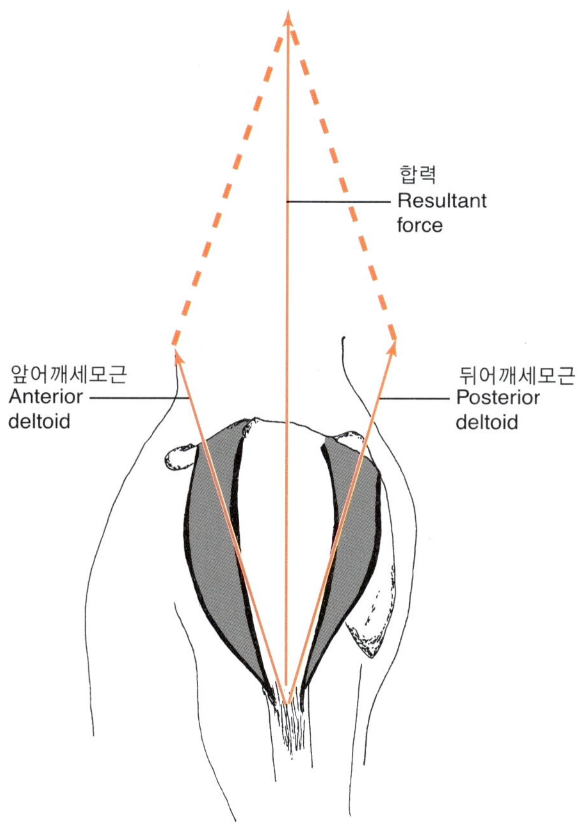

그림 8-6. 앞뒤어깨세모근의 동일한 힘의 합력.

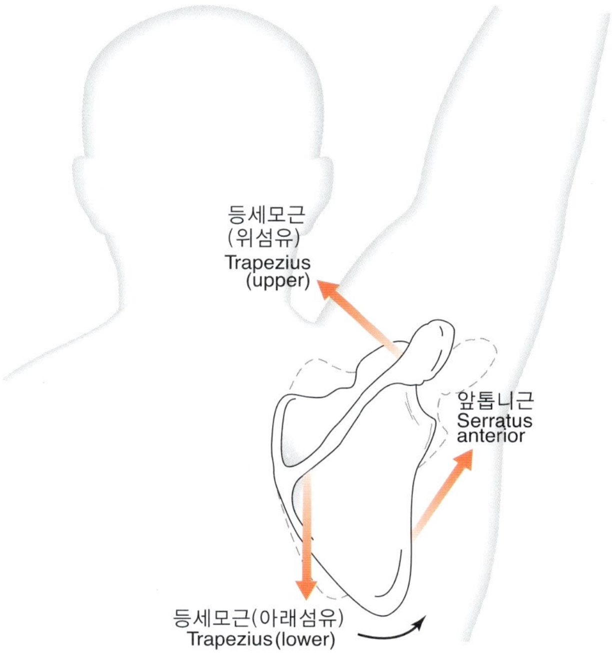

그림 8-8. 어깨뼈를 회전시키는 근육들의 짝힘.

아래등세모근은 아래로 당기며, 앞톱니근은 바깥으로 당기는 것을 주시하라. 결합효과(combined effect)는 어깨뼈의 회전이다.

토크 (Torque)

힘의 모멘트(moment of force)로 알려진 토크는 축주변으로 회전을 만들어내는 힘의 능력이다. 회전력으로써 생각할 수 있다. 지렛대 토크의 총량은 들여지는 힘의 양과 축으로부터의 거리에 의존한다. 렌치의 사용은 토크를 설명한다. 렌치에 의해 부하되는 뒤틀린 힘(토크)은 다음에 의해서도 역시 증가될 수 있다:

1. 손잡이에 작용하는 힘을 늘리는 것
2. 손잡이의 길이를 늘리는 것

토크는 또한 회전관절의 움직임을 유발시키기 위한 근수축에 필요한 힘의 총량이다.

힘(크기)과 회전축의 당김힘선으로부터의 수직거리(perpendicular distance)에 따라 토크가 얼마인지 계산할 수 있다. 수직거리를 **모멘트팔(moment arm)** 또는 *토크팔(torque arm)*이라고 한다(그림 8-9). 따라서 근육의 모멘트팔은 근육의 당김선과 관절중심(회전축) 사이의 수직거리가 된다. 토크는 당김각도가 90° 일 때 가장 크고(그림 8-10A), 당김각도가 줄어들거나(그림 8-10B) 증가할 때(그림 8-10C) 토크는 작아진다.

힘이 회전축을 통해 정확하게 직접적으로 받는다면, 토크는 발생하지 않는다. 이것이 근육에 대하여 전적으로 가능하지는 않더라도, 거의 유사하다. 예를 들면, 팔꿉관절(주관절, elbow joint)이 거의 또는 완전히 폄(신전, extension) 될 때 두갈래근(이두근, biceps muscle)이 수축한다면 발생되는 토크는 거의 없다(그림 8-10B). 그 이유는 관절축과 견인선 사이의 수직거리가 매우 짧기 때문이다. 따라서 근육에 의해 발생되는 거의 모든 힘은 관절 뒤쪽에 직접 받아서 두 뼈를 함께 견인한다는 점에서 근육에 의해 발생되는 힘은 주로 **안정힘(stabilizing force)** 성분이다.

이와는 반대로 견인각도가 90° 정도일 때(그림 8-10A), 관절축과 견인 선 사이의 수직거리는 매우 크다.

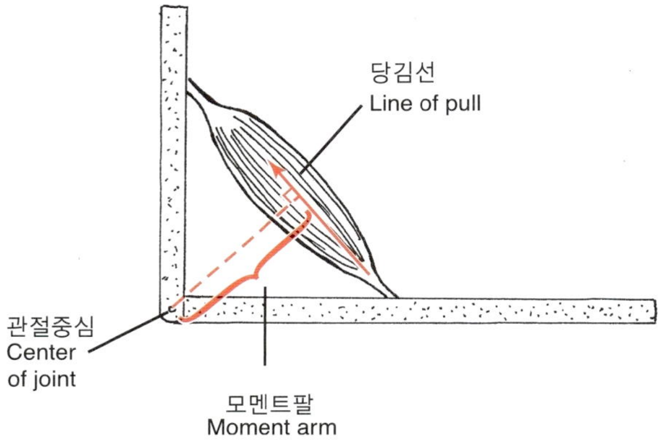

그림 8-9. 위팔두갈래근의 모멘트팔은 근육의 당김선과 관절중심 사이의 수직거리이다.

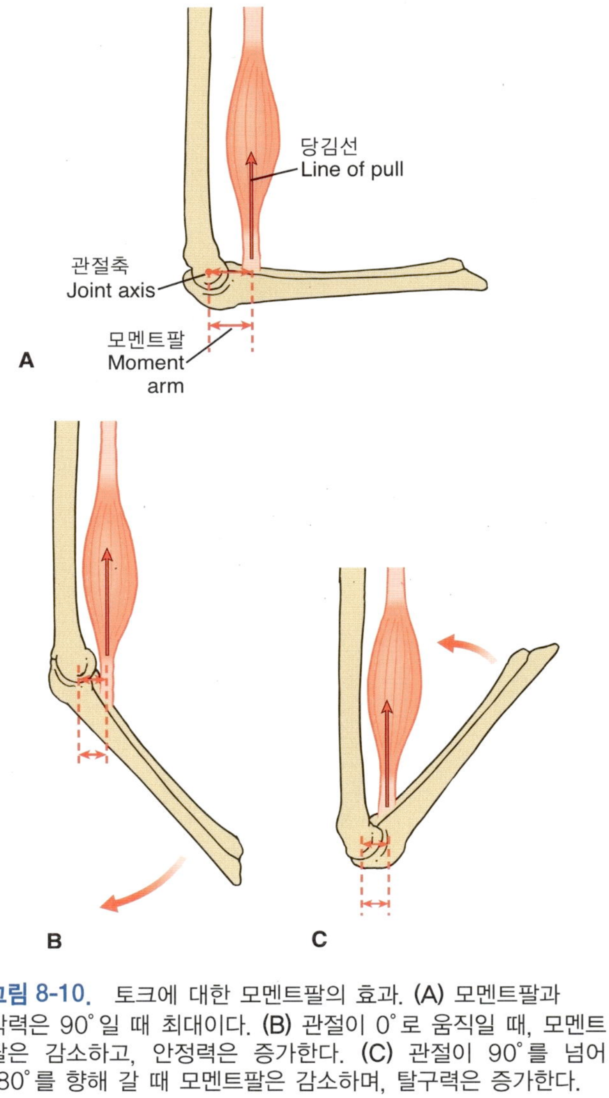

그림 8-10. 토크에 대한 모멘트팔의 효과. (A) 모멘트팔과 각력은 90°일 때 최대이다. (B) 관절이 0°로 움직일 때, 모멘트팔은 감소하고, 안정력은 증가한다. (C) 관절이 90°를 넘어 180°를 향해 갈 때 모멘트팔은 감소하며, 탈구력은 증가한다.

따라서 근육에 의해 발생되는 힘은 관절을 회전시키는 데 직접적으로 받게 되고, 관절을 안정화시키는 데는 받지 않는다는 점에서 근육에 의해 생성되는 힘은 주로 **각력(angular force)** 또는 움직임 힘이다.

근육이 운동범위를 통해 수축될 때, 각력과 안정력의 양은 변한다. 근육의 각력이 증가할 때 안정력은 감소하며, 반대로 각력이 감소하면 안정력은 증가한다. 90° 일 때 또는 가동범위의 중간지점에서 근육은 가장 큰 각력을 갖는다. 90°를 초과하면 안정력은 **탈구력(dislocation force)**이 되는데, 그 이유는 힘은 관절에서 벗어나는 방향으로 작용하기 때문이다((그림 8-10C). 그림 8-10B와 C는 안정력과 탈구력이 증가할 때 각력은 감소한다는 것을 볼 수 있다. 즉, 근육은 관절은 90° 일 때 움직이거나 회전에 가장 효율적이다. 반대로 관절가동범위의 시작점이나 끝지점에서 움직이거나 회전을 일으키는 효과는 감소된다. 어떤 근육들은 전범위에서 각력보다 안정력이 더 큰 근육들도 있다. 따라서 관절을 움직이는 것 보다 안정시키는 데 더 효과적으로 작용한다. 어깨관절의 부리위팔근(오훼상완근, coracobrachialis)이 좋은 예이다(그림 10-17). 당김선은 거의 수직이며, 어깨관절의 축과 매우 근접해있다. 따라서 이 근육은 매우 짧은 모멘트팔을 갖고 있기 때문에 어깨관절을 움직이는 것 보다 어깨관절에 위팔뼈의 머리를 고정시키는 데 더 효과적으로 작용한다.

넙다리네갈래근의 각력은 무릎뼈가 있을 때 증가한다. 무릎뼈는 힘줄에 싸여 있는 종자뼈(sesamoid bone)이며, 힘줄을 넙다리에서 바깥으로 멀리 잡아주기 때문에 넙다리네갈래근(대퇴사두근)의 모멘트팔의 길이를 증가시킨다(그림 8-11A). 무릎뼈가 없다면 모멘트팔은 작아질 것이며, 근육의 당김선은 더 수직에 가깝게 되며, 넙다리네갈래근의 힘은 관절의 바로 뒤쪽으로 작용하게 된다(그림 8-11B). 이것이 안정성에는 좋지만, 움직임 시에는 효과적이지 않다. 무릎관절이 잘 움직이기 위해서는 넙다리네갈래근이 강한 각력을 만들어내는 것이 중요하다.

즉, 만약 모멘트팔이 커질 수록 각력(토크)도 커진다. 모멘트팔은 관절의 축과 근육의 당김선 간의 수직거리를 통해 측정할 수 있다. 관절각이 거의 0°에 가깝다면(거의 편 자세), 모멘트팔은 작아지고, 힘은 안정력으로 작용한다. 관절각이 거의 180°에 가깝다면(완전 굽힘자세) 모멘트 팔은 작아지고, 힘은 두 뼈를 서로 분리시키는 탈구힘으로 작용한다. 만약 관절각이 가동범위의 중간이라면 모멘트팔은 가장 크고, 관절을 움직이는 능력도 가장 크다. 모멘트팔, 근육의 크기, 근육의 수축성 근력이 얼마나 효율적으로 근육이 관절을 움직이느냐가 결정된다.

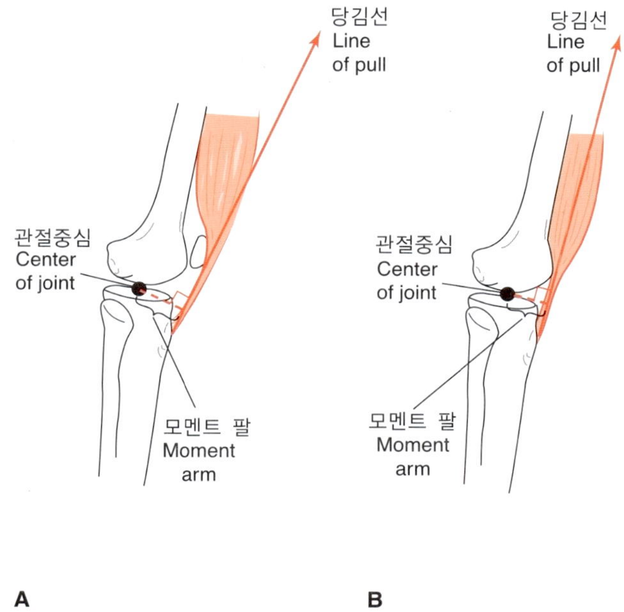

그림 8-11. 무릎뼈가 있을 때 (A)와 없을 때 (B)의 넙다리네갈래근의 모멘트 팔.

안정성 (Stability)

물체가 균형이 맞을 때, 물체에 작용하는 모든 토크는 동일하다. 그리고 그것은 **평형상태(state of equilibrium)**에 있다고 한다. 이러한 평형상태가 얼마나 안정한지 또는 불확실한지는 일차적으로 사물의 중력 중심과 바닥면(BOS) 사이의 관계에 의존한다. 안정성의 원리를 이해하기 위해서는 어떤 용어가 정의되어야만 한다. **중력(gravity)**은 지구와 사물 사이에서의 상호 인력(attraction)이 작용한다. **중력힘(gravitational force)**은 항상 지구중심에 대해 아래쪽을 향해 수직적으로 항상 직접 작용한다. 실제적으로, 중력 힘은 항상 땅에 대하여 항

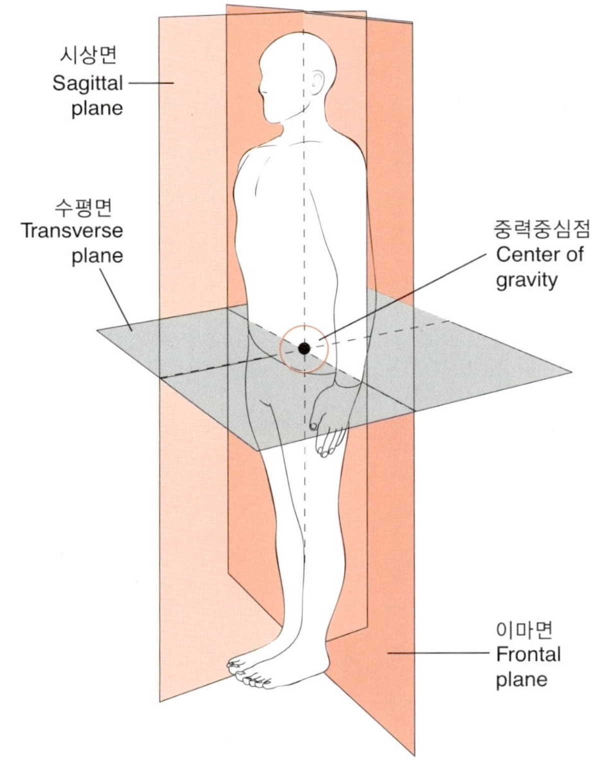

그림 8-12 중력중심점은 세 기본면(cardinal plane)의 교차점이다.

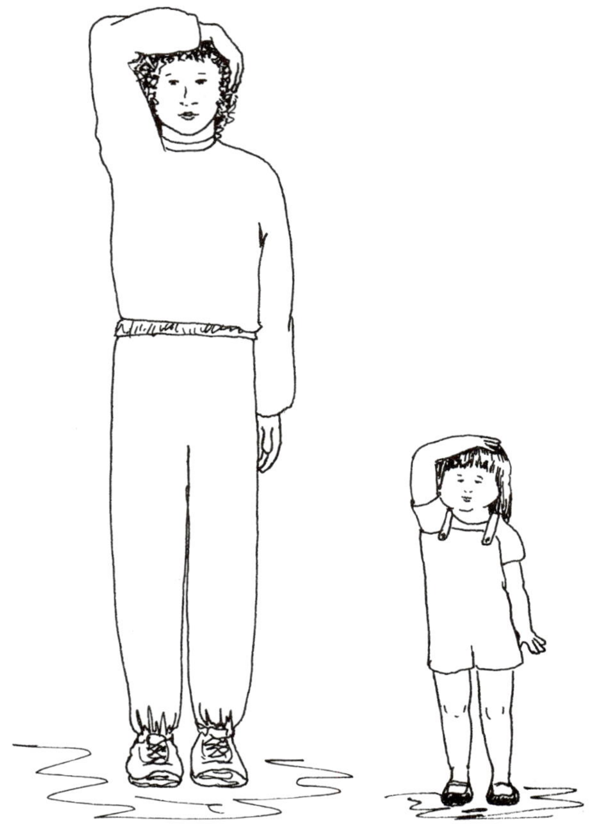

A B

그림 8-13 사람이 성장하면서 변하는 몸의 비율. (A) 성인은 머리꼭대기를 지나 반대편 귀를 만질 수 있다. (B) 어린이는 머리 위만 만질 수 있다.

상 직접 작용한다. **중력중심(COG)**은 사물의 균형중심점(모든 면에서의 토크가 같은)이다. 그것은 또한 그림 8-12에서 보여지는 것처럼 신체의 면이 나누어지는 점이다.

인간 신체에서 중력중심(COG)은 비록 약간은 앞쪽이지만, 성인의 엉치뼈(천골, sacrum)의 두 번째 척추쯤에 있는 중심선(midline)에 위치한다. 신체 비율이 나이에 따라 변하기 때문에 아동의 중력중심(COG)은 성인의 중력중심보다 높다. 이것을 설명하기 위해 당신의 오른쪽 팔을 당신의 머리 위로 올려서 당신의 왼쪽 귀를 만져보라(그림 8-13A). 그 다음 세 살된 아동에게 똑같이 해보도록 요청하라. 당신은 쉽게 당신의 귀를 만졌던 반면에, 아동의 손은 오직 머리끝에만 닿는다는 것을 알게 될 것이다(그림 8-13B). 어린이의 머리는 팔과 몸체에 비해 더 크기 때문이다.

이득점(point of interest)에 관해: 레오나르도 다빈치의 삽화에 의해 유명해진 신체 비율은 키-팔 폭(height-arm span)이다. 성인이 완전히 뻗은 팔의 길이는 그 또는 그녀의 키 높이와 같다(그림 8-14).

바닥면(base of support, BOS)은 지지면에 접촉하는 신체의 일부분이다. 땅과 접촉해 있는 신체의 면에서 외곽선에 있다면, 당신은 바닥면을 확인할 수 있을 것이다. **중력선(line of gravity**, LOG)은 지구 중심쪽으로 중력중심(COG)을 통해 지나가는 상상의 수직선이다. 이것은 그림 8-15에서 나타난다.

기본적으로 평형에는 세 가지 상태가 있다(그림 8-16). **안정적인 평형(stable equilibrium)**은 물체가 중력중심(COG)이 올라가도록 요구되는 자세에 있을 때 발생한다. 간단한 예는 벽돌의 예이다. 벽돌의 가장 넓은 부분이 바닥면(BOS)에 접촉되어 있을 때, 벽돌은 상당히 안정적이다(그림 8-16A). 평형을 깨뜨리기 위해 중력중심을 높이면서 벽돌을 어떤 방향에서 기울이게

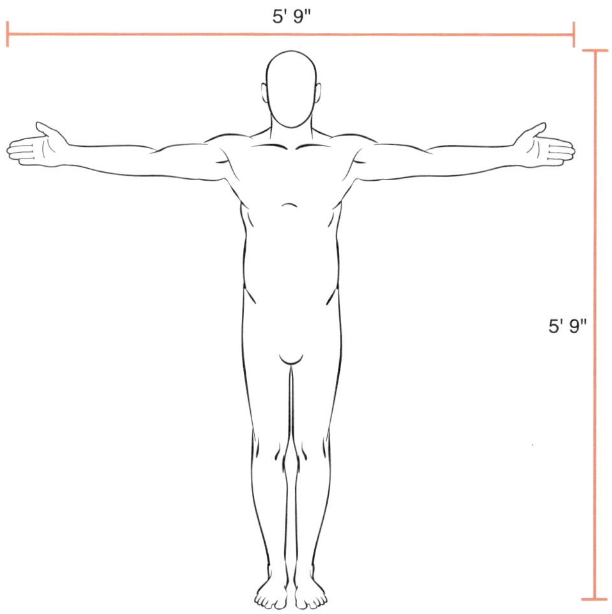

그림 8-14. 성인의 팔 길이(arm span)와 키는 같다.

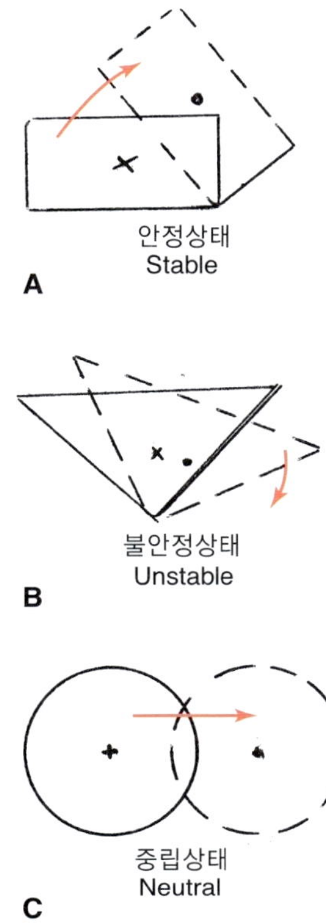

그림 8-16. 세 가지 평형상태: (A) 안정 (B) 불안정 (C) 중립.

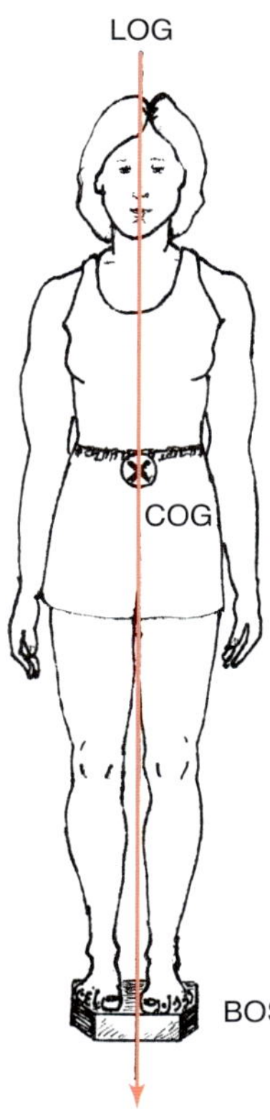

그림 8-15. 중력중심점(COG), 중력중심선(LOG), 지지면(BOS).

될 것이다. 같은 예로, 바닥에 편평하게 누워 있는 사람을 생각해볼 수 있다. **불안정한 평형(unstable equilibrium)**은 단지 약간의 힘이 물체를 방해하기 위해 필요해질 때 발생한다. 지정된 끝에서 펜의 균형을 유지하는 것은 좋은 예가 된다. 유사한 예는 한쪽 발로 서 있는 사람의 예이다. 일단 균형이 잡히면, 펜을 건드릴 만한 아주 작은 힘만 필요할 것이다(그림 8-16B). **중립평형(neutral equilibrium)**은 물체가 방해를 받았을 때 물체의 중력중심(COG)이 올라가지도 내려가지도 않을 때 존재한다. 한 가지 좋은 예는 공이다. 공이 바닥을 굴러갈 때 공의 중력중심은 같은 상태로 남는다(그림 8-16C). 휠체어에 앉아서 방을 가로질러 이동하는 것이 중립평형의 한 예이다.

다음의 원리들은 균형, 안정성 그리고 움직임 사이의 관계를 설명한다.

1. 중력중심(COG)이 낮아질 때, 물체는 좀 더 안정화된다. 그림 8-17에서 두 삼각형 모두 같은 바닥면을 갖고 있다. 그러나 오른쪽 삼각형이 좀 더

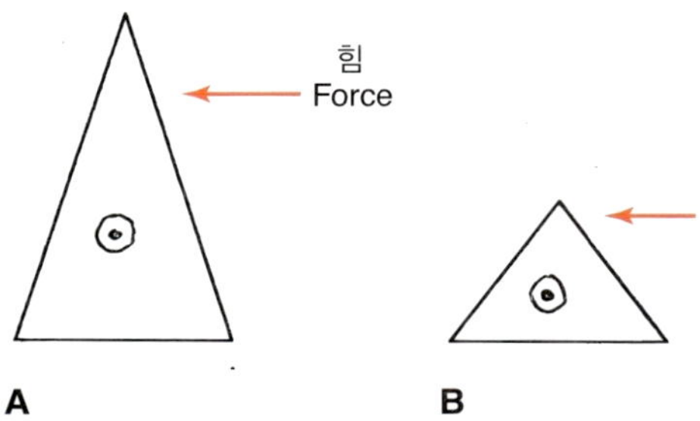

그림 8-17. 안정성에 대한 중력중심점의 높이와의 상관성. (A) COG가 높을수록 안정성은 떨어짐. (B) COG가 낮을수록 안정성은 증가함.

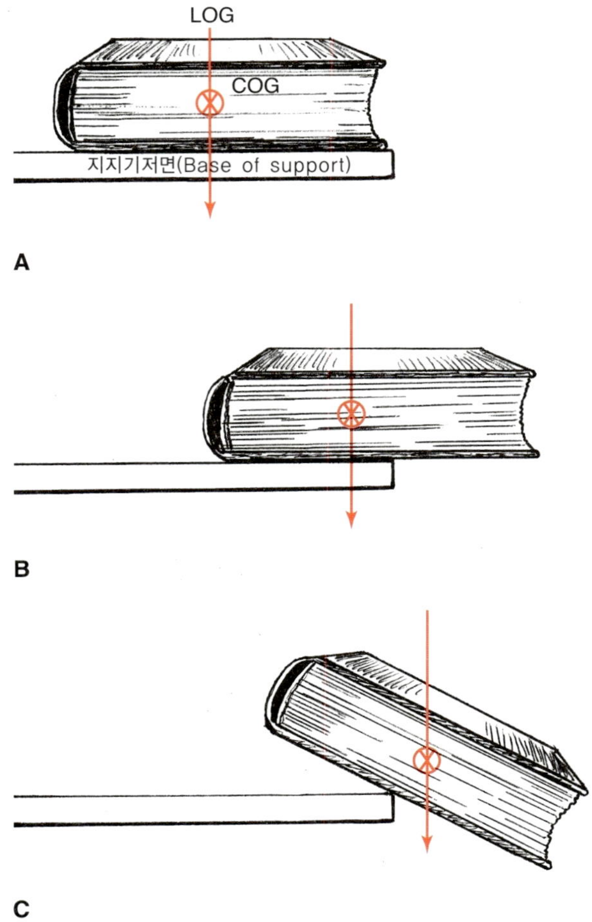

그림 8-18. COG와 BOS의 상관성. (A) COG가 BOS의 중간에 있기 때문에 책은 매우 안정적이다. (B) COG가 BOS의 가장자리 근처에 있기 때문에 책은 안정감이 떨어진다. (C) COG가 BOS를 넘어섰기 때문에 책은 불안정하며 떨어지게 될 것이다.

높다. 즉, 중력중심이 좀 더 높다. 따라서 오른쪽에 있는 삼각형보다 더 불안정하다. 키가 큰 삼각형을 방해하는 데는 좀 더 적은 힘이 들 것이다.

2. 중력중심과 중력선은 물체가 안정화될 수 있도록 바닥이면 안에 있어야만 한다(중력선은 중력중심을 통해 통과한다는 것을 유념하라. 따라서 한사람에 의해 말해질 수 있는 것은 다른 사람에 의해서도 말해질 수 있다. 이러한 점을 명확히 하기 위해 중력중심이란 용어가 사용된다). 바닥면이 넓을 수록 물체는 더욱 안정된다. 그림 8-18A의 예에서, 전적으로 바닥면에 정지해 있는 책(책상 위)은 상당히 안정적이다. 당신이 모서리를 민다면(그림 8-18B), 안정성은 감소하게 된다. 중력중심이 바닥면을 벗어나면(그림 8-18C), 책은 떨어질 것이다.

   또 다른 예는 양발로 수직으로 서 있는 여자이다(그림 8-19A). 그녀의 중력중심은 바닥면의 중심 근처 또는 중력중심에 있게 된다. 그녀가 옆으로 기울어질 때(그림 8-19B), 그녀의 중력중심은 바닥면 가장자리로 이동한다. 그녀의 중력중심이 바닥면을 넘어 지나갈 때 그녀는 불안정해지며, 그녀의 자세가 수정되지 않거나 그녀의 바닥면이 넓어지지 않는다면, 그녀는 넘어질 것이다. 균형을 잃지 않고 좀 더 기울이기 위해서는 그녀의 반대 팔을 들어올리거나, 발 위치를 더 넓게 하면 된다. 이렇게 하면 이 여자의 COG는 BOS 위로 되돌아오게 된다.

3. 안정성은 바닥면이 힘의 방향에서 넓어질 때 증가한다. 바람이 매우 세게 부는 날 버스 정류장에 서 있는 사람은 바람을 마주보고 한 발을 다른 발 뒤에 위치시키고, 바람의 방향에서 바닥면을 넓힐 때 좀 더 안정화된다(그림 8-20).

4. 물체의 질량이 더 클 수록, 안정성도 더 커진다. 이러한 개념은 풋볼팀에서 선수들의 크기를 보면 알 수 있다. 수비수들(linebackers)은 전통적으로 더 무거우며, 따라서 밀치기에 좀 더 단단하지만, 빠르지 않다. 공을 잡고 달리는 공격수들(halfback)은 훨씬 더 가볍다(밀치기는 어렵다). 안정성을 얻는 만큼 속도는 반대로 잃는다고 말할 수 있다.

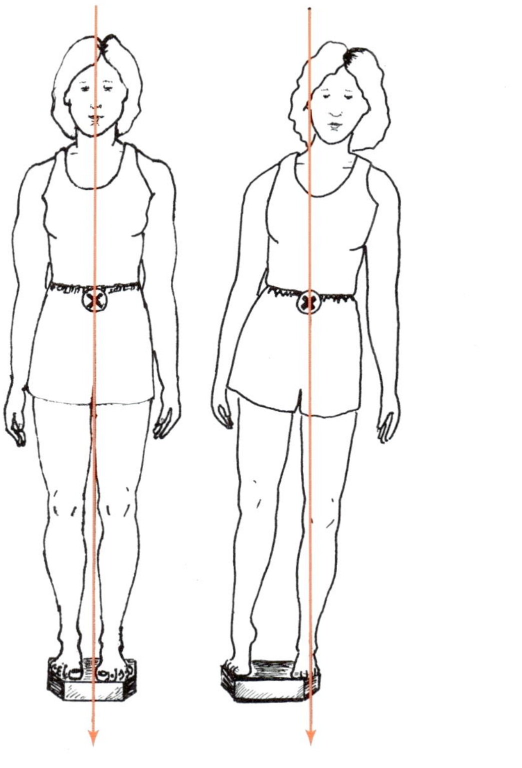

그림 8-19. COG와 BOS의 상관성. (A) COG가 BOS의 중간에 있기 때문에 책은 매우 안정적이다. (B) COG가 BOS의 가장자리 근처에 있기 때문에 책은 안정감이 떨어진다.

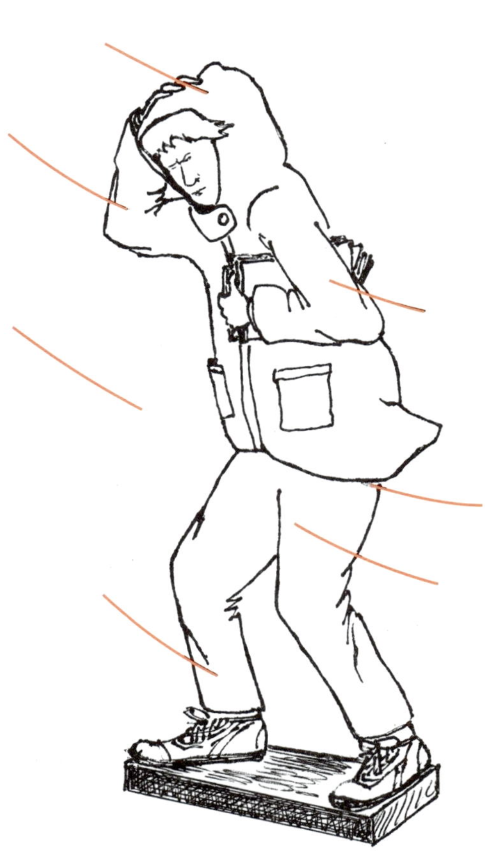

그림 8-20. 힘의 방향에 대해 지지면을 넓게 하면 안정성이 증가한다.

5. 바닥면과 지지면(supporting surface) 사이에 마찰이 커질 수록 신체는 더욱 안정화될 것이다. 얼음길 위를 걷는 것은 매우 미끄러운 경험이다. 왜냐하면 얼음과 신발 사이에는 결정적으로 마찰이 없기 때문이다. 길 위에 모래는 얼음면의 마찰력을 증가시키고, 이것은 따라서 정지마찰(traction)을 향상시킨다. 많은 마찰면을 갖는 다는 것은 항상 바람직하지는 않다. 단단한 나무로 된 마루바닥을 가로지르는 휠체어를 미는 것은 카페트가 깔린 마루바닥을 지나는 휠체어를 미는 것보다 더 쉽다. 카펫은 좀 더 많은 마찰을 발생시키고, 그것은 휠체어를 미는 데 더욱 힘들게 만든다.
6. 사람들이 움직이는 물체보다는 정적인 물체에 초점을 맞춘다면 움직이는 동안에 더욱 균형을 잘 갖게 된다. 따라서 목발을 잡고 걷기를 배우는 사람은 움직이는 자신의 발이나 목발을 보면서 걷기보다는 통로 아래 물체를 바라보면서 걷는 것이 더욱 안정화된다.

용이한 기계 (Simple Machines)

공학에서 다양한 기계들은 힘의 양 또는 방향을 변화시키는 데 사용된다. 4가지 용이한 기계들은 지렛대, 활차, 바퀴와 차축, 그리고 경사면이다. 경사면을 제외한 이러한 기계의 각각의 예들은 인간의 몸에서도 발견할 수 있다. 지렛대, 바퀴와 차축, 그리고 경사면은 사람에게 근력만 사용할 때보다 더 큰 힘을 발휘하게 한다: 활차는 힘을 좀 더 효과적으로 작용하도록 만든다. 이러한 힘의 증가는 보통 속도의 소비이고 역학적인 이득이라는 용어로 표현될 수 있는데, 그것은 나중에 설명할 것이다.

지렛대 (Levers)

다른 목적과 다른 역학적 이득을 가지고 있는 지렛대에는 세 종류가 있다. 우리는 매일 다양한 활동들을 성취하기 위해 지렛대를 사용한다. 지렛대는 주로 힘이나 거리(관절가동범위)에 유리하지만, 둘 모두 유리하지는 않다. 하지만 모든 간단한 기계의 기본적인 법칙은 힘에 잇점이 있는 것은 거리는 불리하다. 가끔은 무거운 바위를 옮기는 것처럼 매우 강한 힘이 필요하기도 하고, 또 어떤 경우에는 테니스라켓을 휘두르는 것처럼 거리가 필요한 경우도 있다. 외바퀴 손수레, 쇠지레, 손으로 캔을 따는 오프너(manual can opener), 가위, 골프채, 테니스라켓 그리고 운동장 시소는 단지 몇몇 예이다. 지렛대의 다른 형태들은 인간의 신체에서도 발견할 수 있다. 모든 지렛대가 힘과 거리에 유리하지만, 둘 모두 유리한 것은 아니다.

지렛대의 구조와 기능을 이해하기 위해 당신은 어떤 용어들에 익숙해져야만 한다. **지렛대(lever)**는 힘이 저항을 이겨내도록 작용할 때 고정된 한 점에 대해 회전시킬 수 있는 단단한 막대기이다. 인체에서 지렛대의 간단한 예는 뼈이다. 지렛대 주위를 회전하는 고정점을 **축(A)**이라고 하며, 가끔씩 *버팀목(fulcrum)*이라고도 한다. 인체에서는 관절이 축이 된다. **힘(F)**은 가끔씩 *노력(effort)*이라고도 하며, 지렛대를 움직이는 힘은 주로 근육이다. **저항(R)**은 부하(load)라고도 하며, 움직이는 부분(팔, 다리 등)의 무게, 해당 물체에 가해지는 중력의 당김 또는 몸에 의해 발생하는 외부힘에 의해 발생하는 힘을 극복할 수 있어야 한다. 근육의 작용(힘이나 저항)을 결정할 때 참고점으로 근힘살이 아니라 뼈에 붙은 지점을 사용하는 것이 중요하다. 물체의 저항을 결정할 때 COG를 사용한다.

힘팔(FA)은 힘선과 축 사이의 수직적인 거리 또는 길이이고, 반면에 **저항팔(RA)**은 저항과 축 사이의 수직적인 거리 또는 길이이다(그림 8-21). 힘(*F*)과 저항(*R*)에 대한 축(*A*)의 정렬상태가 지렛대의 종류를 결정한다. 힘팔이 길 수록 움직이기 쉽다. 반대로 저항팔이 길 수록 움직이기 어렵다. 기억할 점은 항상 반대(trade-off)라는 것이다. 힘팔이 길 수록 움직이기 쉽지만, 힘팔은 더 먼 거리를 이용할 수 있다. 저항팔이 길 수록 먼 거리를 이동하지는 못하지만, 움직이기도 어렵다.

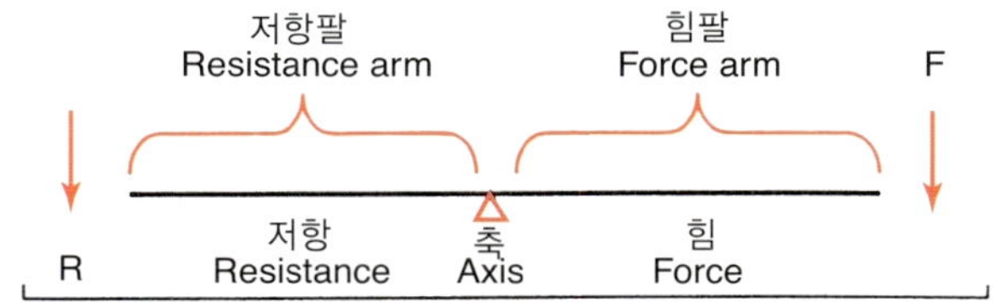

그림 8-21. 지렛대의 구성요소.

지렛대의 종류 (Classes of levers)

1형 지렛대에서 축은 힘과 저항 사이에 위치한다:

1형 지렛대 F————————R
A

축이 저항에 가깝다면, 저항팔은 짧아지고, 힘팔은 길어질 것이다. 따라서 저항체를 움직이기 쉽게 된다. 축이 힘에 더 가깝다면 반대현상이 발생할 것이다; 저항체를 움직이기 어려워질 것이다.

연필(축), 자(힘), 매우 무거운 책(저항)으로 시험해 보자. 잘 구르지 않는 작은 물체가 축이되고, 반대로 연필을 사용할 수도 있다. 자 또는 긴 연필을 사용할 수도 있지만, 단단해야 한다. 2인치 자를 책 아래에 놓고 책을 들어올리면 책 밑에서 그대로 유지될 것이다. 그 다음 줄자 밑에 있는 연필을 책 가까이로 옮겨보자(그림 8-22A). 이 경우 힘팔은 길어지고, 저항팔은 짧아진다. 줄자 끝은 아래로 누르면 다음과 같은 두 가지 현상을 발견하게 된다: (1) 얼마나 쉽게 책을 들어올릴 수 있는지, (2) 얼마나 아래로 자를 누를 수 있는지. 그 다음 연필(축)을 자의 끝으로 움직인 다음 자를 아래로 눌러보자(그림 8-22B). 이 때 당신은 책을 들어올리기도 어렵

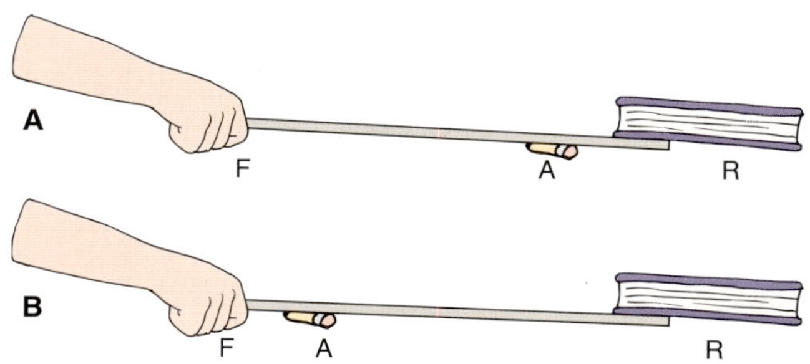

그림 8-22. 1형 지렛대. FAR(F=힘; A=축; R=저항). (A) A는 R에 가깝다. (B) A는 F에 가깝다.

고, 매우 빨리 자를 아래로 누를 수 없다는 것을 알게 될 것이다. 힘팔이 길 수록(또는 저항팔이 짧을수록) 다음과 같이 설명할 수 있다.

1. 저항(책)을 쉽게 움직일 수 있다.
2. 저항은 매우 짧은 거리를 움직인다.
3. 힘은 긴 거리를 통해 적용된다.

하지만, 힘팔이 짧을수록(또는 저항팔이 길 수록)

1. 저항을 움직이기 어렵다.
2. 저항은 긴 거리를 움직인다.
3. 힘은 짧은 거리를 통해 적용된다.

이것이 1형 지렛대의 예이다. 축은 중간에 있기 때문에 한쪽은 힘이 되고, 반대쪽은 저항이 된다. 축을 저항 가까이로 이동시키면 지렛대는 힘에 유리해진다. 축을 힘에 가까이 이동시키면 거리와 속도에 유리해진다. 힘과 저항의 중간지점에 축을 놓으면 지렛대는 균형을 유지한다.

그림 8-23은 작업자가 두 개의 건초더미를 이동시키고 있다. 각 더미(한쪽은 힘이고, 반대쪽은 저항임)는 무게와 축과의 거리가 같다. 어깨는 축이다. 한쪽의 더미가 더 무겁다면, 축에 가까운쪽으로 움직일 것이다.

인체에서 1형 지렛대의 예는 목이 굽힘과 젖힘되면서 위와 아래로 움직이는 1번 목뼈 위에 있는 머리이다. 척추가 축이 되고, 저항은 머리의 한쪽면에 가해지는 무게이며, 힘은 머리 반대쪽으로 당기는 근육이 된다. 힘과 저항은 머리의 위치에 따라 변하게 된다. 예를 들면 그림 8-24A는 당신의 머리가 가슴을 향해 움직이며, 당신은 목을 똑바로 세우기를 원하며, 이때 뒤목근육(힘)이 수축해서 중력(저항)에 대항해서 당신의 머리무게를 위로 당기도록 수축해야 한다. 하늘을 본다면 당신의 머리는 뒤쪽으로 움직이며, 당신은 앞쪽목근육을 사용하여 똑바로 세워야 한다(그림 8-24B). 힘과 저항은 움직임에 따라 변하지만, 축은 항상 1형 지렛대의 중간에 있다.

2형 지렛대는 저항이 중간에 있고, 한쪽 끝에 축이 있으며, 반대쪽 끝에 힘이 있다.

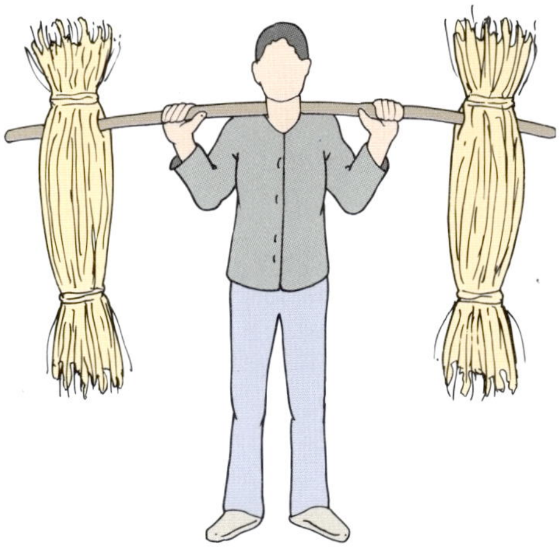

그림 8-23. 1형 지렛대. 두 개의 하중(F와 R)이 어깨 위에서 균형을 이루고 있다.

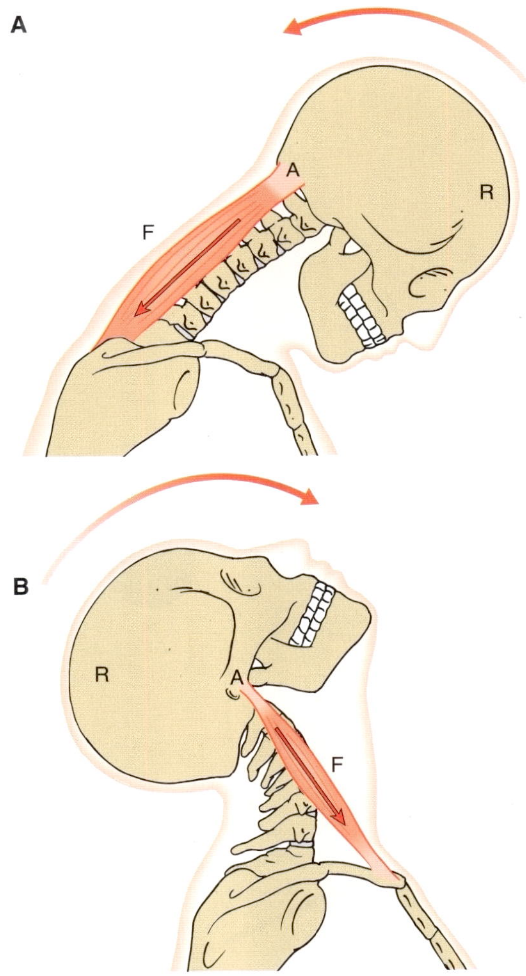

그림 8-24. 목 위에서 움직이는 머리는 1형 지렛대이다. (A) 축은 머리이며, 척추 위에서 뒤쪽으로 움직인다. 축은 힘(폄근)과 저항(머리무게) 사이에 있다. (B) 축은 머리이며, 척추 위에서 앞쪽으로 움직인다. 축은 힘(굽힘근)과 저항 사이에 위치한다.

R F

2형 지렛대 ———————————

A

손수레(wheelbarrow)는 2형 지렛대의 한 예이다(그림 8-25). 앞쪽 끝에 있는 바퀴가 축이며, 수레에 담긴 내용물이 저항이며, 수레를 밀고 있는 사람이 힘이다. 손수레로 무거운 벽돌을 운반하고 있다고 가정해본다면, *FA가 길 수록 움직이기 쉽고, RA가 길 수록 움직이기가 어렵다*는 것을 상기해보자. 가능한 한 바퀴에 가깝게 벽돌을 담았다면(그림 8-25A), FA는 길고 RA는 짧은 상태이다. 손수레는 매우 쉽게 이동할 수 있을 것이다. 하지만, 손수레 반대쪽 끝에 벽돌을 담았다면(그림 8-25B), FA는 변화가 없지만, RA는 더 길어진다. 따라서 손수레는 RA가 길어졌기 때문에 이동하기가 어렵게 된다.

몸에도 몇 가지 2형 지렛대의 예가 있다; 하지만, 발끝으로 서 있을 때 발목관절의 발바닥굽힘근(저측굴곡근)의 작용이 한 예이다(그림 8-26). 이 경우 축은 발의 발허리발가락관절(중족지관절)이 되고, 저항은 정강뼈와 발목에 가해지는 체중이 되며, 힘은 발바닥굽힘근에서 발휘되는 근력이다. 따라서 저항(체중)은 축(발허리발가락관절)과 힘(발바닥굽힘근) 사이에 놓이게 된다. RA는 FA보다 약간 짧아졌다. 이 지렛대는 힘을 내는 데 유리하다. 그 이유는 상대적으로 적은 힘(근력)으로 큰 저항(몸)을 움직일 수 있기 때문이다. 하지만 몸은 매우 짧은 거리를 들어올릴 수 있다. 이러한 반복동작은 간단한 기계의 기본적인 법칙을 제공해준다-힘(체중을 들어올리는 것)을 얻으면 거리(몸을 매우 멀리 들어올릴 수 없다)를 잃는다.

3형 지렛대는 힘이 중간에 있고, 저항과 축이 반대편 끝에 있는 것이다:

F R

3형 지렛대 ———————————

A

이 지렛대의 예는 배의 끝을 부두로 당겼다가 미는 동작이다(그림 8-27). 축은 배 앞에서 부두에 묶여 있다.

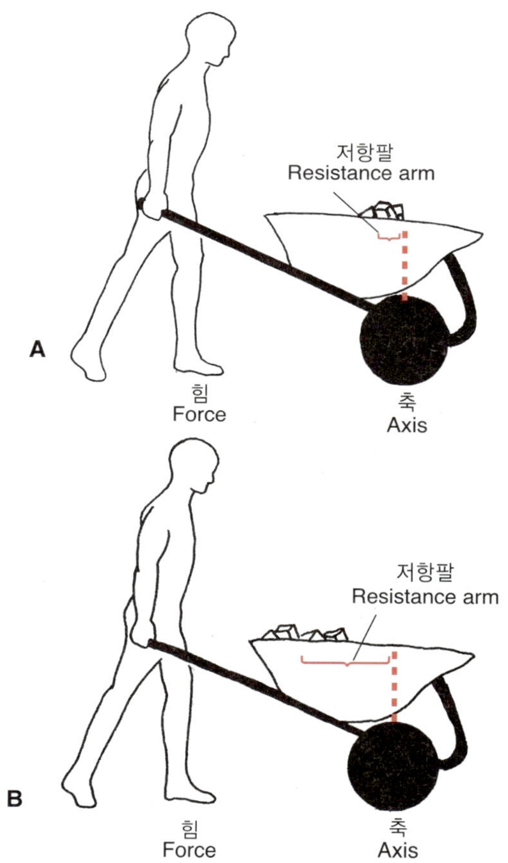

그림 8-25. 2형 지렛대. (A) RA가 짧다. (B) RA가 길다.

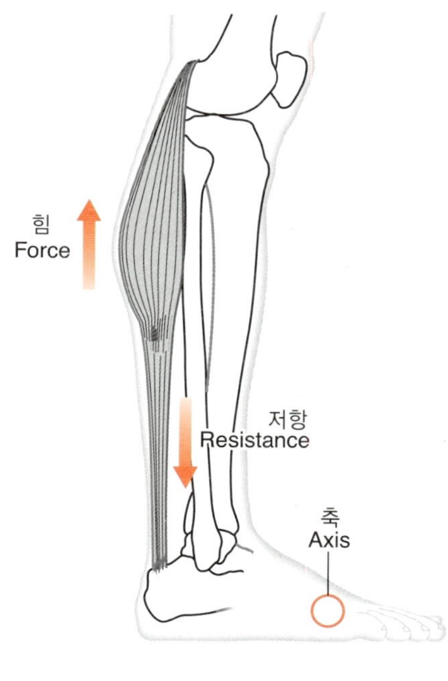

그림 8-26. 발바닥굽힘근이 체중을 들어올리는 2형 지렛대에 대한 설명.

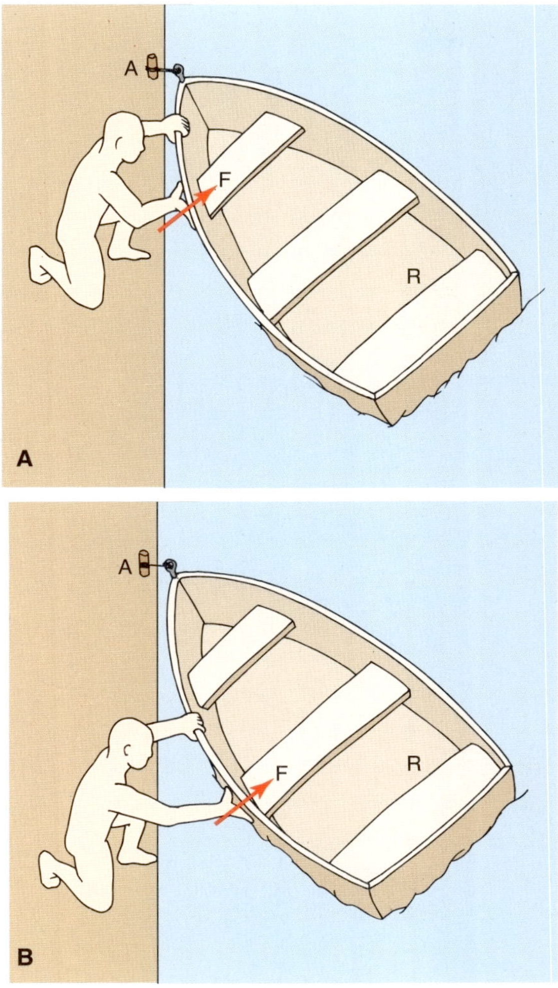

그림 8-27. 움직이는 배가 부두에 묶여 있는 것은 3형 지렛대이다. A는 배가 부두에 묶여 있는 부분. F는 사람이 배를 부두에서 밀어내거나 부두로 당기는 지점이며, R은 배의 무게임. 그림 (A)는 배를 움직이기 쉽다. 그림 (B)는 배를 움직이기 어렵다.

힘은 배를 미는 사람의 힘이며, 저항은 배우 무게이다. 사람이 그림 8-27A처럼 배의 앞쪽에 밀착해서 밀면 배를 움직이기는 어렵지만, 배의 뒤쪽은 두부에서 멀리 이동할 것이다. 반대로 사람이 그림 8-27B처럼 배의 뒤쪽을 멀리 밀면, 배는 멀리 이동하지는 않지만, 움직이기는 쉽다. 이 경우 RA는 변하지 않았지만, FA는 변했다. FA가 짧아질수록 배는 밀기가 어렵지만, 더 먼 거리를 움직인다. FA가 길면 배는 쉽게 밀 수 있지만, 멀리 움직이지는 못한다. 즉, 거리의 이득은 힘의 이득이 상실된다.

3형 지렛대의 장점은 속도와 거리이다. 인체에 있는 대부분의 지렛대는 3형 지렛대이다. 팔꿈치 굽힘(그림 8-28)을 예를 들면, 축은 팔꿈치관절이고, 위팔두갈래근(상완이두근)이 발휘하는 근력이 힘이며, 저항은 아래팔과 손의 무게이다. 손이 정상적으로 기능하기 위해서는 전범위를 통해 움직일 수 있어야 한다. 이 경우 저항은 손에 어떠한 물체가 올려지느냐에 따라 매우 다양하게 적용할 수 있다.

왜 우리 몸에는 3형 지렛대가 많고, 2형 지렛대는 많지 않은 것일까? 아마도 인간의 몸은 증가된 힘으로부터 얻는 이득보다 증가된 속도나 거리로부터 얻는 이득이 더 중요하기 때문이 아닐까. 팔꿉관절 굽힘 시 위팔두갈래근과 위팔노근의 역할에 대해 알아보자(그림 8-29). 두 근육 모두 팔꿈치관절을 지나지만, 노뼈에서는 매우 다른 부위에 부착을 한다. 위팔두갈래근은 노뼈의 몸쪽 끝에 부착을 하는 반면에 위팔노근은 먼쪽 끝에 부착한다. 위팔두갈래근은 축(팔꿉관절)과 저항(아래팔과 손의 COG) 사이에 부착하기 때문에 3형 지렛대로서 힘으로 작용한다(그림 8-29A). 위팔노근은 아래팔의 끝 지점에 부착하여 중간에 있는 저항(아래팔과 손의 COG)을 끌어당기기 때문에 2형 지렛대에서 힘으로 작용한다(그림 8-29B). 예를 들면, 각 근육은 약 4인치 정도 수축이 가능하다. 근육은 안정 시 길이의 절반까지 짧아질 수 있다는 것을 기억하라. 따라서 위팔노근은 노뼈의 먼쪽 끝에 부착을 하기 때문에 아래팔의 먼쪽 끝과 손을 약 4인치 정도 움직일 수 있을 것이다. 몸쪽 끝에 부착하는 위팔두갈래근은 아래팔의 몸쪽 끝을 약 4인치 정도 움직이게 되며, 손의 먼쪽 끝은 더 멀리 12인치

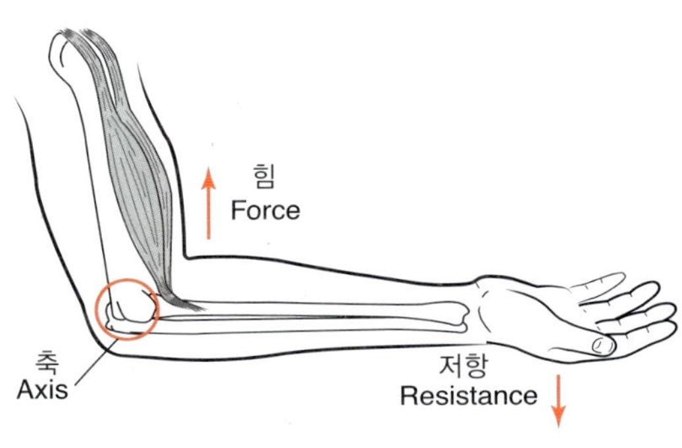

그림 8-28. 위팔두갈래근은 3형 지렛대임.

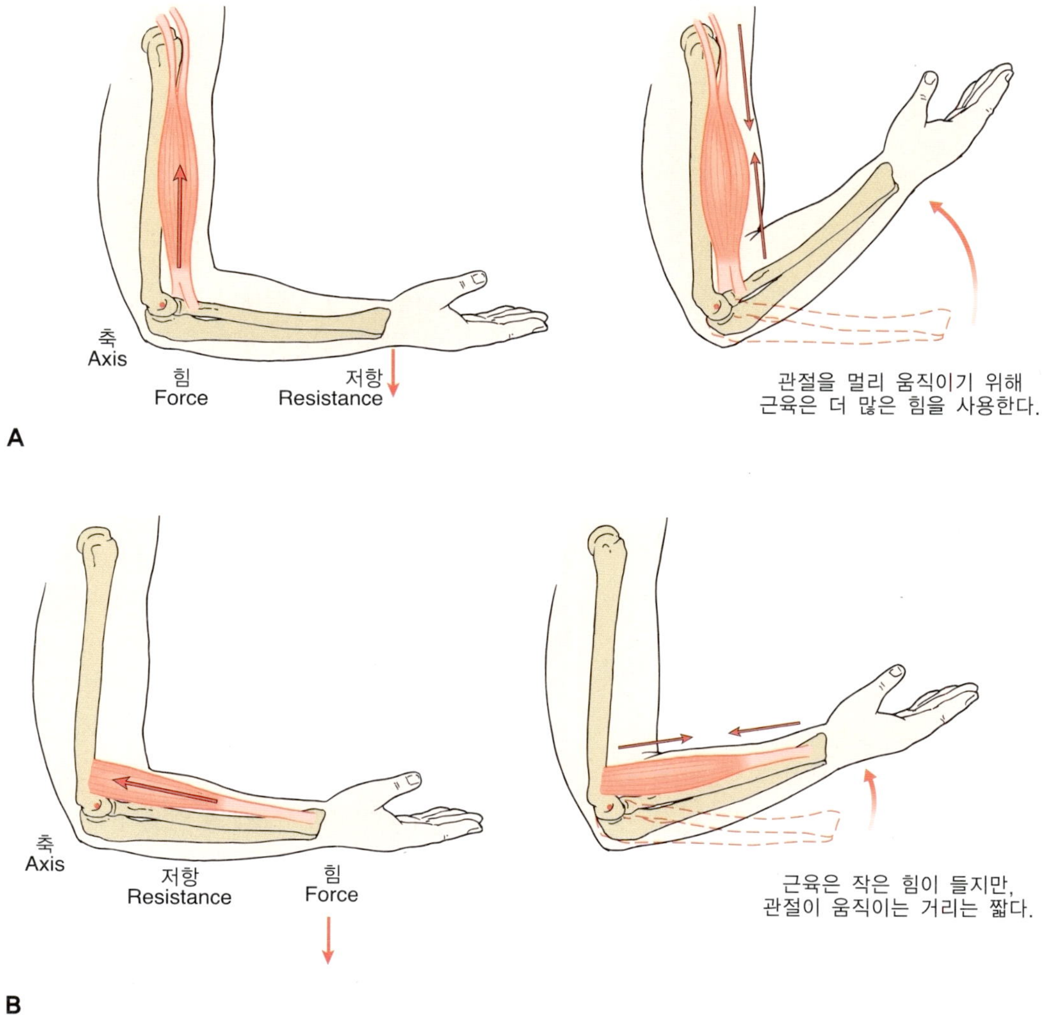

그림 8-29. 3형 지렛대는 거리에 유리하다(A). 2형 지렛대는 힘에 유리하다(B).

정도 움직이게 된다. 위팔의 주요 기능은 손을 넓은 부위로 움직이게 하는 것이며, 따라서 대부분의 근육들은 3형 지렛대로 작용하며, 가동범위에 잇점이 있다.

지렛대의 종류를 변하게 하는 요소들
(Factors That Change Class)

어떤 상황에서 근육은 2형 지렛대(축-저항-힘)에서 3형 지렛대(축-힘-저항)로 그리고 역으로 변할 수도 있다. 예를 들면, 위팔노근(상완요골근, brachioradialis muscle)은 주로 저항이 되는 아래팔과 손의 무게로 2형 지렛대로써 설명할 수 있다. COG로 아래팔의 중간부위를 적용하면 아래팔과 손의 무게(R)는 그림 8-30A에서 보는 바와 같이 축(팔꿉관절)과 힘(먼쪽 부분 근육 정지) 사이에 위치한다. 그러나 당신이 무게를 손에 둔다면, 그 무게는 이제 저항이 되고 축으로부터 힘(근육)보다 더 멀리 위치하게 된다(그림 8-30B). 따라서, 위팔노근은 이제 3형 지렛대로써 일하게 된다.

중력과 관련된 움직임의 방향은 지렛대 종류에 영향을 주는 또 다른 요소이다. 예를 들면, 그림 8-31A에서 그려진 위팔두갈래근(상완이두근, brachial biceps muscle)은 팔꿉관절(주관절, elbow joint)을 굽힘(굴곡, flexion)하기 위해 구심성으로 수축하기 때문에 3형 지렛대이다. 이 근육은 힘이고 아래팔은 저항이다. 힘은 축과 저항 사이에 있다: 따라서 3형 지렛대이다. 당신이

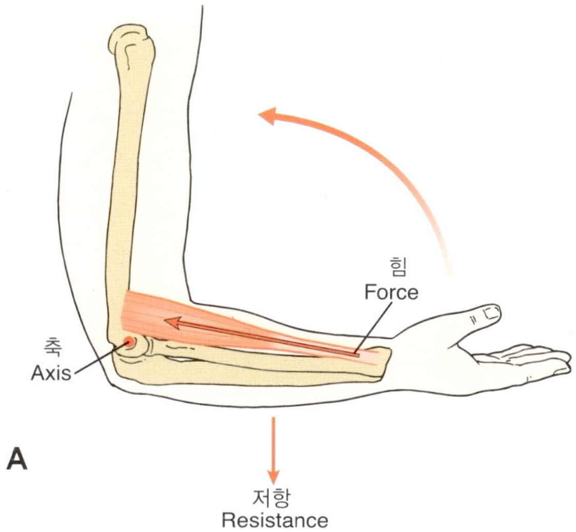

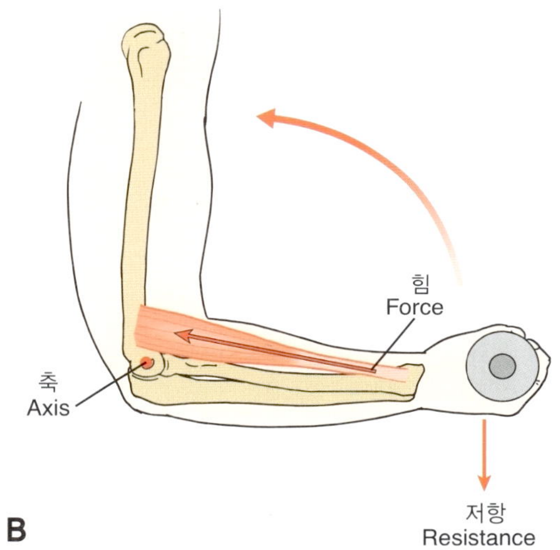

그림 8-30. (A) 위팔노근은 2형 지렛대로 작용한다. (B) 손에 무게가 놓여지면 3형 지렛대가 된다.

손에 무게를 둔다면, 이것은 여전히 3형 지렛대일 것이다. 그러나 근육이 원심성으로 수축한다면, 이것은 2형 지렛대가 될 것이다. 무엇이 바뀌었는가? 중력의 당김과 같은 방향으로 움직이면서 팔꿉관절이 폄(신전, extension)될 때, 위팔두갈래근은 중력의 당김을 느리게 하기 위해 원심성으로 수축해야만 한다. 아래팔에 있어서 중력과 중력의 당김은 힘이 된다. 그리고 위팔두갈래근은 팔꿉관절의 폄을 느리게 하는 저항이 된다(그림 8-31B). 힘과 축 사이 중간쯤에서 이제는 저항과 함께 위팔두갈래근은 2형 지렛대가 된다.

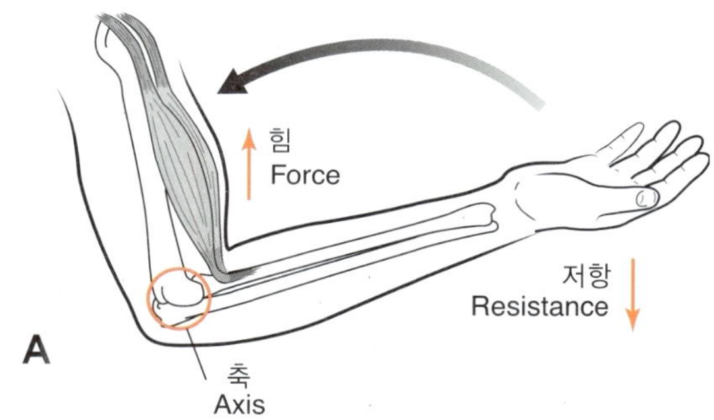

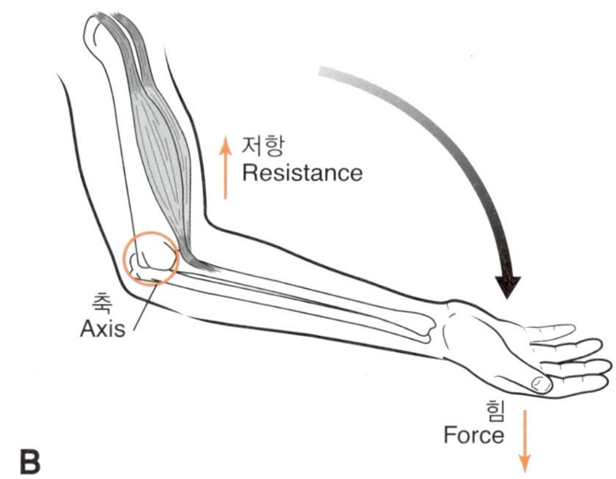

그림 8-31. 위팔두갈래근이 구심성으로 수축하면 3형 지렛대가 된다(A). 원심성으로 수축하면 2형 지렛대가 된다(B).

재활에서 지렛대의 원리가 많이 적용된다. 지렛대의 원리가 중요할 때는 근력이 약할 때 에너지를 보존하거나 업무를 수행할 때이다. 당신이 가능한 축에 가깝게 저항을 위치시키고, 힘은 가능한 축에서 멀리 위치시키면 힘이 적게 든다.

활차 (Pulleys)

활차는 홈이 패진 바퀴로 구성되는데, 이것은 차축을 작동시켜서 밧줄 또는 케이블이 홈에 맞추어 굴러가도록 한다. 활차의 목적은 또한 힘의 방향을 바꾸거나, 힘의 정도를 증가시키거나 감소시키는 것이다. 고정된 활차는 빔(beam)에 부착된 단순한 활차이다. **고정 활차(fixed pulley)**는 힘이 주가 되는 1형 지렛대로써 활차의 한 방향으로 그리고 반대 방향으로 작용한다. 이것의 임상적인 예는 머리위(overhead) 활차와 벽면 활차 모두(그림 8-32)와 가정용 목뼈(경추, cervical vertebra) 견인 장치에서도 발견할 수 있다. 신체에서 종아리뼈(비골, fibula)의 긴발가락폄근(장지신근, extensor digitorum longus)은 긴종아리근을 위해 활차를 작동시키고, 당김의 방향을 바꾸어 주는 역할을 한다(그림 8-33). 활차의 또 다른 예는 신발에 붙어 있는 벨크로 스트랩이다. 이 스트랩은 홈을 지나 벨크로 자체가 접힌다.

가동 활차(movable pulley)는 빔(beam)에 부착되는 밧줄의 한 끝을 가지고 있으며, 밧줄은 도르래를 통해 힘이 적용되는 한 방향 끝으로 움직인다. 하중(저항)은 움직이는 활차로부터 걸린다(그림 8-34). 가동활차의 목적은 힘의 역학적 이득을 증가시키는 것이다. **역학적 이득(mechanical advantage)**은 힘을 수십 배 증가시켜주는 것이다. 하중은 활차의 한 방향으로 밧줄의 양쪽 부분(segments) 모두에 의해 지지받는다. 따라서 2의 역학적 이득을 갖게 된다. 하중을 들어올리는 데 있어 같은 힘의 단지 반만 요구될 것이다. 왜냐하면 얻어진 힘의 총량은 2배가 되기 때문이다. 힘의 반이 하중을 들어올리는 데 필요하다 하더라도, 밧줄은 2배 이상으로 잡아당겨져야만 한다. 즉, 로프를 당기기 쉬운 만큼 로프는 먼 거리를 당겨야 한다. 인체 내에서는 가동 활차의 예들은 발견할 수 없다.

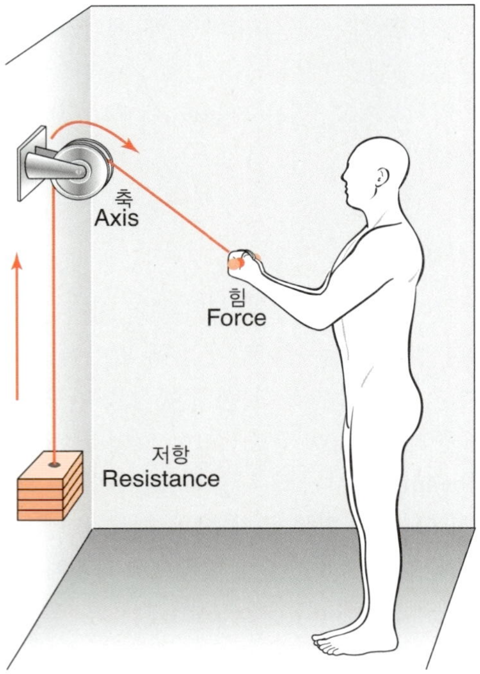

그림 8-32. 고정활차. 이 활차의 목적은 방향을 바꾸는 것이다.

바퀴와 차축 (Wheel and axle)

바퀴와 차축은 또 다른 형태의 단순기계이다. 이것은 실제로는 감춰진 지렛대이다. 바퀴와 차축은 차축에 붙어서 함께 회전되는 바퀴 또는 크랭크(L자의 손잡이)로 구성된다. 즉, 큰 바퀴가 작은 바퀴에 붙어 있으며, 힘을 증가시킬 때 사용한다. 큰 바퀴 또는 핸들을 돌리는 것

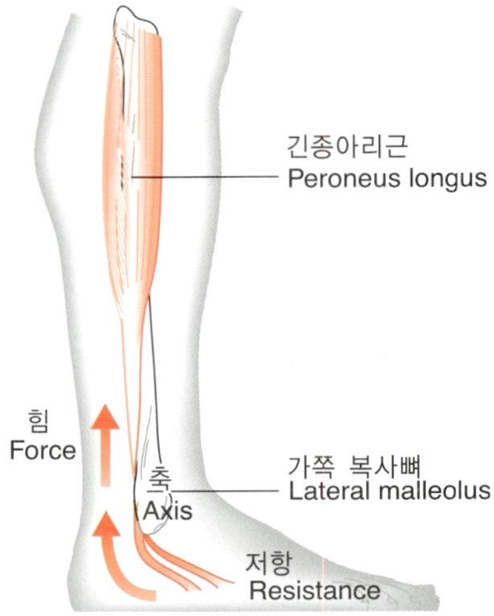

그림 8-33. 가쪽 복사뼈는 긴종아리근이 당기는 방향을 바꾸어주는 활차로 작용한다.

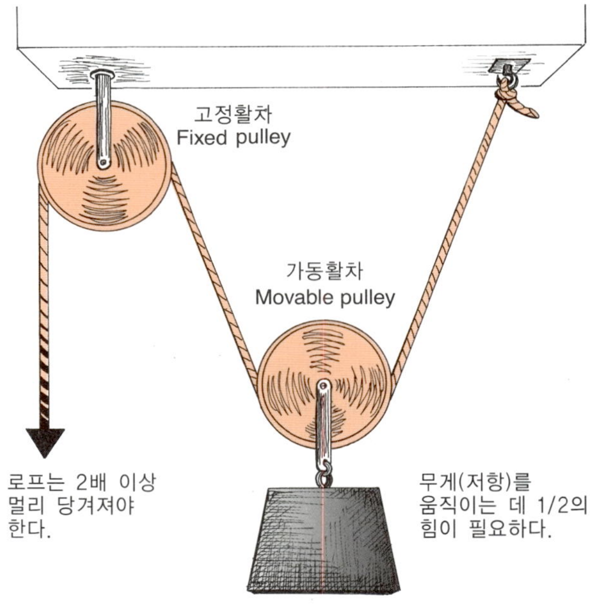

그림 8-34. 가동활차는 힘에 대해 역학적 이득이 있다.

은 적은 힘이 드는 반면에, 작은 차축을 돌리는 것은 많은 힘이 든다. 바퀴와 차축의 한 예는 마개용 손잡이(faucet handle)이다(그림 8-35). 손잡이가 바퀴이며, 그 줄기가 차축이 된다. 마개를 돌릴 때 긴 힘팔이 있으면 쉽다(바퀴의 반지름; 그림 8-36A). 하지만 손잡이를 제거하면 차축만 남는다(그림 8-36B). 이 상태로 돌리면 엄청난 힘이 든다는 것을 알 수 있다. 즉, 차축에 대해 바퀴(핸들)가 클수록 물체를 더 쉽게 돌릴 수 있다. 지렛대와 마찬가지로 FA가 길 수록 힘은 더 커진다. 바퀴와 차축은 바퀴가 클수록 큰 힘을 낸다.

손에 관절염이 심해서 마개를 쉽게 돌리지 못하는 환자를 치료한다고 가정해보자. 핸들(그림 8-37A)이 길고, 지렛대 형태의 핸들로 교체한다면(그림 8-37B), 여전히 바퀴와 차축은 존재한다. 손잡이가 길 수록 돌리기 쉽지만(힘에 유리), 손잡이를 많이 돌려야 한다.

사람의 몸에서 바퀴와 차축의 예를 들면, 환자의 어깨관절을 수동적으로 회전시키고 있는 동작을 생각해보자. 이 그림은 위에서 어깨관절을 내려다보면 가장 잘 확인할 수 있다(그림 8-38). 어깨관절은 차축이 되고, 아래팔은 바퀴가 된다. 팔꿉관절 굽힘 시 바퀴는 차축보다 더 오래 움직이며, 돌리기는 더 쉽다.

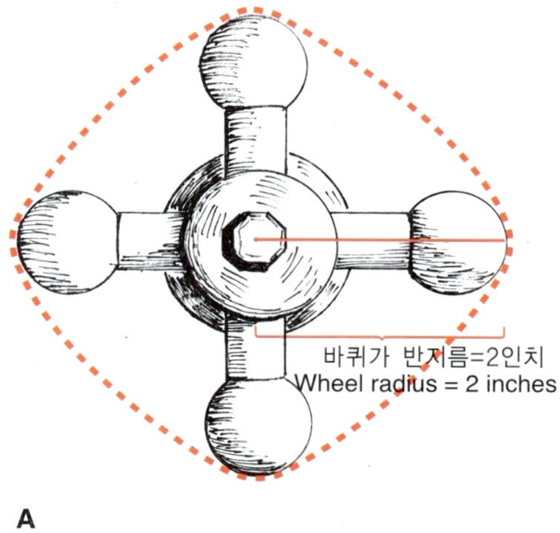

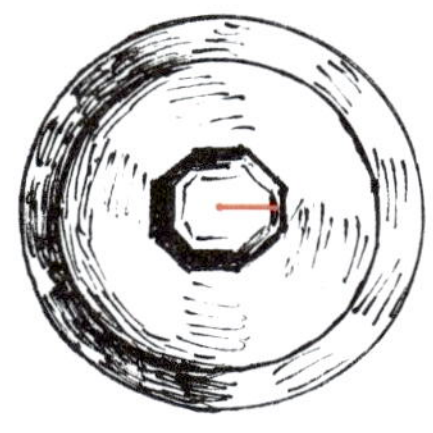

그림 8-36. 마개손잡이의 바퀴 (A)는 차축 (B)보다 반지름이 길다.

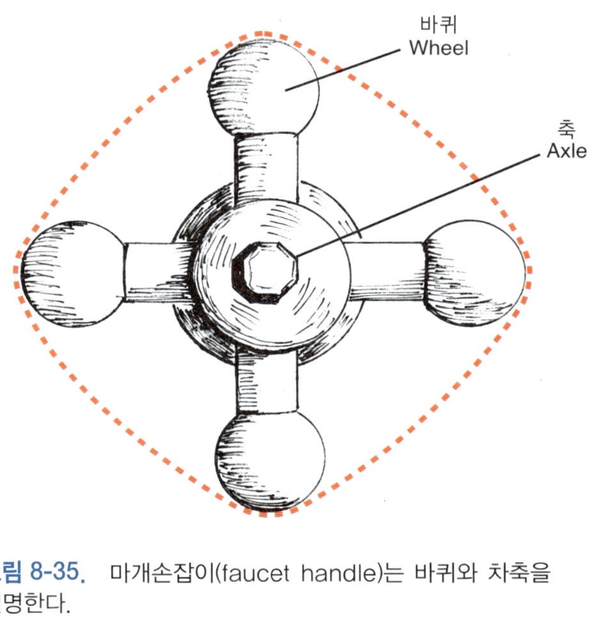

그림 8-35. 마개손잡이(faucet handle)는 바퀴와 차축을 설명한다.

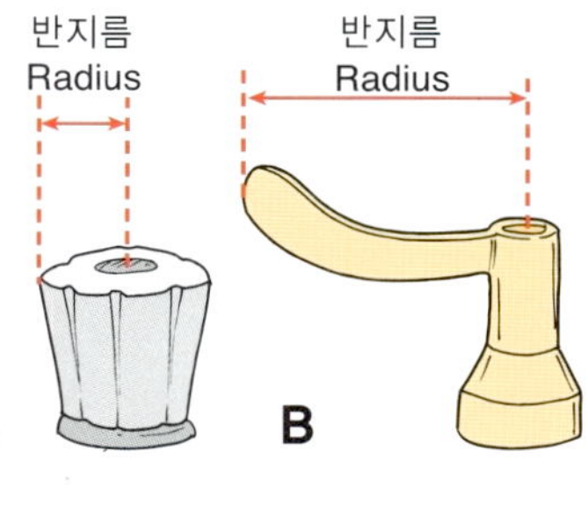

그림 8-37. 전형적인 마개손잡이. (A)는 반지름이 짧아서 (B)보다 바퀴를 돌리는 데 더 많은 힘이 든다.

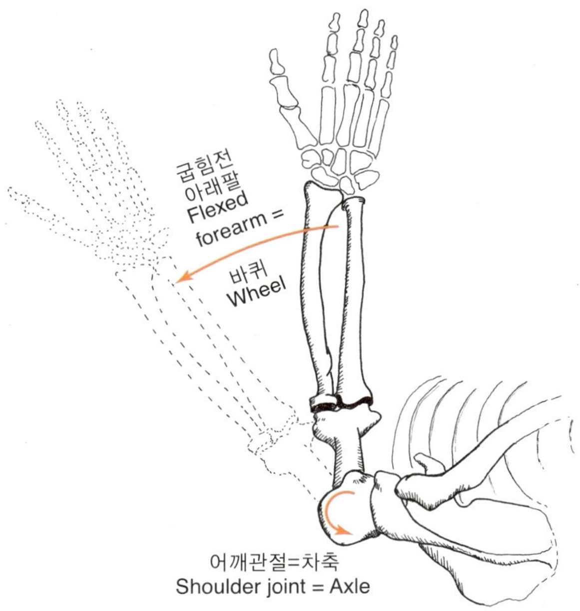

그림 8-38. 바퀴와 차축으로 작용하는 위팔.

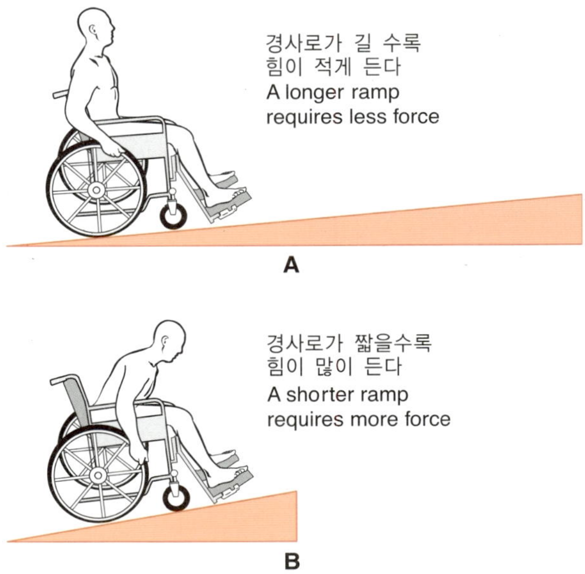

그림 8-39. 휠체어 경사로인 경사면. 경사로가 길 수록 (A) 힘이 덜들지만, 먼 거리를 이동해야 한다. 경사로가 짧으면 (B) 더 많은 힘이 들지만, 도달하는 데 걸리는 시간은 짧다.

경사면 (Inclined plane)

인간의 신체에서 사면의 예는 없을지라도, 휠체어 접근 가능성의 개념은 종종 이러한 간단한 기계의 종류에 의존한다. **경사면(inclined plane)**은 기울어진 편평한 면이다. 이것은 증가된 거리만큼 더 적은 노력과 교환된다. 휠체어 진입로(ramp)의 길이가 길 수록, 휠체어의 거리가 길어질 수록 더 멀리 가야만 한다. 그러나 진입로의 경사도가 낮기 때문에 의자가 진입로로 나아가는 데는 더 적은 노력이 들어간다. 예를 들면, 현관(porch)이 땅으로부터 2피트이고, 진입로는 24피트 길이라면, 휠체어가 더욱 긴 진입로 위로 나아가는 데 더욱 쉬울 것이다(그림 8-39A). 진입로가 단지 12피트만큼 멀다면, 경사는 더욱 급할 것이다. 이 사람은 휠체어를 그만큼 더 멀리 나아갈 필요는 없겠지만, 그렇게 하기 위해 더 많은 힘을 사용해야만 할 것이다(그림 8-39B). 용이한 기계의 기본적인 법칙을 반복하면: 힘에 이점이 있으면(필요한 노력이 줄어듦), 거리에서 잃는 것이다(긴 진입로가 필요함).

기억해야 할 점

- 힘의 효과는 선형, 평행, 또는 동시적일 수 있다.
- 짝힘은 힘이 함께 작용할 때 발생하지만, 같은 움직임을 제공하기 위해 서로 반대방향으로 작용한다.
- 스칼라(scalar)양은 양을 설명하지만, 벡터(vector)는 또한 방향도 포함한다.
- 힘은 안정화(stabilizing force)된 힘, 회전힘 성분 또는 견인힘성분(dislocating force)이 될 수 있다.
- 중력은 모든 물체에 작용한다. 그리고 힘은 항상 아래로 향한다.
- 안정성은 물체의 중력중심과 바닥면에 의해 영향을 받는다.
- 3가지 지렛대는 축, 힘, 그리고 저항에 따라 목적과 역학적 이득이 달라진다.
- 힘팔 또는 저항팔의 길이를 변화시키면, 운동을 더 쉽게 또는 더 어렵게 만들 수 있다.
- 인체에 있는 고정활차는 근육의 힘의 방향을 바꾸는 작용을 한다.
- 지렛대와 마찬가지로 바퀴와 차축 역시 힘을 증가시킬 수 있다.
- 경사면은 노력을 감소시키기 위해 거리를 증가시켜서 변화를 줄 수 있다.

복습 문제 (Review Questions)

1. 더 많은 노력으로 어깨관절(견관절, shoulder joint)을 움직이게 하고자 할 때, 무게저항(weight cuff)을 어디에 줘야 할까? 다음의 질문에 답하라.
   a. 손목관절에서의 무게저항의 위치
   b. 팔꿉관절에서의 무게저항의 위치
2. 두 명의 사람은 똑같은 몸무게와 바닥면을 갖고 있다. 하지만 한 명은 죽마(stilt) 위에 올라서 있다. 이 경우 누가 더 안정적인가? 그 이유는?
   a. 죽마 위에 올라서 있는 사람
   b. 죽마 위에 올라서 있지 않은 사람
3. 다음 근육의 합력은 무엇인가?
   a. 장딴지근(비복근, gastrocnemius muscle)의 장두와 단두

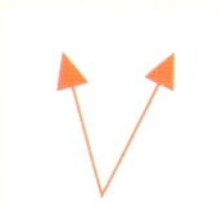

   b. 큰가슴근(대흉근, pectoralis major)의 복장갈비부분(흉골두, sternocostal part)과 빗장부분(쇄골두, clavicular part)

4. 다음과 같은 두 가지 다른 지시사항이 있다. 첫 번째 지시사항은 5마일을 달리는 것이고, 두 번째 지시사항은 30피트를 걷는 것이다.
   a. 5마일을 달릴 때 벡터와 스칼라 양
   b. 30피트를 걸을 때 벡터와 스칼라 양
5. 손수레에 박스를 쌓아서 옮기는 사람이 있다. 이 때 손수레에 쌓은 박스를 좀 더 평행하게 할 때와 좀 더 세워서 쌓을 때 손수레를 움직이는 데 더 큰 힘이 드는 것은 무엇인가? 그 이유는?
6. 기본형 휠체어의 타이어 바퀴(rim)와 경주용 휠체어의 타이어 바퀴를 비교해보자. 경주용 휠체어의 타이어 바퀴가 훨씬 더 작다. 더 작은 바퀴가 휠체어 경주자에게 더 효과적인 이유가 무엇인가?
7. 바닥면, 중력중심, 그리고 중력중심선이 아래 그림에 표시되어 있다. 물체는 모양이 매끈하다. 이 물체를 아무런 지지물 없이 똑바로 세울 수 있을까? 왜인가?

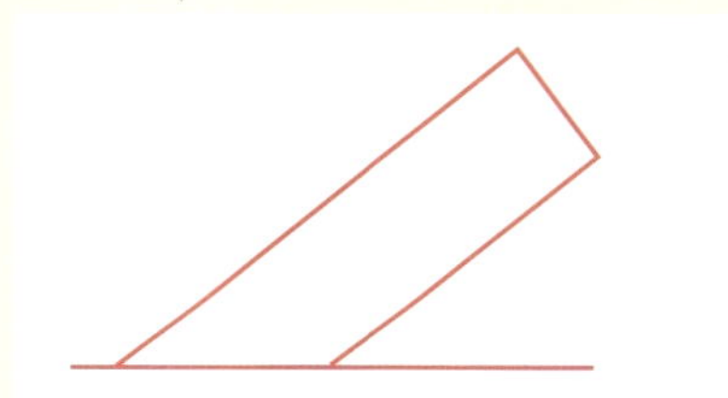

8. 바닥면의 관점에서 봤을 때, 네 개의 바퀴가 있는 휠체어보다 뒷바퀴만 있는 휠체어에서 균형을 잡기가 더 어려운 이유는 무엇인가?
9. 두 명이 환자의 침대 옆에 똑같은 부위에 나란히 서 있다. 이들은 침대 시트를 끌어당겨서 환자를 자신들 쪽으로 당기려고 한다. 이 때 발생하는 움직임의 어떤 형태의 힘인가: 선형, 평형, 공점력, 또는 짝힘?
10. 환자를 옮기기 전에 자신들의 안정성을 증가시키기 위해 할 수 있는 것이 무엇인가?
11. 호두까는 기계로 아몬드를 부술 때 축에 가깝거나, 손잡이의 끝과 가까우면 더 쉽게 아몬드는 부서질 것이다. 왜 그런가?
12. 아래 그림은 선형힘, 평행힘, 공점력 중 무엇을 설명하고 있는 것인가? 왜 그런가?

(계속)

복습 문제 (Review Questions)–계속

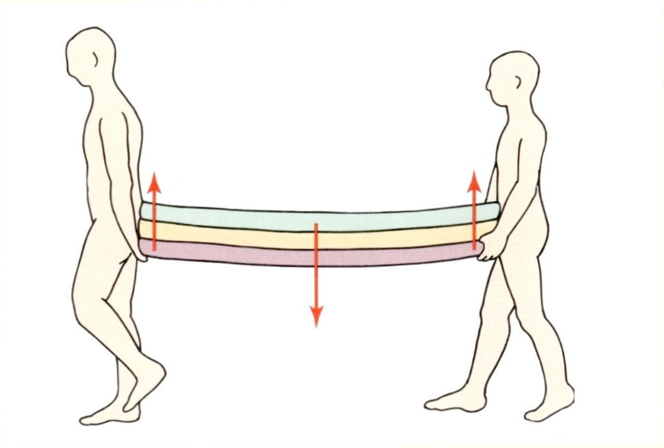

13. 당김각을 증가시키는 활차로 작용하는 무릎의 뼈 구조물에 대해 설명하라.
14. 왼손에 무거운 가방을 들고갈 때 왜 사람들은 오른쪽으로 몸을 기울이는지 설명하라. 가방이 매우 무겁다면 오른팔로 어떻게 하겠는가? 그 이유는 무엇인가?
15. 목발의 끝에 고무(rubber tip)를 붙이는 이유는 무엇인가?

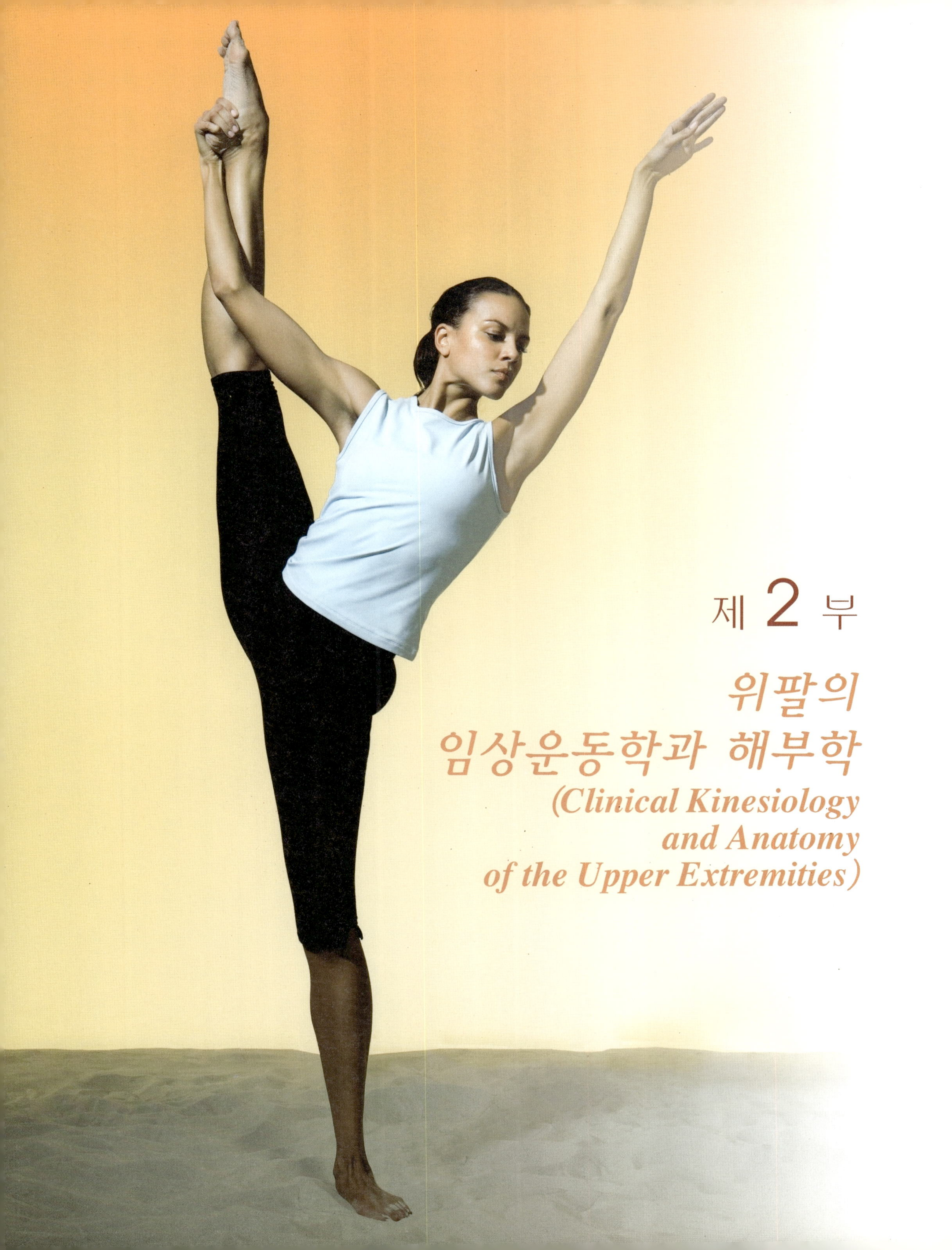

제 2 부

위팔의 임상운동학과 해부학 (Clinical Kinesiology and Anatomy of the Upper Extremities)

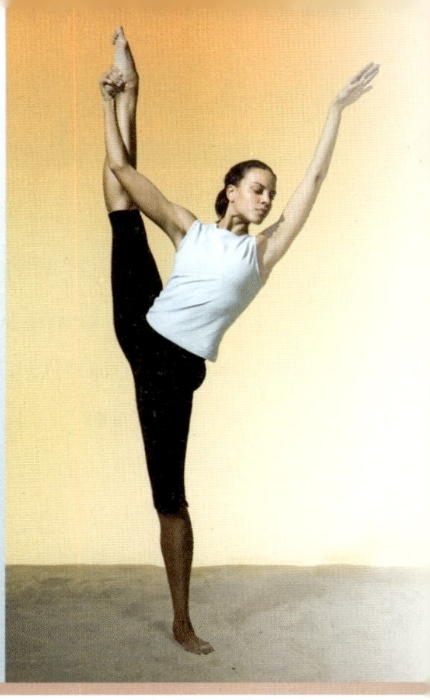

제 9 장 팔이음뼈 (Shoulder Girdle)

용어 정의 (Clarification of Terms)

어깨와 전체 팔의 목적은 손이 많은 일을 수행할 수 있게 다양한 곳에 위치하도록 허용하는 것이다. 어깨 또는 위팔어깨관절은 인체에서 가장 운동성이 큰 관절이며, 큰 운동을 할 수 있다. 하지만, 어깨운동에 대해 말하면, 운동은 항상 3개의 다른 관절 또는 면에서 일어난다는 것을 인식해야 한다. *어깨복합체(shoulder complex)*는 때때로 어깨의 운동과 관련된 모든 구조를 포함하는 데 사용되는 용어이다. **어깨복합체**는 어깨뼈, 빗장뼈, 복장뼈, 위팔뼈, 갈비뼈우리(늑곽, rib cage)로 구성되고, 복장빗장관절, 봉우리빗장관절, 어깨관절, 그리고 "어깨가슴관절"을 포함한다(그림 9-1). 즉, 팔이음뼈(어깨뼈와 빗장뼈)와

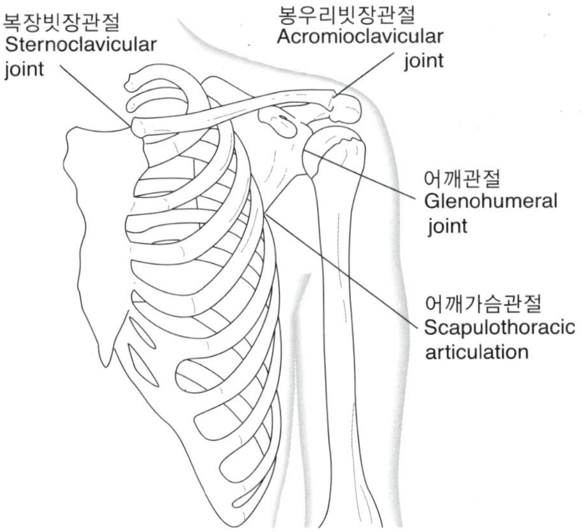

그림 9-1. 어깨복합체(앞면).

어깨관절(어깨뼈와 위팔뼈)을 포함한다. **어깨가슴관절(견흉관절, scapulothoracic articulation)**은 순수 의미에서 관절이 아니다. 어깨뼈와 가슴에 고정된 부분은 없지만, 어깨뼈는 가슴의 갈비뼈우리를 따라 움직인다. 어깨뼈와 가슴은 직접적으로 접촉하진 않지만, 빗장뼈와 여러 근육에 의해 간접적으로 연결된다. 어깨가슴관절은 몸에 움직임과 유연성을 제공한다.

팔이음뼈(견갑대, shoulder girdle)는 어깨뼈와 빗장뼈, 그리고 미세한 복장뼈의 활동을 논의할 때 사용되는 용어이다. 복장빗장관절(흉쇄관절)과 봉우리빗장관절은 팔이음뼈의 움직임을 허용한다. 이 팔이음뼈의 움직임은 올림(거상, elevation)과 내림(하강, depression), 내밈(전인, protraction)과 들임(후인, retraction), 그리고 위쪽과 아래쪽 돌림이 있다. 여기에는 팔이음뼈의 움직임을 제공하는 어깨뼈, 빗장뼈, 또는 양쪽 모두에 붙어 있는 다섯 개의 근육이 있다.

어깨위팔관절로도 불려지는 **어깨관절(견관절, shoulder joint)**은 어깨뼈와 위팔뼈(상완골)로 구성된다. 어깨관절의 움직임은 굽힘, 폄, 젖힘, 벌림과 모음, 안쪽과 가쪽 돌림, 그리고 수평 벌림과 모음이 있다. 어깨관절은 운동성이 많은 관절이기 때문에 인대는 별로 없다. 여기에는 어깨관절을 가로지르는 9개의 근육이 있고 어깨관절 움직임의 주동근이 있다.

현재 어깨복합체와 관련된 다양한 용어들이 정의되어 있는데, 팔이음뼈는 보다 세부적으로 논의되어야 한다. 어깨관절은 10장에서 언급할 것이다.

뼈와 기준점 (Bones and Landmarks)

어깨뼈는 빗장뼈(흉골)와 함께 팔이음뼈를 구성하는 가슴의 뒷면 얕은부위에 위치하는 삼각형 모양의 뼈이다. 어깨뼈는 빗장뼈에 인대로 붙어 있어 간접적으로 가슴에 붙어 있다. 어깨뼈는 약간 앞쪽으로 오목하고 볼록한 뒤쪽 갈비뼈우리(흉곽)를 따라 활주한다. 많은 근육들 역시 가슴에 어깨뼈를 연결한다.

휴식 자세에서 어깨뼈는 척추뼈의 가시돌기에서 거의 2~3인치 바깥쪽으로, 2번째와 7번째 갈비뼈 사이에 위치한다. 어깨뼈의 가시는 셋째와 넷째 등뼈(흉추)의 가시돌기와 거의 같은 위치이다(그림 9-2).

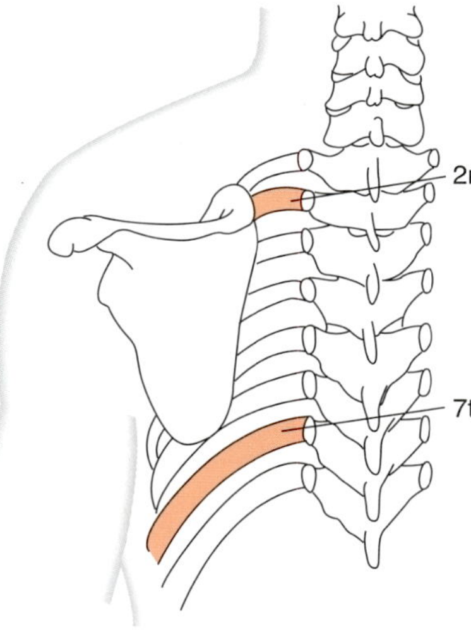

그림 9-2. 가슴뼈에 대한 어깨뼈의 안정 시 자세(뒷면).

그림 9-1과 9-2는 각각 인체의 앞뒤에서 본 어깨뼈의 위치를 나타낸다. 팔이음뼈 기능에 대한 용어에서 어깨뼈의 중요한 뼈 기준점(그림 9-3)은 다음과 같다;

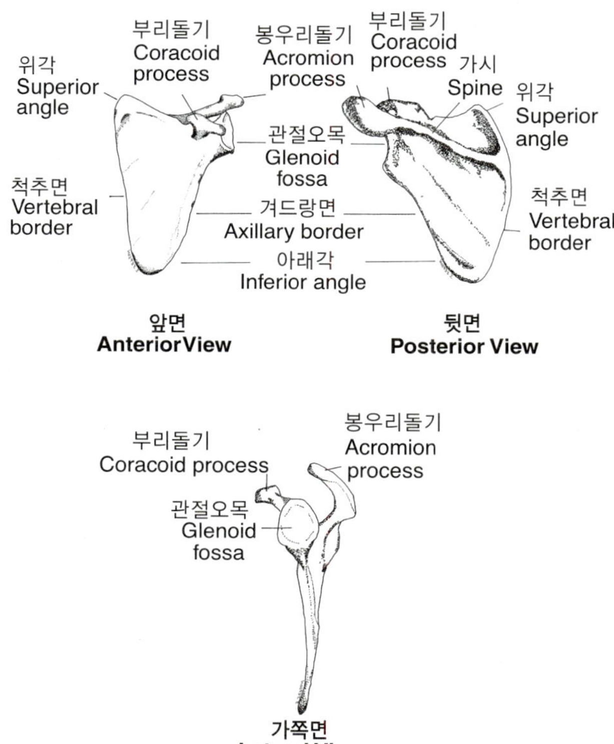

그림 9-3. 왼쪽 어깨뼈의 표식점.

위각

어깨올림근의 부착점을 제공하는 위안쪽면.

아래각

대부분 아래부위와 척추뼈와 겨드랑모서리가 만나는 곳

척추뼈모서리

안쪽 위각과 아래각 사이 그리고 마름모근과 앞톱니근의 부착점

겨드랑모서리

어깨관절오목(glenoid fossa)과 아래각 사이의 바깥면

가시

안쪽 모서리에서 바깥쪽으로 봉우리돌기까지 달리는 뒷면의 돌출부(projection). 가운데 · 아래 등세모근의 부착점

부리돌기

작은가슴근의 부착점을 제공하는 앞면의 돌출부

봉우리돌기

위등세모근의 부착점을 제공하는 위가쪽면 위의 넓고 편평한 부위

관절오목

겨드랑면 위와 봉우리돌기 아래 위가쪽면 위에서 위팔뼈와 관절을 이루는 약간 오목한 면

빗장뼈(쇄골, clavicle)는 가슴빗장뼈관절에서 축성 골격에 팔을 연결하는 S자형 뼈이다. 그림 9-1은 복장뼈, 어깨뼈, 갈비뼈우리와 관련된 빗장뼈의 위치를 보여준다. 팔이음뼈의 기능을 위한 빗장뼈의 주요 뼈 기준점(그림 9-4)은 다음과 같다;

복장뼈 끝

복장뼈 안쪽에 부착

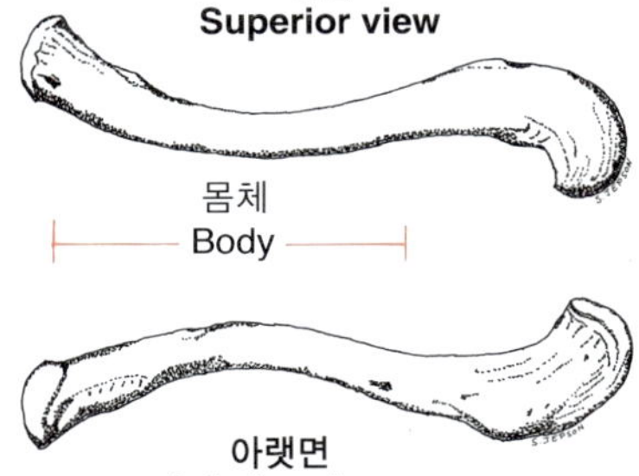

그림 9-4. 왼쪽 빗장뼈.

봉우리 끝

어깨뼈 가쪽에 부착하며, 위등세모근을 위한 부착점

몸체

두 끝 사이 면

복장뼈(흉골, sternum)는 가슴 앞쪽의 중심선에 위치한 편평한 뼈이다(그림 9-5). 갈비뼈우리와 빗장뼈와 관련된 복장뼈의 위치는 그림 9-1에서 보여준다. 복장뼈의 위 끝에서 갈비뼈의 갈비연골에 대한 부착에 의해 아래에 빗장뼈에 대한 부착점을 제공한다.

복장뼈자루

빗장뼈와 첫 번째 갈비뼈를 위한 부착점을 제공하는 위쪽 끝

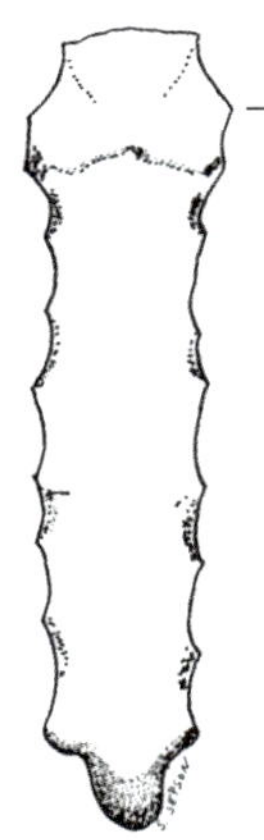

그림 9-5. 복장뼈(앞면).

몸체

갈비뼈의 부착점을 제공하는 복장뼈의 중간 2/3

칼돌기

아래쪽 끝단이며, "칼-모양"을 의미함

관절과 인대 (Joints and Ligaments)

복장빗장관절(흉쇄관절, sternoclavicular joint)(그림 9-6)은 팔이음뼈를 유일하게 몸통에 직접적으로 부착하게 한다. 복장빗장관절은 평면형태이며, 이중 활주 운동을 하는 윤활관절이다. 움직임은 세면에서 일어나며 팔이음뼈의 움직임과 동반된다. 이들 움직임이 대부분의 다른 관절에서의 움직임보다 미묘하지만, 이 움직임은 중요하다. 근본적으로, 빗장뼈는 복장뼈가 고정되어 있는 동안 움직인다.

윤활관절인 복장빗장관절은 관절주머니를 가지고 있다. 또한 세 개의 주요 인대와 관절판(joint disc)이 있다. 관절주머니는 관절을 둘러싸고 있고 앞뒤쪽 복장빗장인대에 의해 강화되어 있다. 관절판은 특히 팔을 쭉 펴고 손으로 넘어지는 경우, 충격을 흡수하는 역할을 한다. 관절판과 인대의 지지는 매우 효과적이어서 복장빗장관절의 탈구는 드물다. 이 관절판은 관절의 움직임에 기여하는 독특한 부착점을 가지고 있다. 관절판은 양방향으로 흔들 수 있는 문에서 보이는 이중 걸림 경첩(double-hung hinge)과 같은 이중 부착점을 가지고 있다. 팔이음뼈를 올림하거나 내림하는 동안 움직임은 빗장뼈와 관절판 사이에서 일어난다. 내밈과 들임하는 동안 움직임은 관절판과 복장뼈 사이에서 일어난다.

이 관절을 지지하는 세 개의 주요 인대는 복장빗장인대, 갈비빗장인대, 빗장뼈사이인대이다. **복장빗장인대(sternoclavicular ligament)**는 앞뒤쪽 양쪽 면에서 빗장뼈를 복장뼈에 연결한다. 따라서 앞뒤쪽 복장빗장인대로 나누어진다. 즉, 관절주머니를 강화시킨다. **갈비빗장인대(늑쇄인대, costoclavicular ligament)**는 빗장뼈의 아랫면을 첫 번째 갈비뼈의 갈비연골 윗면에 연결하는 짧고, 납작한 마름모형 인대이다. 이 인대의 중요 역할은 빗장뼈 올림의 양을 제한하는 것이다. **빗장뼈사이 인대(쇄골간인대, interclavicular ligament)**는 빗장뼈의 복장빗장의 위복장뼈 끝을 연결하는 복장뼈자루의 꼭대기에 위치한다. 이것의 역할은 빗장뼈 내림의 양을 제한하는 것이다.

봉우리빗장관절(견봉쇄골관절, acromioclavicular joint)(그림 9-7)은 어깨뼈의 봉우리돌기와 빗장뼈의 바깥쪽 끝을 연결한다. 봉우리빗장관절은 세 면의 움직임을 가진 평면형태의 윤활관절이다. 움직임은 매우 작지만, 정상적인 어깨움직임에 중요하다. 관절주머니는 관절의 관절모서리를 둘러싸고 있다. 봉우리빗장관절은 매우 약하고 위아래 **봉우리빗장인대**에 의해 위 아래로 강화되어 있다. 이들 인대는 봉우리돌기를 빗장뼈에 유지함으로써 관절을 지지하고, 빗장뼈 탈구를 예방한다.

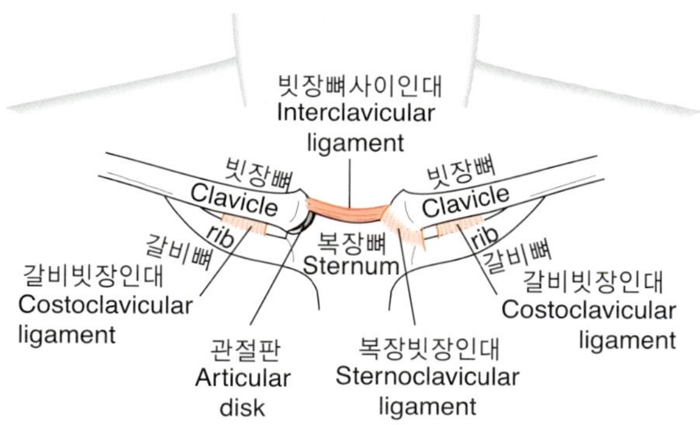

그림 9-6. 복장빗장관절의 인대(왼쪽은 디스크를 보여주기 위해 절단했다; 앞면).

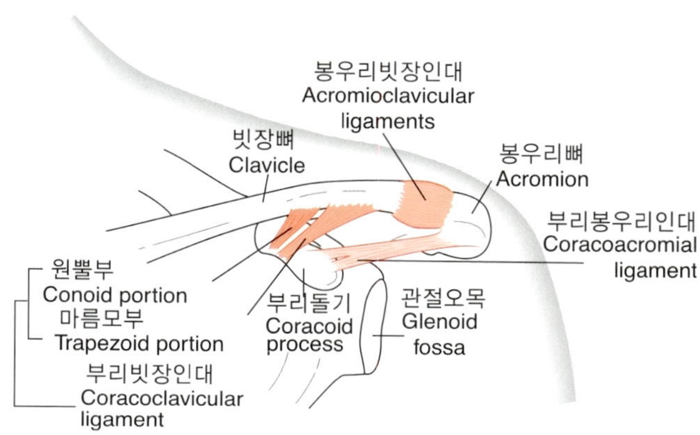

그림 9-7. 봉우리빗장관절의 인대(앞면).

부리빗장인대와 부리봉우리인대는 봉우리빗장관절의 두 개의 보조 인대이다. **부리빗장인대(오훼쇄골인대, coracoclavicular ligament)**는 관절에 직접적으로 위치하지는 않지만, 관절의 안정성을 제공하고 어깨뼈를 빗장뼈에서 현수될 수 있도록 허용한다. 부리빗장인대는 빗장뼈의 바깥쪽 끝 아랫면에 어깨뼈 부리돌기의 윗면을 부착함으로써 어깨뼈를 빗장뼈에 연결한다. 부리빗장인대는 가쪽 마름모부(lateral trapezoid portion)와 깊은 안쪽 원뿔부(deeper medial conoid portion)로 나뉜다. 이들은 같이 어깨뼈의 뒤쪽 움직임을 예방하고 각각 어깨뼈의 돌림을 제한한다.

부리봉우리인대(오훼견봉인대, coracoacromial ligament)는 실제로 봉우리빗장뼈 관절을 지나지 않는다. 오히려 위팔뼈 머리를 넘어가는 호를 형성한다. 부리봉우리인대는 부리돌기의 윗면 바깥쪽에 부착하고 봉우리돌기의 아랫면을 바깥으로 지나간다. 이 인대는 위팔뼈 머리 위를 덮고 있고 윗방향의 힘이 위팔뼈를 따라 전달할 때 위팔뼈 머리를 지지하는 방어 호(protective arch)로서 역할을 한다(그림 9-8).

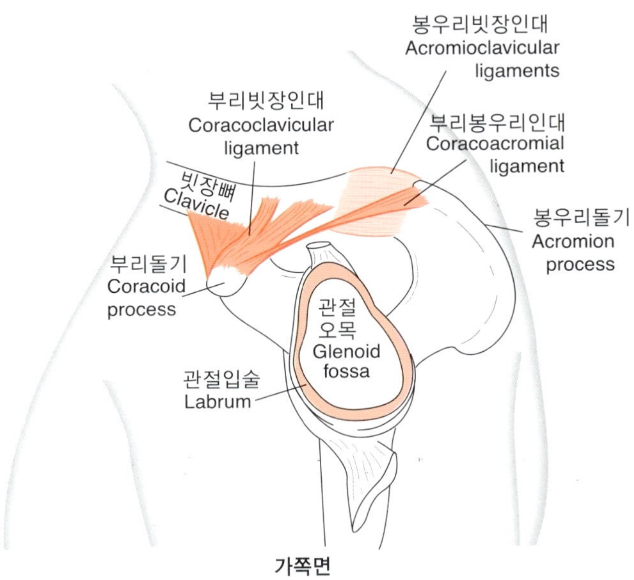

그림 9-8. 부리봉우리관절은 어깨관절 위에서 지붕을 만든다.

관절의 움직임 (Joint Motions)

앞서 언급했듯이, 팔이음뼈의 움직임은 올림과 내림, 내밈과 들임, 그리고 위아래 돌림이 있다(그림 9-9). 이들 움직임은 어깨뼈를 봄으로써 가장 잘 알 수 있기 때문에, 이들 움직임은 일반적으로 *팔이음뼈 또는 어깨뼈 움직임으로 묘사된다. 예를 들면, 팔이음뼈 내밈과 들임은 어깨뼈의 벌림과 모음과 함께 동시에 일어나고,* 어깨뼈 돌림은 팔이음뼈의 돌림과 같다.

올림/내림(elevation/depression)과 **내밈/들임(protraction/retraction)**은 원래는 선상운동이다. 어깨뼈의 모든 접촉점은 가슴우리를 따라 아래 · 위로 움직이고, 평행선상에서 척주에 가까워지거나 멀어진다. 각운동은 어깨뼈가 위아래방향으로 돌림하는 동안 일어난다. 어깨뼈는 삼각형이기 때문에 한쪽 면은 다른 면이 반대 또는 다른 방향으로 움직이는 동안 한 방향으로 움직인다. **위쪽으로 돌림**하는 동안 어깨뼈 아래각은 위로 돌림하

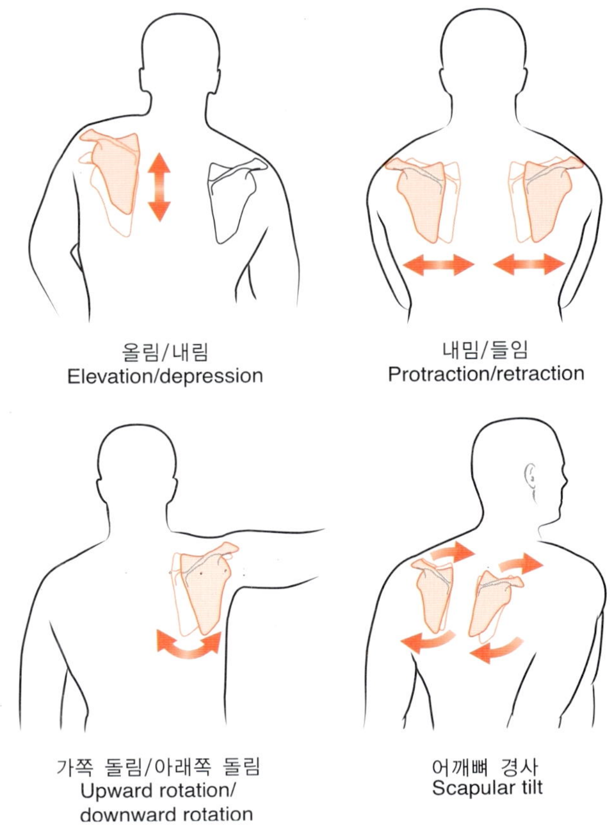

그림 9-9. 팔이음뼈의 움직임(뒷면).

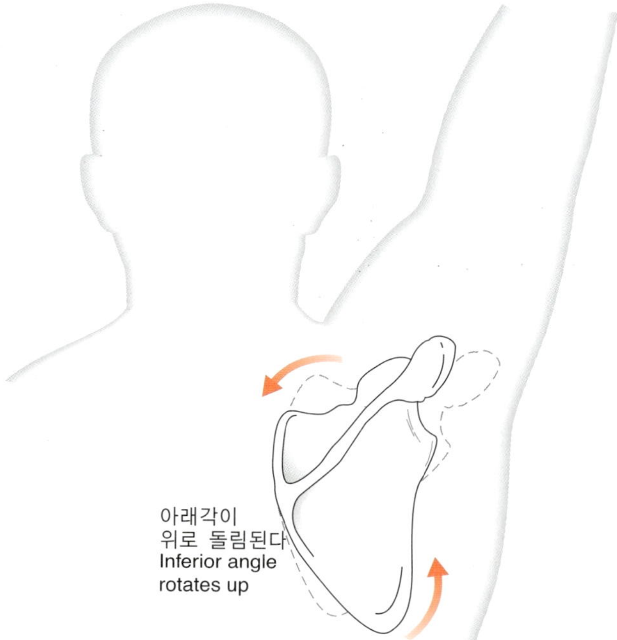

그림 9-10. 위쪽 돌림 시 어깨뼈의 움직임.

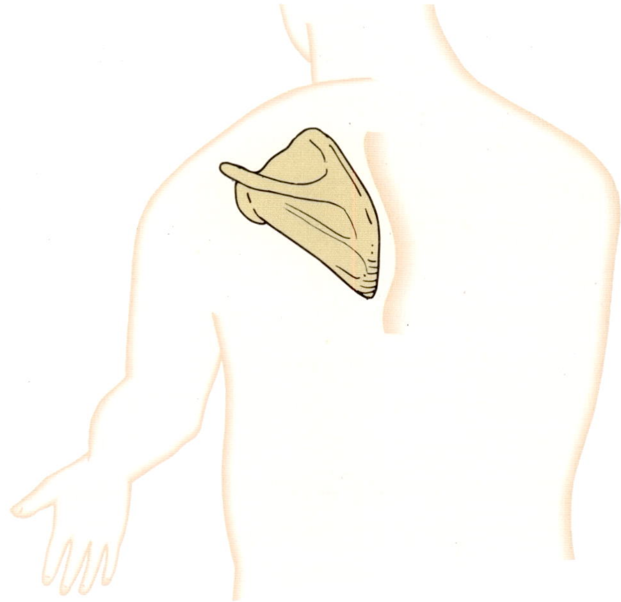

그림 9-11. 날개어깨뼈(뒷면). 이 사람은 왼쪽 앞톱니근이 마비된 상태이다. 양손을 벽에 대고 밀면 왼쪽 어깨뼈가 가슴우리에서 벗어나 마치 작은 날개 모양으로 위로 들어올려진다.

고 척주에서 멀어지고 반면, **아래쪽 돌림**은 휴식기 해부학적 자세로 되돌아온다. 예를 들면, 아래각이 위가쪽으로 돌림할 때, 위각은 아래로 움직이고, 관절오목은 위안쪽으로 움직인다. 따라서 이 돌림을 정의하기 위해 평가 기준을 갖는 것이 중요하다. 아래각이 그 평가 기준이다(그림 9-10). 아래쪽 돌림은 위쪽 돌림상태에서 해부학적 위치로 되돌아오는 것이라는 것을 명심하라. 어깨뼈는 척주를 향해 해부학적 범위를 넘어서 움직이지 않는다.

다른 어깨뼈 운동으로 **어깨뼈 경사(scapular tilt)**가 언급되어야 한다(그림 9-9, 오른쪽 아래). 어깨뼈 경사는 어깨관절이 젖힘될 때 일어난다. 어깨뼈의 위쪽 끝이 앞쪽으로 기울고 아래쪽 끝은 위쪽으로 기운다. 이 결합된 운동의 예는 소프트볼 던지기, 볼링 놓기, 수영에서 잠수경기의 마무리 또는 직전 단계가 해당된다.

관절모양의 복잡성과 어깨복합체(shoulder complex)의 관절 상호작용으로 몇 가지 움직임이 나타난다. 이러한 움직임에 대한 이해는 정상 움직임과 비정상 움직임에 대한 이해에 도움이 될 것이다. 어깨뼈날개(scapular winging)는 수평면(transverse plane)에서 어깨뼈의 척추면(vertebral border)의 뒤, 가쪽 움직임이다. 즉, 어깨뼈의 척추면이 갈비우리(rib cage)에서 떨어져 움직이는 것이다. 이러한 움직임은 일차적으로 봉우리빗장관절(acromoiclavicular joint)에서 일어나고 대부분의 움직임은 어깨가슴관절(scapulothoracic articulation)에서 일어난다. 어깨뼈의 척추면을 가슴우리부터 멀어지도록 들어올리는 것을 말한다. 이러한 움직임은 몇 가지 다른 움직임의 혼합에 의해서 이루어진다. 그러나 병리적인 "어깨뼈날개(winging)"는 어깨뼈 주위의 안정성 근육들이 약화가 되거나 마비가 되었을 때 나타난다. 앞톱니근(전방거근, serratus anterior muscle)의 약화나 마비가 왔을 때 가장 잘 어깨뼈날개가 된 것을 볼 수 있다. 그림 9-11에서 손을 벽에 지지하고 팔을 밀게 되면 어깨뼈 주변의 근육이 약화가 되어 있으면 날개모양이 되는 것을 볼 수 있다. 다음 웹사이트에서 동영상을 볼 수 있다. 웹사이트: http://www.shoulderdoc.co.uk/article/asp?section=492. 과도하게 날개모양이 나타나는 것은 비정상적인 움직임으로 본다.

팔이음뼈(견갑대, shoulder girdle)의 올림과 내림동안 복장빗장관절(흉쇄관절, sternoclavicular joint)에서 빗장뼈(쇄골, clavicle)의 볼록면은 복장뼈자루(흉골병, manubrium)의 오목면에서 위, 아래로 미끄러짐이 일어난다. 반면에 빗장뼈의 가쪽 부분은 상대적으로 위와 아래로 움직임이 나타난다. 내밈과 들임 동안 빗장뼈의 오목한 부분은 볼록한 갈비연골(costal cartilage)에서 앞과 뒤로 미끄러짐 운동이 일어나고, 상대적으로 빗장뼈의 가쪽은 앞과 뒤로 움직인다. 돌림동안 빗장뼈는 복장뼈(sternum)에서 돌림한다.

빗장관절에서 어깨뼈의 봉우리(acromion)는 오목하고 빗장뼈의 가쪽 끝은 볼록하다. 그래서 봉우리의 관절면은 어깨뼈가 움직이는 동안 빗장뼈와 같은 방향으로 미끄러짐 운동이 일어난다.

어깨관절과 팔이음뼈의 짝운동(Companion motions of shoulder joint and shoulder girdle)

올림/내림과 내밈/들임의 선상 운동 동안에 팔이음뼈(빗장뼈와 어깨뼈)가 위팔뼈의 움직임 없이 위로, 아래로, 앞쪽 또는 뒤쪽으로 움직일 수 있다. 하지만, 어깨관절의 운동은 위쪽과 아래쪽 돌림의 각운동이 함께 동반된다. 어깨뼈의 위쪽 돌림을 위해서는 어깨관절이 굽힘 또는 벌림을 해야 한다. 다르게 말하면, 어깨 관절의 굽힘 또는 벌림이 있으면 어깨뼈 역시 위쪽으로 돌림해야 한다. 어깨관절이 폄 또는 모음할 때 어깨뼈는 해부학적 자세로 되돌아오거나 아래로 돌림한다. 팔이음뼈와 어깨관절의 복잡하고 연관된 활동때문에 팔이음뼈의 활동을 논하지 않고 어깨관절의 기능을 논의하기 어렵다. 어깨관절의 손상은 역시 팔이음뼈의 기능을 손상시킨다. 다음 목록은 다양한 어깨관절운동 동안에 일어나는 팔이음뼈 운동을 요약한 것이다.

어깨 관절	팔이음뼈(견갑대)
굽힘(굴곡)	위쪽 돌림 : 내밈(전인)
폄(신전)	아래쪽 돌림 : 들임(후인)
젖힘(과신전)	어깨뼈 경사
벌림(외전)	위쪽 돌림
모음(내전)	아래쪽 돌림
안쪽 돌림	내밈(전인)
가쪽 돌림	들임(후인)
수평 벌림	들임(후인)
수평 모음	내밈(전인)

어깨위팔뼈 리듬 (Scapulohumeral Rhythm)

어깨위팔뼈 리듬(견갑상완리듬)은 팔이음뼈와 어깨관절 사이의 운동관계를 보다 깊이 묘사하는 개념이다. 어깨관절운동의 처음 30°는 순수 어깨관절 운동이다. 하지만, 그 이후 어깨 굽힘 또는 벌림이 매 2° 일어나면, 어깨뼈는 위쪽으로 1° 돌림해야 한다. 이 2:1 비율은 *어깨위팔 리듬*으로 알려져 있다.

어깨관절운동의 첫 부분은 어깨관절에서만 일어나고, 더 큰 운동은 팔이음뼈운동과 함께 해야 한다는 것을 증명할 수 있다. 해부학적 자세를 하게 하고, 어깨뼈의 돌림을 막기 위해 겨드랑모서리를 손끝으로 눌러 고정하라. 어깨관절의 벌림을 지시하라. 어깨관절운동은 짧은 거리의 벌림만이 가능한 것에 주의하라.

당김각 (Angle of pull)

5장에서 논의한 것처럼, 여러 가지 요소가 근육이 특정 관절운동에서 하는 역할을 결정한다. 근육이 중요 역할을 하는지, 작은 역할을 하는지, 또는 전혀 역할을 하지 않는지를 결정하는 것은 근육의 크기, 당김각, 가능한 관절운동, 관절축과 연관된 근육의 위치와 같은 요소에 달려 있다. 당김각은 대부분의 근육이 사선으로 끌어당기기 때문에 중요한 요소이다. 돌림력과 관련해 8장에서 논의한 것처럼, 대부분의 근육은 대각선으로 끌어당긴다. 당김의 대각선은 수직력과 수평력의 합력이다. 팔이음뼈의 경우, 당김의 큰 수직각을 가진 근육이 어깨뼈를 위 또는 아래로 당기기(어깨뼈의 올림 또는 내림)에 효율적이다. 보다 큰 수평당김을 하는 근육은 어깨뼈의 안쪽 또는 바깥쪽으로 당기기(내밈 또는 들임)가 더 효율적이다. 수평과 수직당김이 동등한 근육은 양쪽 운동에서 역할을 할 것이다(그림 5-12 참조). 예를 들면, 어깨올림근은 수직성분이 보다 강하고, 중간등세모근은 수평성분이 보다 강하고, 마름모근은 양방향에서 동등한 당김력을 가지고 있다. 이들 근육들은 이 장 후반에 묘사할 때 볼 수 있듯이, 어깨올림근은 어깨뼈 올림의 주동근, 중간등세모근은 들임의 주동근, 마름모근은 올림과 들임 모두에서 주동근이다.

팔이음뼈의 근육
(Muscles of the Shoulder Girdle)

근육의 종류 (Muscle descriptions)

어깨뼈 운동을 위한 중요한 역할을 하는 다섯 개의 근육이 있다. 각 근육은 위치와 기능에 관해 특히 강조하면서 논의될 것이다. 이것은 근육의 이는곳(**O**), 닿는곳(**I**), 그리고 주동근이 활동하는 관절운동(**A**)에 관한 것이다. 이 목록은 명확하며 단지 설명만 하려고 의도하지 않는다. 학생들은 부착점을 시각화하고 이들 목록을 기억하는 대신 보다 나은 용어를 사용하여 설명하기를 권유받는다. 척수 수준뿐만 아니라, 근육을 지배하는 신경(**N**) 역시 주어진다.

팔이음뼈의 근육은 :

등세모근(승모근, trapezius)
어깨올림근(levator scapulae)
마름모근(능형근, rhomboids)
앞톱니근(전방거근, serratus anterior)
작은가슴근(pectoralis minor)

등세모근 (Trapezius)

등세모근(그림 9-12)은 오른쪽과 왼쪽 모두 볼 때 다이아몬드 형태인 커다란 얕은부위 근육이다. 기능적으로 등세모근은 세 부위로 나뉘어진다; 위, 가운데, 아래. 이렇게 분류하는 이유는 세 개의 다른 당김선(위, 안, 아래)이 있기 때문이다.

위등세모근(상승모근, upper trapezius muscle)(그림 9-13)은 뒤통수뼈융기(occipital protuberance)와 위목뼈의 목덜미인대(항인대, nuchal ligament)가 이는곳이다. 목덜미인대는 목뼈의 가시돌기에 부착한다. 위등세모근은 빗장뼈의 바깥쪽 끝과 봉우리돌기에 부착한다. 위등세모근의 당김 대각선이 수평(안으로) 보다는 수직(위로)이기 때문에, 어깨뼈 올림과 위쪽 돌림의 주동근이며 어깨뼈 들임에서는 보조근으로 작용한다.

중간등세모근(중승모근, middle trapezius muscle)(그림 9-14)은 아래목뼈의 목덜미인대, C7의 가시돌기, 위쪽 등뼈가 이는곳이고 봉우리돌기의 안쪽면과 어깨뼈 가시를 따라 부착한다. 중간등세모근의 당김선은 평행해서 어깨뼈의 들임에 매우 효과적이다. 당김선이 위쪽 돌림을 위해 축 위를 지나가기 때문에 어깨뼈 위쪽 돌림 시 가운데세모근의 역할은 보조적이다.

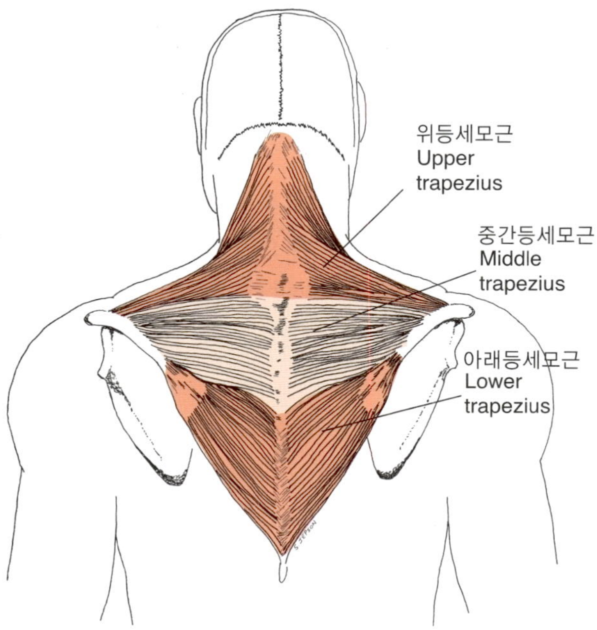

그림 9-12. 등세모근의 세 부분(뒷면).

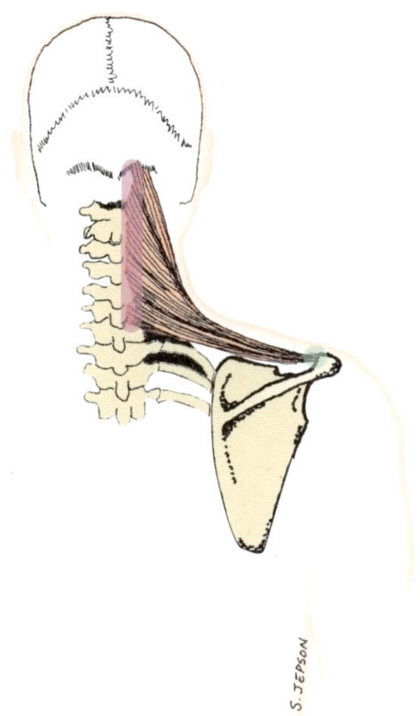

그림 9-13. 위등세모근(뒷면).

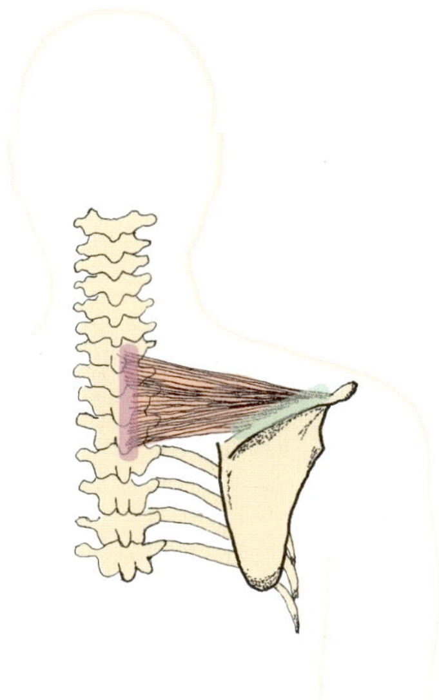

그림 9-14. 가운데등세모근(뒷면).

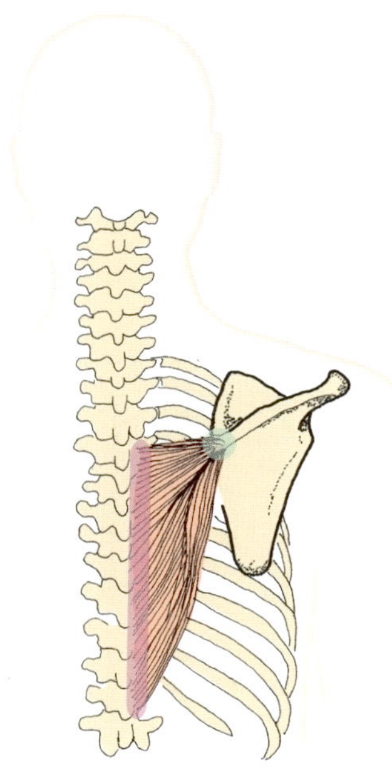

그림 9-15. 아래등세모근(뒷면).

아래등세모근(하승모근, lower trapezius muscle) (그림 9-15)은 가운데 아래 등뼈의 가시돌기가 이는곳이고 어깨뼈 가시의 바닥면이 닿는곳이다. 아래등세모근의 당김 대각선은 안쪽(수평)보다는 아래쪽(수직)이기 때문에 어깨뼈의 내림과 위쪽 돌림에 보다 효과적이고 들임에서는 보조적이다.

위등세모근 (upper trapezius muscle)

이는곳(O)	뒤통수뼈융기, 목뼈 가시돌기의 목덜미인대
닿는곳(I)	빗장뼈 바깥쪽 1/3, 봉우리돌기
기능(A)	어깨뼈 올림과 위쪽 돌림
신경(N)	척추의 더부신경(뇌신경 11), C3과 C4 감각성분

중간등세모근 (middle trapezius muscle)

이는곳(O)	C7에 T3 사이 가시돌기
닿는곳(I)	어깨뼈 가시
기능(A)	어깨뼈 들임
신경(N)	척추의 더부신경(뇌신경 11), C3과 C4 감각성분

아래등세모근 (lower trapezius muscle)

이는곳(O)	가운데아래 등뼈의 가시돌기
닿는곳(I)	어깨뼈 가시바닥
기능(A)	어깨뼈의 내림과 위쪽 돌림
신경(N)	척추의 더부신경(뇌신경 11), C3과 C4 감각성분

등세모근의 세 부위 모두 어깨뼈를 들임하기 위해 함께 작용한다. 그러나 중간등세모근이 주동근이고, 위아래등세모근은 보조근이라는 것을 기억하라. 위아래등세모근은 올림/내림에서 서로 길항적이고 위쪽 돌림 시 주동근이 된다. 이들 근육의 위쪽 돌림 성분을 생각할 때 어깨뼈를 운전대처럼 생각하라(그림 9-16). 이 예에서, 오른쪽 어깨뼈가 사용된다. 어깨뼈의 아래각을 표시하기 위해 운전대 아래쪽에 리본을 묶어라. 위등세모근의

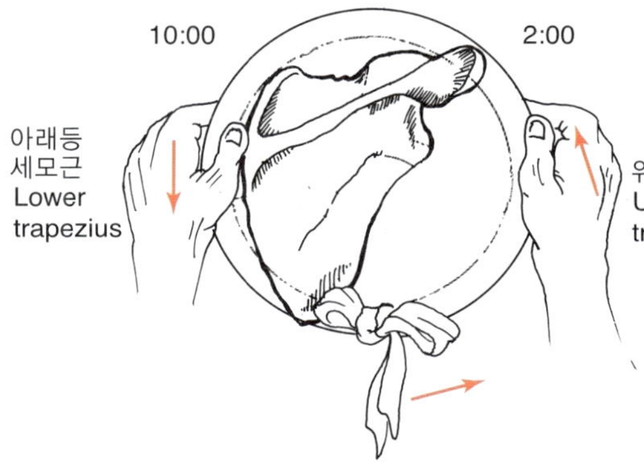

그림 9-16. 오른쪽 어깨뼈의 돌림움직임.

부착점을 표시하는 2시 방향에 오른손을 놓고, 아래등세모근의 부착점을 표시하는 10시 방향에 왼손을 놓아라. 왼쪽으로 운전대를 돌리고 리본이 오른쪽 위쪽으로 움직이는 것에 주목하라. 어깨뼈의 경우, 위등세모근(오른손)은 위로 그리고 안으로 움직이고, 아래등세모근(왼손)은 아래로 그리고 안으로 움직인다. 이 결합력은 아래각을 위로 그리고 밖으로(위쪽 돌림) 움직이게 하는 원인이 된다.

어깨올림근(견갑거근, levator scapula muscle)은 어깨뼈 올림의 기능 때문에 붙은 이름이다. 어깨올림근은 등세모근에 의해 완전히 덮여 있다. 이 근육은 C1에서 C4 가로돌기에서 시작하고 위각과 가시사이 어깨뼈의 척추뼈모서리에 부착한다(그림 9-17). 어깨올림근의 당김 대각선은 거의 수직이다. 따라서 어깨뼈올림의 주동근이고, 들임에서는 보조근으로 작용한다. 또한 아래쪽 돌림에서 주동근으로 작용한다. 10시 방향에 왼손을 놓은 운전대를 상상하라. 끌어올리고(오른쪽으로 운전대를 돌려라) 아래각(리본)이 왼쪽(아래쪽 돌림)으로 움직이는 것에 주목하라. 아래쪽 돌림은 위쪽으로 돌림된 자세에서 해부학적 자세로 되돌아가는 것을 명심하라.

어깨올림근 (levator scapula muscle)

이는곳(O)	처음 네 개 목뼈의 가로돌기
닿는곳(I)	위각과 가시사이 어깨뼈의 척추뼈모서리
기능(A)	어깨뼈의 올림과 내림 돌림
신경(N)	3번, 4번 목뼈신경과 손등쪽 어깨신경(C5)

마름모근(능형근, rhomboids)은 실제로 두 개의 근육이다; 큰마름모근(대능형근)과 작은마름모근(작은능형근). 이들 근육은 일반적으로 하나의 근육처럼 생각한다. 왜냐하면 해부학적으로 이들 두 근육을 분리하기 어렵고, 기능적으로 같은 작용을 하기 때문이다. 마름모근은 형태에서 이름이 유래되었다. 이 근육의 기하학적 형태는 근본적으로 크기가 직각 대신에 빗각을 가지고 있어 비스듬한 직각형이다. 마름모근은 등세모근 아래에 놓여있고 등세모근이 이완될 때 촉진이 가능하다. 마름모근은 C7에서 T5까지 목덜미인대와 가시돌기가 이는 곳이고, 가시돌기와 아래각 사이 어깨올림근 아래 어깨뼈의 척추뼈모서리가 닿는곳이다(그림 9-18). 마름모근의 당김 사선은 완전한 수평과 수직 성분을 가지고 있기 때문에, 마름모근은 들임과 올림에서 주동근으로 작용한다. 어깨올림근처럼 마름모근은 아래쪽으로 어깨뼈를 돌림시킨다.

마름모근 (rhomboid muscles)

이는곳(O)	C7에서 T5까지 가시돌기
닿는곳(I)	가시와 아래각 사이 어깨뼈 척추뼈모서리
기능(A)	어깨뼈 들임, 올림, 그리고 아래쪽 돌림
신경(N)	등쪽 어깨신경(C5)

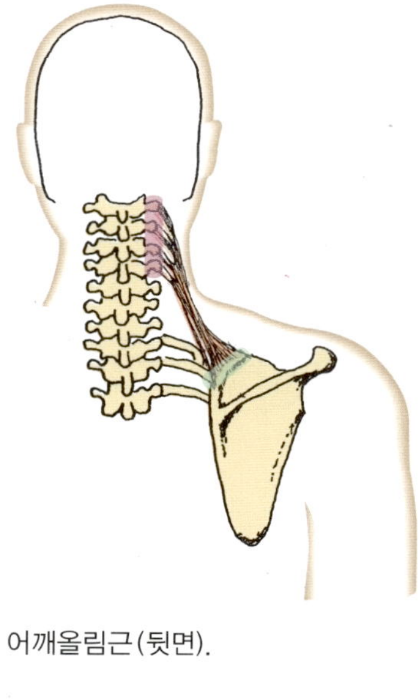

그림 9-17. 어깨올림근(뒷면).

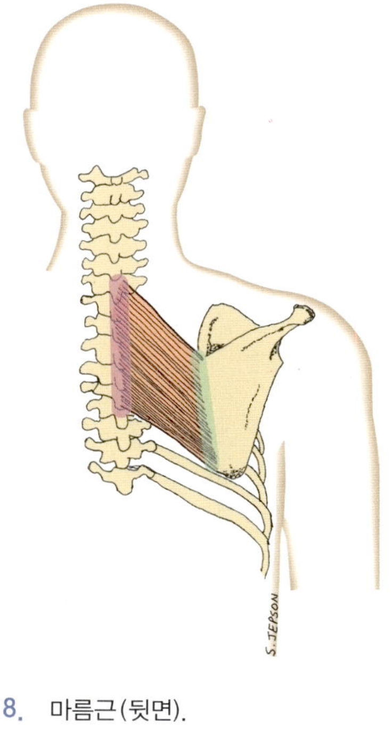

그림 9-18. 마름모근(뒷면).

앞톱니근(전거근, serratus anterior muscle)의 활동없이 머리 위로 팔을 올리는 것은 불가능하다. 앞톱니근은 가슴우리의 앞가쪽면에 붙어 있는 형태가 톱니 또는 들쑥날쑥해서 이름이 붙었다. 앞톱니근은 얕은층에 있고 팔을 머리 위로 올릴 때 촉진할 수 있다. 근육은 어깨뼈와 갈비뼈우리 사이를 지나기 위해 뒤쪽으로 향한다. 앞톱니근은 위각과 아래각 사이 척추뼈모서리를 따라 어깨뼈의 앞면에 부착한다(그림 9-19). 앞톱니근은 거의 외향 수평 당김선을 가지고 있기 때문에, 어깨뼈 내밈에서 주동근으로 작용한다. 어깨뼈의 아래부위를 바깥으로 끌어당기는 앞톱니근의 아래섬유는 어깨뼈를 위쪽으로 돌림하기에 효과적이다. 이들 아래섬유는 어깨뼈를 위쪽으로 돌림시키는 짝힘을 이루기 위해 위 · 아래등세모근과 앞톱니근은 갈비뼈우리에 대항하여 어깨뼈의 척추뼈모서리를 유지하는 역할을 한다. 앞톱니근이 없다면 척추뼈모서리는 갈비뼈우리에서 멀어지게 되는데, 이것을 "어깨뼈 날개"라고 한다(그림 9-11).

앞톱니근 (serratus anterior muscle)

이는곳(O)	위 여덟 개 갈비뼈의 가쪽면
닿는곳(I)	어깨뼈의 척추뼈모서리, 앞쪽면
기능(A)	어깨뼈의 내밈과 위쪽 돌림
신경(N)	긴가슴신경(C5, C6, C7)

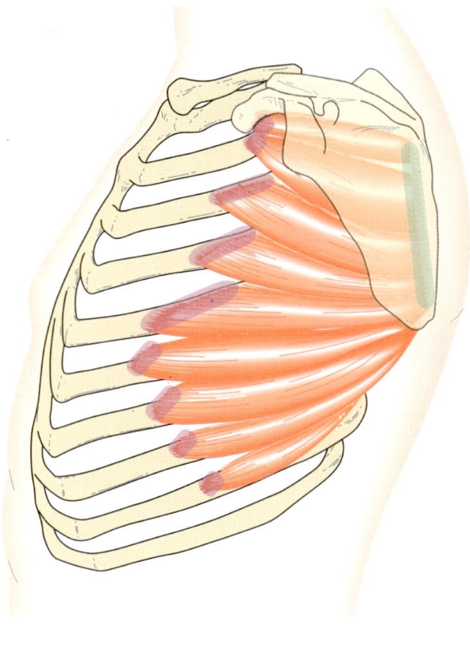

그림 9-19. 앞톱니근(가쪽면).

작은가슴근(소흉근, pectoralis minor muscle)은 큰가슴근 속에 놓여 있고 몸의 앞면에 전체적으로 놓여있는 유일한 팔이음뼈 근육이다. 작은가슴근은 갈비연골 가까이 있는 세 번째와 다섯 번째 갈비뼈의 앞면에서 시작하고, 어깨뼈의 부리돌기 위에 부착점을 향해 위쪽으로 지나간다(그림 9-20), 작은가슴근의 당김선은 어깨뼈 내림, 아래쪽 돌림, 그리고 어깨뼈 경사를 만들기 위해 거의 수직이다. 비록 내림 동작을 보는 것이 쉬우나, 아래쪽 돌림은 불확실하다. 왜냐하면 근육은 앞면에 있는 반면, 어깨뼈는 뒷면에서 움직이기 때문이다. 오른쪽 위로 돌림하는 리본(어깨뼈의 아래각)을 한 운전대를 다시 상상하라. 2시 방향(부리돌기)에 오른손을 놓고 끌어내려라. 리본(아래각)은 왼쪽(아래쪽 돌림) 아래쪽으로 움직이는 것을 주목하라. 작은가슴근은 어깨뼈의 앞쪽 윗면에 부착하기 때문에, 그리고 갈비뼈 부착점을 향해 아래쪽 수직으로 움직이기 때문에 어깨뼈 윗부분이 아래로 그리고 앞쪽으로 끌어당겨지는 것을 상상할 수 있다. 다른 말로 작은가슴근이 어깨뼈 경사를 일으킨다.

작은가슴근 (pectoralis minor muscle)

이는곳(O)	3번에서 5번까지 갈비뼈의 앞면
닿는곳(I)	어깨뼈의 부리돌기
기능(A)	어깨뼈 내림, 내밈, 아래쪽 돌림, 경사
신경(N)	안쪽 가슴신경(C8, T1)

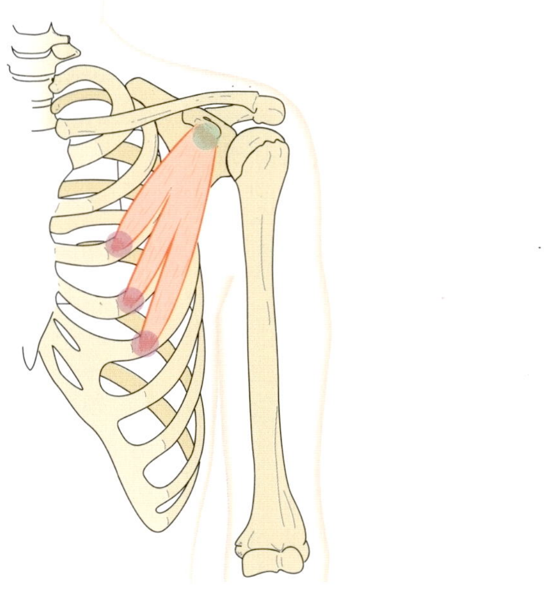

그림 9-20. 작은가슴근(앞면).

표 9-1 팔이음뼈의 주동근들

기능	근육
들임	가운데세모근, 마름모근
내밈	앞톱니근, 작은가슴근
올림	위등세모근, 어깨올림근, 마름모근
내림	아래등세모근, 작은가슴근
위쪽 돌림	위 · 아래 등세모근, 앞톱니근(아래 섬유)
아래쪽 돌림	마름모근, 어깨올림근, 작은가슴근
어깨뼈 경사	작은가슴근

표 9-1은 팔이음뼈의 주동근의 기능을 요약한 것이다.

해부학적 관계 (Anatomical relationships)

팔이음뼈 근육들은 뼈의 부착에 의해 설명을 하고, 관절 움직임은 당김선(line of pull)과 부착 위치에 의해서 일어난다. 그러나 근육들간의 관계에 대한 설명은 필요하다. 팔이음뼈에 있는 5개의 근육들은 몸통에서 이는곳한다; 3개는 뒤, 옆, 앞에 위치한다. 등세모근(trapezius)은 가장 표면에 위한다. 오른쪽과 왼쪽의 위, 가운데, 아래 등세모근(trapezius muscle)은 큰 다이아몬드의 형태로 등에 덮여 있다(그림 9-12). 등세모근(trapezius muscle)을 제거하면 마름모근(rhomboid muscle), 어깨올림근(levator scapulae muscle)이 바로 아래에 놓여 있다(그림 9-21).

작은가슴근(소흉근, pectoralis minor)은 신체의 앞에 있으나 큰가슴근(대흉근, pectoralis major) 보다 깊은 곳에 있다(그림 9-22). 앞톱니근(serratus anterior)은 앞에서 이는곳해서 뒤쪽으로 향한다. 그림 9-23에서 보여지는 것처럼 앞톱니근은 수평면(horizontal plane)에서 가슴벽(chest wall)을 가로지르기 때문에 넓은등근(광배근)(뒤)과 큰가슴근(앞) 사이에서 볼 수 있다.

짝힘 (Force couples)

짝힘은 같은 운동을 달성하기 위해 다른 방향에서 근육이 당겨지는 것으로 정의된다. 팔이음뼈의 경우 위등세모근은 위로 끌어당기고, 아래등세모근은 아래로 끌어당기고, 앞톱니근의 아래 섬유는 바깥으로 수평방향에서 끌어당긴다(그림 9-24). 연결망의 효과는 어깨뼈가 위쪽으로 돌림하는 것이다.

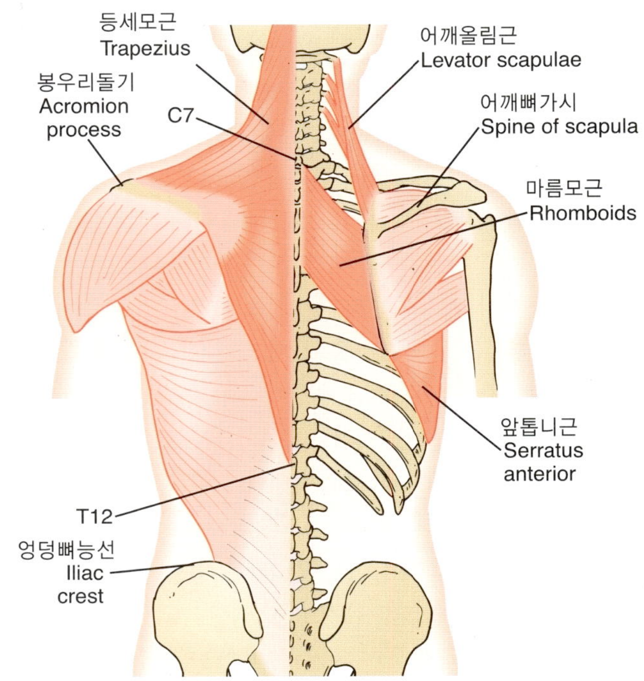

그림 9-21. 팔이음뼈의 뒤근육들.

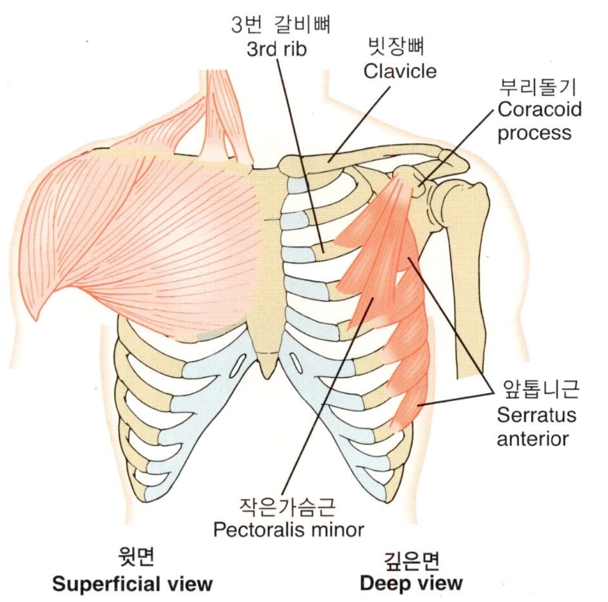

그림 9-22. 팔이음뼈의 앞근육들.

아래쪽 돌림은 짝힘의 또 다른 예이다. 작은가슴근이 아래로 당기고, 마름모근이 안으로 당기고, 어깨올림근이 위로 당기는 결합된 효과는 어깨뼈를 아래쪽으로

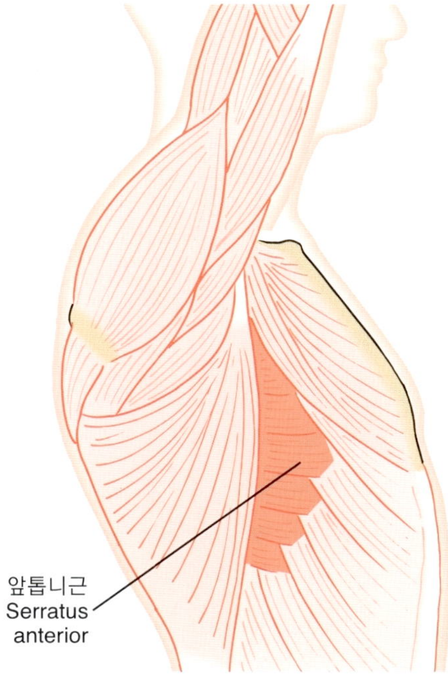

그림 9-23. 팔이음뼈의 가쪽 근육들.

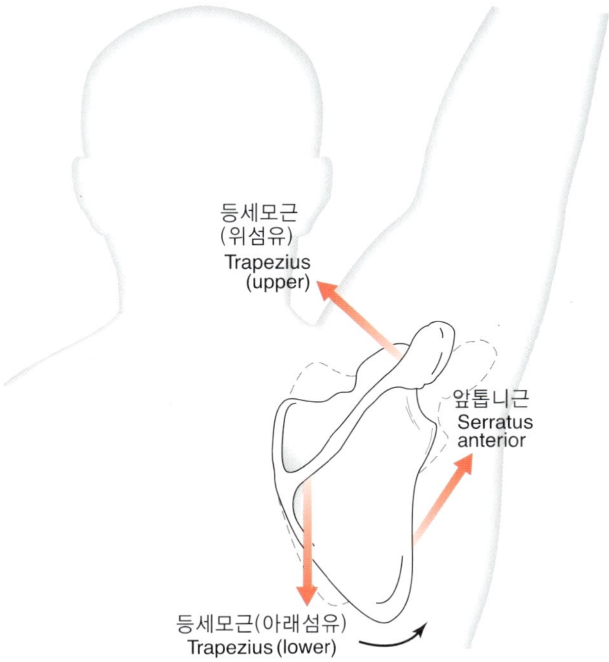

그림 9-24. 근육의 짝힘은 어깨뼈를 위쪽으로 돌림 시킨다(뒷면).

돌림하는 것이다(그림 9-25). 이 운동은 나무를 자르거나 카누를 저을 때처럼 어깨관절이 강하게 펼 때 달성된

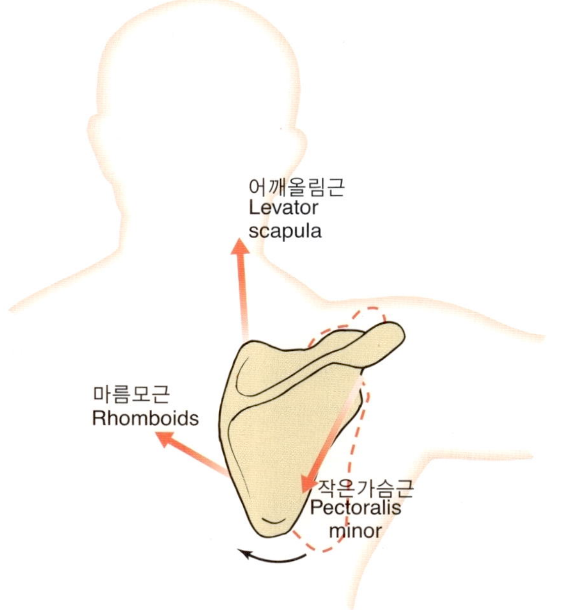

그림 9-25. 근육의 짝힘은 어깨뼈를 아래쪽으로 돌림시킨다 (뒷면).

다. 어깨뼈의 아래쪽 돌림은 어깨관절의 폄과 동반해야 한다.

근육활동의 역전 (Reversal of muscle action)

팔이음뼈 근육의 활동은 닿는곳에서 이는곳을 향해 움직이는 것으로 설명되었다. 하지만 닿는곳이 고정된다면, 이는곳이 움직일 것이다. 5장에서 논의한 것처럼, 이것을 **근육활동의 역전**이라 부른다. 이것은 몇몇 팔이음뼈 근육이 다른 관절에서 주로 머리와 목에서 보조적인 역할을 하기 위해 허용된다.

근육의 부착점이 뒤통수뼈와 목뼈 위에 있기 때문에 위등세모근은 머리와 목의 움직임에 관여한다. 팔이음뼈가 고정될 경우 위등세모근은 머리와 목을 펴고, 같은 방향으로 바깥쪽 굽힘을 하고, 반대 방향으로 돌림하는데 보조적으로 작용할 것이다.

팔이음뼈가 고정된다면 아래등세모근은 반대의 작용을 할 수 있고, 몸통 올림에서 보조적으로 작용한다. 이것은 특히 목발 보행동안 유용하다. 바닥 앞에 목발이 놓이면 사람들은 몸을 앞으로 지나갈 것이다. 척주 위에서 아래쪽 이는곳은 어깨뼈의 높은 부착점을 향해 움직

일 것이다. 그래서 목발을 지나갈 때 몸이 올라간다.

어깨뼈가 고정될 때 어깨올림근은 목을 움직이게 된다. 목을 같은 방향으로 돌림하거나 바깥쪽 굽힘할 때, 목근육인 목널판근(splenius cervicis)을 보조할 수 있다.

근육의 신경지배 요약
(Summary of muscle innervation)

팔이음뼈는 실제로 척추에서 기원하는 여러 개에서 팔신경얼기의 말단신경까지 지배를 받는다. 11번 뇌신경(더부신경)은 C3과 C4에서의 감각신경지배와 함께 등세모근을 지배한다. 3번과 4번 목뼈신경은 C5에서 나오는 등쪽 어깨신경에 의해 부분적으로 지배받는 어깨올림근을 지배한다. 앞톱니근은 C5과 C7까지의 가지로 구성되는 긴가슴신경의 지배를 받고, 마름모근은 C5 앞가지를 경유하는 등쪽 어깨신경에 의해 지배받는다. 작은가슴근은 팔신경얼기의 안쪽 신경삭에서 나온 안쪽가슴신경의 지배를 받는다. 표 9-2는 근육의 신경지배를 요약하였고, 표 9-3은 각 근육에 대한 신경지배의 척수수준을 보여준다.

표 9-2 팔이음뼈 근육의 신경지배

근육	신경	척추뼈 분절
등세모근*	뇌신경 11	C3, C4(감각)
어깨올림근	손등쪽 어깨신경	C3, C4, C5
마름모근	손등쪽 어깨신경	C5
앞톱니근	긴가슴신경	C5, C6, C7
작은가슴근	안쪽 가슴신경	C8, T1

* 11번 뇌신경이 운동신경지배를 하며, C3와 C4는 감각신경이다.

표 9-3 팔이음뼈 근육의 분절성 신경지배

척수수준	C3	C4	C5	C6	C7	C8	T1
등세모근	×	×					
어깨올림근	×	×	×				
마름모근			×				
앞톱니근		×	×	×			
작은가슴근					×	×	

기억해야 할 점

- 팔이음뼈는 선운동과 각운동 모두 일어난다.
- 아래각은 어깨뼈 돌림에 대한 표시점이다.
- 팔이음뼈와 어깨관절은 확실히 연결되어 있다.
- 어깨위팔 리듬은 이들 관절의 결합된 운동의 예이다.
- 같은 운동을 달성하기 위해 다른 방향에서 근육을 당기는 것을 짝힘이라 한다.
- 구심성, 원심성 활동을 통해 움직임을 가속시키거나 감속시킨다. 등척성 활동은 관절의 움직임이 없는 것을 의미한다.
- 운동사슬(Kinetic chain) 움직임은 먼쪽 분절이 고정되었는지(닫힌사슬), 자유로운지(열린사슬)에 따라 결정된다.

복습 문제 (Review Questions)

일반적인 해부학 문제

1. 팔이음뼈, 어깨관절, 어깨복합체를 구성하는 구조를 정의하라.
2. 어깨뼈가 삼각형의 어떤 것과 비슷한 모양이라면
   a. 어깨뼈의 돌림하는 방향을 결정하는 데 사용되는 기준점은 무엇인가?
   b. 어깨뼈가 위쪽으로 돌림한다면 기준점이 움직이는 방향은?
3. 거의 선상 운동으로 일어나는 팔이음뼈의 운동은 무엇인가?
4. 거의 각운동으로 일어나는 팔이음뼈의 운동은 무엇인가?
5. 어깨위팔뼈 리듬이란 무엇인가?
6. 어깨위팔뼈 리듬 부재에 의한 어깨관절 운동은 어떤 영향을 받는가?
7. 등세모근은 보통 세 개의 다른 근육으로 구성된 것으로 언급되고 설명된다. 두 개의 마름모근은 하나의 근육으로 언급되거나 설명된다. 기능적인 면에서:
   a. 왜 등세모근은 세 개의 근육으로 나누는가?
   b. 왜 마름모근은 하나의 근육처럼 설명하는가?
8. 머리 위로 팔을 올리는 것은 팔이음뼈 근육의 어떤 근육 세 개가 결합되어 작용해야 하는가?
9. 8번 질문에서 결합된 작용을 설명하기 위해 사용되는 생역학적 용어의 이름과 정의를 하라.
10. 아래각에서 시작하고 시계방향으로 가는 어깨뼈의 뒷면에 부착하는 팔이음뼈 근육의 이름을 말하라.
11. 작은가슴근은 어떤 근육보다 깊은곳에 위치하는가?
12. 가쪽 가슴벽을 봤을 때 앞톱니근은 어떤 두 근육보다 깊은곳에 위치하는가?

기능적 활동 문제

다음 운동이 일어나는 팔이음뼈 운동을 정의하라. 동반되는 어깨관절 운동은 괄호에 나타내었다.

1. 아래로 끌어내려 창문 닫기
   팔이음뼈 운동은 ____________________
   (어깨 폄)
2. 위로 끌어 올려 창문 열기
   팔이음뼈 운동은 ____________________
   (어깨굽힘)
3. 무거운 여행가방 운반하기
   팔이음뼈 운동은 ____________________
   (어깨 운동 없음)
4. 뒤로 머리카락 묶기
   팔이음뼈 운동은 ____________________
   (어깨굽힘, 바깥쪽 돌림)
5. 탁자 가로지르기
   팔이음뼈 운동은 ____________________
   (어깨굽힘)
6. 1~5번 질문에서 어떤 종류의 수축이 팔이음뼈에서 발생이 되나?

임상적인 연습 문제

1. 탁자 위에 엎드려 탁자 옆으로 오른팔을 떨어뜨리고 오른손에 추를 들고 있다(그림 9-26). 팔이음뼈 운동만 사용하고 어깨 관절 운동 없이 추를 바닥에서 똑바로 위로 끌어올려라.
   a. 팔이음뼈에서 일어나는 운동은 무엇인가?
   b. 팔이음뼈 작용의 주동근은 무슨 근육인가?
   c. 이것은 열린 또는 닫힌 사슬 운동인가?
2. 모퉁이를 향해 등을 대고 서서, 팔꿈치가 각 벽에 닿도록 어깨는 90°로 벌림하고, 팔꿈치는 굽힘한다. 어깨 수평 모음운동을 사용하여, 팔꿈치로 벽을 밀고, 몸을 모퉁이 밖으로 움직여라.

(계속)

복습 문제 (Review Questions)－계속

a. 어깨 수평 모음과 동반하는 팔이음뼈의 운동은 무엇인가?
b. 이 팔이음뼈 운동에서 주동근은 무슨 근육인가?
c. 이 운동은 구심성, 원심성, 등척성 수축 중 어떤 움직임인가?

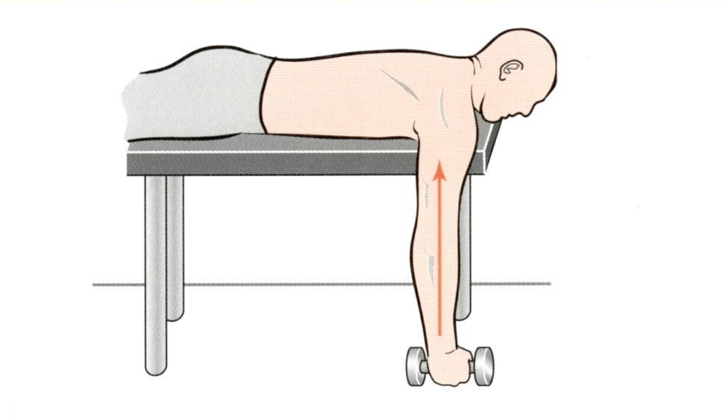

그림 9-26. 시작자세.

3. 팔걸이가 있는 의자에 앉아라; 어깨를 젖힘한 자세에서 팔걸이 위에 손을 위치하라. 팔걸이를 밀어내려고 엉덩이를 의자에서 떨어지게 하라.
   a. 어깨 굽힘 작용(젖힘에서 중립으로)과 동반하는 팔이음뼈 운동은 무엇인가?
   b. 이 팔이음뼈 운동에서 주동근은 무슨 근육인가?
   c. 이 운동은 구심성, 원심성 수축 중 어떤 움직임인가?

4. 다리와 함께 엎드린 자세로 누워라, 손가락을 앞으로 향해서 어깨 옆 탁자에 손을 놓아라(그림 9-27). 팔꿈치를 쭉 펴고, 무릎은 구부리고, 허리는 쭉 펴고 있는 동안 가능한 한 멀리 손을 밀어올려라.
   a. 팔이음뼈에서 일어나는 운동은 무엇인가?
   b. 이 팔이음뼈 운동에서 주동근은 무슨 근육인가?
   c. 이것은 열린 또는 닫힌 사슬 운동인가?

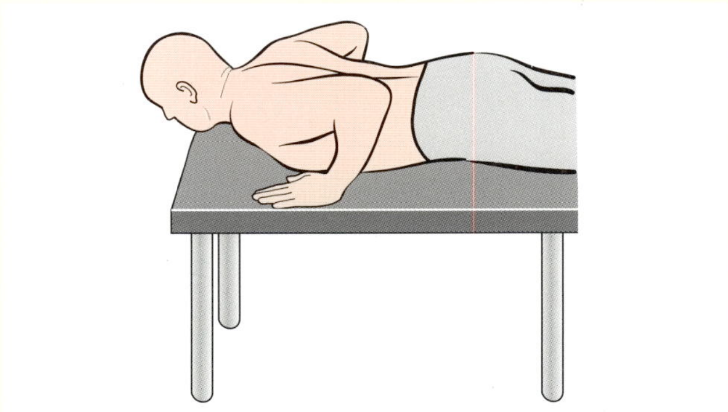

그림 9-27. 시작자세.

5. Universal Gym의 바깥쪽 끌어내리기 장비(lat pull-down machine)를 이용해, 손잡이 닫기와 잡기. 이마면에서 팔을 유지하는 동안 끌어내리기
   a. 어깨의 모음, 바깥쪽 돌림과 동반하는 팔이음뼈의 운동은 무엇인가?
   b. 이 팔이음뼈 운동에서 주동근은 무슨 근육인가?
   c. 이 운동은 구심성, 원심성 수축 중 어떤 움직임인가?

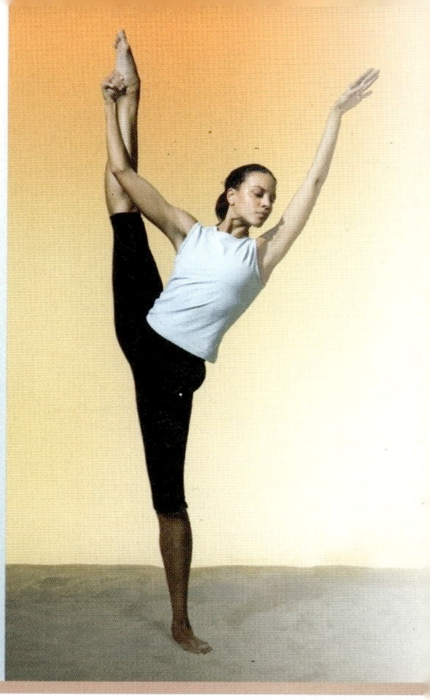

제 10 장

어깨관절 (Shoulder Joint)

어깨관절(shoulder joint)은 세 축 모두와 세 면 모두에서 움직임을 지닌 절구관절이다(그림 10-1). 어깨뼈의 관절오목의 위팔뼈 관절은 어깨관절을 구성한다. 어깨관절은 가장 안정성이 적은 것 중에 하나이고, 인체에서 가장 활동성이 큰 관절 중 하나이다.

관절움직임 (Joint Motions)

어깨관절에서 가능한 움직임에는 4그룹이 있다(그림 10-2). 굽힘, 폄, 젖힘; 벌림, 모음; 가쪽 돌림, 안쪽 돌림;

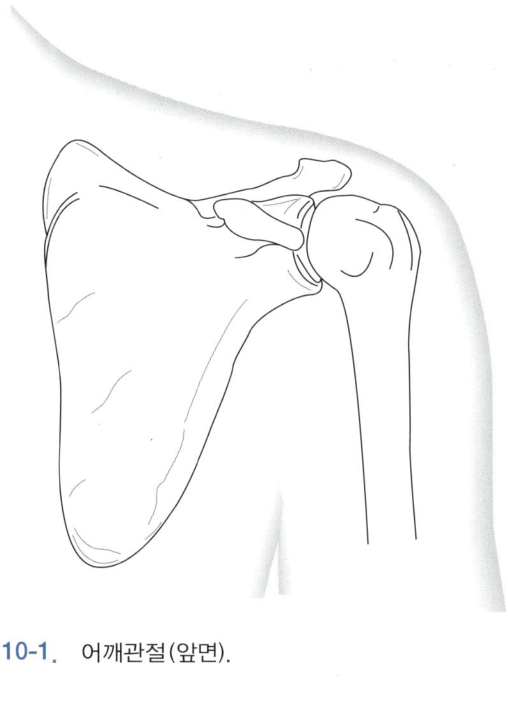

그림 10-1. 어깨관절(앞면).

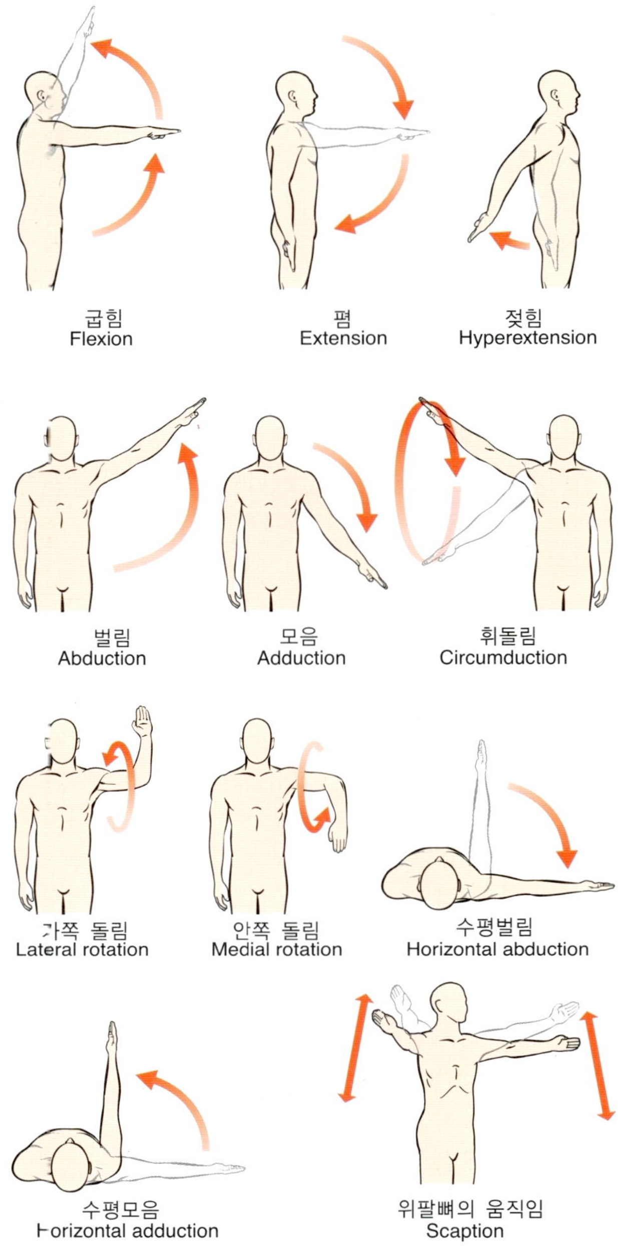

그림 10-2. 어깨관절의 움직임.

수평벌림, 수평모음. 굽힘, 폄과 젖힘은 관상축을 중심으로 시상면에서 일어난다. **굽힘**은 0~180° 이고, **폄**은 해부학 자세로 되돌아온다. 해부학 자세로부터 가능한 거의 45° 정도 **젖힘**이 일어난다. **모음**과 **벌림**은 180° 의 움직임이 일어나고, 시상축을 중심으로 이마면에서 일어난다. **안쪽 돌림**과 **가쪽 돌림**은 수직축을 중심으로 수평면 상에서 일어난다. 때때로 *내부*와 *외부*는 각각 *중간*과 *가쪽*으로 사용된다. 중립자세로부터 각 방향에서 90° 움직임이 가능하다. **수평벌림**과 **수평모음**도 역시 수직축을 중심으로 수평면 상에서 일어난다. 이 동작에 대한 시작자세는 어깨 벌림 90° 이다. 수평벌림(뒤쪽이동)은 30° 정도, 수평모음(앞쪽 이동)은 120° 정도이다. *돌림*은 어깨의 가능한 움직임의 호를 그린다. 왜냐하면 모든 어깨동작은 결합되어 있고, 돌림의 한계점은 없을 것이다.

어깨 상태에 대해 치료적 운동에 관한 또 따른 한계는 **어깨면에서의 위팔뼈 움직임(scaption)**이다. 이 동작은 굽힘 또는 벌림과 유사하지만, 시상면과 이마면에 맞섬하여 **어깨면**에서 일어난다. 어깨면은 이마면의 앞쪽 30° 이다. 이는 굽힘과 벌림 사이의 완전히 중간 지점은 아니다. 어깨의 어깨면에서의 위팔뼈 움직임을 지닌 채, 180° 의 움직임이 일어난다. 대부분의 기능적인 움직임은 어깨면에서의 위팔뼈 움직임의 자세에서 일어난다.

모든 어깨관절 움직임에 대한 정상적인 **끝느낌은 연부조직 신장(soft tissue stretch)**이다. 그 이유는 여러 인대와 근육들과 관절주머니의 긴장 때문이다. 4장에서 고찰했듯이 끝느낌은 약간의 압력을 가한 상태에서 수동적인 관절가동운동 시 관절의 끝지점에서 느껴지는 느낌을 말한다.

관절운동형상학적인 관점에서 보면 볼록한 위팔뼈머리는 오목한 관절오목 안에서 움직인다. 볼록-오목법칙에 따라 볼록한 관절면(위팔뼈머리)은 인체분절(팔)의 움직임과 반대방향으로 움직인다. 따라서 어깨관절이 굽힘 또는 벌림될 때 위팔뼈머리는 아랫방향으로 미끄러짐 운동을 한다. 폄과 모음 시 위팔뼈머리는 위쪽으로 미끄러짐 운동을 한다. 안쪽 돌림 시 위팔뼈머리는 뒤쪽으로 미끄러짐 운동을 하며, 가쪽 돌림 시에는 앞쪽으로 미끄러짐 운동을 한다. 이러한 움직임에 관여하는 근육에 대해서는 이 장의 마지막에 언급되어 있다(위팔어깨관절의 움직임 참조).

뼈와 기준점 (Bones and Landmarks)

많은 기준점과 **어깨뼈(견갑골, scapula)**는 팔이음뼈에서 일찍 기술되어 왔다. 다음은 당신이 팔이음뼈에 대해서 말할 때 알아두어야 할 어깨뼈의 해부학적 기준점(landmark)이다(10-3).

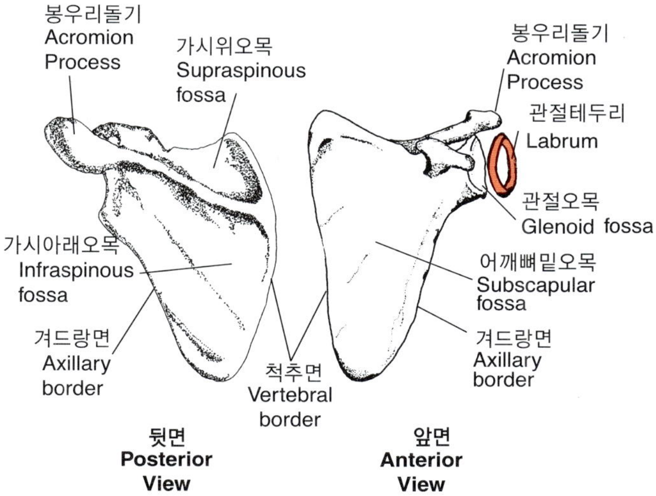

그림 10-3. 왼쪽 어깨뼈.

관절오목

얇고, 위쪽 끝 바깥쪽 부분에 계란모양의 오목 ; 위팔뼈의 관절

관절테두리

관절오목의 가장자리에 접한 섬유연골 고리, 관절오목의 깊숙한 곳에 위치

어깨뼈밑오목

앞쪽면의 대부분이 포함되며, 어깨밑근의 부착점을 제공

가시아래오목 가시 아래, 가시아래근의 부착점을 제공

가시위오목

가시 위, 가시위근의 부착점을 제공

겨드랑면

큰원근과 작은원근의 부착점을 제공

봉우리돌기

위가쪽면의 편평한 면의 드러난 모서리, 중간세모근의 부착점을 제공.

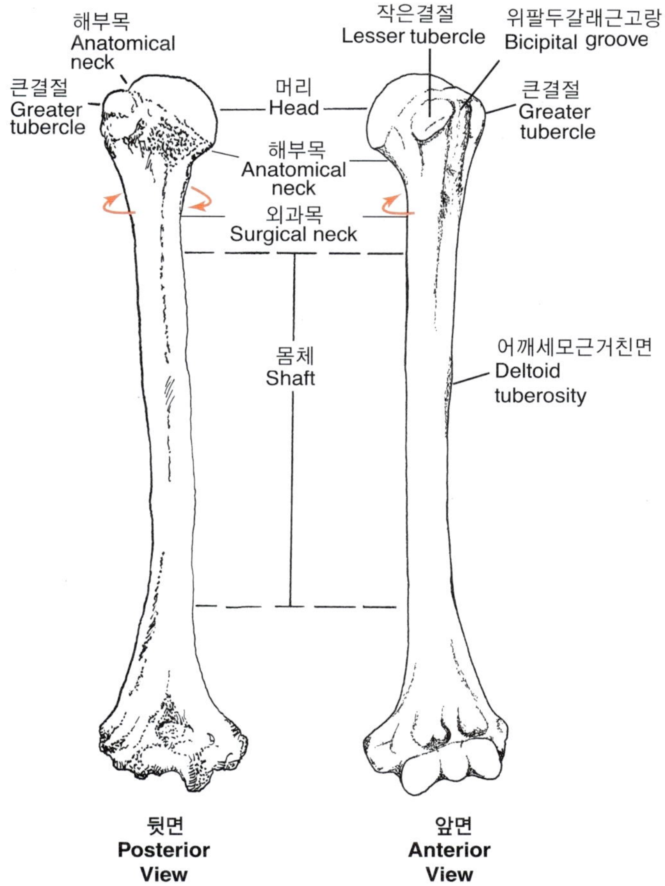

그림 10-4. 왼쪽 위팔뼈.

위팔뼈(상완골, humerus)는 팔의 뼈 중에서 가장 크고 긴 뼈이다(그림 10-4). 어깨뼈와 함께 위팔뼈의 위치는 그림 10-1에서 보듯이 앞면에서 보여진다. 중요한 해부학적 기준점은 다음을 따른다.

머리

가까운쪽 부위 말단부분의 반원의 모양; 어깨뼈와 관절을 이룬다.

외과목

머리와 몸이 만나는 결절(tubercle) 아래에 약간 비스듬하게 위치

해부목

결절(tubercle)로부터 머리를 분리하는 완곡한 홈

몸체

또는 몸; 가까운쪽 부위의 외과목과 먼쪽 부위의 의돌기 사이의 영역

큰결절

머리와 작은결절 가쪽면의 큰 투영물; 가시위근, 가시아래근, 작은원근의 부착점을 제공

작은결절

큰결절의 안쪽, 앞면의 작은 투영물; 어깨밑근의 부착점을 제공.

어깨세모근 거친면

중간지점 가까운 바깥쪽; 경계가 분명하진 않음.

두갈래근 고랑

"결절사이고랑"이라고 불림; 결절 사이의 세로 고랑, 위팔두갈래근 긴갈래의 힘줄을 포함.

두갈래근 능선

두갈래근 고랑의 바깥쪽과 중간 가장자리라고 불리거나 각각 작은결절과 큰결절 사이의 능선이라고 불린다. 바깥쪽 가장자리(큰결절능)는 큰가슴근의 부착점을 제공하고, 중간가장자리(작은결절능)는 넓은등근과 큰원근의 부착점을 제공한다.

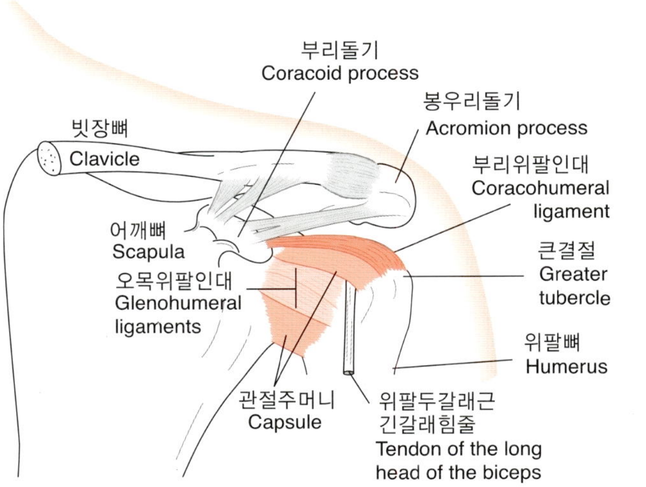

그림 10-5. 어깨관절주머니와 인대들(앞면).

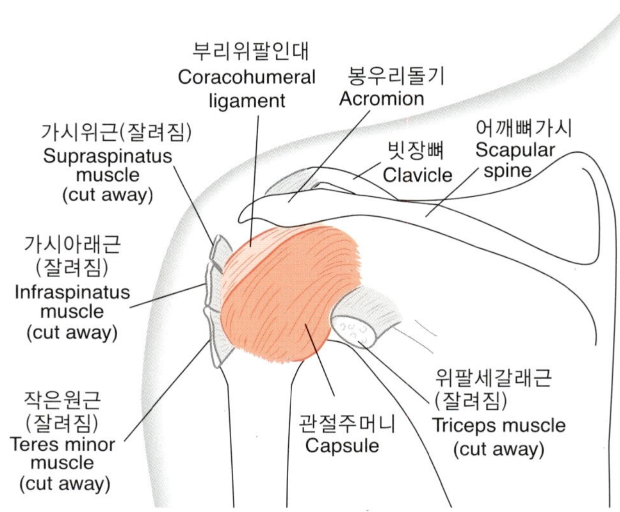

그림 10-6. 왼쪽 어깨관절 주머니와 부리위팔인대. 뒷면, 근육은 절단되었음.

인대와 다른 구조물
(Ligaments and Other Structures)

관절주머니(관절낭, joint capsule)는 위팔뼈의 해부목과 어깨뼈의 관절오목의 테두리 주변에 부착되어 있는 얇은 막으로 된 넓은 용기이다(그림 10-5와 10-6). 안쪽 활액막과 바깥쪽 섬유막에 의해 형성된다. 가쪽면에 붙어 있는 팔인 낭의 위쪽 부분은 팽팽하고, 아래쪽은 느슨하다. 어깨가 벌림되었을 때 반대로 아래쪽의 팽팽함과 위쪽의 느슨함이 일어난다. 위, 가운데, 아래쪽 **위팔어깨관절인대**는 낭의 앞면을 보강한다(그림 10-5). 그러나 낭의 주름으로 인해 잘 분류된 인대가 아니다.

부리위팔인대는 큰결절의 안쪽면의 한 뼘 앞에 관절과 부리돌기의 가쪽면으로부터 부착되어있다(그림 10-5와 10-6). 이는 관절주머니의 위쪽 부분을 보강한다.

관절테두리(관절순, glenoid labrum)는 관절오목의 테두리 주변으로 된 섬유 고리이다(그림 10-3과 10-7). 이것의 기능은 관절강을 깊게 하기 위함이다.

어깨관절 영역에는 여러 점액낭이 있다. 세모근밑 점액낭은 크고 관절주머니와 세모근 사이에 위치한다. 봉우리밑 점액낭은 봉우리와 부리봉우리인대 아래에 놓

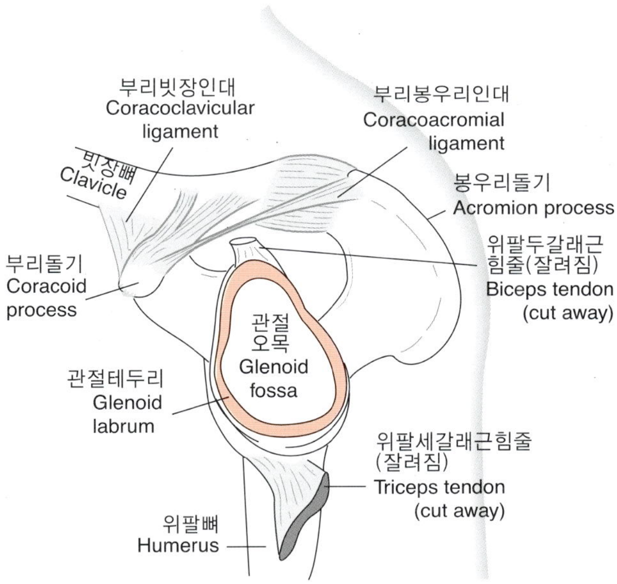

그림 10-7. 관절테두리, 가쪽면.

여 있고, 관절주머니와 그들 사이 그리고 세모근밑 점액낭을 포함하고 있다.

돌림근띠(회전근개, rotation cuff)는 어깨밑근, 가시위근, 가시아래근, 작은원근의 힘줄부착의 융합에 의해 형성된 힘줄 밴드이다. 이 근육들은 관절동작 동안 위팔 관절오목에 대항하여 위팔뼈의 돌림에서 머리를 잡아주는 데 도움을 준다. 이러한 돌림동작은 안쪽, 바깥쪽 돌림의 근육동작이 아니라 *돌림근띠*의 한계를 나타낸다.

등허리근막(흉요근막, thoracolumbar fascia)(허리쪽 근막)은 엉치가시근을 덮는 엉덩뼈능선의 뒷면과 가시끝인대, 허리뼈와 아래쪽 가슴부위의 가시돌기에 부착되는 얇은층섬유판이다(그림 10-19). 이는 넓은등근에 대한 매우 광범위한 부착점을 제공한다.

어깨관절은 큰 동작을 수용하고 불안정한 관절도 좋은 동작으로 만든다. 아주 얇은 위팔뼈 오목은 관절테두리에 의해 깊게 만들어진다. 관절오목은 앞쪽, 가쪽, 위쪽 방향으로 위치되어 있다. 이러한 앞쪽은 관절의 안정성을 제공한다. 그 관절은 부리위팔인대와 위팔어깨관절인대에 의해 강화(보강)된 관절주머니에 의해 손상을 받지 않는다. 왜냐하면 주머니는 관절 주변으로 완전히 둘러싸여 있고, 이는 부분적으로 진공상태를 만들어내고 관절오목을 대항하여 위팔 머리를 유지하는 데 도움이 된다. 돌림근띠는 관절움직임 시 함께 관절면에 접한다. 이는 대부분 불완전 탈구(subluxation) 또는 부분이탈로부터 관절을 보호해주는 어깨 근육이다. 종종 팔다리에 충격을 받아 기능을 잃어버렸었던 사람은 불완전 탈구된 어깨가 된다. 관절오목의 부족과 근긴장 소실, 그리고 팔의 무게와 중력은 모두 불완전탈구에 기여한다.

어깨관절의 근육 (Muscles of the Shoulder Joint)

다음은 어깨관절을 당겨주는 근육들이다.

세모근
가시위근
큰가슴근
넓은등근
큰원근
가시아래근
작은원근
어깨밑근
부리위팔근
위팔두갈래근
위팔세갈래근, 긴갈래

세모근(삼각근, deltoid muscle)은 둥근 모양의 형태로 어깨를 지지하는 세 면에서 어깨관절을 덮고 있는 얕은부위의 근육이다. "deltoid"란 이름은 삼각 모양을 의미한다(그림 10-8). 기능적으로 이 근육은 *세 부분*으로 분리되어 있다: 앞면, 중간면, 뒷면.

앞세모근(전삼각근, anterior deltoid muscle)은 빗장뼈의 바깥쪽 1/3 지점이 이는곳이며, 아래로 내려가 위팔뼈 중간지점의 바깥쪽면에 위치한 세모근 거친면 밖이 닿는곳이다. 이는 사각으로 앞면 관절에 걸려있다. 그러므로 이것은 벌림, 굽힘 그리고 안쪽 돌림에서 효과적이다. 팔이 어깨 단계에서 있을 때 당기는 선은 거의 수평적 즉, 효과적인 수평모음이다.

중간세모근(중삼각근, middle deltoid muscle)은 봉우리돌기의 바깥쪽면에 부착하고 세모근 거친면의 아래 방향으로 따른다. 왜냐하면 그 근육의 당기는 수직선은 관절축으로 바깥쪽이고, 이는 어깨관절을 벌림하는 데

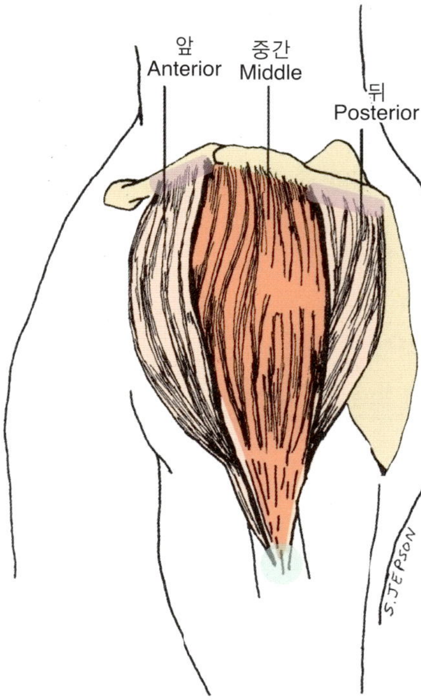

그림 10-8. 어깨세모근의 세 부분(가쪽면).

효과적이기 때문이다.

뒤세모근(후삼각근, posterior deltoid muscle)은 어깨뼈의 가시에 부착하고 세모근 거친면의 앞, 중간 섬유를 가지며, 부착면의 아래로 사선으로 내려간다. 왜냐하면 당기는 사선은 관절축의 뒤로 하고 이는 어깨관절 벌림, 폄, 젖힘, 그리고 가쪽 돌림에서 강하기 때문이다. 팔이 어깨높이일 때, 이는 수평 벌림에서 효과적으로 만들기 때문에 당기는 선은 거의 수평이다.

어깨관절이 벌림하는 동안 팔이음뼈와 세모근 특히 중간세모근의 활동을 묘사하는 "inchworm effect" 라고 불리는 개념이 있다. 벌림하는 동안 위팔뼈만 움직였다면, 중간 세모근은 90°에 가까이 함으로써 수축력이 재빨리 발생한다. 그러나 중간 세모근은 전범위 동안 효과적이다. 중간 세모근은 어깨관절이 위쪽으로 1° 돌림한다면, 어깨관절의 벌림은 2도 이동한다는 것을 기억하라. 이러한 어깨뼈의 위쪽 돌림을 가지고 세모근의 이는 곳(봉우리돌기, 빗장뼈의 바깥쪽 끝, 어깨뼈가시)은 위팔뼈르부터 멀리 움직인다. 이는 근육을 길이화하여 그것의 수축력을 보유하고, 그의 전 범위동안 효과적인 수축을 유지하도록 한다.

앞세모근 (anterior deltoid muscle)

이는곳(O)	빗장뼈의 가쪽 1/3
닿는곳(I)	세모근거친면
기능(A)	어깨관절벌림, 굽힘, 안쪽 돌림, 수평모음
신경(N)	겨드랑신경(C5, C6)

중간세모근 (middle deltoid muscle)

이는곳(O)	봉우리돌기
닿는곳(I)	세모근거친면(앞면 세모근과 동일)
기능(A)	어깨관절벌림
신경(N)	겨드랑신경(C5, C6)

뒤세모근 (posterior deltoid muscle)

이는곳(O)	어깨뼈가시
닿는곳(I)	세모근거친면(앞면 세모근과 동일)
기능(A)	어깨관절벌림, 폄, 젖힘, 가쪽 돌림, 수평벌림
신경(N)	겨드랑신경(C5, C6)

큰가슴근(대흉근, pectoralis major muslce)(그림 10-9)은 적용된 이름(pectus의 의미 "가슴" 또는 "가슴우리")으로 가슴에서 큰 근육이다. 이 근육은 먼쪽 부위가 세모근 아래에 놓여 있는 것을 제외하고는 얇은곳에 위치한다. 이 근육은 안가쪽으로부터 앞면의 관절을 가로지르기 때문에 이는 어깨관절의 모음, 안쪽 돌림에 효과적이다.

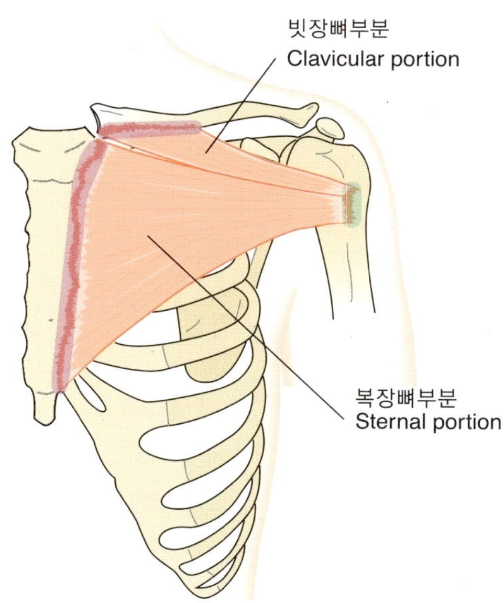

그림 10-9. 큰가슴근의 두 부분(앞면).

이 근육은 가까운쪽 부위의 부착점과 당기는 선이 다르기 때문에 빗장뼈 부분과 복장뼈 부위로 나뉜다. 빗장뼈 부분은 빗장뼈의 안쪽 1/3부위에 부착한다. **빗장뼈 부분**은 범위의 첫 부분 동안 어깨관절 굽힘에 매우 효과적으로 만드는 어깨관절이 폄되었을 때 수직의 당기는 선을 가진다. 어깨관절이 90° 정도에서(어깨관절 단계), 당기는 선은 더 이상 수직이 아니고 수평이다. 그래서 큰가슴근의 이 부분은 더 이상 효과적이지 않다. 이는 0~30° 범위에서 가장 효과적이고, 90°인 중간지점에서 덜 효과적이다. 이는 큰가슴근의 빗장뼈 부분은 어깨관절 굽힘의 첫 60°에서 가장 먼저 작용한다는 것을 알려준다.

복장뼈 부분(흉골뼈 부분, sternal portion)은 여섯번째 갈비뼈의 복장뼈 연골과 복장뼈에 부착한다. 이는 어깨관절이 완전굽힘하고 폄의 90° 정도로 효과를 잃어버렸을 때, 더 많은 수직의 당기는 선을 가진다. 유사하게, 빗장뼈 부분의 방향과 반대로 복장뼈 부분은 180~150° 범위의 이른 부분에서 가장 효과적이다. 이는 90°인 중간지점에서 덜 효과적이 된다. 그러므로, 이는 큰가슴근의 복장뼈 부분은 어깨관절 첫 60°에서 가장 먼저 작용한다는 것을 알려준다. 그 이후 폄은 완전 굽힘(180°)의 위치에서부터 시작하여 해부학적 위치(0°)에서 움직이고, 어깨관절 폄의 첫 60°는 180~120°까지이다.

큰가슴근의 두 부분은 시상면(굽힘에서 빗장뼈 부분, 폄에서 복장뼈 부분)에서의 움직임의 첫 부분에서 효과적이다. 그러므로 그 근육들은 굽힘과 폄에서 각각 길항작용을 하지만, 어깨관절모음과 안쪽 돌림, 수평모음에서는 주동작용을 한다.

큰가슴근, 빗장뼈부분
(pectoralis major muscle, clavicular portion)

이는곳(O)	빗장뼈의 안쪽 1/3
닿는곳(I)	위팔두갈래근 고랑 바깥쪽 가장자리
기능(A)	어깨관절 굽힘 - 60°

큰가슴근, 복장뼈부분
(pectoralis major muscle, sternal portion)

이는곳(O)	복장뼈, 여섯 번째 갈비뼈의 가슴우리연골
닿는곳(I)	위팔두갈래근 절흔 가쪽 가장자리
기능(A)	어깨관절 폄- 60°(180°-120°)

큰가슴근, 빗장뼈과 복장뼈부분
(pectoralis major muscle, clavicular and sternal portions)

기능(A)	어깨관절 모음, 안쪽 돌림, 수평 모음
신경(N)	안가쪽 가슴신경(C5, C6, C7, C8, T1)

넓은등근(광배근, latissimus dorsi muslce)(그림 10-10)은 (라틴어 *latissimus*의 의미로 "넓음", *dorsi*의 뜻으로 "뒤" 또는 "후")의 이름으로, 넓은 판자처럼 등쪽에 위치한 근육이다. 이는 아래등세모근에 의해 뒷면에 덮여 있는 작은 부분을 제외하고는 얕은층이고, 위팔뼈의 먼쪽 부위와 앞안쪽면에 부착하여 겨드랑부위를

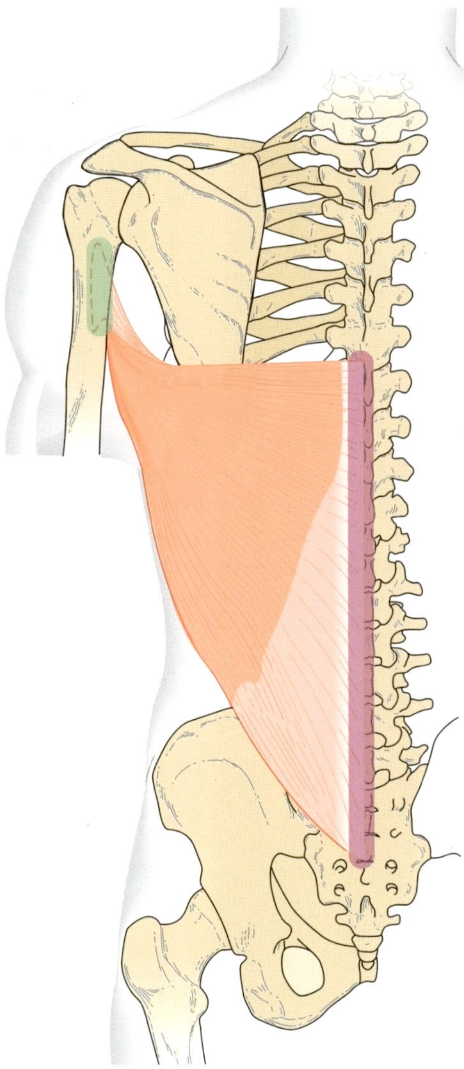

그림 10-10. 넓은등근(뒷면). 위팔뼈의 부착점은 점선으로 된 앞면이라는 것을 기억하라.

통과한다. 엉덩뼈와 엉치뼈에 부착하기 때문에 팔이 안정화된다면 골반을 들어올릴 수 있다. 이 동작은 팔이 목발 손잡이 위에 안정되었을 때 목발보행하는 동안 일어난다. 이 닫힌사슬 활동은 이는곳이 닿는곳을 당기는 대신 닿는곳이 가까운쪽 부위를 향하여 당긴다는 "근육 기능의 반전"의 좋은 예이다. 넓은등근은 관절축에서 어깨관절의 아래와 안쪽을 가로지르기 때문에 어깨관절의 폄, 젖힘, 모음, 안쪽 돌림에서 강한 주동근이다.

넓은등근 (latissmus dorsi muscle)

이는곳(O)	T7 가시돌기에서 L5, 엉치뼈, 엉덩뼈능선과 아래 세 갈비뼈의 뒷면
닿는곳(I)	위팔두갈래근 고랑의 안쪽 가장자리
기능(A)	어깨관절 폄, 모음, 안쪽 돌림, 젖힘
신경(N)	가슴등신경(C6, C7, C8)

큰원근(대원근, teres major muslce)(그림 10-11)은 작은원근 아래에 어깨뼈 겨드랑 부분이 이는곳이다. Teres는 라틴어로 "길고 둥글다"라는 뜻이다. 이들은 이 지점에서 둘 다 얕은층에 있다. 큰원근은 겨드랑을 통과해 넓은등근과 병행하고, 위팔뼈 가까운쪽 부위 끝의 앞 안쪽면이 닿는곳이다. 큰원근은 젖힘을 제외한 넓은등근의 활동과 같고, 크기로 훨씬 작기 때문에 종종 넓은등근의 "작은 도우미"로 연관되어진다. 비록 큰원근은 폄, 모음, 안쪽 돌림에서 가장 먼저 움직이지만, 그것의 더 작은 크기는 넓은등근보다 덜 활동적으로 만든다.

큰원근 (teres major muscle)

이는곳(O)	어깨뼈 아래각 부근의 겨드랑 경계
닿는곳(I)	넓은등근 부착부위 옆 작은결절 아래의 능
기능(A)	어깨관절 폄, 모음, 그리고 안쪽 돌림
신경(N)	어깨밑신경(C5, C6, C7)

가시위근(극상근, supraspinatus muslce)(그림 10-12)은 어깨뼈의 가시 위에 놓여져 있다. 이는 위팔뼈의 큰결절에 부착하여 봉우리돌기 아래를 지난다. 가시위 오목에 위치한 부분은 등세모근 위와, 세모근 바깥쪽에 위치한다. 일찍이 생역학 연구들은 가시위근은 어깨관절의 벌림 시작 시에 가장 효과적인 것을 제안하였다. 그러나, 근전도 연구들은 벌림을 통하여 이 근육들이 활동한다는 것을 보여왔다. 게다가 그것의 관절 움직임 기능에서 가시위근은 위팔뼈 오목에 대항하여 위팔뼈 머리를 안정화하는 데 매우 중요하다.

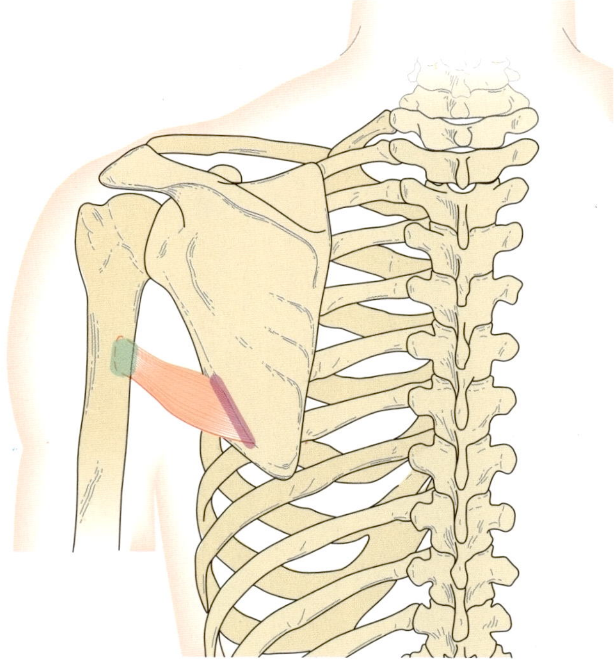

그림 10-11. 큰원근(뒷면). 위팔뼈의 부착점은 점선으로 된 앞면이라는 것을 기억하라.

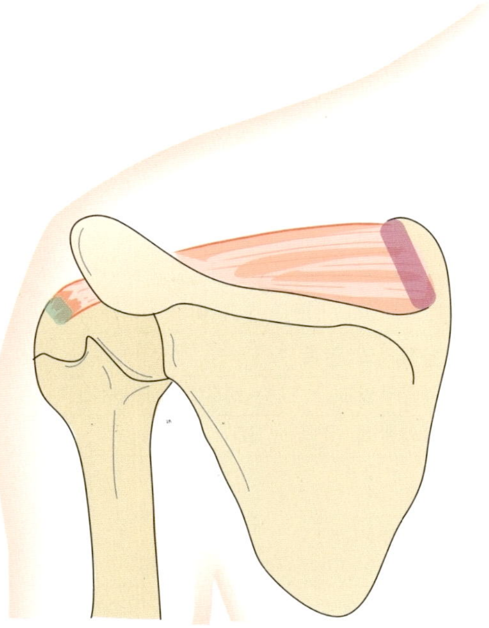

그림 10-12. 가시위근(뒷면).

가시위근 (supraspinatus muscle)

이는곳(O)	어깨뼈의 가시위근 오목
닿는곳(I)	위팔뼈의 큰결절
기능(A)	어깨관절 벌림
신경(N)	겨드랑신경(C5, C6)

가시아래근(극하근, infraspinatus muslce)(그림 10-13)은 어깨뼈 가시 아래에 놓여 있다. 근육의 대부분은 얕은층이다; 그러나, 등세모근과 세모근은 이것 위를 덮는다. 가시아래근의 먼쪽부 닿는곳은 위팔뼈 큰결절의 가시위근의 부착부위 아래이다. 비록 어떤 저자들은 어깨관절을 펴하기 위해 가시아래근의 능력을 연관시키지만, 이는 당기는 선이 더 수평으로 인식하게 된다. 그러므로, 이것의 폄 동작은 보조 역할뿐이다.

가시아래근 (infraspinatus muscle)

이는곳(O)	어깨뼈의 가시아래근 오목
닿는곳(I)	위팔뼈의 큰결절
기능(A)	어깨관절 안쪽 돌림, 수평벌림
신경(N)	어깨위신경(C5, C6)

작은원근(소원근, teres minor muslce)(그림 10-13)은 두 해부학적 위치와 기능면에서 가시아래근과 가장 연관되어 있다. 둘 다 등세모근과 세모근에 의해 덮여진 부분으로 거의 얕은층이다. 큰원근, 작은원근 둘 다 어깨뼈의 겨드랑 경계에 부착하고 위팔뼈의 사선과 아랫방향으로 부착한다. 작은원근은 위팔뼈의 큰결절 뒷부분에 부착하게 되고, 큰원근은 위팔뼈의 작은결절 아래 앞면부에 부착하기 위하여 겨드랑을 통과한다. 세갈래근의 긴갈래는 겨드랑(그림 9-14)에서 그들 사이를 지나게 된다.

작은원근 (teres minor muscle)

이는곳(O)	어깨뼈의 겨드랑 경계면
닿는곳(I)	위팔뼈의 큰결절
기능(A)	어깨관절의 가쪽 돌림, 수평벌림
신경(N)	겨드랑신경(C5, C6)

위팔뼈의 큰결절 위의 가시위근, 가시아래근 그리고 작은원근의 먼쪽 부착부를 관찰한다면, 당신은 그 근육들이 한 선에 위치한다는 것을 알 수 있다(그림 10-15).

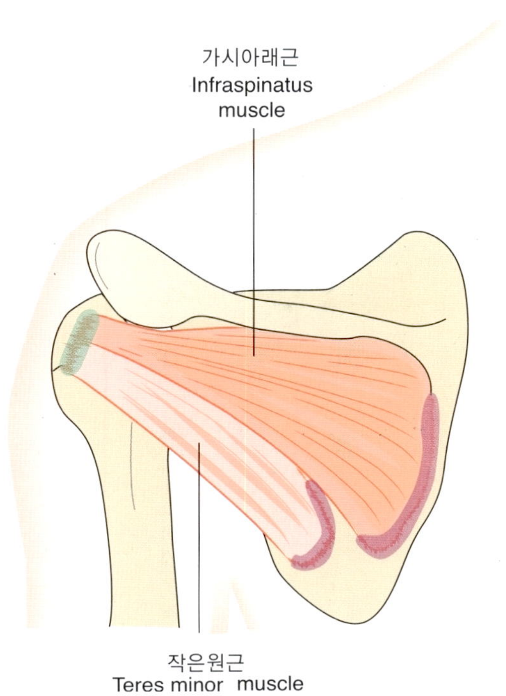

그림 10-13. 가시아래근과 작은원근(뒷면).

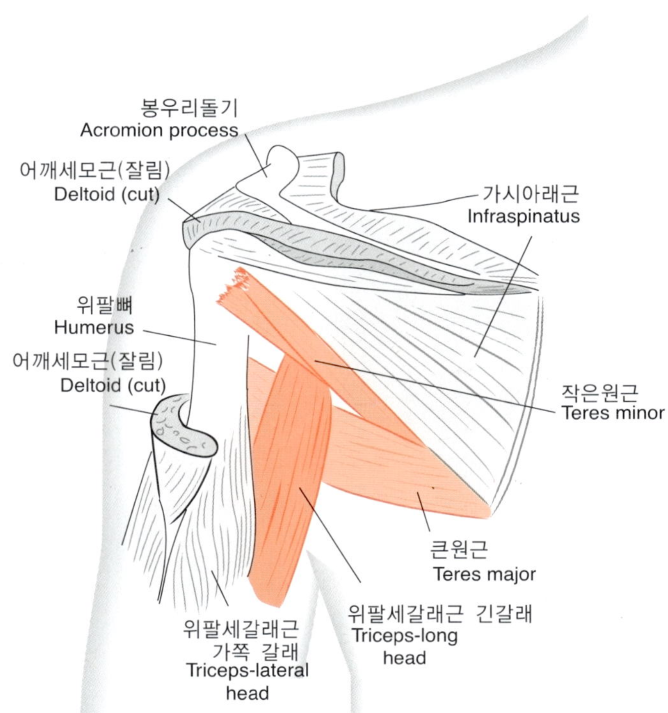

그림 10-14. 위팔세갈래근의 긴머리는 겨드랑에서 큰원근과 작은원근을 분리시킨다(뒷면).

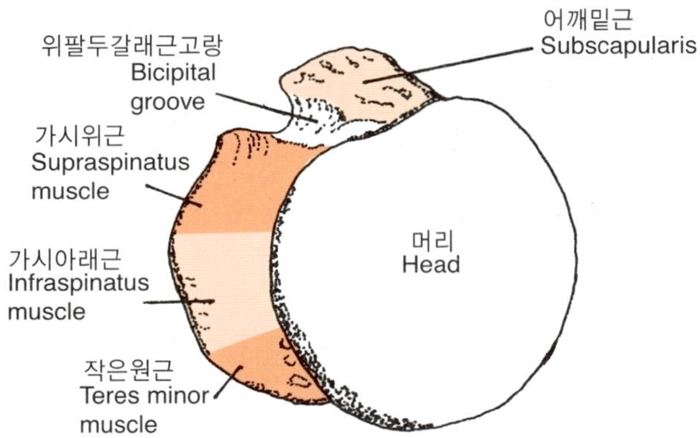

그림 10-15. 왼쪽 위팔뼈의 몸쪽끝의 윗면은 어깨돌림근의 부착점을 보여준다.

이러한 이유로, 그들은 각 근육으로부터 첫 글자를 가져와서 SIT 근육으로서 묶여진다. 어깨밑근을 더한 이 세 근육들은 *돌림근띠* 또는 *SITS*근육으로 언급된다.

어깨밑근(견갑하근, subscapularis muslce)(그림 10-16)은 그것의 위치로부터 이름을 얻었다. Sub는 라틴어로 "아래"라는 의미이다. 어깨밑근은 가슴우리 옆에 놓여 있는 어깨뼈의 "아래쪽" 깊이 위치되어 있다. 이 아래쪽은 거의 앞면 또는 갈비뼈, 어깨뼈 면이다. 앞면의 이 부착점으로부터 어깨밑근은 어깨관절의 앞면으로 가로질러 바깥쪽으로 향하고 위팔뼈의 작은결절에 부착한다. 이 먼쪽 부위 부착점은 대개 위팔뼈머리를 덮고 있고 위팔뼈 오목에 대항하여 위팔뼈 머리를 잡고 있는 돌림근띠를 가진 힘줄집(tendinous sheath)과 섞여 있다. 왜냐하면 어깨밑근은 수평의 당기는 선을 가지고 위팔뼈의 앞면에 부착하기 때문에 이는 어깨관절의 안쪽 돌림에서 주 근육이 된다.

어깨밑근 (subscapularis muscle)

이는곳(O)	어깨뼈의 어깨밑근 오목
닿는곳(I)	위팔뼈의 작은결절
기능(A)	어깨관절 안쪽 돌림
신경(N)	어깨위와 어깨밑신경(C5, C6)

부리위팔근(오훼상완근, coracobrachialis muslce)(그림 10-17)은 그것의 부착부위인 위팔뼈와 어깨뼈의 부리돌기 또는 팔(라틴어로 "상박")에서 유래되었다. 이는 관절 축에서 가까이 거의 수직으로 당기는 선을 가진다. 그러므로, 근력의 대부분은 관절의 뒤쪽으로 흐르고, 위팔오목에 대항하여 위팔뼈머리를 안정시킨다. 어떤 연구자들은 어깨관절을 굽힘, 모음시키기 위해 이 근육의 능력을 언급한다. 그러나 근육의 수직의 당기는 선이 관절 축에서 매우 가깝기 때문에 이 동작들은 기껏해야 보조작용이다.

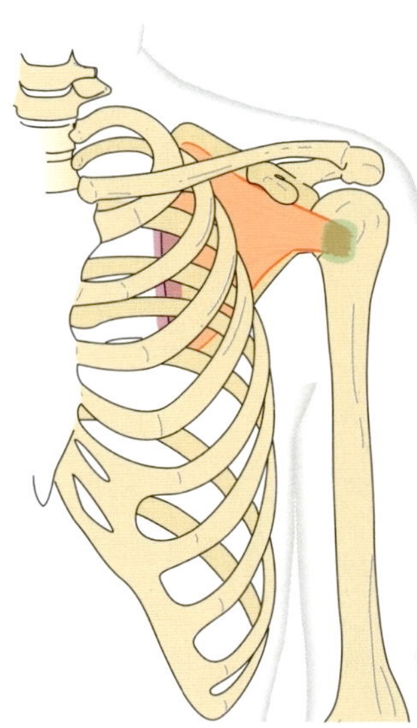

그림 10-16. 어깨밑근 (앞면).

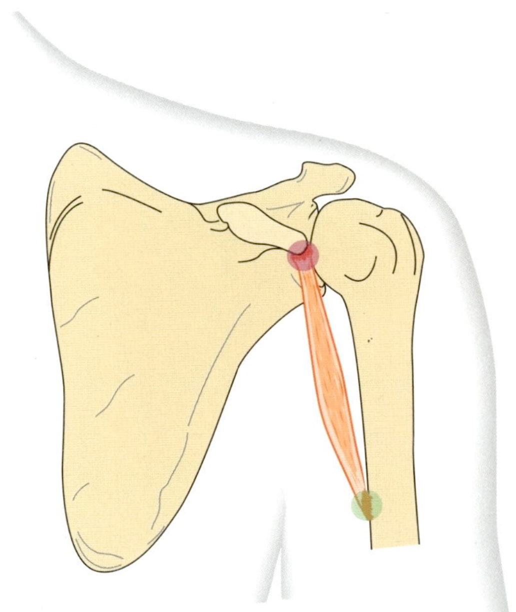

그림 10-17. 부리위팔근 (앞면).

부리위팔근 (coracobrachialis muscle)	
이는곳(O)	어깨뼈의 부리돌기
닿는곳(I)	위팔뼈 부위 중간지점의 중간면
기능(A)	어깨관절의 안정화
신경(N)	근육피부신경(C6, C7)

위팔두갈래근과 위팔세갈래근은 어깨관절과 팔꿉관절 두 관절을 가로지르는 두 관절 근육이다. 그들의 작용은 어깨관절에서는 보조 역할뿐이다. 왜냐하면 그들의 주 기능은 팔꿉관절에 있기 때문에 그들은 11장에서 이야기될 것이다.

해부학적 관계 (Anatomical relationships)

팔이음뼈(shoulder girdle)와 어깨관절(shoulder joint) 근육은 서로 정교하게 연관되어 있다. 팔이음뼈 근육들은 어깨를 안정화시키거나 움직임을 만들기 위해 어깨와 몸통에 붙어 있다. 어깨관절 근육들은 대부분 팔을 움직이기 위해 어깨와 위팔뼈(humerus)에 붙어 있다. 이 근육들은 팔이음뼈 주위 표면에 위치한다.

어깨세모근은 어깨의 앞, 옆, 뒷면에 위치한다(그림 10-8). 앞쪽에는 큰가슴근이 표면의 가슴우리를 대부분을 덮고 있다. 반면에 위팔두갈래근(그림 10-18)과 위팔세갈래근은 상대적으로 앞, 뒤 팔의 대부분을 둘러싸고 있다(그림 10-18).

등세모근을 제거하면 몇몇 어깨 근육들이 뒷면에 보여진다(그림 10-19). 가시위근은 어깨가시 위 등세모근보다 깊은곳에 위치한다. 가시아래근, 작은원근, 큰원근은 어깨가시의 아래에 위치한다. 넓은등근은 허리부위의 허리뼈와 등뼈 부위를 덮고 있다.

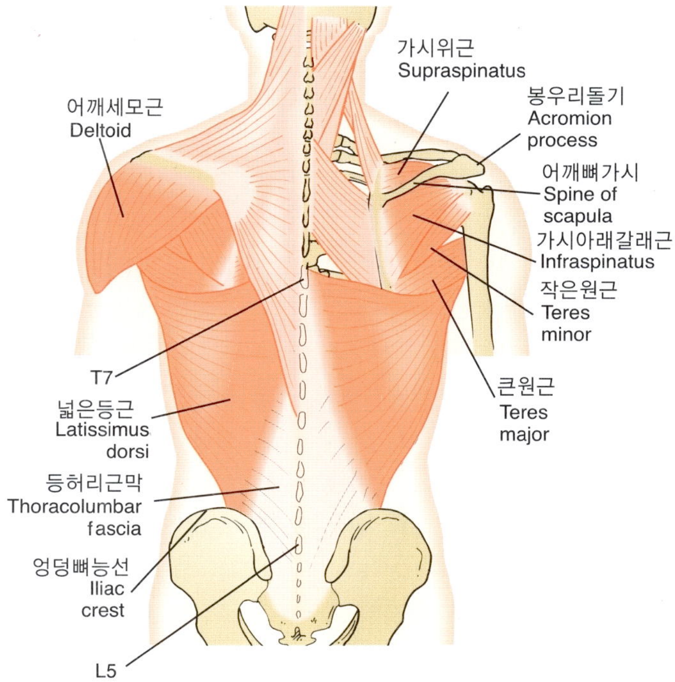

그림 10-19. 어깨관절의 뒤근육. 왼쪽은 얕은층의 근육이며, 오른쪽은 얕은층의 근육들이 제거된 모습이다.

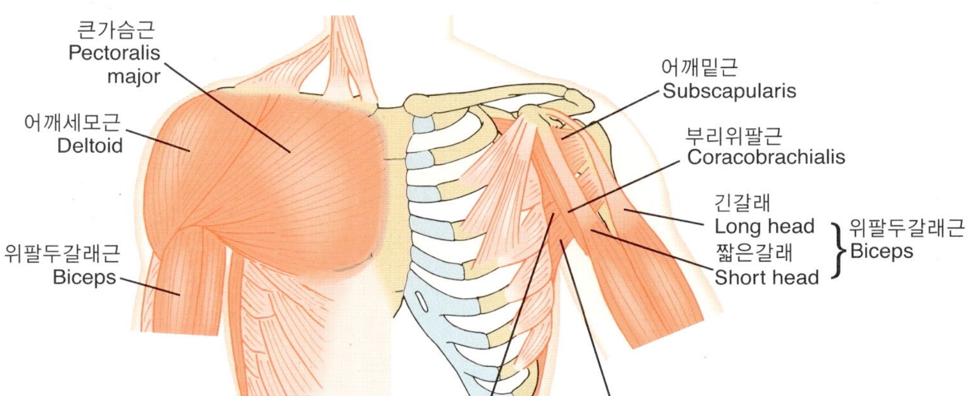

그림 10-18. 어깨앞근육들. 오른쪽은 얕은층의 근육들이며, 왼쪽은 얕은층의 근육들이 제거된 모습이다.

앞에서 봤을 때, 부리위팔근은 큰가슴근과 어깨세모근보다 깊은곳에 위치하고 위팔두갈래근의 짧은갈래보다 안쪽에 놓여 있다(그림 10-18). 어깨밑근은 가장 깊은곳에 위치한 근육이다. 큰가슴근과 어깨 세모근을 제거하고(그림 10-18, 오른쪽 그림), 팔을 약간 가쪽으로 벌리면 어깨밑근이 가슴우리와 어깨뼈 사이로 지나가는 것을 볼 수 있다.

위팔어깨관절 오목의 움직임 (Glenohumeral movement)

위팔뼈 오목에서 위팔뼈 머리의 움직임은 추가적인 주의로 주어진다. 위팔뼈 머리는 위팔뼈 오목에서보다 더 많은 관절면을 가진다(그림 10-20). 위팔뼈 머리가 간단하게 위팔뼈 오목에서 돌림한다면, 이는 더 많은 벌림이 일어나기 전에 관절면 밖으로 빠져나갈 것이다. 또한, 어깨세모근의 수직의 당김은 봉우리돌기에 대항하여 위팔뼈 머리를 당기게 된다.

이는 위팔뼈 오목을 지닌 위팔관절의 머리를 유지하는 활주, 돌림, 구름의 관절운동학 동작이다(이러한 용어의 설명이 상세히 기록된 4장 참고). 벌림이 일어나면서 위팔뼈 머리는 위팔뼈 오목을 가로질러 구른다. 동시에 위팔뼈 머리는 아래로 활주하고 위팔뼈 오목을 지닌 위팔어깨관절면의 머리는 유지된다. 이것은 돌림근띠에 의해서 성취된다(그림 10-21). 덧붙여 어깨관절을 벌림하는 가시위근은 위팔뼈 오목에서 위팔뼈 머리를 당긴다. 다른 돌림근띠(어깨밑근, 가시아래근, 작은원근)는 위팔뼈 오목에 대해 아래쪽으로 머리를 당긴다. 어깨뼈 관절의 관절테두리(labrum)는 관절면이 더 조합이 잘되게 만드는 위팔뼈 오목 깊이를 약간 채우게 된다.

어깨관절 벌림의 또 다른 형태로는 어깨관절이 바깥쪽으로 돌림하여야만 완전한 ROM이 완성된다. 당신 스스로 시도해 보아라. 팔을 옆에 두고(어깨관절 모음) 안쪽 돌림하여 시작하여라; 당신의 팔을 벌림하고 당신의 엄지를 아래로 유지한다. 이는 역시 "깡통 비우기" 자세로 언급된다. 당신이 얼마나 많이 움직일 수 있는지 기억하라.

다음으로, 안가쪽 돌림(기본자세) 사이 중립자세에서 당신의 동작을 반복하고 엄지는 앞쪽을 가리킨다. 얼마나 많은 동작을 당신이 안전하게 수행할 수 있는지 기억하라. 마지막으로, 히치하이킹하는 자세로 엄지를 윗방향으로 가리키고 당신의 어깨를 가쪽 돌림 자세를 반복해 본다. 이것 또한 "가득 찬 캔을 들고 있는" 자세로서 언급된다. 이는 큰결절이 봉우리돌기 아래에서부터 돌림되고, 완전 벌림을 수행하기 때문에 가장 안전한 어깨관절의 동작을 허용하는 가쪽 돌림 자세이다. 안쪽 돌림 또는 중립 자세에서의 큰결절은 봉우리돌기의 높이를 통과하게 된다.

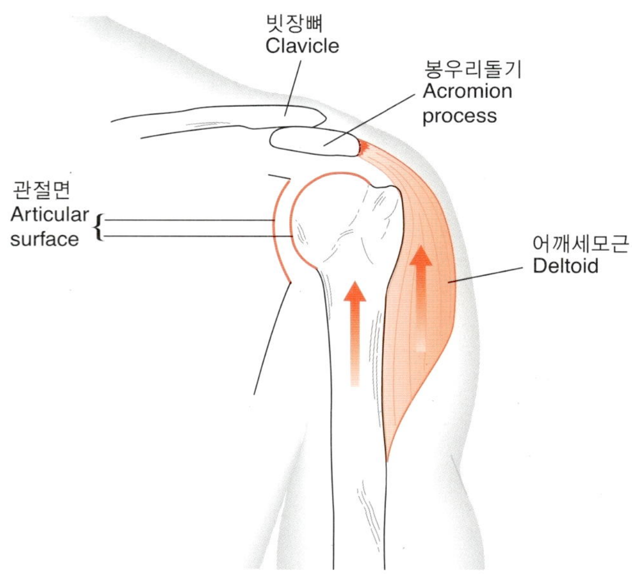

그림 10-20. 위팔오목관절(glenohumeral joint)의 관절면과 어깨세모근의 수직당김(앞면). 어깨세모근이 단독으로 작용하면 위팔뼈머리를 위쪽으로 당기게 되고, 부리봉우리활 아래에서 끼이게 된다.

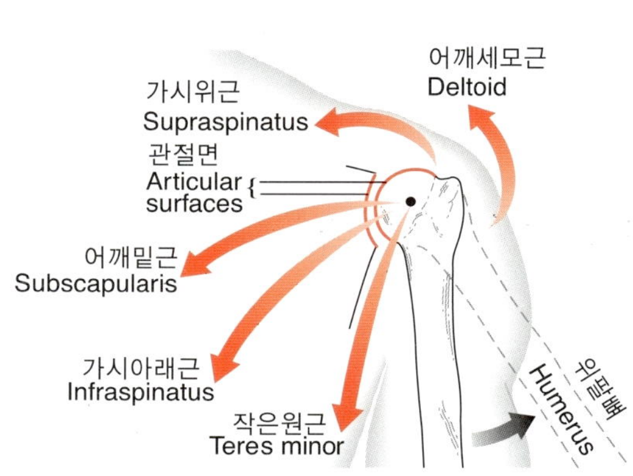

그림 10-21. 어깨관절 벌림 시 관절오목 안에서 위팔뼈머리를 돌림시키는 어깨돌림근띠와 어깨세모근의 짝힘.

근육작용에 대한 요약
(Summary of muscle action)

표 10-1에서 어깨관절 근육들의 주동근의 기능을 요약하였다.

근육 신경지배에 대한 요약
(Summary of muscle innervation)

어깨관절의 근육들은 팔신경얼기에서 다양한 분지로부터 신경지배를 받는다(그림 6-21). 표 10-2와 표 10-3은 어깨관절의 근육들의 신경지배와 분포를 요약한 것이다. 척수의 신경지배에 관해서는 자료들 사이에 약간의 이견이 있다.

표 10-1 어깨관절 근육의 주동근

작용	근육
굽힘	앞면 세모근큰가슴근(빗장뼈부분)*
폄	뒤어깨세모근, 넓은등근, 큰원근, 큰가슴근(복장뼈부분)†
젖힘	넓은등근, 뒤어깨세모근
벌림	어깨세모근, 가시위근
모음	큰가슴근, 큰원근, 넓은등근
수평벌림	뒤어깨세모근, 가시아래근, 작은원근
수평모음	큰가슴근, 앞어깨세모근
가쪽 돌림	가시아래근, 작은원근, 뒤어깨세모근
안쪽 돌림	넓은등근, 큰원근, 어깨밑근, 큰가슴근, 앞어깨세모근

* 약 60° 까지
† 약 120° 까지

표 10-2 어깨관절 근육의 신경지배

근육	신경	얼기 부위	분절
어깨밑근(Subscapularis)	위 어깨밑신경	뒤신경다발(Posterior cord)	C5, C6
큰원근(Teres major)	아래 어깨밑신경	뒤신경다발(Posterior cord)	C5, C6
큰가슴근(Pectoralis majors)	가쪽 가슴신경	가쪽 신경다발(Lateral cord)	C5, C6, C7
	안쪽 가슴신경	안쪽 신경다발(Medial cord)	C8, T1
넓은등근(Latissimus dorsi)	가슴등신경	뒤신경다발(Posterior cord)	C6, C7, C8
가시위근(Supraspinatus)	어깨위신경	위줄기(Superior trunk)	C5, C6
가시아래근(Infraspinatus)	어깨위신경	위줄기(Superior trunk)	C5, C6
세모근(Deltoid)	겨드랑신경		C5, C6
작은원근(Teres minor)	겨드랑신경		C5, C6
부리완근(Coracobrachialis)	근육피부신경		C6, C7
두갈래근(Biceps)	근육피부신경		C5, C6
세갈래근(Triceps)	노신경		C7, C8

표 10-3 어깨관절의 분절성 신경지배

척수수준	C4	C5	C6	C7	C8	T1
가시위근(Supraspinatus)		×	×			
가시아래근(Infraspinatus)		×	×			
작은원근(Teres minor)		×	×			
어깨밑근(Subscapularis)		×	×			
큰원근(Teres major)		×	×			
세모근(Deltoid)		×	×			
두갈래근(Biceps)		×	×			
큰가슴근(Pectoralis major)		×	×	×	×	×
부리위팔근(Coracobrachiali)			×	×		
넓은등근(Latissimus dorsi)			×	×	×	
세갈래근(Triceps)				×	×	

일반적인 어깨관절 병리학
(Common shoulder pathologies)

봉우리빗장뼈 분절(acromioclavicular separation)은 일반적으로 봉우리빗장뼈 관절에서 인대손상의 다양한 결과를 설명하기 위해 사용되는 용어이다. *첫 번째 단계*의 염좌는 봉우리빗장뼈인대가 늘어난다(그림 9-7). *두 번째 단계*의 염좌는 봉우리빗장뼈인대는 파열되고 부리빗장인대는 늘어난다. *세 번째 단계*의 염좌는 두 봉우리빗장뼈인대와 부리빗장인대가 파열된다.

빗장뼈골절(쇄골골절, clavicular fractures)은 어린이들에게서 가장 빈번하게 일어나는 원인이 된다. 그들은 대개 손을 밖으로 내짚거나 어깨의 바깥쪽면으로 떨어졌을 때 야기된다. 빗장뼈는 중간부분에서 자주 골절된다. 손을 밖으로 짚어 넘어짐으로써 야기되는데, 또 다른 골절은 **위팔뼈 목부의 골절(humeral neck fracture)**이다. 이는 노인들에게 흔하며, 이는 부딪힘 골절이다. 위팔뼈 **중간부의 골절(midhumeral fractures)**은 돌리거나 비트는 힘으로 인해서 종종 야기된다. 이 영역에서 나선 골절은 뼈옆을 지나는 **노신경 손상(radial nerve injury)**의 위험이 증가한다. 위팔뼈의 **병리학적 골절(pathological fractures)**은 폐, 가슴, 콩팥 그리고 전립샘과 같이 일차적인 것으로부터 닿는곳 상태의 악성종양 또는 양성종양에 의해서 야기될 수 있다.

가장 일반적인 관절 탈구 중 하나는 어깨관절을 포함하고, 그것들의 대부분은 **앞면 어깨관절 탈구(anterior shoulder dislocations)**이다. 강한 어깨 벌림과 가쪽 돌림은 위팔뼈 머리가 위팔뼈 오목의 약간 앞가쪽으로 미끄러지기 때문에 탈구 동작을 의도한다. **위팔의 불완전 탈구**는 일반적으로 편마비와 뇌졸중(cardiovascular accident)이 있는 사람들에게서 볼 수 있다. 어깨근육의 마비는 위팔뼈오목 안의 위팔뼈머리를 더 이상 유지할 수 없는 상태로 만든다. 이런 마비는 중력의 당김을 겸하고 팔 무게의 초과로 인해 불완전탈구를 유발한다.

부딪힘 증후군(impingement syndrome)은 봉우리활, 위팔뼈머리, 그리고 돌림근띠, 두갈래근의 긴갈래, 봉우리아래주머니와 같은 연부조직 구조의 부리봉우리인대 사이의 압박을 포함하는 과사용 상태이다. *수영 선수의 어깨*로 알려진 부딪힘의 형태는 자유형, 접영, 그리고 배영에서 특징적으로 나타난다. **유착관절낭염(adhesive capsulitis)**은 염증과 어깨의 ROM을 감소시키고, 통증을 유발시키는 어깨관절주머니의 섬유증을 나타낸다. 이것은 또한 *동결견(오십견)*으로도 알려져 있다. **찢어진 돌림근띠**는 위팔뼈의 큰/작은결절 영역 위의 어깨밑근과 작은원근, 가시위근, 가시아래근의 먼쪽 부위 힘줄의 부착을 포함한다. 찢어짐은 급성외성 또는 진행적 악화의 결과가 될 수 있다.

가시위근 힘줄의 만성 염증은 무기물의 침착의 누적을 유도하고, 매우 또는 유사한 통증이 되는 **석회성 힘줄염(calcific tendonitis)**을 유발한다. **두갈래근 힘줄염**은 대개 위팔뼈 머리를 지나서 방향을 바꾸어 두갈래근 홈을 따라 내려오는 두갈래근의 긴갈래가 침범된다. 이 힘줄은 일반적으로 머리 위 자세를 반복하는 동안 파열된다. 홈으로 미끄러지는 듯한 상태는 **두갈래근의 긴갈래의 힘줄**이 부분 이탈되도록 한다. 벌림되고 가쪽 돌림된 자세에서 근육에 가해지는 과부하는 두갈래근 고랑 밖으로 힘줄을 부분 이탈시키는 힘을 유발시킨다.

기억해야 할 점

- 어깨관절은 세 가지 축의 절구관절이다.
- 조밀한 자세는 벌림과 가쪽 돌림이다.
- 오목관절면은 관절움직임의 같은 방향으로 움직인다.
- 볼록관절면은 관절움직임의 반대 방향으로 움직인다.
- 짝힘은 같은 동작을 수행하기 위해 다른 방향으로 당기는 근육을 가졌다.

복습 문제 (Review Questions)

일반적인 해부학 문제

1. 어깨관절에서 일어나는 운동의 네 가지 세트가 있다. 일어나는 운동은;
   a. 시상축을 둘러싸는 이마면에서?
   b. 수직축을 둘러싸는 횡단면에서?
   c. 이마축을 둘러싸는 시상면에서?
2. 회선과 어깨관절운동을 연관하여 설명하라.
3. 어깨뼈의 앞면 위에 위치하는 와는 무엇인가?
4. 어깨뼈가시는 두 개의 무슨 오목(fossa)으로 뒷면을 분리하는가?
5. 부착되지 않은 뼈의 모델이 위팔뼈 오른쪽 또는 왼쪽 인지를 결정하기 위해 사용되는 기준점은 무엇인가?
6. SITS근육이 무엇이고, 왜 "돌림근띠"라고 부르는가?
7. 어깨뼈의 앞면에 부착하는 어깨관절 근육의 이름을 말하라.
8. 어깨뼈의 뒷면에 부착하는 어깨관절 근육의 이름을 말하라.
9. 어깨뼈에 부착하지 않는 어깨관절 근육은 무엇인가?
10. 큰가슴근에 관하여:
    a. 어깨굽힘에서 효과적인 큰가슴근 부위는 어디인가?
    b. 보다 효과적인 그 범위의 부위는 무엇인가?
    c. 왜?

기능적 활동 문제

아래 운동에서 어깨관절 운동과 동반하는 팔이음뼈 운동을 확인하라.

1. 왼손을 왼쪽 뒷주머니에 넣어 지갑을 꺼내라.
   a. 어깨관절 운동은 ____________________
   b. 팔이음뼈 운동은 ____________________
2. 안전벨트를 채우기 위해 위로 올리기(왼손으로 운전석).
   a. 어깨관절 운동은 ____________________
   b. 팔이음뼈 운동은 ____________________
3. 왼손으로 안전벨트를 잠그기
   a. 어깨관절 운동은 ____________________
   b. 팔이음뼈 운동은 ____________________
4. 위쪽 책장에 책 넣기
   a. 어깨관절 운동은 ____________________
   b. 팔이음뼈 운동은 ____________________
5. 팔로 책 감싸기
   a. 어깨관절 운동은 ____________________
   b. 팔이음뼈 운동은 ____________________

임상적인 연습 문제

1. 어깨를 90° 굽힘하고, 팔꿈치는 펴하고, 손에 추를 잡은 채, 탁자 모퉁이 위에 팔을 올려 엎드려 누워라(그림 10-22A), 추를 탁자에서 옆으로 멀리 이동하라(그림 10-22B).
   a. 어깨관절 운동은 무엇인가?
   b. 어떤 형태의 수축이 일어나는가?(등척성, 구심성, 원심성)
   c. 이 어깨관절 운동에서 주동근은 무슨 근육인가?

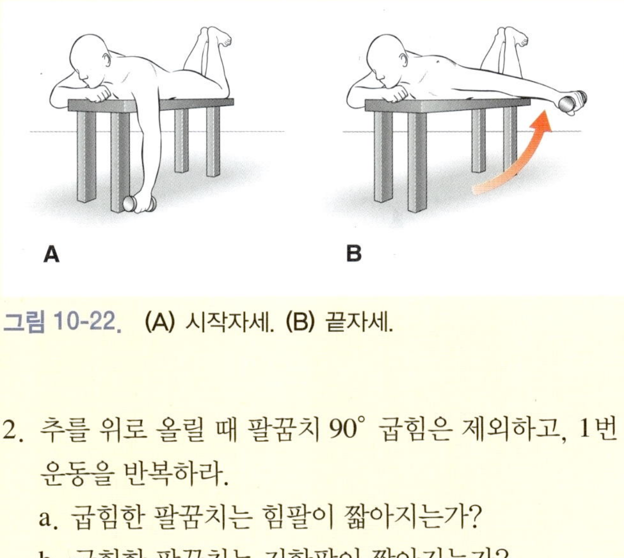

그림 10-22. (A) 시작자세. (B) 끝자세.

2. 추를 위로 올릴 때 팔꿈치 90° 굽힘은 제외하고, 1번 운동을 반복하라.
   a. 굽힘한 팔꿈치는 힘팔이 짧아지는가?
   b. 굽힘한 팔꿈치는 저항팔이 짧아지는가?
   c. 이 운동은 왜 1번 운동보다 쉬운가?

(계속)

복습 문제 (Review Questions)-계속

3. 몸에 팔을 모음하고, 팔꿈치를 90° 굽힘하고, 손과 같은 높이에서 앞쪽에 탄력관 고리를 고정한 채 서라. 톱질운동에서(나무를 톱질하듯 뒤로 앞으로), 관를 뒤로 끌어당긴다.
   a. 어깨관절 운동은 무엇인가?
   b. 일어나는 근수축의 형태은 무엇인가?(등척성, 구심성, 원심성)
   c. 이 어깨관절 운동에서 주동근은 무슨 근육인가?
4. 3번 운동의 시작 자세로 되돌아가라.
   a. 어깨관절의 운동은 무엇인가?
   b. 일어나는 근수축의 형태은 무엇인가?(등척성, 구심성, 원심성)
   c. 이 어깨관절 운동에서 주동근은 무슨 근육인가?
5. 양손에 바(bar)나 지팡이(cane)를 잡고 선다.
   a. 당신의 손을 약 12인치 떨어져서 잡고 팔꿈치를 펌해서 바를 올린다. 어깨 움직임은 어떻게 일어나는가?
   b. 당신의 팔을 가능한 멀리 잡고 팔을 펌해서 바를 들어올린다. 어느 어깨 움직임이 발생되는가?
   c. b에서 일어나는 움직임은 어떤 면에서의 움직임인가?
6. 왼쪽 팔꿈치는 90° 굽힘하고, 손에 추를 잡은 채 오른쪽에 누워라. 몸의 왼쪽에 왼쪽 팔꿈치를 쉬게 하라.

   첫 번째 부분; 천장을 향해 추를 위로 굴려라.
   a. 어깨관절운동은 무엇인가?
   b. 일어나는 근수축의 형태는 무엇인가?(등척성, 구심성, 원심성)
   c. 이 어깨관절운동에서 주동근은 무슨 근육인가?

   두 번째 부분; 다섯을 셀 동안 유지하라.
   a. 어깨관절운동은 무엇인가?
   b. 일어나는 근수축의 형태는 무엇인가?(등척성, 구심성, 원심성)
   c. 이 어깨관절운동에서 주동근은 무슨 근육인가?

   세 번째 부분; 시작자세로 천천히 되돌아가라.
   a. 어깨관절운동은 무엇인가?
   b. 일어나는 근수축의 형태은 무엇인가?(등척성, 구심성, 원심성)
   c. 이 어깨관절 운동에서 주동근은 무슨 근육인가?
7. 다음과 같은 자세(그림 10-23)로 운동을 하는 선수는 어떤 근육군들을 사용하고 있는가?

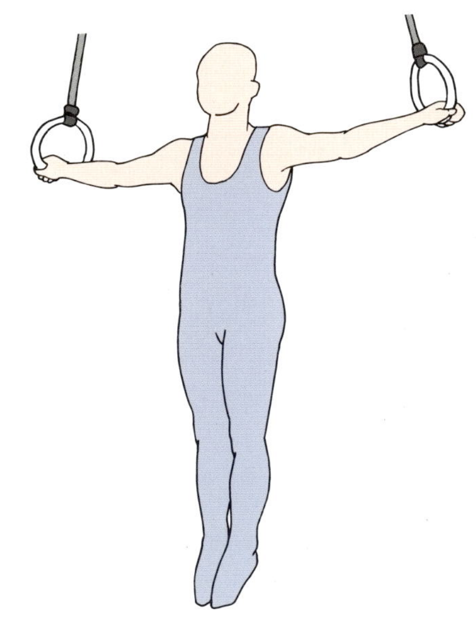

그림 10-23. 철십자(iron cross).

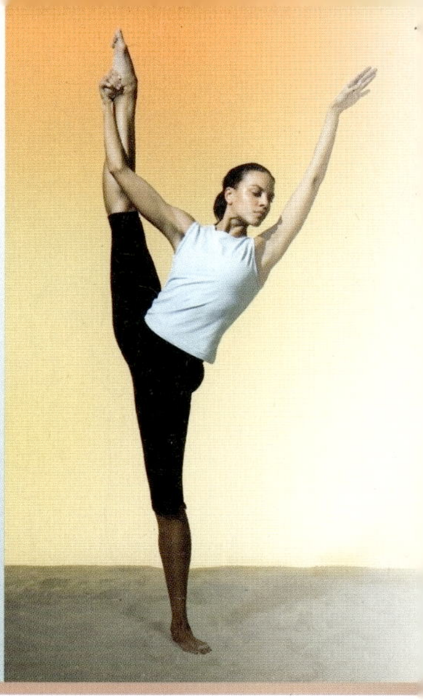

제 11 장

팔꿉관절 (Elbow Joint)

관절 구조와 움직임 (Joint Structure and Motions)

팔꿉관절 복합체는 세 개의 뼈, 세 인대, 두 관절, 그리고 하나의 주머니로 만들어졌다. 자뼈와 노뼈를 지닌 위팔뼈의 관절은 일반적으로 **팔꿉관절(주관절, elbow joint)**(그림 11-1)이라고 불린다. 위팔뼈에서, 위팔뼈 도르래는 자뼈의 도르래 패임에 접합하고, 위팔뼈 작은머리는 노뼈의 머리에 접합한다.

팔꿉관절은 **굽힘(굴곡, flexion)**과 **폄(신전, extension)**(그림 11-2)만 되는 하나의 축인 경첩관절이다. 굽힘의 약 145°는 폄인 0° 자세에서 측정하였다.

어깨관절에서는 있었지만 팔꿉관절에서는 젖힘 동작은 없다. 이 동작은 위팔뼈의 팔꿈치오목에 맞는 자뼈의 팔

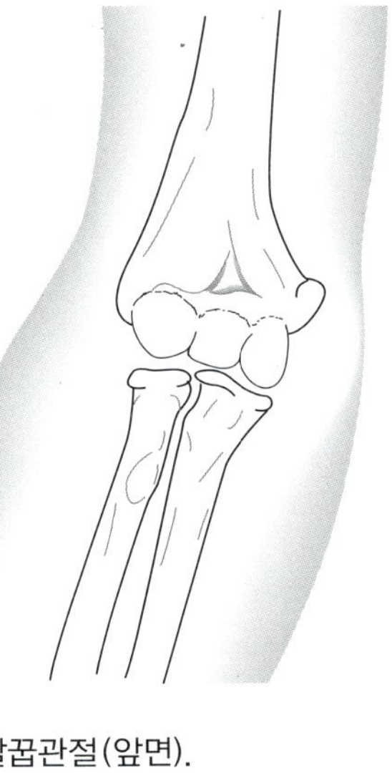

그림 11-1. 오른쪽 팔꿉관절(앞면).

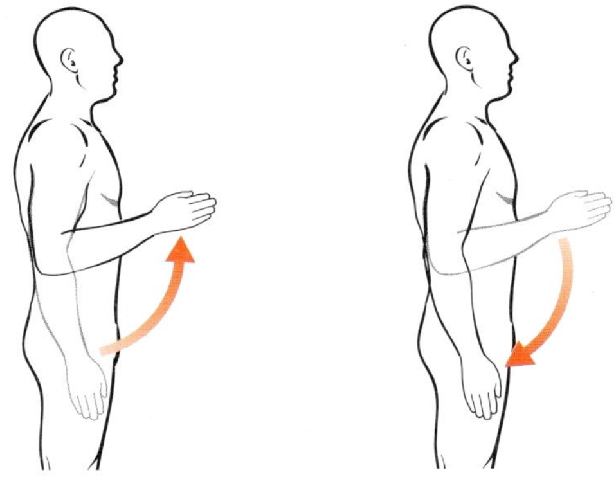

그림 11-2. 팔꿉관절의 움직임.

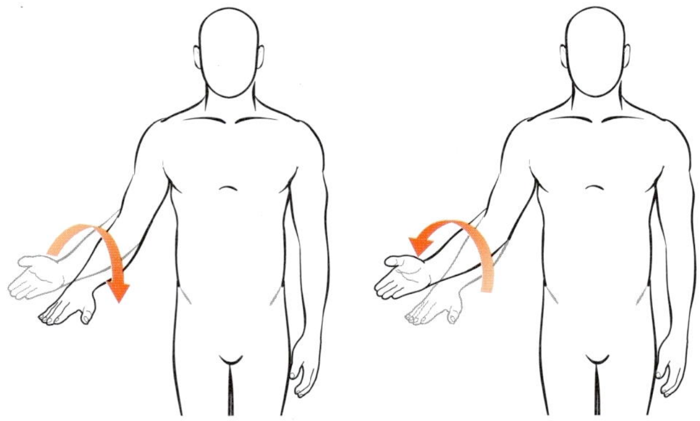

그림 11-4. 아래팔 움직임.

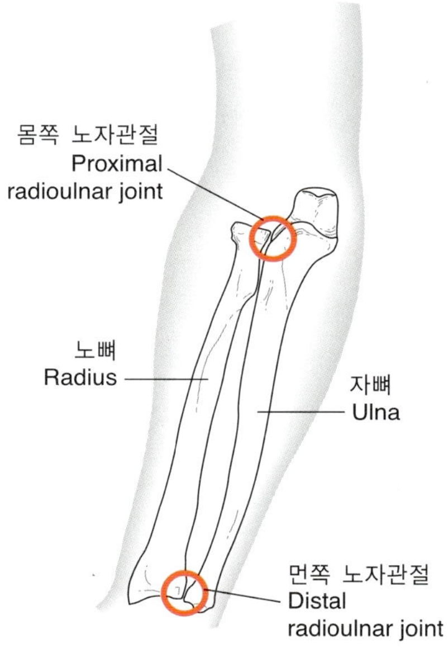

그림 11-3. 노자관절(앞면).

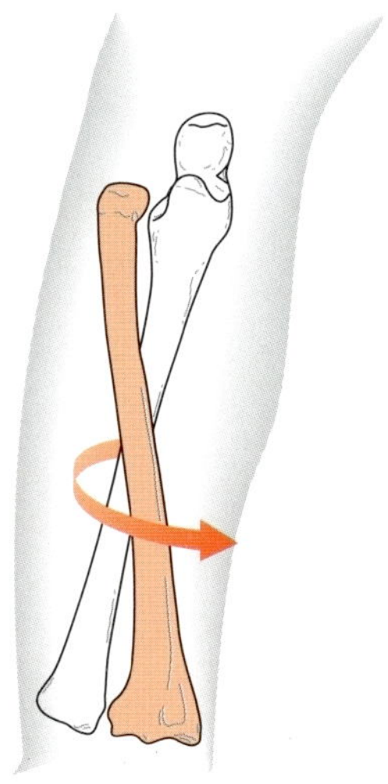

그림 11-5. 자뼈주위를 움직이는 노뼈의 움직임(앞면).

꿈치돌기에 의해서 차단된다. 어떤 사람은 조금 젖힘될 수도 있지만, 이것은 뼈 구조보다 인대의 느슨함 때문인 것이다.

노뼈와 자뼈 사이의 관절은 **노자뼈 관절(radioulnar joint)**로써 알려져 있다(그림 11-3). 그들은 둘 다 끝에 각각 접합한다. 가까운쪽 부위 끝에서 노뼈머리는 **위쪽** 또는 **가까운쪽 노자뼈 관절**의 형성으로 자뼈의 노뼈 패임 안에 추축으로 붙인다. 먼쪽 끝에서는 자뼈머리 주변으로 돌림하는 노뼈의 자뼈 패임은 **아래쪽** 또는 **먼쪽** **노자뼈 관절**을 형성한다. 이 관절들은 하나의 관절로 함께 고려되었다. 노자뼈 관절은 아래팔의 오직 **엎침(회내, pronation)**, **뒤침(회외, supination)**만 하는 하나의 차축관절이다(그림 11-4). 중립 또는 중간자세로부터 측정할 때 뒤침의 대략 90°와 엎침의 80°이다.

엎침과 뒤침이 일어날 때, 노뼈는 자뼈 주변으로 움직이지만(그림 11-5), 자뼈는 돌림하지 않는다. 이는 가까운쪽 부위에서 뼈 모양에 의해 한 면에서 잠기기 때문이다. 당신은 스스로 이를 확인할 수 있다. 팔꿉관절을 굽힘하고, 다른 손의 손가락을 팔꿈치돌기 다른 면에 위치시키고, 아래팔을 엎침, 뒤침을 한다면, 팔꿈치돌기는 움직이지 않는 것을 알 수가 있다. 손가락을 자뼈의 몸체에 놓는다면, 다시 자뼈가 움직이지 않는 것을 알 수 있을 것이다. 노뼈는 움직이고 자뼈는 움직이지 않는다. 그러므로, 근육은 아래팔을 엎침 또는 뒤침시키기 위해서는 노뼈에 부착되어야 한다.

해부학적 자세에서, 위팔뼈와 아래팔의 세로축은 **운반각(carrying angle)**이라고 불리는 각도를 형성한다(그림 11-6). 이 각은 남자에서 보다 여자에서 더 크다. 정상 운반각은 대략 여자에서 10~15°, 남자에서 5°이다. 이 각은 위팔뼈의 먼쪽 부위가 단계가 아니기 때문에 발생한다. 안쪽면(위팔뼈도르래)은 바깥쪽면(위팔뼈작은머리)보다 낮다. 그러므로 노뼈와 자뼈가 위팔뼈의 도르래와 작은 머리에 대해 돌림함에 따라 그들은 아래분절의 긴 축은 위분절의 긴 축을 가진 선에 위치한 전형적인 경첩관절 같은 곧은 선에서는 돌림하지 않는다. 운반각의 효과는 선이 위팔뼈의 긴 축을 따라 끌어올려지고 아래팔을 아래로 편다면 보여진다. 당신은 팔꿉관절이 폄하는 동안 손은 가상의 선의 바깥쪽에 있는 것을 알 수 있다. 팔꿉관절이 굽혔을 때, 손은 가상의 선의 안쪽으로 이동한다. 이 각도는 손이 입에 놓일 때에 기능적이다.

팔꿉관절에 명확하게 다른 두 가지의 끝느낌(end-feel)이 있다. 굽힘할 때 끝느낌은 팔과 팔꿈치의 근육(muscle bulk)이 서로 눌러서 더 많은 움직임을 제한한다. 이것은 연부조직 압축때문에 나타나는 것이다. 폄을 위한 끝느낌은 반대이다. 자뼈의 팔꿈치돌기(olecranon process)가 위팔뼈의 팔꿈치 오목으로 움직이기 때문에 뼈와 뼈끼리의 만남을 나타내어 딱딱(hard)하다고 표현을 한다. 이는 뼈 끝느낌이라 부른다.

아래팔에서 끝느낌은 명확하지는 않다. 뒤침에서 끝느낌은 근육과 인대의 근긴장 때문에 단단한(firm) 느낌이 난다. 이는 연부조직이 신장되어 나타나는 느낌이다. 엎침 끝느낌은 노뼈와 자뼈 사이의 접촉 때문에 딱딱한(hard) 느낌이 난다. 뒤침이나 엎침의 끝느낌은 폄을 할 때 끝느낌보다 느끼기 어렵다.

위팔뼈의 끝부분은 두 개의 볼록면을 가진다. 자뼈의 도르래와 노뼈의 작은머리가 관절한다. 오목한 형태의 도르래 패임은 자뼈의 몸쪽부 끝에 위치하고 오목한 형태의 노뼈머리는 노뼈의 몸쪽부 끝에 위치한다. 열린 사슬 운동에서 오목한 형태의 노뼈와 자뼈의 관절면은 팔꿈치의 움직임과 같은 방향으로 위팔뼈에서 미끄러져서 움직임을 만든다.

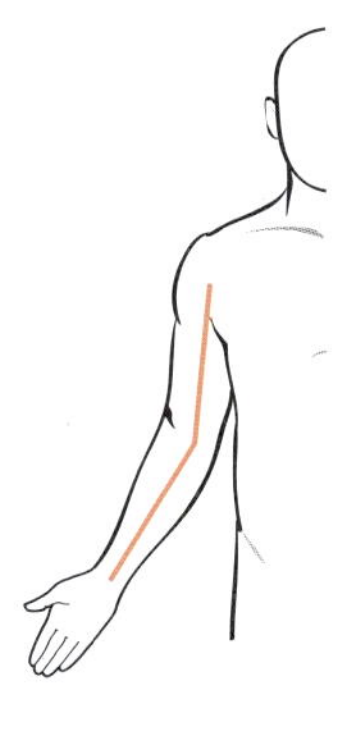

그림 11-6. 운반각(앞면).

뼈와 기준점 (Bones and Landmarks)

어깨뼈의 뼈 기준점은 9장에 표시되어 있지만, 팔꿉관절 기능에서 이들의 중요성은 다음과 같다(그림 11-7).

관절아래결절

세갈래근의 긴 갈래의 부착을 제공하는 위팔뼈오목의 아래쪽 가장자리에 올라간 부분.

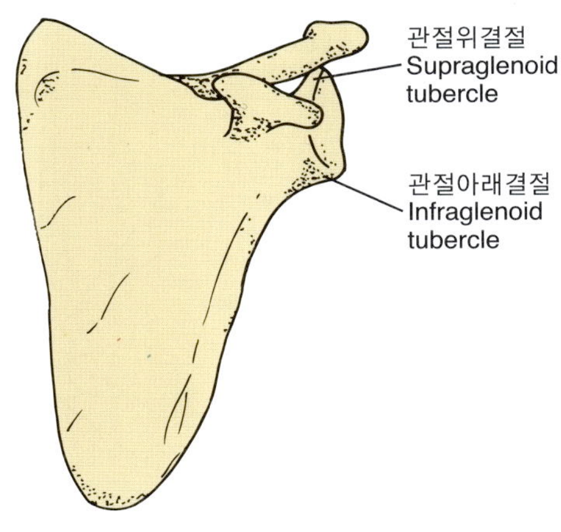

그림 11-7. 위팔두갈래근과 위팔세갈래근의 부착점(앞면).

관절위결절

위팔두갈래근의 긴 갈래에 대해 부착을 제공하는 위팔뼈오목의 위 가장자리에 올라간 부분.

부리돌기

위팔두갈래근의 짧은갈래에 대해 부착을 제공하고 앞면의 투영(9장에서 설명).

위팔뼈(상완골, humerus)의 먼쪽 부위는 팔꿉관절 기증의 중요한 뼈 기준점을 제공한다(그림 11-8).

도르래

먼쪽 부위 끝의 안쪽에 위치; 자뼈에 접함.

작은머리

도르래옆의 왼쪽; 노뼈머리에 접함.

안쪽 위관절융기

도르래위 먼쪽 부위 끝의 안쪽면에 위치; 크고 더 두드러진다. 이는 모음근에 대한 부착을 제공한다.

가쪽 위관절융기

작은머리 위의 먼쪽 부위 끝의 왼쪽면에 위치; 팔꿈치근과 손뒤침근에 대한 부착점을 제공.

가쪽 위관절융기 능선

바깥쪽 위관절융기 위에 위치; 위팔노근에 대한 부착점을 제공한다.

팔꿈치오목

안가쪽 위관절융기 사이의 뒷면에 위치; 자뼈의 팔꿈치돌기와 접함.

자뼈(척골, ulna)는 노뼈에 평행하게 놓여진 아래팔의 안쪽 뼈이다. 팔꿉관절 기능에 중요한 뼈의 기준점은 다음에 따른다(그림 11-9).

팔꿈치돌기

뒷면의 자뼈 가까운쪽 부위 끝에 위치; 세갈래근에 부착을 제공하고 팔꿉관절의 특징적인 점을 형성.

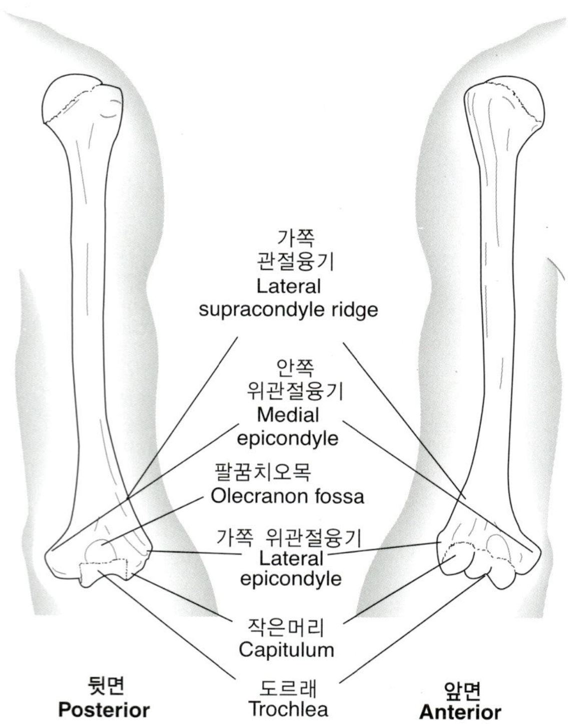

그림 11-8. 오른쪽 위팔뼈.

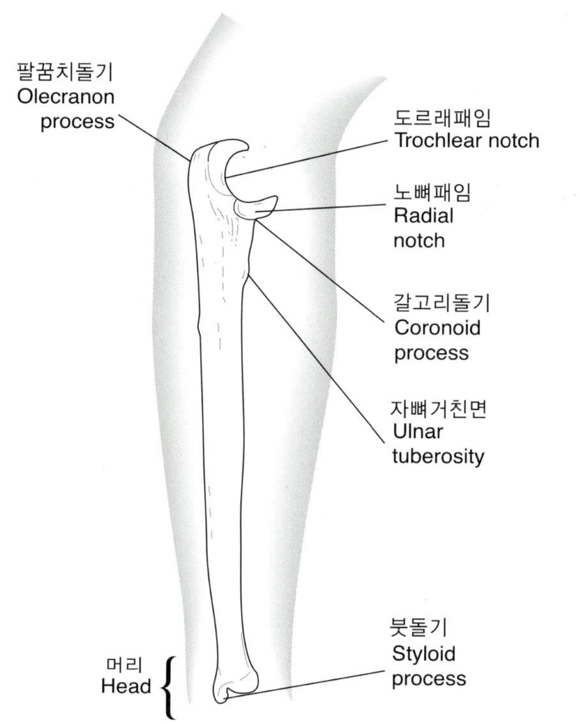

그림 11-9. 오른쪽 자뼈, 가쪽면.

도르래 패임

반달꼴의 거친면으로 불림; 위팔뼈의 도르래와 접합; 가까운쪽 부위 끝 앞면을 구성함.

갈고리돌기

도르래패임 아래에 위치; 자뼈 거친면을 지니고 위팔근의 부착점을 제공.

노뼈 패임

도르래패임에서 먼쪽 부위 왼쪽의 가까운쪽 부위 끝에 위치; 노뼈머리에 대한 관절 포인트.

자뼈거친면

갈고리돌기아래 위치; 위팔근의 부착점 제공.

붓돌기

뒤안쪽면 위의 먼쪽 부위 끝.

머리

바깥쪽면 위 먼쪽 부위 끝; 노뼈의 자뼈패임은 엎침과 뒤침 동안 그 둘레를 추축한다.

자뼈에서 바깥쪽에 위치한 노뼈는 팔꿉관절기능에 대해 많은 뼈 기준점을 제공한다. 그것은 다음과 같다(그림 11-10).

머리

가까운쪽 부위 끝; 위팔뼈의 작은 머리에 접합한 윗면에 내림하는 원통모양을 가짐.

노뼈거친면

가까운쪽 부위 끝 근처의 안쪽 면에 위치; 두갈래근의 부착점을 제공.

붓돌기

먼쪽 부위 끝에서 노뼈의 뒤가쪽에 위치; 위팔노근에 부착점을 제공.

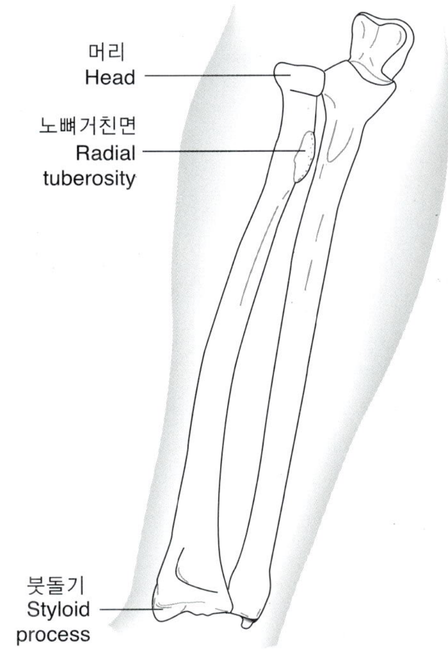

그림 11-10. 오른쪽 노뼈, 앞면.

인대와 다른 구조물
(Ligaments and Other Structures)

팔꿉관절의 세 인대는 가쪽 · 안쪽 곁인대와 고리인대이다. **안쪽 곁인대(내측측부인대, medial collateral ligament)**는 세모 모양이고, 팔꿉관절의 안쪽을 매달고 있다(그림 11-11). 이는 위팔뼈의 안쪽 위관절융기에 부착하고, 자뼈의 팔꿈치돌기와 갈고리돌기의 안쪽에 사선으로 내려간다. **가쪽 곁인대(외측측부인대, lateral collateral ligament)**는 역시 세모모양이다. 이는 대략 위팔뼈의 가쪽 위관절융기와 자뼈의 바깥쪽과 고리인대 먼쪽 부위에 부착한다. 이들 두 인대는 팔꿉관절의 안가쪽의 안정성을 제공한다. **고리인대(annular ligament)**는 자뼈에 대항하여 이를 잡고 노뼈의 머리를 둘러싸고 있는 자뼈의 노뼈패임에 앞면과 뒷면에 부착한다.

관절주머니(관절낭, joint capsule)는 그들 위에 위치한 도르래와 작은머리를 둘러싸고 있는 위팔뼈(상완골)의 먼쪽 부위 끝 둘레에 부착한다. 이는 도르래패임 둘레와 노뼈패임과 갈고리돌기 아래의 자뼈의 가까운쪽 부위 끝 둘레에 부착한다. 이는 노뼈머리 아래의 노뼈 둘레에 부착한다. 관절주머니는 고리인대에 의해 뒷면

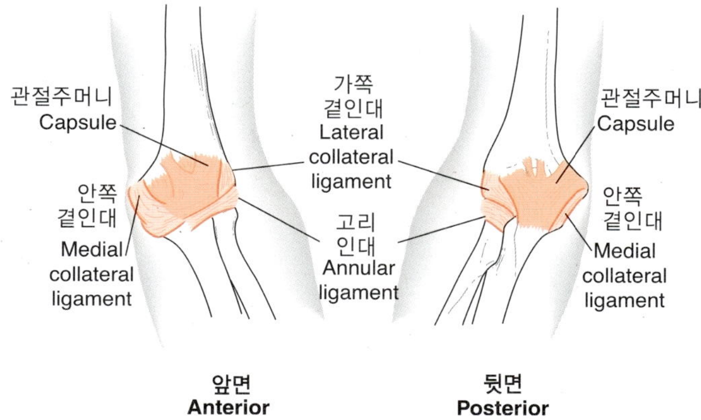

그림 11-11. 팔꿈치관절의 관절주머니와 인대들.

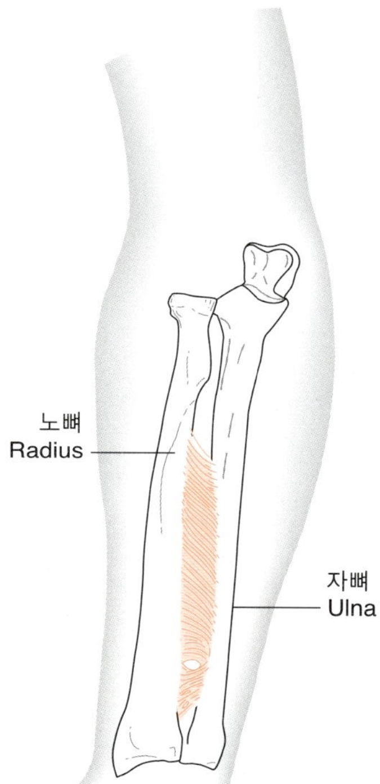

그림 11-12. 뼈사이막(앞면).

과 앞면으로 강화된다. 곁인대는 관절의 가장자리의 낭을 보강한다.

더욱이 고리인대에서, 노자뼈 관절은 아래팔 **뼈사이막(골간막, interosseous membrane)**에 의해 함께 유지된다(그림 11-12). 이 부위에서, 편평한 막은 그들 길이의 대부분에서 노뼈와 자뼈 사이에 위치한다. 이 막이 분리되는 두 뼈를 유지시켜 줄 뿐만 아니라, 아래팔과 손목 근육의 부착에 대한 더 많은 표면을 제공하는 것도 아니다.

팔오금(cubital fossa)은 얕으며, 팔꿈치 앞쪽으로 약간 삼각형 모양으로 오목하다. 팔오금의 가쪽으로는 위팔노근, 안쪽으로는 원엎침근, 위쪽으로는 안쪽과 가쪽 위관절융기를 잇는 가상의 선에 의해 경계지어진다. 이 가상의 선은 팔꿈관절을 굽혔을 때 피부주름과 거의 일치한다. 바닥은 위팔근과 뒤침근에 의해 형성된다. 가쪽에서 안쪽으로 팔오금 안쪽에 있는 주요 구조물들은 위팔두갈래근 힘줄, 위팔동맥, 정중신경이다. 노신경은 위팔두갈래근과 위팔노근 사이에 있지만, 팔오금 안에 있는 구조물로 여기지는 않는다. 위팔동맥은 팔오금의 아래쪽 끝지점 근처에서 노동맥(얕은층)과 자동맥(깊은층)으로 분지된다. 팔오금부위가 아닌 팔오금의 얕은층은 세 개의 정맥이 통과한다: 팔오금중간정맥(median cubital vein), 노쪽중간정맥(cephalic vein), 자쪽피부정맥(basilic vein). 위팔동맥의 맥박은 팔오금에서 촉진이 가능하며, 혈압측정 시 청진기를 위팔동맥 위에 놓고 측정한다.

팔꿉관절과 아래팔의 근육들
(Muscles of the Elbow and Forearm)

팔꿉관절과 아래팔의 근육들은 다음과 같다:

위팔근
위팔노근
두갈래근
손뒤침근
세갈래근
팔꿈치근
원엎침근
네모엎침근

위팔근(상완근, brachialis muscle)(그림 11-13)은 그의 위치(라틴어 "팔")로부터 이름이 주어졌다. 이는 앞면의 위팔뼈의 먼쪽 중간쯤 부착하고 자뼈의 갈고리돌기와 자뼈 거친면에 부착하기 위해 팔꿉관절의 앞면으로 매달려 있다. 이는 두갈래근에 깊게 놓여 있다. 왜냐하면 위팔근은 노뼈에 부착점을 가지고 있지 않기 때문에 이는 엎침 또는 뒤침에서 아무런 역할이 없다. 그러나 이 근육은 아래팔의 자세에 관하여 팔꿉관절 굽힘

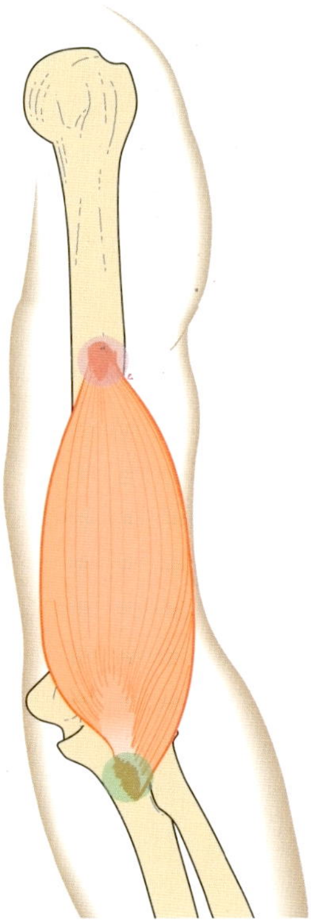

그림 11-13. 위팔근(앞면).

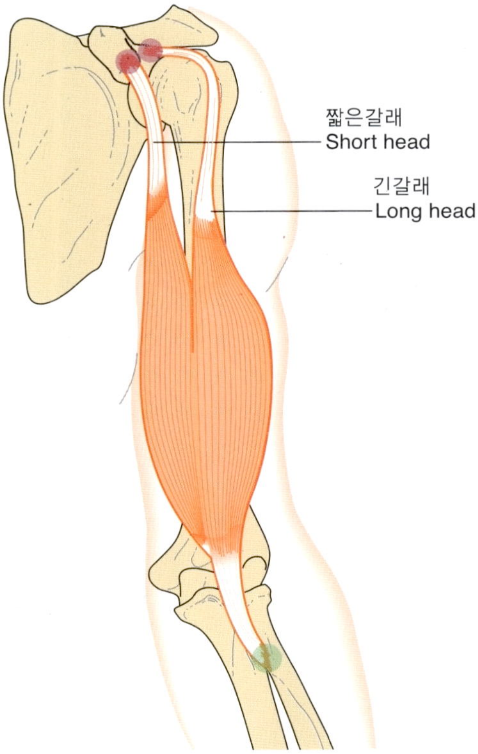

그림 11-14. *위팔두갈래근은* 머리가 2개임(앞면).

근에 매우 강하고 "일말의 팔꿉관절"로 언급된다.

위팔근 (brachialis muscle)	
이는곳(O)	위팔뼈의 먼쪽 부위 반, 앞쪽
닿는곳(I)	자뼈의 갈고리돌기와 자뼈 거친면
기능(A)	팔꿉관절굽힘
신경(N)	근육피부신경(C5, C6)

위팔두갈래근(상완이두근, biceps brachii muscle)의 이름으로써 적용된 이것은 팔에 위치하며, 두 개의 머리를 갖고 있다(그림 11-14). 이 근육은 간단하게 두 *갈래근(biceps)*으로 언급된다. 두 머리는 어깨뼈에 부착한다. **긴갈래**는 관절오목위 결절에서 시작하여 위팔뼈 머리와 부리돌기로부터 시작한 **짧은갈래**와 합치기 위해 결절사이고랑을 통해 내림하는 관절주머니 바깥위로 향한다. 왜냐하면 두 머리의 힘줄은 어깨관절굽힘에서 위팔근을 보조하는 어깨관절 앞면을 가로지르기 때문이다. 그러나, 이것의 주 기능은 팔꿉관절에서이다. 일반적으로 두 머리는 합친 뒤에 팔의 앞면을 덮는 근힘살을 형성한다. 위팔두갈래근 힘줄은 노뼈 거친면에 부착하기 위해 팔꿉관절을 가로지른다. 이는 팔 앞면의 얕은층에 있다. 왜냐하면 위팔두갈래근은 팔꿉관절 앞면에 매달려 있고, 이는 효과적인 팔꿉관절굽힘근 특히 중간범위에서이다. 왜냐하면 이는 노뼈에 사선으로 부착하기 때문에 이는 아래팔의 뒤침에 기여한다.

위팔두갈래근의 뒤침 구성을 이해하기 위해서 나선형 제트코스터를 생각해 보아라. 근육의 힘줄은 노뼈 거친면 안쪽에 부착하기에 팔꿉관절 앞면으로 가로지른다. 아래팔이 엎침될 때 노뼈 거친면은 뒷면을 향하여 좀 더 안쪽으로 돌림된다. 효과적으로, 위팔두갈래근의 힘줄은 엎침 자세에서 부분적으로 노뼈 둘레를 감싼다. 뒤침 시 위팔두갈래근은 수축하고, 아래팔은 풀리게 된다(그림 11-15). 이는 팔꿉관절 굽힘 90° 정도에서 가장 효과적이고, 폄된 팔꿉관절에서 그의 효과를 잃어버린다. 이는 근육의 모멘트팔은 90°에서 가장 크다; 그러므로 그것의 각력 또한 가장 크다. 팔꿉관절이 폄되어짐으로써, 모멘트팔을 감소하고, 각력 또한 감소하고 반면에 안정

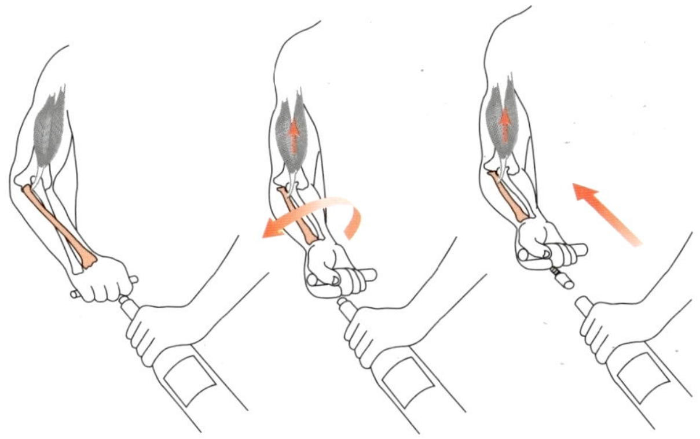

그림 11-15. 위팔두갈래근의 뒤침작용(앞면). 아래팔뒤침근과 팔꿉관절굽힘근으로 작용하는 위팔두갈래근은 병따개(코크스크류)로 병마개를 당겨서 뺄 때 사용된다. 먼저, 코르크마개를 푼다(뒤침); 그 다음 코르크마개를 당긴다(굽힘).

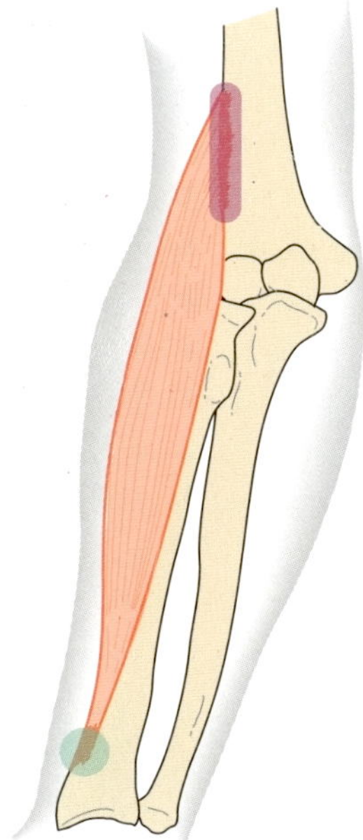

그림 11-16. 위팔노근(앞면).

화되는 힘은 증가한다[8장에서 토크(torque)에 대해 설명되어 있음].

위팔두갈래근 (biceps brachii muscle)

이는곳(O)	긴갈래: 어깨뼈의 관절오목위결절 짧은갈래: 어깨뼈의 부리돌기
닿는곳(I)	노뼈의 노뼈 거친면
기능(A)	팔꿉관절 굽힘, 아래팔 뒤침
신경(N)	근육피부신경(C5, C6)

위팔노뼈근 (brachioradialis muscle)

이는곳(O)	위팔뼈의 가쪽 관절융기위능선
닿는곳(I)	노뼈의 붓돌기
기능(A)	팔꿉관절굽힘
신경(N)	노신경(C5, C6)

위팔노뼈근(상완요근, brachioradialis muscle)은 두 부착점으로부터 이름을 얻었다: 하나는 위팔뼈(상완근) 그리고 또 다른 하나는 노뼈(그림 11-16). 이는 가쪽 관절융기위 능선에서 위팔뼈의 가쪽 위관절융기 위에 조금 부착되어 있다. 이는 노뼈의 붓돌기 가까이 먼쪽 부위에 접하기 위해 앞가쪽면으로 팔꿉관절을 지난다. 이 근육은 표면층 근육이고 정의하기 쉽다. 손을 엎침과 뒤침 사이의 중립 자세에서 무릎에 두어라. 그리고 나서 팔꿉관절 굽힘에 저항을 주어라. 위팔노근은 팔꿉관절 가까이 아래팔의 끝에서 매우 두드러질 것이다. 그것의 더 많은 바깥쪽 부착이기 때문에 이는 아래팔이 중립 자세일 때, 팔꿉관절굽힘으로 가장 효과적이다. 이는 그곳의 당기는 선이 대각선 구성이 아닌 수직이고 엎침과 뒤침에 대한 축을 통하여 진행되기 때문이다. 그러므로, 위팔노근은 비록 노뼈에 부착한다 할지라도, 엎침 또는 뒤침에서 진정한 효과는 없다.

일반적으로 **세갈래근**이라 불리는 **위팔세갈래근**은 세 머리로부터 지어진 이름이다. 이 근육은 뒷면에 위치하고 팔의 뒷면에서 근육 덩어리를 구성한다(그림 11-17). **긴갈래**는 어깨뼈의 위팔뼈 오목의 아래쪽 가장자리로부터 시작되고, 두 머리가 합쳐서 큰원근과 작은원근 사이로 내림한다. **가쪽 갈래**는 큰결절 아래로 위팔뼈의 뒷면의 바깥쪽에 위치한다. **안쪽 갈래**는 길고 바깥쪽 깊게 놓여 있고, 뒷면의 대부분의 바깥쪽 갈래 아래에 부착되어 있다. 세갈래는 근힘살을 형성하기 위해 함께 도달한다. 세갈래근 힘줄은 자뼈의 팔꿈치돌기에 부착하기 위하여 팔꿉관절 뒷면으로 가로지른다. 팔꿉관절을 매우 수직으로 매달고 있기 때문에 팔꿉관절 폄에 매우 효과적이다. 또한 이는 노뼈에 부착되어 있지 않기 때문에 엎침 또는 뒤침의 역할을 수행할 수 없다.

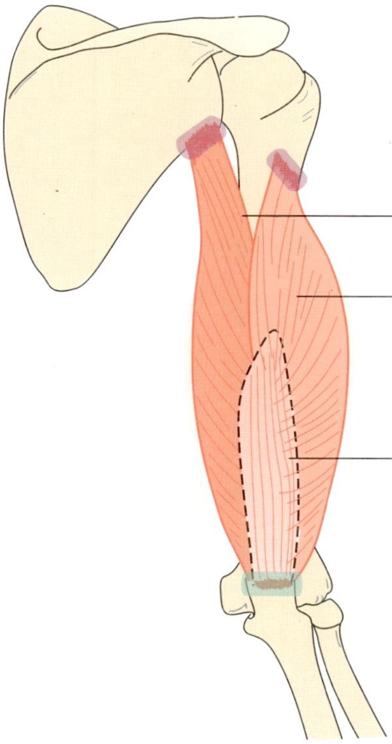

그림 11-17. 위팔세갈래근은 세 개의 머리가 있다(뒷면). 점선은 깊은곳에 있는 근육을 표시한 것이다.

세갈래근 (triceps muscle)

이는곳(O)	긴갈래 : 어깨뼈의 관절아래 결절 가쪽 갈래 : 위팔뼈 뒷면의 큰결절 아래 중간갈래 : 위팔뼈의 뒷면
닿는곳(I)	자뼈의 팔꿈치돌기
기능(A)	팔꿉관절폄
신경(N)	노신경(C7, C8)

팔꿈치근(주근, anconeus muscle)은 훨씬 더 큰 세갈래근 옆에 부착되어 있는 매우 작은 근육이다(그림 11-18). 이는 가쪽 위관절융기의 뒷면에 부착되어 있고, 팔꿈치돌기 아래와 바깥쪽에 부착하기 위하여 팔꿉관절 뒷면으로 매달려 있다. 이것은 세갈래근과 비교하기에 너무 작고, 팔꿉관절 폄에서 팔꿈치근이 명확한 역할을 한다고 말하는 것은 어리석다. 아마도 Carlin은 그것의 역할을 가장 잘 설명해왔다: 팔꿈치근은 고리인대의 끝에 놓여져 있고 그것의 일부분에 부착되어 있다. 팔꿈치근이 수축할 때엔 인대를 당기고 팔꿈치근이 펴하는 동안 팔꿈치오목에서 위축됨으로부터 유지한다.

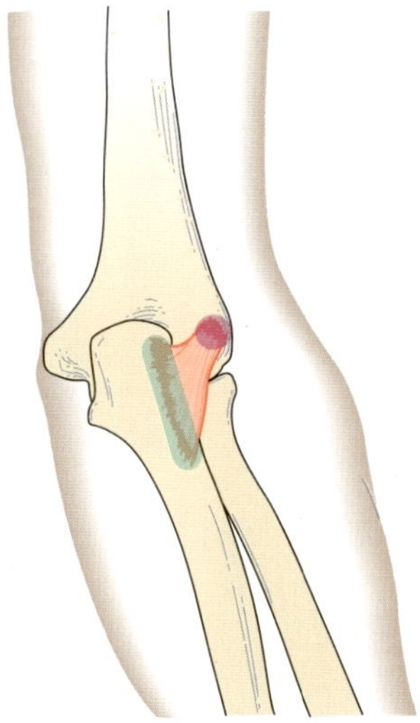

그림 11-18. 팔꿈치근(뒷면).

팔꿈치근 (anconeus muscle)

이는곳(O)	위팔뼈의 가쪽 위관절융기
닿는곳(I)	자뼈의 팔꿈치돌기의 아래와 측면
기능(A)	관절동작의 주동근이 아니다; 팔꿉관절폄 보조
신경(N)	노신경(C7, C8)

원엎침근(원회내근, pronator teres muscle)(그림 11-19)은 그것의 작용(엎침)과 특히 밧줄 모양(teres, 라틴어)으로부터 이름을 얻었다. 이는 팔꿉관절을 가로지르는 얕은층 근육이지만 먼쪽 부위 부착점에서 위팔노근에 의해 덮여진다. 대략적으로, 이는 자뼈의 갈고리돌기의 안쪽면과 위팔뼈의 안쪽 위관절융기에 부착한다. 이는 중간지점에서 노뼈의 측면의 먼쪽에 부착하기 위해 사선으로 흐르고 팔꿉관절의 앞면을 가로지른다. 왜냐하면 이는 팔꿉관절을 앞면으로 가로지르기 때문에 이는 팔꿉관절을 굽힘하는 능력을 가지고 있다. 이 근육의 역할은 작은 크기와 사선의 당기는 선 때문에 보조 움직임뿐이다.

엎침원근 (pronator teres muscle)

이는곳(O)	위팔뼈의 안쪽 위관절융기와 자뼈의 갈고리돌기
닿는곳(I)	그것의 중간지점에서 노뼈의 측면
기능(A)	아래팔엎침, 팔꿉관절굽힘 보조
신경(N)	정중신경(C6, C7)

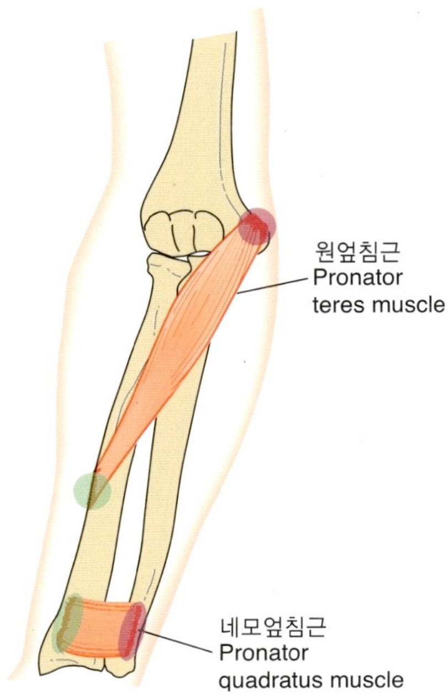

그림 11-19. 엎침근(앞면).

네모엎침근(방형회내근, pronator quadratus muscle)(그림 11-19)은 그것의 작용(엎침)과 모양(네모)으로 이름이 얻어졌다. 이는 작고 편평하고 먼쪽 부위 아래팔의 앞면 깊이 위치된 네모모양의 근육이다. 따라서 촉진될 수 없다. 이는 자뼈의 먼쪽 부위 1/4에서 노뼈의 먼쪽 부위 1/4까지 부착하며, 수평의 당김선을 가졌고, 아래팔을 엎침하기 위해 원엎침근과 함께 작용한다.

네모엎침근 (pronator quadratus muscle)

이는곳(O)	자뼈의 먼쪽 부위 1/4
닿는곳(I)	노뼈의 먼쪽 부위 1/4
기능(A)	아래팔의 엎침
신경(N)	정중신경(C8, T1)

손뒤침근(손회외근, supinator muscle)(그림 11-20)은 뒷면에서 앞면으로 팔꿉관절 측면 주변으로 둘러싸여진 깊은근육이다. 이는 자뼈의 가까운 면과 바깥쪽 위관절융기의 뒷면에 부착한다. 이는 노뼈의 가까운쪽 부위 앞면에 부착하기 위하여 노뼈의 가까운쪽 끝 둘레로 싸여 팔꿉관절 바깥쪽으로 가로지른다. 이는 아래팔의 엎침에 주동근이 되기 위해 위팔근과 결합한다(그림 11-21).

손뒤침근 (supinator muscle)

이는곳(O)	자뼈와 가깝고 위팔뼈의 가쪽 위관절융기
닿는곳(I)	노뼈 가까운쪽 부위의 앞면
기능(A)	아래팔의 뒤침
신경(N)	노신경(C6)

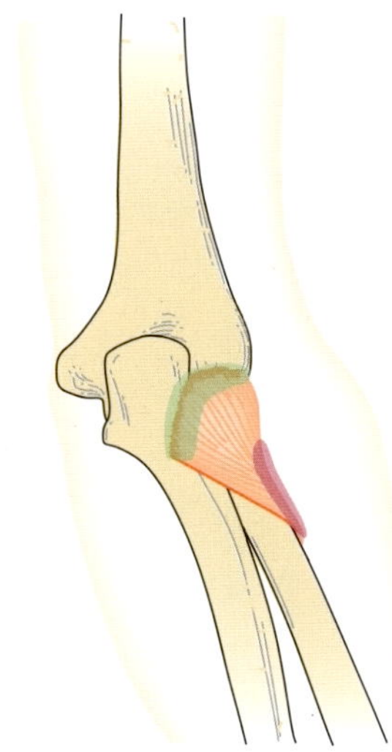

그림 11-20. 뒤침근(뒷면).

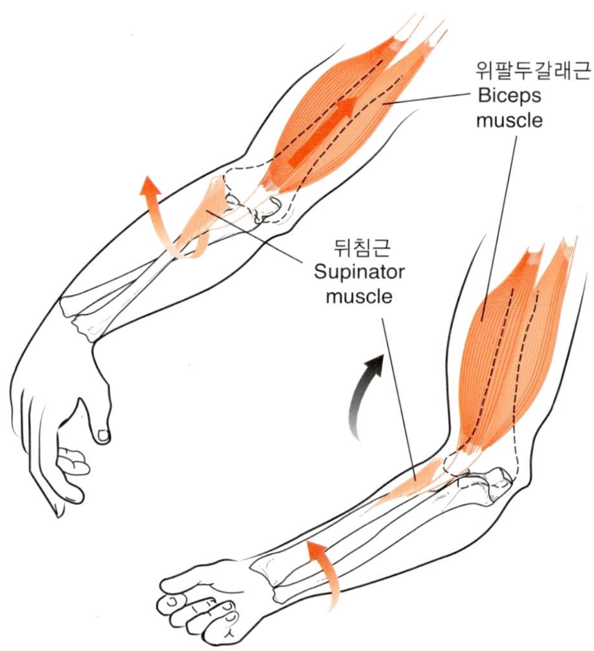

그림 11-21. 뒤침근과 위팔두갈래근의 짝힘은 엎침된 아래팔을 뒤침시키기 위해 자뼈주위로 노뼈를 움직이게 한다(앞면).

해부학적 관계 (Anatomical relationships)

위팔두갈래근, 위팔근, 위팔세갈래근의 근힘살이 관절의 몸쪽부에 위치하고 위팔노근, 원엎침근, 네모엎침근, 손뒤침근은 관절의 먼쪽부에 위치한다. 그림 11-22는 앞 근육들을 나타내는 것이다. 당신이 팔의 앞면에 손을 놓으면 위팔두갈래근을 만질 수 있다. 위팔두갈래근의 바로 아래에 놓인 것이 위팔근이다. 그림 11-22을 보면 위팔근이 위팔두갈래근의 아래에 놓여 있다는 것을 볼 수 있다. 위팔근은 위팔두갈래근의 힘줄의 옆면에서 촉진할 수 있다. 위팔노근은 아래팔에 위치한 가장 표면의 근육이다. 원엎침근은 얕은층에 있는 근육이고 손목굽힘근과 긴손바닥근을 지난다. 네모엎침근은 몇몇 손목과 손을 지나가는 힘줄보다 깊은곳에 위치한다.

그림 11-23은 뒤쪽 근육을 나타낸다. 위팔세갈래근은 전체 뒤쪽 팔을 만든다. 긴갈래와 가쪽 갈래는 얕은곳에

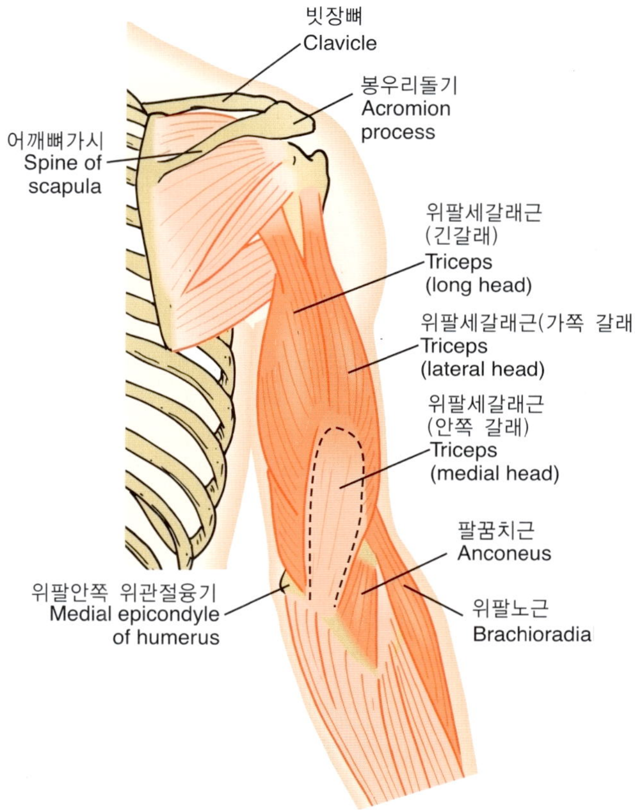

그림 11-23. 뒤팔꿈치근육.

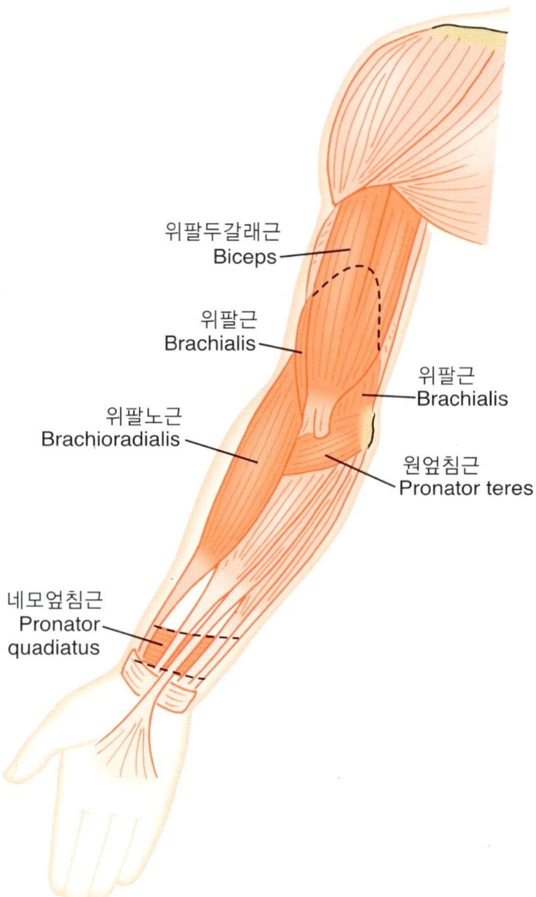

그림 11-22. 앞팔꿈치근육. 점선은 위팔두갈래근 밑에 있는 위팔근을 표시한 것이다.

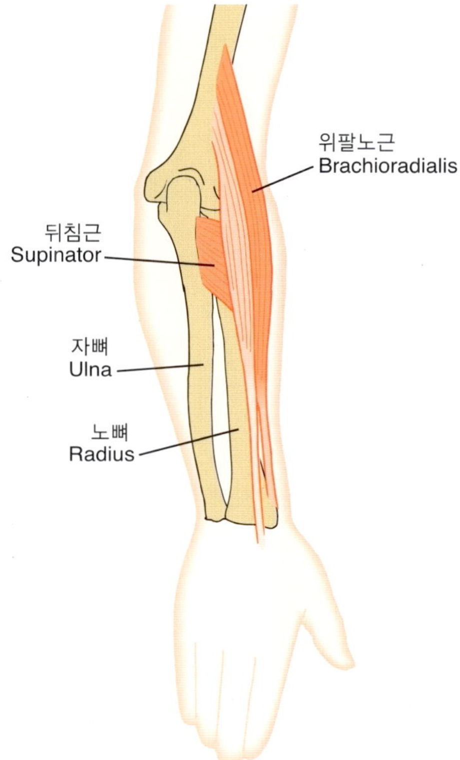

그림 11-24. 깊은층 근육인 뒤침근. 뒤침근 위에 있는 손목과 손의 거의 모든 폄근들이 언급되지는 않았다.

위치하고 안쪽 갈래는 깊은곳에 위치한다. 팔꿈치근은 팔 뒤쪽에서 가장 얕은곳에 위치한 근육으로 위팔세갈래근의 먼쪽부가 닿는것이다. 손뒤침근은 손목폄근보다 깊은곳에 위치하고 위팔노근이 손뒤침근보다 몸쪽부에 위치한다(그림 11-24).

근육 작용에 대한 요약
(Summary of muscle action)

표 11-1은 팔꿉관절과 아래팔의 주동근의 근육작용을 요약한 것이다.

근육 신경지배의 요약
(Summary of muscle innervation)

팔신경얼기의 말단의 신경은 팔꿉관절의 모든 근육에 신경지배한다. 피부신경은 팔꿉관절 굽힘을 포함한 팔의 앞면의 근육을 신경지배한다. 노신경은 겨드랑을 통과하고, 팔, 아래팔, 손의 뒷면을 신경지배하기 위하여 위팔뼈의 중간 부분을 둘러싼다. 이는 팔꿉관절폄에 대한 응답이다. 정중신경은 엎침근의 분지를 보내면서 팔의 앞면부로 내림한다. 표 11-2는 팔꿉관절 근조직의 신경지배를 요약한 것이다. 표 11-3은 분절 신경지배를 요약한 것이다. 신경지배의 척수단계에 관하여 다양한 출처 가운데 어떠한 불일치가 있다는 것을 알아야 한다.

표 11-1 팔꿉관절과 아래팔의 주동근

작용	근육
굽힘	위팔두갈래근
	위팔근
	위팔노근
폄	세갈래근
엎침	엎침원근
	네모엎침근
뒤침	두갈래근
	손뒤침근

일반적인 팔꿉관절 병리학
(Common elbow pathologies)

테니스팔꿉증으로 잘 알려진 **가쪽 위관절융기염(외측상과염, lateral epicondylitis)**은 위팔뼈의 가쪽 위관절융기가 이는곳인 폄근 힘줄의 일반적인 과사용 상태이다. 짧은노쪽 손목폄근이 특히 영향을 받는다. 이는 라켓을 이용한 구기 운동과 반복적인 손목폄 활동에서 발생한다. 역시 **골퍼팔꿉증**으로 잘 알려진 **안쪽 위관절융기염(내측상과염, medial epicondylitis)**은 안쪽 위관절융기가 이는곳인 굽힘근 힘줄에서 염증이 발생한 것이다. 이는 안쪽 위관절융기의 부드러움과 저항적인 손목굽힘의 통증의 원인으로 과사용 상태이다.

Little league elbow는 반복적으로 던지는 동작으로 인해서 야기된 안쪽 위관절융기의 과사용 손상이다. 이는 골격계가 성숙되지 않은 젊은 야구 선수에게서 호발한다. 던지는 동작은 바깥쪽의 압박과 안쪽의 신연을 야기시켜 팔꿉관절에 벌림을 일으킨다. **당김팔꿈치(pulled elbow)** 또는 **nursemaid's elbow**는 아이의 팔을 갑자기 강하게 당겼을 때, 5세 이하의 어린 아이들에게 호발한다. 이는 종종 성인이 아이의 팔을 갑자기 당겼거나 아이가 팔을 잡은 채 성인으로부터 멀리 떨어졌을 때 일어난다. 이는 고리인대 아래로부터 노뼈머리의 부분 이탈의 결과이다.

팔꿉관절 탈구(elbow dislocation)는 약간 굽힘된 자

표 11-2 팔꿉관절의 근육 신경지배

근육	신경	척추뼈 분절
위팔근(brachialis)	근육피부신경	C5, C6
두갈래근(biceps)	근육피부신경	C5, C6
위팔노근(brachioradialis)	노신경	C5, C6
세갈래근(triceps)	노신경	C6, C7
팔꿈치근(anconeus)	노신경	C7, C8
원엎침근(pronator teres)	정중신경	C6, C7
네모엎침근(pronator quadratus)	정중신경	C8, T1
손뒤침근(supinator)	노신경	C6

표 11-3 팔꿉관절 분절성 신경지배

척수 수준	C5	C6	C7	C8	T1
두갈래근(biceps)	×	×			
위팔근(brachialis)	×	×			
위팔노근 (brachioradialis)	×	×			
손뒤침근(supinator)		×			
엎침원근(pronator teres)		×	×		
세갈래근(triceps)			×	×	
팔꿈치근(anconeus)			×	×	
네모엎침근(pronator quadratus)				×	×

세에서 큰 힘을 요구한다. 이는 위팔뼈의 먼쪽 부위 끝에서 뒷면으로 자뼈가 미끄러지면서 야기된다. 위팔동맥의 닫힌 가까운쪽 부위 때문에 **볼크만 허혈성 구축(Volkmann's ischemic contracture)**, 드물게 잠재적인 황폐한 복합병의 결과로 초래한다. **위관절융기골절**은 손을 바깥으로 뻗치고 떨어짐으로써 유발되고, 아이에게서 호발하는 가장 일반적인 골절 중에 하나이다. 위팔뼈의 먼쪽 부위 끝은 위관절융기돌기 위에서 골절된다. 이 골절의 가장 위험한 것은 볼크만 허혈성 구축이 따르는 위팔 동맥의 잠재적인 손상이다. 볼크만 허혈성 구축은 위팔 동맥의 외상으로 야기된 아래팔 근육의 허혈성 괴사의 결과이다.

기억해야 할 점

- 활액성 관절 모양은 평면, 경첩, 차축, 과상, 안장, 구상관절이다.
- 활액성 관절은 0에서 세 축을 가질 수 있다.
- 근육이 그것이 할 수 있는 한 모든 관절에서 수축하였을 때 이는 활동적으로 불충분하다.
- 근육이 가능한 한 모든 관절에서 신장되었을 때 이는 수동적으로 불충분하게 된다.
- 활동이 열린 또는 닫힌 사슬 움직임에 의존하는지 아니면 고정된 먼쪽 부위이다.
- 오목-볼록 법칙에서 볼록한 관절면은 신체 분절의 움직임과 반대로 움직이고, 오목한 관절면은 신체 분절의 움직임과 같은 방향으로 움직인다.

복습 문제 (Review Questions)–계속

일반적인 해부학 문제

1. 팔꿈치와 아래팔 관절의 용어에서, 다음을 확인하라:
   a. 관련된 뼈 이름 ______________
      아래팔 ______________
      팔꿈치 ______________
   b. 축의 수: ______________
      아래팔 ______________
      팔꿈치 ______________
   c. 관절의 형태
      아래팔 ______________
      팔꿈치 ______________
   d. 허용되는 관절운동:
      아래팔 ______________
      팔꿈치 ______________
2. 자뼈가 미부착된 모형의 손이 있다면, 몸의 어느 쪽에 이것이 속하는지 결정하기 위해 기준점을 어떻게 잡을 것인가?
3. 다음 부위를 안정화 시키는 인대의 이름을 적어라.
   a. 팔꿈치 바깥쪽을 고정
   b. 팔꿈치 안쪽을 고정
   c. 노뼈를 고정하고 돌림
4. 팔꿈치와 아래팔의 어떤 근육이 두 관절 근육인가?
5. 아래팔의 뒤침 또는 엎침을 하기 위해 근육이 부착해야 할 뼈는 어느 것인가?
6. 위팔뼈에 부착하지 않는 팔꿈치 또는 아래팔 근육은 무엇인가?
7. 어깨뼈를 자뼈 그리고/또는 노뼈에 연결하는 근육은 무엇인가?
8. 위팔뼈와 자뼈를 연결하는 근육은 무엇인가?

(계속)

복습 문제 (Review Questions)－계속

9. 어깨관절을 가로지는 세갈래근의 일부는 ________.
10. ______________을 달성하기 위해 팔은 어떤 자세에 두어야 하는가?
    a. 두갈래근의 능동적 기능부전
    b. 두갈래근의 수동적 기능부전
11. 닫힌 사슬 운동에서 위팔관절의 표면은 아래팔과 같은 방향으로 움직이는가, 아니면 반대 방향으로 움직이는가 ?
12. a. 당신 팔의 앞면에 손을 놓았을 때 만져지는 근육들은 무엇인가?
    b. 당신 팔의 뒷면에 손을 놓았을 때 만져지는 근육들은 무엇인가?
    c. 가쪽 아래팔을 만졌을 때 무슨 근육이 만져지는가?

기능적 활동 문제

다음 활동에서 팔꿈치와 아래팔 운동을 각각 확인하라.

1. 위쪽 부엌 찬장에 식사 판 올리기.
    a. 팔꿈치 ______________
    b. 아래팔 ______________
2. 입으로 스프 한 숟가락 가져오기.
    a. 팔꿈치 ______________
    b. 아래팔 ______________
3. 전화받을 때 수화기를 가져오기(그림 11-25A).
    a. 팔꿈치 ______________
    b. 아래팔 ______________
4. 다음, 수화기를 귀에 대기(그림 11-25B).
    a. 팔꿈치 ______________
    b. 아래팔 ______________
5. 손에 망치를 들고, 벽에 대고 못을 중립에서 치기.
    a. 팔꿈치 ______________
    b. 아래팔 ______________

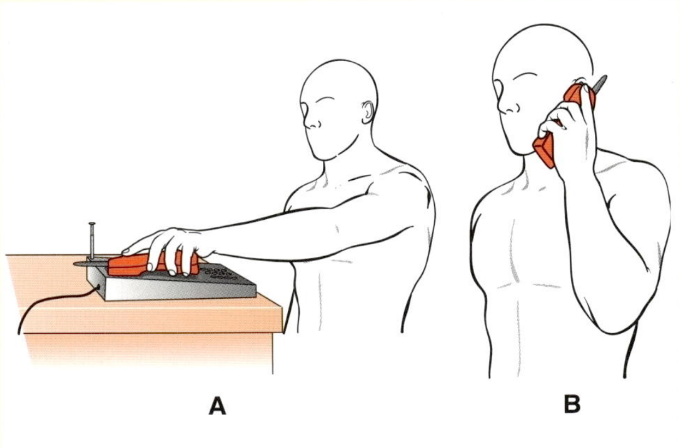

그림 11-25. 전화로 대화할 때 팔꿉관절과 아래팔의 움직임. (A) 시작자세. (B) 끝자세.

임상적인 연습 문제

1. 앉은 자세에서, 필요하면 팔꿈치를 굽힘 한 채 오른 팔 손바닥이 아래로 탁자에 대고 놓는다(그림 11-26A). 왼손을 이용하여, 오른 손바닥이 보일 때까지 손목 가까운쪽 부위에 가깝게 오른팔의 노뼈 부위에 대항해서 민다(그림 11-26B). 오른팔은 이완시킨다.
    a. 오른팔에서 일어난 관절운동은 무엇인가?
    b. 신장된 근육은 무엇인가?

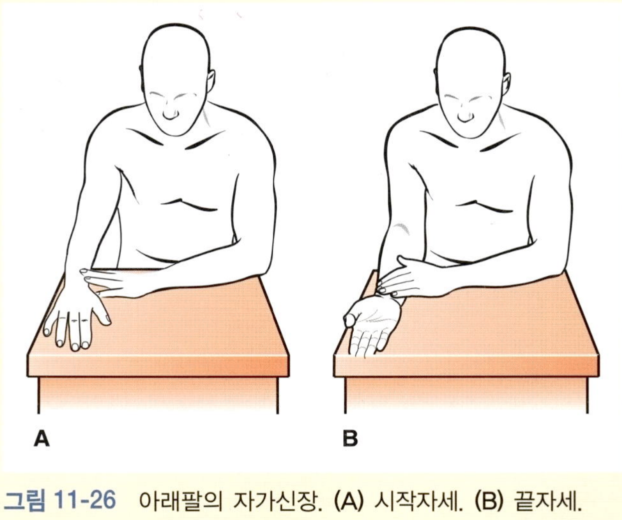

그림 11-26 아래팔의 자가신장. (A) 시작자세. (B) 끝자세.

(계속)

복습 문제 (Review Questions) – 계속

2. 팔걸이가 있는 의자에 앉고 의자의 팔걸이 위에 손을 놓아라. 자리에서 엉덩이가 들리는, "의자" 밀어올리기를 하라.
   a. 오른 팔꿈치에서 일어나는 관절운동은 무엇인가?
   b. 일어나는 수축의 형태는 무엇인가?(등척성, 구심성, 원심성)
   c. 어떤 근육들이 강화되는가?
   d. 이것은 열린 운동 사슬 활동인가 또는 닫힌 운동 사슬 활동인가?
3. 천장을 향해 오른팔을 쭉 펴고 선다. 왼손을 이용해, 머리 뒤로 오른손을 밀어내린다(그림 11-27). 왼쪽 팔꿈치가 구부러지는 것을 허용한다.
   a. 오른 팔꿈치에서 일어나는 관절운동은 무엇인가?
   b. 신장되는 근육은 무엇인가?

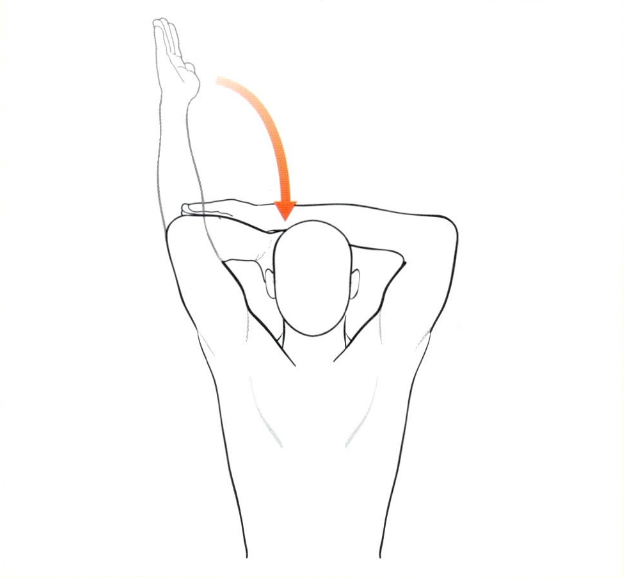

그림 11-27 팔꿉관절의 자가신장.

4. 앉은 자세에서, 탁자 위에 손과 아래팔을 놓아라. 탁자를 아래로 밀려고 하듯이 탁자를 눌러라.
   a. 오른 팔꿈치에서 일어나는 관절운동은 무엇인가?
   b. 일어나는 수축의 형태는 무엇인가?(등척성, 구심성, 원심성)
   c. 강화된 근육은 무엇인가?
5. 작은 추를 잡고, 오른쪽 어깨에 오른손을 올리고 선다. 손을 해부학적 자세로 움직인다.
   a. 오른 팔꿈치에서 일어나는 관절운동은 무엇인가?
   b. 일어나는 수축의 형태는 무엇인가?(등척성, 구심성, 원심성)
   c. 강화된 근육은 무엇인가?
   d. 이것은 열린운동사슬 활동인가 또는 닫힌운동사슬 활동인가?

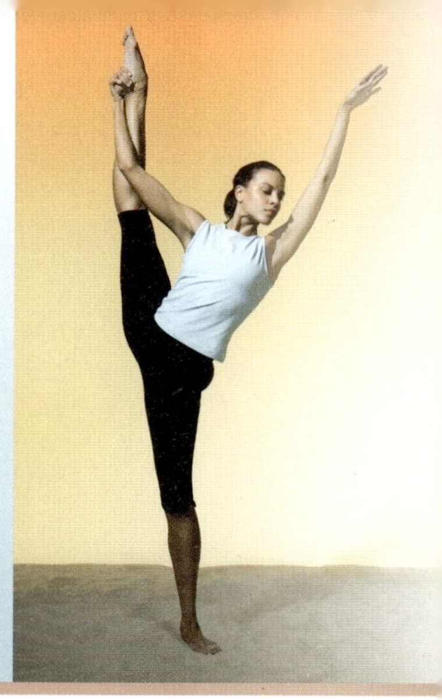

제 12 장

손목관절
(Wrist Joint)

관절 구조 (Joint Structure)

손목관절은 인체에서 아마도 가장 복잡한 관절 중에 하나일 것이다. 손목관절은 손목관절과 손목뼈중간관절이라는 두 개의 주요관절로 이루어져 있다. **손목관절(요수근관절, radiocarpal joint)**(그림 12-1)은 노뼈의 먼쪽(원위) 부위 말단과 노자뼈의 관절원판의 가까운쪽(근위) 부위로 그리고 손배뼈, 반달뼈, 세모뼈의 먼쪽 부위로 구성된다. 관절원판은 자뼈(척골)와 손목뼈의 몸쪽열 사이에 있기 때문에, 자뼈는 손목관절의 일부로 간주되지 않는다. 손목뼈의 몸쪽열에 있는 콩알뼈는 세모뼈보다 조금 더 앞쪽으로 있기 때문에 디스크와 관절로 이어지지 않는다. 그래서 그것 또한 손목관절의 일부로 간주되지 않는다.

윤활관절로서 손목관절은 볼록한 손배뼈, 반달뼈 그리고 세모뼈와 관절아래는 관절원판과 오목한 노뼈의 먼쪽 부위와 함께 **과상관절(condyloid joint)**로 분류된다. 손목뼈의 볼록한 몸쪽열은 손의 움직임과 반대방향으로 움직인다. 따라서 손목관절 굽힘 시 손목뼈는 노뼈와 관절디스크 위에서 뒤쪽으로 미끄러짐 운동을 한다. 손목관절 폄 시에는 앞쪽으로 미끄러짐 운동을 한다. 노쪽 치우침 시 자뼈쪽으로 미끄러짐 운동을 하며, 자쪽 치우침 시에는 반대방향으로 미끄러짐 운동을 한다.

손목관절은 또한 굽힘과 폄, 노쪽 치우침과 자쪽 치우침을 가능하게 하는 양축성 관절로 분류된다. 이러한 네 가지 동작의 결합을 *휘돌림(circumduction)*이라 부른다. 손목에서 돌림은 일어나지 않는다.

손목뼈중간관절(중수관절, midcarpal joint)(그림 12-1 참조)들은 손목뼈의 두 번째 열에서 일어나며 손목이 움직이는 데 기여한다. 뼈들의 모양은 불규칙하며, **평면관**

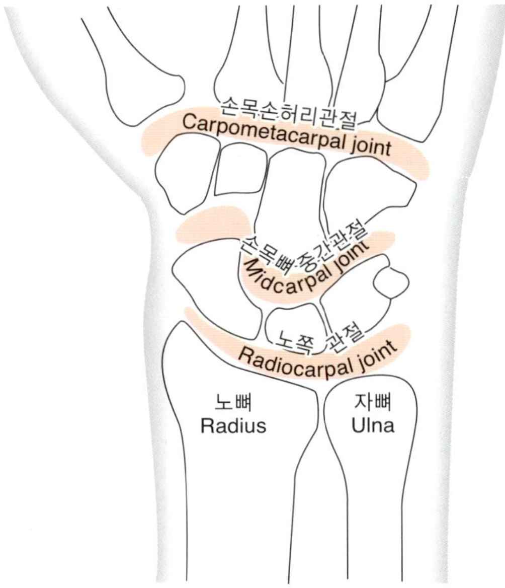

그림 12-1. 왼쪽 손목관절(앞면).

절(**plane joints**)로 분류된다. 손목뼈는 단지 활주(gliding)만 가능하게 하는 비축성 관절이며, 그것들은 한 데 뭉뚱그려 노쪽 손목관절의 동작에 기여한다.

손목손허리관절(수근중수관절, carpometacarpal joint, CMC)은 손목뼈의 먼쪽열과 손허리뼈의 가까운쪽 부위에서 일어난다(그림 12-1 참조). 이 관절은 손의 움직임에 직접적인 기능을 하기 때문에 13장에서 좀 더 상세하게 다루어질 것이다.

관절 움직임 (Joint Motions)

손목관절에 대해서 논할 때 자주 등장하는 용어가 몇몇 있다. *손목굽힘(wrist flexion)*과 *손바닥쪽 굽힘(plantar flexion)*은 동의어이다. 마찬가지로 *폄(extension)*, *젖힘(hyperextension)* 그리고 *손등굽힘(dorsiflexion)*도 서로 동의어이다. 아래팔과 함께 손을 곧장 일직선으로 내려놓은 상태, 대략 굽힘과 폄 사이의 중간지점이 중립 자세이다. 이것은 해부학적 자세에서 손목의 위치이다. *폄*은 *굽힘(flexion)*으로부터 되돌아온다. *중립 자세(상태)*를 넘어선 움직임은 *젖힘*이다. 그러나 그 중에서 가장 흔하게 사용되는 용어는 **굽힘**, **중립(neutral)**, 그리고 **폄**이고, 여기에서도 사용될 것이다. 그럼에도 불구하고, 표 12-1에서 요약되어 있는 이와 관련된 다른 용어들과도 당연히 익숙해져야 한다.

굽힘과 폄은 이마축을 둘러싸고 시상면에서 일어난다. 굽힘이 거의 90° 그리고 폄이 70° 정도 가능하다. **노쪽 치우침(요측편위, radial deviation)**과 **자쪽 치우침(척측편위, ulnar deviation)**은 시상축을 둘러싸고 이마면에서 일어난다. 노쪽 치우침이 거의 25° 정도이고 자쪽 치우침이 35° 정도 가능하다. 이러한 동작들은 그림 12-2에 설명되어 있다.

인대와 관절주머니의 긴장 때문에 모든 손목관절 움직임의 끝느낌은 노쪽 치우침을 제외하고는 모두 연부조직 신장 끝느낌이다. 노쪽 치우침의 끝느낌은 뼈와 뼈(bony) 끝느낌이다. 그 이유는 붓돌기와 손배뼈가 접촉하기 때문이다.

뼈와 기준점 (Bones and Landmarks)

손목뼈는 각 4개의 뼈들로 두 줄로 이루어져 있다(그림 12-3). 몸쪽열부터 보면 엄지 손가락쪽에서 출발하여

표 12-1 손목관절 용어의 비교*

우선의 용어	번갈아 쓰는 용어	동작이나 자세
굽힘(flexion)	굽힘(flexion), 손바닥쪽 굽힘(palmar flexion)	해부학적 자세에서 앞
중립(neutral)	폄(extension), 중립(neutral)	해부학적 자세
폄(extension)	젖힘(hyperextension), 손등굽힘(dorsiflexion)	해부학적 자세에서 뒤
노쪽 치우침(radial deviation)	벌림(abduction)	해부학적 자세에서 가쪽
자쪽 치우침(ulnar deviation)	모음(adduction)	해부학적 자세에서 안쪽

* **진한색**은 이 책에서 사용된 용어이다.

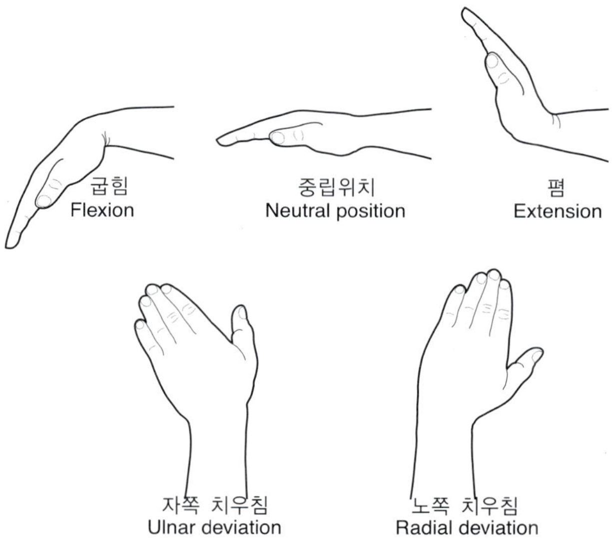

그림 12-2. 손목관절 움직임.

손배뼈(주상골, scaphoid), **반달뼈(월상골, lunate)**, **세모뼈(삼각골, triquetrum)**, **콩알뼈(두상골, pisiform)** 순이고, 먼쪽열에서는 가쪽에서 안쪽으로 출발하여 **큰마름뼈(대능형골, trapezium)**, **작은마름뼈(소능형골, trapezoid)**, **알머리뼈(유두골, capitate)**, **갈고리뼈(유구골, hamate)**순이다. 이것은 앞면(손바닥 면)에서 오목하게 뒷면에서는 볼록하게 활을 만들면서 정렬된 작은 뼈들이다. 이렇게 활을 형성하는 배열상태는 엄지를 맞섬할 수 있게 하는 데 크게 기여한다.

손목에서 뼈들의 경계는 다음과 같다.

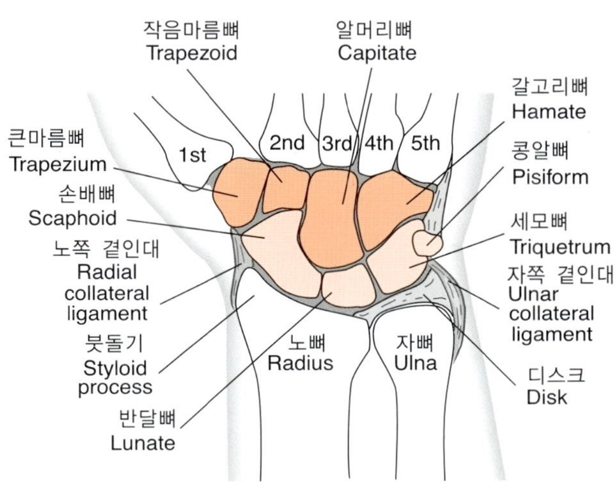

그림 12-3. 손목관절의 뼈, 앞면(왼손).

붓돌기

곁인대의 부착부위를 제공하는 노뼈 가쪽면의 먼쪽 돌출부(그림 12-3)와 자뼈의 먼쪽 뒤안쪽면(그림 11-9).

갈고리뼈의 고리

가로손목인대의 부착부위를 제공하는 갈고리뼈의 앞면에 있는 돌출부.

안쪽 위관절융기

위팔뼈의 먼쪽 안쪽면에 위치한 공통굽힘근 힘줄의 부착부위(그림 11-8 참조).

가쪽 위관절융기

위팔뼈의 먼쪽 가쪽면에 위치한 공통폄근 힘줄의 부착부위(그림 11-8 참조).

관절융기위 능선

가쪽 위관절융기에 가까운쪽 부위에 위치한 긴노쪽 손목폄근의 부착부위(그림 11-8 참조).

인대와 그 외 다른 구조물
(Ligaments and Other Structures)

손목에 주된 지지대 역할을 하는 손목관절의 인대들 중에 기본적인 4가지의 인대가 있다. 또한 손목뼈중간관절을 지지하는 수많은 더 미세한 인대들도 있다. **노쪽 곁인대(요측측부인대, radial collateral ligament)**는 노뼈의 붓돌기와 손배뼈, 작은마름뼈에 부착한다. **자쪽 곁인대(척측측부인대, ulnar collateral ligament)**는 자뼈의 붓돌기와 콩알뼈, 세모뼈에 부착한다. 이 인대들은 각각 안쪽과 가쪽에서 손목에 버팀목 역할을 한다. 그림 12-3, 12-4, 12-5에서 설명되어 있다.

바닥쪽 노손목인대(장측요수근인대, palmar radiocarpal ligament)는 손목의 폄을 제한하는 두껍고, 거친 인대이다. 그것은 노뼈와 자뼈의 먼쪽 부위 앞면으로부터 몸쪽 손목뼈의 앞면과 먼쪽 손목뼈의 알머리뼈까지 부착하는 폭이 넓고 광대한 밴드이다(그림 12-4 참조). 손목의 기능에서 그것의 다른 한쪽의 인대, 등쪽 노손목인대 보다 아마도 더 중요할 것이다. 왜냐하면 대부분 손의 활동은 굽힘 된 상태에 맞섬하는 것으로서의, 폄된 손목과 함께 일어난다. 그러므로, 손바닥쪽 노손목인대는 또한 더 쉽게 늘어나거나 삠이 발생되기도 한다. 어떤 출처는 노손목인대는 자손목인대로부터 각각 분리한다고 기록되어 있는 것도 있지만, 또 다른 출처는 아니라고 되어 있다. 기능적으로 볼 때 그것들은 하나로서 행동한다.

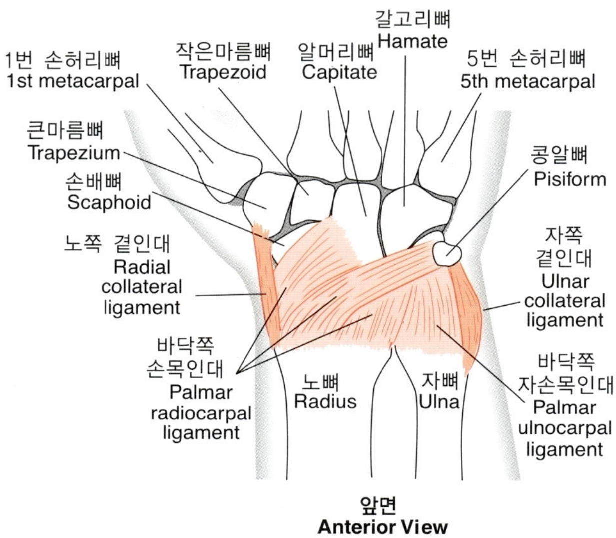

그림 12-4. 손바닥쪽 노손목인대(왼손).

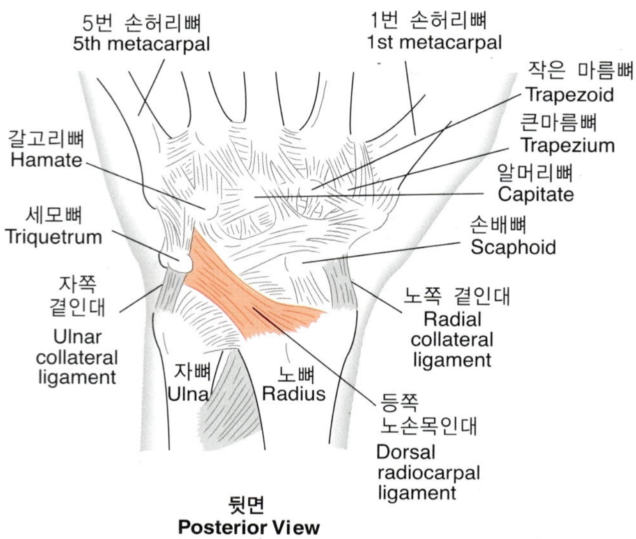

그림 12-5. 손등쪽 노손목인대(왼손).

등쪽 노손목인대(dorsal radiocarpal ligament)는 노뼈 먼쪽 부위의 뒷면으로부터 손배뼈, 세모뼈의 같은 부위에 부착한다(그림 12-5 참조). 이 인대들은 손목에서 허용된 굽힘을 제한한다. 과도한 굽힘을 야기하는 힘은 폄을 야기하는 힘만큼 크지 않고, 바닥쪽 노손목인대만큼 강하지 않기 때문이다.

손목관절을 둘러싸고 있는 **관절주머니(joint capsule)**는 노 · 자쪽 곁인대와 손바닥 · 손등쪽 손목인대에 의해서 강화된다. **관절디스크(articular disk)**는 (그림 12-3 참조) 자뼈의 먼쪽 말단부에 위치해 있고 세모뼈 그리고 반달뼈와 관절한다. 그것은 충격을 흡수하는 역할뿐만 아니라, 먼쪽 자뼈와 그에 근접한 손목뼈들-세모뼈, 반달뼈 사이에서의 충전물(깔대기)로서의 역할도 한다. 자뼈와 붓돌기는 노뼈와 붓돌기 만큼 꽤 멀리 뻗쳐 있지 않기 때문에 디스크가 그 틈을 채운다.

손바닥쪽 근막(palmar fascia)은 손바닥에서 얕게(표면층에) 위치한 상대적으로 두껍고, 삼각형 모양을 한 근막이다(그림 12-6). 또한, *손바닥의 널힘줄(palmar aponeurosis)*이라고도 불린다. 외재근의 힘줄들을 덮고 있으며, 손바닥에 있는 다른 구조물들을 보호한다. 손바닥쪽 근막은 긴손바닥근의 먼쪽 부착부로서도 행해

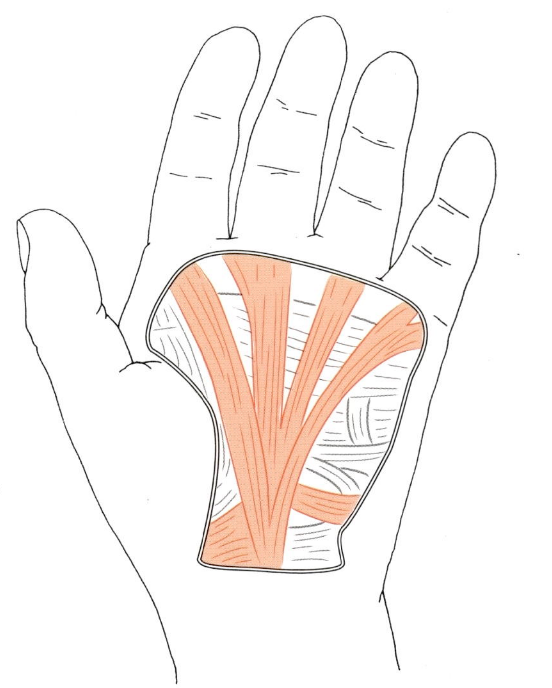

그림 12-6. 손바닥 근막(앞면).

지는데, 긴손바닥근은 이 근막으로 융합되고, 굽힘근 지지띠로서의 역할도 한다.

손목의 근육들 (Muscles of the Wrist)

손목에서 기본적인 기능을 하는 근육이 여기에서 다뤄질 것이다. 손목을 가로지르는 근육, 하지만 엄지나 다른 손가락에서 더 중요한 기능을 하는 근육들은 13장에서 다루어질 것이다. 이 장에서 다룰 근육은 다음과 같다.

앞	뒤
자쪽 손목굽힘근	긴노쪽 손목폄근
노쪽 손목굽힘근	짧은노쪽 손목폄근
긴손바닥근	자쪽 손목폄근

몇몇 용어는 손목근육들의 몸쪽 부착점 근처에서 만들어진다. 먼저, 굽힘근들은 안쪽 위관절융기에 부착하고, 폄근들은 가쪽 위관절융기에 부착한다. 둘째, 모든 손목의 근육들의 먼쪽 부착부위는 손허리뼈이다. 셋째, 근육의 이름은 일반적으로 굽힘, 폄하는 것에 따라 불리는데, 손목 역할을 하고 *carpi*는 손목을 의미하고 손목의 옆면, 먼쪽 부착부가 위치하는 것을 결정한다(*radialis*는 노뼈, *ulnaris*는 자뼈를 의미한다). 그것들의 이름은 또한 노쪽 치우침인지 자쪽 치우침인지를 묘사한다.

자쪽 손목굽힘근(척측수근굴, flexor carpi ulnaris muscle)은 아래팔 옆으로 해서 약간 앞쪽으로 자뼈를 따라 내려오는 얕은곳의 근육이다(그림 12-7). 그것의 몸쪽 부착부는 대부분 위팔뼈의 안쪽 위관절융기이고, 먼쪽 부착부는 5번손허리뼈 바닥부와 콩알뼈이다. 오직 손목뼈에만 부착하는 손목근육이다. 손목굽힘과 자쪽 치우침 시 먼저 움직이는 근육이다.

자쪽 손목굽힘근 (flexor carpi ulnaris muscle)

이는곳(O)	위팔뼈의 안쪽 위관절융기
닿는곳(I)	콩알뼈와 5번 손허리뼈의 바닥부
기능(A)	굽힘, 자쪽 치우침
신경(N)	자신경(C8, T1)

노쪽 손목굽힘근(요측수근굴, flexor carpi radialis muscle)은 또한 상대적으로 안쪽 위관절융기에서 아래

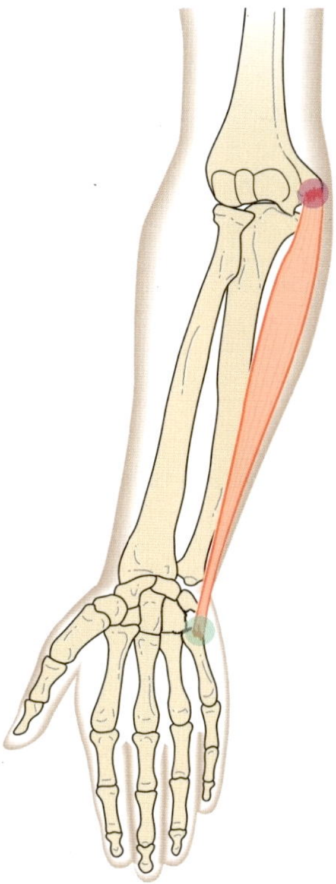

그림 12-7. 자쪽 손목굽힘근 (앞면).

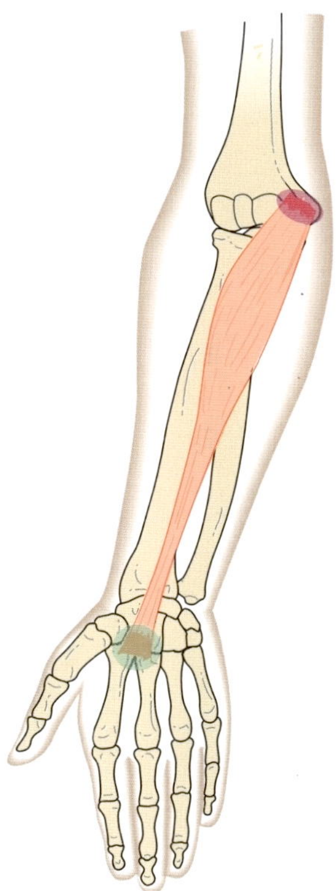

그림 12-8. 노쪽 손목굽힘근 (앞면).

팔의 앞면을 대각선으로 가로질러서 2, 3번 손허리뼈 바닥부 가쪽에 부착한다(그림 12-8). 손목굽힘과 노쪽 치우침 시 먼저 움직이는 근육이다.

노쪽 손목굽힘근 (flexor carpi radialis muscle)

이는곳(O)	위팔뼈의 안쪽 위관절융기
닿는곳(I)	2, 3번 손허리뼈의 바닥부
기능(A)	굽힘, 노쪽 치우침
신경(N)	정중신경(C6, C7)

긴손바닥근(장장근, palmaris longus muscle) 또한 안쪽 위관절융기의 공통굽힘근 힘줄의 부착부위에서 손바닥 근막까지 중간선을 따라 내려와 부착하기 위한 아래팔의 앞면부 표면을 따라 내려오는 얕은곳의 근육이다(그림 12-9 참조). 그것은 손목 바닥부의 중간선쯤에서 확인되고, 특히 손목굽힘 시 약간의 저항에 대항하면 쉽게 확인된다. 이 근육은 다소 독특한 면이 있는데 가까운 쪽 부위의 끝에 오직 한 가지 뼈의 부착부위를 가진다. 긴손바닥근은 매우 작기 때문에, 그것이 없어도 힘의 손실이 별 차이가 없다. 손목을 굽힘시키기 위한 이상적인 위치에 있지만, 그것의 크기 때문에 아무리 해도 그것은 주인공이 아니라 보조일 것이다.

긴손바닥근 (palmaris longus muscle)

이는곳(O)	위팔뼈의 안쪽 위관절융기
닿는곳(I)	손바닥의 근막
기능(A)	굽힘 보조
신경(N)	정중신경(C6, C7)

손목의 뒷면에서 보면 **긴노쪽 손목폄근(장요측수근신근, extensor carpi radialis longus muscle)**이 있다. 이 근육은 대체로 얕은층에 있다(그림 12-10). 위관절융기에서 가쪽 위관절융기 바로 위에 가까운 부위쪽으로 부착한다. 엄지로 가는 두 개의 힘줄 아래로, 손허리뼈 바닥부에서 부착하기 위한 폄근지지띠 아래로 해서 아래팔의 뒤가쪽을 따라 아래로 뻗친다. 손목폄과 노쪽 치우침 시 먼저 움직인다(그림 12-15). 그리고 팔꿉관절 폄을 보조한다.

긴노쪽 손목폄근 (extensor carpi radialis longus muscle)

이는곳(O)	위팔뼈의 위관절융기
닿는곳(I)	2번 손허리뼈 바닥부
기능(A)	폄, 노쪽 치우침
신경(N)	노신경(C6, C7)

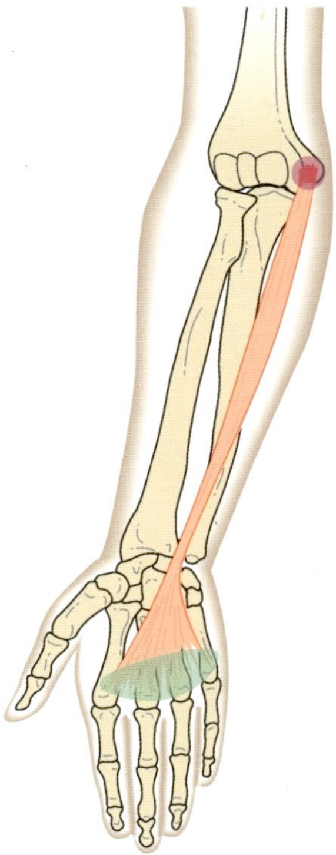

그림 12-9. 긴손바닥근(앞면).

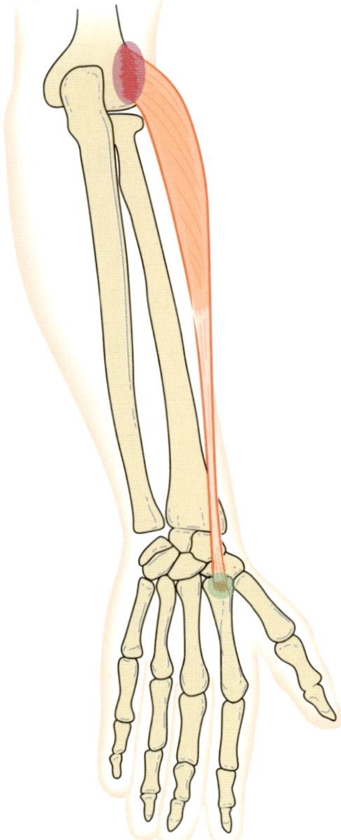

그림 12-10. 긴노쪽 손목폄근(뒷면).

긴노쪽 손목폄근은 또한 이름에서 "*longus*"라는 단어가 있기 때문에 "brevis"도 있을 것이라는 것을 함축한다. **짧은노쪽 손목폄근(단요측수근신근, extensor carpi radialis brevis muscle)**은 긴노쪽 손목폄근 옆에 놓여 있다(그림 12-11). 가쪽 위관절융기 공통폄근힘줄에서 시작한다. "longus"와 같이 그것은 엄지로 가는 두 개의 힘줄과 폄근지지띠 아래로 지나간다. 그것의 먼쪽 부착부는 3번 손허리뼈 바닥부이다. 그것의 부착부위가 노쪽, 자쪽 치우침 시 동작의 축과 가깝게 놓여 있기 때문에 오직 노쪽 치우침 시 보조 역할만 한다. 하지만 손목폄 시 처음으로 움직인다.

짧은노쪽 손목폄근 (extensor carpi radialis brevis muscle)

이는곳(O)	위팔뼈의 가쪽 위관절융기
닿는곳(I)	3번 손허리뼈 바닥부
기능(A)	폄
신경(N)	노신경(C6, C7)

자쪽 손목폄근(척측수근신근, extensor carpi ulnaris muscle)은 또한 가쪽 위관절융기에서 공통폄근 힘줄로부터 시작하는 얕은층의 근육이다(그림 12-12). 5번 손허리뼈 바닥부에 부착하기 위해 아래팔의 뒷면을 따라 안쪽면으로 해서 아래로 뻗친다. 손목폄과 자쪽 치우침 시 먼저 움직인다.

자쪽 손목폄근 (extensor carpi ulnaris muscle)

이는곳(O)	위팔뼈의 가쪽 위관절융기
닿는곳(I)	5번 손허리뼈 바닥부
기능(A)	폄, 자쪽 치우침
신경(N)	노신경(C6, C7, C8)

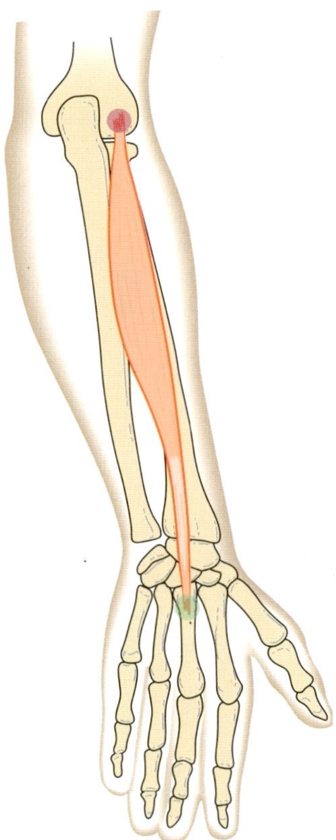

그림 12-11. 짧은노쪽 손목폄근(뒷면).

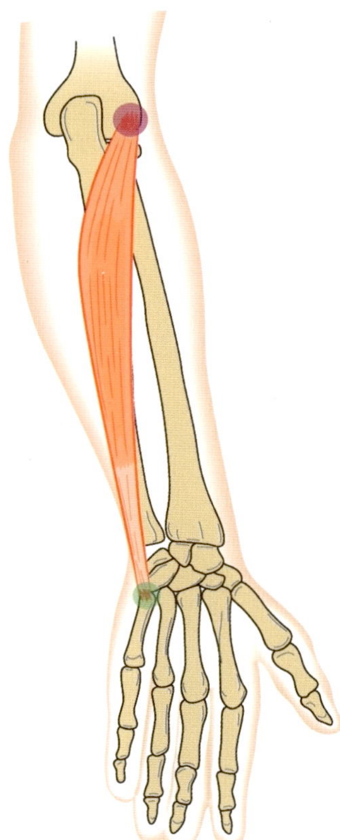

그림 12-12. 자쪽 손목폄근(뒷면).

해부학적 관계 (Anatomical relationships)

손목굽힘근은 상대적으로 표면에 위치한 근육이고 아래팔의 앞면에 위치하고 안쪽 위관절융기(내측과)에서 시작한다. 그림 12-13에서 보여지는 것처럼, 당신이 왼손의 두 번째, 세 번째, 네 번째 손가락을 사용해서 오른 손목에 놓으면(앞면), 노쪽 손목굽힘근(두 번째 손가락), 긴손바닥근(세 번째 손가락), 자쪽 손목굽힘근(네 번째 손가락)의 순서로 근육이 위치한다. 그림 12-14는 3개의 표면 손목굽힘근에 대한 그림이다. 위팔노근 역시 얕은층에 위치하나 손목을 지나가지 않아서 팔꿉관절 근육이라고 부른다. 손목굽힘근 아래는 13장에서 설명될 엄지와 손가락의 굽힘근들이다.

손목폄근의 근육들은 상대적으로 얕은층에 위치하고 아래팔의 뒷면에 위치한다(그림 12-15). 그들은 시작은 대부분이 가쪽 위관절융기이다. 긴노쪽 손목폄근은 가장 가쪽에 위치한다. 손가락폄근과 새끼폄근은 중앙에 위치한다. 그리고 안쪽에는 자쪽 손목폄근이 위치한다. 모든 손목, 손, 엄지의 힘줄들은 **폄근지지띠(extensor retinaculum)**에 의해 덮여 있다(그림 12-15)

근육작용에 대한 요약 (Summary of muscle action)

표 12-2는 손목의 처음 동작 시 움직이는 근육 활동에 대한 요약이다.

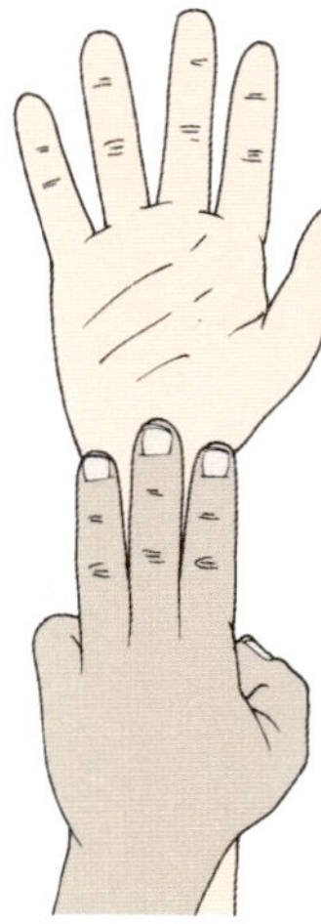

그림 12-13. 앞손목근육의 힘줄 위치.

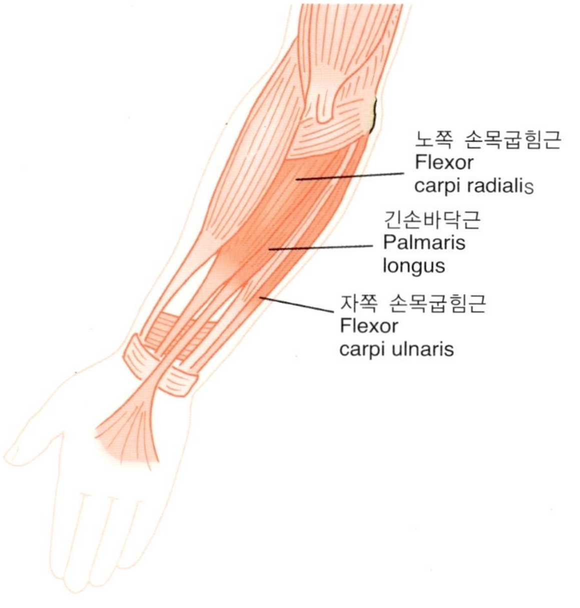

그림 12-14. 손과 엄지손가락 근육과 관련있는 앞손목근육들.

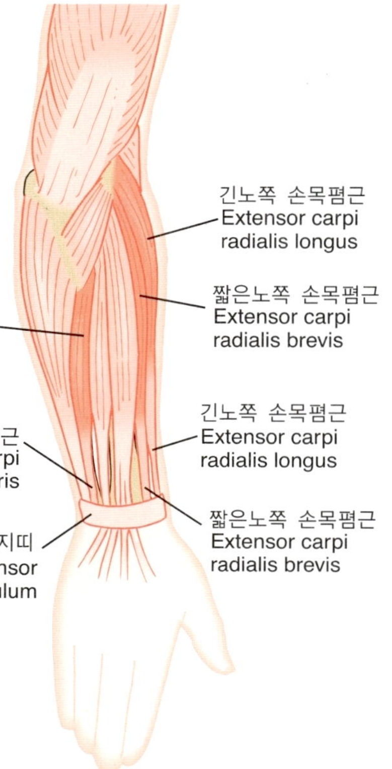

그림 12-15. 손과 엄지손가락 근육과 관련있는 뒤손목근육들.

표 12-2 손목의 근육 활동

작용	근육
굽힘	노쪽 손목굽힘근, 자쪽 손목굽힘근
폄	손바닥 · 짧은노쪽 손목폄근, 자쪽 손목폄근
노쪽 치우침	노쪽 손목굽힘근, 긴노쪽 손목폄근
자쪽 치우침	자쪽 손목굽힘근, 자쪽 손목폄근

표 12-3 손목의 근육 신경지배

근육	신경	척추뼈 분절
긴노쪽 손목폄근	노신경	C6, C7
짧은노쪽 손목폄근	노신경	C6, C7
자쪽 손목폄근	노신경	C6, C7, C8
노쪽 손목굽힘근	정중신경	C6, C7
긴손바닥근	정중신경	C6, C7
자쪽 손목굽힘근	자신경	C8, T1

표 12-4 손목관절의 분절성 신경지배

척수 레벨	C6	C7	C8	T1
긴노쪽 손목폄근	x	x		
짧은노쪽 손목폄근	x	x		
자쪽 손목폄근	x	x	x	
노쪽 손목굽힘근	x	x		
긴손바닥근	x	x		
자쪽 손목굽힘근			x	x

근육 신경지배에 대한 요약
(Summary of Muscle Innervation)

손목 근육의 신경지배는 매우 똑바르고, 솔직하다. 뒤쪽의 근육이라면 노신경이 지배하고, 엄지부위로 앞면에 있는 경우라면 정중신경이, 자뼈부위라면 자신경이 지배한다. 표 12-3, 12-4는 손목 근육의 신경지배를 요약한 것이다.

기억해야 할 점

- 등척성 수축은 상대적으로 관절의 움직임이 없는 동작.
- 근육 부착부위는 구심성 수축과 함께 가까워지는 움직임.
- 원심성 수축은 감속 작용.
- 손목뼈를 암기하기 위한 좋은 방법 : "Sam Likes To Push The Toy Car Hard"= Scaphoid, Lunate, Triquetrum, Pisiform, Trapezium, Trapezoid, Capitates, and Hamate.
- 긴 지레팔(lever arm)을 이용하면 적은 힘이 요구된다.
- 중력에 대항해서 일을 할 때 중력과 함께 일할 때보다 더 많은 일을 요구한다.

복습 문제 (Review Questions)

일반적인 해부학 문제

1. 손목관절의 뼈들 중에 몸쪽열의 가쪽으로 시작해서 안쪽으로 가면서 명명하라. 먼쪽열도 똑같이 하라.
2. 손목의 동작은 어디에서 일어나는가?
   a. 이마축 주위를 둘러싼 시상면?
   b. 시상축 주위를 둘러싼 이마면?
   c. 수직축 주위를 둘러싼 수평면?
3. 손목관절을 묘사하라.
   a. 축의 수
      손목관절 ________________
      손목뼈중간관절 ________________
   b. 관절의 모양
      손목관절 ________________
      손목뼈중간관절 ________________
   c. 가능한 동작의 형태
      손목관절 ________________
      손목뼈중간관절 ________________
4. 위팔뼈의 안쪽 위관절융기에 붙는 근육들은?
5. 위팔뼈의 가쪽 위관절융기에 붙는 근육들은?
6. 당신이 손목관절만의 선(그림)이 보여진다면, 그 그림이 앞쪽인지 뒤쪽인지 어느 경계선을 보고 당신은 알 수 있는가?
7. 노뼈면에서 손목을 가로지르는 근육들은?
8. 자뼈면에서 손목을 가로지르는 근육들은?
9. 기능적인 중요성은 거의 없지만 확인하기에 매우 쉬운 근육은?
10. 자뼈면의 앞쪽에서 출발하여 노뼈 방향으로 움직이면서 손목을 가로지르는 근육들을 명명하라. 손목 주위를 자세히 둘러보라.
11. 자뼈는 왜 손목관절에 포함시키지 않는가?
12. 일반적으로 망치질을 할 때 손목근육을 사용한다. 그러나 손목근육 이외의 여분의 힘이 필요할 때 당신은 팔꿈치나 어깨 근육들을 사용하는데, 이때 더 큰 힘들이 발생되는 이유는 무엇인가?
13. 허리 높이에서 망치질을 할 때 보다 머리 위로 망치질을 할 때 왜 당신의 손목 자쪽 치우침 근육이 더 많이 활동을 하는가?
14. 손목 움직임은 어떤 형태의 끝느낌을 가지는가?
15. 가쪽 위관절융기의 몸쪽부에 있는 뼈의 이름을 무엇이라 부르는가?

기능적 활동 문제

모두 그런 것은 아니지만, 중립자세에서 손목은 많은 기능적인 활동들을 가진다. 종종 등척성 수축이 중립자세를 유지하기 위해서 요구된다. 다음의 활동에서 손목관절의 자세와 등척성 수축하는 근육군을 확인하라.

1. 커피잔을 들고
   a. 손목 자세 ________________
   b. 손목근육군 ________________
2. 빗으로 긴 머리를 빗으며(그림상 오른손으로 왼쪽면을 빗질함. 그림 12-16)
   a. 손목자세 ________________
   b. 손목근육군 ________________
3. 스템플러(stapler)를 누르며
   a. 손목자세 ________________
   b. 손목근육군 ________________
4. 컴퓨터 키보드를 타이핑하며
   a. 손목자세 ________________
   b. 손목근육군 ________________

(계속)

복습 문제 (Review Questions)–계속

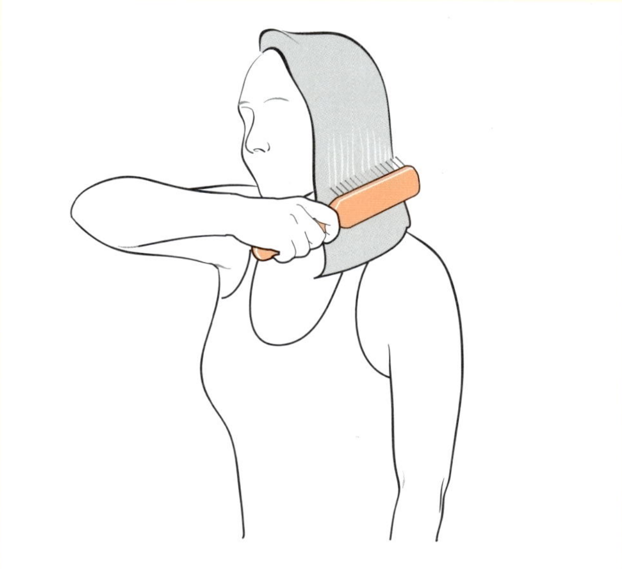

그림 12-16. 머리빗기.

5. 바닥에서 박스를 들며(그림 12-17)
   a. 손목자세 ____________________
   b. 손목근육군 ____________________

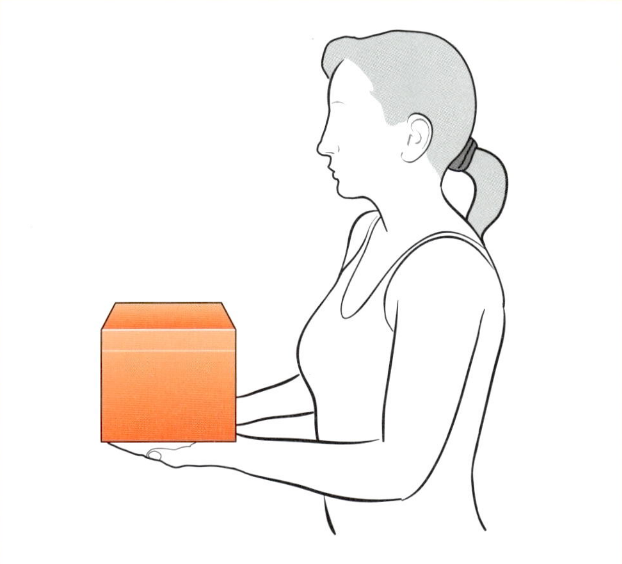

그림 12-17. 박스들기.

임상적인 연습 문제

고무관은 빠르게 되튀김을 잃으며 원심성수축의 끝 범위에서는 효과적이지 않다. 여기에 주어진 예에서 보다 더 원심성 수축을 하는 효과적인 방법이 있다. 당신은 운동효과에 관계없이 원심성 수축을 인지할 수 있어야 한다.

1. 당신의 대퇴 위에 아래팔을 편안하게 놓고, 손바닥을 위로, 손 위에 웨이트를 주고 앉는다. 손목을 위로 구부린다.
   a. 손목에서 어느 관절의 동작이 일어나는가?
   b. 어느 종류의 수축이 일어나는가?(등척성, 구심성, 원심성)
   c. 어느 근육들이 강화되는가?
2. 질문 1의 운동에서 묘사된 시작 자세에서 천천히 웨이트를 내린다.
   a. 손목에서 어느 관절의 동작이 일어나는가?
   b. 어느 종류의 수축이 일어나는가?(등척성, 구심성, 원심성)
   c. 어느 근육들이 강화되는가?
3. 팔꿈치굽힘, 손바닥 아래로, 발 아래에 닻을 내린 다른 끝이 있는 고무관의 고리를 쥐고 당신의 옆면에 팔을 놓고 선다. 손목을 말아올린다.
   a. 손목에서 어느 관절의 동작이 일어나는가?
   b. 어느 종류의 수축이 일어나는가?(등척성, 구심성, 원심성)
   c. 어느 근육들이 강화되는가?
   d. 어떤 근육군이 팔꿈치에서 작용을 하는가?
   e. 어떤 형태의 근수축이 팔꿈치에서 일어나는가?
4. 질문 3의 운동에서 묘사된 시작자세에서 천천히 손목을 내린다.
   a. 손목에서 어느 관절의 동작이 일어나는가?
   b. 어느 종류의 수축이 일어나는가?(등척성, 구심성, 원심성)
   c. 어느 근육들이 강화되는가?

(계속)

복습 문제 (Review Questions)—계속

5. 중립자세에서의 아래팔, 팔꿈치굽힘, 어떤 움직이지 않는 물체에 당신의 머리 위로 닻을 내린 다른 끝이 있는 고무관의 고리를 쥐고 당신의 양옆에 팔을 넣고 선다. 손목을 아래로 구부린다.
   a. 손목에서 어느 관절의 동작이 일어나는가?
   b. 어느 종류의 수축이 일어나는가?(등척성, 구심성, 원심성)
   c. 어느 근육들이 강화되는가?

6. 질문 5의 운동에서 묘사된 시작자세로 천천히 되돌린다.
   a. 손목에서 어느 관절의 동작이 일어나는가?
   b. 어느 종류의 수축이 일어나는가?(등척성, 구심성, 원심성)
   c. 이러한 형태의 수축이 일어나는 이유를 설명하라.
   d. 어느 근육들이 강화되는가?

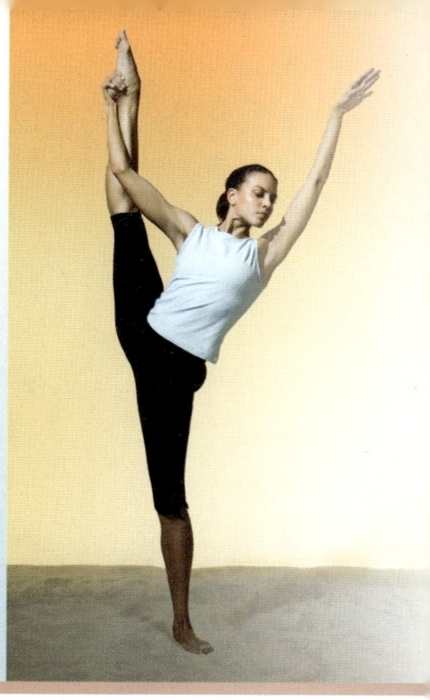

제 13 장

손
(Hand)

손은 팔의 끝부분에 해당한다. 손은 엄지, 손허리뼈, 마디뼈들로 구성된다. 손은 팔의 기능에서 중요한 역할을 한다. 우리는 단순한 일에서부터 매우 복잡한 일들까지 많은 행동들을 손을 사용하여 한다. 팔의 다른 관절들의 가장 큰 목적은 일을 성취하기 위해서 다양한 위치에 손을 두는 것이다. 손은 매우 다용도로 쓰이고 유용할 뿐만 아니라, 매우 복잡하기도 하다. 이번 장은 손의 기초적인 구조와 기능에 대해서 다룰 것이다.

엄지의 관절과 움직임
(Joints and Motions of the Thumb)

첫 번째 손가락인 엄지는 세 개의 관절이 있다. 첫째 손목손허리(CMC)관절, 둘째 손허리손가락(MCP)관절, 셋째 손가락뼈사이관절(IP)이다(그림 13-1). **손목손허리관절(수근중수관절, CMC joint)**은 마름뼈와 첫 번째 손허리뼈의 바닥부가 관절을 이루며 생긴다(그림 13-2). 이것은 안장 관절로서 각 관절 표면이 오목과 볼록한 두 면을 가지고 있다. 이 관절 표면의 모양과의 관계는 두 개의 프링글스 감자칩이 포개져 쌓여 있는 모양으로 생각해볼 수 있다. 위에 있는 감자칩의 아랫면은 첫 번째 손허리뼈의 표면과 유사하다. 밑에 있는 감자칩의 윗면은 마름뼈와 유사하다. 각 표면은 한 방향은 오목하고, 다른 한 방향은 볼록하다. 때때로 손목손허리관절은 3면에서 운동을 가지므로 변화된 구상관절로 묘사되기도 한다. 해부학적인 자세에서 엄지를 보게 되면 손바닥과 엄지는 서로 직각으로 이루어져 있음을 알 수 있다. 엄지를 맞섬시켰을 때는 손바닥에 평행하게 위치하게 된다. 이것은 돌림이 명백히

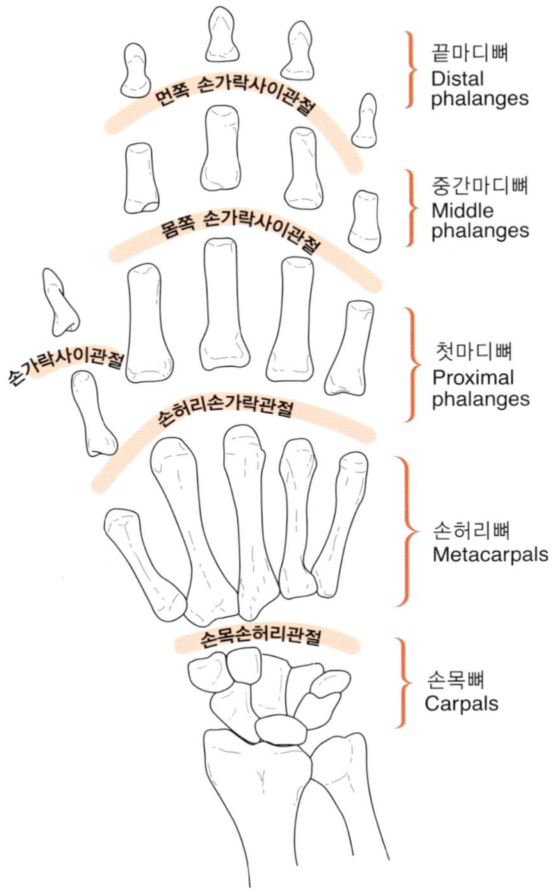

그림 13-1. 손가락과 엄지손가락의 관절과 뼈(앞면). 각 손가락은 DIP와 PIP 관절이 있지만, 엄지손가락은 IP 관절만 있다는 것을 기억하라.

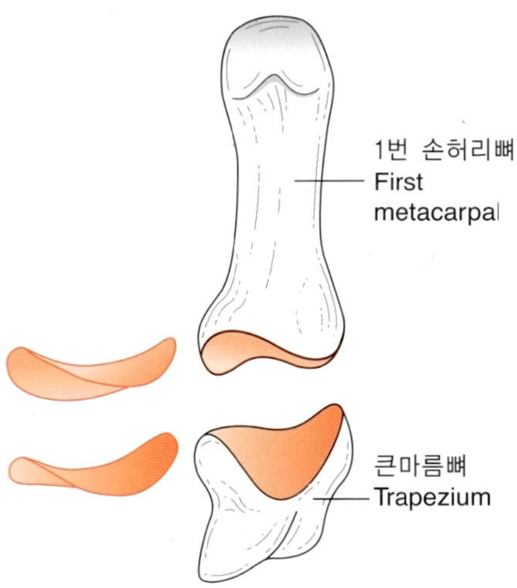

그림 13-2. 엄지손가락의 손목손허리관절의 안장형 모양은 두 개의 프링글스 감자칩 모양과 비교된다.

일어난 것이다. 그러나 다른 관절의 움직임이 없이 엄지를 돌림하려고 한다면 엄지는 돌림하지 않는다. 손목손허리관절의 돌림은 하나의 수동적 움직임으로써 수의적 운동이 아니라, 관절의 모양에 의해서 발생되는 것이다. 이와 같은 움직임을 보통 **부속움직임(accessory movement)**이라고 한다(능동운동을 동반하며 정상적인 움직임에 필수적인 운동)

엄지의 손목손허리관절은 나머지 네 손가락의 손목손허리관절보다 더 많은 운동성을 가지고, 그 만큼의 안정성도 가지고 있다. 이것은 흔치 않는 경우이다. 그것은 굽힘, 폄, 벌림과 모음 그리고 맞섬과 원위치의 움직임을 가능하게 한다(그림 13-3). 엄지의 움직임은 우리가

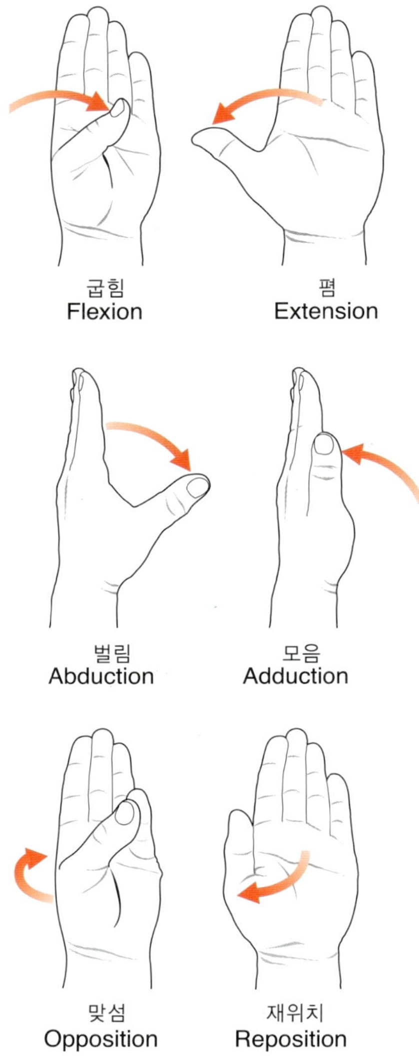

그림 13-3. 엄지손가락의 손목손허리관절의 움직임.

관절의 움직임을 명명하는 보통의 방법과는 다르다. **굽힘**과 **폄**은 손바닥의 *수평면* 상에서 일어나고 **모음**과 **벌림**은 손바닥의 *수직면* 상에서 일어난다. 즉, 손바닥을 위로 향하고 아래팔을 뒤침한 상태에서 엄지를 손바닥을 가로질러 움직이는 것이 굽힘과 폄이다. 엄지손가락이 손바닥으로부터 떨어져 천장을 향해 움직이는 것이 벌림이고 그것이 다시 되돌아가는 것이 모음이다. **맞섬(opposition)**은 돌림의 부속 움직임이 동반된 굽힘과 벌림의 결합이며, 재위치는 해부학적 위치로 되돌아오는 것이다. 이러한 부속 돌림때문에 항상 손허리손가락관절이 변형된 이축성 관절로 여겨지는 것이다.

엄지의 손허리손가락관절이 다소 움직임은 있지만, 손허리손가락관절과 손가락뼈사이관절에서는 움직임이 없다. 손허리손가락관절은 굽힘과 폄만이 되는 경첩관절로 일축성 관절이다. 손가락뼈사이관절 또한 오직 굽힘과 폄만이 가능하다.

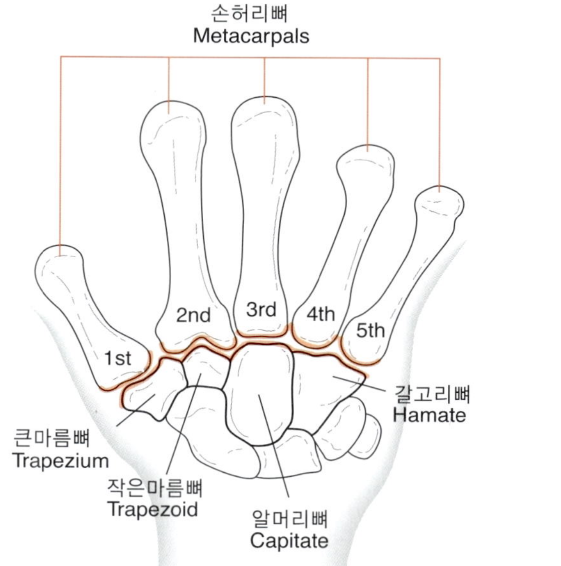

그림 13-4. 엄지손가락과 나머지 손가락의 손목손허리관절(뒷면). 큰마름뼈는 첫 번째 손허리뼈와 관절을 이루고, 작은마름뼈는 두 번째 손허리뼈와 관절을 이루며, 알머리뼈는 세 번째 손허리뼈와 관절을 이루며, 갈고리뼈는 네 번째와 다섯 번째 손허리뼈와 관절을 이루는 것을 기억하라.

손가락들의 관절과 움직임
(Joints and Motions of the Fingers)

두 번째, 세 번째, 네 번째 그리고 다섯 번째 손가락은 공통적으로 각각 네 개의 관절이 있는 *인지(index)*, *가운데손가락(middle)*, *약지(ring)* 그리고 *새끼(새끼손가락)(little finger)*로 알려져 있으며, 이 관절들은 손목손허리관절, 손허리손가락관절, 몸쪽 손가락뼈사이관절, 먼쪽 손가락뼈사이관절이다(그림 13-1 참조).

손목손허리관절(수근중수관절, carpometacarpal joints)은 움직임보다는 안정성을 더 제공하는 비축성 평면(불규칙) 활막관절로 분류된다. 큰마름뼈는 앞서 엄지관절에서 설명한 첫 번째 손허리뼈의 바닥부와 관절한다. 작은마름뼈는 두 번째 손허리뼈와 관절하고, 알머리뼈는 세 번째 손허리뼈와, 갈고리뼈는 네 번째 다섯 번째 손허리뼈와 관절한다(그림 13-4). 다섯 번째 손목손허리관절은 손가락의 움직임이 가장 크고 **다섯 번째 손가락이 맞섬하는 데** 기여한다. 그러나 엄지와 같은 맞섬은 허용하지 않는다. 네 번째 손목손허리관절은 약간의 움직임을 갖지만, 두 번째와 세 번째 손목손허리관절은 없다.

이것은 팔꿈치를 구부린 채 아래팔을 뒤침하고 주먹을 쥔 상태를 보면 증명될 수 있다. 가볍게 주먹을 쥔 손을 보면 손허리손가락관절은 확연히 직선을 가진다. 그러나 주먹을 꽉 쥘 때 두 번째 세 번째 손허리손가락관절은 거의 그대로인 반면, 다섯 번째 손허리손가락관절은 많이 움직이고, 네 번째 손허리손가락관절은 다소 적게 움직인다. 이 손허리손가락관절 움직임은 손목손허리관절에서 시작된다.

손가락의 **손허리손가락관절(중수지절관절, MCP)**은 이축성 융기관절이다. 손허리뼈의 둥근 머리 부분은 오목한 형태의 몸쪽 마디뼈와 관절한다(그림 13-1와 그림 4-1 참조). 이 부분들을 공통적으로 "주먹결절(knuckles)"이라고 한다. 이 관절들에서 일어나는 움직임들은 굽힘, 폄, 젖힘, 모음과 벌림이 있다. 가운데손가락은 모음과 벌림의 기준점이 된다(그림 13-5). **벌림(외전, abduction)**은 가운데손가락으로부터 집게, 약지, 새끼가 떨어져 이동할 때와 가운데손가락이 다른 방향으로 이동할 때 일어난다. **모음(내전, adduction)**은 벌림으로부터 돌아오는 것으로 집게, 약지, 새끼와 함께 일어난다. 이것은 가운데손가락의 모음이 아니라, 오직 벌림이 다른 방향에서 일어난 것이다.

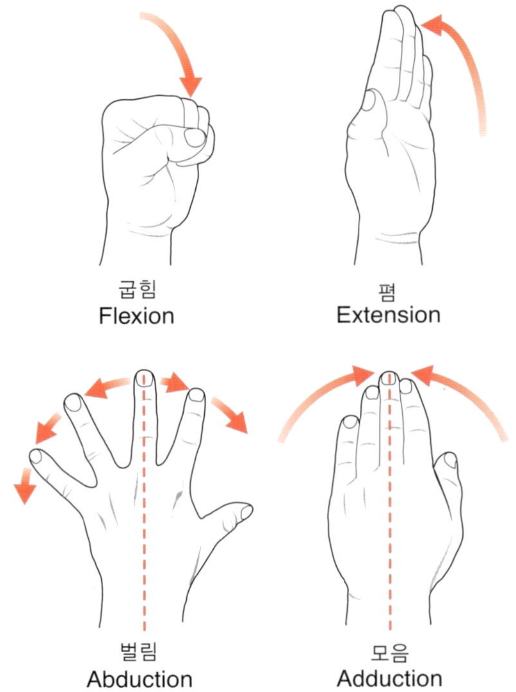

그림 13-5. 손허리손가락관절과 손가락의 움직임.

손가락 안에는 두 개의 **손가락뼈사이관절(interphalangeal joints)**이 있다. 몸쪽 손가락뼈사이관절은 몸쪽과 중간 마디뼈 사이에서 일어나고, 먼쪽 손가락뼈사이관절은 중간과 먼쪽 마디뼈 사이에서 일어난다. 이들은 일축성 경첩관절로 오직 굽힘과 폄만 허용한다.

뼈와 기준점 (Bones and Landmarks)

엄지와 손가락들이 본질적으로 똑같은 뼈 구조를 가지고 있을지라도, 이것들은 하나의 큰 차이가 있다. 엄지는 두 개의 마디뼈를 가지고 있고, 이에 반하여 손가락들은 각각 3개를 가지고 있다. 이 특징으로 엄지가 짧고, 더 기능적으로 맞섬을 허용한다.

그러므로 엄지와 네 개의 손가락으로 구성된 손은 다섯 개의 손허리뼈, 다섯 개의 몸쪽 마디뼈, 다섯 개의 먼쪽 마디뼈를 갖지만 중간 마디뼈는 네 개를 가진다(그림 13-1 참조). 이것은 뼈끝 이외의 뼈에서 중요하지 않은 해부학적 구조이다. 손허리뼈와 마디뼈의 몸쪽 끝은 바닥이라 불리고, 먼쪽 끝은 머리라고 불린다. 뚜렷하지 않을지라도 아래팔에서의 해부학적 기준점이며, 이것은 때때로 근육 부착물을 묘사할 때와 연관된다.

사선

노뼈로부터 아래의 거친면 앞면에 위치하고, 거의 노뼈 중간까지 대각선으로 달린다.

인대와 다른 구조들 (Ligaments and Other Structures)

손 안에 수많은 구조를 가지고 있을지라도, 오직 일반적으로 속하는 몇 개만을 여기에 묘사할 것이다. **굽힘근지지띠**인대는 안가쪽(수평) 방향에서의 손목 앞면 위에 있는 섬유성 밴드이다(그림 13-6). 이것의 주요 기능은 손목과 가까운 힘줄들을 유지하는 것으로 손목이 굽힘할 때 손목으로부터 힘줄들이 떨어져 나가는 것을 예방한다. 이것은 또한 손목뼈의 두 면이 벌어지거나 분리되는 것을 예방한다. 건축에서 이 수평 구조를 "이음보"라고 한다. 굽힘근지지띠는 우리가 흔히 *가로손목인대*와 *손바닥쪽 손목인대*로 알려진 두 개의 파트로 구성되어 있다. 일반적으로 이 두 개의 인대는 *굽힘근지지띠*로 합쳐져 있다. 임상학적인 중요성 때문에 이 두 인대는 각각 묘사된다.

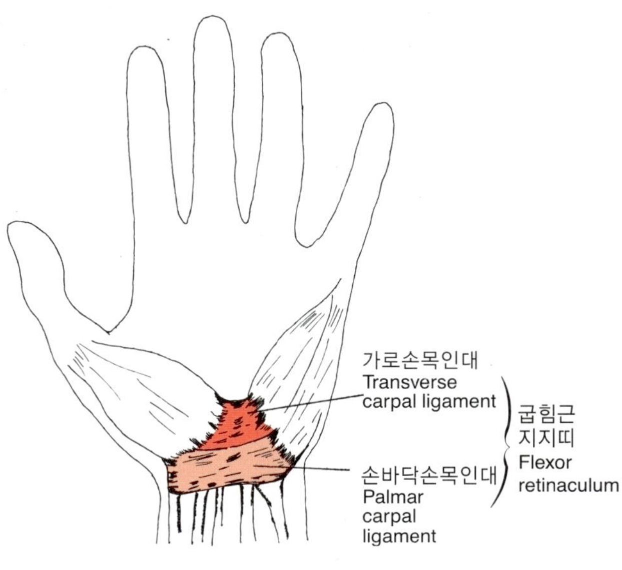

그림 13-6. 굽힘근지지띠는 손바닥손목인대와 가로손목인대에 의해 형성된다(앞면).

손바닥쪽 손목인대(palmar carpal ligament)는 가로손목인대보다 좀 더 가까운쪽 부위에 있으며 얕은곳에 있다. 그 인대의 먼쪽 부위 섬유는 가로손목인대와 섞여 있다. 손바닥쪽 손목인대는 노뼈와 자뼈의 붓돌기에 부착되어 있으며 굽힘근 위에서 교차한다.

가로손목인대(transverse carpal ligament)는 좀 더 깊고 먼쪽 부위에 놓여 있다. 안쪽으로는 콩알뼈와 갈고리뼈의 후크에 붙여 있고, 바깥쪽에는 손배뼈와 큰마름뼈가 붙어 있다. 그것은 정중신경과 9개의 손가락과 엄지의 외재근굽힘근힘줄(깊은손가락굽힘근과 얕은손가락굽힘근의 각각 4개의 힘줄, 긴엄지굽힘근힘줄 1개)이 통과하는 터널을 형성하는 손목뼈 위에 활로 되어 있다. 그림 13-7은 손목뼈 바닥의 뼈층과 가로손목인대의 천장의 섬유층을 보여준다. 이것들이 힘줄과 신경이 지나가는 터널을 형성한다. 또한 정중신경이 지배하는 손의 영역을 보여준다.

폄근지지띠인대(extensor retinaculum ligament)는 뒤쪽 수평의 안가쪽 방향으로 손목을 가로지르는 섬유성 밴드이다(그림 13-8). 이것은 안쪽으로 자뼈의 붓돌기에 부착되어 있고, 세모뼈, 콩알뼈, 노뼈의 가쪽면에 부착되어 있다. 이것은 특히, 손목을 폄시키는 동안에 손목의 폄근들을 잡아주는 역할을 한다.

*폄근덮개(extensor hood)*라고도 불리는 **폄근확장인대(extensor expansion ligament)**(그림 13-9)는 작은

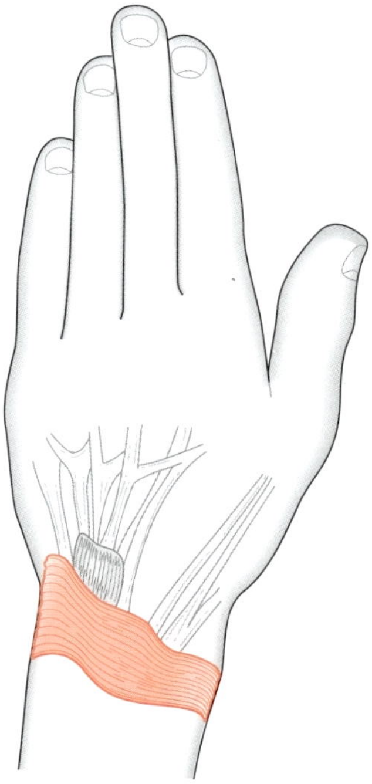

그림 13-8. 폄근지지띠(뒷면).

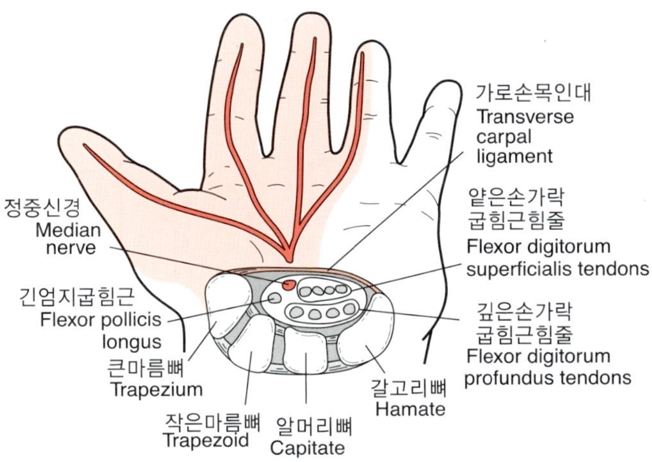

그림 13-7. 손목뼈의 바닥과 손목굴을 만드는 가로손목인대의 섬유성 위부분(앞위면). 정중신경과 몇 개의 힘줄이 이 터널을 통과한다. 정중신경에 의해 지배를 받는 손 부분을 기억하라.

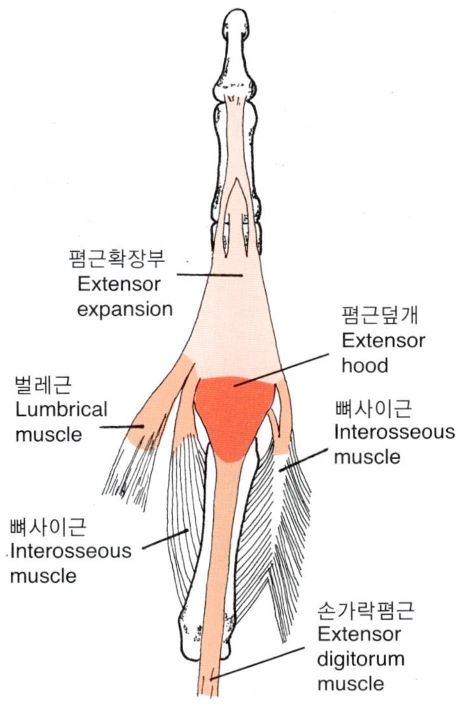

그림 13-9. 폄근확장부(extensor expansion)는 몇몇 근육들이 가운데손가락과 먼쪽 손가락에 붙는 부착점을 제공한다.

삼각형모양으로 편평한 널힘줄로 몸쪽 마디뼈의 손등쪽 면과 옆면을 덮고 있다. 손가락폄근 힘줄은 팽창되어 연결된다. 이것은 손허리손가락관절의 바닥면보다 넓어서 옆면까지 어느 정도 감싸고 있다. 또한 몸쪽 손가락뼈사이관절까지 뻗어 있어서 벌레근과 뼈사이근의 힘줄과 합쳐진다. 그것은 먼쪽 마디뼈의 바닥부의 끝 먼쪽 부위로 갈 수록 좁아진다. 이 세 근육들은 폄근 확장띠(extensor expansion)와 같이 중간마디뼈와 먼쪽 마디뼈에 부착한다. 폄확장띠의 가까운쪽 부위에서 형성된 **폄근덮개** 지역은 손허리뼈의 머리를 덮고 있고, 폄근널힘줄의 중간 부분을 지키고 있다.

손이 이완된 상태일 때 손바닥은 컵모양(오목한)을 가진다. 이러한 손바닥의 오목한 모양은 인대에 의한 뼈의 배열 때문이다. 이러한 모양에는 세 가지 형태의 활이 있다(그림 13-10). **몸쪽 손목활(proximal carpal arch)**은 손허리뼈의 몸쪽 끝부분과 손목뼈에서 형성되고, 굽힘근지지띠에 의해서 유지된다(그림 13-6 참조). **얕은먼쪽 손목활(distal carpal arch)**은 손허리뼈의 머리 부분으로 이루어진다. **세로활(종아치, longitudinal arch)**은 손목에서 시작하여 손허리손가락과 각각의 손가락으로 뻗어 있다. 이것은 각각의 두 활과 서로 직각을 이루고 있다. 이러한 활의 형태(grasp)들은 이 장의 마지막 부분에서 설명될 다양한 형태의 잡기의 기능에 기여하고 있다.

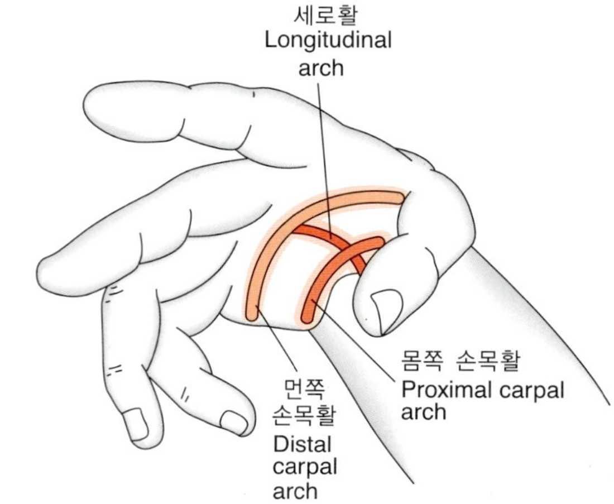

그림 13-10. 손바닥에 있는 세 개의 활.

엄지와 손가락의 근육들
(Muscles of the Thumb and Fingers)

외재근 (Extrinsic muscle)

이전에 기술된 손목 근육에 더하여 몇몇의 다른 근육들은 손목 폭 뿐만 아니라, 손안에서 교차하고 있다. 이들 근육들은 그들의 가까운쪽 부위(닿는곳)가 손목의 몸쪽 또는 위에 있기 때문에 손의 **외재근**이라고 한다. 그것들은 손목기능을 돕는 역할을 한다. 그러나 주된 기능은 엄지와 손가락에 있다. 그것들의 일차적인 기능은 엄지와 손가락에서이다. 손가락의 외재근은 다음과 같다.

앞면	뒷면
얕은손가락굽힘근	긴엄지벌림근
깊은손가락굽힘근	짧은엄지폄근
긴엄지굽힘근	긴엄지폄근
	손가락폄근
	집게폄근
	새끼폄근

얕은손가락굽힘근(천지굴근, flexor digitorum superficialis muscle)은 손목굽힘근과 긴손바닥근(palmaris longus muscle)의 깊은곳에 위치한다(그림 13-11). 얕은손가락굽힘근의 넓은 몸쪽 부착점은 안쪽 위팔뼈의 안쪽 위관절융기에 통합힘줄의 부분이다. 이것은 역시 노뼈의 사선과 자뼈의 부리돌기에 부착하게 된다. 이것은 4개의 힘줄로 나뉘어서 손목을 지나고 각각의 네 손가락으로 향한다(그림 13-12). 이것의 먼쪽부 닿는곳은 두 개로 나뉘어서 각각 손가락의 중간마디뼈의 옆면에 부착하게 된다. 이것의 역할은 두 번째 손가락부터 다섯 번째 손가락까지의 손허리손가락과 몸쪽 손가락뼈사이 관절을 굽힘시키는 것이다.

얕은손가락굽힘근 (flexor digitorum superficialis muscle)

이는곳(O)	통합굽힘힘줄, 부리돌기와 자뼈
닿는곳(I)	4개의 중간마디뼈의 옆면
기능(A)	손허리손가락관절과 몸쪽 손가락뼈사이관절 굽힘
신경(N)	정중신경(C7, C8, T1)

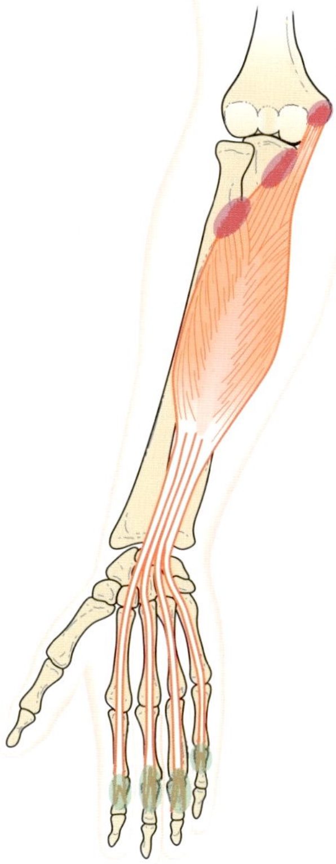

그림 13-11. 얕은손가락굽힘근(앞면).

깊은손가락굽힘근(심지굴근, flexor digitorum profundus muscle)은 아래팔과 손을 함께 가로지르는 얕은손가락굽힘근과 같이 깊게 위치한다(그림 13-13). 깊은손가락근의 가까운쪽 부위 닿는곳은 갈고리돌기로부터 대략 자뼈의 3/4지점까지 내려온 자뼈의 앞면과 안쪽면에 있다. 이것은 얕은손가락굽힘근이 얕은곳(superficial) 힘줄의 그것의 먼쪽 접합부에서 두 개로 갈라질 때까지 아래로 뻗어 있다. 깊은손가락근은 이 갈래를 지나가고 계속적으로 두 번째 손가락부터 다섯 번째 손가락의 중간마디뼈 바닥부에 붙게 된다(그림 13-12 참조) 이것의 역할은 두 번째 손가락부터 다섯 번째 손가락까지의 손허리손가락관절, 몸쪽 손가락뼈사이관절, 먼쪽 손가락뼈사이관절을 굽힘시킨다.

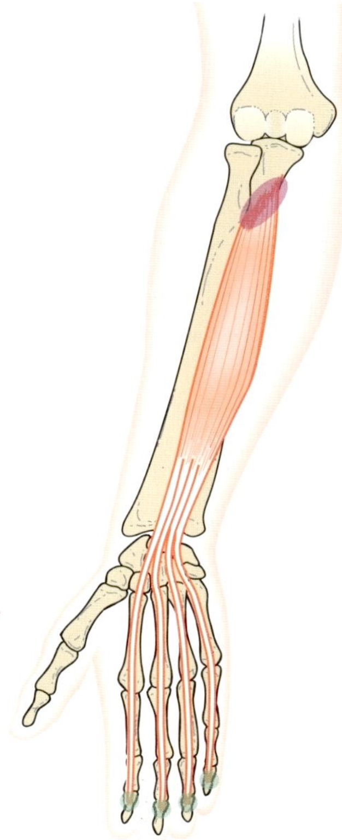

그림 13-13. 깊은손가락굽힘근(앞면).

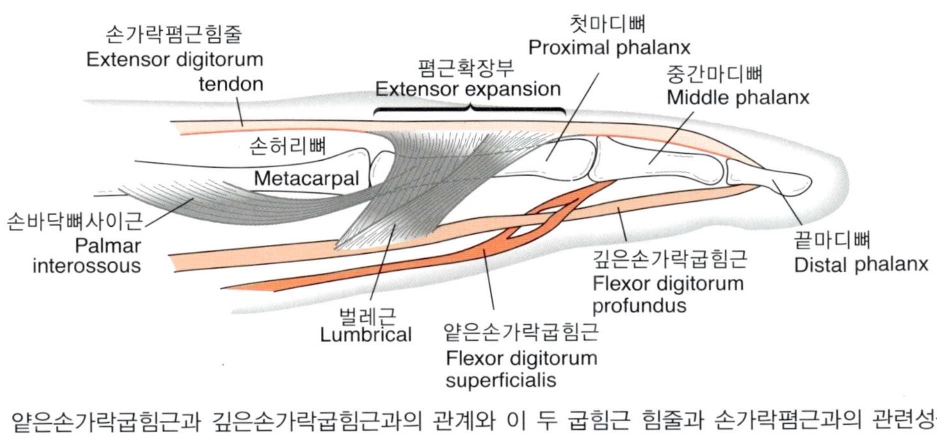

그림 13-12. 얕은손가락굽힘근과 깊은손가락굽힘근과의 관계와 이 두 굽힘근 힘줄과 손가락폄근과의 관련성을 보여주는 손가락의 옆면.

깊은손가락굽힘근 (flexor digitorum profundus muscle)

이는곳(O)	자뼈의 3/4지점 위
닿는곳(I)	4개 손가락의 끝마디뼈
기능(A)	손가락 모든 세 관절의 굽힘
신경(N)	정중신경, 자뼈신경(C8, T1)

긴엄지굽힘근(장무지굴근, flexor pollicis longus muscle)은 깊은부위로 가까운쪽 부위의 닿는곳은 뼈사이막과 노뼈 앞면이고, 먼쪽 부위 닿는곳은 엄지의 먼쪽 마디뼈의 바닥부이다(그림 13-14). 그것은 엄지의 손목 손허리, 손허리손가락 및 손가락뼈사이관절 관절을 굽힘시키는 작용근이다.

긴엄지굽힘근 (flexor pollicis longus muscle)

이는곳(O)	노뼈의 앞면 부위
닿는곳(I)	엄지의 끝마디뼈
기능(A)	엄지의 모든 세 관절의 굽힘
신경(N)	정중신경(C8, T1)

긴엄지벌림근(장무지외전근, abductor pollicis longus muscle)은 아래팔의 뒷면 깊이 위치되어 있다(그림 13-15). 그것은 노뼈 손뒤침근의 먼쪽 부분과 뼈사이막 그리고 자뼈의 중간 부분(중마디뼈)에 부착되어 있다. 그것은 표면상 손목을 가로지르고 노뼈쪽면의 첫번째 손허리뼈에 부착되어 있다. 사실상 엄지의 벌림은 유일하게 손허리뼈에 부착되어 있는 손허리손가락관절에서 일어난다. 왜냐하면 먼쪽 관절(손허리손가락과 손가락뼈사이관절)은 단지 굽힘과 폄만을 허용하기 때문이다. 따라서 엄지의 움직임은 벌림과 모음방향에서와 마찬가지로 하나의 단위로 되어 있다. 유사하게 손허리뼈의 모음 또한 엄지 전체의 모음이다. 그러므로 이 책 안에서 모음, 벌림, 맞섬, 재배치는 손허리손가락관절에서 일어난 작용임을 내포한다.

긴엄지벌림근 (abductor pollicis longus muscle)

이는곳(O)	노뼈 뒷면, 뼈사이막, 자뼈 중간
닿는곳(I)	첫 번째 손허리뼈의 바닥부
기능(A)	엄지의 벌림
신경(N)	노신경(C6, C7)

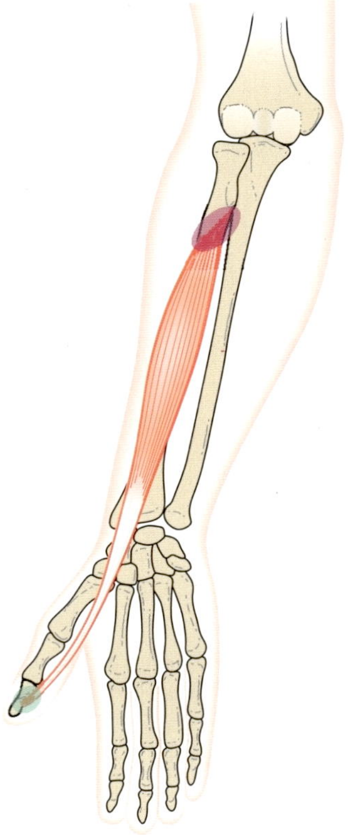

그림 13-14. 긴엄지굽힘근(앞면).

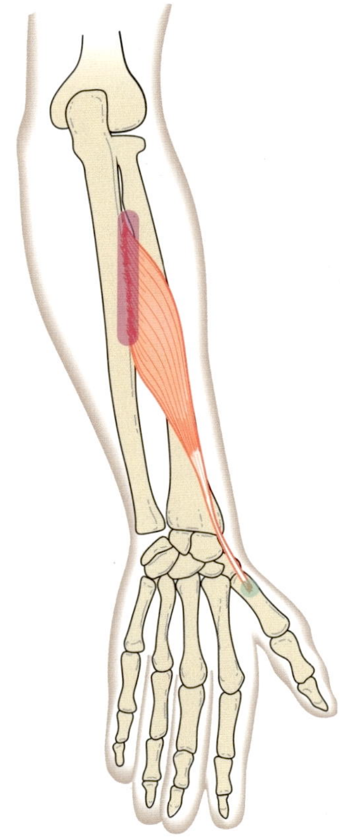

그림 13-15. 긴엄지벌림근(뒷면).

짧은엄지폄근(단무지폄근, extenxor pollicis brevis muscle)은 아래팔 뒷면에 위치하고 있고, 손목의 긴엄지벌림근 안쪽에 있다. 이것의 가까운쪽 부위의 닿는곳은 노뼈 뒷면 근처의 먼쪽 끝과 긴엄지벌림근 아래에 있고, 먼쪽 부위의 닿는곳은 엄지의 몸쪽 손마디뼈의 바닥면 뒤에 있다(그림 13-16). 이것은 엄지의 손허리손가락관절을 폄시킨다.

짧은엄지폄근 (extensor pollicis brevis muscle)

이는곳(O)	노뼈 먼쪽 뒷면
닿는곳(I)	엄지의 첫마디뼈의 바닥부
기능(A)	엄지손목손허리관절, 손허리손가락관절폄
신경(N)	노신경(C6, C7)

긴엄지폄근(장무지신근, extenxor pollicis longus muscle)은 2개의 앞서 말한 근육들과 가까운 아래팔 뒷면에 위치하고 있다. 이것의 가까운쪽 부위의 닿는곳은 중간 1/3 지점의 자뼈와 뼈사이막에 있다(그림 13-17). 2개의 다른 근육과 마찬가지로, 이것도 손목을 교차하기 전에 얕은층이 된다. 이것의 먼쪽 부위의 닿는곳은 엄지의 먼쪽 손마디뼈의 뒷면의 바닥부에 있다. 이것은 엄지의 손허리손가락관절, 손허리손가락관절, 손가락뼈사이관절을 폄시킨다.

긴엄지폄근 (extensor pollicis longus muscle)

이는곳(O)	자뼈의 뒷면 중간과 뼈사이막
닿는곳(I)	엄지의 끝마디뼈 바닥부
기능(A)	엄지의 세 관절의 폄
신경(N)	노신경(C6, C7, C8)

엄지를 폄하게 되면 두 개의 힘줄 사이에 움푹 패인 지점이 만들어지는 것을 알 수 있을 것이다. 실제로, 그곳에는 3개의 힘줄이 존재한다. 가쪽면을 형성하는 긴엄지벌림근과 짧은엄지폄근 그리고 안쪽면을 형성하는 긴엄지폄근. 이 지점을 해부학적 **코담배갑(anatomical**

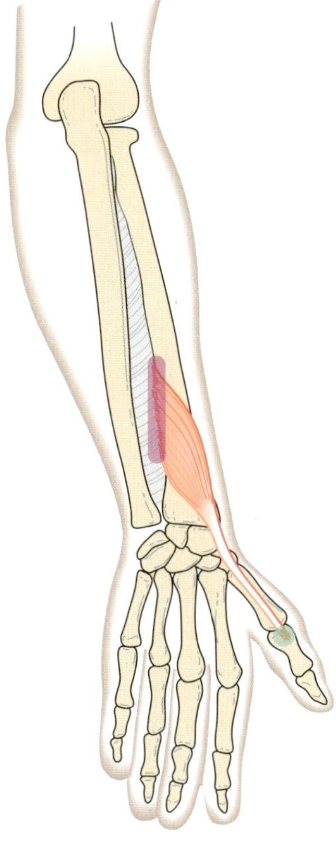

그림 13-16. 짧은엄지폄근(뒷면).

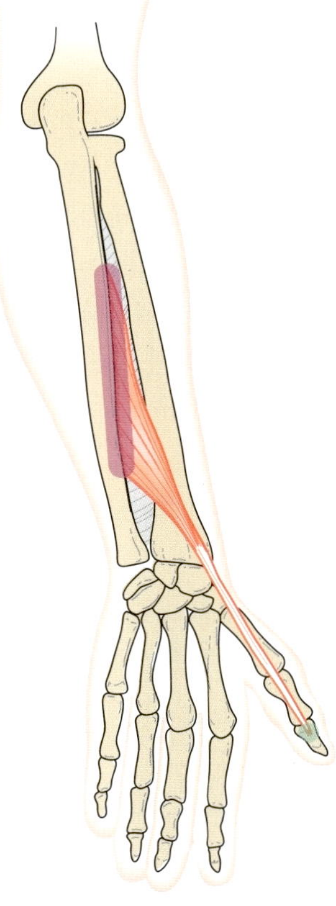

그림 13-17. 긴엄지폄근(뒷면).

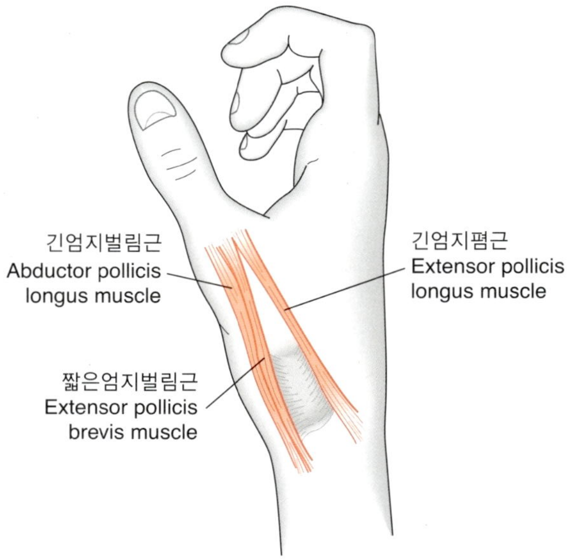

그림 13-18. 해부학적 코담배갑은 한쪽에 긴엄지폄근과 반대쪽에 긴엄지벌림근과 짧은엄지폄근의 힘줄에 의해 형성된다(옆면).

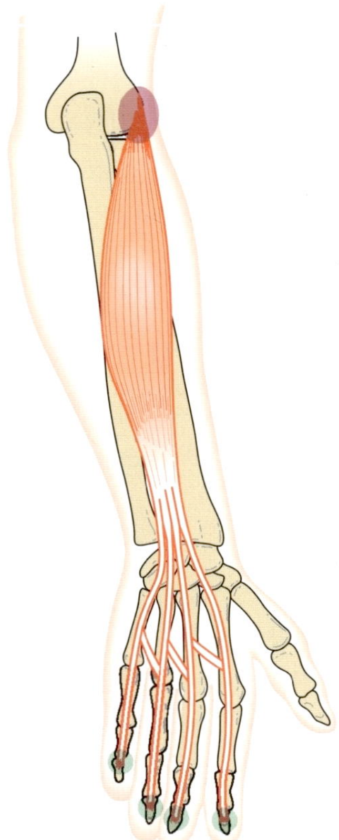

그림 13-19. 손가락폄근(뒷면).

snuffbox)이라고 한다(그림 13-18).

손가락폄근(extensor digitorum muscle)은 손과 아래팔 뒷면의 얕은층 근육이다(그림 13-19). 가까운쪽 부위쪽은 위팔뼈의 바깥쪽 위관절융기에 부착되고 일반적인 폄힘줄의 한 부분이다. 그것은 폄확장띠를 지나 두 번째부터 다섯 번째 손가락의 먼쪽 마디뼈의 먼쪽 부위쪽에 부착되기 위해 폄지지띠 아래로 통과한다(그림 13-12 참조). 손허리뼈의 지역 안에는 4개의 손가락폄근이 상호연결되어 있다. 상호연결성에 의해서 손가락폄근의 독립적인 손가락 폄을 제한한다. 손가락폄근은 단지 손가락의 일반적인 폄근이다. 이것은 2, 3, 4, 5번째 손가락의 손허리손가락관절, 몸쪽 손가락뼈사이관절, 먼쪽 손가락뼈사이관절까지 뻗어 있다.

손가락폄근 (extensor digitorum muscle)

이는곳(O)	위팔뼈의 가쪽 위관절융기*
닿는곳(I)	2–5번째 끝마디뼈
기능(A)	손가락의 모든 세 관절폄
신경(N)	노신경(C6, C7, C8)

집게폄근(extensor indicis muscle)은 깊은 근육으로 가까운쪽 부위는 먼쪽 자뼈의 뒷면에 있다(그림 13-20). 집게폄근은 손목아래 폄지지띠와 손가락폄근 안쪽에서 교차한다. 그리고 폄확장띠에 손가락폄근과 함께 붙어 있다. 집게폄근은 집게의 손허리손가락관절, 몸쪽 손가락뼈사이관절, 먼쪽 손가락뼈사이관절을 폄시킨다.

집게폄근 (extensor indicis muscle)

이는곳(O)	먼쪽 자뼈
닿는곳(I)	집게의 끝마디뼈 먼쪽 부위
기능(A)	집게의 모든 관절폄
신경(N)	노신경(C6, C7, C8)

새끼손가락폄근(extensor digiti minimi muscle)은 길고 좁은 근육으로 깊고, 손가락폄근과 자쪽 손목폄근 가까운쪽 부위 가까이 아래에 붙어 있다(그림 13-21). 이것은 손목 교차 전에 얕은층으로 올라온다. 이것은

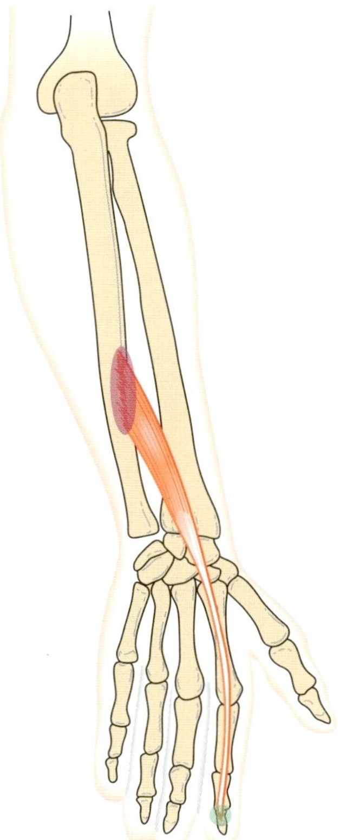

그림 13-20. 집게폄근(뒷면).

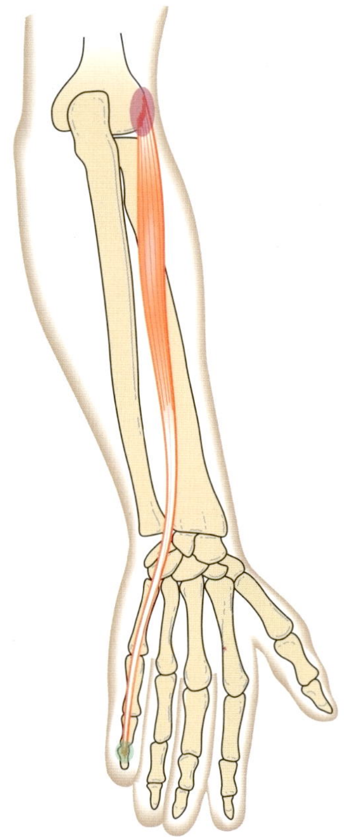

그림 13-21. 새끼손가락폄근(뒷면).

위팔의 가쪽 위관절융기의 총폄근으로부터 떨어져 나가며 손목의 폄근지지띠 아래로 교차하고, 폄확장띠를 경유하여 5번째 손가락의 먼쪽 마디뼈의 바닥에 붙는다. 이것이 5번째 손가락의 손허리손가락관절, 몸쪽 손가락뼈사이관절, 먼쪽 손가락뼈사이관절이 폄할 때 주된 작용근이다.

새끼손가락폄근 (extensor digiti minimi muscle)

이는곳(O)	위팔뼈의 가쪽 위관절융기
닿는곳(I)	5번째 새끼의 폄근널힘줄
기능(A)	새끼손허리손가락관절의 폄
신경(N)	노신경(C6, C7, C8)

돌아보면, 외재근은 손목을 가로지르고 손목의 기능을 담당하기 때문에, 외재근은 손목위가 몸쪽 부착점이 되고, 손위가 먼쪽 부착점이 된다. 그러나 어떤 손목기능은 보통 서로 보조적으로 작용한다. 손목의 주요기능은 손가락이나 엄지의 움직임에 있다.

내재근 (Intrinsic muscles)

내재근은 손목뼈에 먼쪽 부착점과 몸쪽 부착점을 가지며, 엄지와 그 외의 다른 손가락들의 기능을 담당한다. 이 근육들은 손의 섬세한 운동조절과 정밀한 운동을 담당한다. 내재근은 엄지부위와 새끼부위와 손바닥 부위의 근육으로 나눌 수 있다. **엄지부위(thenar muscles)**의 근육은 엄지손가락의 운동을 수행한다. 이 근육들은 엄지두덩 형태를 이룬다. **깊은손바닥근육**들은 엄지근과 새끼근 사이에서 손바닥 깊은곳에 위치하고 있다. 이 근육들은 좀 더 복잡한 움직임을 하며, 일반적으로 다중근육들을 포함한다. 엄지모음근, 뼈사이근(손등과 손바닥에 4개씩), 벌레근 (4개의 근육들) 등을 포함한다. 새끼두덩 형태를 이루는 **새끼근(hypohenar muscles)**들은 일차적으로 새끼손가락을 움직인다. 표 13-1은 내재근의 세 가지 그룹에 대해 요약하고 있다.

엄지구(손바닥) 근육군 중에서 **짧은엄지굽힘근(flexor pollicis brevis muscle)**은 상대적으로 얕은층의 근육이

표 13-1 내재근

엄지구	손바닥 깊은곳	새끼구
짧은엄지굽힘근	엄지모음근	새끼굽힘근
짧은엄지벌림근	뼈사이근	새끼벌림근
엄지맞섬근	벌레근	새끼맞섬근

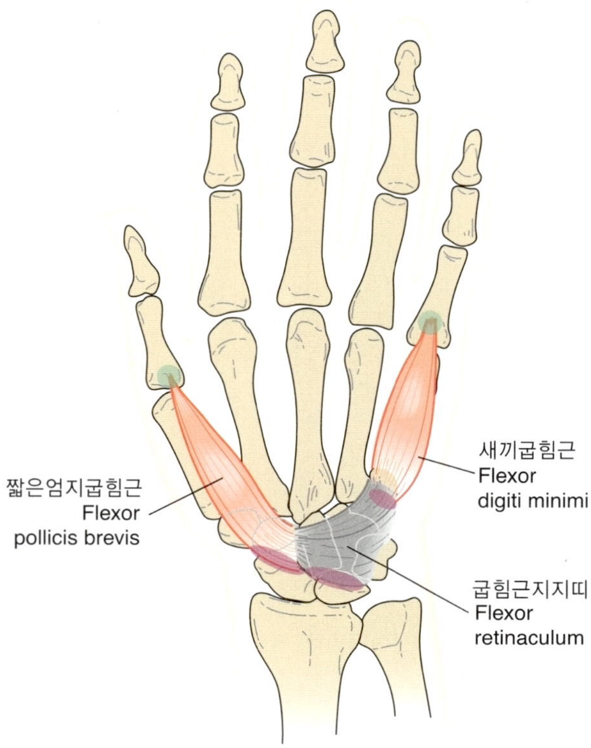

그림 13-22. 짧은엄지굽힘근과 새끼굽힘근(앞면).

다. 짧은엄지굽힘근은 가깝게는 큰마름뼈와 굽힘근지지띠, 멀게는 엄지 마디뼈의 가까운쪽 부위까지 붙어 있다(그림 13-22). 엄지굽힘근의 깊은곳의 우선적인 기능은 엄지의 손목손허리관절과 손허리손가락관절을 굽힘시키는 것이다.

짧은엄지굽힘근 (flexor pollicis brevis muscle)

이는곳(O)	큰마름뼈와 굽힘근지지띠
닿는곳(I)	첫마디뼈(몸쪽 마디뼈)
기능(A)	엄지의 손목손허리관절과 손허리손가락관절 굽힘
신경(N)	정중신경(C6, C7)

짧은엄지벌림근(단무지외전근, abductor pollicis brevis muscle)은 짧은엄지굽힘근의 바깥쪽에 놓여 있다. 짧은엄지벌림근은 굽힘근지지띠, 손배뼈, 큰마름뼈가 이는곳이며, 엄지의 몸쪽 마디뼈 바닥부가 닿는곳이다(그림 13-23). 그것은 엄지의 손목손허리관절에서 벌림하는 작용을 한다.

짧은엄지벌림근 (abductor pollicis brevis muscle)

이는곳(O)	손배뼈, 큰마름뼈, 굽힘근지지띠
닿는곳(I)	엄지의 첫마디뼈
기능(A)	손목손허리관절의 벌림
신경(N)	정중신경(C6, C7)

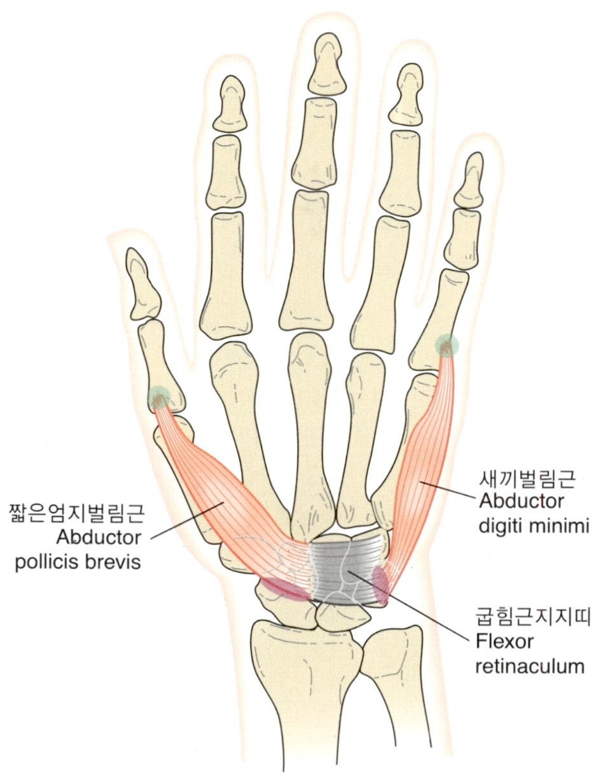

그림 13-23. 짧은엄지벌림근과 새끼벌림근(앞면).

엄지맞섬근(엄지대립근, opponent pollicis muscle)은 짧은엄지벌림근 아래에 깊숙이 자리잡고 있다. 그것은 큰마름뼈와 굽힘근지지띠가 이는곳이고, 첫째 중간손목관절의 가쪽면 전체가 닿는곳이다(그림 13-24). 그것은 주로 엄지의 맞섬작용을 한다. 이 작용은 손목손허리관절에서 일어난다는 것을 기억해라.

엄지맞섬근 (opponent pollicis muscle)

이는곳(O)	큰마름뼈와 굽힘근지지띠
닿는곳(I)	첫 번째 손허리뼈
기능(A)	엄지의 맞섬(손목손허리관절)
신경(N)	정중신경(C6, C7)

엄지의 맞섬은 손의 기능 중 가장 중요한 기능일 것이다. 왜냐하면 엄지의 굽힘, 돌림, 벌림을 복합적으로 한 것이고, 짧은엄지굽힘근과 엄지벌림근과 같은 다른 근육들이 이 기능을 돕는다.

엄지두덩근과 새끼두덩근 사이에 있는 근육들은 흔히 *깊은손바닥근육군(deep palm group)* 또는 *중간근육군(intermediate group)*이라고 한다. 간혹 엄지모음근이 이 근육군에 해당된다. 그 이유는 엄지모음근이 손바닥의 깊은곳에 있기 때문이다. 또 다른 이유는 엄지에 대한 작용때문에 엄지두덩근에 포함되기 때문이다. 손바닥 깊은곳에 있는 근육을 내재근이라고 한다.

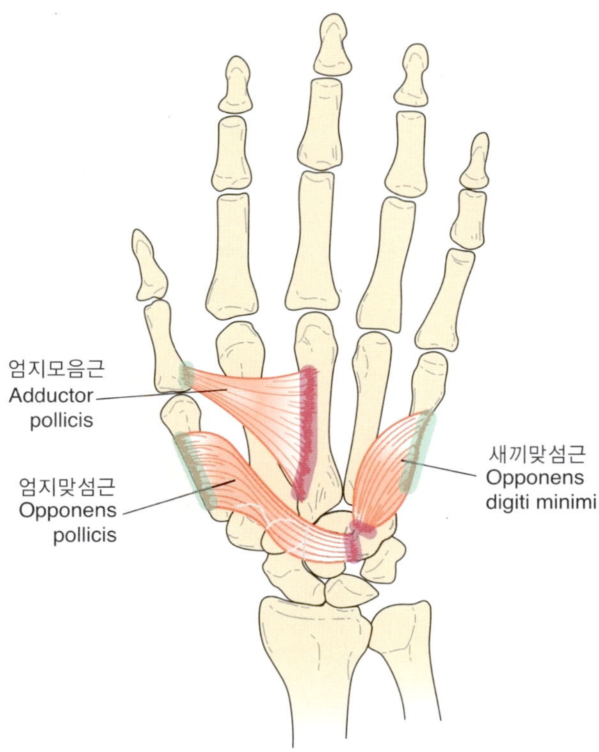

그림 13-24. 엄지맞섬근, 엄지모음근, 새끼맞섬근(앞면).

엄지모음근(무지내전근, adductor pollicis muscle)은 보통 엄지두덩근에 속하지는 않지만, 엄지의 근육이다. 그 이유는 아마도 깊이 위치하고, 엄지두덩근을 이루지 않기 때문일 것이다. 이것은 이 장의 뒤에서 더 설명할 것이다. 이 근육의 이는곳은 알머리뼈와 2번째 손허리뼈 바닥부, 3번째 손허리뼈 손바닥쪽 면에 붙는다. 그리고 엄지의 몸쪽 마디뼈 바닥부가 닿는곳이다(그림 13-24). 그것은 엄지모음 기능을 뜻한다(손목손허리관절).

엄지모음근 (adductor pollicis muscle)

이는곳(O)	알머리뼈, 두 번째 손허리뼈의 바닥부, 손바닥쪽면의 3번째 손허리뼈
닿는곳(I)	엄지 첫마디뼈 바닥부
기능(A)	엄지모음(손목손허리관절)
신경(N)	자신경(C8, T1)

뼈사이근은 두 종류로 구분한다. **손등쪽 뼈사이근(배측골간근, dorsal interossei)**과 손바닥쪽 뼈사이근(palmar interossei). 손등쪽 뼈사이근은 총 네 개로 이루어져 있다. 각각의 근육들은 근접한 두 손허리손가락골의 가까운쪽 부위와 몸쪽 마디뼈의 먼쪽 바닥부에 부착한다(그림 13-25). 표 13-2는 각각의 손등쪽 뼈사이근의 부착점과 작용이 요약되어 있다. 주작용은 두 번째, 세 번째, 그리고 네 번째 손가락의 손허리손가락관절의 벌림이다. 세 번째 손가락의 벌림은 양쪽 방향으로 일어난다는 것을 명심해야 한다. 다섯 번째 손가락은 새끼벌림근에 의해 벌림이 이루어진다. 모든 손등쪽 뼈사이근은 자신경이 지배한다.

손등쪽 뼈사이근 (dorsal interossei)

이는곳(O)	근접한 손허리손가락뼈
닿는곳(I)	첫마디뼈의 바닥부
기능(A)	손허리손가락관절의 벌림
신경(N)	자신경(C8, T1)

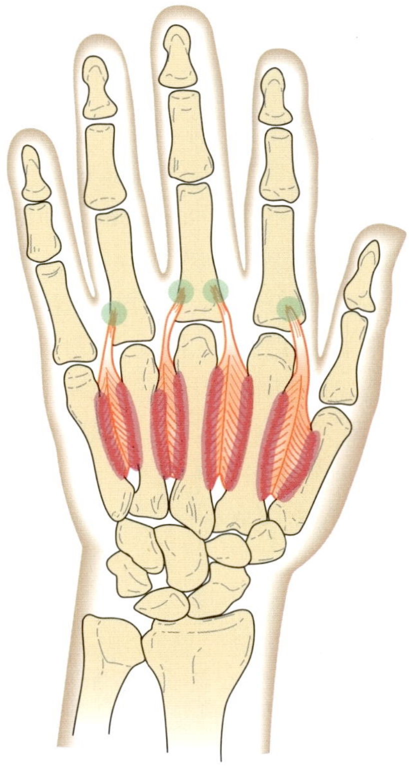

그림 13-25. 등쪽 뼈사이근. 가운데손가락은 부착점이 2개인 것을 기억하라(뒷면).

손바닥쪽 뼈사이근(장측골간근, palmar interossei)은 손등쪽 뼈사이근과 같이 그 수가 4개이다. 손바닥쪽 뼈사이근은 제 1, 2, 4, 5의 손허리뼈의 손바닥쪽면의 중앙에 근접하게 부착된다(이는곳). 가운데손가락에는 부착되지 않으며 기능적으로 작용하지 않는다. 먼쪽부로는 같은 손가락의 첫 번째 마디뼈의 바닥부에 이는곳과 같은 방식으로 부착한다(그림 13-26). 이들 부착부는 표 13-3에 정리되어 있다. 손바닥쪽 뼈사이근은 손등쪽 뼈사이근과 같이 자신경의 지배를 받는다.

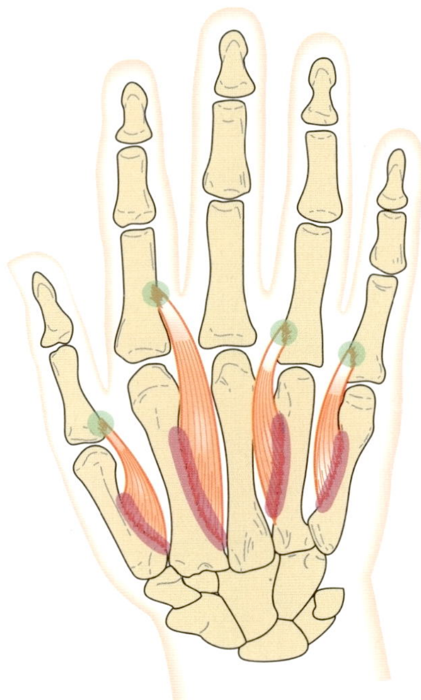

그림 13-26. 손바닥쪽 뼈사이근(앞면). 가운데손가락은 부착점이 없다는 것을 기억하라.

표 13-2 손의 손등쪽 뼈사이근

근육	몸쪽 부착부	먼쪽 부착부	작용
첫 번째	첫 번째, 두 번째 손허리뼈	집게의 가쪽면	집게의 벌림
두 번째	두 번째, 세 번째 손허리뼈	가운데손가락의 가쪽면	가운데손가락의 가쪽 벌림
세 번째	세 번째, 네 번째 손허리뼈	가운데손가락의 안쪽면	가운데손가락의 안쪽 벌림
네 번째	네 번째, 다섯 번째 손허리뼈	넷째 손가락의 안쪽면	넷째 손가락의 벌림

표 13-3 손바닥쪽 뼈사이근

근육	이는곳	닿는곳	작용
첫 번째	1번 손허리뼈	엄지손가락 안쪽	엄지모음
두 번째	2번 손허리뼈	집게손가락 안쪽	집게손가락모음
세 번째	4번 손허리뼈	반지손가락 가쪽	반지손가락모음
네 번째	5번 손허리뼈	새끼손가락 가쪽	새끼손가락모음

손바닥쪽 뼈사이근 (palmar interossei muscle)

이는곳(O)	1, 2 ,4, 5번째 손허리뼈
닿는곳(I)	1, 2, 4, 5 첫마디뼈 바닥부
기능(A)	손허리손가락골의 모음
신경(N)	자신경(C8, T1)

언급한 바와 같이 가운데손가락은 모음과 벌림의 기준이 된다. 벌림은 가운데손가락으로부터 멀어지는 것이고, 모음은 가운데손가락으로 가까워지는 것이다. 가운데손가락은 두 방향으로 벌림하며 모음은 할 수 없다는 것을 유의해야 한다.

언급될 마지막 근육군은 다소 독특하다. 네 개의 **벌레근(충양근, lumbrical muscle)**은 아무 골 부착물이 없다. 이 근육들은 깊이 힘줄에만 부착되어 있다. 가까운쪽 부위는 앞쪽으로 손허리손가락관절에 뻗어 있는 깊은손가락굽힘근의 힘줄에 부착되어 있다(그림 13-27). 이것은 손허리손가락관절을 굽힘시키는 기능을 한다. 그리고 이 근들은 첫마디뼈에서 뒤쪽으로 지나가 손가락폄근의 확장된 힘줄에 부착한다. 이것은 몸쪽 손가락뼈사이관절과 먼쪽 손가락뼈사이관절을 폄시키는 기능을 한다(그림 13-28). 따라서 이 근육들은 손허리손가락관절을 굽힘시키고, 두 번째에서 네 번째 손가락의 몸쪽 손가락뼈사이관절과 먼쪽 손가락뼈사이관절을 폄시키는 기능을 한다. 이러한 조합된 움직임은 "테이블탑 자세(tabletop position)"라고 불린다.

벌레근 (lumbrical muscles)

이는곳(O)	깊은손가락굽힘근힘줄
닿는곳(I)	손가락폄근힘줄
기능(A)	손허리손가락관절 굽힘, 먼쪽과 몸쪽 손가락뼈사이관절폄
신경(N)	정중신경-첫 번째와 두 번째 벌레근 자신경-세 번째와 네 번째 벌레근(C6, C7, C8)

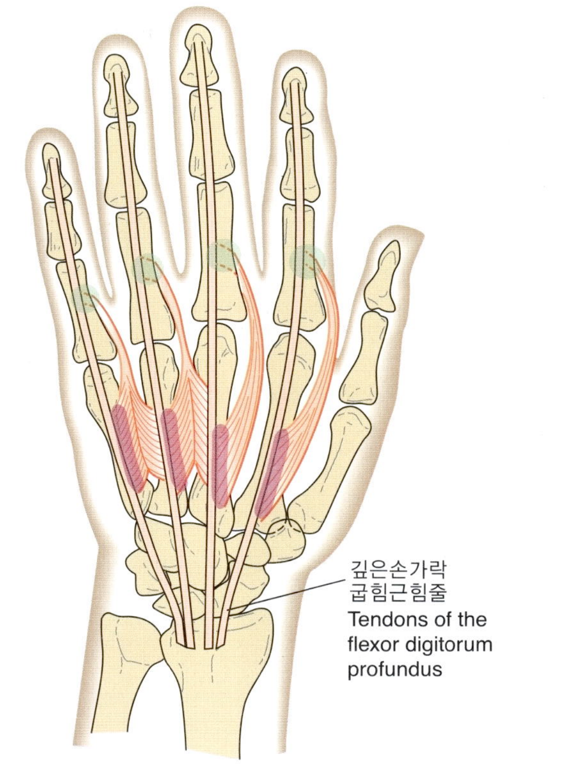

그림 13-27. 벌레근(손바닥쪽). 손가락폄근 힘줄의 먼쪽 부착점은 보이지 않는다.

새끼두덩근에 맞섬근군은 엄지두덩근이다. **새끼굽힘근(소지굴근, flexor digiti minimi muscle)**은 엄지굽힘근이 엄지에서 작용하는 것과 같이 새끼에 같은 기능을 제공한다. 이것은 갈고리뼈 후크와 굽힘근지지띠가 이는곳이고 새끼의 각 마디뼈 바닥부가 닿는곳이다(그림 13-22 참조). 새끼에 손허리손가락관절을 굽힘시킨다. 대부분의 엄지 움직임이 손목손허리관절에서 일어

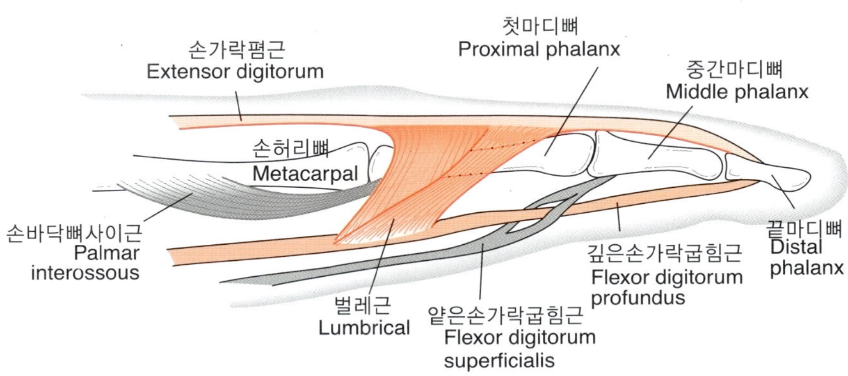

그림 13-28. 벌레근(옆면).

날지라도 대부분의 새끼의 운동은 손허리손가락관절에서 일어난다는 것을 기억하라.

새끼굽힘근 (flexor dititi minimi muscle)

이는곳(O)	갈고리뼈와 굽힘근지지띠
닿는곳(I)	새끼손가락의 첫마디뼈 바닥부
기능(A)	새끼손가락의 손목손허리관절과 손허리손가락 관절 굽힘
신경(N)	자신경(C8, T1)

새끼벌림근(소지외전근, abductor digiti minimi muscle)은 표면상 새끼두덩근의 자쪽 가장자리 새끼굽힘근의 바로 안쪽에 있다. 그것은 콩알뼈와 자쪽 손목굽힘근 힘줄이 이는곳이고, 5번째 손가락 첫째마디뼈 바닥부가 닿는곳이다(그림 13-23). 5번째 손가락의 손허리손가락관절을 벌림시킨다.

새끼벌림근 (abductor digiti minimi muscle)

이는곳(O)	콩알뼈와 자쪽 손목굽힘근힘줄
닿는곳(I)	5번째 손가락 첫마디뼈 바닥부
기능(A)	새끼손가락의 손허리손가락관절 벌림
신경(N)	자신경(C8, T1)

새끼맞섬근(소지대립근, opponent digiti minimi muscle)은 다른 새끼두덩근에 깊게 놓여 있다. 새끼맞섬근의 이는곳은 갈고리뼈 후크와 굽힘근지지띠에 부착하며 새끼굽힘근(소지굴곡근, flexor digiti minimi)의 이는곳과 유사하다. 5번째 손허리뼈의 자뼈쪽 가장자리가 닿는곳이다(그림 13-24). 이 근육의 일차적인 작용은 5번째 손가락의 맞섬이다. 이 작용은 손목손허리(수근중수관절, carpometacarpal, CMC)관절에서 일어난다.

새끼맞섬근 (opponens digiti minimi muscle)

이는곳(O)	갈고리뼈, 굽힘근지지띠
닿는곳(I)	5번 손허리뼈
기능(A)	5번 손가락맞섬(손목손허리관절)
신경(N)	자신경(C8, T1)

해부학적 관계 (Anatomical relationship)

손목과 손의 외재성 근육들을 분리하는 것은 어렵다. 앞, 뒤 군으로 봐서도 안되고, 외재성, 내재성 근육군으로도 보면 안 된다. 외재성 근육들이 손목 앞쪽으로 뻗어져서 시작한다. 긴손바닥근(장장근, palmaris longus)은 가장 표면에 있는 근육으로 기능적으로는 중요하지가 않다. 얕은손가락굽힘근(천지굴근, flexor digitorum superficialis)의 힘줄은 긴손바닥근보다 깊은곳에 위치한다. 깊은손가락굽힘근(심지굴근, flexor digitorum profundus)는 긴손바닥근, 얕은 손가락굽힘근보다 깊은곳에 위치하고 손바닥에 있는 외재성 근육의 3번째 층을 형성한다. 앞면에 있는 다른 외재성 근육은 긴엄지굽힘근(장무지굴근, flexor pollicis longus)이 있다.

그림 13-29는 긴손바닥근을 제거한 손바닥의 모습이다. 새끼손가락에서 엄지손가락을 향해서 보면 당신은 세 개의 내재성근육이 새끼손가락을 움직인다는 것을 볼 수 있을 것이다. 새끼맞섬근(소지대립근, opponent digiti minimi), 새끼모음근(소지내전근, adductor digiti minimi), 새끼굽힘근(소지굴곡근, flexor digiti minimi)이다. 손바닥의 중앙에는 깊은손가락굽힘근의 힘줄이 있다. 각 근육의 힘줄은 두 번째, 세 번째, 네 번째, 다섯 번째 힘줄을 이룬다. 깊은손가락굽힘근은 벌레근(lumbricals)의 몸쪽부 부착부위에서 시작을 한다. 엄지쪽을 보면 당신은 엄지모음근(무지내전근, adductor pollicis), 짧은엄지굽힘근(단무지굴곡근, flexor pollicis

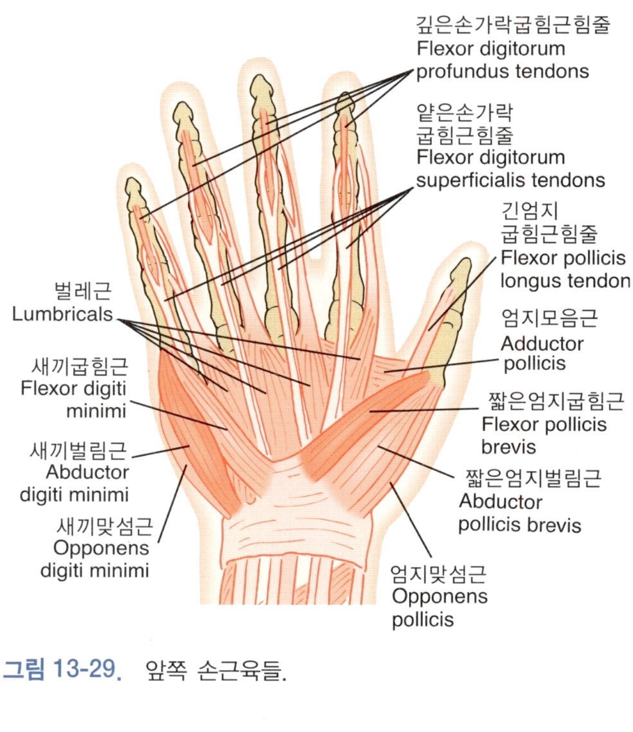

그림 13-29. 앞쪽 손근육들.

brevis), 짧은엄지벌림근(단무지외전근, abductor pollicis brevis), 엄지맞섬근(무지대립근, opponent pollicis), 긴엄지굽힘근(장무지굴곡근, flexor pollicis longus)의 힘줄을 볼 수 있다.

엄지의 가쪽과 뒤쪽의 외재근은 긴엄지벌림근(장무지외전근, abductor pollicis longus), 긴엄지폄근(장무지신근, extensor pollicis longus), 짧은엄지폄근(단무지신근, extensor pollicis brevis)이 있는데, 이 세 근육이 해부학적 코담배갑(anatomical snuffbox)을 이룬다(그림 13-18, 13-20). 뒤쪽 팔꿈치의 중앙에서 가장 표면에 있는 근육은 손가락폄근(지신근, extensor digitorum), 새끼폄근(소지신근, extensor digiti minimi) 근육이다(그림 13-30). 새끼폄근 깊은곳에 집게폄근(extensor indicis)이 있다. 뒤쪽에 있는 유일한 내재근은 등쪽 뼈사이근(dorsal interossei)이다. 손목 아래 손가락폄근 힘줄의 깊은곳에 등쪽 뼈사이근이 있다.

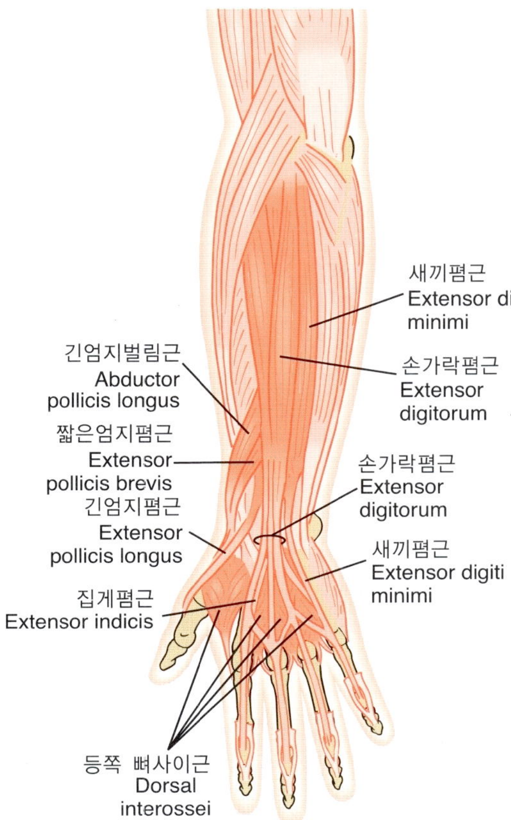

그림 13-30. 뒤쪽 손근육들.

손목과 손의 질환
(Common wrist and hand pathologies)

많은 힘줄들이 손목을 지나 손에 부착을 하기 때문에 손목과 손의 질환은 함께 언급된다. **콜레스 골절(Colle's fracture)**은 노인에게 흔히 일어나는 손상으로 손을 쫙 펼친 상태에서 넘어졌을 때 생긴다. 이것은 먼쪽 조각의 뒤쪽 탈구와 먼쪽 노뼈의 가로골절이다. **스미스 골절(Smith's fracture)**은 먼쪽 조각은 앞으로 이동되고(콜레스와 반대로), 손 뒤쪽의 낙하로 인한 것이다. **생목골절(greenstick fracture)**은 콜레스 골절보다 더 몸쪽 노뼈의 흔한 불완전 골절에 속하는 것으로 어른보다 어린이에게 더 흔하다. 이 골절은 어리거나 새로운 나뭇가지가 부러진 것과 비슷하다. 가지를 부러뜨리려고 한다면, 그것은 오래되고 더 부러지기 쉬운 가지와 같이 완전히 반으로 부러지지 않음을 알 수 있을 것이다. **결절종(ganglion cyst)**은 손목 뒷면에 튀어나온 것처럼 보이는 보통의 양성 종양 덩어리이다.

손목굴증후근(carpal tunnel syndrome)은 손목굴 내에 정중신경위의 압박에 의한 가장 흔한 병이다. 그 증상은 주로 밤에 시작되는 손의 저림과 쑤심(얼얼함)이다. 손, 특히 엄지, 집게, 가운데손가락에 쑤심(얼얼함), 통증, 약함이 있다. 손목굴 위를 두드리면 종종 증상을 유발시킨다. 외과 수술에서 증상을 경감하기 위해 가로손목인대를 잘라낸다. **드퀘르벵병(De Quervain's disease)**은 손목의 노쪽의 통증의 결과로, 짧은엄지폄근과 긴엄지벌림근을 포함하는 염증과 힘줄집(집)의 두꺼워짐에 의해 일어난다. 그것은 힘줄과 그것을 둘러싸는 힘줄집의 염증때문에 **힘줄윤활막염(tenosynovitis)**이라고 불린다. 엄지를 안으로 넣고 주먹을 쥔 뒤 손목을 자뼈쪽 치우침으로 움직일 때 이 힘줄들에 통증이 유발되면 양성반응이라고 한다. 이것이 정상 손목에서 약간의 불편함을 야기하기 때문에 치유는 이 테스트를 할 때 이루어져야 한다.

손바닥널힘줄이 마디 모양에 두껍게 될 때 **듀프트렌구축(Dupuytren's contracture)**이 생긴다. 그것은 반지 및 새끼손가락과 일치하여 손바닥의 구역에서 가장 흔하다. 종종 그 손가락들은 굽힘 구축을 발생시킬 것이다. 보통 **방아쇠 손가락**으로 알려져 있는 **협착윤활막염**은 힘줄집 안에 있는 힘줄의 미끄럼 기전의 문제이다.

힘줄이나 힘줄집 안쪽에 결절이나 종창이 발생할 때, 힘줄은 더 이상 안과 밖으로 부드럽게 미끄러지지 않는다. 손가락을 굽힘할 때 그것은 힘줄집 안쪽을 통과할지도 모른다. 그러나 막히게 될 땐 폄을 하려고 한다. 그 자세에서 손가락은 고정될 수 있으며 이때에는 손으로 늘여야 한다. 가운데손가락 및 반지손가락의 굽힘힘줄들은 대부분 연결되어 있다. **Skier's thumb**은 운동선수 사이에 일반적인 손 부상으로 엄지의 자뼈 곁인대의 급성 찢어짐과 관련된다. **Gamekeeper's thumb**은 위의 손상에 사용되는 오래된 용어로 작은 사냥거리의 목을 비트는 영국 사냥터 관리인에 의한 것이다.

백조 목 기형(Swan neck deformity)은 손허리손가락관절의 굽힘과 몸쪽 손가락뼈사이관절의 젖힘 및 먼쪽 손가락뼈사이관절이 굽힘되는 특징을 나타낸다. **단추구멍기형(boutonnière deformity)**은 백조 목 기형과 반대 성향을 나타낸다. 손허리손가락관절의 폄과 몸쪽 손가락뼈사이관절의 굽힘 및 먼쪽 손가락뼈사이관절의 폄이다. **자뼈변이(ulnar drift)**는 손허리손가락관절에서 손가락들이 자뼈치우침에 유래한다. **망치손가락(mallet finger)**은 먼쪽 손가락뼈사이관절의 폄 기전의 파열에 의한 것이며, 이는 힘줄의 절단 또는 먼쪽 마디뼈로부터 힘줄이 벗겨진 뼈의 부위 때문이다. 둘 중에 한 경우, 먼쪽 마디뼈는 굽힘 위치로 남아 있고 펴되지 않을 것이다. 손배뼈는 가장 빈번하게 다치는 손목관절 뼈이다. **손배뼈 골절**은 흔히 젊은 사람이 손을 편 채로 낙상하게 될 때 발생한다. 얇은 관 공급 때문에, 그곳에는 무혈관성 괴사가 호발하는 부위이다. **퀴엔백병(Kienböck's disease)**은 외상 후에 발달된 반달뼈의 괴사와 관계 있다.

근육작용에 대한 요약
(Summary of muscle action)

손의 주요 움직임에 대한 작용은 표 13-4에 요약되어 있다.

표 13-4 손의 주요근육

작용	관절	근육
엄지		
굽힘	손목손허리관절, 손허리손가락관절	짧은엄지굽힘근
	손가락뼈사이관절(손허리손가락관절, 손목손허리관절)	긴엄지굽힘근
폄	손목손허리관절, 손허리손가락관절	짧은엄지폄근
	손가락뼈사이관절(손허리손가락관절, 손목손허리관절)	긴엄지폄근
벌림	손목손허리관절	짧은엄지벌림근, 긴엄지벌림근
모음	손목손허리관절	엄지모음근
맞섬	손목손허리관절	엄지맞섬근
재배치	손목손허리관절	엄지모음근, 긴엄지폄근, 짧은엄지폄근
작용	관절	근육
손가락		
굽힘	손허리손가락관절	벌레근, 얕은손가락굽힘근, 깊은손가락굽힘근
	몸쪽 손가락뼈사이관절	얕은손가락굽힘근, 깊은손가락굽힘근
	먼쪽 손가락뼈사이관절	깊은손가락굽힘근
폄	손허리손가락관절	손가락폄근, 집게폄근, 새끼손가락폄근
	몸쪽과 먼쪽 손가락뼈사이관절	벌레근, 손가락폄근, 새끼손가락폄근, 집게폄근
벌림	손허리손가락관절	손등쪽 뼈사이근, 새끼벌림근
모음	손허리손가락관절	손바닥쪽 뼈사이근
맞섬(새끼손가락)	손목손허리관절	새끼맞섬근

근육 신경지배에 대한 요약
(Summary of muscle innervation)

손의 신경지배는 손목의 신경지배와 거의 같다(그림 13-31). 그러나 약간의 예외들은 논의되어야 한다. 손목과 함께 손의 뒷면의 근육들은 거의 노신경에 의해 지배를 받는다. 엄지쪽 근육들은 주로 정중신경에 의해, 자뼈쪽 근육들은 자신경에 의해 공급되어진다.

엄지모음근은 예외인 듯하다; 모든 다른 엄지 근육들처럼 정중신경 대신에 자신경에 의해 지배를 받는다. 그러나 엄지 모음근은 3번째 손허리뼈의 손바닥쪽 중앙에 붙는 것을 기억해라(그림 13-24). 자신경은 방향이 바뀌고 엄지쪽으로 움직인다. 그것처럼 가지들을 엄지모음근과 손바닥과 손등쪽 뼈사이근쪽으로 보낸다(그림 6-27 참조). 깊은손가락굽힘근은 벌레근처럼 정중신경과 자신경 둘 모두로부터 지배를 받는다. 이것은 놀랄 일이 아니다. 왜냐하면 벌레근들은 깊은손가락굽힘근의 이는곳에 있기 때문이다. 표 13-5는 손의 근육과 신경지배를 요약한 것이다. 아래 목뼈의 손상은 모든 손의 근육이 영향을 받는다는 것을 표를 통해 볼 수 있다. 표 13-6은 분절 지배를 요약한 것이다. 신경지배의 척수신경 레벨로 간주되는 다양한 원인 중에 여러 불일치하는 것이 있다는 것을 기록한 것이다.

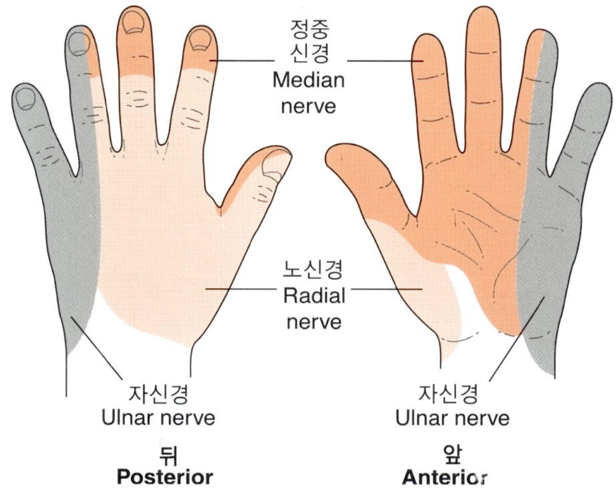

그림 13-31. 손의 감각신경지배. 운동신경지배 역시 유사한 패턴을 따른다.

표 13-5 손 근육의 신경지배

근육	신경	척수신경 분절
손가락폄근	노신경	C6, C7, C8
집게폄근	노신경	C6, C7, C8
새끼손가락폄근	노신경	C6, C7, C8
긴엄지폄근	노신경	C6, C7, C8
짧은엄지폄근	노신경	C6, C7
긴엄지벌림근	노신경	C6, C7
얕은손가락굽힘근	정중신경	C7, C8, T1
깊은손가락굽힘근	정중신경	C8, T1
	자신경	C8, T1
긴엄지굽힘근	정중신경	C8, T1
짧은엄지굽힘근	정중신경	C6, C7
짧은엄지벌림근	정중신경	C6, C7
엄지맞섬근	정중신경	C6, C7
1, 2번 벌레근	정중신경	C6, C7
3, 4번 벌레근	자신경	C8
새끼굽힘근	자신경	C8, T1
새끼벌림근	자신경	C8, T1
새끼맞섬근	자신경	C8, T1
엄지모음근	자신경	C8, T1
손등과 손바닥쪽 뼈사이근	자신경	C8, T1

표 13-6 손의 분절 신경 분포

척수 수준	C6	C7	C8	T1
손가락폄근	X	X	X	
집게폄근	X	X	X	
새끼손가락폄근	X	X	X	
긴엄지폄근	X	X	X	
짧은엄지폄근	X	X		
긴엄지벌림근	X	X		
짧은엄지벌림근	X	X		
짧은엄지굽힘근	X	X		
엄지맞섬근	X	X		
얕은손가락굽힘근		X	X	X
깊은손가락굽힘근			X	X
긴엄지굽힘근			X	X
벌레근	X	X	X	
새끼굽힘근			X	X
새끼벌림근			X	X
새끼맞섬근			X	X
엄지모음근			X	X
손등과 손바닥쪽 뼈사이근			X	X

손 기능 (Hand Function)

인간의 손은 많은 기능들을 수행한다. 손의 주된 기능은 잡기, 또는 *파악(prehension)*이다. 이것은 손이 물체를 유지하고 조절하는 것에 적응되는 방법이다. 또한 감정 표현, 할퀴는 것, 곤봉 쥐기, 손바닥 펴기, 팔걸이를 짚고 일어나는 것과 같은 많은 물건을 잡기에 적합하지 않은 손의 기능들이 있다. 정교하지 않은 움직임은 이런 활동들과 일어나기 때문이고 더 이상 물건을 잡기에 적합하지 않은 기능은 여기서 설명되지 않는다.

어떻게 손이 물체의 크기, 모양과 무게에 따라 이용되고 어떻게 물체가 사용될 것인지와 팔 몸쪽 분절 관여를 파악한다(잡기 또는 물체 쥐고 유지하기). 일반적으로, 어깨관절과 어깨관절은 손을 공간에 위치시킨다. 팔꿈치는 손이 몸 특히, 얼굴로부터 다가가거나 더 멀어지게 한다. 손목은 손이 물체를 정교하게 다루는 동안 안정성을 제공하고 힘줄고정술에 대한 중요한 작용은 5장에서 설명된다. 손 기능의 잡기양상에 많이 주의하는 경향이 있을지라도 풀어주는 것은 동등하게 중요하다. 풀어주기는 중간 손가락뼈사이관절, 몸쪽 손가락뼈사이관절과 먼쪽 손가락뼈사이관절폄근의 역할을 한다. 풀어주는 능력이 없다면 손의 잡기기능은 크게 줄어든다.

손 기능에서 가장 중요한 것은 감각이다. 손상되지 않은 완전한 감각이 없다면, 잡게 된 것이 무엇인지 아는 항목을 찾기 위해 보이는 단서를 보완해야 하고 물체를 잡기 어렵다. 예를 들면, 옷으로 가득한 짐가방을 받고 작은 비누상자를 찾는다면, 당신은 비누가 있는 곳까지 가방 안을 더듬었을 것이다. 그러나 당신의 손 감각이 온전하지 않다면, 빈 가방이어야 하고 눈에 보이게 박스를 찾아야 한다. 팔 절단으로 플라스틱 보조기를 사용하는 사람은 감각 없이 손의 기능을 하는 좋은 예다. 그런 사람은 비누를 찾기 위해서, 보조기 끝이 그것을 잡고 있었다면 그것이 무엇인지 알기 위해서 시각적 반응이 필요할 것이다. 손감각은 노뼈, 자뼈, 정중신경에 의해 생긴다. 그림 13-31은 감각분포 패턴을 보여준다. 감각분포는 저자마다 약간 차이가 있다.

손이 조건 안에서 힘과 정밀도의 효과를 최대한 내는 손목과 손의 최적의 위치가 있다. 이 위치를 **손의 기능적인 위치**라고 부른다. 이 위치가 되면, 손목은 약간 신장되고, 손허리손가락관절과 손가락의 몸쪽 손가락뼈사이관절은 약간 굽힘된다. 그리고 엄지는 맞섬된다. 그림 13-32는 이 위치를 설명한다. 엄지구 망상조직을 유지하는 것은 엄지손가락 맞섬을 위해 중요하다.

파악 (Grasps)

파악은 기본적으로 강력파악과 정밀 파악 두 가지 형태가 있다. 활동이 어떤 파악을 필요로 하는지 결정짓는다. **강력파악(power grip)**은 좀 더 몸쪽 관절 근육들에 의해 움직여질 동안에 물건이 강하게 쥐어지는 것이 필요할 때 사용되어진다(망치잡기 또는 문손잡이)(그림 13-33). 종종 강력파악은 손과 들려지는 물건들 사이에 일어나는 움직임이 없는 등척성수축에 포함된다.

종종 *정확한 잡기*라고 언급되는 **정밀파악(precision grip)**은 바느질이나 펜잡기 같은 좀 더 나은 형태 움직임에서 손가락 움직임이 조작되는 것이 필요한 물건일 때 사용된다(그림 13-34).

강력파악 (Power Grips)

강력파악은 힘의 상당한 양이 포함되고 가장 강력한 파악으로 여겨진다. 손가락들은 한 방향으로 사물주위에서 굽는 경향이 있고, 엄지손가락은 사물에 손바닥 그리고/또는 손가락의 접촉에 물체가 유지되기 위해 반작용력이 제공되기 위한 반대방향으로 감싼다. 물체가 확실하게 손으로 고정되면, 그것은 몸쪽 관절근육에 의해 공간에 이동되어질 수 있다. 긴손가락굽힘근은 사물을 잡고 긴손가락폄근은 손목을 중립이나 약간 폄한 위치로 유지하는 것을 돕는다. 엄지손가락이 포함될 때, 그것은 모음된 위치에 있는 경향이 있다.

일반적으로 3개로 기술한 강력잡기는 원통형, 구형, 후크형이다. **원통형 잡기**(그림 13-35)는 굽힘된 모든 손가락들이 물체를 감싸고, 보통 팔뚝의 바른 각도에 놓여 있다. 엄지손가락은 맞섬방향으로 물체 주위를 감싸게 되고, 자주 손가락들을 포갠다. 원통형 파악의 예는 망치잡기, 라켓 또는 손수레 다루기이다.

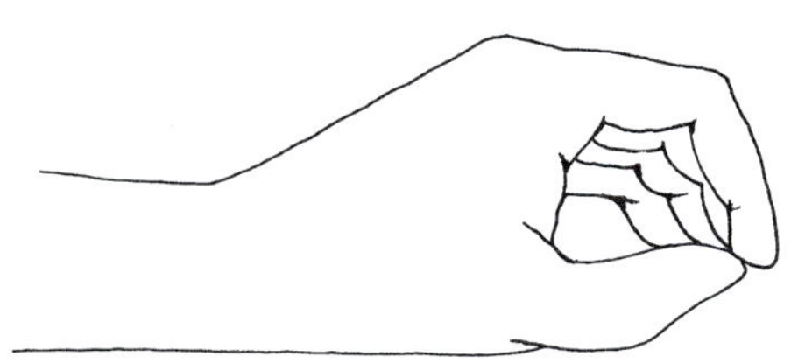

그림 13-32. 손목과 손의 기능적인 자세. 손목은 약간 폄되고, MCP와 PIP 관절은 약간 굽힘되고, 엄지는 맞섬자세이다.

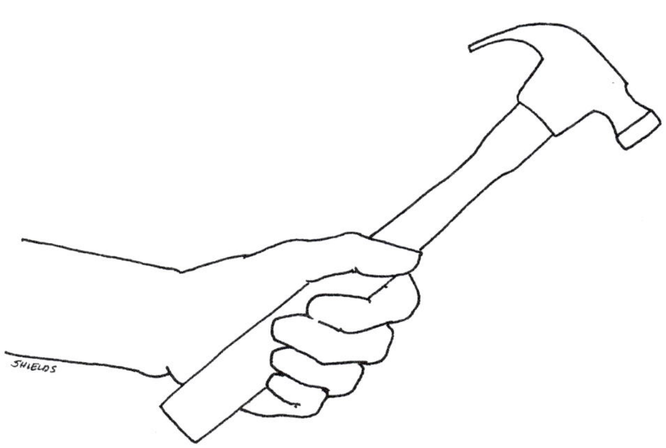

그림 13-33. 강력파악(power grip).

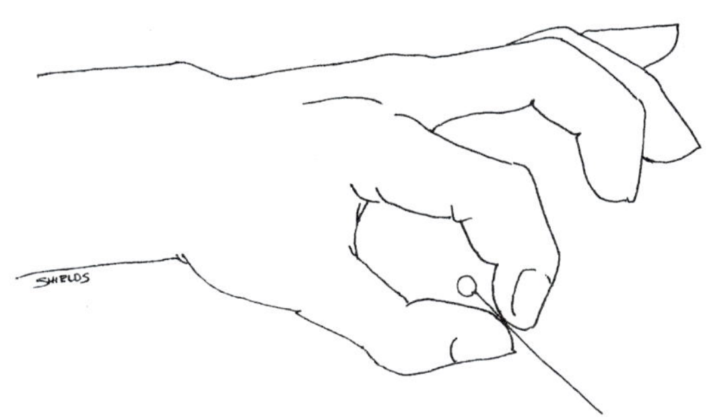

그림 13-34. 정밀파악.

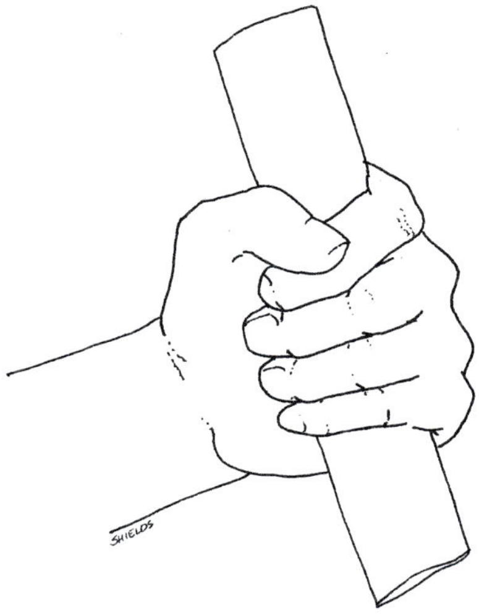

그림 13-35. 원통형 잡기.

원통형 파악의 변화는 등급화된 방법으로 손가락들을 손잡이 주위로 굽힘하게 한다(그림 13-36). 5번째 손가락관절들이 가장 많이 굽히게 되고, 2번째 손가락관절들은 부분적으로 굽히게 된다. 엄지손가락은 손잡이에 기대어 평행하게 놓여 있고, 손목은 조금 자뼈쪽 치우침되어 있다. 원통 모양 그립인 이 파악의 이점은 공구의 사용을 더 잘 조작하지만, 강력하게 통제한다는 것이다. 이런 종류의 파악의 예는 골프클럽 또는 스크류드라이버를 잡는 것이 포함된다.

구형 파악(spherical grip)은 목표물의 주위에 모든 손가락과 엄지가 모음되어 있고, 손가락들이 따로 따로 펴진 원통형 파악과는 다르다. 손바닥은 거의 포함되어 지지 않는다(그림 13-37). 구형파악을 사용하는 활동에는 사과 또는 문의 손잡이를 잡거나, 그것의 끝으로 컵을 잡는 것이 있다.

후크형 파악(hook grip)은 후크를 거는 방식으로 물체의 주위를 두 번째에서 다섯 번째 손가락까지 구부린다(그림 13-38). 손허리손가락관절은 폄되고 몸쪽 손가락뼈사이관절과 먼쪽 손가락뼈사이관절은 약간의 각도로 굽힘된다. 엄지손가락은 보통 포함되지 않는다. 그러므로 이것은 오직 정중신경 손상이나 엄지의 맞섬능력을 상실했을 경우에나 가능한 강력파악이다. 후크형 파악의 예는 여행 가방, 수레, 또는 물통 같은 손잡이를 잡을 때에 보여진다.

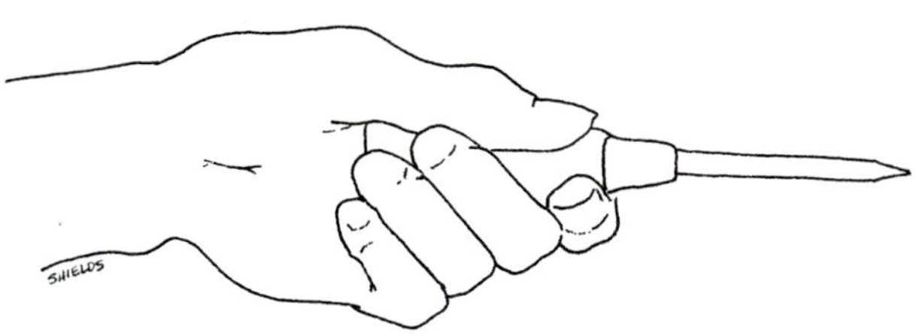

그림 13-36. 원통형 잡기의 변형.

정밀 파악 (Precision Grips)

정밀 파악은 엄지손가락과 나머지 손가락들의 끝으로 대상을 잡는 것이다. 내재근육들은 외부적인 요인들과 관련되어 있다. 엄지손가락은 벌림되기 쉽다. 이 파악은 좀 더 좋은 움직임과 정확성을 제공한다. 대상은 보통 작고, 심지어 연약한 경우가 많다. 손바닥은 보통 쓰이지 않고, 가까운쪽 관절들도 움직이지 않게 된다. 정밀 파악에는 일반적으로 네 가지 타입이 있다.

패드에서 패드 파악(pad-to-pad grip)은 엄지손가락은 벌림되고, 나머지 손가락들의 손허리손가락관절과

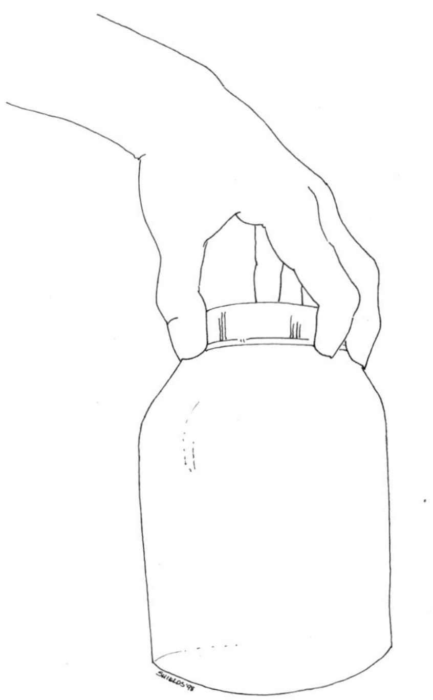

그림 13-37. 구형 파악.

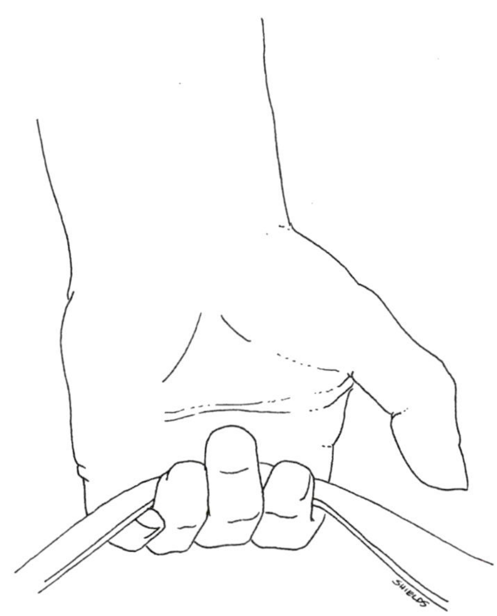

그림 13-38. 후크형 파악.

몸쪽 손가락뼈사이관절들은 굽힘되고, 모든 손가락의 말단 관절들은 폄된 채로 손가락들의 패드가 함께 따라간다. 엄지손가락과 나머지 한 손가락(보통은 집게손가락)만 이용해서 잡는 방법은 **집기파악(pinch grip)**(그림 13-39)이라고 한다. 엄지손가락과 나머지 두 손가락(보통 집게손가락과 가운데손가락)을 이용해서 잡는 방법은 **세 손가락 집기(three-jaw chuck)**라고 한다. 강력 드릴에 날 끼우는 방법을 본다면, 이 파악과의 유사성을 알게 된 것이다(그림 13-40). 날 끼우는 부위에 세 개의 집게(jaws)가 있고 전체적인 홀딩 메커니즘은 "손*잡이*"라고 한다. 펜이나 연필을 잡는 방식이 이 파악의 예가 된다. 이것은 가장 일반적인 정밀 파악이다.

패드에서 패드 파악과 유사하게 **끝에서 끝 파악(tip-to-tip grip)**은 동전이나 핀처럼 작은 물건을 집어 올리기 위해 엄지손가락 끝이 다른 손가락(보통은 집게손가락) 끝에 닿게 된다(그림 13-34). 이것은 **양쪽면 파악(pincer grip)**이라고도 한다. 이런 유형의 파악은 손톱이 아주 길 경우에는 어려움을 겪게 된다.

바깥쪽 쥐기로도 불려지는 **패드에서 측면 파악(pad-to-side grip)**은 넓은 엄지손가락으로 덧대고 물체를 집게손가락의 노뼈쪽에 억누르도록 하는 것이다(그림 13-41). 이것은 강한 파악이지만, 다른 2개의 종류들보다 적은 정교한 움직임들을 요구한다. 팔보조기의 말단 장치는 이 종류의 파악을 적응시킨다. 또한, 이 파악이 반대되는 엄지손가락을 필요로 하지 않기 때문에, 저항을 잃어버리지만, 엄지손가락 맞섬을 소실한 사람은 작은 물체들을 쥘 수 있고 들 수 있다.

다소 패드에서 측면 파악에 닮아 있는 **측면에서 측면 파악(side-to-side grip)**은 2개의 손가락들, 보통 집게 또는 가운데손가락의 벌림을 필요로 한다(그림 13-42). 그것은 약한 파악이고, 많은 정밀도를 요구하지 않는다. 담배를 드는 것이 아마 가장 자주 사용될 것이다. 다른

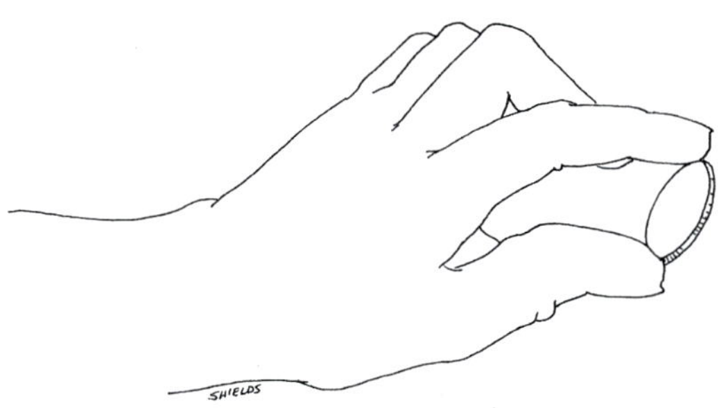

그림 13-39. 집기파악.

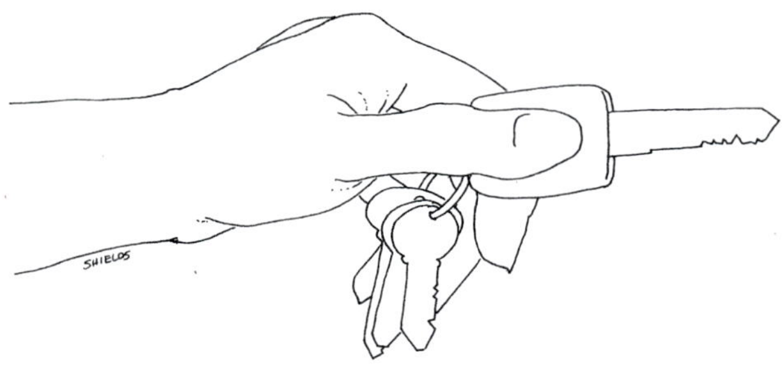

그림 13-41. Pad-to-side 파악.

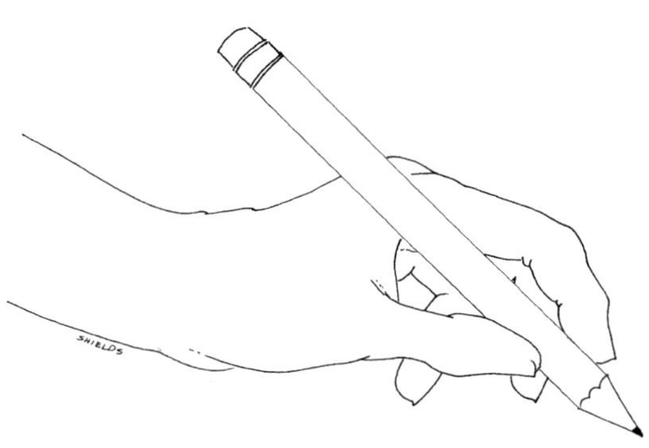

그림 13-40. Three-jaw chuck 파악.

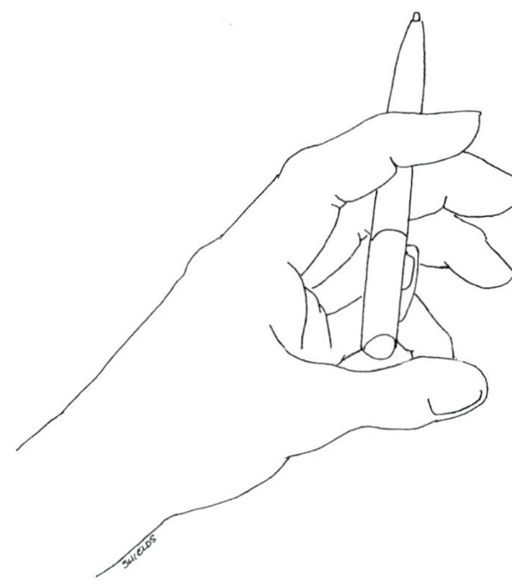

그림 13-42. Side-to-side 파악.

하나의 연필 또는 펜을 사용하는 동안 두 손가락 사이에 연필과 같은 물체를 들 때 또한 사용된다. 엄지손가락은 사용되지 않았고, 이 파악은 엄지손가락 없이도 사용할 수 있다.

때로는 **판 파악(plate grip)**이라고 하는 **벌레근 파악(lumbrical grip)**은 손허리손가락관절과 몸쪽 손가락뼈사이관절은 구부리고 먼쪽 손가락뼈사이관절은 편다. 엄지는 물체를 편평하게 유지하도록 손가락들과 맞섬한다(그림 13-43). 이 파악은 보통 쟁반이나 편평한 것을 수평으로 유지할 때 사용된다. 이 파악은 손가락뼈사이관절이 펴져 있는 동안 손허리손가락관절을 구부리는 벌레근의 작용때문에 벌레근 파악이라고 불린다.

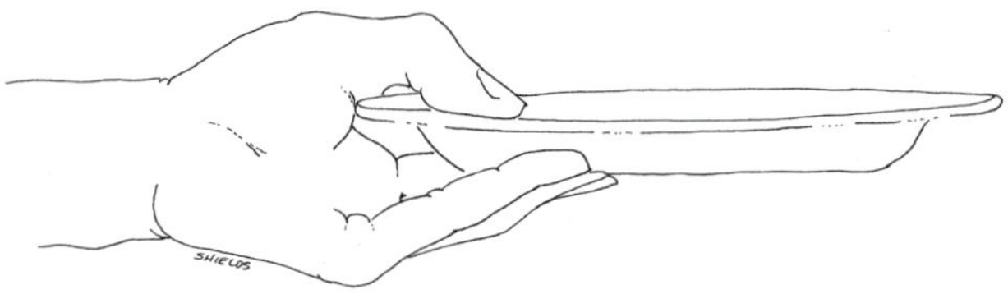

그림 13-43. Lumbrical 파악.

기억해야 할 점

- 등척성 수축은 몸의 자세를 안정시키거나 고정시킨다.
- 원통, 구, 갈고리 잡기는 힘 있는 손의 움직임을 위해 쓰인다.
- 마디로 잡기, 집기, 세손가락으로 잡기, 손가락 끝으로 잡기, 마디와 손가락 옆으로 잡기, 손가락사이에 끼기, 벌레근 잡기는 정교한 손의 움직임을 위해 쓰인다.
- 볼록 관절 면은 신체 분절 움직임과 반대 방향으로 움직인다.
- 오목 관절 면은 신체 분절 움직임과 같은 방향으로 움직인다.
- 해부학적 자세에서, 시상면은 신체를 좌, 우로 나눈다. 이마면은 신체를 앞, 뒤로 나눈다. 횡단면은 신체를 위, 아래로 나눈다.

복습 문제 (Review Questions)

일반적인 해부학 문제

1. 손가락과 엄지에서 어떤 움직임이 일어나는가?
   a. 시상축 주위에 전두면?
   b. 전두축 주위에 시상면?
   c. 수직축 주위에 횡단면?
2. 엄지와 손가락의 비교
   a. 뼈의 개수
      엄지 ______________________
      손가락 ______________________
   b. 관절의 개수
      엄지 ______________________
      손가락 ______________________
   c. 관절의 이름
      엄지 ______________________
      손가락 ______________________
3. 엄지맞섬은 무슨 운동의 결합인가?
4. 어떤 엄지의 맞섬운동이 보조운동인가?
5. 지지띠의 목적은 무엇인가?
6. 손목터널은 무슨 구조로 구성되었는가? 손목터널은 어떤 힘줄과 신경이 지나가는가?
7. 외재근은 무엇인가? 손의 외재근의 목록을 만들어라.
8. 내재근은 무엇인가? 손의 내재근의 목록을 만들어라.
9. 엄지두덩근육과 새끼두덩근육의 차이를 설명하고, 각각의 예를 들어라.
10. "해부학적 코담배갑"은 무엇인가? 이 지점에 인접하는 어떤 근육의 작용인가?

복습 문제 (Review Questions)–계속

11. 손의 근육이 뼈에 부착하지 않는 것은 무엇인가? 그것은 무엇에 2개의 힘줄이 붙여 있는가?
12. a. 손가락의 첫 번째 마디뼈의 몸쪽끝은 어떤 모양인가?
    b. 손허리뼈의 먼쪽끝은 어떤 모양인가?
    c. 첫 번째 마디뼈의 관절면은 MCP가 굽힘/폄을 할 때 손가락의 방향과 같은 방향 또는 반대 방향으로 움직이는가?

기능적 활동 문제

다음의 활동 시 사용되는 잡기 또는 집기 힘의 유형을 설명하라.

1. 냄비의 손잡이 붙잡기
2. 작은 빨간 수레 당기기
3. 책의 페이지 넘기기
4. 스냅 또는 단추 잠그기
5. 손잡이에 의해서 커피 잔 나르기
6. 카드놀이 하는 손잡기
7. 사과잡기
8. 바벨잡기
9. CD 잡기
10. 전체 팔의 대단위 운동의 관해서 따르는 활동 분석하기. 아이와 눈 대 눈으로 마주치기 위해 치료사는 손으로 아이의 양쪽 체지를 잡도록 한다(그림 13-44).
    a. 두 개의 잡기 중에 무엇이 조합되는가?
    b. 손목을 중립위치로 유지하는 데 두 가지 계획으로써 발생하는 등척성 수축에 의해서 유지한다. 어떤 두 개의 근육이 포함되는가?
    c. 손목근육의 주요한 움직임들과 여기에 속하는 두 가지 근육들의 명명.
    d. 아래팔은 엎침과 뒤침의 중립위치에 둔다. 어떤 근육군들이 팔꿉관절의 위치를 등척성으로 유지시키는가?
    e. 팔꿉관절의 주요 움직임 근육과 여기에 속하는 근육들의 명명.
    f. 어깨관절을 중립위치에 유지하는 데 두 가지 계획으로 발생하는 등척성 수축에 의하여 유지한다. 어떤 두개의 근육군들이 포함되는가?
    g. 어깨관절의 주요 움직임 근육과 여기에 속하는 두 가지 주요한 근육군들의 명명.
    h. 어떤 어깨관절 보조 자세와 이것에 의해 발생되는 어깨관절 접합부 자세는?
    i. 어깨관절 주요 움직임 근육들과 이에 대한 명명.

임상적인 연습 문제

관절 움직임과 주요 근육들의 움직임에 따르는 운동들에 관하여 증명하여라.

1. 손가락을 쭉 뻗고 넓게 편다; 서로 함께 가져가면서.
2. 아래팔을 뒤침하여 집게 옆의 무지를 손바닥으로부터 곧게 세운다.
3. 무지의 끝과 새끼의 끝부분을 서로 접촉시킨다.
4. 손가락들을 곧게 핀 채 손가락관절을 구부려라.
5. 집게 옆의 무지에서 출발하여 손가락을 가로질러서 새끼로 이동시킨다.

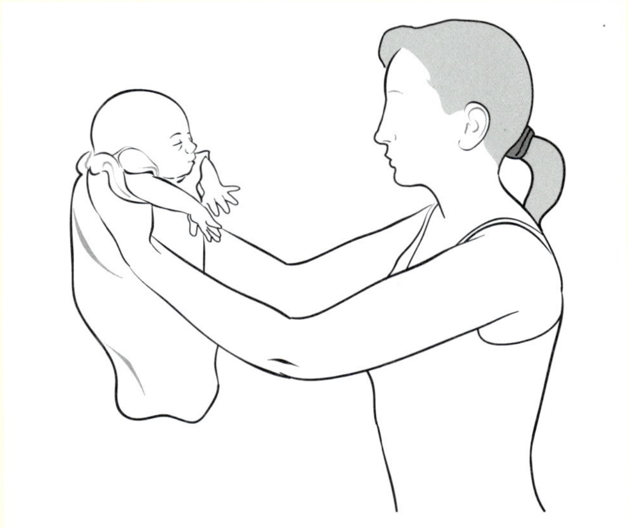

그림 13-44. 움직임 분석: 아이 들어올리기.

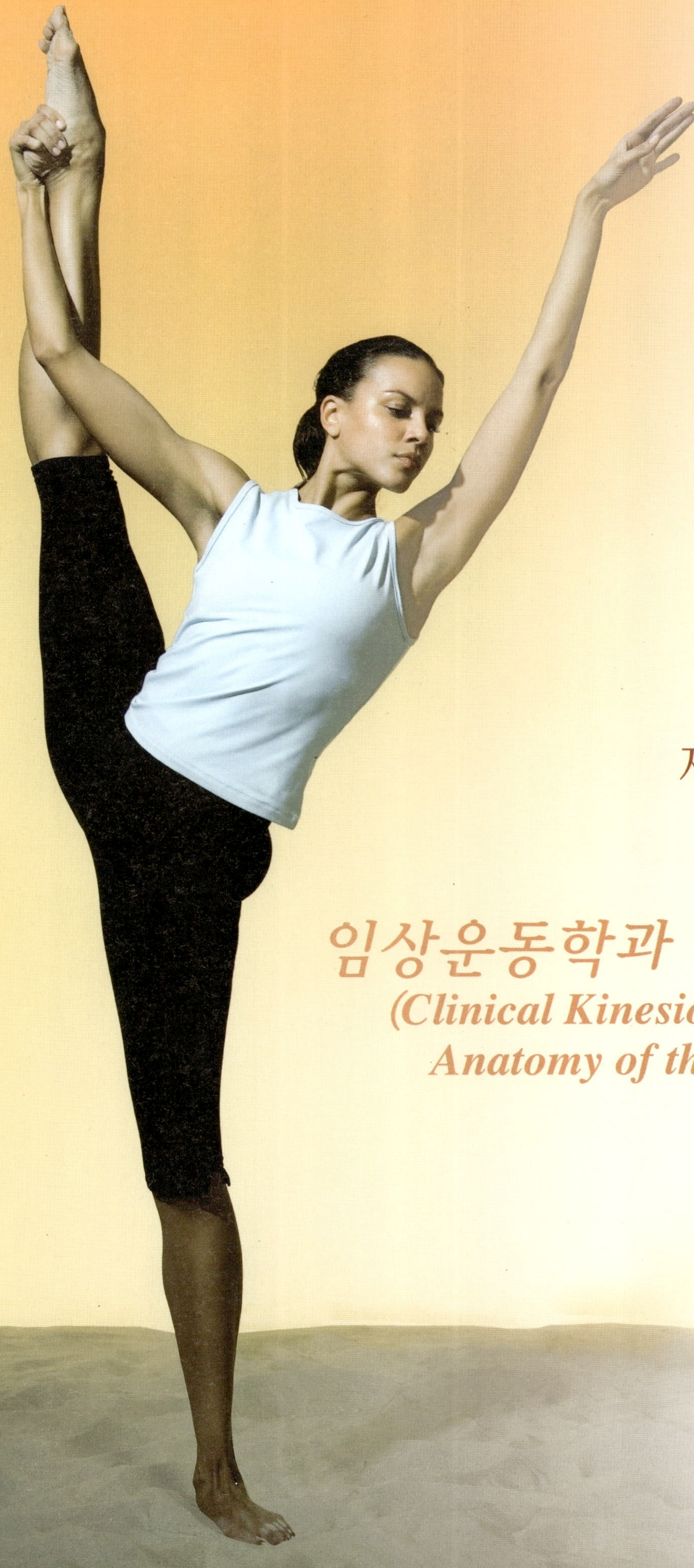

제 3 부

몸통의 임상운동학과 해부학 (Clinical Kinesiology and Anatomy of the Trunk)

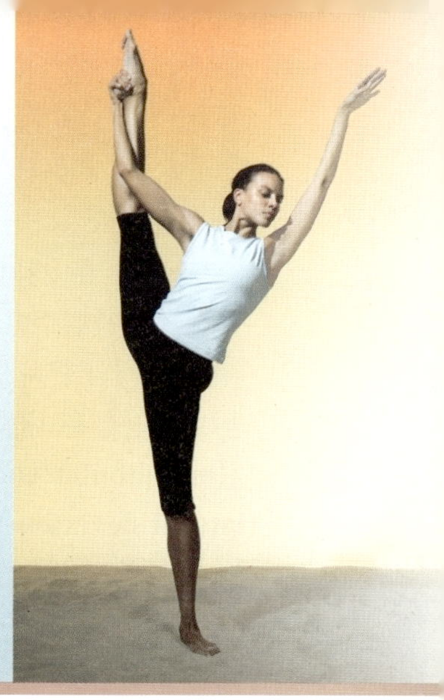

제 14 장

턱관절
(Temporomandibular Joint)

관절의 구조와 운동
(Joint Structure and Motions)

턱관절은 종종 TMJ관절이라고 부르며 인체에서 가장 많이 사용하는 관절 중의 하나이다. 턱관절은 껌을 씹고, 삼키고, 하품하고, 말하는 활동을 할 때 이용하고, 턱의 운동을 포함한 여러 가지 활동 시 사용한다. 턱관절은 귀의 앞면과 턱의 위 · 뒷부분 끝에 위치한다(그림 14-1). 턱관절은 위에서는 관자뼈의 관절오목, 아래로는 턱뼈의 관절융기와 관절한다. 그것은 활액관절이고 접번 형태의 관절로 묘사된다. 그러나 약간의 미끄러짐 운동이 일어나기 때문에 순수한 접번관절은 아니다.

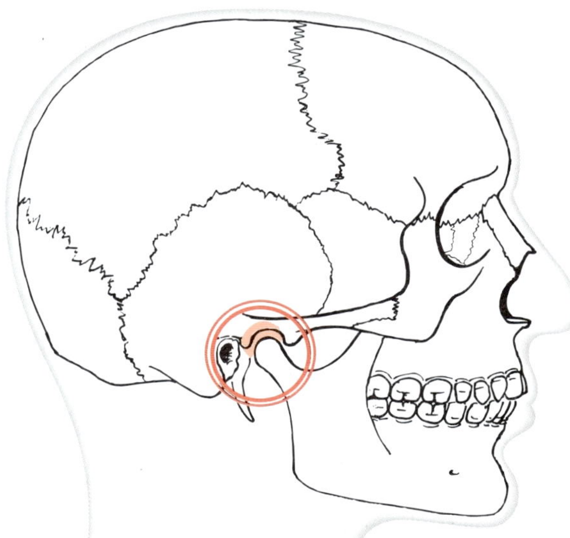

그림 14-1. 턱관절은 원내에 위치한다(가쪽면).

턱관절은 두 개의 뼈, 두 개의 관절공간을 구분하는 관절원반, 관절주머니, 4개의 인대, 5가지의 운동을 수행하는 4개의 근육으로 이루어져 있다. 그림 14-2를 보면, 관절운동은 **내림(depression)**(입을 벌림), **턱뼈 올림(mandibular elevation)**(입을 다물음), **가쪽 치우침(lateral deviation)**(턱의 가쪽 움직임), ***돌출(protrusion)*** 또는 *전방전위*(턱의 앞쪽 움직임), ***후퇴(retrusion)*** 또는 *후방전위(retraction)*(턱의 뒤쪽 움직임)이다. 후방전위(그림 14-2). 후방전위는 기본적으로 전방전위에서 해부학적 자세로 돌아오는 것이다.

턱뼈가 정지해 있을 때, 턱뼈의 양쪽 융기는 관자뼈의 턱뼈오목 안에 위치한다. 턱뼈의 정상적인 정지자세는 입술을 다물고 이는 몇 밀리미터 떨어진 자세이다. 이것은 관자근의 약한 작용으로 유지된다(Basmajian, 1978). 입은 윗니와 아랫니 사이로 2~3개의 손가락이 들어갈 만큼 벌어져 있어야 한다.

뼈와 기준점 (Bones and Landmarks)

머리뼈는 두 부분으로 이루어져 있다: 뇌를 싸고 있는 커다란 머리뼈공간의 뼈와 얼굴뼈이다(그림 14-3). 턱관절은 머리뼈인 관자뼈와 관절하는 얼굴뼈의 턱뼈로 구성된다. 근육과 인대는 두 뼈를 둘러싸고 있다. 턱관절의 중요한 뼈와 경계는 다음과 같다.

턱뼈(하악골, mandible)(그림 14-4와 14-5)는 말편자 모양이고 얼굴 양쪽의 관자뼈와 관절한다. 턱뼈는 몸과 위쪽으로 뻗은 두 개의 턱뼈가지로 이루어져 있다. 그러므로 턱뼈는 하나의 뼈로 구성되어 있을지라도, 양쪽의 가쪽 끝은 얼굴 양쪽에서 동일한 관절을 구성하는 관자뼈와 관절한다. 턱뼈는 얼굴의 아랫부분을 구성하고 아래턱이라고 부른다. 턱뼈의 중요한 경계는 다음과 같다.

다리

몸과 가지 사이에 위치하고 두 경계의 합류지점. 이것은 *가지의 다리(angle of the ramus)*라고 언급된다.

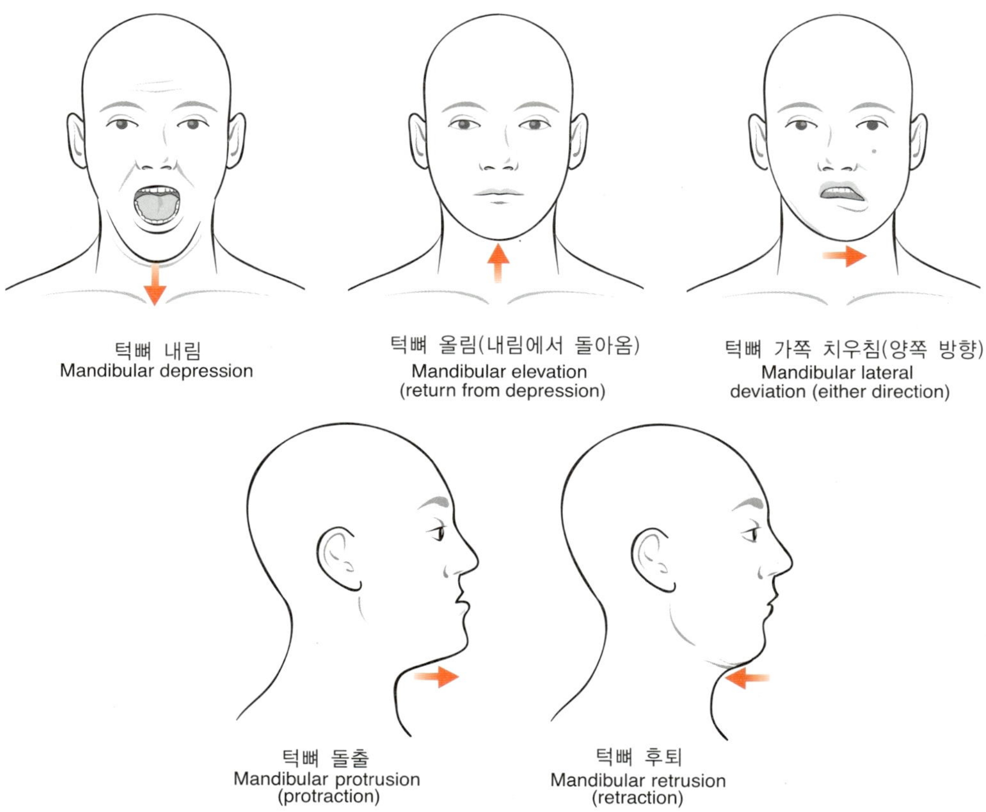

그림 14-2. 턱관절 운동.

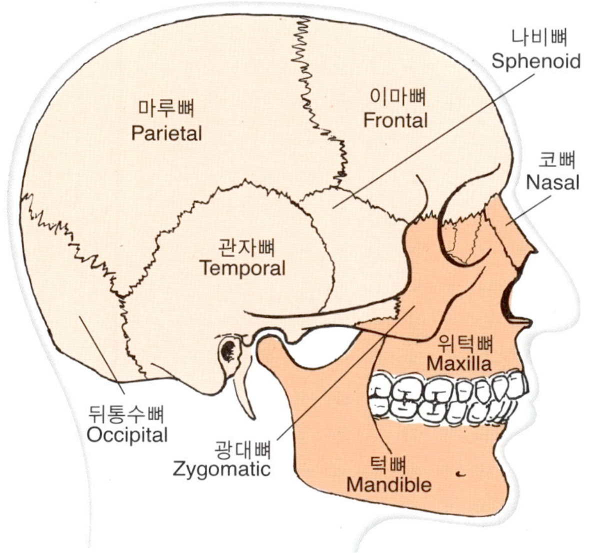

그림 14-3. 두개골의 뼈.

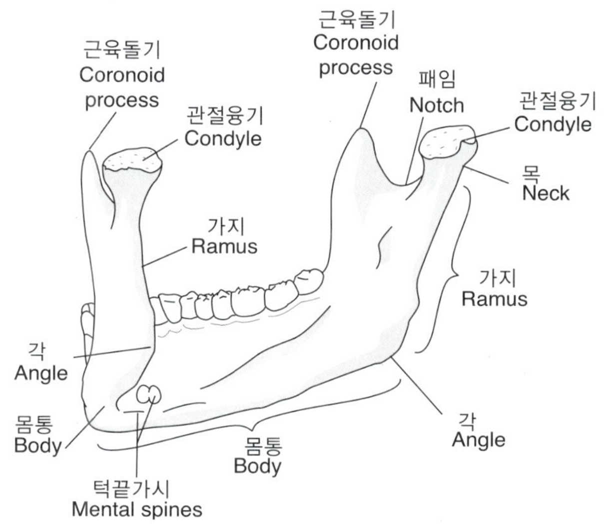

그림 14-5. 아래턱뼈의 경계, 뒤쪽과 비스듬한 가쪽면.

몸

턱뼈의 수평부; 몸의 윗면은 아래 이를 감싸고 있다.

융기

융기의 돌기라고 부른다. 가지를 따라 뒤쪽으로 돌출되어 있고 관자뼈와 관절한다.

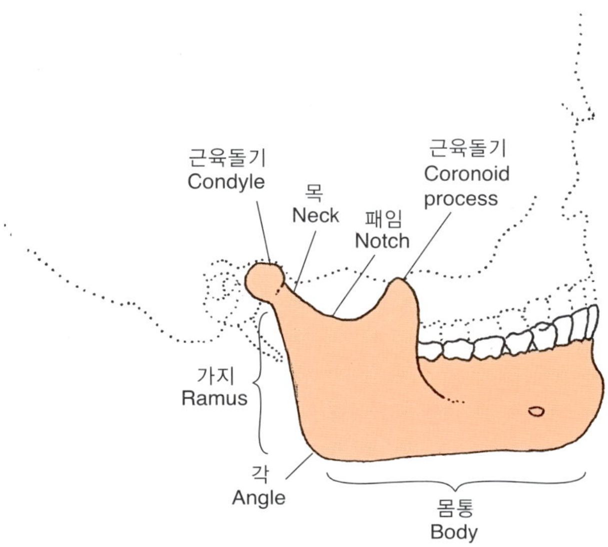

그림 14-4. 아래턱뼈의 경계(오른쪽).

갈고리돌기

융기의 앞쪽으로 위치한다. 깨물근이 붙는 부위이다.

턱끝가시

중앙선 근처의 안쪽에 위치한다. 턱끝목뿔근이 붙는 부위이다.

목

융기의 바로 아랫부분에 위치한다.

패임

융기와 갈고리돌기 사이에 위치한다.

가지

다리에서 융기까지 아래턱뼈의 수직 부분이다.

관자뼈(측두골, temporal bone)는 머리뼈의 측면인 광대뼈의 뒷부분, 마루뼈의 아랫부분, 나비뼈 큰날개의 뒷부분, 뒤통수뼈의 앞부분에 위치한다(그림 14-3). 관자뼈의 관절부는 중앙에서 오목한 관절오목(턱뼈), 앞쪽으로는 볼록한 관절결절, 뒤쪽으로는 볼록한 후관절오목결절로 구성된다(그림 14-6). 중요한 경계는 다음과 같다.

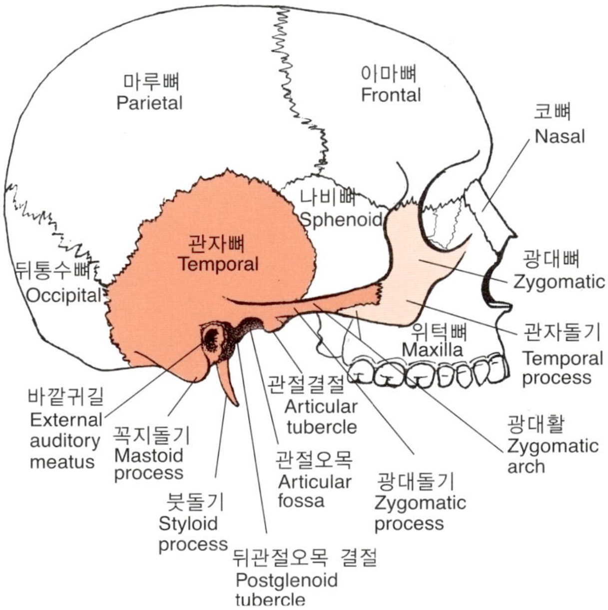

그림 14-6. 관자뼈와 광대뼈의 경계, 아래턱뼈가 제거된 두개골의 오른쪽 가쪽면.

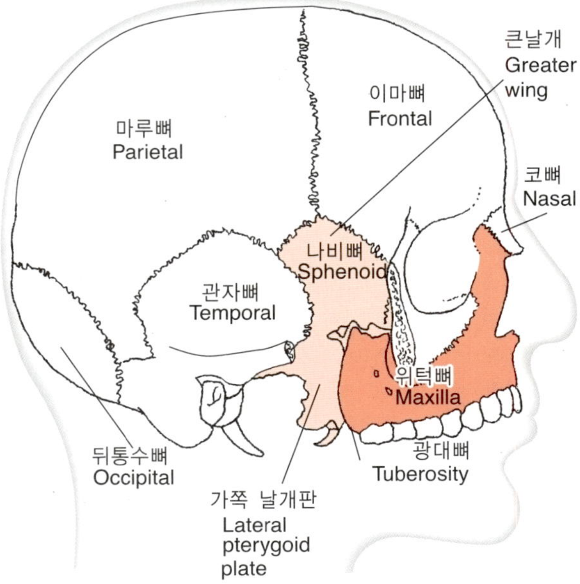

그림 14-7. 나비뼈와 위턱뼈, 광대뼈활이 제거된 오른쪽 가쪽면.

관절결절

관자뼈 관절면의 앞부분을 구성한다. 턱뼈가 내려갈 때 턱뼈의 융기는 이 경계 아래에 위치한다.

관절오목

턱뼈오목(mandibular fossa)이라고 부르며 외이도 앞쪽에 있고 턱뼈의 융기와 관절한다.

뒤관절오목 결절

오목의 후벽을 구성하고, 외이도 바로 앞쪽에 위치한다.

붓돌기

관자뼈로부터 가느다란 돌기가 앞쪽과 아래쪽으로 뻗어 있다. 여러 가지 근육과 인대가 붙는다.

꼭지돌기

두힘살근이 붙는 귀의 뒤쪽과 아래쪽의 뼈돌출부

바깥귀길

턱관절 뒤쪽에 위치한 귀의 가쪽 통로

광대돌기

광대활의 뒷부분을 형성한다. 깨물근이 붙는다.

나비뼈(접형골, sphenoid bone)는 관자뼈 앞쪽, 머리뼈의 가쪽 바닥부에 위치한다. 날개를 편 박쥐를 닮았다(그림 14-7). 위치 때문에 나비뼈는 6개의 다른 머리뼈와 2개의 얼굴뼈와 연결되어 있다. 가쪽면의 특성은 턱관절의 기능과 관련되어 있다:

큰날개

뼈의 큰 돌기는 광대뼈와 광대활 안쪽, 관자뼈의 앞면에 위치한다. 관자오목의 일부로 관자근과 가쪽 날개근이 붙는다.

가쪽 날개판

광대활에 깊게 놓여 있고, 가쪽 및 안쪽 날개근이 붙는다.

가시

관자뼈의 관절오목 깊숙이 위치하고 아래턱나비인대가 붙는다.

광대뼈(관골, zygomatic bone)는 뺨을 불룩하게 하고 눈확의 외벽과 저층을 형성한다(그림 14-6). 이마뼈, 위턱뼈, 나비뼈, 관자뼈와 경계를 이룬다. 관자뼈의 광대뼈돌기를 따라 있는 광대뼈는 깨물근이 붙는 광대뼈와를 형성한다. 다음의 특성은 턱관절의 기능과 관계가 있다.

관자돌기

관자뼈의 뒷부분과 아랫부분에 위치하고 광대뼈활을 형성하는 데 관자뼈의 광대뼈돌기와 관절한다.

다음 그림은 머리뼈가 연결되어 있는 것을 보여준다.

관자오목(그림 14-8)

뼈의 저층은 광대뼈, 이마뼈, 마루뼈, 관자뼈로 구성된다. 관자근이 붙는다.

광대뼈활(그림 14-6)

두 개의 뼈로 구성된다. 뒤쪽으로 관자뼈의 돌기와 앞쪽으로 광대뼈의 관자돌기이다.

위턱뼈(상악골, maxilla bone)는 위턱이라 부른다. 얼굴의 윗부분에 위치하고 *윗니(upper jaq)*를 싸고 있다. 위로는 코뼈와 가쪽으로는 광대뼈가 연결되어 있다(그림 14-7). 주요 경계는 다음과 같다.

거친면

후하각에 위치한 둥근 돌출부이다. 안쪽 날개근이 붙는다.

목뿔뼈(설골, hyoid bone)는 제 3목뼈 수준에 있는 방패연골 바로 위에 있는 말편자 모양의 뼈이다. 뼈와 관절하지 않으나 붓목뿔인대에 의하여 관자뼈의 붓돌기에 매달려 있다(그림 14-9). 목뿔뼈의 주 기능은 혀를 움직이는 근육이 붙는 부위가 된다. 또한 아래턱뼈의 내림을 돕는 위 · 아래목뿔근이 붙는다.

방패연골(갑상연골, thyroid cartilage)은 후두의 9개의 연골 중 가장 크다. 이것은 주로 아담스 애플이라 부르고, 남성에서 더 돌출되는 경향이 있다. 방패연골은 제3목뼈와 제4목뼈 수준에 있는 목뿔뼈 아래에 위치한다(그림 14-9). 아래목뿔근이 붙는다.

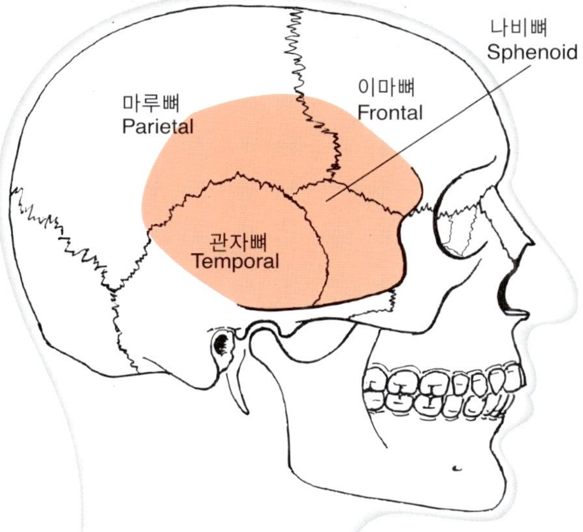

그림 14-8. 관자오목은 관자뼈, 마루뼈, 이마뼈, 나비뼈로 구성된다.

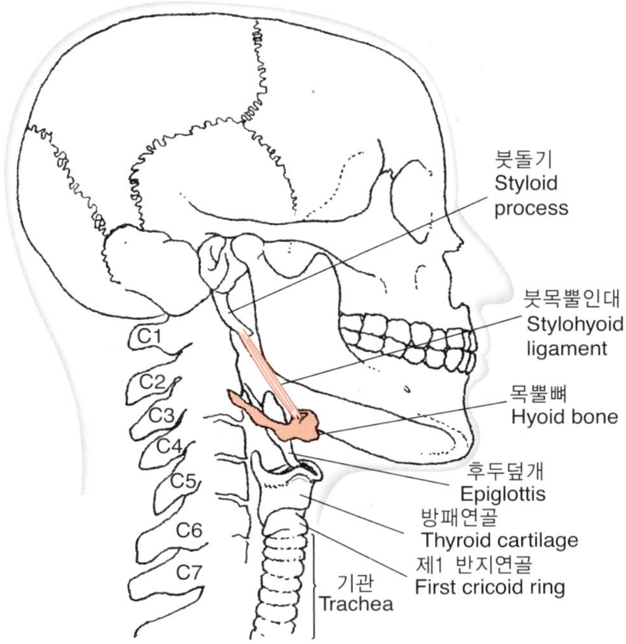

그림 14-9. 목뿔뼈는 붓목뿔뼈인대에 의하여 관자뼈의 붓돌기에 매달려 있다(오른쪽면).

인대와 다른 구조물
(Ligaments and Other Structures)

가쪽 인대(lateral ligament)는 **관자아래턱인대(측두하악인대, temporomandibular ligament)**로 알려져 있다. 앞쪽으로 아래턱관절융기와 아래턱원판의 목과 붙어 있고, 위로 관자뼈의 관절결절과 연결된다(그림 14-10). 아래턱뼈의 아래쪽, 뒤쪽, 옆쪽 운동을 제한한다.

나비아래턱인대(접형하악인대, sphenomandibular ligament)는 나비뼈의 가시에 붙어 있고 아래턱뼈의 안쪽면 가지의 중앙으로 뻗어 있다(그림 14-10, 14-11). 아래턱뼈에 달려 있고 아래턱뼈의 과도한 앞쪽 운동을 제한한다.

붓아래턱인대(경상하악인대, stylomandibular ligament)는 관자뼈의 붓돌기로부터 아래턱뼈가지의 뒤아래모서리까지 연결되어 있다(그림 14-10, 14-11). 깨물근과 안쪽 날개근 사이에 위치하고, 과도한 앞쪽 운동을 제한한다.

붓목뿔인대(경상설골인대, stylohyoid ligament)는 관자뼈의 붓돌기로부터 목뿔뼈까지 연결되어 있다(그림 14-9). 기능은 목뿔뼈를 제자리에 유지하는 것이다.

관절주머니(joint capsule)는 윗쪽으로 관자뼈의 관절결절과 관절오목모서리에 붙어 있는 턱관절을 싸고 있다. 아래턱으로 아래턱뼈모서리의 목에 붙어 있다(그림 14-10, 14-11).

턱관절의 **관절원판(articular disk)**은 복장빗장관절의 관절원판과 비슷하다. 그것은 주변의 가쪽 날개근의 힘줄 및 관절주머니와 연결되어 있다(그림 14-12). 관절공간은 또한 큰 위관절 공간과 작은 아래관절 공간의 두 부분으로 나눈다. 윗면은 관절오목에 맞추기 위하여 오목과 볼록 형태를 띤다. 하면은 관절융기의 볼록한 면에 맞추기 위하여 오목하고, 관절은 적합한 운동을 하게 된다. 관절의 모양과 연결부위도 관절융기의 앞/뒤 방향에서 돌림을 허용한다. 관절원판은 관자뼈보다 아래턱뼈에 더 단단히 붙어 있기 때문에 입을 벌릴 때 아래턱뼈의 관절융기와 함께 앞쪽으로 움직인다. 관절원판은 입을 다물 때에는 뒤쪽으로 움직인다. 아래턱나비인대(안쪽의 닿는곳)는 점선으로 보여진다.

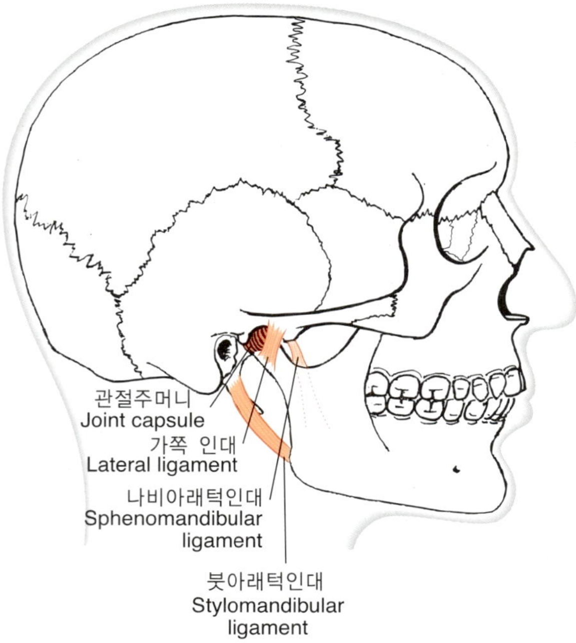

그림 14-10 인대는 아래턱뼈의 과도한 움직임을 제한한다.(오른쪽면). 점선은 나비아래턱인대를 보여준다(옆쪽에 먼쪽 부착점).

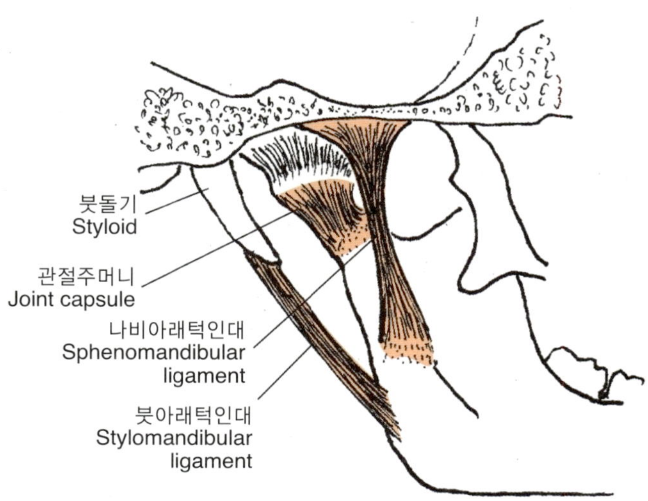

그림 14-11 왼쪽 턱관절의 (안쪽)면은 관절주머니와 인대를 보여준다. 가쪽 인대는 이쪽에서 보이지 않는다.

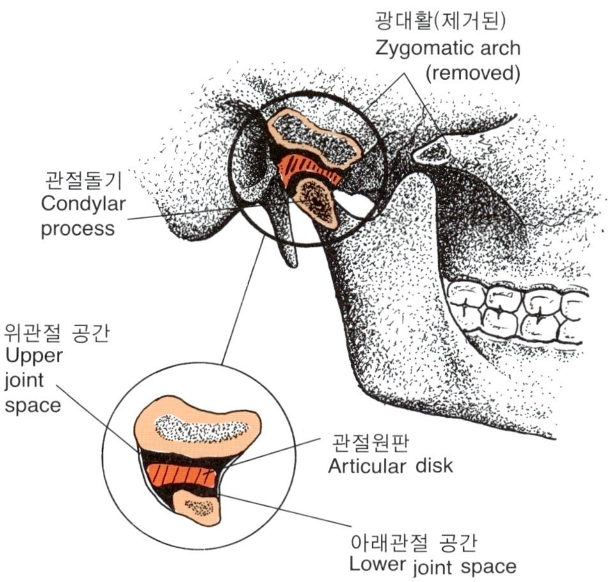

그림 14-12. 광대뼈활과 함께 오른쪽 턱관절의 가쪽면은 제거되었고 관절융기의 돌기는 절단하였다. 이것은 입을 오므린 자세에서 아래턱과, 관절원판, 관절와의 관계를 보여준다. 관절원판은 관절공간을 위와 아래의 강으로 나눈다.

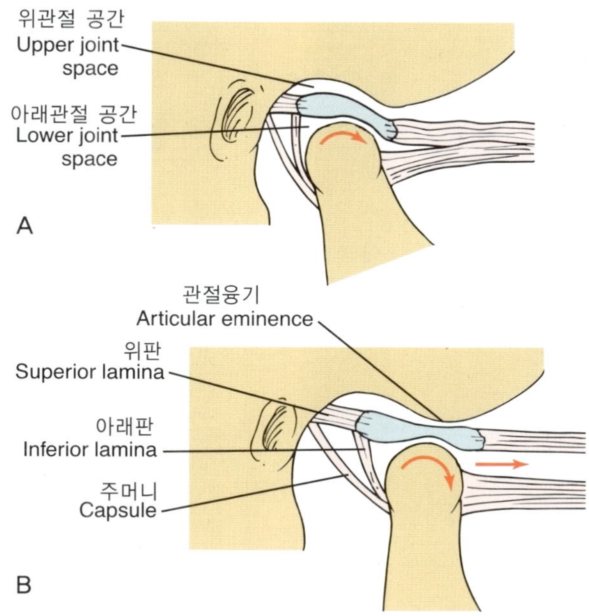

그림 14-13. 아래턱뼈가 하강하는 동안 관절의 운동(입벌리기). (A) 관절융기(과)는 우선적으로 아래턱오목에서 회전하고, 그런 다음 (B) 관절융기는 관절거친면의 아래쪽과 앞쪽으로 미끄러진다.

움직임의 역학 (Mechanics of Movement)

아래턱뼈의 내림(턱을 벌림)은 두 가지 운동을 포함한다(그림 14-13). 첫째 움직임은 관절원판에 대하여 아래턱과의 앞쪽 회전이 일어난다(그림 14-3A). 둘째 움직임은 관절결절 아래 앞쪽과 아래쪽으로 관절원판과 관절융기의 미끄러짐이다(그림 14-3B). 아래턱뼈의 올림(턱을 오므림)은 반대의 작용이다. 그것은 뒤쪽과 위쪽으로 관절원판과 관절융기의 미끄러짐 운동이고, 관절원판에 대하여 관절융기는 뒤쪽으로 돌림한다. 이러한 움직임은 시상면에서 일어난다.

아래턱의 내밈(돌출)과 들임(후진)은 수평면에서 일어난다. 돌림은 일어나지 않는다. 아래턱뼈의 모든 부분은 앞쪽과 뒤쪽으로 같은 정도의 움직임이 일어난다. 아래턱뼈관절융기와 관절원판은 관자뼈의 관절오목에 대하여 한 단위로 움직인다.

가쪽 움직임도 수평면에서 일어난다. 다른쪽 관절융기가 앞쪽으로 미끄러짐이 일어나는 동안 한쪽 관절융기는 관절오목 안에서 회전이 일어난다. 아래턱뼈가 왼쪽으로 움직이기 위하여 왼쪽 관절융기는 축회전이 일어날 것이고 오른쪽 관절융기는 앞쪽으로 미끄러질 것이다(그림 14-14). 돌림은 수직축을 돌아 일어난다.

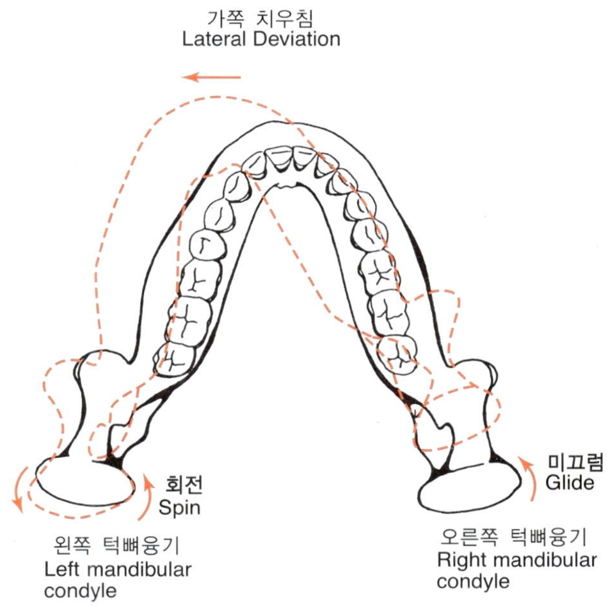

그림 14-14. 왼쪽으로 가쪽 치우침이 일어나는 동안 아래턱뼈 운동(윗면).

턱관절의 근육 (Muscles of the TMJ)

턱관절은 말하기, 씹기, 물기, 삼키기, 하품하기와 같은 활동을 포함한다. 몇몇의 근육은 종종 협력하여 작용한다. 일차적으로 포함된 근육은 아래에 열거되어 있다. 다른 말이 없는 한 작용은 오른쪽과 왼쪽에서 동시에 일어나는 것과 같이 양쪽에서 작용이 일어난다.

관자근	안쪽 날개근
깨물근	가쪽 날개근

턱관절의 움직임에 포함된 다른 근육은 다음과 같다.

위목뿔근	아래목뿔근
턱목뿔근	복장목뿔근
턱끝목뿔근	복장방패근
붓목뿔근	방패목뿔근
두힘살근	어깨목뿔근

관자근(측두근, temporalis)은 비교적 넓으면서 부채모양이고 관자오목 안에 위치한다(그림 14-8, 14-15). 그것은 부채모양이기 때문에 많은 전부섬유는 거의 수직으로 배열되어 있고, 중부섬유는 사선으로, 뒷부분 섬유는 거의 수평으로 배열되어 있다. 관자오목으로부터 섬유는 아래턱뼈의 전연과 갈고리돌기에 닿는곳하기 위하여 광대뼈활을 통과하는 힘줄을 형성한다. 관자근의 주기능은 아래턱뼈를 올리는 것이다. 뒷부분 섬유의 수평방향 때문에 턱을 후진시킨다. 측방의 움직임에서 관자근의 한쪽이 수축하면 아래턱뼈는 같은쪽(동측)으로 움직인다.

관자근 (temporalis muscle)

이는곳(O)	관자오목
닿는곳(I)	아래턱가지의 갈고리돌기
기능(A)	양쪽 작용 시: 올림, 후퇴(뒷부분 섬유) 한쪽 작용 시: 같은쪽의 가쪽 치우침
신경(N)	삼차신경(제5뇌신경)

강한 **깨물근(교근, masseter)**은 아래턱각과 광대뼈활 사이에서 뺨의 뒷부분을 불룩하게 하는 두껍고 거의 사각형의 근육이다(그림 14-16). 깨물근은 두 부분으로 구성된다: 큰 부분은 표층에, 작은 부분은 깊은곳에 있다. 표층에 있는 부분은 위턱뼈의 광대뼈돌기와 관자뼈의 광대뼈활 아래모서리(하연, inferior border)가 이는곳이다. 깊은곳은 광대뼈활의 안쪽 모서리와 아래모서리가 이는곳이다. 두 부분은 아랫쪽과 뒤쪽으로 내려와 아래턱뼈의 갈고리돌기와 아래턱가지의 각에 가서 함께 닿는곳한다. 두 부분은 아래턱뼈를 올리는 데(턱을 오므리기) 한 근육으로 작용한다. 한쪽으로 작용하면 같은쪽으로 가쪽 치우침(편위)이 일어난다.

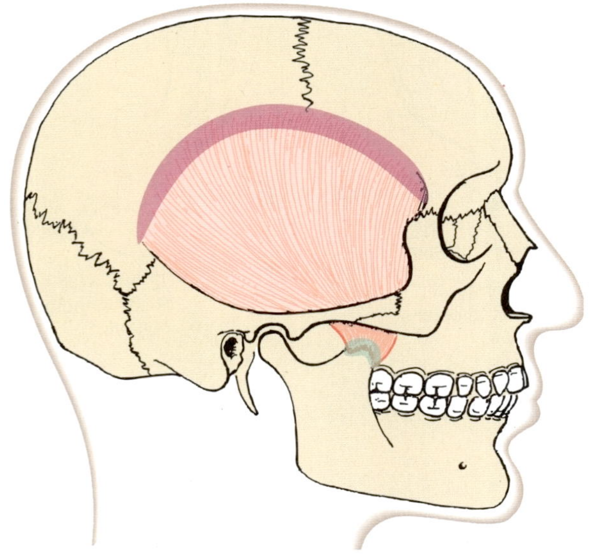

그림 14-15. 관자근(가쪽면).

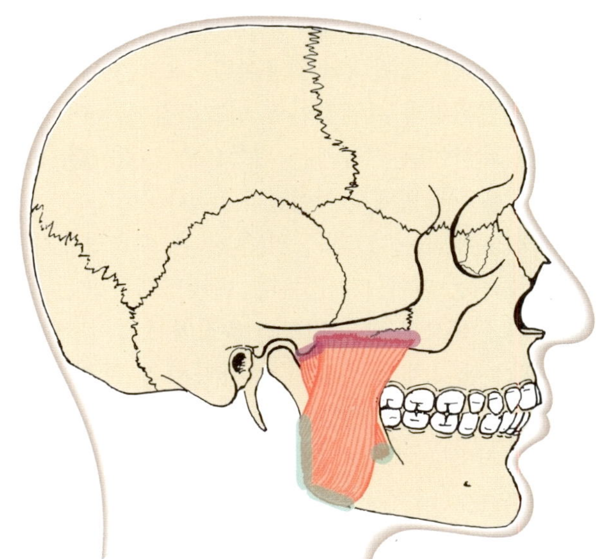

그림 14-16. 깨물근(가쪽면).

깨물근 (masseter muscle)

이는곳(O)	관자뼈의 광대뼈활과 위턱뼈의 관절돌기
닿는곳(I)	아래턱가지의 각과 아래턱뼈의 갈고리돌기
기능(A)	양쪽 작용 시: 올림 한쪽 작용 시: 같은쪽의 가쪽 치우침
신경(N)	삼차신경(제5뇌신경)

덜 강할지라도 **안쪽 날개근(내측익돌근, medial pterygoid)**은 깨물근과 매우 유사하다. 아래턱가지의 안쪽(내측)에 위치한다(그림 14-17). 표층에 있는 깨물근은 가쪽(바깥쪽)에 위치한다. 나비뼈의 가쪽 날개판의 안쪽과 위턱뼈의 거친면이 이는곳이다. 그것은 아래턱가지와 아래턱각의 안쪽에 닿는곳하기 위하여 아랫쪽, 가쪽, 뒤쪽으로 이어진다(그림 14-18). 작용은 아래턱뼈 올림, 돌출, 반대쪽의 가쪽 치우침이다.

안쪽 날개근 (medial pterygoid muscle)

이는곳(O)	나비뼈의 가쪽 날개판과 위턱뼈 거친면
닿는곳(I)	아래턱가지와 아래턱각
기능(A)	양쪽 작용 시: 올림, 돌출 한쪽 작용 시: 반대쪽의 가쪽 치우침
신경(N)	삼차신경(제5뇌신경)

가쪽 날개근(외측익돌근, lateral pterygoid)은 짧고, 두껍고, 다소 원추형으로 생겼다. 두 개의 머리 즉, 아랫부분과 윗부분으로 구분한다. 윗부분은 나비뼈 큰날개의 가쪽에서 이는곳하고, 수평으로 된 아랫부분은 가쪽 날개판의 가쪽면에서 이는곳한다. 두 부분은 뒤쪽과 가쪽 방향으로 거의 수평으로 이어진다. 이들은 아래턱관절융기의 목, 관절원판, 관절공간에 닿는곳한다(그림 14-17과 14-18). 이 근육은 내림, 돌출, 반대쪽으로 아래턱뼈를 가쪽 치우침한다.

가쪽 날개근 (lateral pterygoid muscle)

이는곳(O)	가쪽 날개판과 나비뼈의 큰날개
닿는곳(I)	아래턱관절융기와 관절원판
기능(A)	양쪽 작용 시: 내림, 돌출 한쪽 작용 시: 반대쪽의 가쪽 치우침
신경(N)	삼차신경(제5뇌신경)

위목뿔근(suprahyoid muscles)은 이름이 함축하고 있듯이 목뿔뼈 위에 위치한 근육군이다. 위목뿔근은 목뿔뼈와 머리뼈까지 우선적으로 아래턱뼈와 연결되어 있다. 개개의 근육은 턱목뿔근, 턱끝목뿔근, 붓목뿔근, 두힘살근이다. 이들의 주 기능은 목뿔뼈를 올리는 것일지라도 아래목뿔근이 목뿔뼈를 고정할 때 아래턱뼈의

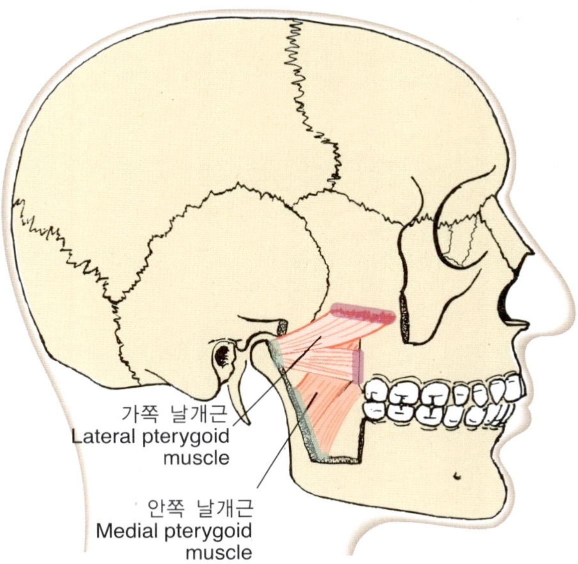

그림 14-17. 가쪽 · 안쪽 날개근(가쪽면). 아래턱뼈와 광대뼈활은 아래턱뼈의 안쪽을 보기 위하여 절단하였다.

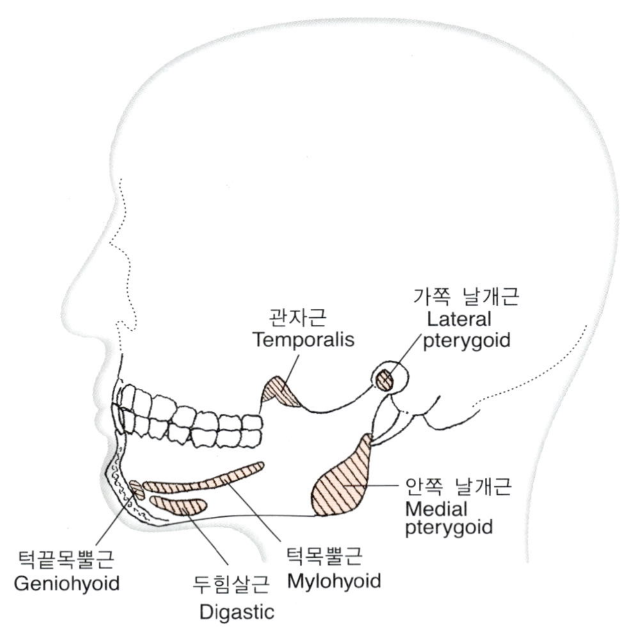

그림 14-18. 아래턱뼈의 안쪽면은 근육이 붙는 부위를 보여준다.

내림을 돕는다. 그러므로 이러한 근육은 턱관절의 중요성이란 점에서 여기에서 언급할 것이다.

턱목뿔근(악설골근, mylohyoid)은 아래턱뼈의 안쪽에서 목뿔뼈의 위모서리(상연, superior border)까지 붙어 있는 넓은 근육이다(그림 14-18, 20). **턱끝목뿔근(이설골근, geniohyoid)**은 턱목뿔근 윗부분에 위치한 폭이 좁은 근육이다(그림 14-19). 이 근육은 아래턱뼈의 안쪽 중앙선의 턱끝가시에서 목뿔뼈로 연결된다. 두 개의 힘살을 가진 **두힘살근(이복근, digastric)**은 힘줄에 의하여 중앙에서 연결된다(그림 14-20, 14-21). 앞힘살은 아래턱뼈의 아래안쪽면에서 중앙선 근처 아래쪽과 뒤쪽으로 연결되어 목뿔뼈에서 나눔힘줄에 가서 붙는다. 힘줄은 목뿔뼈에 붙은 섬유성 줄에 의하여 유지된다. 이 지점부터 뒤힘살은 관자뼈의 꼭지돌기에 붙기 위하여 위쪽과 뒤쪽으로 연결된다. 도르래 같은 힘줄은 근육이 잡아당기는 선을 어떻게 변화시키는지에 대한 예가 된다. **붓목뿔근(경돌설골근, stylohyoid)**은 두힘살근과 거의 평행한다. 이것은 관자뼈의 붓돌기에 붙어 목뿔뼈로 연결된다(그림 14-20).

턱목뿔근 (mylohyoid muscle)

이는곳(O)	아래턱뼈의 아래안쪽면
닿는곳(I)	목뿔뼈
기능(A)	아래턱뼈의 하강을 도움
신경(N)	삼차신경가지(제5뇌신경)

턱끝목뿔근 (geniohyoid muscle)

이는곳(O)	아래턱뼈의 턱끝가시
닿는곳(I)	목뿔뼈
기능(A)	아래턱뼈의 내림을 도움
신경(N)	혀밑신경을 통과하는 C1의 가지(제12뇌신경)

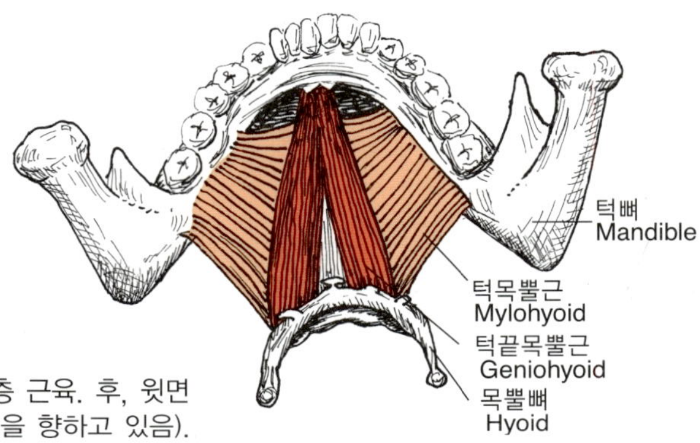

그림 14-19. 입의 저층 근육. 후, 윗면 (아래턱뼈의 안쪽 앞면을 향하고 있음).

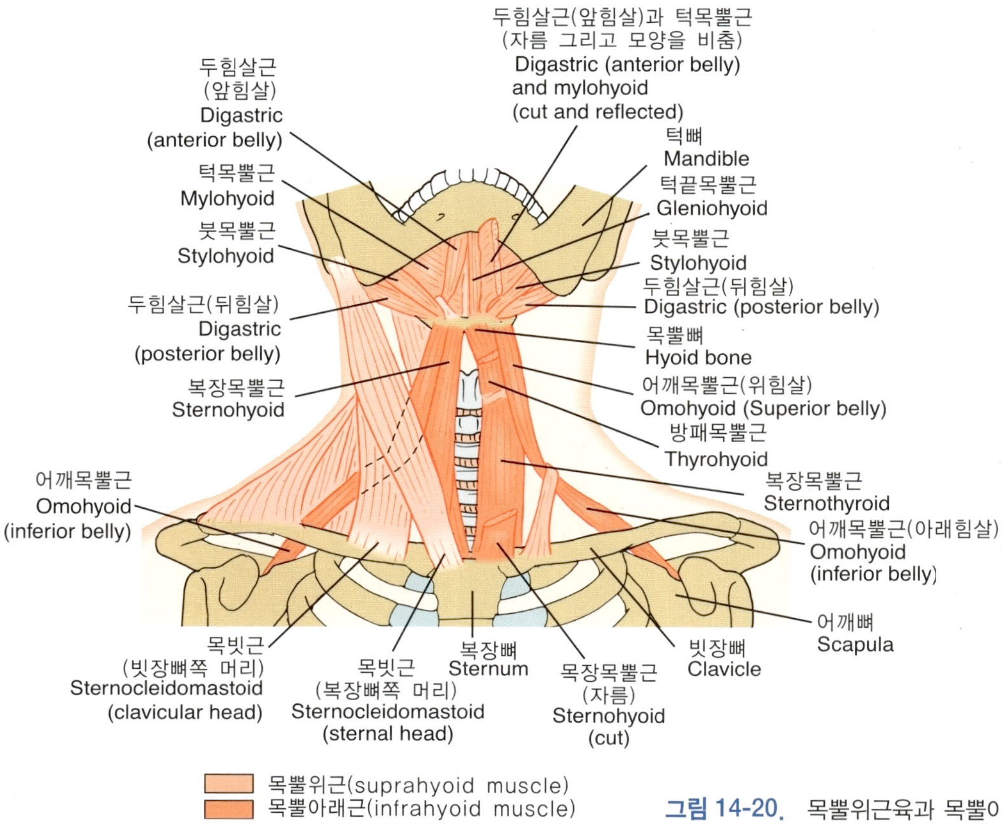

그림 14-20. 목뿔위근육과 목뿔아래근육.

붓목뿔근 (stylohyoid muscle)

이는곳(O)	관자뼈의 붓돌기
닿는곳(I)	목뿔뼈
기능(A)	아래턱뼈의 내림을 도움
신경(N)	얼굴신경가지(제7뇌신경)

두힘살근 (digastric muscle)

이는곳(O)	앞힘살: 아래턱뼈의 아래 · 안쪽 뒤힘살: 꼭지돌기
닿는곳(I)	도르래 같은 힘줄을 통과하여 목뿔뼈에 정지
기능(A)	아래턱뼈 내림을 도움
신경(N)	삼차신경의 가지(제5뇌신경)와 얼굴신경의 가지(제7뇌신경)

아래목뿔근(설골하근, infrahyoid)은 이름이 함축하고 있듯이 목뿔뼈 아래에 위치하고 목뿔뼈를 하강하는 일을 한다(그림 14-20). 개개의 이름은 복장목뿔근, 복장방패근, 방패목뿔근, 견갑목뿔근이다. 턱관절에 대한 이 근육들의 작용은 목뿔뼈를 고정하고, 위목뿔근이 아래턱뼈를 하강하도록 허용한다. 여기에서는 이러한 근육이 턱관절에 대하여만 작용하는 중요성을 설명할 것이다.

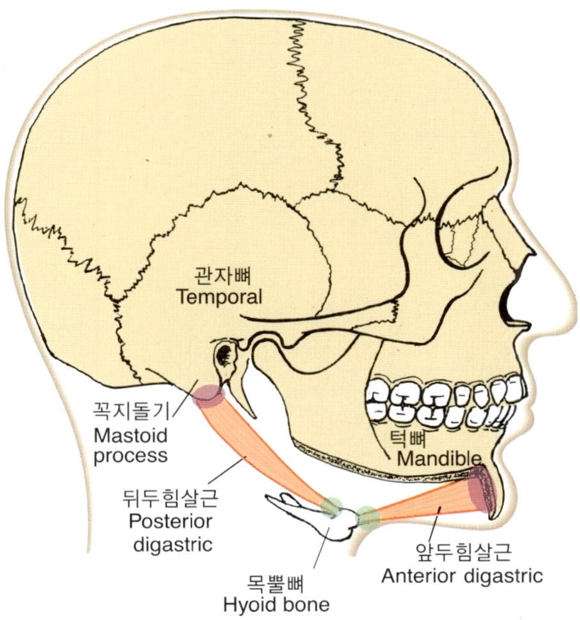

그림 14-21. 두힘살근. 아래턱뼈를 포함한 오른쪽 가쪽면으로 앞면의 부착점을 보여주기 위하여 절단함.

복장목뿔근(흉설골근, sternohyoid)은 빗장뼈의 안쪽끝, 복장빗장인대, 복장뼈자루의 뒷면으로부터 중앙선까지 수직으로 연결된 가늘고 폭이 좁은 근육이다. 복장목뿔근의 원위부는 목빗근으로 덮여 있고, 모든 아래목뿔근처럼 목뿔뼈의 아래모서리에 붙어 있다. **복장방패근(흉골갑상근, sternothyroid)**은 짧고 넓으며 복장목뿔근의 깊은곳(심부, deep)에 위치한다. 이것은 복장뼈자루와 첫째 갈비뼈의 연골에서 방패연골까지 연결되어 있다. 이것은 방패연골을 당김으로 간접적으로 목뿔뼈를 당기고 있고 차례로 방패목뿔근을 통하여 목뿔뼈와 연결되어 있다. **방패목뿔근(갑상설골근, thyrohyoid)**은 복장방패근의 연속체처럼 작용하는 짧고 직각모양의 근육이다. 이것은 방패연골부터 목뿔뼈의 아래모서리까지 수직으로 연결되어 있다. 후두부의 입구를 닫는 역할을 하고, 삼키는 동안 음식물이 후두로 넘어가는 것을 예방한다. 턱관절에서는 목뿔뼈를 아래로 당기고 고정하여 위목뿔근이 턱을 내리는 일을 도울 수 있다.

어깨목뿔근(견갑설골근, omohyoid)은 두힘살근처럼 사이에서 힘줄로 연결된 두 개의 복부를 가지고 있다. 아래힘살은 견갑골의 위모서리에서 떨어져나와 거의 수평으로 연결되어 있다. 나눔 힘줄에서 근육은 방향을 바꾸고 위힘살은 목뿔뼈의 아래모서리에 수직으로 연결된다. 힘줄은 빗장뼈에 붙은 섬유성 줄에 유지되고 근육은 거의 직각으로 돌아간다. 이것은 근육의 당기는 선을 변화시키는 안쪽으로 고정된 도르래의 또 다른 예가 된다. 이 근육은 목뿔뼈를 아래로 당기며 목뿔뼈를 고정한다.

복장목뿔뼈근 (sternohyoid muscle)

이는곳(O)	빗장뼈의 안쪽 끝, 복장빗장인대, 복장뼈자루
닿는곳(I)	목뿔뼈의 아래모서리
기능(A)	목뿔뼈를 고정
신경(N)	C1에서 C3로 연결되는 혀밑신경의 가지 (제12뇌신경)

복장방패근 (sternothyroid muscle)

이는곳(O)	복장마루뼈와 제 1갈비연골
닿는곳(I)	방패연골
기능(A)	목뿔뼈를 고정
신경(N)	C1에서 C3로 연결되는 혀밑신경의 가지 (제12뇌신경)

방패목뿔근 (thyrohyoid muscle)

이는곳(O)	방패연골
닿는곳(I)	목뿔뼈의 아래모서리
기능(A)	목뿔뼈를 고정
신경(N)	C1과 연결되는 혀밑신경의 가지(제12뇌신경)

견갑목뿔근 (omohyoid muscle)

이는곳(O)	어깨뼈의 위모서리
닿는곳(I)	목뿔뼈의 아래모서리
기능(A)	목뿔뼈를 고정
신경(N)	C1에서 C3까지 연결되는 혀밑신경의 가지 (제12뇌신경)

해부학적 연관성 (Anatomical relationships)

턱관절에는 4개의 주동근과 많은 보조근육이 있다. 그 중 관자근과 깨물근은 대단히 특별하다. 관자근의 근육 힘살은 광대활 위에 놓여 있고, 깨물근의 근육 힘살은 광대활의 아래에 놓여 있다(그림 14-22). 광대활 높이에서 이들 근육의 깊은곳과 아래턱뼈의 안쪽에는 안쪽 날개근과 가쪽 날개근이 있다. 안쪽 날개근은 가쪽 날개근보다 깊이 존재한다(그림 14-23).

또한 깨물근의 깊은곳에는 볼근이 수평 방향으로 놓여 있다. 이 근육은 관절을 교차하지 않기 때문에 턱관절의 근육으로 고려하지는 않는다. 그러나 치아에 대항하여 뺨을 눌러씹기를 보조하는 역할을 한다. 이 근육은 입의 가쪽 벽의 형태를 취하고 있고, 뺨을 압박하기 때문에 "휘파람" 근육으로 더욱 잘 알려져 있다. 볼근은 기본적으로 각각 입술의 뒤쪽에서부터 위턱뼈와 아래턱뼈의 어금니 아래와 위쪽으로 주행한다(그림 14-23).

두 그룹의 보조근육이 있다: 목뿔위근육, 목뿔아래근육(그림 14-20 참조). 이들은 아래턱의 내림을 보조하는 역할을 하는 깊은 층의 근육이다. 목뿔아래근육 그룹은 목뿔근육을 안정시킨다. 먼쪽에 고정되어 부착된 목뿔위근육 그룹과 함께 이 근육들은 아래턱뼈의 내림을 보조한다.

근육 작용에 대한 요약 (Summary of muscle action)

표 14-1은 턱관절의 주동근에 대한 요약이다.

근육 신경지배에 대한 요약 (Summary of muscle innervation)

턱관절을 움직이는 근육은 제5뇌신경으로부터 나오는 신경에 의하여 지배된다. 위 · 아래목뿔뼈근 그룹의 보조근을 포함한다면 제7뇌신경과 제12뇌신경도 지배한다(얼굴신경과 혀밑신경). 혀밑신경은 제1 목신경부터 제3 목신경과 연결된다. 턱관절에 작용하는 근육의 신경지배에 대한 요약은 표 14-2와 같다.

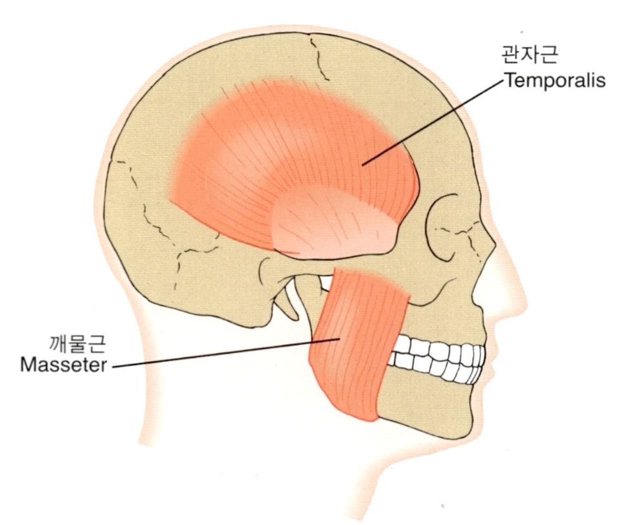

그림 14-22. 관자근과 깨물근.

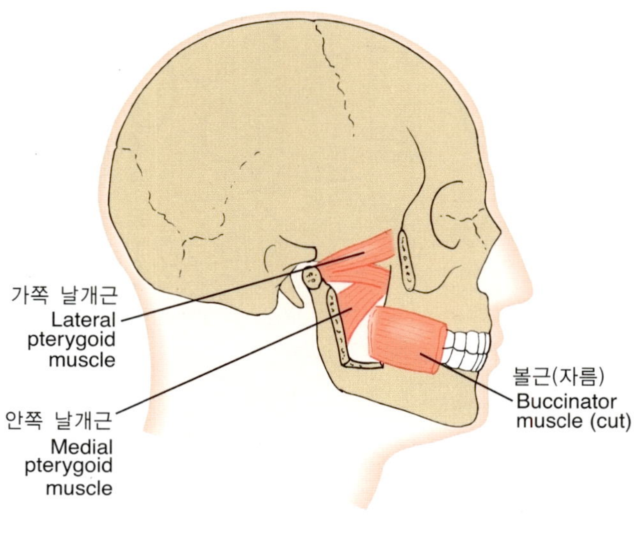

그림 14-23. 날개근과 볼근.

기억해야 할 점

- 삼차신경은 제5뇌신경이고, 감각과 운동요소를 가지고 있다.
- 삼차신경의 감각요소는 안면을 포함하고, 운동요소는 씹는 근육을 포함한다.
- 얼굴신경은 제7뇌신경이고, 감각과 운동요소를 포함한다.
- 얼굴신경의 감각요소는 혀를, 운동요소는 안면근육을 포함한다.

표 14-1 턱관절의 주동근

아래턱뼈 작용	근육
올림	관자근, 깨물근, 안쪽 날개근
내림	가쪽 날개근
앞쪽 돌출	가쪽 및 안쪽 날개근
뒤쪽 후퇴	관자근(뒷부분 섬유)
같은쪽의 가쪽 치우침	관자근, 깨물근
반대쪽의 가쪽 치우침	가쪽 및 안쪽 날개근

표 14-2 턱관절 관련 근육의 신경지배

근육	신경	뇌신경
관자근	삼차신경	CN 5
깨물근	삼차신경	CN 5
가쪽 날개근	삼차신경	CN 5
안쪽 날개근	삼차신경	CN 5
위목뿔근 그룹		
턱목뿔근	삼차신경	CN 5
이목뿔근	C1, 혀밑신경	CN 12
붓목뿔근	얼굴신경	CN 7
두힘살근	삼차신경, 얼굴신경	CN 5, 7
아래목뿔근 그룹		
복장목뿔근	C1–C3, 혀밑신경	CN 12
복장방패근	C1–C3, 혀밑신경	CN 12
방패목뿔근	C1, 혀밑신경	CN 12
견갑목뿔근	C1–C3, 혀밑신경	CN 12

복습 문제 (Review Questions)

일반적인 해부학 문제

1. 광대뼈활은 어느 두 뼈로 구성되는가?
2. 턱관절 운동과 같은 용어는:
   a. 턱(입)을 벌리기
   b. 턱(입)을 오므리기
   c. 턱을 뒤쪽으로 움직이기
   d. 턱을 앞쪽으로 움직이기
   e. 턱을 양쪽으로 움직이기
3. 턱관절을 구성하는 두 개의 뼈는?
4. 귀의 윗부분과 전부에서 촉진할 수 있는 근육은?
5. 뺨의 뒷부분을 불룩하게 만드는 근육은?
6. 도르래처럼 일하는 근육은?
7. 제5와 제7 뇌신경이 손상을 입었다면 턱관절의 기능손상은 어떠한가?
8. 아래턱뼈가 하강하는 동안 두 가지의 운동이 일어난다: (1) 관절원판과 과가 위쪽과 뒤쪽으로 미끄러지고 (2) 관절원판에 대한 아래턱뼈의 앞쪽 회전한다. 어느 것이 처음에 일어나는가?
9. 왼쪽으로 아래턱뼈의 가쪽 치우침은 축회전과 미끄럼 운동이 일어난다. 어떻게 일어나는지 서술하라.
10. "아담스 애플"에 대한 다른 용어는 무엇인가?

기능적 활동 문제

1. 입으로 문자 "O"를 만들면 턱관절에서 어떤 움직임이 일어나는가?
2. 딱딱한 빵을 물어뜯는 행동은 대개 입의 한쪽에 빵조각을 넣고 씹게 된다.
   a. 물어뜯는 행동은 턱관절의 어떤 작용을 요구하는가?
   b. 턱의 어느 쪽으로 들어올리는가?
   c. 턱의 어느 쪽으로 압박을 하는가?
3. 이를 가는 것은 시상면과 관상면의 운동을 포함한다. 어떤 운동인가?
4. 이를 턱무는 것은 턱관절의 어떤 운동과 근육이 작용하는가?

임상적인 연습 문제

1. 턱에 양손을 괴고 바른 자세로 앉아 있다. 약간의 저항을 주면서 턱을 오른쪽과 왼쪽으로 움직인다.
   a. 일어나는 관절운동은 무엇인가?
   b. 어떤 종류의 근수축이 일어나는가?(등척성, 구심성, 원심성)
   c. 오른쪽으로 턱을 움직이는 근육의 이름은?
2. 아래턱의 중앙앞면에 둘째와 셋째 손가락을 놓고 바른 자세로 앉아 있다. 손가락을 움직이지 않고 아래턱으로 손가락을 민다.
   a. 일어나는 관절운동은 무엇인가?
   b. 일어나는 근수축의 종류(등척성, 구심성, 원심성)는 무엇인가?
   c. 턱을 오른쪽으로 움직이는 데 작용하는 근육의 이름은?
3. 턱 아래에 무지를 놓고 좋은 자세로 앉아 있다. 입을 벌리는 데 약간의 저항을 준다(그림 14-24).
   a. 일어나는 관절운동은 무엇인가?
   b. 일어나는 근수축의 종류(등척성, 구심성, 원심성)는 무엇인가?
   c. 입을 움직이는 데 관여하는 근육의 이름은 무엇인가?

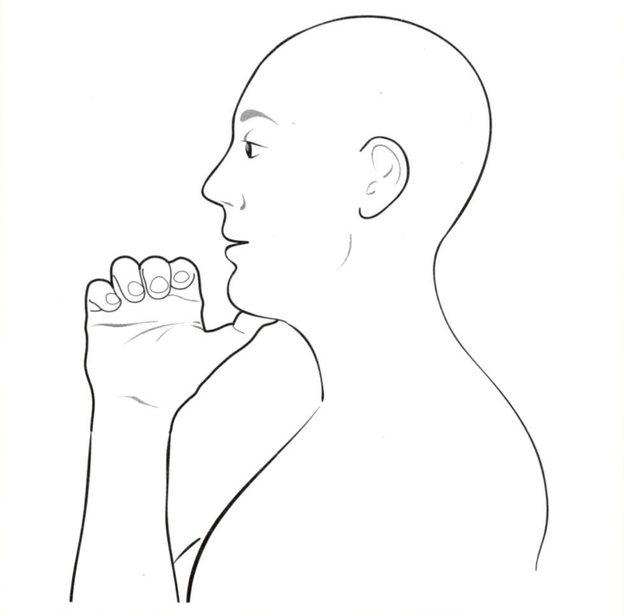

그림 14-24. 입을 벌리며 약간의 저항을 준다.

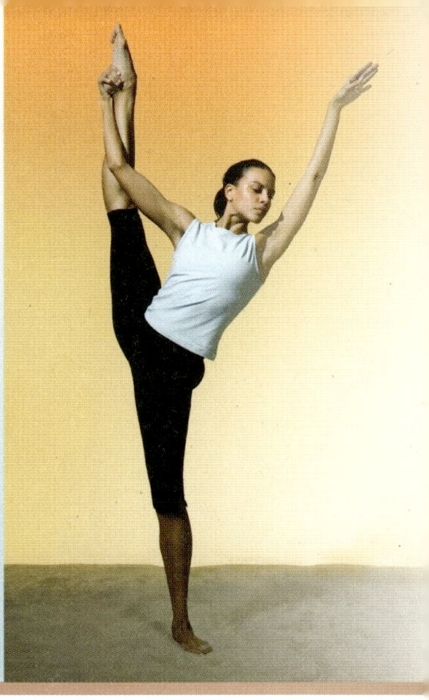

제 15 장 목과 몸통 (Neck and Trunk)

척추는 인체의 장축을 유지하고 형성한다. 다관절의 막대이기 때문에 척주의 운동은 개개의 척추가 결합하여 운동을 이루는 결과로 일어난다.

척주는 운동의 중심 축이고 목뼈에서는 머리를 지지한다. 머리, 팔이음뼈, 팔 그리고 몸통은 척주를 통하여 전달된다. 척수를 싸고 있기 때문에 척주는 척수를 보호할 수 있다. 이러한 다관절의 막대는 움직임을 제공할 뿐 아니라, 각 분절의 정렬은 충격의 흡수와 전달에 효과적이다.

긴 다관절(척주) 위에 머리뼈가 놓여 있다. 머리뼈는 머리의 뼈 구조이고, 여러 개로 나뉘어진다. 머리뼈는 뇌와 얼굴뼈를 포함하고 보호하는 역할을 한다. 시각, 청각, 미각, 안뜰감각기관(전정감각기관)은 머리뼈내에 위치하기 때문에 머리를 자유롭게 움직이는 것은 중요하다. 이것은 목뼈의 여러 단계에서 움직임을 통하여 발생한다.

척추굽이 (Vertebral Curves)

목뼈는 앞-뒤쪽(오목-볼록) 커브로 배열되어 있고, 이것은 측면에서 볼 수 있다(그림 15-1). 이러한 커브는 척주가 많은 힘과 탄성을 갖도록 하고 일직선의 막대로 있는 것보다 약 10배의 힘을 갖는다. 척추의 커브는 표 15-1에 요약되어 있다.

용어의 분류 (Clarification of Terms)

"척추(spine)"라는 용어는 한 가지보다 더 많이 사용된다. 척수는 때로 신경조직으로 구성된 *척추*라고 부른다. *spine, spinal column, vertebral column*은 척수를 싸고 있는 뼈 요소를 언급할 때 사용하는 동의어이다. 이 장에서는 척추를 뼈의 구조로서 논할 것이다(그림 15-9). **척추돌기관절(facet joint)**은 아래 척추의 위관절돌기와 위 척추의 아래관절돌기와 관절한다(그림 15-5).

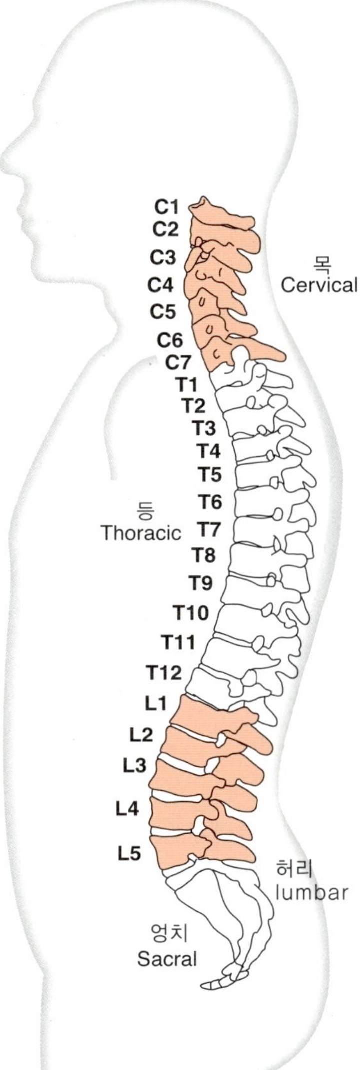

그림 15-1. 척주의 앞뒤 커브(가쪽면).

표 15-1 척추의 구분

구분	수	앞쪽 커브
목뼈	7	볼록
등뼈	12	오목
허리뼈	5	볼록
엉치뼈	5(융합된)	오목

관절운동 (Joint Motions)

척주는 대개 3축성으로 생각한다(그림 15-2). 그러므로 3면에서 움직임이 일어난다(그림 15-2). **굽힘(굴곡, flexion)**, **폄(신전, extension)**, 그리고 **젖힘(과신전, hyperextension)**은 관상축을 돌아 시상면에서 일어난다. 측굴 또는 *가쪽 굽힘*은 시상축을 돌아 관상면에서 일어난다. **돌림(회전, rotation)**은 머리뼈와 고리뼈 사이를 제외하고 수직축을 돌아 수평면에서 일어난다(C1). 척추돌기관절의 정렬은 돌림의 양을 결정하고 다른 운동을 가능하게 한다.

목뼈는 머리의 움직임과 자세를 허용하고 부가적인 해석을 요구한다. 머리와 C1(고리뼈) 사이의 관절은 **고리-뒤통수 관절(환추후두관절, atlanto-occipital joint)**이라고 한다. 여기에서 일어나는 주요한 운동은 **굽힘**과 **폄**이고, 동의할 때 머리를 끄덕이는 것이다. 측굴의 대부분은 C1과 C2 사이의 관절인 고리중쇠관절에서 일어난다. 목에 대한 머리의 **돌림**은 **고리중쇠관절(환축관절, atlantoaxial joint)**에서 일어나고, 동의를 하지 않을 때 머리를 흔드는 것이다. 목에 대하여 머리를 조절하는 근육은 앞척추근으로 앞쪽(전방)에, 뒤통수아래근은 뒤쪽(후방)에 위치한다. 목에 대하여 머리를 움직이는 데 작용하는 근육은 머리와 목뼈에 붙어 있다. 턱을 밀어넣는 것은 목을 펴하는 것처럼(C2~C7), C1에 대하여 머리를 굽힘하는 것이다. 이것은 복합된 움직임이고, 때때로 **축성 폄(axial extension)**, *목뼈의 후인*(움추림)이다. 반대로 C1에 대하여 머리를 펴고 목을 굽히는 것(C2~C7)은 *목뼈의 내밈*(내밀기)이다. 머리를 앞쪽으로 이완한 자세나 컴퓨터 스크린을 바라보는 것은 목뼈의 내밈(내

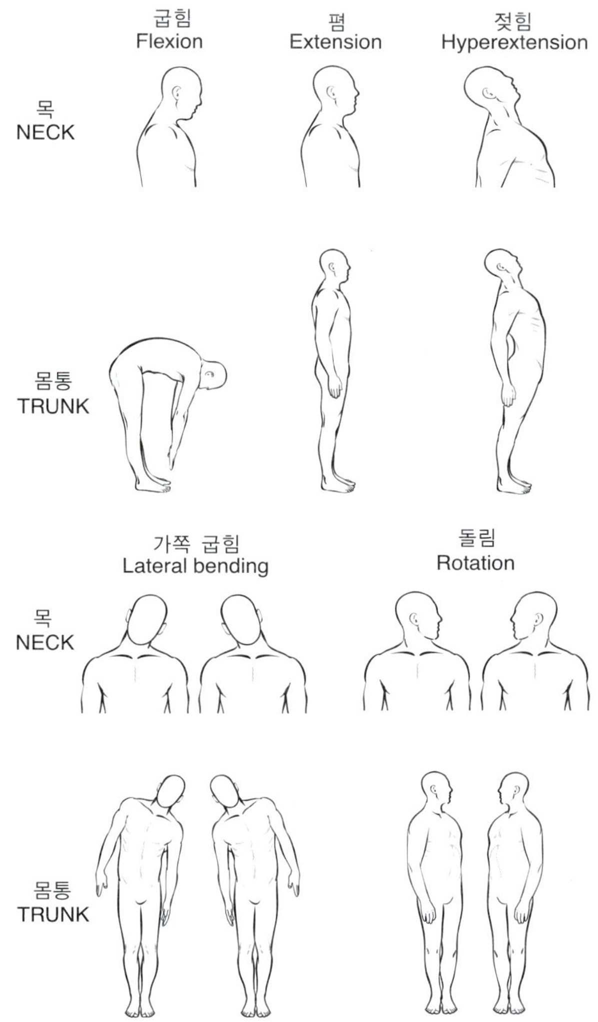

그림 15-2. 목과 몸통의 운동.

밀기)을 강조하는 경향이 있다. "똑바로 일어서"는 축성 폄을 강조한 것이다.

뼈와 기준점 (Bones and Landmarks)

머리뼈는 21개의 분리된 뼈로 구성되어 있고, 머리의 골격이다(그림 15-3A와 B). 척주와 직접적으로 연결되어 있는 뼈만을 논할 것이다.

뒤통수뼈

뒤통수라고 하고 머리뼈의 뒤아래부분을 형성한다.

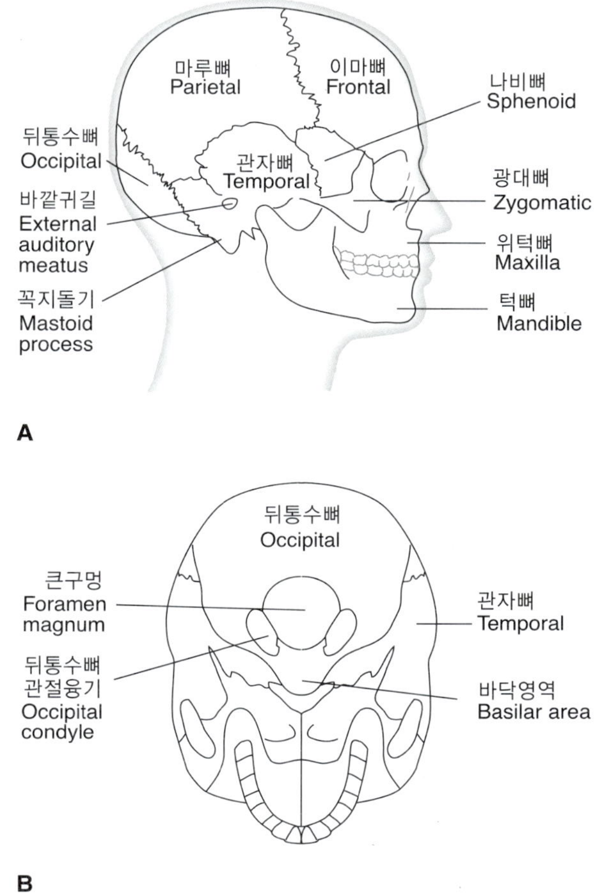

그림 15-3. 머리뼈의 (A) 가쪽면과 (B) 아래에서 본 머리뼈의 바닥부.

뒤통수융기

뒤통수부의 중심에 있는 작은 융기.

목선

뒤통수융기로부터 꼭지돌기를 향하여 머리의 뒤를 따라 수평으로 위치한 융기

바닥쪽부

뒤통수뼈의 저부, 아래부분

큰구멍

머리뼈로 들어가는 척수가 통과하는 뒤통수뼈의 구멍

뒤통수관절융기
뒤통수뼈의 큰구멍 가쪽에 위치; 고리뼈(C1)와 관절한다.

관자뼈
머리뼈의 저부와 가쪽 및 아래부분을 형성한다.

꼭지돌기
목빗근이 붙는 귀 뒤쪽의 돌출부

척추(vertebrae)(척추뼈의 복수)는 일반적으로 같은 배열로 되어 있으나 크기와 모양이 다르다(그림 15-4). 척추뼈의 전형적인 구성은 다음과 같다:

몸
원통형의 해면뼈 덩어리로 척추의 앞부분에 해당하며 체중을 부하하는 구조이다. 고리뼈에는 없다(C1)(그림 15-7 참조). C3와 S1 사이에 있고, 몸은 S1으로 갈 수록 커지며, 더 많은 체중을 부하하게 된다(그림 15-10 참조).

신경고리
척추활이라고 하며, 많은 서로 다른 척추의 뒤쪽(후방)에 있다.

척추뼈구멍
척수가 통과하는 몸과 신경고리가 연결되어 만들어진 입구

척추뼈뿌리
척추몸의 바로 뒷부분과 판의 앞에 있는 신경고리의 일부

판
중심선 양쪽에서 연결되는 신경고리의 뒷부분

수평돌기
판과 척추뼈뿌리가 결합되어 형성되고, 근육과 인대가 붙는 고리의 바깥돌기

척주뼈절흔
척추뼈뿌리의 윗면과 하면에 위치한 함몰부(그림 15-10).

척추사이구멍(그림 15-5)
아래 척추의 위척주뼈패임과 위척추의 아래척주뼈패임에 의하여 형성된 구멍.

관절돌기
각 판의 뒷면에서 윗부분과 아래부분으로 뻗은 돌기이다. 위관절돌기는 뒤쪽이나 안쪽으로 향하고, 아래관절돌기는 앞쪽이나 가쪽으로 향한다(그림 15-10 참조).

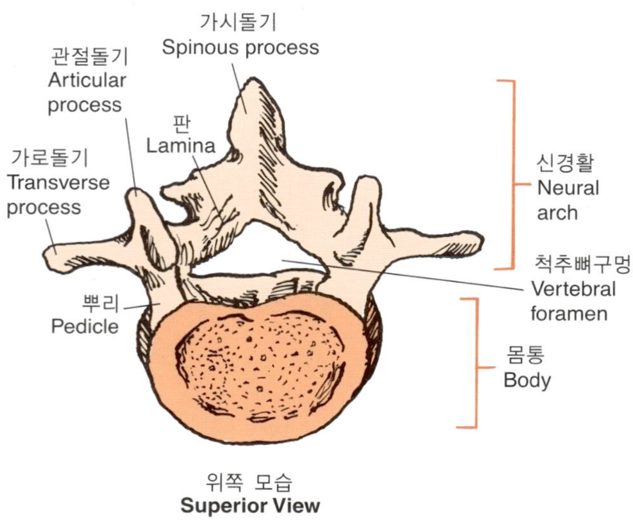

그림 15-4. 전형적인 척추의 앞부분과 뒷부분의 뼈 기준점.

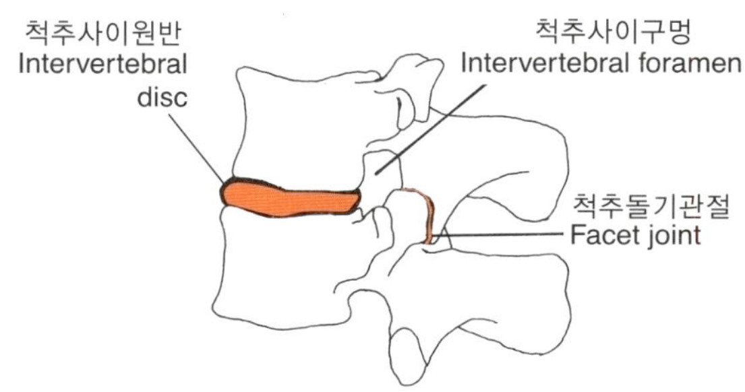

그림 15-5. 척추사이구멍과 척추돌기관절을 보여주는 두 척추의 가쪽면이다. 각 척추의 부분으로 형성되어 있고, 앞쪽에서 척추사이원반에 의하여 분리되어 있다.

가시돌기

앞신경고리에 있는 가장 뒤쪽의 돌기; 두 층의 접합부에 위치한다. 많은 근육과 인대가 붙는 부위이고, 척주 전체에서 촉진할 수 있다.

각 척추사이에는 척추몸에 관절한 **척추사이원반 (intervertebral disk)**이 있다(그림 15-5, 15-6). 23개의 척추사이원반이 있다. 주요한 기능은 충격을 흡수하고 전달하는 것이고 척주의 유연성을 유지한다. 관절원반은 척주 전체 길이의 약 25%에 해당한다.

섬유테

관절원반의 가쪽은 섬유성 연결고리로 되어 있고, 속질핵을 싸고 있다(그림 15-6).

속질핵

관절원반의 중심에 많은 물을 포함한 즙이 많은 젤라틴 물질이다(그림 15-6). 출생 시 약 80%의 물로 되어 있으며, 60세쯤 70%로 감소한다. 이것은 노화에 따라 키가 줄어드는 한 가지 이유가 된다.

몇 가지 구별해야 할 특징을 가진 척추가 있다. 그들은 다음과 같다.

고리뼈(C1)

제1목뼈위에는 머리뼈가 놓여있다(그림 15-7). 머리에 공을 지지하고 있기 때문에 지구를 받치고 있는 그리이스의 신화 타이탄에서 이름 붙여졌다. 고리뼈는 고리모양이며 몸이나 가시돌기가 없다.

앞쪽 활

제1목뼈의 앞부분

중쇠뼈(C2)

제2목뼈(그림 15-8)는 머리를 지지하는 고리뼈를 돌리는 축을 형성하고 있기 때문에 붙여진 이름이다.

치아돌기

중쇠뼈의 앞쪽에 위치한 크고 수직인 돌기이다. 목뼈의 돌림은 고리뼈와 함께 관절하여 일어난다.

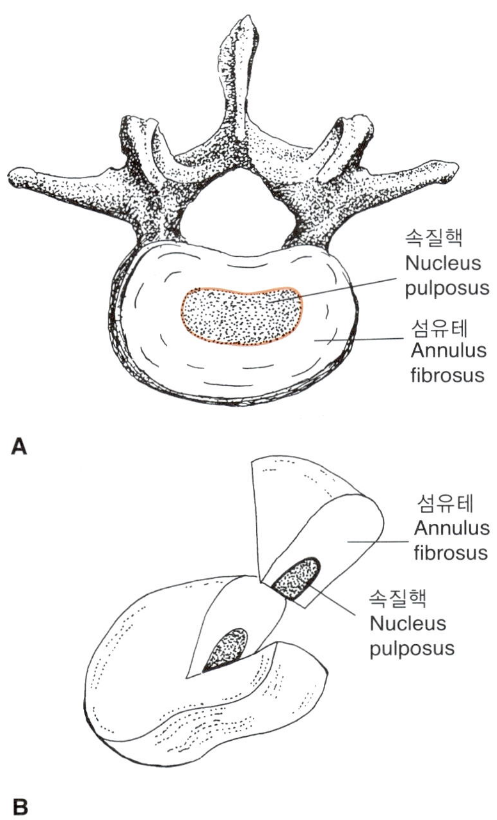

그림 15-6. 척추사이원반의 두 부분. (A) 위에서 보면 속질핵은 섬유테에 덮여 볼 수 없다. 대략 점선 내에 위치한다. (B) 절단면은 섬유테와 속질핵 사이의 관계를 보여준다.

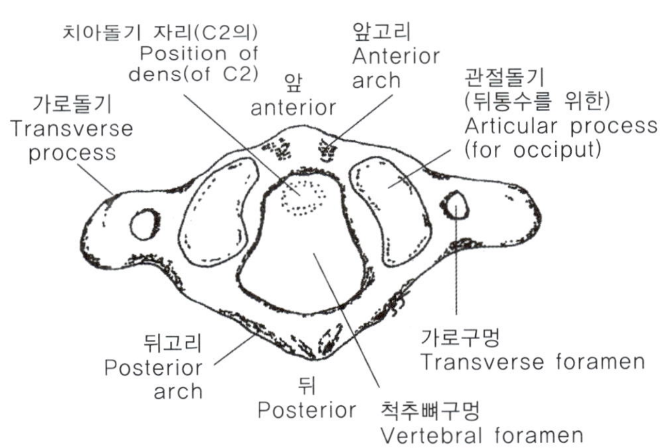

그림 15-7. 첫째 목뼈인 *고리뼈(C1)*. 윗면.

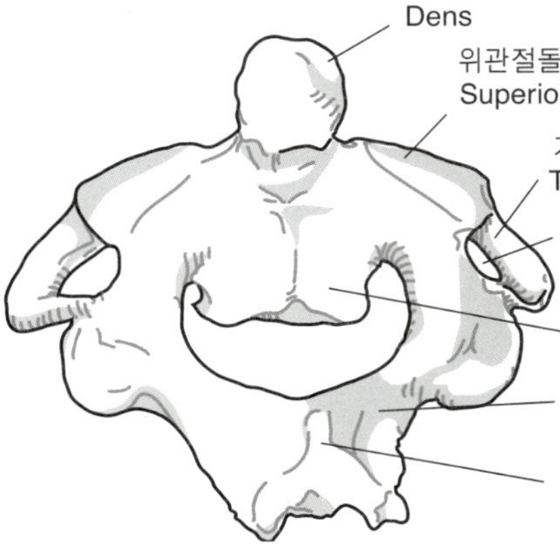

그림 15-8. 둘째 목뼈인 *중쇠뼈(C2)* (뒷면).

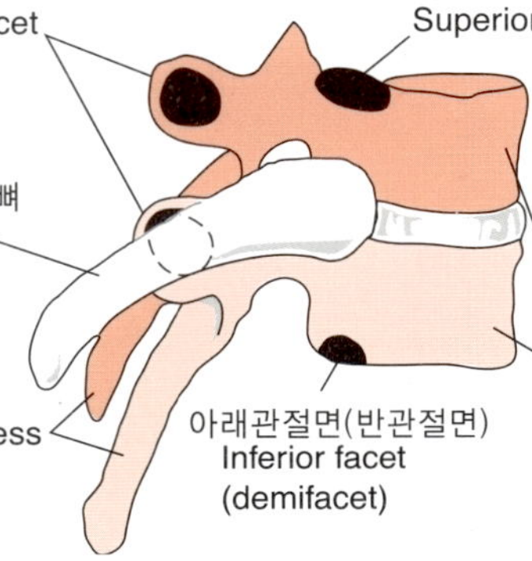

그림 15-9. 등뼈의 늑관절면(가쪽면).

제7목뼈(C7)

길고 돌출된 가시돌기 때문에 *융추(odontoid process)* 라고 알려져 있다. 이것은 등뼈와 닮았고 경부를 굽혔을 때 쉽게 촉진할 수 있다.

수평돌기구멍

목뼈의 수평돌기에 있는 구멍으로 척추뼈동맥이 통과한다(그림 15-7과 15-8 참조).

척추관절면

*척추관절면(costal facets)*이라고 하며 척추몸의 아래쪽과 아래쪽과 등뼈의 수평돌기에 위치한다(그림 15-9). 여기에서 척추몸과 갈비뼈가 관절한다.

반관절면

라틴어로 *demi*는 "반"을 의미하고, 부분적 또는 반관절면; 갈비뼈가 등뼈와 관절하는 척추의 몸통 윗부분과 아래부분 모서리에 위치한다. 갈비뼈의 배열에 따라 척추관절면이나 반관절면은 이러한 모서리에서 볼 수 있다.

목뼈, 등뼈, 허리뼈가 같은 부분으로 되어 있을지라도 다른 점들이 있다(그림 15-10; 표 15-2).

표 15-2 척추몸의 각 부분

	목뼈	등뼈	허리뼈
크기	가장 작다	중간	가장 크다
척추몸의 형태	작은 난형	심장형, 척추몸은 갈비뼈와 관절	큰 난형
척추구멍	크다, 삼각형	가장 작다	중간
수평돌기	척추동맥이 통과하는 구멍; 가쪽	척추 관절면은 갈비뼈와 관절; 길고 두꺼우며 가쪽과 뒤쪽을 향한다	구멍이나 관절면이 없다
가시돌기	짧고, 강하고, 2분되어 있다	길고, 가늘며, 아래쪽으로 향한다	두껍고 뒤쪽으로 향한다
위관절돌기	위쪽, 안쪽, 뒤쪽을 향해 있다	가쪽과 뒤쪽으로 향해 있다	뒤쪽으로 향해 있다.
아래관절돌기	가쪽을 향해 있다	앞쪽과 안쪽을 향해 있다	앞쪽으로 향해 있다.
척주뼈패임	깊이가 같다	아래부분 패임이 더 깊다	아래부분 패임이 더 깊다

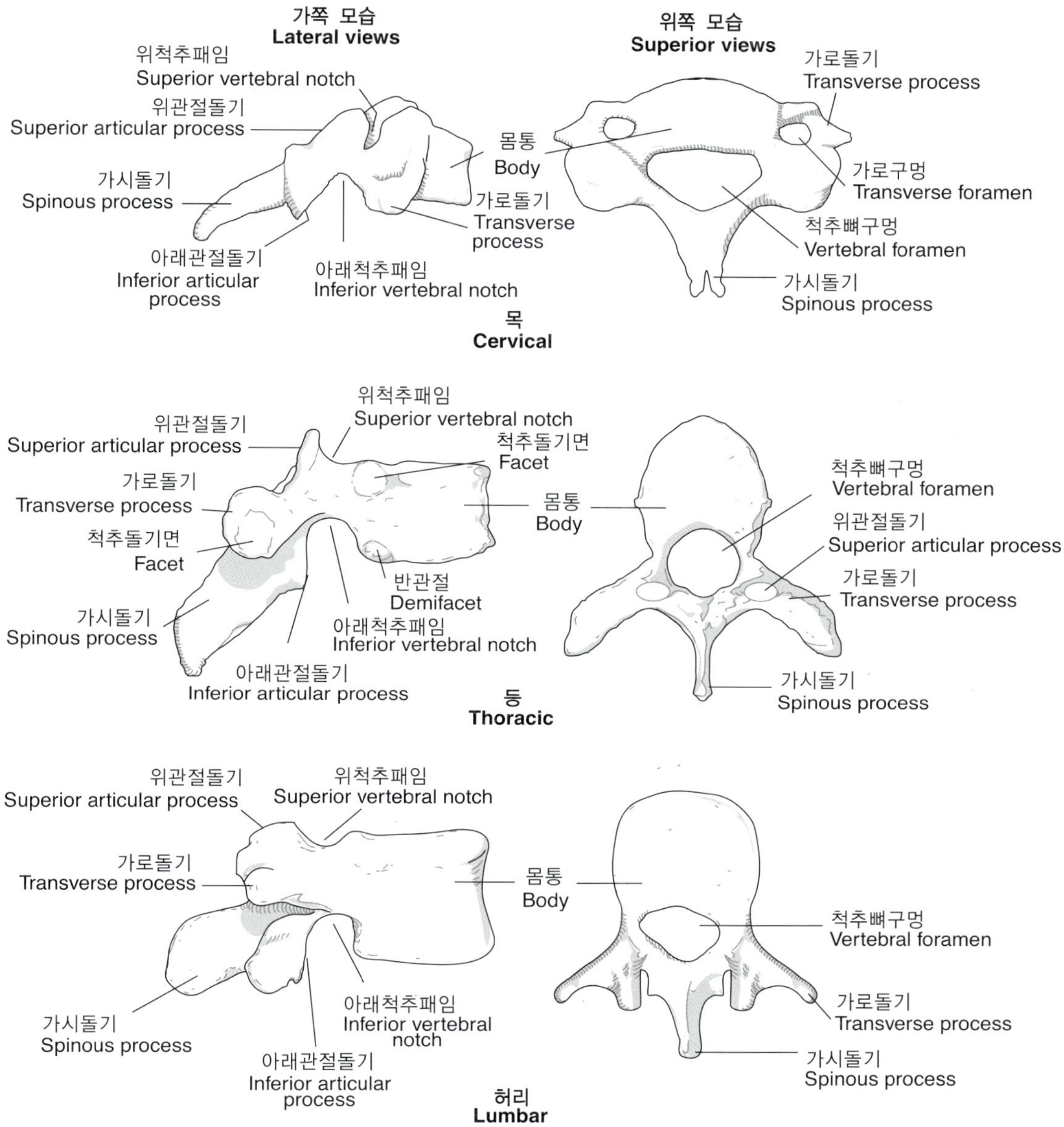

그림 15-10. 목뼈, 등뼈, 허리뼈의 비교.

관절과 인대 (Joints and Ligaments)

목뼈는 매우 다른 두 개의 관절로 시작한다. **고리뼈뒤통수관절(환추후두관절, atlanto-occipital joint)**은 고리뼈의 위관절돌기와 관절하는 뒤통수뼈의 양쪽 과와 관절한다. 이러한 결합은 머리의 무게를 지지하고 튼튼하다. 앞고리뼈-뒤통수 막은 앞세로인대의 연장으로 다소 윗부분이 두껍다. 덮개막은 뒤세로인대의 연장이다. 그것은 척주로 연결된 것처럼 척수를 지지하는 줄의 역할을 한다. 뒷부분의 고리중쇠인대는 목과 머리의 무게를 안전하게 보호한다. 뒤통수융기와 고리뼈의 위관절돌기가 결합된 각 융기의 관절은 관절주머니를 싸고 있는 윤활막성 관절이다.

고리뼈와 중쇠뼈 사이의 관절은 **고리중쇠관절(환축관절, atlantoaxial joints)**로 알려져 있고, 3부분에서 관절한다. **중간의 고리중쇠관절(정중환축관절, median atlantoaxial joints)**(그림 15-11)은 앞쪽에서 중쇠뼈의 치아돌기와 고리뼈의 앞활 사이의 활막성 관절과 뒤쪽의 수평인대로 구성되어 있다. 두 개의 활막공간이 있으며, 치아돌기의 양쪽에 위치한다. 각각의 공간은 관절주머니에 싸여 있다. 앞고리중쇠인대와 뒤고리중쇠인대는 앞세로인대와 뒤세로인대의 연장이고, 척주 전체의 길이에 해당한다. 두 개의 **가쪽 고리중쇠관절(가쪽환축관절, lateral atlantoaxial joints)**은 두 척추의 관절돌기 사이에 위치한다(그림 15-11).

C2와 S1 사이의 관절은 기본적으로 같은 구조를 가진다. 척추몸사이 척추의 앞쪽으로 강한 체중부하가 이루어지는 관절이 형성된다. 척추의 뒤쪽은 양쪽에 두 관절이 있는데, **척추돌기관절(후관절, facet joints)**이라고 한다(또한 *뼈돌기관절*이라 불린다; 그림 15-5).

척추돌기관절은 위 척추의 아래관절돌기와 아래 척추의 위관절돌기로 이루어진다. 각각의 척추돌기관절은 활막을 가진 활막성관절이고, 관절주머니인대에 싸여 있다. 각 척추는 두 개의 위관절돌기와 두 개의 아래관절돌기를 가지고 있다. 그러므로 각각의 척추는 두 개의 척추관절돌기를 가지고 있다. 이러한 척추돌기관절은 척추가 어느 방향을 향하고 있는지에 따라 척추에서 일어나는 운동의 양과 운동의 형태를 결정한다(그림 15-12).

허리뼈에서 척추관절돌기는 시상면에 위치하고, 등뼈는 관상면에 위치한다. 그러므로 대부분의 굽힘과 폄은 허리뼈에서 일어나고, 등뼈에서는 대부분의 돌림과 측굴이 일어난다(그림 15-13). 척추에 갈비뼈가 붙어 등뼈의 굽힘과 폄을 약간 제한한다. 목뼈의 돌기는 시상면과 관상면 사이 사선으로 위치하기 때문에 3종류의 운동이 일어난다.

척추에는 많은 인대들이 붙어 있다(그림 15-14). **앞세로인대(전종인대, anterior longitudinal ligament)**는 척추몸의 앞면에 척주를 따라 내려오며 과도한 젖힘을 제한하는 경향이 있다. 앞세로인대는 윗부분은 가늘고 엉치뼈에 붙은 아래부분은 두텁다. 등뼈와 허리뼈의 깊은곳인 대동맥에서 보여진다. **뒤세로인대(후종인대,**

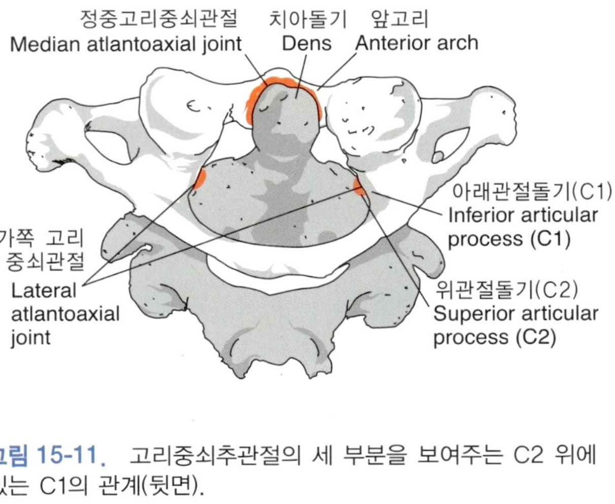

그림 15-11. 고리중쇠추관절의 세 부분을 보여주는 C2 위에 있는 C1의 관계(뒷면).

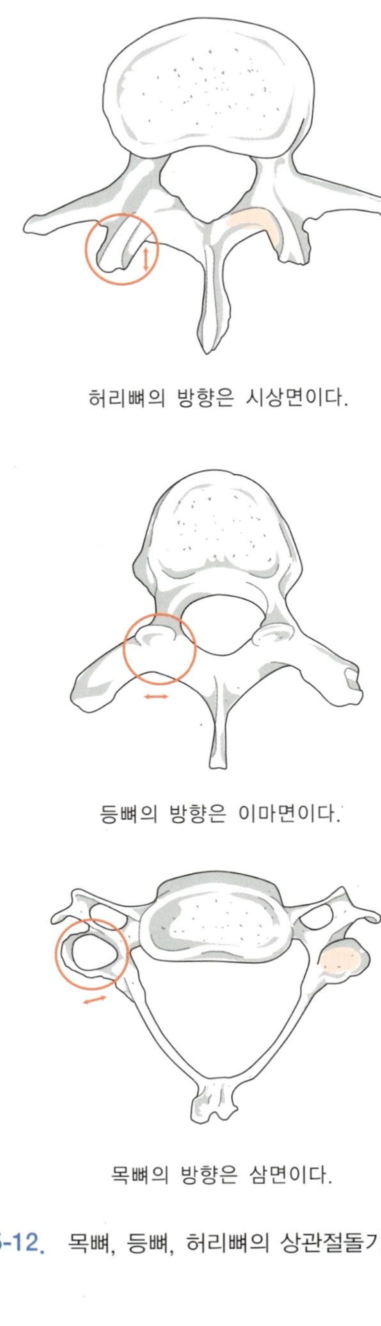

그림 15-12. 목뼈, 등뼈, 허리뼈의 상관절돌기의 방향 비교(윗면).

posterior longitudinal ligament)는 추공 안쪽에 척추몸 뒤쪽으로 내려온다. 뒤세로인대는 과도한 굽힘을 예방한다. 이것은 윗부분으로 두꺼워 머리뼈를 지지한다. 아래부분은 얇아서 불안정성을 야기하며 허리뼈부위에서 척추사이원반의 손상을 증가시킨다. **가시끝인대(극상인대, supraspinal ligament)**는 가시돌기의 끝을 따라 제7목뼈에서 엉치뼈까지 이어져 있다. 극간인대는 **가시돌기사이(극간인대, interspinal ligament)**에 위치한다. 매우 두꺼운 목인대는 목뼈의 가시위인대와 가시사이인대에 위치한다(그림 15-15). 황색인대는 판 앞쪽으로 연결되어 있다.

허리뼈는 인체에서 가장 빈번하게 손상을 입는 부위이다. 허리뼈는 인체의 체중을 대부분 흡수하고 체중을 전달한다. 중력의 중심은 제 2엉치뼈 앞쪽에 위치한다. 허리뼈의 대부분의 운동은 L4와 L5, S1 사이에서 일어나고, 대부분의 척추사이원반 탈출은 이 두 수준에서 일어난다.

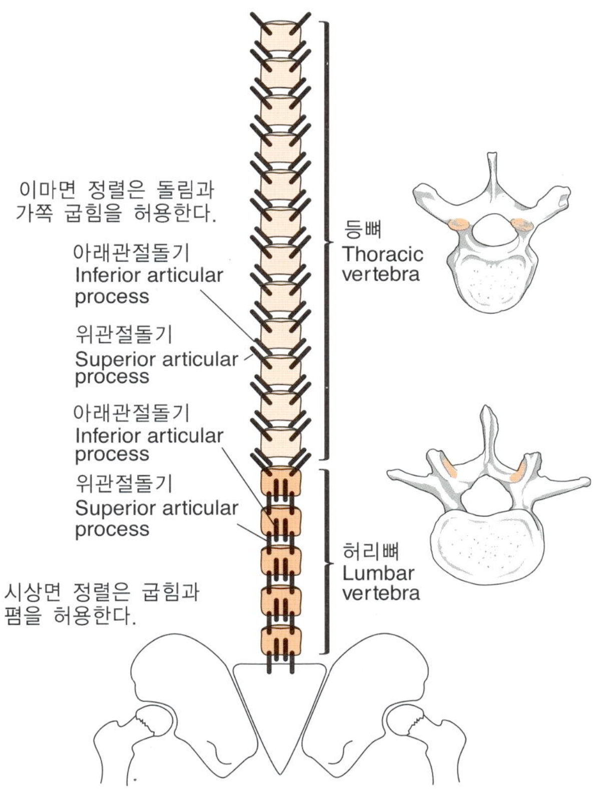

그림 15-13. 배열된 척추돌기관절의 방향은 운동의 형태를 결정할 것이다(뒷면).

등뼈는 흉곽과 연결되어 있기 때문에 목뼈와 허리뼈보다 운동이 덜 일어난다. 척추몸의 모양과 가시돌기의 길이는 또한 등뼈의 운동을 제한하는 원인이 된다.

목뼈는 자유롭게 운동이 일어난다. 허리뼈와는 달리 많은 체중을 받고 있지 않다. 목뼈는 머리를 지지하고, 목에 대하여 머리를 자유롭게 움직이며, 척추로 들어가는 신경조직의 통로이고, 머리뼈로 가는 주요한 혈관의 통로이다.

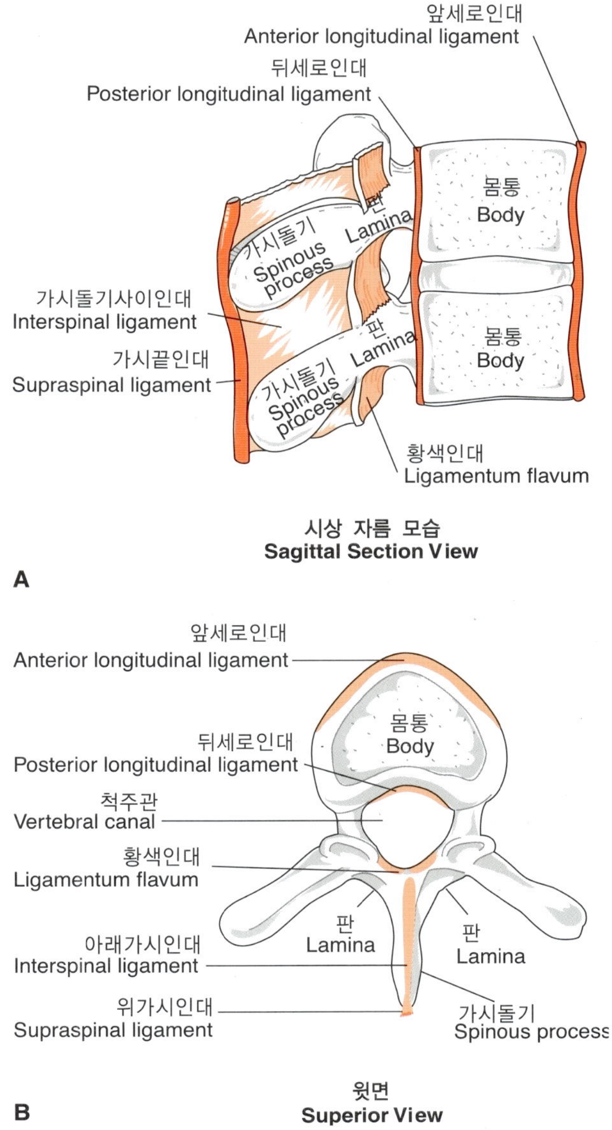

그림 15-14. 척추의 인대. (A) 시상면은 인대의 안쪽과 추관의 바깥을 보여준다. (B) 윗면은 척추몸에 인대가 붙는 부위를 보여준다.

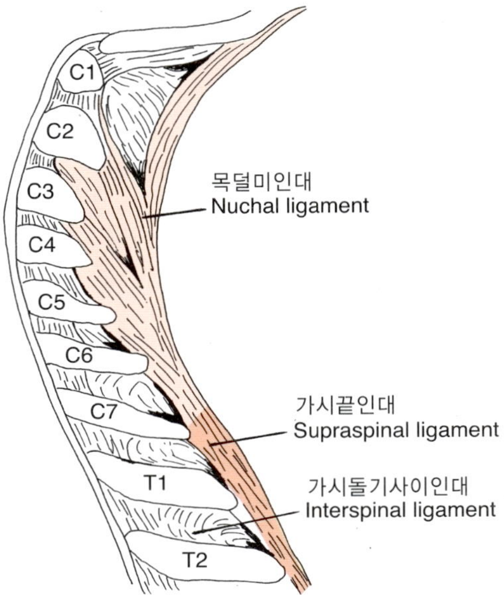

그림 15-15. 목인대는 목뼈에서 가시끝인대가 된다(가쪽면).

목과 몸통의 근육
(Muscles of the Neck and Trunk)

목과 몸통의 근육은 많으며 표 15-3에서 보여주듯이 대개 앞부분과 뒷부분으로 구분한다. 허리네모근은 예외이다. 허리네모근은 앞쪽도 뒤쪽도 아닌 중앙에 위치한다. 앞쪽이나 뒤쪽의 위치는 기능에서 중요한 역할을 한다. 다른 관절에서 일어나는 것처럼 앞쪽의 근육은 굽힘을, 뒤쪽에 위치한 근육은 폄을 할 것이다. 여기서는 운동이란 관점에서 임상적인 중요성을 논할 것이다. 다른 것은 차트나 도표에 요약할 것이다.

목뼈의 근육 (Muscles of the cervical spine)

일반적으로, 척주의 앞쪽에 위치한 근육은 목의 굽힘근이다. 가장 큰 굽힘근은 **목빗근(흉쇄유돌근, sternocleidomastoid)**으로 표재근이고, 끈과 같이 길고, 빗장뼈의 안쪽과 복장뼈의 위에 이는곳한다(그림 15-16). 그것은 관자뼈의 꼭지돌기에 닿는곳하기 위하여 아래쪽과 뒤쪽으로 연결되어 있다. 양쪽의 목빗근이 수축하면 목을 굽히고, 한쪽으로 수축하면 가쪽으로 굽히고 반대쪽으로 머리를 돌린다. "반대쪽으로 돌림"하는 의미는 예를 들면, 오른쪽 목빗근이 수축할 때 목은 왼쪽 어깨를 보도록 돌리는 것이다. 목빗근은 머리에 붙어 있기 때문에 머리의 운동에 영향을 줄 것이다. 측면으로 당기는 근육의 선을 관찰하면 목의 굽힘과 함께 볼 수 있고,

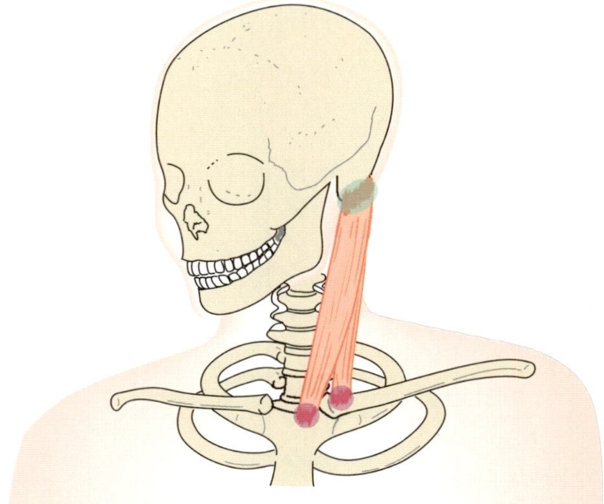

그림 15-16. 목빗근(앞면).

표 15-3 척추의 근육

	목	몸통
앞부분	목빗근 목갈비근(3) 앞척추근 그룹(4)	배곧은근 배바깥빗근 배속빗근 배가로근
뒷부분	척추세움근 그룹(3) 머리널판근 목널판근 뒤통수아래근 그룹(4)	척추세움근 그룹(3) 가로돌기가시근(3) 가시사이근 가로돌기사이근
가쪽		허리네모근

목빗근은 머리를 젖힘할 수 있다. 이것은 잘못된 자세로 "머리를 앞쪽으로"강조하는 자세이다. 이러한 작용을 없애기 위하여 일어나 앉는 활동처럼 "턱 당기기"를 하여야 한다.

목빗근 (sternocleidomastoid muscle)

이는곳(O)	복장뼈와 빗장뼈
닿는곳(I)	꼭지돌기
기능(A)	양쪽: 목의 굽힘, 머리의 젖힘 가쪽으로 목을 굽힘; 반대쪽으로 머리를 돌림
신경(N)	더부신경(제11뇌신경); 제2, 제3 목신경

목빗근 아래에 **목갈비근(사각근, scalene muscles)**이 있다(그림 15-17). **앞목갈비근(전사각근, anterior scalene muscles)**은 C3~C6의 가로돌기에서 이고 첫째 갈비뼈의 윗면에 닿는다. **가운데목갈비근(중사각근, middle scalene muscles)**은 C2~C7의 가로돌기에서 이는곳하고 또한 첫째 갈비뼈의 윗면에 닿는곳한다. **뒤목갈비근(후사각근, posterior scalene muscles)**은 가장 작고, 가장 깊이 위치하고, C5~C7에서 이는곳하여 둘째 갈비뼈에 닿는곳한다. 목갈비근은 모두 같은 작용을 하고 서로 인접해 있기 때문에 구별할 필요가 없다. 목의 가쪽에 위치하므로 목뼈의 측굴에 매우 효과적이다. 중쇠뼈와 가까이 있기 때문에 굽힘 시 보조한다.

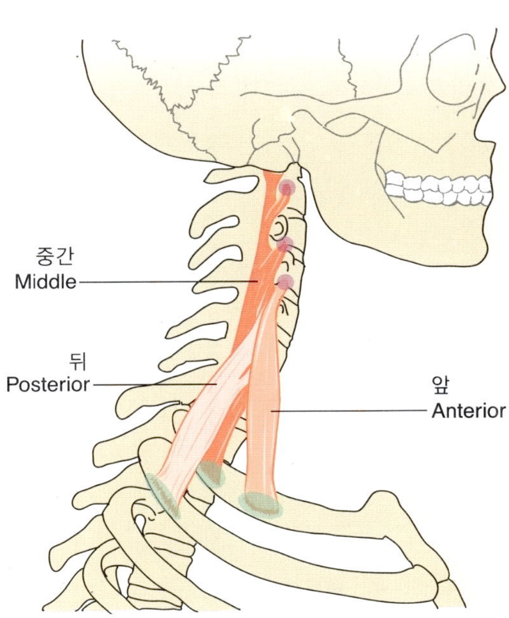

그림 15-17. 3개의 목갈비근(가쪽면).

목갈비근 (scalene muscles)

이는곳(O)	목뼈의 가로돌기
닿는곳(I)	첫째와 둘째 갈비뼈
기능(A)	양쪽: 굽힘 시 보조 한쪽: 가쪽으로 목을 굽힘
신경(N)	아래부분 목신경

앞척추근(척추전근, prevertebral muscles)으로 언급되는 앞부분의 그룹이 있다. 깊은곳에 위치하고, 목뼈의 앞부분을 따라 이어져 있다(그림 15-18). 이러한 근육은 목이나 머리의 굽힘을 한다. 다른 굽힘근에 비해 크기가 작기 때문에 자세를 조절하고 턱을 당기는 역할을 한다. 앞척추근 그룹의 위치와 작용은 표 15-4에 요약되어 있다.

목에 있는 작은 근육은 목뿔뼈와 혀의 닻으로 작용한다. 넓은목근을 제외하고 이러한 근육은 그림 15-19부터 그림 15-21에 설명하였다. 목뿔뼈는 뼈와 관절하지 않는 유일한 근육이다. 목뿔뼈는 일차적으로 혀와 많은

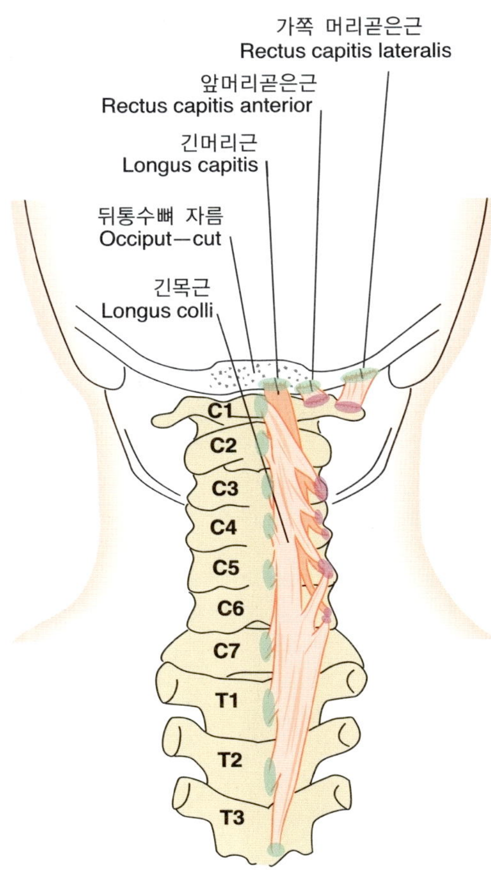

그림 15-18. 앞척추근(앞면). 머리뼈 앞부분은 뒤통수뼈에 붙은 근육을 보기 위하여 절단하였다.

표 15-4 앞척추근 그룹

근육	이는곳	닿는곳	작용
목긴근	C3-T2의 척추몸과 가로돌기	C1-C6의 척추몸과 가로돌기	목의 굽힘
머리긴근	C3-C6의 가로돌기	뒤통수뼈	머리굽힘
앞머리곧은근	고리뼈(C2)	뒤통수뼈	머리굽힘
옆머리곧은근	고리뼈의 가로돌기	뒤통수뼈	머리를 측굴

근육을 지지하는 기능을 한다. 목뼈의 운동에 대한 이 근육들의 영향은 보조하는 정도이고, 모든 방향에서 머리뼈의 바닥에 인접해 있다. 이러한 근육의 작용은 표 15-5에 요약되어 있다.

뒤통수아래근육은 머리뼈바닥에 모여 있고, 머리만을 움직인다(그림 15-19). 이 근육은 고리뼈의 뒤통수관절융기 위에서 흔드는 작용을 하고 머리를 펴거나 중쇠뼈의 치아돌기를 돌아 머리뼈와 고리뼈를 축으로 하여 돌린다. 이 근육은 표 15-6에 요약되어 있다.

뒤척추근 그룹은 척주를 따라 뒤쪽에 위치하며 **척추세움근(척추기립근, erector spinae group)**이라 알려진 깊은 등근의 표재에 위치하는데, 나중에 다른 몸통의 근육과 함께 상세히 설명할 것이다. 이러한 근육은 굽힘 시 중력에서 머리를 당겨 자세를 조절하고, 굽힘자세에서 머리를 뒤로하여 폄근으로 작용한다. 가장 깊은곳에 위치한 등쪽 근육들(가로돌기가시근육, 가시사이근육,

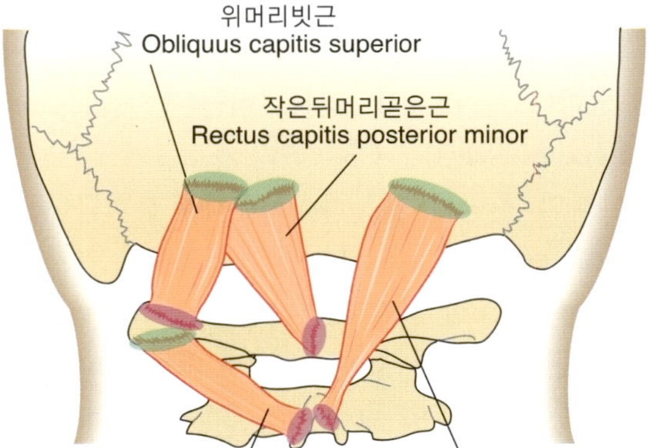

그림 15-19. 뒤통수밑근(뒷면).

표 15-5 입과 목뿔뼈의 근육

그룹	근육	작용
목의 표재근	넓은목근	아래 입술을 아래와 바깥으로 당기고, 목의 피부를 긴장시킨다.
위목뿔뼈근	두힘살근 붓목뿔근 턱목뿔근 턱끝목뿔근	목뿔뼈나 혀를 올린다.
아래목뿔뼈근	복장목뿔근 복장방패근 방패목뿔근 어깨목뿔근	목뿔뼈를 내린다.

표 15-6 뒤통수아래근

근육	위치	머리운동
위머리빗근	뒤	폄
아래머리빗근	뒤	폄, 측굴, 같은쪽으로 돌림
작은뒤머리곧은근	뒤	폄
큰뒤머리곧은근	뒤	폄, 측굴, 같은쪽으로 돌림

가로돌기사이근육)은 이들 근육이 위치된 몸통 부분에서 또한 설명될 것이다.

척추세움근을 깊이 들어간다면 **머리널판근(두판상근, splenius capitis muscles)**과 **목널판근(경판상근, splenius cervicis muscles)**이다. 이름이 함축하고 있는 것처럼 머리와 목뼈에 닿는곳하고, 머리널판근이 더 표층에 있다. 그들은 아래 목뼈와 위 등뼈의 가시돌기에서 이는곳하여 뒤통수뼈(머리널판근)의 가쪽까지, 위목뼈(목널판근)의 가로돌기까지 위와 가쪽으로 이어져 있다(그림 15-20). 한쪽으로 수축할 때, 같은쪽으로 머리와 목을 돌림하고 측굴한다. 그러나 양쪽이 수축하면, 머리와 목을 편다.

머리널판근 (splenius capitis muscle)

이는곳(O)	목인대의 아래 1/2; C7–T3까지 가시돌기
닿는곳(I)	뒤통수뼈 가쪽; 꼭지돌기
기능(A)	양쪽: 머리와 목을 폄 한쪽: 같은쪽으로 머리를 돌림하고 가쪽으로 굽힘
신경(N)	중간 및 아래부분 목신경

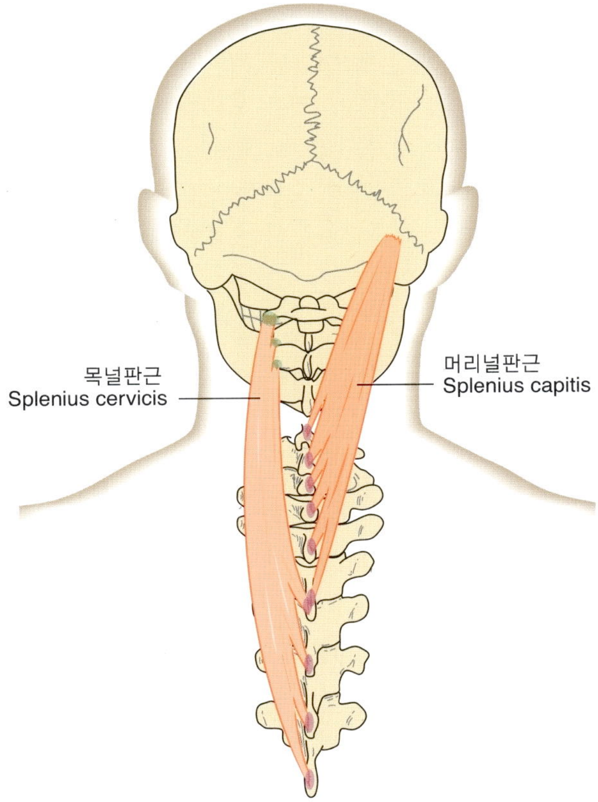

그림 15-20. 머리널판근과 목널판근 (뒷면).

목널판근 (splenius cervicis muscles)

이는곳(O)	T3–T6까지 가시돌기
닿는곳(I)	C1–C3까지 가로돌기
기능(A)	양쪽: 목을 폄 한쪽: 같은쪽으로 목을 돌림하고 가쪽으로 목을 굽힘
신경(N)	중간 및 아래부분 목신경

등세모근의 윗부분 섬유와 어깨올림근은 특정한 상황에서 머리널판근과 목널판근을 보조할 수 있다는 것을 주의하여야 한다. 어깨뼈가 고정된다면 근육의 역작용이 일어날 수 있다. 어깨뼈가 머리와 목쪽으로 움직이는 대신에 머리와 목이 어깨뼈쪽으로 움직인다.

몸통의 근육 (Muscles of the trunk)

몸통의 중앙선으로 **배곧은근(복직근, rectus abdominis muscles)**이 위치한다. 백색선에 의하여 양쪽으로 분리된다. 배곧은근은 두덩능선에서 이고 5, 6, 7째 갈비연골에 닿는다. 근육이 수평으로 몇 개의 작은 단위로 나뉘어 힘줄이 새겨져 있다(그림 15-21, 15-22). 전중앙선에 위치한 배곧은근은 강한 굽힘근이고 앞부분의 다른 몸통근과 함께 복부의 장기를 압박한다.

앉은 자세로 일어날 때 몸통은 엉덩관절쪽으로 움직인다는 것을 주의한다. 발목이나 종아리를 눌러, 앉은

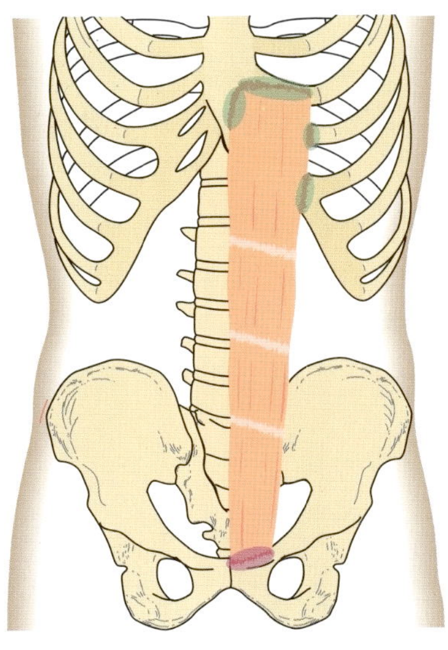

그림 15-21. 배곧은근(앞면). 그림은 왼쪽의 배곧은근만 보여준다.

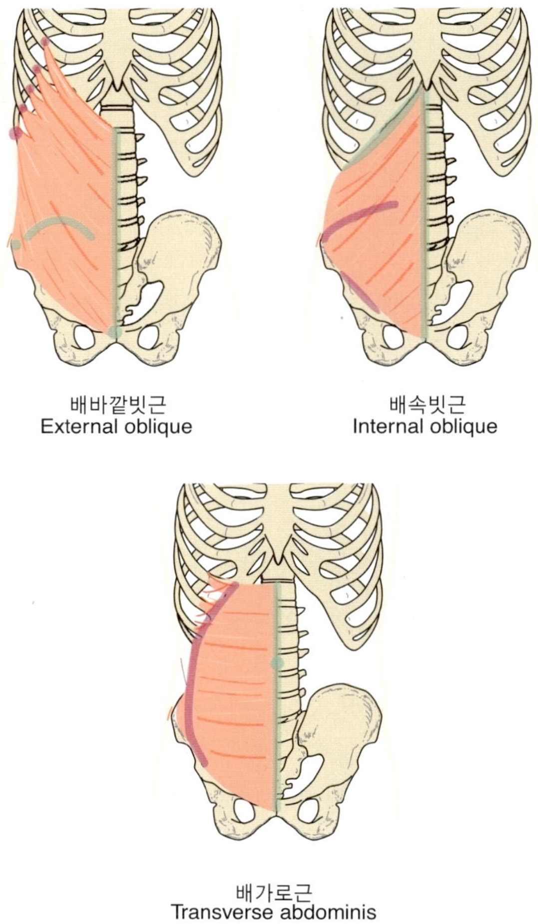

그림 15-22. 배곧은근의 3층(앞면). 배바깥빗근은 표층에 있고, 배속빗근은 배바깥빗근의 아래에 위치하고, 배가로근은 가장 심층에 있다.

자세로 일어나는 것은 엉덩관절 굽힘근의 역작용이 일어난 것이다. 그러므로 (엉덩관절 굽힘근이 아니라) 배근을 강화할 목적이 있다면, 엉덩관절과 무릎관절은 굽혀야 하고 발목관절은 눌러서는 안 된다. 엉덩관절과 무릎관절의 굽힘은 엉덩관절 굽힘근을 단축시킬 것이고, 효율적이지 못하도록 만든다. 엉덩관절 굽힘근은 원위부(발이나 종아리)가 고정되지 않을 때에는 역작용이 일어날 수 없다.

배곧은근 (rectus abdominis muscle)

이는곳(O)	두덩뼈
닿는곳(I)	칼돌기와 5, 6, 7째 갈비연골
기능(A)	몸통굽힘; 복부의 압박
신경(N)	제 7-12 갈비사이신경

배바깥빗근(외측복사근, external oblique muscle)은 복부의 앞 가쪽에 있으면서 크고, 넓고, 편평하며 표층에 위치한다(그림 15-22). 아래부분 8개의 갈비뼈에서 이는곳하여 엉덩뼈능선, 복부건막, 중앙선의 백선에 닿는곳하기 위하여 아래부분과 안쪽으로 연결된다. 양쪽의 섬유의 방향은 "V"자 형태를 이룬다. 양쪽이 수축할 때 배바깥빗근은 몸통을 굽힘시키고 복부의 장기를 압박한다. 한쪽의 근육이 수축할 때 가쪽으로 구부리고, 반대쪽으로 몸통을 돌림한다. 이것은 오른쪽 배바깥빗근은 중앙선을 향하여 몸통의 왼쪽으로 돌림하는 것을 의미한다. 오른쪽 어깨는 왼쪽을 향하여 움직이는 것으로 보여진다.

배바깥빗근의 깊은곳에 위치하고 배바깥빗근에 직각으로 놓여 있는 근육은 **배속빗근(내복사근, internal oblique muscle)**이다. 배속빗근은 샅고랑인대, 엉덩뼈능선, 흉요건막에서 이는곳한다. 그런 다음 마지막 3개의 갈비뼈, 복부건막, 백선에 닿는곳하기 위하여 윗부분과 안쪽으로 연결된다(그림 15-22). 양쪽의 섬유의 방향은 거꾸로된 "V"자 형태를 취한다. 배바깥빗근처럼 양쪽이 수축할 때 몸통을 굽힘하고 복부의 장기를 압박한다. 한쪽으로 수축할 때에는 몸통을 가쪽으로 구부린다. 그러나 배속빗근은 같은쪽으로 몸통을 돌림함으로써 돌림시 반대의 작용을 한다. 이것은 오른쪽 배속빗근은 중앙선으로부터 떨어져 몸통의 오른쪽으로 돌림하는 것을 의미한다. 오른쪽 어깨가 오른쪽으로 향하여 움직이는 것을 보여준다. 같은 작용을 하는 동안 오른쪽 배바깥빗근은 서로 길항근이다.

배바깥빗근 (external oblique muscle)

이는곳(O)	아래부분 8개 갈비뼈 가쪽
닿는곳(I)	엉덩뼈능선과 백선
기능(A)	양쪽으로: 몸통굽힘; 복부의 압박 한쪽으로: 가쪽 굽힘; 반대쪽으로 돌림
신경(N)	8-12째 갈비사이신경, 엉덩아랫배신경, 엉덩샅굴신경

배속빗근 (internal oblique muscle)

이는곳(O)	샅고랑인대, 엉덩뼈능선, 흉요건막
닿는곳(I)	10, 11, 12째 갈비뼈; 복부건막
기능(A)	양쪽으로: 몸통굽힘; 복부의 압박 한쪽으로: 가쪽 굽힘; 같은쪽으로 돌림
신경(N)	8-12째 갈비사이신경, 엉덩아랫배신경, 엉덩샅굴신경

배근의 가장 깊숙이 배속빗근의 아래 **배가로근(복횡근, transverse abdominis muscle)**이 위치한다. 배가로근은 섬유의 방향이 수평으로, 가로로 있어 이름이 붙여졌다. 배가로근은 샅고랑인대, 엉덩뼈능선, 흉요건막, 마지막 6개의 갈비뼈에서 이는곳한다. 그것은 복부건막과 백색선에 닿는곳하기 위하여 수평으로 복부에 퍼져있다(그림 15-22). 수평으로 당기기 때문에 몸통을 움직이는 데 효과적이지 못하다. 그러나 복부의 장기를 지지하고 압박하기 위하여 다른 복부의 근육과 함께 작용한다. 이 근육은 기침, 재채기, 웃기, 강한 호기를 내뿜을 때와 출산할 때 "힘주기"와 같은 활동이나 장기의 움직임과 같은 활동에 중요하다.

배가로근 (transverse abdominis muscle)

이는곳(O)	샅고랑인대, 엉덩뼈능선, 가슴허리근막, 마지막 6개 갈비뼈
닿는곳(I)	배건막과 백색선
기능(A)	복부의 압박
신경(N)	7–12째 갈비사이신경, 엉덩아랫배신경, 엉덩샅굴신경

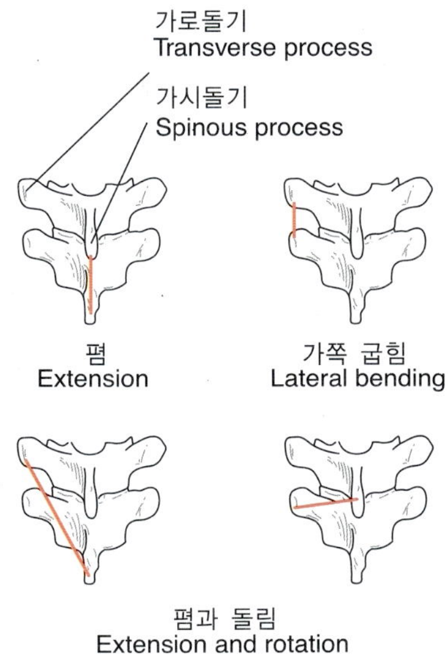

그림 15-23. 당기는 선은 몸통 뒷부분 근육을 요약할 때 근의 작용을 결정한다.

폄시키는 많은 그룹의 근육들이 표 15-7에 요약되어 있고, 공통의 부착부위와 작용을 서술하였다(그림 15-23). 일반적으로, 가시돌기에서 가시돌기에 붙어 있는 근육은 수직으로 당기고 편다. 가로돌기에서 가로돌기로 연결된 근육의 한 세트는 중앙선의 가쪽에서 당기는 수직선이라서 한쪽으로 작용하면 측굴이 일어나고, 양쪽으로 작용하면 편다. 갈비뼈에서 갈비뼈에 붙어 있는 근육들은 가로돌기 사이에 붙어 있는 근육처럼 같은 선으로 잡아당긴다. 더 가쪽에 위치한 갈비뼈에 붙어 있는 근육들은 측굴에 더 효과적이다. 가시돌기에서 가로돌기에 붙은 근육이나 가로돌기에서 가시돌기에 붙은 근육은 사선으로 당기므로 양쪽으로 작용하면 펴고, 한쪽으로 작용하면 돌림한다. 이러한 근육 중 길이가 더 짧은 근육은 돌림에 더 효과적이고, 좀 더 긴 근육은 폄에 효과적이다.

등의 중간층에 있는 폄근은 **척추세움근(erector spinae muscle)**이라고 하는 근육군이고 때때로 *천극근 그룹(sacrospinalis muscle group)*이라고도 부른다. 이 근육군은 가시돌기, 가로돌기, 갈비뼈와 연결된 척추와 평행

표 15-7 몸통 뒷부분의 근육

부착부	작용	근육
가시돌기	폄	가시근(ES)
		가시사이근
가로돌기	폄, 측굴	가장긴근(ES)
		가로돌기사이근
가시돌기에서 가로돌기	폄, 돌림	목널판근
가로돌기에서 가시돌기	폄, 돌림	반가시근(T)
		뭇갈래근(T)
		돌림근(T)
가로돌기에서 갈비뼈 또는 갈비뼈에서 갈비뼈	폄, 측굴	엉덩갈비근(ES)

ES; 척추세움근(erector spinae), T; 가로돌기가시근(transversospinalis)

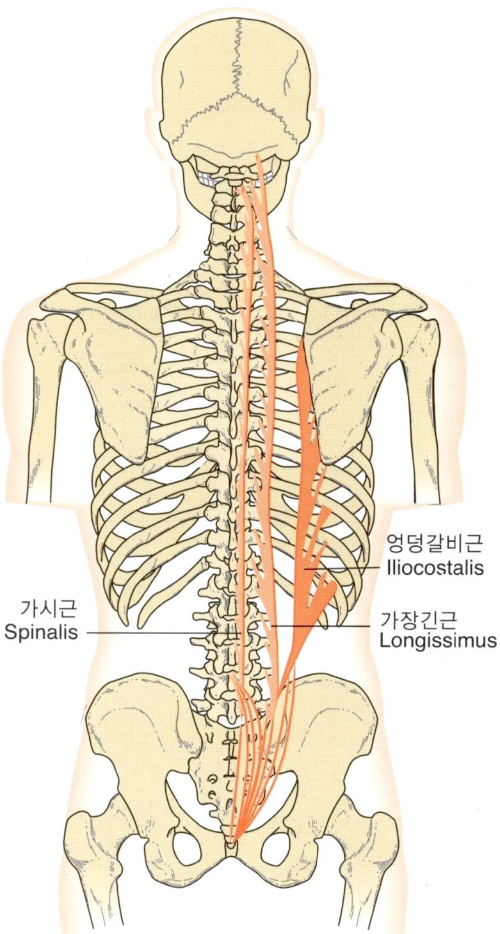

그림 15-24. 척추세움근 그룹의 세 근육(뒷면).

하여 연결된 세 집단으로 분류할 수 있다(그림 15-24). 가장 안쪽의 그룹은 목인대와 목뼈와 등뼈의 가시돌기에 붙어 있는 가시근 그룹이다. 뒤통수뼈까지 붙어 있는 이 그룹의 일부분은 목뼈의 가로돌기까지 붙어 있다. 중앙선에 위치한 이러한 근육은 몸통 폄이 일차적인 작용이다.

중간층의 근육인 가장 **긴근 그룹**은 가시근 가쪽에 위치하고 뒤통수뼈에서 엉치뼈까지 척주의 가로돌기에 붙어 있다. 이 근육은 중앙선 가쪽에 수직선으로 당기고 있어 한쪽으로 수축하면 측굴이 일어나고, 양쪽으로 수축하면 편다. **엉덩갈비근(장늑근, iliocostalis muscles)**은 가장 가쪽에 있는 그룹이며 갈비뼈 뒤쪽에 붙어 있다. 아래쪽으로는 가로돌기에 붙어 있고, 아래쪽으로는 엉치뼈와 엉덩뼈에 붙어 있다. 가쪽에 위치하기 때문에 이러한 근육은 측굴에 탁월한 작용을 한다. 양쪽에서 작용하면 폄에 효과적이다. 이러한 세 근육군은 *척추세움근*으로 언급되며, 그룹으로 요약된다. 그러나 가시근과 가장긴근 그룹의 윗부분 섬유는 뒤통수뼈에 붙어 있다는 것을 알아야 하고, 그러므로 목에 대하여 머리를 펼 수 있다.

척추세움근 (erector spinae muscles)

이는곳(O)	뒤통수뼈에서 엉치뼈와 엉덩뼈까지 가시돌기, 가로돌기, 갈비뼈
닿는곳(I)	뒤통수뼈에서 엉치뼈와 엉덩뼈까지 가시돌기, 가로돌기, 갈비뼈
기능(A)	양쪽: 폄 한쪽: 측굴
신경(N)	척추신경

등폄근의 가장 깊은곳에 있는 것은 **가로가시근(횡돌기극근, transversospinalis muscles)**이라고 부르는 세 근육군이다(그림 15-25). 이 근육은 사선으로 당기며 기본적으로 윗 척추의 가로돌기에서 가시돌기로 붙어 있다. 그러므로 돌림에 매우 효과적이다. *반가시근*은 5개나 그 이상의 척추에 퍼져 있다; *뭇갈래근*은 2개나 4개 척추에 퍼져 있다; *돌림근*은 가장 짧고, 이 근 그룹의 가장 깊은곳에 있고, 하나의 척추에만 있다. 이러한 근육은 반대쪽으로 돌림하고 척추를 폄시키는 작용을 한다. 반가시근은 이 근육군에서 가장 표층에 위치한다. 뭇갈래근은 반가시근 아래에 위치하고, 돌림근과 함께 가장 깊은곳에 있다.

가로가시근 (transversospinalis muscles)

이는곳(O)	가로돌기
닿는곳(I)	위 척추의 가시돌기
기능(A)	양쪽: 폄 한쪽: 반대쪽으로 돌림
신경(N)	척추신경

가로가시근처럼 깊은곳에 위치한 두 개의 근육이 있다. 그러나 당기는 선이 수직이 아니고 사선이므로 분리하여 생각하여야 한다. 가시사이근과 가로돌기사이근은 이 근육들의 부착부에 대하여 설명하였다. **가시사이근(극간근, interspinales muscles)**은 대부분 척주의 아래의 가시돌기에서 위의 가시돌기까지 붙어 있다(그림 15-26). 중앙선에서 수직선으로 당기므로 폄에 효과적이다. **가로돌기사이근(횡돌기간근, intertransversarii muscles)**은 아래가로돌기에서 위척추가로돌기까지

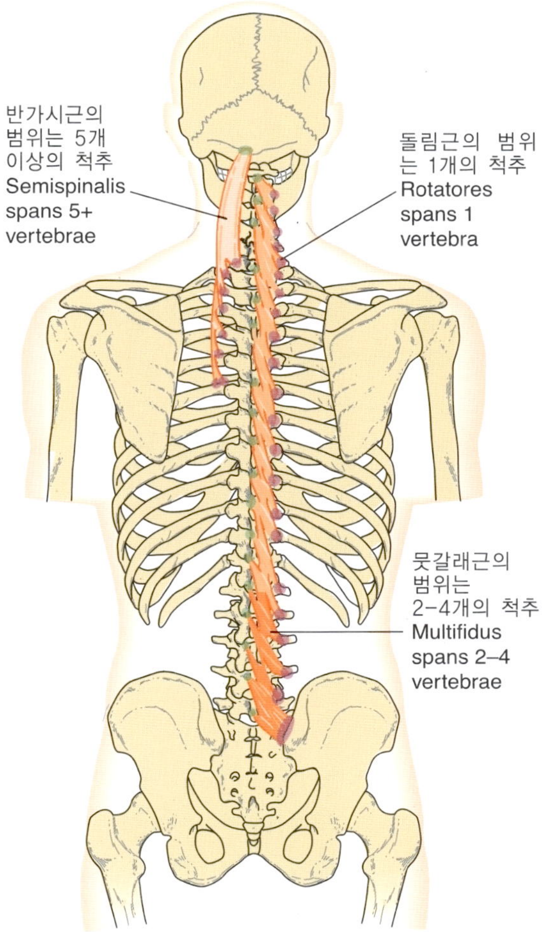

그림 15-25. 가로가시근 그룹(뒷면). 그림으로 나타내기 위하여 척추의 서로 다른 부분에서 근육을 보여주고 있다. 사실, 척추의 모든 부위에 연결되어 있다.

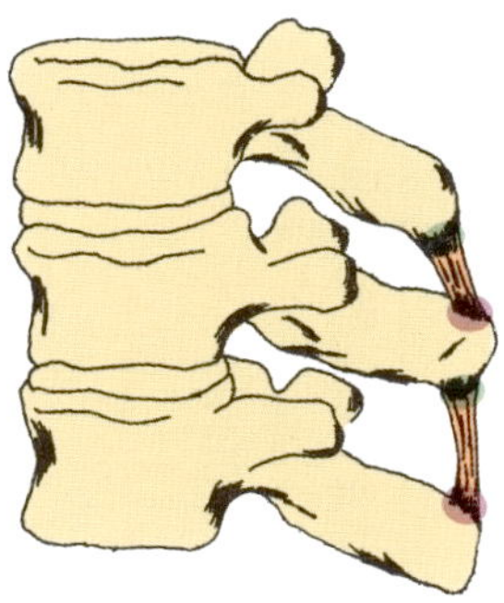

그림 15-26. 가시사이근(가쪽면).

척추의 대부분에 붙어 있다(그림 15-27). 이것은 측굴에 효과적이다.

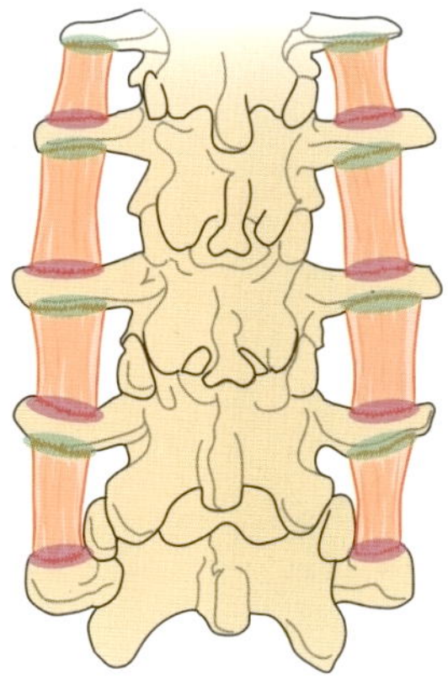

그림 15-27. 가로돌기사이근(뒷면).

가시사이근 (interspinales muscles)

이는곳(O)	아래가시돌기
닿는곳(I)	위가시돌기
기능(A)	목과 몸통 폄
신경(N)	척추신경

가로돌기사이근 (intertransversarii muscles)

이는곳(O)	아래가로돌기
닿는곳(I)	위가로돌기
기능(A)	목과 몸통측굴
신경(N)	척추신경

허리네모근(요방형근, quadratus lumborum muscles)은 엉덩뼈능선에서 이는곳하여 마지막 갈비뼈와 모든 허리뼈 가로돌기에 닿는곳하기 위하여 윗부분으로 연결된 깊은곳의 근육이다(그림 15-28). 그것은 앞뒤의 중앙에 위치하고 있기 때문에 굽힘이나 폄에 기능을 가지고 있지 않고; 수직으로 있어서 돌림의 기능도 없다. 그러나 중앙선 가쪽에 위치하므로 측굴에 효과적이다. 다른 기능은 이는곳이 닿는곳을 향하여 당겨질 때 일어난다(근육의 역작용). 작용은 골반 한쪽의 *엉덩관절 들어올리기* 또는 *엉덩관절 올림*이다. 이것은 장하지보조기나 무릎관절이 융합되어 있는 환자에게 중요한 기능이다. 이것은 무릎관절을 구부리지 않고 바닥에서 발을 드는 것이다.

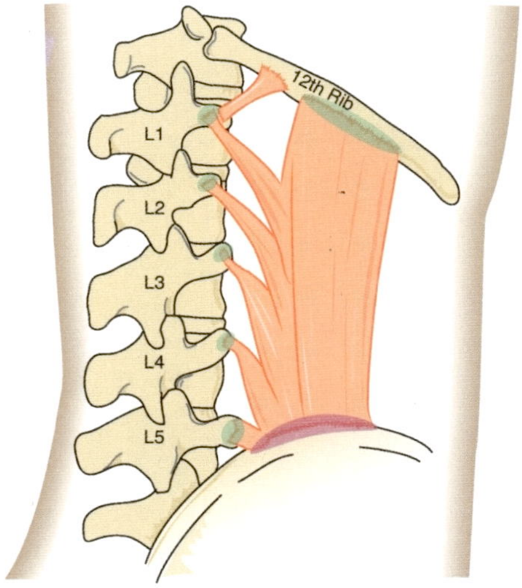

그림 15-28. 허리네모근(가쪽면).

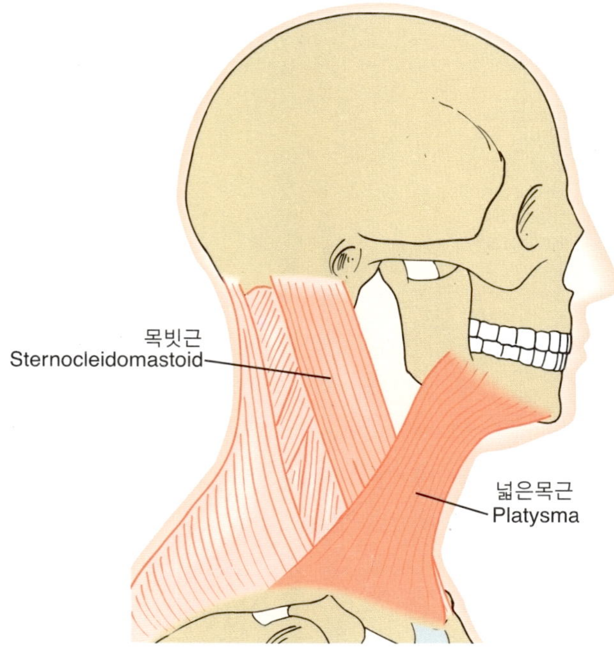

그림 15-29. 넓은 목근(옆면).

허리네모근 (quadratus lumborum muscles)	
이는곳(O)	엉덩뼈능선
닿는곳(I)	12째 갈비뼈와 모든 허리뼈의 가로돌기
기능(A)	몸통의 가쪽 굽힘
신경(N)	12째 가슴신경과 1째 허리뼈신경

해부학적 연관성 (Anatomical relationships)

목의 앞면을 보게 되면, 가장 표층에는 매우 넓고 얇은 넓은목근이 있다(그림 15-29). 이 근육은 목의 앞과 가쪽의 넓은 부분을 덮고 있다. 이 근육의 얼굴 표정짓기에 동원되지만, 목에서는 기능이 없다. 넓은목근의 아래에 있고, 안쪽 빗장뼈로부터 바깥쪽으로 대각 주행하여 귀의 뒤쪽에 있는 꼭지돌기까지 올라가는 근육은 목빗근이다(그림 15-30). 목빗근의 깊은쪽에는 앞쪽 목 영

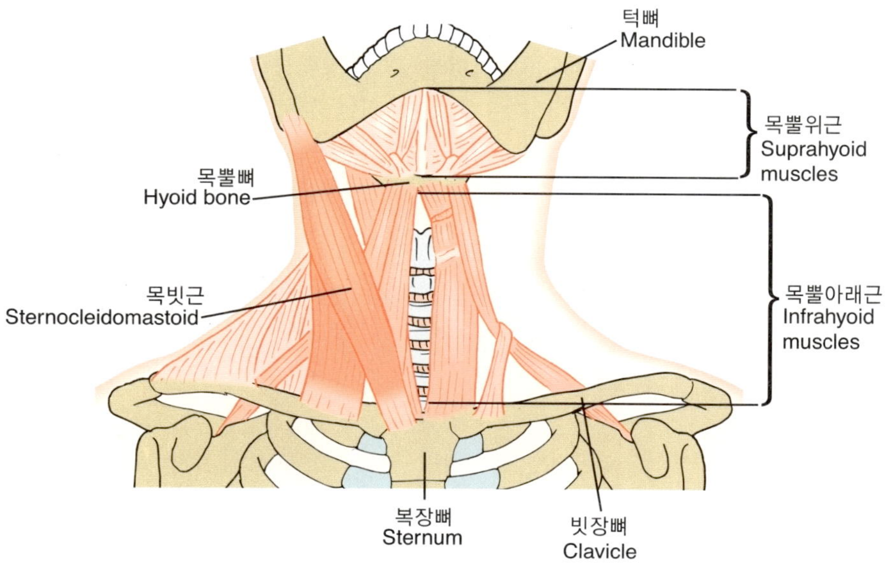

그림 15-30. 목의 근육(앞면).

역에서 보다 수직으로 배열된 목뿔아래근이 있다. 턱의 아래를 본다면, 목뿔위근을 볼 수 있다. 척주앞근육은 척주의 다음에 놓여 있는(보이지는 않지만) 가장 깊은 층의 근육이다.

가쪽면에서, 넓은목근은 거의 모두를 덮고 있지만, 위쪽의 반은 목빗근이 덮고 있다(그림 15-29 참조). 목빗근은 뒤-위쪽에서 앞-아래쪽의 대각으로 주행하기 때문에, 목뿔아래근의 앞쪽과 3개 목갈비근의 거의 중앙선에서 가쪽을 덮고 있다(그림 15-31). 뒤쪽 목갈비근은 보이지 않는다. 뒤쪽에서, 목빗근은 어깨올림근과 머리널판근의 위쪽 부착부위를 덮고 있다. 위 등세모근은 뒤쪽에 있는 가장 표층의 근육이다.

목의 뒤쪽에는 여러 개의 층의 근육이 있다(그림 15-32). 앞서 언급했듯이, 가장 표층의 근육은 위 등세모근이다(그림 9-12 참조). 이 근육이 제거된 그림 15-32에서는 목널판근에 부분적으로 덮여 있는 머리널판근을 볼 수 있다. 이 근육의 아래에는 가로돌기가시근육 그룹의 반가시근이 있다. 이 그룹은 척추세움근을 덮고 있다(보이지 않지만). 목의 가장 깊은 층은 가장 짧은 근육들을 포함한다: 뒤통수밑근(거의 머리에)과 가시사이근, 가로돌기사이근. 마지막 2개의 근육은 보이지 않는다.

몸통의 근육은 앞쪽과 뒤쪽으로 나눌 수 있다. 몸통벽에서 배쪽 또는 앞쪽의 근육은 4개의 층으로 되어 있다(그림 15-33). 배곧은근은 가장 표층에 놓여 있고, 가장 중앙에 있다. 배바깥빗근은 복벽의 옆쪽 표층에 있고, 앞쪽 배곧은근의 바로 아래에 있다. 배바깥빗근의 바로 아래에는 배속빗근이 있다. 배가로근은 배근육의 가장 깊은곳에 있다; 이 근육은 수평 방향으로 주행한다.

몸통의 뒤쪽 근육은 팔이음뼈와 어깨관절 근육의 깊은곳에 위치해 있다(그림 9-21 참조). 그림 15-34를 보면, 등근육의 가장 표층에 있는 근육은 척주세움근이다: 엉덩갈비근(가쪽 척주), 가장긴근(중앙 척주), 그리고 가시근(안쪽 척주). 척주세움근의 깊은곳(심부)에는 가로돌기가시근 그룹에 속하는 내재 등근이 있다(반가시근, 뭇갈래근, 회전근). 이들 근육은 가로돌기와 가시돌기 사이의 고랑에 수직으로 놓여 있다. 몸통의 가장 심부 근육은 단일 관절의 가시사이근과 가로돌기사이근이

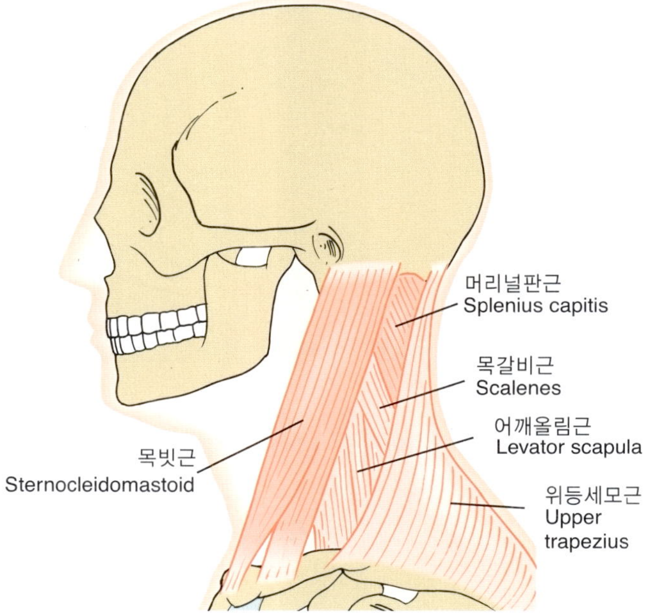

그림 15-31. 목의 근육(가쪽면).

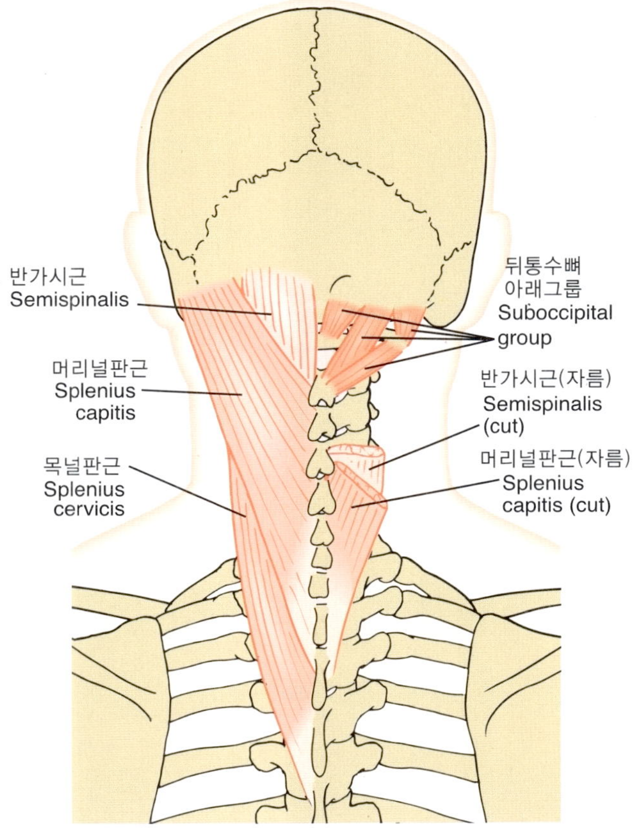

그림 15-32. 목의 근육(뒷면).

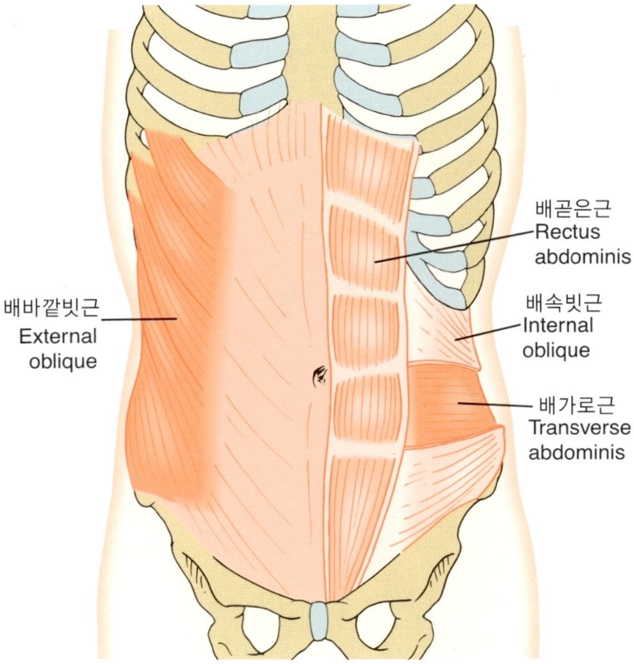

그림 15-33. 몸통의 근육(앞면). 배바깥빗근은 한쪽만을 보여주고 있고, 깊이 놓여있는 배가로근을 보여주기 위해 배속빗근을 잘라낸 것에 주목하라.

다. 가시사이근은 그림 15-34에서 보이지 않는다.

근육 작용에 대한 요약 (Summary of muscle actions)

표 15-8에는 목과 몸통의 주동근에 대하여 요약하였다.

근육 신경지배에 대한 요약 (Summary of muscle innervation)

목과 몸통의 근육은 대부분 신경얼기의 가지신경이나 종말신경의 지배를 받지 않는다. 몇 개의 척추에 퍼져 그룹을 짓는 경향이 있고, 그들의 신경지배는 걸쳐 있는 척추를 반영하는 경향이 있다. 일반적으로, 그들은 다양한 척추 수준에서 신경지배를 받는다. 예를 들면, T12의 척수손상은 모든 척추세움근의 마비의 원인이 되는 것이 아니라, 그 수준 아래에 위치한 신경마비의 원인이 될 것이다.

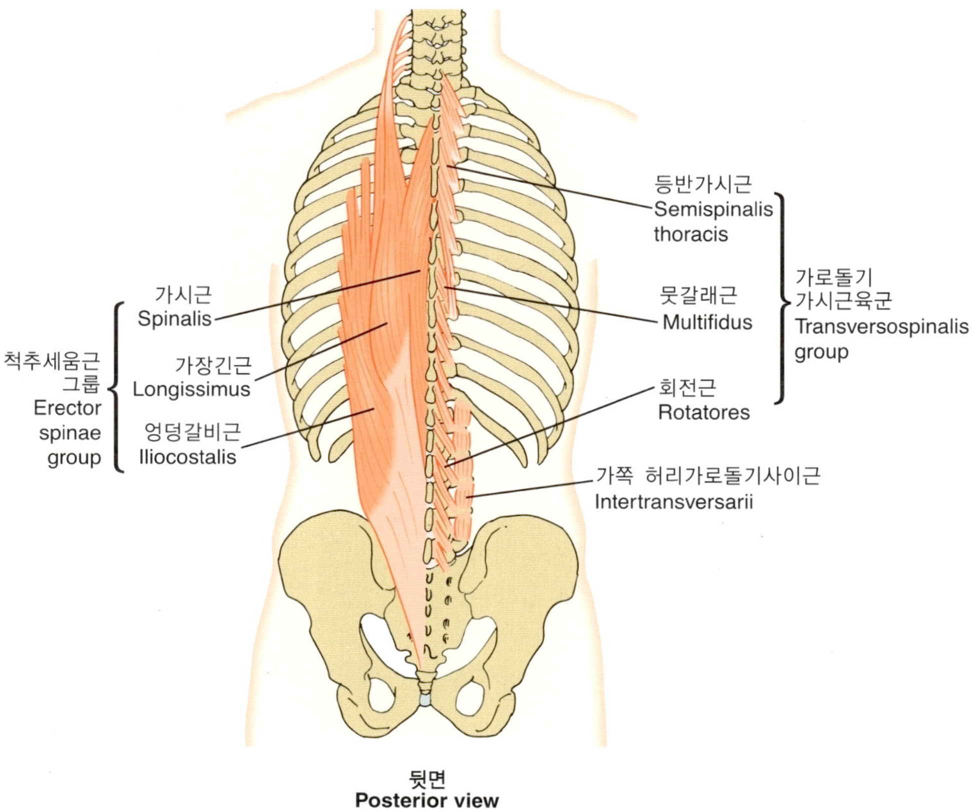

그림 15-34. 몸통의 근육(뒷면).

표 15-8 목과 몸통의 주동근

작용	근육
머리(C1에 대한 뒤통수뼈)	
굽힘	앞척추근 그룹
폄	뒤통수아래근 그룹
목	
굽힘	목빗근
폄	머리널판근, 목널판근, 척추세움근, 가로돌기가시근, 가시사이근
측굴	목빗근, 머리널판근, 목널판근, 목갈비근, 척추세움근, 가로돌기사이근
돌림(같은쪽)	머리널판근, 목널판근
돌림(반대쪽)	목빗근, 가로돌기가시근
몸통	
굽힘	배곧은근, 배속빗근, 배바깥빗근
폄	척추세움근, 가로돌기가시근, 가시사이근
측굴	허리네모근, 척추세움근, 배속빗근, 배바깥빗근, 가로돌기사이근
돌림(같은쪽)	배속빗근
돌림(반대쪽)	배바깥빗근, 가로가시근
복부의 압박	배곧은근, 배바깥빗근, 배속빗근, 배가로근

일반적인 척주 병리
(Common vertebral column pathologies)

흉곽출구증후군(thoracic outlet syndrome)은 목에서 겨드랑이까지 향하는 신경혈관구조(팔신경얼기, 빗장뼈아래 동맥, 정맥)의 압박을 언급하는 일반적인 용어이다. 흉곽출구는 첫째 갈비뼈, 빗장뼈, 목갈비근 사이에 위치한다. 팔신경얼기와 빗장뼈아래동맥은 앞목갈비근과 가운데목갈비근, 첫째 갈비뼈, 빗장뼈를 통과한다. 징후와 증상은 관련된 구조에 따라 나타난다. **사경(torticollis)**(라틴어로 tortus는 꼬인의 의미이고, *collum*은 목의 의미이다)은 머리를 가쪽의 한쪽으로 구부리고 다른 쪽으로 돌리는 목의 장애이다. 그것은 "뒤틀린"(*꼬인*) 목으로 알려져 있다. **목뼈염좌(cervical sprains)**는 머리를 갑자기 격렬하게 젖힌 후 굽힐 때 발생한다. "*Whiplash*"는 이러한 상태에 대한 속어이다. *좌골신경*통은 통증이 넓적다리와 종아리뒷부분을 내려오는 경향이 있다. 좌골신경통은 탈출된 허리척추원반과 같이 좌골신경뿌리가 압박받았을 때 나타나는 병리적 증상이다.

척주는 정상적으로 앞 · 뒤쪽 커브이다. 목뼈와 허리뼈는 앞쪽으로 볼록한 커브이다(그림 15-1). **척주앞굽이(lordosis)**는 허리뼈 커브가 비정상적으로 증가한 상태이다. 속어적 표현은 *swayback*(척추척주앞굽이증)이다. **편평등(flat back)**은 허리뼈 커브가 비정상적으로 감소한 상태이다. **후만증(kyphosis)**은 등뼈 커브가 비정상적으로 증가한 상태이다. 가쪽 커브는 척주옆굽이로 병리적 상태이다.

척추관절강직증(spondylosis)(척척주뼈관절염)은 척추의 구조와 기능의 퇴행성 장애이다. 그것은 뼈가시의 형성, 인대의 비후, 속질핵에서 물의 감소로 나타날 수 있다. 물의 감소는 정상적인 노화과정의 일부이다. 이러한 모든 문제는 신경뿌리와 척수압박으로 나타난다. **척수의 협착(spinal stenosis)**은 척수를 싸고 있는 척추관이 좁아진 것이다. 이것은 신경뿌리가 통과하는 척추사이구멍의 협착으로 나타난다. **척추사이원반의 탈출(herniated disks)**은 섬유테(바깥층)의 퇴행이나 약화가 있을 때 나타난다. 이것은 속질핵이 부풀어 오른 경우이거나 섬유테를 통하여 탈출이 일어난 것이다. 탈출은 척수가 압박받거나 주로 신경뿌리가 압박을 받았을 때 나타나는 증상이다. 디스크의 손상은 주로 L4와 L5에서 나타나고 네 번째와 다섯 번째 허리뼈 신경뿌리가 주로 손상을 받는다. **강직성 척추염(ankylosing spon-**

dylitis)은 척추가 만성적으로 감염이 된 것이고 천장관절은 융합이 일어나게 된다. 진행성 류마티스 질환은 시간이 지남에 따라 척추의 운동성을 잃어 간다.

척추분리증(spondylolysis)은 관절사이 척추의 결함이다(위관절돌기와 아래관절돌기 사이 층의 일부). 이러한 결함은 주로 L5에서 볼 수 있고, L4에서는 덜 나타난다. **척추전방전위증(spondylolisthesis)**은 척추사이 결함으로 나타나는 골절이나 부러짐의 결과로 나타난다. 한 척추가 인접한 척추 위에서 앞쪽으로 미끄러져 나오는 것으로 대개 L5가 S1 위에서 앞쪽으로 미끄러진다.

구멍이 많은 뼈를 의미하는 **골다공증(osteoporosis)**은 뼈에 나타나는 질병으로 규정된 것보다 빨리 없어진다. 뼈의 밀도가 감소하고 골절이 나타나기 쉽다. 주로 엉덩관절, 등뼈, 손목에서 골절이 나타난다.

전형적인 **압박골절(compression fractures)**은 척추 앞쪽 부분의 붕괴이다. 압박골절은 대개 허리뼈의 손상으로 나타나고, 등뼈의 골다공증으로 발생한다. 이러한 골절의 형태는 골절이 안정적이기 때문에 마비나 척수 손상은 일어나지 않는다. 안정적 골절은 진행성 탈구나 변환이 나타나지 않는다. 불안정성의 골절이나 **탈구로 인한 골절**은 척수손상이나 마비를 동반한다. C2를 포함한 골절은 **교수형 골절(hanman's fracture)**이라고 하고, 머리의 강한 젖힘이 있을 때 발생한다. 자동차 사고에서 유리에 머리를 부딪히게 되면 연속적인 기전대로 나타난다. 이 경우는 대개 안정적인 골절이지만, 적절하게 보호되지 않으면 불안전성 골절이 된다. 이 수준에서 척수손상은 호흡이 멈추기 때문에 대체로 사망에 이른다.

기억해야 할 점

- 하나의 근육이 수축할 때 방향을 알지 못한다; 근육은 단순히 짧아진다.
- 보통 하나의 근육이 수축할 때, 근육의 이는곳(더 안정된 끝부분)을 향하여 닿는곳(더 많이 움직이는 끝부분)으로 움직인다.
- 근육의 닿는곳은 대개는 원위단이고 더 많이 움직이는 끝부분이다.
- 근육의 이는곳부는 대개는 근위단이고 더 안정된 끝부분이다.
- 근육의 역작용은 이는곳부가 더 많이 움직일 때와 닿는곳을 향하여 움직일 때 발생한다. 닿는곳은 더 안정적이다.
- 구심성 수축은 인체가 중력에 반대하여 움직일 때 나타난다.
- 원심성 수축은 중력이 당기는 것처럼 인체가 같은 방향에서 움직일 때 발생한다.
- 등척성 수축은 근육이 수축할 때 일어나지만, 의미있는 관절운동이 일어나지 않는다.
- 등척성으로 수축하는 근육군은 관절이 구심성으로 수축하는 것처럼 같은 집단이다.

복습 문제 (Review Questions)

일반적인 해부학 문제

1. 목과 몸통의 운동을 설명하라:
   a. 시상축을 돌아 관상면에서
   b. 수직축을 돌아 수평면에서
   c. 관상축을 돌아 시상면에서
2. 당신은 목뼈, 등뼈, 허리뼈를 가지고 있다. 이들을 구별하는 특징은 무엇인가?
3. 등뼈는 굽힘이 일어나지 않고 돌림이 일어나는 구조적 특성은 무엇인가?
4. 허리뼈는 돌림이 일어나지 않고 굽힘이 일어나는 구조적 특성은 무엇인가?
5. 뒤통수뼈에서 C7까지와 C7에서 엉치뼈까지 가시돌기 위에 있어 폄시키는 인대의 이름을 쓰라.
6. 척주의 길이를 따라 위 척추의 층과 아래 척추의 층을 열결하는 인대의 이름은 무엇인가?
7. 척주의 길이를 따라 척추몸에 붙어 있는 인대의 이름을 쓰라.
8. 허리네모근이 몸통의 굽힘, 폄, 돌림을 하지 않는 이유는 무엇인가?
9. 뒷부분의 근육군에서 가장 표층에 있는 근육은 무엇인가?
10. 바로 누운 자세로 있는 환자에게 오른쪽 무릎을 향하여 왼쪽 어깨를 가까이 하도록 요구하라. 어떤 운동이 일어난 것이며, 이때 사용된 주동근은 무엇인가?

기능적 활동 문제

다음의 활동에서 **목뼈**의 중요한 자세를 확인하라.

1. 엎드린 자세로 잠자기
2. 귀와 어깨사이에 수화기를 대기
3. 거리의 바닥에서 높은 건물의 꼭대기까지 쳐다보기
4. 소파의 팔걸이나 베개를 괴고 누워 있기
5. 천정에 색칠하기

다음의 활동에서 **몸통**의 중요한 작용을 확인하라.

6. 당신의 오른손으로 라켓을 백핸드 하여 테니스볼을 칠 준비하기(그림 15-35).
7. 백핸드로 스윙하여 테니스볼을 치기(그림 15-36).
8. 몸 옆의 가방을 들기 위하여 몸을 기울이기(그림 15-37).
9. 축구공이 땅에 닿기 전에 끝까지 차기
10. 뒤로 물구나무서기

임상적인 연습 문제

머리와 목

1. 테이블의 모서리 위에 머리와 어깨를 놓고 엎드린 자세로 눕고 머리를 내린다. 해부학적 자세로 턱은 내리고 머리는 든다.
   a. 턱을 내릴 때 목에서 일어나는 관절운동은 무엇인가?
   b. 머리를 들 때 목에서 일어나는 관절운동은 무엇인가?

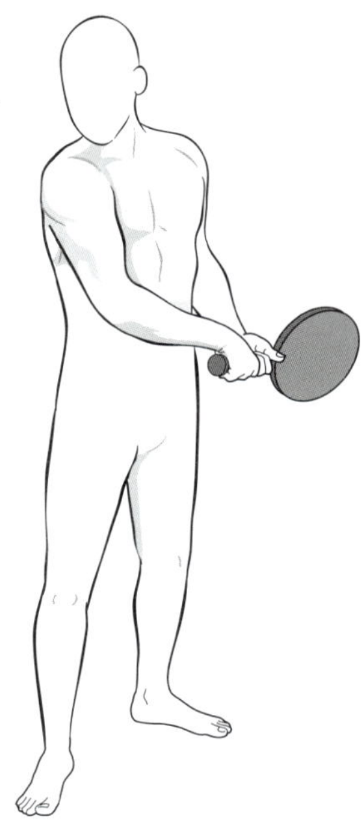

그림 15-35. 테니스의 백스윙을 치기 위하여 준비하기.

(계속)

복습 문제 (Review Questions)–계속

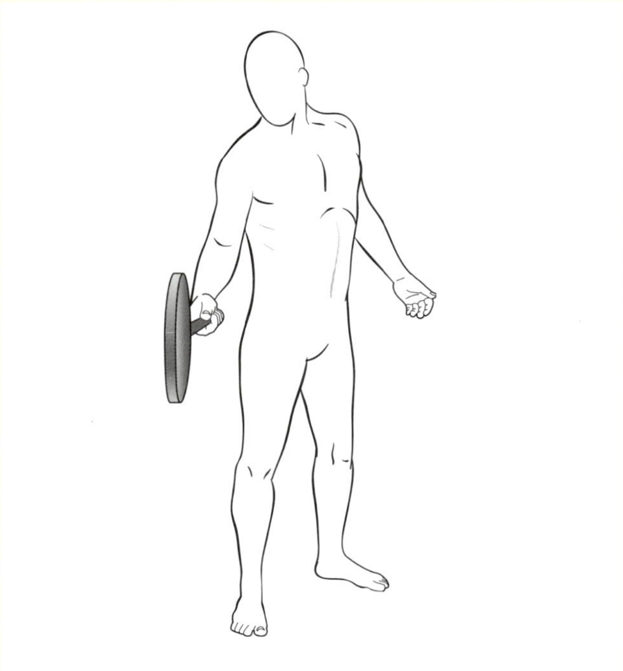

그림 15-36. 백스윙으로 치기.

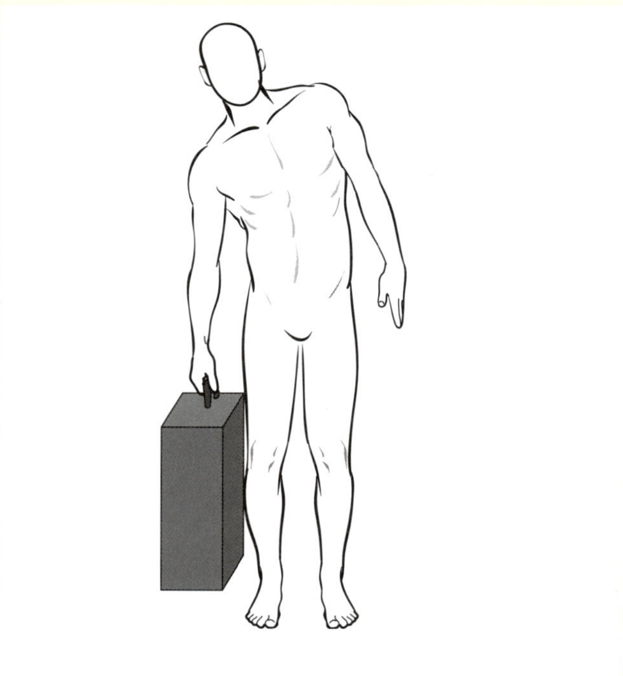

그림 15-37. 가방을 들기.

c. 머리를 들 때 어떤 종류(등척성, 구심성, 원심성)의 수축이 일어나는가?
d. 엎드려 누운 자세에서 해부학적 자세로 머리를 유지할 때 어떤 종류(등척성, 구심성, 원심성)의 수축이 일어나는가?
e. 머리를 들어올리는 작용을 하는 주동근은 어떤 근육인가?

2. 머리와 목을 해부학적 자세로 하고 앉거나 선 자세에서 머리의 오른쪽에 대항하여 오른손을 압을 주어라. 머리를 움직이려고 노력하고 손으로는 어떠한 운동이 일어나는 것에 대하여 저항을 주라.
   a. 어떠한 관절 운동이 일어난 것인가?
   b. 어떤 종류의 수축(등척성, 구심성, 원심성)이 일어난 것인가?
   c. 이러한 관절 운동의 주동근은 어떤 근육인가?
3. 당신이 바로 누운 자세를 하고 있는 동안 당신의 오른쪽 어깨를 향하여 머리를 기대었다. 오른쪽 어깨는 올리지 않았다. 여기에서 신장과 강화가 나타났다. 아래의 질문에 대한 대답 시 오른쪽이나 왼쪽으로 확실히 지적하라.
   a. 관절운동은 어느 곳에서 일어난 것인자?
   b. 어느 근육군이 신장된 것인가?
   c. 이 관절운동의 주동근은 어떤 근육인가?
   d. 신장된 근육군의 이름은 무엇인가?
   e. 이 관절운동의 주동근은 어떤 근육인가?
4. 머리를 오른쪽 어깨에 기대고 왼쪽으로 머리를 돌림한다면 어느 근육이 신장된 것인가?
5. 바로누운자세에서 턱을 움츠리고 머리를 매트에서 올려 다섯을 셀 동안 유지하고 시작자세로 돌아왔다.
   a. 당신이 턱을 움츠렸을 때 C1에 대하여 머리를 굽힘하였는가 또는 폄하였는가?
   b. 어떤 종류의 수축(등척성, 구심성, 원심성)이 일어난 것인가?
   c. 턱을 움츠렸을 때 작용한 근육군은 무엇인가?

(계속)

복습 문제 (Review Questions)–계속

d. 당신의 머리를 들어올릴 때 목을 굽힘한 것인가 또는 폄한 것 인가?
e. 당신이 머리를 들어올릴 때 일어난 수축의 종류는 무엇인가?
f. 이 관절 운동에서 주동근은 어떤 근육인가?
g. 셈을 하는 동안 당신의 머리를 유지하였을 때 일어난 수축의 종류는 무엇인가?
h. 이 활동에서 작용한 주동근의 이름은 무엇인가?
i. 당신이 시작자세로 돌아왔을 때 목에서는 굽힘이 일어난 것인가 아니면 폄이 일어난 것인가?
j. 이 운동에서 일어난 수축의 종류는 무엇인가?
k. 이 활동에서 작용한 근육의 이름은 무엇인가?

몸통

1. 당신의 양 다리를 외전하고 의자에 앉아라. 당신의 머리와 어깨를 앞쪽으로 떨어뜨려 당신의 어깨가 무릎 사이에 놓일 때까지 엉덩관절과 몸통을 구부리라.
   a. 이 활동에서 몸통굽힘이 일어난 것인가 아니면 폄이 일어난 것인가?
   b. 신장된 것은 몸통 굽힘근인가 아니면 폄근인가?
   c. 신장된 근육의 이름은 무엇인가?
2. 무릎을 펴하고 팔을 옆에 놓고 바른자세로 누워라. 첫째, 당신의 등으로 매트를 누르고 몸통을 굽힘하라. 어깨뼈가 바닥에서 떨어질 때까지(턱을 내리면서)머리와 어깨를 들어라.
   a. 이 활동은 몸통 굽힘이 일어난 것인가 아니면 폄이 일어난 것인가?
   b. 일어난 수축(등척성, 구심성, 원심성)의 종류는 무엇인가?
   c. 이러한 몸통 운동에서 작용한 주동근의 이름은 무엇인가?
3. 누군가가 당신의 발을 누르고 있는 시간을 제외하고, 번호 2의 활동을 반복하라. 이 운동에서 엉덩관절 굽힘근은 수축되어 있다.
   a. 몸통 운동은 번호 1과 같은 운동인가?
   b. 엉덩관절 굽힘인가 아니면 폄인가?
   c. 엉덩관절 근육은 이는곳부에서 닿는곳부를 향하여 움직인 것인가 아니면 닿는곳부에서 이는곳을 향하여 움직인 것인가?
   d. 이 방향에서 수축한 근육에 대하여 발생한 임상 운동학적 용어는 무엇인가?
   e. 이 운동에서 수축한 중요한 한 개의 관절을 지나는 엉덩관절 근육은 무엇인가?
   f. 특정한 엉덩관절 근육을 수축시키기 위하여 발을 누르는 방법을 설명하라.
4. 당신의 무릎은 구부리고 발은 바닥에 놓고 바로누운 자세를 취한다. 매트에서 왼쪽 무릎을 향하여 당신의 오른쪽 어깨와 어깨뼈를 들어라.
   a. 발생한 두 가지의 몸통운동은 무엇인가?(굽힘, 폄, 오른쪽 돌림, 왼쪽 돌림, 오른쪽 측굴, 왼쪽 측굴)
   b. 발생한 수축의 종류(등척성, 구심성, 원심성)는 무엇인가?
   c. 이러한 몸통 운동을 일으키는 근육은 무엇인가? 수축이 일어나는 쪽의 근육을 정확히 말하라.
5. 팔을 옆으로 놓고 엎드려 누운 자세를 취하라. 턱을 움츠리고 매트에서 머리와 어깨를 들어라. 턱은 움츠린 자세를 유지하고 매트에서 시선은 아래로 향하도록 하라.
   a. 당신이 턱을 움츠릴 때 C1에 대하여 머리는 굽힘한 것인가 아니면 폄한 것인가?
   b. 턱을 움츠릴 때 일어난 근수축의 종류는 무엇인가(등척성, 구심성, 원심성)?
   c. 턱을 움츠리는 동작을 유지할 때 일어난 근수축의 종류는 무엇인가?
   d. 턱을 움츠리는 데 작용하는 근육군의 이름은 무엇인가?
   e. 매트에서 머리와 어깨를 올릴 때 당신의 목은 굽힘이 일어난 것인가 아니면 폄이 일어난 것인가?

(계속)

복습 문제 (Review Questions)-계속

f. 매트에서 당신의 어깨를 들 때 목에서 일어난 근수축의 종류는 무엇인가?

g. 매트에서 당신의 어깨를 들 때 목 근육의 주동근은 무엇인가?

h. 매트에서 당신의 어깨를 들 때 몸통은 굽힘, 폄, 또는 젖힘 중 어떤 운동이 일어난 것인가?

i. 어깨를 들 때 몸통근육에서 일어난 근수축의 종류는 무엇인가?

j. 어깨를 들어올리는 몸통 운동을 일으킨 근육의 이름은 무엇인가?

제 16 장

호흡계 (Respiratory System)

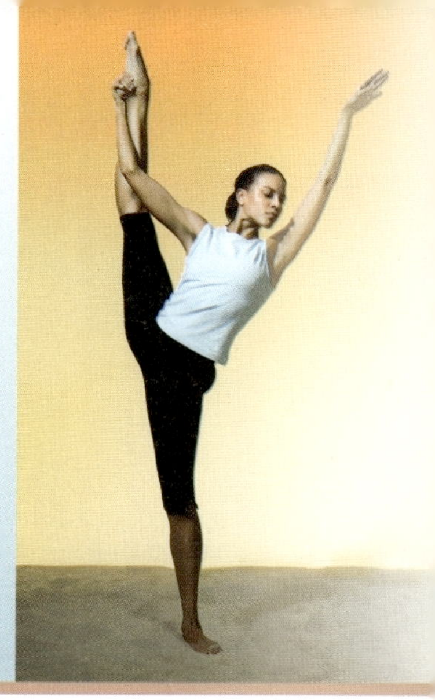

간단히 설명하면, 호흡계의 중요한 기능은 허파로 산소를 공급하고 이산화탄소를 제거하는 것이다. 호흡기관은 공기가 허파로 들어가고 허파에서 나오는 도관이다. 가슴우리는 허파를 보호하는 뼈구조이고 공기의 교환을 돕는다. 호흡기관을 통하여 공기의 흐름을 약술할지라도, 이 장에서 중요한 초점은 공기의 교환을 가능하게 하는 뼈와 근육의 기전일 것이다.

가슴우리 (The Thoracic Cage)

가슴우리는 복장뼈, 갈비뼈, 갈비뼈연골, 그리고 등뼈로 구성된다(그림 16-1). 가슴우리는 앞부분으로 복장뼈, 뒷부분으로 12개의 등뼈, 윗부분으로 빗장뼈, 아래부분으로 가로막이 경계를 이루고 있다. 가슴우리는 앞·뒤보다 좌·우로 더 넓다. 가슴의 공간은 가슴우리 안에 놓여 있다. 이 공간 안에는 허파, 심장, 그리고 다른 생명 기관들이 위치해 있다.

갈비뼈(늑골, rib cage)는 뒤쪽의 척추에서 앞쪽의 복장뼈에 붙어 있다. 이러한 구조 때문에 등뼈에서 움직임은 매우 제한되어 있다. 가슴의 기관(심장, 허파, 대동맥, 가슴샘, 기관의 부분, 식도, 림프절, 그리고 중요한 신경)은 갈비우리 안에서 보호받고 있다. 양쪽에 12쌍의 갈비뼈, 24개가 있다. 윗부분의 7개는 **참갈비뼈(true ribs)**라고 하고, 앞쪽에서 복장뼈와 직접적으로 붙어 있다. 8, 9, 10째 갈비뼈는 7째 갈비뼈연골을 통하여 복장뼈에 간접적으로 붙어 있기 때문에 **거짓갈비뼈(false ribs)**라고 한다. 11, 12째 갈비뼈는 앞쪽(전방)에 붙어 있지 않기 때문에 **뜬갈비뼈(부유늑골, floating ribs)**라고 한다.

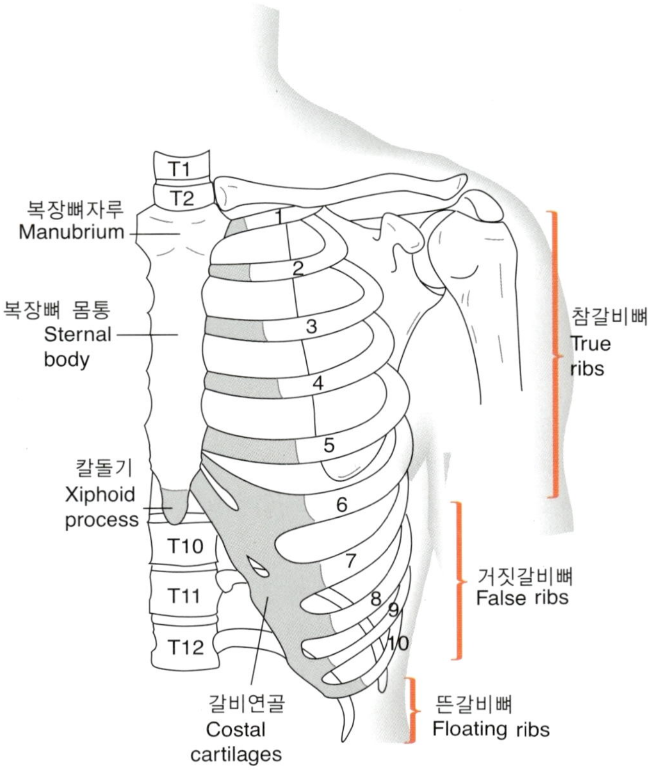

그림 16-1. 가슴우리(앞면).

복장뼈(흉골, sternum)는 앞가슴벽에 위치한 길고, 편평한 뼈이다. 복장뼈의 모양은 단검을 닮았고, 3부분으로 구성된다: 복장뼈자루, 몸, 칼돌기이다(그림 16-1).

복장뼈자루(manubrium)(라틴어로 "손잡이"라는 뜻)은 윗부분에 위치하고; 몸은 가운데 있으며 긴 부분이고, 칼돌기(그리이스어로 "칼"이라는 뜻)는 아래부분 끝부분이다. 갈비뼈, 복장뼈, 척추는 가슴우리를 형성한다.

관절과 관절면 (Joint and articulations)

갈비뼈는 주로 두 부분에서 척추와 관절한다: (1) 척추몸, (2) 가로돌기이다. 이러한 관절은 **갈비뼈척추관절(늑골척추관절, costovertebral joint)**이라고 한다(그림 16-2). 척추몸의 관절면은 **척추돌기면(facet)**이라고 하고 신경고리가 시작하는 척추몸의 뒤쪽과 바깥쪽으로 위치한다. 이러한 관절은 아래 척추의 윗부분과 위 척추의 아래부분과 관절한다. 이러한 척추돌기면은 갈비뼈의 반만 관절하고 있기 때문에 **반관절면(demifacets)**이라고 한다. 즉, 갈비뼈는 아래 척추의 반관절면과 함께 위 척추의 반관절면과 관절한다. 갈비뼈의 결절 및 목과 관절하는 척추돌기면은 척추의 앞쪽 끝에 위치한다. 이러한 척추돌기면과 반관절면은 그림 16-3에 나타나 있다.

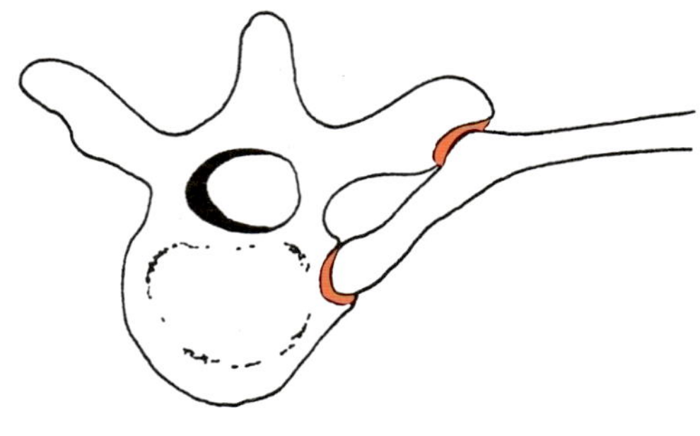

그림 16-2. 갈비척추관절(윗면).

가슴우리의 움직임(Movements of the thorax)

늑추관절처럼, 갈비뼈연골과 함께 갈비뼈와 복장뼈의 관절은 무축성이고, 가동관절이고, 미끄러짐관절이다. 갈비뼈의 대부분은 앞쪽(전방)과 뒤쪽(후방)으로 붙어있기 때문에 움직임이 거의 없으나 갈비우리의 **올림(elevation)**과 **내림(depression)**이 발생한다. 이러한 움직임은 비교적 허파의 흡기와 호기와 관련되어 있다.

당신이 숨을 들이마실 때 갈비뼈는 위쪽과 바깥으로 움직이고, 가슴의 안 · 가쪽 직경은 증가한다. 당신이 숨을 내쉴 때 갈비뼈는 아래와 안쪽으로 들어와 시작자세로 돌아오고 가슴의 안 · 가쪽 직경은 감소한다. 이러한 종류의 움직임은 물통손잡이의 위 · 아래 움직임과

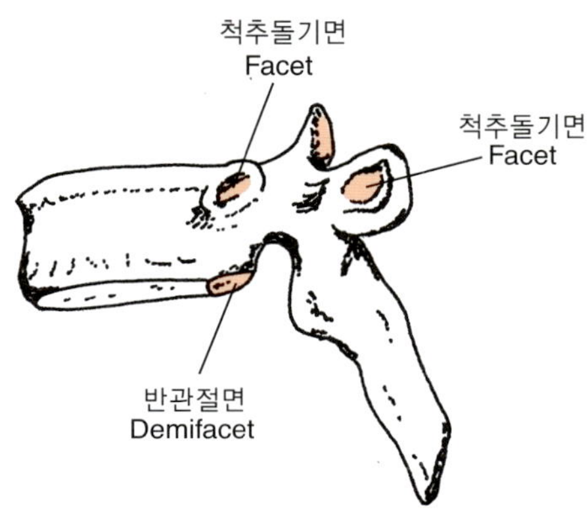

그림 16-3. 등뼈의 척추돌기면관절과 반관절면(가쪽면).

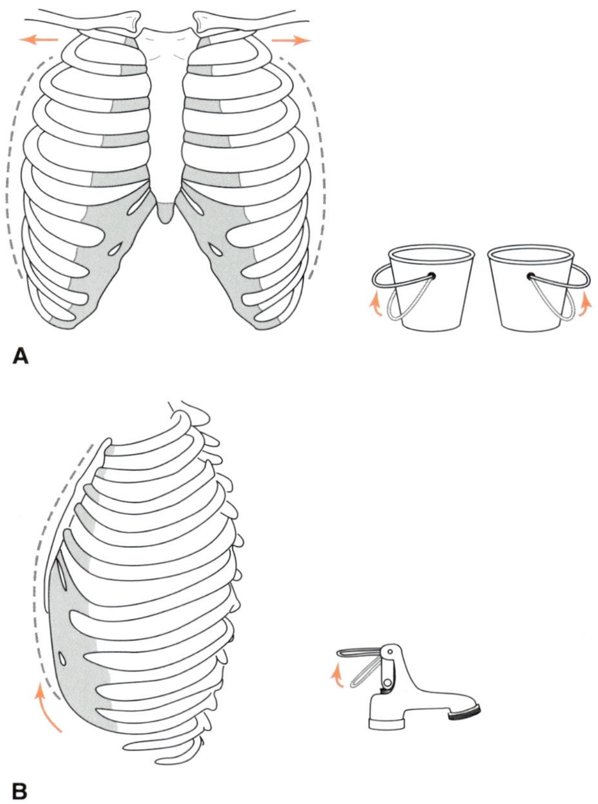

그림 16-4. 숨을 쉬는 동안 가슴우리의 움직임과 물통과 펌프의 움직임의 비교. (A)는 안쪽-가쪽 가슴 직경이고 (B)는 앞쪽-뒤쪽 가슴 직경이다.

관련이 있다(그림 16-4A). 손잡이가 물통의 측면에 내려와 있을 때에는 호기를 하는 동안 갈비우리의 내려진 자세와 비교된다. 손잡이(갈비뼈의 바깥쪽면)가 물통(척주와 복장뼈)으로부터 위로 떨어져 위치할 때 숨을 들이마시는 동안 갈비우리의 안 · 바깥쪽 직경이 증가된 것과 비교된다.

직경의 안 · 가쪽 변화와 더불어 가슴의 앞 · 뒤 직경에서도 변화가 있다. 이것은 "*펌프-손잡이 효과(pump-handle effect)*"라고 한다(그림 16-4B). 당신이 숨을 들이마실 때 복장뼈와 갈비뼈는 위쪽과 바깥(앞쪽)으로 움직이고, 가슴의 앞 · 뒤 직경은 증가한다. 이것은 펌프 손잡이가 위로 움직이는 것과 비교한다. 반대로 갈비뼈와 복장뼈가 내려갈 때 가슴우리의 앞 · 뒤 직경이 감소하고, 호기가 된다. 이 운동은 펌프의 손잡이가 뒤 · 아래쪽으로 내려가는 것에 비교한다.

호흡의 구조 (Structures of respiration)

호흡기 구조는 위콧길과 아래콧길로 구분된다(그림 16-5). **위콧길(upper respiratory tract)**은 코, 구강, 인두, 그리고 후두로 구성된다. **아래콧길(lower respiratory tract)**은 기관과 기관지로 구성된다. 기도가 열려 있도록, 가장 작은 기관지까지 들어간 모든 구조는 연골 물질로 구성되어 있다. 코는 비교적 부드러운 연골이고, 두 개의 콧구멍으로 이루어져 있고, *비공(nosal nares)*이라고 부른다. 윗부분만 뼈이다. 두 개의 콧구멍은 **비강(nasal cabity)**으로 연결된다. 코중격은 보습뼈와 벌집뼈의 일부로 형성되고 비강을 두 개의 작은 방으로 분리한다. 벌집뼈, 나비뼈, 이마뼈의 일부는 비강의 천정을 이루고, 반면에 입천장과 위턱뼈의 일부는 아래부를 형성한다. 이러한 뼈는 입의 단단입천장을 형성한다. 비강의 기능은 들이마신 공기를 따뜻하고, 정화하며, 습하도록 한다.

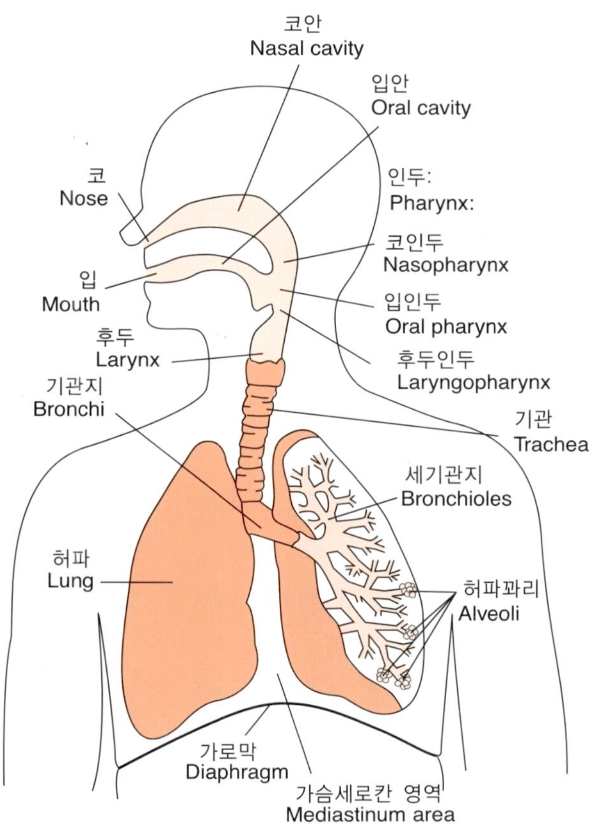

그림 16-5. 호흡기 구조는 위콧길과 아래콧길로 구분된다. 왼쪽 허파는 끝의 구조를 보여주기 위해 수평으로 절단하였다.

당신이 입으로 공기를 들이마신다면, 공기는 입술과 혀를 지나 **구강(oral cavity)**으로 들어가고, 인두까지 들어간다. 입의 천장은 뼈 구조인 단단입천장과 섬유성 구조인 물렁입천장으로 이루어져 있다. 목젖은 입의 뒤쪽 중앙에 매달려 있는 부드러운 조직 구조이고, 연물렁입천장의 일부이다. 물렁입천장의 작용은 삼키기, 불기, 특정한 말소리 산출과 같은 활동을 하는 동안 비강 인두와 구강 인두 사이의 벌어진 틈을 닫는 것이다. 이것은 삼키는 동안 목구멍으로 음식물과 액체가 내려가도록 하고, 불기와 말할 때 입으로 공기가 빠져나오도록 한다.

공기가 비강을 통하여 일단 통과하면, 공기는 코인두를 통하여 인두로 들어간다. **인두(pharynx)** 또는 목구멍은 3부분으로 되어 있다. 코인두, 이것은 일차적으로 호흡기능을 한다; 구강 인두, 이것은 입으로부터 음식물을 받아들인다; 그리고 인후두이다. 마지막 부분은 혀의 저부와 식도의 입구에 위치한다. 다음으로, 공기는 **후두(larynx)** 또는 소리상자를 통과한다. 후두는 인두와 기관지 사이와, C4~C6척추의 앞쪽에 위치한다. 앞쪽으로 후두돌기 또는 아담스 애플이 위치하며, 이것은 여자보다 남자가 더 돌출되어 있는 경향이 있다. 후두는 연골, 인대, 근육, 성대로 구성된다. 기능은 (1) 인두와 기관 사이에서 공기의 통로로 작용하고, (2) 음식과 액체가 기관으로 들어가지 못하도록 막고, (3) 말소리를 산출한다. 후두덮개는 후두의 연골구조 중 하나이고, 식도로 음식물과 액체를 통과하도록 하여 삼키는 동안 성대를 닿고, 삼키는 동안 기관으로 가지 못하도록 하여 허파로 음식과 음료가 빨려들어가지 않도록 예방한다. 성문은 성대와 말소리를 산출하는 부분의 구멍이다. 그것은 기침을 일으키는 기전에 중요한 부분이고, 기도를 깨끗하게 하는 데 중요하다.

후두를 통과한 다음 공기는 **기관(trachea)**으로 들어가는데 기관은 주로 *windpipe*라고 부른다. 이것은 식도의 앞쪽, C6~T4에 위치한다. 기도가 열려 있도록 유지하기 위하여 뒤쪽을 제외하고 모든 면에서 기관은 C 모양의 연골로 이루어져 있어야 한다. 그것은 오른쪽과 왼쪽의 **중요한 줄기 기관지**로 나누어진다. 오른쪽 기관지는 더 짧고 더 넓으며 허파의 각 엽으로 가는 **3폐엽의 기관지**(상부, 중부, 하부)로 나누어진다. 더 길고 더 좁은 왼쪽 기관지는 2폐엽의 기관지(상부와 하부)로 나누어진다. 기관지가 계속 나뉘어 짐에 따라 더 작아지고 점점 좁아지며, 더 많아진다. 기관, 기관지, 세분화된 것은 "*기관지 나무*"라고 부른다. 가장 작은 기관지는 직경이 1mm보다 작고, 이것은 **모세기관지(bronchioles)**라고 한다. 기도가 연골이 아닌 지점이 있다. **꽈리주머니(alveolus)**는 세분화된 기관지 나무의 끝이다. 주머니 같은 꽈리주머니는 종말세기관지 둘레에 군집하여 있다. 산소에서 이산화탄소로의 교환 또는 그 반대의 교환은 꽈리주머니에서 이루어진다.

기관이 오른쪽과 왼쪽 기관지로 나누어지고 각각 허파로 들어간다. **허파(폐, lungs)**는 삼각형 모양이고 저부에서 더 넓고 오목하다. 이러한 오목한 형태는 아래에 위치한 볼록한 돔 형태의 가로막과 잘 맞는다. 오른쪽 허파는 위엽과 아래엽으로, 왼쪽 허파는 위 · 가운데 · 아래엽으로 되어 있다. 각각의 허파를 둘러싸는 이중벽의 주머니를 **가슴막(pleura)**이라고 한다. 바깥벽은 가슴벽선이고, 가로막을 덮고, 내벽은 허파에 붙어 있다. 두 벽 사이에 가슴막안이 있다. 두 허파 사이에 종격이 있다. 이러한 강은 심장, 식도, 몇 개의 중요한 혈관과 신경을 포함하는 여러 구조를 포함한다.

호흡기전 (Mechanics of respiration)

허파는 숨쉬는 과정에서 수동적이다. 허파 둘레의 가슴막안은 닫혀 있는 반면에, 허파의 안쪽은 바깥 대기와 소통하고 압력에 따르게 된다. 공기는 압력이 같아질 때까지 압력이 높은 데서 낮은 데로 흐른다는 것을 기억하라. 숨을 들이마시는 동안 가슴안은 더 커지고, 가슴안 내의 압력을 감소시켜 허파로 공기가 들어가도록 한다. 이러한 흡기 작용은 바람통의 손잡이를 떨어지게 잡아당겨 자극을 줄 수 있다(그림 16-6A). 손잡이가 서로 떨어질 때 공기가 바람통 안으로 밀려 들어와 바람통이 더 커진다. 호기 활동 동안 반대의 활동이 일어난다. 유사하게도 가슴안은 더 작아지고 가슴안 안의 압력은 작아지고 공기는 허파의 바깥으로 밀려나가게 된다. 이러한 작용은 바람통의 손잡이를 함께 붙임으로 더 작게 만들고 공기가 바깥으로 빠져나가게 한다(그림 16-6B).

하임릭 응급법은 흡기 기전의 막힘이 발생한 환자의 인두 또는 후두로부터 이물질을 제거하기 위해 사용된다. 하임릭 응급법을 수행하기 위해, 환자의 뒤에 서서

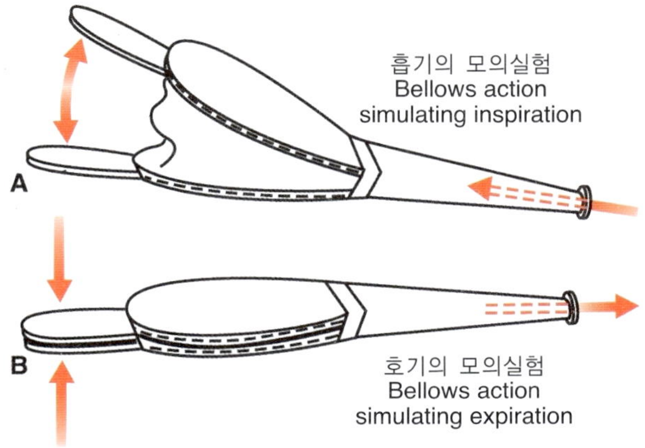

그림 16-6. (A) 흡기의 모의실험. 바람통의 손잡이를 멀리 할 때 공기는 바람통 안으로 들어온다. 갈비뼈가 올림하고 가로막이 내려올 때 가슴안은 더 커지고 공기는 허파로 들어온다. (B) 호기의 모의실험. 바람통의 손잡이를 서로 가까이 할 때 공기는 바람통 밖으로 밀려나간다. 유사하게, 갈비뼈가 내림하고 가로막이 올라갈 때 가슴안은 더 작아지고 공기는 허파 밖으로 밀려나간다.

양손을 환자의 허리 주변에 놓는다. 한 손은 주먹을 쥐고 배꼽과 갈비우리 사이에 위치시킨다. 다른 손으로 주먹 쥔 손을 잡고 빠르고 강력하게 위쪽으로 밀어올린다(그림 16-7). 이러한 힘은 가로막을 위로 올리고 허파를 압

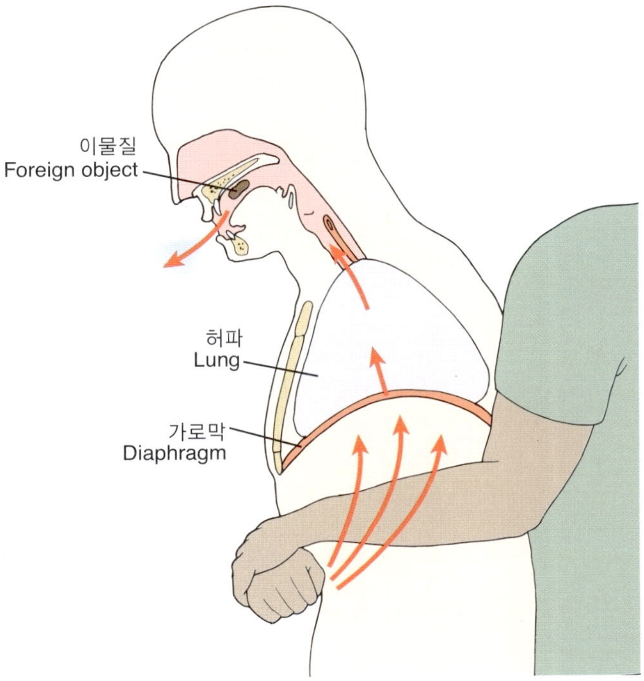

그림 16-7. 하임릭 응급법.

박하게 되어 이물질이 환자의 기관으로부터 빠져나오게 한다. 이러한 활동은 강력한 의도적인 기침과 비교될 수 있다.

호흡단계 (Phases of respiration)

흡기는 노력의 증가에 따라 3단계로 분류한다. 편안한, 깊은, 강제적 흡기이다. **편안한 흡기(quiet inspiration)**는 개인이 조용히 휴식하고 있거나 앉아 있을 때 일어난다. 가로막과 바깥갈비사이근이 주동근이다. **깊은 흡기(deep inspiration)**는 편안한 흡기의 활동이 증가할 때 나타난다. 그러므로 산소를 더 필요로 하는 사람은 숨쉬기가 더 힘들다. 갈비뼈를 올릴 수 있는 근육은 작용이 있다고 한다. **강제적 흡기(forced inspiration)**는 개인이 매우 힘든 일을 할 때, 많은 양의 산소를 필요로 할 때, 그리고 "공기의 부족" 상태일 때이다. 편안하고 깊은 흡기에 작용하는 근육뿐 아니라 직접적이든지 아니면 간접적이든지 팔이음뼈를 고정하거나 올리고, 갈비뼈를 올리는 근육들이 있다.

호기는 2단계로 나누어진다: 편안한, 강제적 호기이다. **편안한 호기(quiet expiration)**는 주로 수동적 활동이다. 그것은 바깥갈비사이근의 이완, 가슴벽, 허파와 기관지의 조직의 탄성의 되돌아옴, 갈비우리가 올려진 자세로부터 중력에 의하여 당겨짐을 통하여 일어난다. 본질적으로 작용하는 근육은 없다. **강제적 호기(forced expiration)**는 갈비뼈를 아래로 당길 수 있는 근육, 복부를 압박할 수 있는 근육, 가로막을 위로 올릴 수 있는 근육이다.

호흡근 (Muscles of Respiration)

호흡은 가슴안의 용적, 즉, 가슴안의 압력의 변화의 결과이다. 가슴안의 용적의 변화에는 두 가지 방법이 있다: (1) 갈비뼈를 움직인다, (2) 가로막을 내린다. 두 가지 중의 한 가지를 하기 위하여 근육이 필요하다. 호흡을 하는 동안 일차적으로 중요한 근육은 가로막과 갈비사이근이다. 보조근의 역할은 강제적인 호흡을 하는 동안 작용하고, 갈비뼈를 올리는지(흡기) 또는 갈비뼈를 내리는지(호기)는 결정할 수 없다. 호흡의 단계에서 작용하는 근육들은 많은 논란의 여지가 있었다. 최근에 더

욱 정확한 근전도(EMG) 기구와 기술은 여러 근육의 역할을 분명히 하도록 도왔다. 많은 연구가 이루어져 왔고, 연구가 일치를 보이지 않고 있어 여전히 불투명하다.

가로막 (Diaphragm Muscle)

가슴안은 커다란 종이 같이 얇고 돔모양의 근육인 가로막에 의하여 배안과 구분된다(그림 16-8). 앞쪽으로 칼돌기, 바깥쪽으로 아래부분 갈비뼈 6개, 뒤쪽으로 윗부분 허리뼈의 둥근 이는곳을 가지고 있다. 닿는곳은 특이하다. 근육이 둥근 편이기 때문에 넓은 자체의 중심힘줄(중심건)에 닿는곳한다. 가로막에는 식도, 대동맥, 정맥의 통로인 3개의 구멍이 있다. 닿는곳(중심힘줄)은 이는곳보다 높게 위치하기 때문에 가로막은 수축할 때 내려온다(그림 16-9). 이것은 가슴안을 더 크게, 배안은 더 작게 하여 흡기가 이루어진다. 매우 강한 흡기는 4인치나 돔을 내릴 수 있다.

가로막 (diaphragm muscle)

이는곳(O)	칼돌기, 갈비뼈, 허리뼈
닿는곳(I)	중심힘줄
기능(A)	흡기
신경(N)	가로막신경(C3, C4, C5)

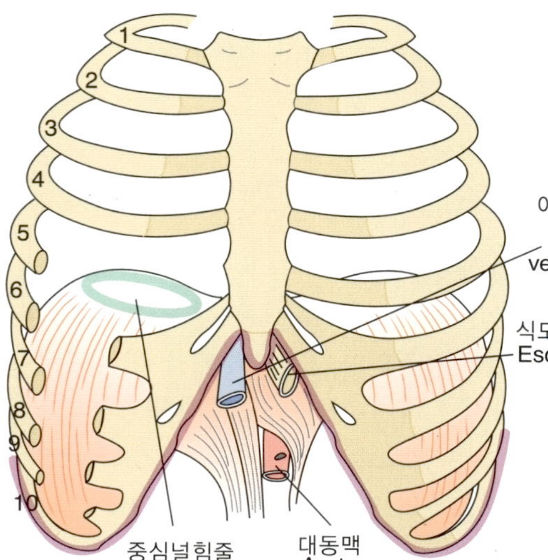

그림 16-8. 가로막(앞면).

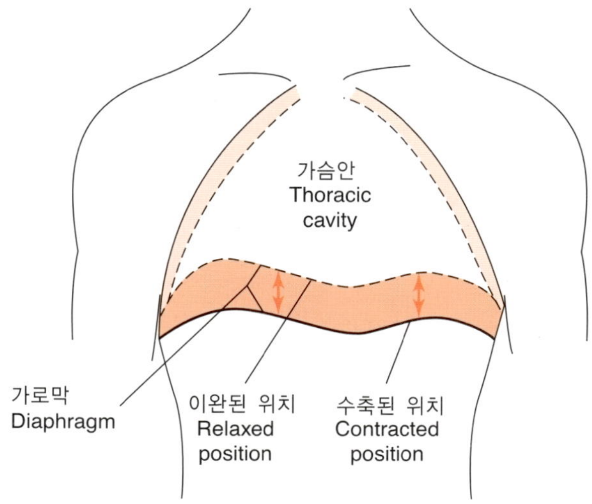

그림 16-9. 가로막의 움직임(앞면). 가로막이 수축할 때 가로막은 내려오고, 가슴안은 더 커진다. 바람통의 예에서 보듯이 이것은 공기가 허파로 밀려들어온다. 가로막이 이완할 때 가로막은 위로 움직이고, 가슴안의 크기는 감소하고 공기는 허파 밖으로 밀려나온다.

갈비사이근 (Intercostal muscles)

갈비사이근(늑간근)은 갈비뼈 사이에 위치하고, 서로 직각으로 뻗어 있다(그림 16-10). 가장 표층에 있는 근육은 **바깥갈비사이근(외늑간근, external intercostal muscles)**이고, 위의 갈비뼈에서 아래의 갈비뼈까지 안쪽과 아래쪽으로 뻗어 있다(그림 16-11). 그들은 각 근육을 당겨서 갈비뼈를 올림하고 아래갈비뼈를 들어올린다. **속갈비사이근(내늑간근, internal intercostal muscles)**의 섬유는

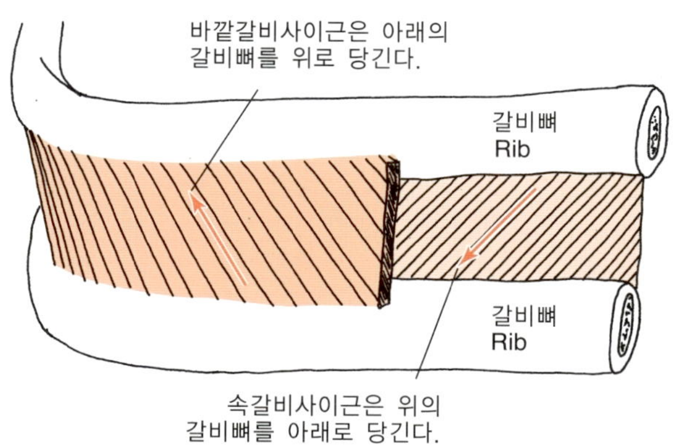

그림 16-10. 바깥갈비사이근과 속갈비사이근 섬유의 방향(앞면).

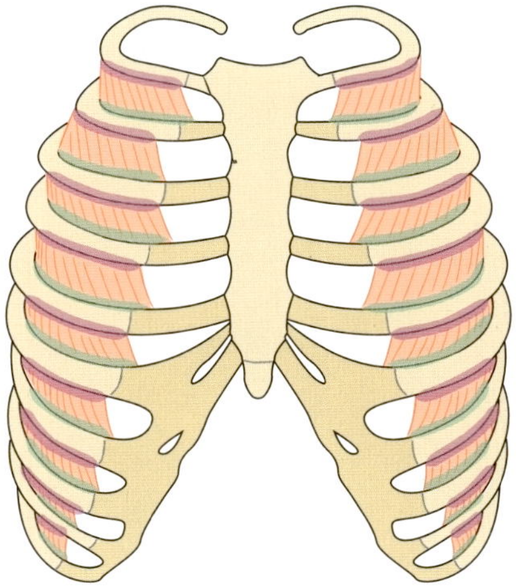

그림 16-11. 바깥갈비사이근(앞면).

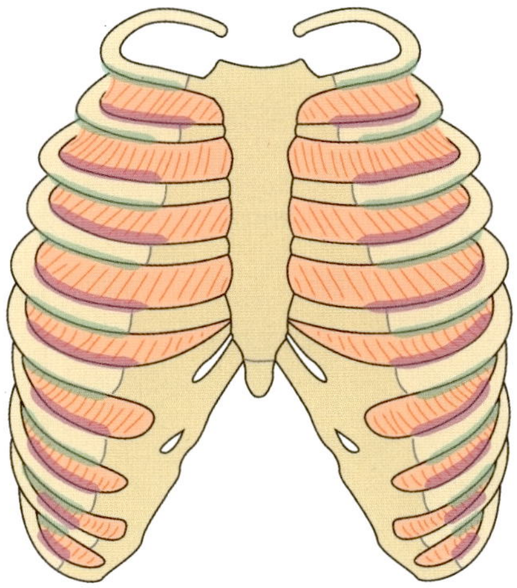

그림 16-12. 속갈비사이근(앞면).

깊은곳(심부, deep)에 있고, 바깥갈비사이근에 직각으로 위치하고 반대작용을 한다. 바깥갈비사이근은 아래 갈비뼈에서 위의 갈비뼈까지 안쪽과 위쪽으로 뻗어 있다(그림 16-12). 위의 갈비뼈를 아래로 당겨 갈비뼈를 내림한다.

앞쪽으로 바깥갈비사이근은 복부의 배바깥빗근처럼 같은 방향으로 뻗어 있고, 양쪽의 섬유들은 "V"자 형태를 이룬다. 배속빗근은 반대방향으로 뻗어 있고, 거꾸로 된 "V"자 형태를 이룬다.

이러한 두 종류의 근육을 뒤쪽에서 본다면, 섬유의 방향은 앞쪽에서의 방향과 서로 반대이다. 뒤쪽에서 바깥갈비사이근은 거꾸로 된 "V"자 형태이고, 반면에 속갈비사이근은 "V"자 형태를 이룬다. 이러한 변화가 어떻게 일어나는지 분명하게 이해하기 위하여 연필을 가지고 골격모형(또는 당신의 파트너)의 복장뼈 옆에 사선으로 놓아라. 다음으로 연필의 방향을 변화시키지 말고 척주를 향하여 뒤쪽으로 갈비우리를 돌아 연필을 움직여라. 뒤쪽의 연필(근섬유) *방향*은 앞에 있을 때 위치한 방향과는 반대라는 것을 주의하라. 섬유의 방향이 변화하지 않았을지라도 갈비뼈는 방향에 분명한 변화를 일으켜 180°의 커브를 갖는다.

바깥갈비사이근 (external intercostal muscles)

이는곳(O)	위 갈비뼈
닿는곳(I)	아래 갈비뼈
기능(A)	갈비뼈를 올림
신경(N)	갈비사이신경(T2–T6)

속갈비사이근 (internal intercostal muscles)

이는곳(O)	아래 갈비뼈
닿는곳(I)	위 갈비뼈
기능(A)	갈비뼈를 내림
신경(N)	갈비사이신경(T2–T6)

흡기 보조근 (Accessory inspiratory muscles)

흡기 보조근은 갈비우리를 들어올리며 가로막과 바깥갈비사이근을 보조한다. 이러한 근육은 닿는부에서 이는부를 향하여 작용이 일어나는 것 대신에 이는부에서 닿는부를 향하여 잡아당겨 근의 역작용을 보여준다. 예를 들면, 목빗근은 대개 두개골의 닿는부에서 복장뼈를 향하여 머리를 움직인다. 흡기 시 머리와 목은 다른 근육에 의하여 고정되고, 목빗근은 복장뼈의 이는부에서 머리의 닿는부로 당긴다(그림 16-13). 이러한 방향의 당김은 갈비우리를 올릴 것이다.

단거리 달리기를 방금 마친 운동선수가 숨을 헐떡이는 동안 자신의 손을 엉덩이에 놓고 있는 경우이다. 그들이 호흡을 하는 활동은 닫힌 고리 활동이다. 팔을 버티고 있으면, 큰가슴근은 위팔뼈를 향하여 복장뼈를 당길 것이고, 이것은 갈비우리의 직경을 증가시킨다. 만성폐쇄성폐질환 환자도 같은 방법으로 의자의 팔걸이에

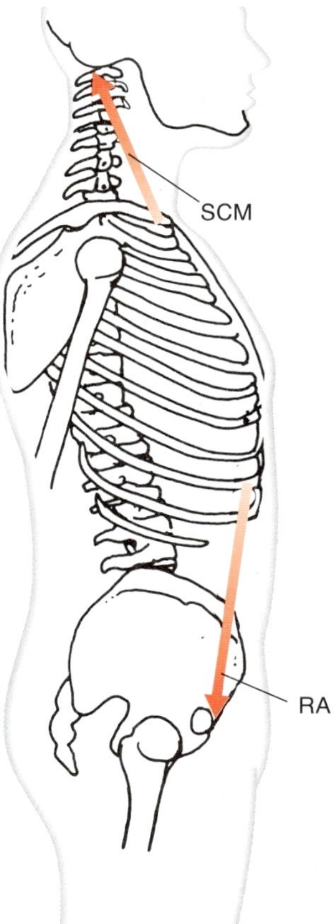

그림 16-13. 목빗근(SCM)은 위로 배곧은근(RA)은 아래로 당긴다(가쪽면).

팔을 버틴다(그림 16-14).

목갈비근은 주로 머리와 목을 움직이게 한다. 그러나, 흡기를 돕는 부수적인 역할을 할 경우, 첫 번째와 두 번째 갈비뼈를 들어올리는 역할을 한다.

호기 보조근 (Accessory expiratory muscles)

호기를 돕는 부수적인 근육의 역할도 가슴우리를 끌어당길 때를 제외하곤 같은 양상을 보인다. 예를 들면, 배곧은근은 몸통을 굽혀 복장뼈를 두덩뼈쪽으로 당기는 역작용으로 호기를 보조한다(그림 16-13). 허리네모근은 같은 양상으로 엉덩뼈능선을 향해 아래갈비뼈를 잡아당긴다.

호흡을 돕는 많은 보조근은 척주(15장)나 팔이음뼈(9장)와 함께 이미 논의하였다. 여기에서나 이전에 언급하지 않은 근육은 그림 16-15와 16-16에 나타나 있고 표 16-1에 나타나 있다.

표 16-2는 호흡의 과정을 요약하였다.

해부학적 연관성 (Anatomy relationships)

목과 몸통, 팔이음뼈, 어깨관절과 호흡계의 근육과 같은 많은 근육들은 가슴우리에 부착된다. 주요한 호흡근육

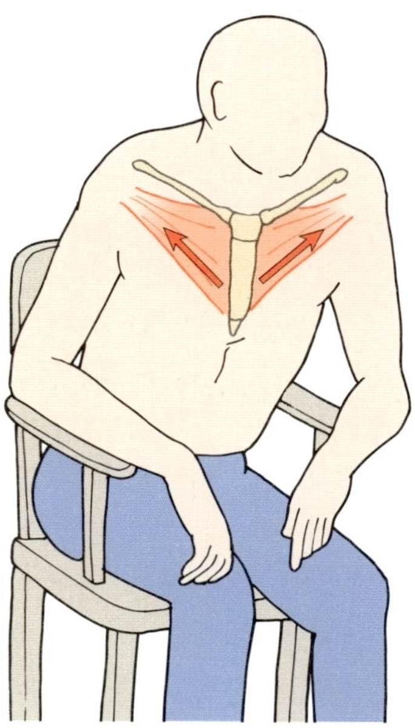

그림 16-14. 흡기를 보조하는 큰가슴근은 복장뼈를 위팔뼈를 향해 당겨 역작용을 하고, 의자의 팔걸이에 아래팔을 놓음으로 고정된다(닫힌사슬 활동).

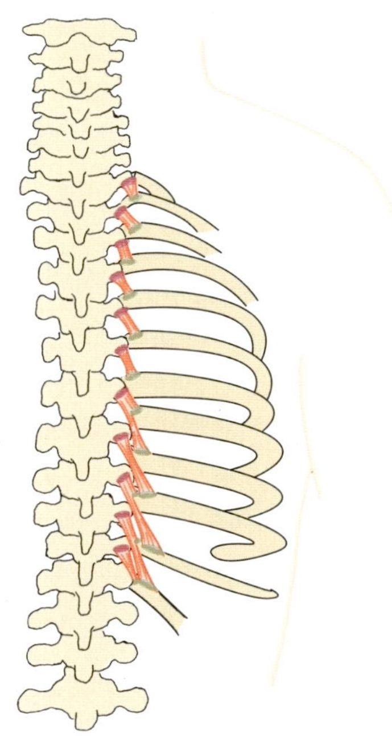

그림 16-15. 갈비올림근(뒷면).

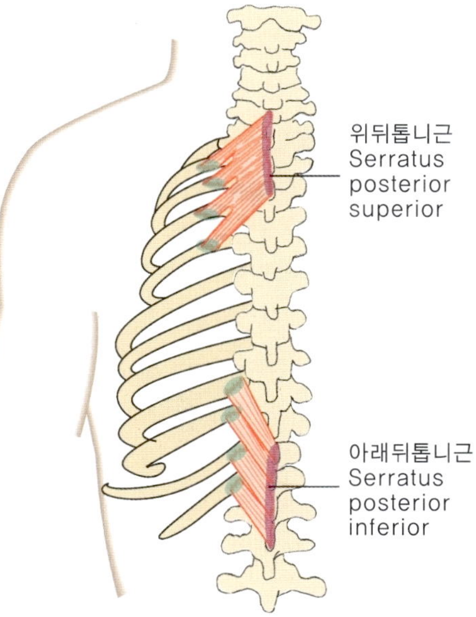

그림 16-16. 위뒤톱니근과 아래뒤톱니근(뒷면).

은 깊은곳에 있고, 보조근육들은 좀더 표층에 위치해 있다. 앞서 설명했듯이, 가슴우리에 부착된 근육, 간접적으로 부착된 근육(어깨올림근의 예처럼)들은 위쪽으로 당기는 역할을 수행하여 흡기 보조근으로 작용한다. 그림 16-7은 많은 근육들을 보여주고 표 16-2는 그 근육들을 정리하였다. 뒤쪽에서 어깨올림근이나 위등세모근, 마름모근과 같이 팔이음뼈와 척주 그리고 어깨뼈에 부착되는 근육들은 어깨뼈와 빗장뼈에 연결된 근육들의 반대 작용으로 가슴우리를 위로 당기는 작용을 한다.

표 16-1 호흡 보조근

흡기 보조근	호기 보조근
깊은곳 흡기근	**강한 호기근**
목빗근	배곧은근
큰가슴근	배바깥빗근
목갈비근	배속빗근
갈비올림근(그림 16-15)	배가로근
위뒤톱니근(그림 16-16)	허리네모근
강한 흡기근	아래뒤톱니근 (그림 16-15)
어깨올림근	
등세모근의 윗부분 섬유	
마름근	
작은가슴근	

표 16-2 호흡단계

흡기
갈비뼈의 올림과 가로막의 내림을 통한 가슴안 크기의 증가와 가슴벽의 팽창

단계	근육
조용한 흡기	가로막 바깥갈비사이근
깊은 호기	조용한 흡기근에 *첨가*하여: 목빗근 목갈비근 큰가슴근 갈비올림근 위뒤톱니근
강한 흡기	조용한 흡기와 깊은 흡기에 *첨가*하여 어깨올림근 등세모근 윗부분 섬유 마름근 작은가슴근

호기
갈비뼈의 내림과 가슴안의 크기 감소

단계	근육
조용한 호기	바깥갈비사이근의 이완 가슴벽, 허파, 기관지의 탄성 되감기 중력 (속갈비사이근)
강한 호기	속갈비사이근에 *첨가*하여; 배곧은근 배바깥빗근 배속빗근 허리네모근 배가로근 아래뒤톱니근

앞쪽에서, 작은가슴근, 배곧은근, 배바깥빗근과 배속빗근, 그리고 허리네모근은 갈비뼈에 부착되고 가슴우리를 아래로 당기게 된다. 배가로근은 배안 공간을 압박하는 만큼 허파의 공기를 바깥으로 나가게 하는 만큼 가슴안 공간을 당길 수는 없다. 위뒤톱니근과 아래뒤톱니근은 각각 갈비뼈의 올림과 내림을 보조한다. 이 근육들은 등의 더욱 표층의 팔이음뼈와 깊은 층의 몸통 근육의 사이의 중간층 근육이다(그림 16-16).

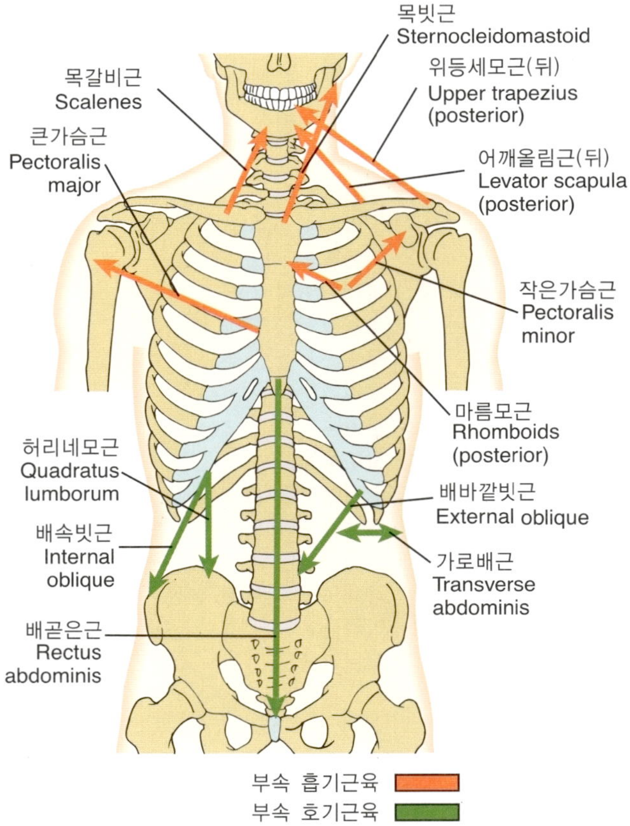

그림 16-17 호흡의 근육(앞면).

가로막 호흡과 흉식 호흡 (Diaphragmatic versus chest breathing)

가로막 호흡은 호흡하는 데 가장 효율적인 방법이고 최소한의 에너지를 요구한다. 정상적으로 가로막이 수축할 때, 가로막은 내려오고 복부는 바깥으로 움직이고, 허파가 팽창되고, 공기는 허파로 들어오게 된다. 가로막이 이완할 때, 가로막은 올라가고, 복부는 안쪽으로 움직이고 허파는 되돌아오고, 공기는 허파의 바깥으로 밀려나간다. 앉아 있거나 서 있을 때 복부장기의 중력 당김은 가로막을 내림시킨다. 그러나 누워 있을 때, 복부장기에 대한 중력의 효과는 가슴안으로 가로막을 올리는 경향이 있다. 이것은 가로막을 더 힘들게 한다. 이러한 중력의 효과는 호흡에 어려움이 있는 사람이 침대의 머리쪽을 올리는 이유가 된다. 올려진 자세는 호흡을 더 쉽게 한다.

가로막이 일을 하지 못하도록 특정한 습관, 상태, 병리가 있다. 이러한 경우에 가슴우리 윗부분과 갈비우리는 중요한 역할을 한다. **흉식 호흡(chest breathing)**은 가로막 호흡보다 더 많은 노력을 요구하고 덜 효율적이다. 처음에 언급한 것처럼, 갈비우리가 위쪽과 바깥(안 · 바깥 방향과 앞 · 뒤 방향에서)으로 흡기가 이루어지는 동안, 허파는 팽창되고, 공기는 허파로 들어온다. 호기가 이루어지는 동안 갈비우리는 이완하고, 허파는 되돌아오고 공기는 허파에서 빠져나간다. 흉식 호흡으로 소량의 공기가 허파로 들어온다. 짧은 호흡으로 사람은 더 빨리 호흡해야 한다. 이러한 종류의 호흡으로 과도한 환기를 하거나, 실신하기 쉽다.

호흡의 두 가지 방법을 알기 위하여 무릎관절과 머리 아래에 베개를 놓고 편안한 자세로 바로 누운 자세를 취한다. 한 손은 가슴 위에 다른 손은 갈비뼈 바로 아래 윗부분에 놓는다. 입을 다물고 코로 천천히 숨을 쉰다. 가로막 호흡으로 당신은 숨을 들이쉬고 내쉴 때 당신의 위에 얹은 손이 위와 아래로 움직이는 것을 느낄 것이다. 당신의 가슴 위에 놓은 손의 움직임은 거의 없어야 한다. 흉식호흡으로 반대현상이 일어난다. 당신은 당신의 위에 손을 얹는 대신에 가슴 위에 놓인 손의 움직임을 주시할 것이다.

100년 전에 단단한 끈으로 묶는 거들이 있는 드레스를 입는 것이 여자들에게 유행이었다. 미학적으로 이것은 허리를 작게 만들었으나 기능적으로 가로막의 효율성을 제지하면서 가로막 위로 내부의 장기를 강제로 올려 여자들이 흉식호흡을 하도록 하였다. 문헌에서 여자들이 “기절”하거나 실신한 것은 놀라운 일이 아니다. 오늘날 우리는 “디자이너 진 증후군”이 있다. 꼭 맞는 옷, 꼭 맞는 벨트, 꼭 맞는 허리띠는 가로막 호흡을 제한하고 흉식호흡을 하도록 시킨다. 극도로 비만이고 임신 말기의 여자들은 효율적으로 가로막을 수축시킬 수 없어 흉식호흡을 하는 경향이 있다.

호흡근의 신경지배에 대한 요약 (Summary of innervation of the muscles of respiration)

다른 체간의 근육처럼 호흡근은 일차적으로 여러 등뼈 수준에서 척수신경의 지배를 받는다. 현저하게 예외가 되는 것은 가로막이고 그것은 횡격신경의 지배를 받는다. 횡격신경은 제 3, 4, 5번 경추에서 나온다. 이것의 기능적 중요성은 C3나 그 이상의 경추손상 환자는 도움을 받지 않으면 호흡을 할 수 없다는 것이다. 그들은 호흡기에 의존할 것이다. C3이하의 경추손상환자들은 호흡에 손상을 받을 것이지만 호흡기의 도움 없이 호흡할 수 있다. 기침, 하품이나 심호흡과 같은 활동은 제한될 것이다. 강한 흡기나 호기를 요구하는 활동들은 호흡 보조근이 손상을 받는 정도에 따라 영향을 받을 것이다.

발살바 수기법 (Valsalva's maneuver)

발살바 수기법은 사람들이 그들의 호흡을 유지하고 내쉴 때 발생한다. 몇 가지 일이 발생할 수 있다. 입을 다물고 코를 잡고 강하게 내쉬는 호흡은 공기가 유스타키관으로 가는 힘을 가로막고 고막내의 압력을 증가시킨다. 이것은 때때로 "당신의 귀를 깨끗이 하도록" 돕고, 이것은 다이빙할 때 차단할 수 있고, 또는 올라갈 때 갑자기 내려오는 것이다.

길게 연장하여 호흡을 유지하기와 목소리를 짜내는 것은 닫힌 성문에 대한 강한 호기이다. 이것은 가슴안내의 압력을 증가시키고, 차례로 정맥내의 혈액을 막아 심장으로 들어가는 것을 방해한다. 호흡을 이완할 때 가슴안내의 압력은 떨어지고, 막혔던 혈액은 재빨리 심장으로 들어가고 심박동률(빈맥)과 혈압은 증가한다. 즉각적으로 서맥반사(느린 심박동률)가 따라온다. 이것은 순서가 없는 사건일 수 있고, 심 정지에 이를 수도 있다.

불끈 화내는 기질을 가진 어린이는 몇 번의 깊고 빠른 호흡을 할 것이고, 대개 그들의 엄지손가락을 입에 넣어 공기를 방출하지 못하고 어렵게 숨을 헐떡일 것이다. 이것은 어린이들이 현기증이 나도록 하며 의식을 잃도록 한다. 노력하면, 성인은 심호흡을 할 수 있고, 숨을 내쉬지 않고 "해산할 때처럼 용쓰다" 또는 어렵게 헐떡거릴 수 있다. 이러한 방법은 배안에 압력을 만들어내고 배근의 강한 수축을 돕기 때문에 무거운 물건을 드는 동안 척추를 고정하고 체간을 강하게 하도록 도우므로 운동을 하는 동안 목적적인 일이 될 수 있다. 이것은 또한 출산, 잠자리에서 일어나기, 소변볼 때와 대변볼 때 힘주기, 토하기, 기침하기, 재채기하기와 같이 일상적으로 이루어진다.

건강한 심장은 이러한 갑작스럽고 변화하는 요구에 견딜 수 있다. 그러나 약한 심장은 때때로 심 정지가 올 수 있다. 그러므로 운동을 하는 동안 호흡을 유지하는 일을 피하기 위하여 노력하는 일은 숨을 천천히 내쉬는 좋은 규칙이 된다.

일반적인 호흡상태와 병리 (Common respiratory conditions or pathologies)

윗부분 호흡기 감염(URI)은 코, 목, 후두에서 일어나는 감염이다. 후두는 위콧길과 아래콧길 사이의 전달기관이다. 일반적으로 감기는 가장 빈번한 윗부분 호흡기의 감염이다. 다른 위콧길 감염은 인플루엔자(flu), 후두염, 비염(코점막의 염증), 건초열이다.

아래부분 호흡기 감염(LRIs)은 기관에서 꽈리주머니로 가는 구조물을 포함한다. **폐렴(pneumonia)**이 가장 일반적이다. 꽈리주머니의 감염은 박테리아나 바이러스 감염이 원인이다. 그것은 앞엽(엽의 폐렴)이나 허파 전체(기관지 폐렴)를 통하여 나타날 수 있다. 이러한 형태는 아주 어리거나 나이가 많은 노인에게 주로 나타난다. 그래서 "보행성 폐렴"이라고 부르고 대부분의 경우 환자가 베드에 눕거나 병원에 입원할 만큼 중증은 아니다. 기관지염, 폐기종, 천식은 다른 아래부분 호흡기 감염의 예이다. **기관지염(bronchitis)**은 기관지와 많은 세부가지를 포함한다. 꽈리주머니벽의 확장으로 나타나는 **폐기종(emphysema)**은 만성 기관지 폐색으로 꽈리주머니의 탄성을 잃은 경우이다. **천식(asthma)** 증상은 대개 기관지 벽의 경축에 기인한다. 이것은 사람이 호기를 어렵게 만들 것이다.

과환기(hyperventilation)는 대사가 이루어지는 것보다 조직에서 더 많은 이산화탄소가 제거될 때 빠른 호흡을 하는 동안 이루어진다. 일반적인 치료는 이산화탄소를 "재호흡"하기 위하여 종이 가방을 대고 호흡한다. **격통(stitch)**은 일반적으로 달리기 선수에게 나타나는 일시적인 상태이다. 주로 갈비뼈 바로 아래에서 느끼는 예리한 통증은 주로 가로막의 경련으로 일어난다. **딸꾹질(hiccups)**은 짧고, 예리하고, 흡입성의 소리를 산출하는 성문의 신속한 폐쇄에 의하여 수반되는 가로막의 불수의적인 경련이다.

가슴막염(pleurisy)은 가슴막의 염증이고 아주 고통스러운 상태이다. *붕괴된 허파* 또는 **기흉(pneumothorax)**은 공기의 유입으로 발생하거나 가슴막안의 진공상태가 파괴됨으로 일어나고, 그 결과로 환기량이 감소한다.

갈비뼈 분리는 갈비뼈와 갈비뼈연골 사이의 탈구를 말한다. **갈비뼈 탈구**는 복장뼈에서 갈비뼈연골의 전위이다. **도리깨 가슴(flail chest)**은 4개나 그 이상의 갈비뼈가 두 곳에서 골절되었을 때 발생한다. 이것은 흡기동안 팽창이 되는 대신에 가슴벽의 일부가 붕괴되는 것이 원인이다. 반대로 가슴벽은 호기동안 팽창할 것이다.

복습 문제 (Review Questions)

일반적인 해부학 문제

1. 가슴벽을 구성하는 뼈의 구조물은 무엇인가?
2. 갈비척추관절을 구성하는 뼈는 무엇인가?
3. 갈비척추관절에서 일어나는 움직임의 종류는 무엇인가?
4. 등뼈의 움직임(a)은 흡기와 호기 때 가로막의 움직임(b) 어떻게 영향을 주는가?
5. 갈비우리와 관련하여 흡기의 모든 보조근은 무엇인가?
6. 바깥갈비사이근의 당김선은 비슷한 배바깥빗근 앞에 위치하며 "V"를 형성한다. 그러나 뒤에서 바깥갈비사이근은 반대의 당기는 선을 가졌다. 이유는?
7. 가로막은 한쪽만 뼈에 붙어 있다. 다른 쪽은 어떻게 붙어 있는가? 어떻게 가로막이 작용하는가?
8. 당신이 말을 할 때 호기, 흡기 또는 두 가지 모두 하고 있는가?
9. 보조근은 호흡을 어떻게 보조하는가?
10. 갈비우리의 움직임은 기계적으로 무엇과 비교하는가? 반면에 가슴안의 움직임(허파확장/수축)은 무엇과 비교하는가?
11. C3 척수손상환자와 C5 척수손상환자 사이에 기능적인 중요성은 무엇인가?

기능적 활동 문제

다음의 활동이 이루어지는 동안 호흡의 단계를 확인하라.

1. 풍선을 불기
2. 15까지 세는 동안 숨을 멈추기
3. 재채기
4. 휘파람으로 노래불기
5. 조용하게 앉아있기

임상적인 연습 문제

1. 당신의 무릎과 머리아래에 베개를 놓고 편안한 자세로 바로 누운자세를 취한다. 당신의 오른손은 가슴 위에, 왼손은 갈비뼈 바로 아래 위 위에 놓는다. 입을 다물고 코로 천천히 호흡하라.
   a. 오른손이 위와 아래로 움직인다면 무슨 종류의 호흡이 일어난 것인가?
   b. 왼손이 움직인다면 무슨 종류의 호흡이 일어난 것인가?
2. 같은 자세로 눕고, 한 손은 위 위에 놓고, 다른 손은 입에 놓아라. 기침을 하라. 어떤 근육이 수축했다고 느끼는가?
3. 한 손은 가슴 위에 다른 손은 목의 앞바깥쪽에 놓아라. 강하게 들이마시라(콧물이 떨어졌을 때 처럼).
   a. 가슴에서 무슨 움직임이 일어났는가?
   b. 목에서 어떤 근육이 수축한 것을 느꼈는가?
   c. 들이마실 때 호흡의 무슨 단계이며, 들이마시는데 역작용한 목근육의 이름은 무엇인가?
4. 당신의 주관절을 의자의 팔걸이에 놓고 앉으라. 손가락을 왼쪽 어깨를 향하도록 하고 오른손을 왼쪽 가슴에 놓아라. 숨을 깊게 쉬라.
   a. 갈비뼈의 무슨 움직임이 일어났고 호흡의 어떤 단계가 일어난 것인가?
   b. 어떤 호흡 보조근이 작용한 것인가?
   c. 무슨 종류의 사슬활동이 일어난 것인가?

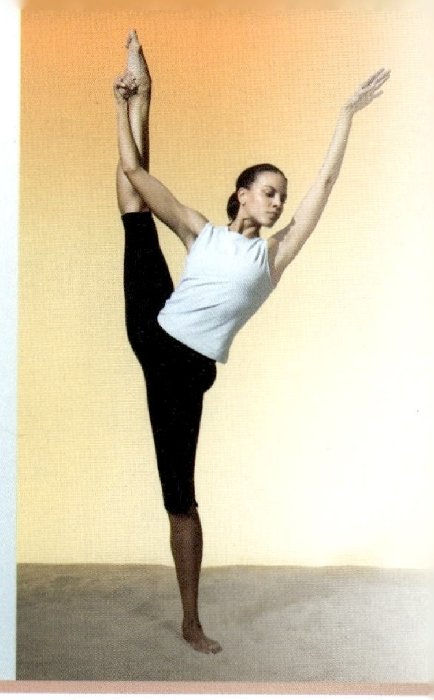

제 17 장

골반 (Pelvic Girdle)

구조와 기능 (Structure and Function)

4개의 뼈가 **다리이음관절(pelvic girdle)**을 구성한다: 엉치뼈, 꼬리뼈, 엉덩뼈, 궁둥뼈, 두덩뼈로 구성된 두 개의 엉덩뼈이다. 다리이음관절의 관절은 뒤가쪽으로 위치한 오른쪽과 왼쪽의 **엉덩엉치관절**, 앞쪽에 위치한 **두덩결합**, 윗쪽에 위치한 **허리엉치관절**을 포함한다(그림 17-1).

다리이음관절은 또한 **골반(pelvis)**이라고 부르고, 몇 가지 기능을 수행한다. 움직임과 자세가 가장 중요한데, 척추를 통하여 체중을 지지하고, 엉덩뼈로 힘을 전달한다. 반대로 발이 지면을 딛었을 때 지면의 힘을 받고, 척추를 향하여 윗쪽으로 힘을 전달한다. 걷는 동안 다리이음관절은 비교적 부드러운 운동을 수행하기 위하여 3면에서 하나의 단위로 움직인다. 게다가 골반의 장기를 보호하고 지지하며, 근육이 붙는 부위가 되고, 여성의 경우 산도의 골격부위를 구성한다.

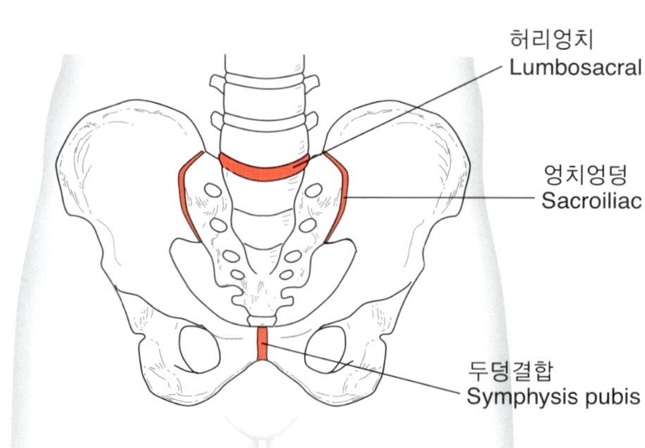

그림 17-1. 다리이음관절의 관절(앞면).

거짓골반과 참골반 (False and True Pelvis)

일반적으로 산도를 언급할 때 사용되는 몇 가지의 용어가 있다. 그러므로 그것은 몇몇의 용어를 간략하게 서술하는 것이 적합하고, 남성과 여성의 골반뼈 사이의 차이점을 확인시켜 준다.

거짓골반(false pelvis)은 또한 큰 또는 대골반이라 하고, 엉덩뼈능선과 골반입구의 윗부분 사이의 골격부위이다. **골반입구(pelvic inlet)**는 뒤쪽으로 엉치뼈곶과 앞쪽으로 두덩결합의 위모서리 사이를 그려서 나타낼 수 있다(그림 17-2). 거짓골반 내에는 골반 장기가 없다.

참골반(true pelvis)은 *작은* 또는 *소골반*이라 하고 골반입구와 골반출구 사이에 위치한다. **골반출구(pelvic outlet)**는 꼬리뼈의 끝에서 두덩결합의 아랫면까지 선으로 그릴 수 있다(그림 17-2). 참골반은 **골반공간(pelvic cavity)**을 구성한다. 그것은 GI관의 일부, 요관, 약간의 재생산 기관을 포함한다. 여성의 경우 ***산도(birth canal)***를 형성한다.

여자와 남자의 골반 사이엔 몇 가지 차이점이 있다(그림 17-3). 골반강의 윗부분은 여성은 난형이고 남성은 심장모양이다. 여성의 골반공간은 더 짧고, 작은 깔대기 모양이다. 엉치뼈는 더 짧고 작은 커브를 형성한다. 벽은 수직이 아니다. 볼기뼈절구와 궁둥뼈거친면은 더 멀리 떨어져 있다. 이러한 모양은 남성골반의 더 긴 깔대기 모양의 골반공간보다 여성이 더 큰 골반공간을 갖게 한다. 또한 골반활은 여성이 더 넓고 더 둥글다고 할 수 있다. 이러한 활은 시각적으로 여성은 펴한 엄지와 집게로, 남성은 펴한 시지와 중지로 표현할 수 있다.

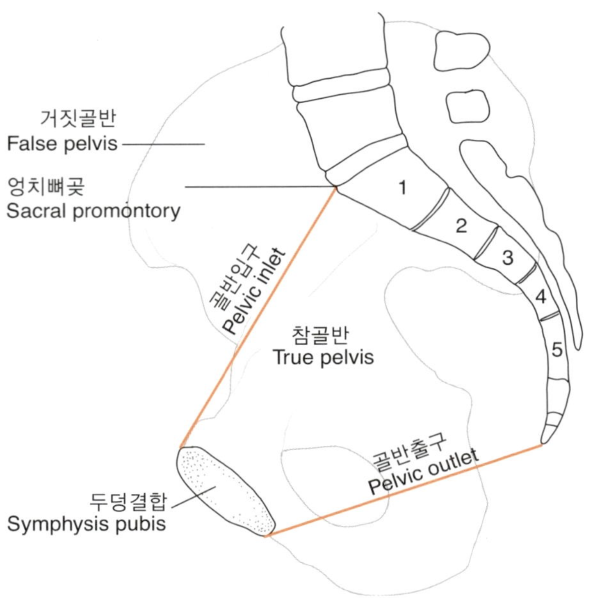

그림 17-2. 골반의 입구와 출구, 시상면. 입구와 출구 사이의 골격 영역은 *참골반*이라 하고 골반강을 구성한다. 골반입구 위의 골격영역은 *거짓골반*이라 한다.

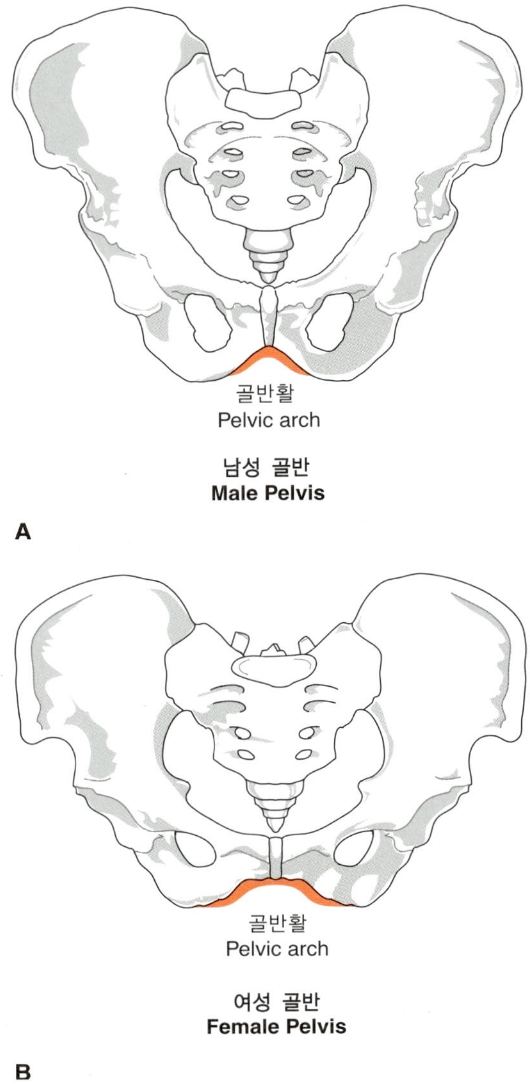

그림 17-3. 여성과 남성의 골반비교(앞면). (A) 남성골반, (B) 여성골반

엉덩엉치관절 (Sacroiliac joint)

관절 구조와 운동 (Joint Structure and motion)

엉덩엉치관절(천장관절, sacroiliac joint)은 주로 **SI 관절**이라 하고 엉치뼈와 엉덩뼈 사이의 활막성 관절이고, 무축성 관절이다. 그것은 평면관절이지만, 관절면은 매우 불규칙하다. 이 불규칙성은 두 면을 서로 잠그도록 돕는다.

엉덩엉치관절의 기능은 상체로부터 척추를 통하여 엉덩이뼈까지 체중을 전달한다. 그것은 안정성과 매우 적은 운동성을 가지고 있다. 다른 활막성 관절처럼 관절면은 유리연골로 되어 있다. 윤활막은 엉덩엉치관절의 비관절부이다. 그것의 섬유낭은 인대에 의하여 보강되어 있다.

SI 관절운동 (SJ Joint Motion)

SI 관절에서 일어나는 움직임의 양과 형태는 의문의 여지가 있다. 그러나 일반적으로 SI 관절에서 전굴과 후굴이 발생한다고 받아들여지고 있다(그림 17-4).

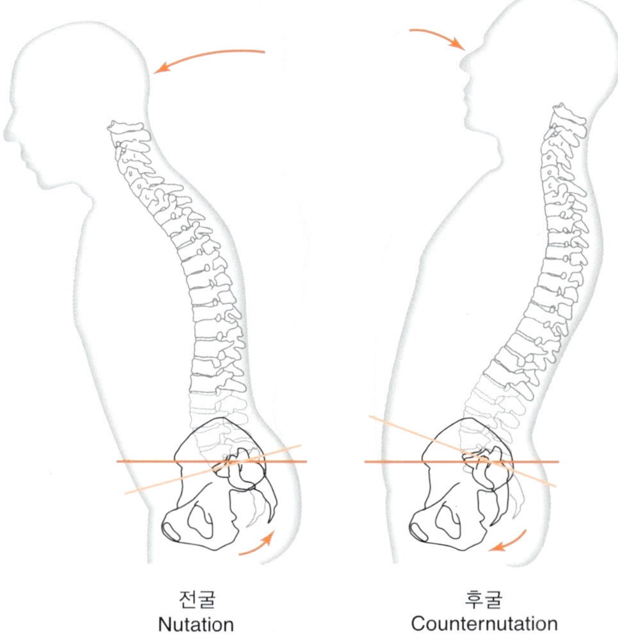

그림 17-4. 엉덩엉치관절 운동: (A) 전굴은 엉치뼈곶이 앞쪽과 아래쪽으로 움직일 때 일어나고, 반면에 꼬리뼈의 끝은 반대방향으로 움직인다; (B) 후굴은 엉치뼈곶이 뒤쪽과 위쪽으로 움직일 때 나타나고, 반면에 꼬리뼈의 끝은 반대방향으로 움직인다.

전굴(nutation)은 때때로 엉치뼈의 저부(상단에 대하여) 앞쪽과 아래쪽으로 움직일 때 일어나는 엉치뼈굽힘으로 언급된다. 이것은 엉치뼈와 꼬리뼈의 아래부분이 뒤쪽으로 움직이는 원인이 된다. 골반의 출구는 더 커진다. 골반출구는 꼬리뼈의 첨부부터 두덩결합의 바닥면까지 그려 묘사할 수 있다.

후굴(counternutation)은 때때로 반대운동을 언급하는 엉치뼈폄으로 언급된다. 엉치뼈의 아래는 꼬리뼈의 첨부를 앞쪽으로 움직이기 위해 뒤쪽과 위쪽으로 움직인다. 골반입구는 더 커진다. 골반입구는 엉치뼈의 아래에서 두덩결합의 첨부까지 선으로 그려 설명할 수 있다.

전굴과 후굴로 일어나는 운동의 양은 적고, 다른 관절의 운동과 함께 일어난다. 전굴은 몸통의 굽힘이나 엉덩관절폄과 함께 일어난다. 반대로 후굴은 몸통의 폄이나 엉덩관절굽힘과 함께 일어난다. 이러한 운동은 또한 출산을 하는 동안 중요하다. 초기 단계에서 아기가 골반입구를 통하여 이동할 때 앞뒤 직경은 여기서 더 커져야 한다. 그러므로 SI 관절은 후굴이 일어난다. 후기 단계에서 아기가 골반출구를 통과할 때 앞뒤 직경이 증가하는 것은 중요하다. 엉덩엉치관절이 전굴 시에는 앞뒤 직경이 증가한다.

뼈와 기준점 (Bones and Landmarks)

SI 관절의 두 뼈는 엉치뼈와 볼기뼈의 윗부분인 엉덩뼈이다. **엉치뼈(천골, sacrum)**는 쐐기모양이고, 5개의 융합된 엉치뼈 척추로 구성된다. 그것은 2개의 볼기뼈 사이에 위치하고 골반뼈의 후연을 구성한다. 그것의 앞면은 *골반면(pelvic surface)*이라고 부르고 오목하다(그림 17-5). 그것은 경사되어 있기 때문에 엉치뼈는 5개의 허리뼈와 각을 이루며 관절한다. 이 각은 *허리엉치각(lumbosacral angle)*이라고 한다. 중요한 경계표는 다음과 같다(그림 17-5, 17-6):

저부

SI의 상면

엉치뼈곶

SI 체의 앞모서리를 따라 돌출된 능선

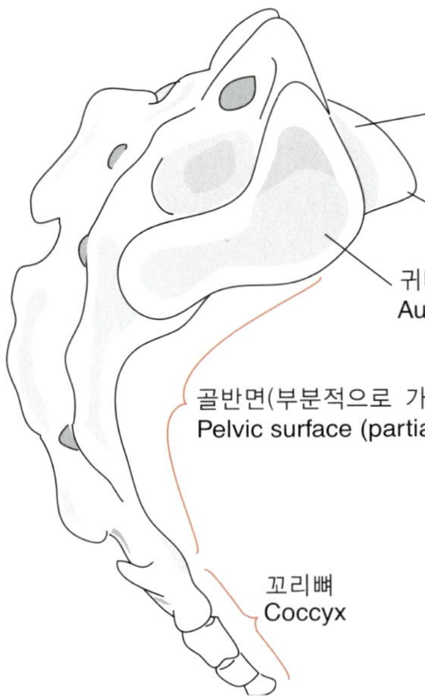

그림 17-5. 엉치뼈(가쪽면).

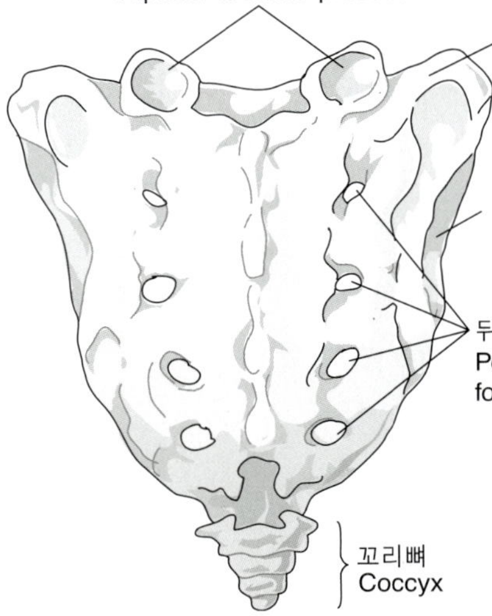

그림 17-6. 엉치뼈(뒷면).

위관절돌기

저부에 뒤쪽으로 위치하며, 제5 허리뼈의 아래관절 돌기와 관절한다.

날개

가쪽으로 벌어진 날개로 실제로 융합된 수평돌기 이다.

구멍

골반 앞면과 등쪽면에 위치한 4쌍의 구멍이다. 엉치뼈신경의 앞뒤 가지가 나온다. 앞면의 구멍이 더 크다.

귓바퀴면

그것의 모양이 외이(auricular는 "귀를 닮은"이란 라틴어이다)와 비슷하기 때문에 이름 붙여졌다. 엉치뼈의 가쪽면에 위치하고 엉덩뼈와 관절한다. 불규칙한 면은 두 면을 잠그는 일을 보조하고, 안정성을 제공한다.

골반면

오목한 앞면

엉덩뼈는 18장에서 더 자세히 설명할 것이다. 그것은 볼기뼈의 상면을 구성한다. 엉덩엉치관절과 관련된 경계는 다음과 같다(그림 17-7):

거친면

엉덩뼈능의 뒷부분과 귓바퀴면 사이의 크고 거친면이다. 그것은 뼈사이인대가 붙는 부위이다.

귓바퀴면

귀모양 처럼 생겨 붙여진 이름이고, 엉치뼈와 엉덩뼈의 관절면이다. 엉덩뼈거친면의 아랫면과 앞면에 위치한다.

엉덩뼈능선

엉덩뼈능선의 윗부분이고, 당신의 손을 볼기뼈에 놓을 때 느껴진다.

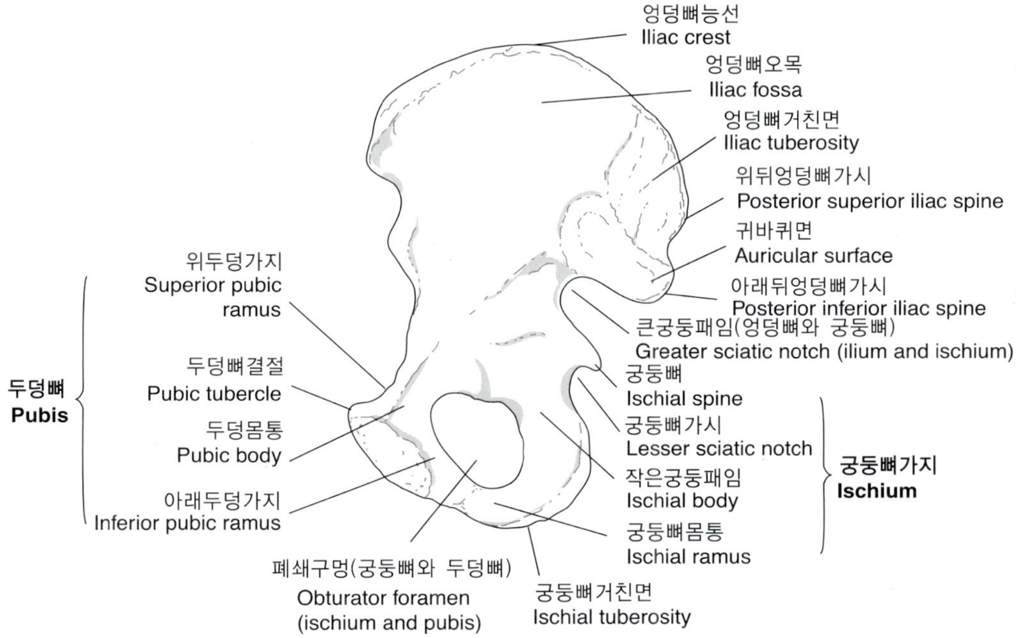

그림 17-7 오른쪽 볼기뼈(안쪽면).

뒤위엉덩뼈가시

PSIS라고 축약하고 뒷부분에 위치한 엉덩뼈능선의 돌기이며 뒤엉치엉덩인대가 붙는다.

아래뒤엉덩뼈가시

PIIS 라고 축약하고, PSIS의 아랫면에 위치한다. 엉치거친면인대가 붙는다.

큰궁둥뼈패임

위로 엉덩뼈, 아래는 엉덩뼈와 궁둥뼈로 구성된다.

큰궁둥뼈구멍

인대의 부착에 의하여 큰궁둥뼈패임으로부터 형성된다. 엉치거친면인대는 구멍의 뒤안쪽면을 엉치가시인대는 아래모서리를 형성한다(그림 17-8, 17-9). 궁둥뼈신경이 이 구멍을 통과한다.

궁둥뼈(좌골, ischium)는 엉덩관절에 대한 17장에서 더 자세히 설명할 것이다. 엉덩엉치관절에 속하는 궁둥뼈부는 다음과 같다(그림 17-7):

몸

거친면까지 모든 궁둥뼈윗부분을 구성한다.

작은궁둥뼈패임

큰궁둥뼈패임과 궁둥뼈패임 사이 몸 뒷부분에 위치한 작고 오목한 부분

가시

몸의 뒤에 위치하며 큰궁둥뼈패임과 작은궁둥뼈패임 사이에 있다. 엉덩가시인대가 붙는 부위이다.

거친면

몸의 아래부분에 위치한 뭉툭하고 거친 돌기이다. 당신이 앉아 있을 때 체중을 부하하는 면이다.

인대 (Ligament)

엉덩엉치관절은 안정성을 제공하는 동안 많은 스트레스를 받고 있기 때문에 인대와 함께 부여된 큰 관절이다. **앞엉치엉덩인대(전천장골인대, anterior sacroiliac ligament)**는 골반앞면에 있는 크고 편평한 인대로, 엉치뼈의 날개와 골반면, 엉덩뼈의 귓바퀴면을 연결한다

(그림 17-8). 그것은 관절의 앞부분을 유지시켜 준다. **엉치엉덩뼈사이인대(interrosseous sacroiliac ligament)**는 가장 깊은곳(심부, deep)에 있고, 가장 짧고 강한 엉치엉덩인대이다(그림 17-9). 그것은 귓바퀴면과 앞엉치엉덩인대 바로 위와 뒤에서 거친면을 채우고 있다. 또한 엉덩뼈거친면과 엉치뼈를 연결한다.

뒤엉치엉덩인대는 두 부분으로 되어 있다(그림 17-10). **짧은 뒤엉치엉덩인대(short posterior sacroiliac ligament)**는 엉덩뼈와 엉치뼈 등쪽(배측)의 윗부분 사이를 사선으로 연결하고 있다. 이것은 엉치뼈의 앞쪽 움직임을 예방한다. **긴뒤엉치엉덩인대(long posterior sacroiliac ligament)**는 뒤위엉덩뼈가시와 엉치뼈의 아래 사이를 더 수직으로 연결한다. 이것은 엉치뼈의 아래쪽 움직임을 예방한다.

3개의 보조인대가 엉덩엉치관절을 더 보강하고 있고 그림 17-8과 17-10에서 볼 수 있다. **엉치결절인대(천조면인대, sacrotuberous ligament)**는 매우 강하고, 삼각형 모양의 인대이며 엉덩뼈의 PSIS와 PIIS 사이를 연결하고, 엉치뼈 아래부분의 뒷부분과 가쪽에서 그리고 꼬리뼈에서 귓바퀴면까지 연결되어 있다. 이 섬유는 궁둥뼈거친면에 함께 붙기 위하여 함께 나아온다. 그것은 **큰볼기근(대둔근, gluteus maximus muscle)**이 붙는 부위가 되고, 엉치뼈의 앞쪽 돌림을 예방한다. **엉덩가시인대(장극인대, sacrospinous ligament)**는 또한 삼각형 모양이고 천결절인대의 깊은곳에 위치한다. 그것은 엉치뼈의 아래가쪽과 꼬리뼈의 뒷부분에 넓게 붙어 있다. 그리고 궁둥뼈가시에 붙기 위하여 좁아진다. 이 두 인대는 궁둥뼈신경이 통과하는 큰궁둥뼈패임을 큰궁둥뼈공으로 변환시킨다. **엉덩허리인대(장요인대, iliolumbar ligament)**는 제5허리뼈의 수평돌기와 엉치뼈의 날개를 연결한다. 그것은 허리엉치관절에서 더 자세히 설명할 것이다.

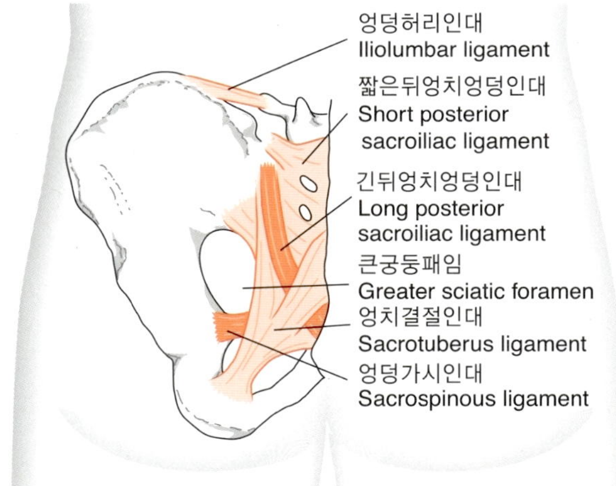

그림 17-10. 골반의 인대(뒷면).

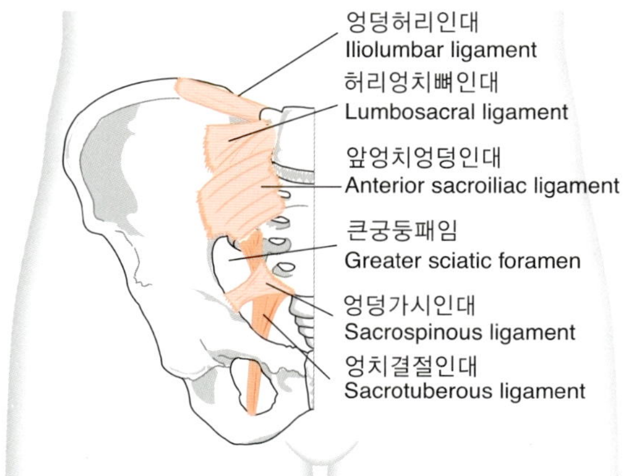

그림 17-8. 골반의 인대(앞면).

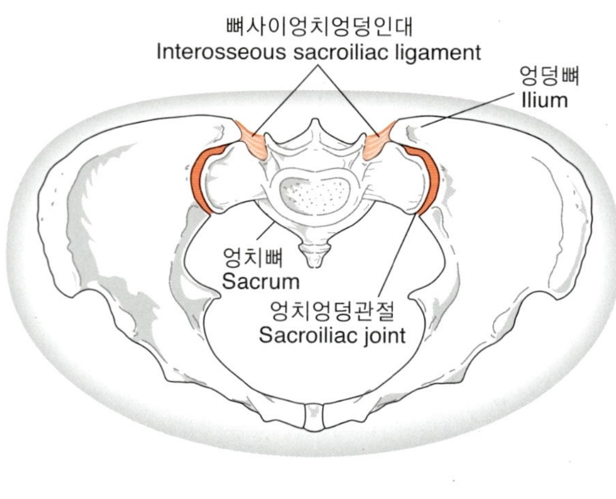

그림 17-9. 엉덩엉치관절의 횡단면(윗면).

두덩결합 (Pubic symphysis)

두덩결합관절은 인체의 중앙선에 위치한다(그림 17-11). 오른쪽과 왼쪽 두덩뼈는 앞쪽에서 두덩결합을 형

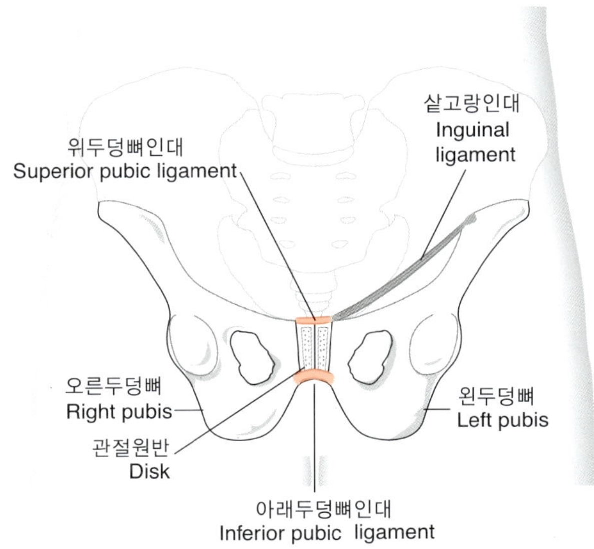

그림 17-11. 두덩결합, 두덩뼈를 절단한 앞면.

성하여 관절한다. 섬유성 관절 원반은 두 뼈 사이에 놓여있다. 그것은 섬유성연골관절이기 때문에 움직임이 거의 없다. 그러나 여성의 경우, 출산을 하는 동안 더 많은 움직임이 있다.

두덩결합은 일차적으로 두 개의 인대에 의하여 유지된다(그림 17-11). **위두덩뼈인대(superior pubic ligament)**는 몸통의 양쪽 두덩뼈결절에 붙어 있고 관절의 윗부분과 앞부분을 강화한다. **아래두덩뼈인대(inferior pubic ligament)**는 두 두덩뼈아래가지의 사이에 붙어 있다. 그것은 관절의 아래부분을 보강한다.

기준점 (Landmarks)

두덩뼈는 엉덩관절에서 더 자세히 설명할 것이다. 두덩결합과 관계된 경계는 다음과 같다(그림 17-7):

몸

두덩뼈의 중요부분이고 위돌기와 아래돌기(지)를 가지고 있다.

위가지

두덩뼈몸의 위돌기

아래가지

두덩뼈몸의 아래돌기는 아래두덩뼈인대가 붙는 부위

결절

중앙선 근처 팔의 앞쪽에 있는 돌기이고 위두덩뼈인대가 붙는 부위이다.

허리엉치관절 (Lumbosacral joint)

관절구조와 인대 (Joint Structure and ligaments)

허리엉치관절은 5째 허리뼈와 1째 엉치뼈로 구성된다. 이들 척추 사이의 관절은 모든 다른 척추 사이의 관절과 같다. 두 뼈의 척추몸은 척추사이원반에 의하여 분리되어 있고, 앞 · 뒤 세로인대에 의하여 유지된다. 척추는 관절돌기에서 관절한다(제5허리뼈의 아래관절돌기와 제1엉치뼈의 위관절돌기). 관절의 이 부분을 유지시켜 주는 인대는 가시위, 가시사이, 황색인대이다. 모든 인대는 제 15장에서 설명하였다.

특히, 허리엉치관절을 유지시켜 주는 인대가 있다(그림 17-8). **엉덩허리인대(장요인대, iliolumbar ligament)**는 제5허리뼈의 수평돌기에 붙어 있고 엉덩뼈능선 뒤의 하순 가쪽으로 연결된다. 이 인대는 제1엉치뼈에 대하여 제5허리뼈의 돌림을 제한하고, 제5허리뼈가 제1엉치뼈에 대하여 앞쪽으로 움직이는 것을 예방하도록 관절돌기를 보조한다. **허리엉치뼈인대(요천인대, lumbosacral ligament)**는 또한 제5허리뼈의 수평돌기에 붙어 있다. 그것은 엉치뼈의 날개에 붙기 위하여 아래부분과 가쪽으로 연결된다. 이곳의 섬유는 앞엉치엉덩인대의 섬유와 섞여 있다.

허리엉치뼈각 (Lumbosacral Angle)

허리엉치뼈각(그림 17-12)은 지면의 평행선과 엉치뼈 아래를 따라 이은 선으로 결정된다. 이 각은 골반이 앞쪽으로 경사가 생김에 따라 증가할 것이고, 골반이 뒤쪽으로 경사짐에 따라 감소할 것이다. 적절한 허리엉치뼈각은 약 30°이다. 허리뼈의 전만이 증가함에 따라 각은 커질 것이다. 이것은 제1엉치뼈에서 제5허리뼈의 전단스트레스가 증가하는 원인이 된다. 제1엉치뼈에 대한 제5허리뼈의 앞쪽 움직임은 인대의 지지, 안쪽의 제5허리뼈의 관절돌기와 뒷면의 체1엉치뼈의 위관절돌기의 모양과 적합성으로 예방된다. 반대로 허리뼈의 척주앞굽이 감소됨에 따라 허리엉치뼈각은 감소한다.

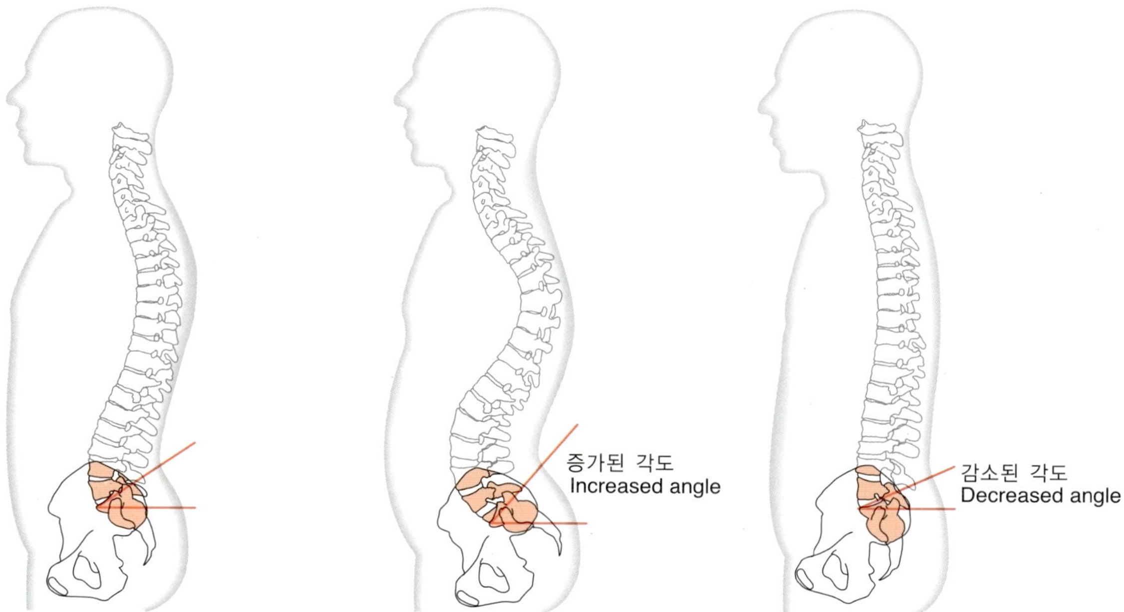

그림 17-12. 요엉치뼈각은 지면에 대한 평행선과 엉치뼈의 저부를 따라 이은 선에 의하여 결정된다. 각은 비교적 허리뼈전만의 증가나 감소에 따라 증가하거나 감소한다.

다리이음관절 운동 (Pelvic Girdle Motions)

직접적으로 다리이음관절의 움직임에 포함된 관절은 두 개의 엉덩관절과 허리뼈관절 특히, L5와 S1 사이의 허리엉치관절이다. 골반의 운동은 3개의 면에서 일어난다. 똑바로 서 있을 때 골반은 수평을 이룬다; 시상면에서, 위앞엉덩가시(ASIS)와 두덩결합은 같은 수직면에 있어야 한다(그림 17-13). **앞쪽 경사(anterior tilt)**는 골반이 앞쪽으로 경사질 때 ASIS가 두덩결합보다 앞쪽으로 움직이는 것이다. **뒤쪽 경사(posterior tilt)**는 골반이 뒤쪽으로 경사질 때 ASIS는 두덩결합보다 뒤쪽으로 움직이는 것이다. 이러한 운동은 그림 17-13에서 보여주고 있다.

골반이 앞쪽으로 경사질 때 인체가 똑바로 있도록 하기 위하여 반대방향으로의 움직임이 관절 위와 골반 아래에서 일어나야 한다. 그러므로 골반이 앞쪽으로 경사질 때 척주의 허리뼈 부위가 젖힘되고, 반면에 엉덩관절은 굽힌다. 엉덩관절 굽힘구축이 있는 사람이 똑바른 자세로 섰을 때 골반은 앞쪽으로 경사질 것이고, 반면에 허리뼈 부위는 젖힘될 것이다. 반대로, 뒤넙다리근이 단축된 사람은 골반이 뒤쪽으로 경사지게 하여 설 수 있고, 허리뼈는 커브가 편평해진다.

관상면에서 엉덩뼈능선은 수평이어야 한다(그림 17-14). 당신의 엄지손가락을 ASIS에 놓고, 엄지손가락이 같은 수평위치에 있다면 이것을 평가할 수 있다. **옆쪽 경사(lateral tilt)**는 두 엉덩뼈능선이 수평이지 않을 때 발생한다. 골반은 한 단위로 움직이기 때문에 다른쪽이 내려갈 때 한쪽은 올라간다(그림 17-15). 그러므로 기준점을 이용하여야 한다. *지지하지 않은 쪽이 기준점이 될 것이다.* 기준점을 확인하는 다른 방법은 관절축으로부터 가장 먼 골반쪽을 확인하는 것이다. 예를 들면, 오른쪽 입각기 시 관절 축은 오른쪽 엉덩관절이 될 것이다. 가장 멀리 떨어진 골반쪽은 왼쪽이 될 것이다. 보행을 하는 동안 골반은 양다리가 지면에 접촉할 때 수평이다. 그러나 한쪽 다리가 지면에서 떨어질 때(유각기), 그쪽은 지지하지 않게 되고 지지하지 않은 쪽의 골반은 약간 떨어진다. 골반이 체중부하쪽으로 떨어지는 것은 불가능하다. 그러므로 옆쪽 경사의 기준점은 지지하지 않은 쪽이나 덜 지지한 쪽, 또는 체중부하한 관절 축으

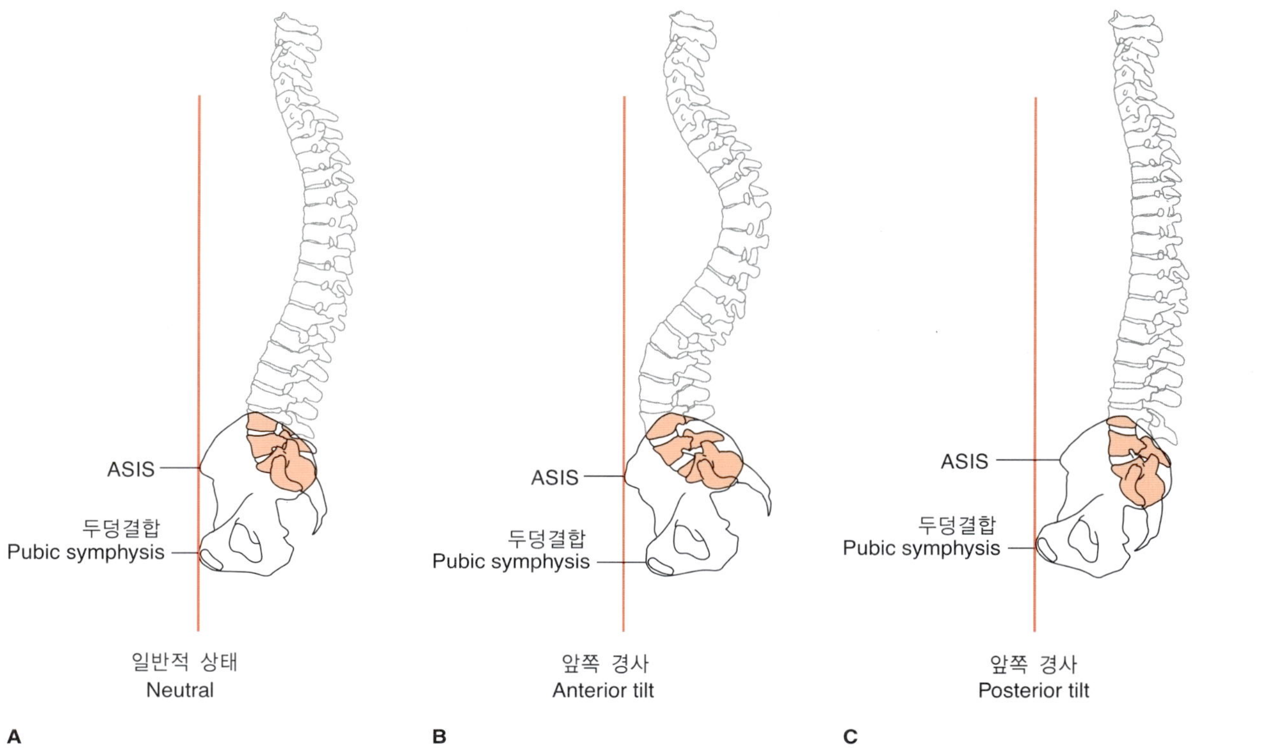

그림 17-13. 시상면에서 골반의 움직임. (A) 위앞엉덩가시(ASIS)와 두덩결합은 같은 수직면에 있어야 한다. (B) 앞쪽 경사는 골반이 앞쪽으로 경사질 때 발생하고, ASIS는 두덩결합의 앞쪽으로 움직인다. (C) 뒤쪽 경사는 골반이 뒤쪽으로 경사질 때 일어나고, ASIS가 두덩결합의 뒤쪽으로 움직인다.

로부터 더 먼쪽이 된다. 그림 17-16은 왼쪽 옆쪽 경사를 보여준다. 왼쪽 다리를 지면에서 드는 동안 오른쪽 다리에 체중을 부하하게 된다. 골반의 왼쪽은 지지하지 않아 내려가고 가쪽인 왼쪽으로 경사지게 된다.

신체는 균형을 유지하기 위하여 위와 아래의 직접적인 관절은 반대방향으로 이동할 것이다. 그림 17-17을

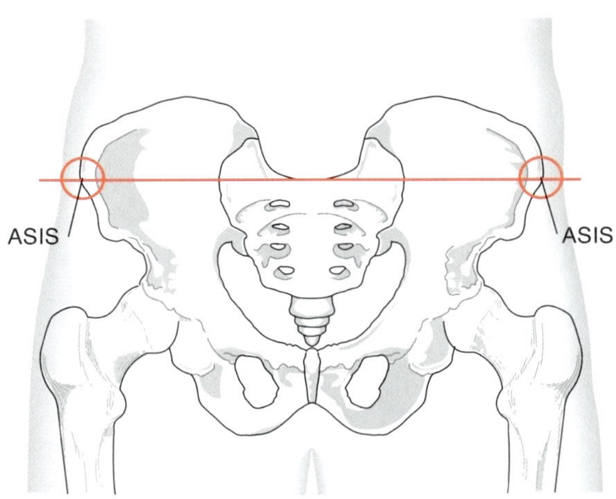

그림 17-14. 관상면에서 골반의 움직임. 양쪽 발로 똑바로 섰을 때 양쪽의 엉덩뼈능선과 ASIS는 수평이어야 한다.

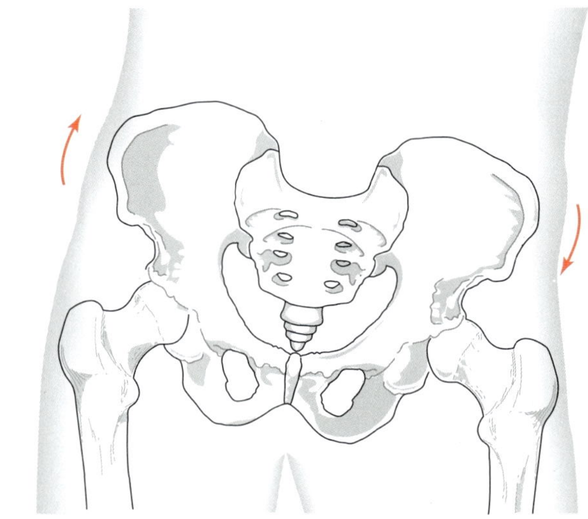

그림 17-15. 옆쪽 경사. 골반의 한쪽은 다른쪽이 내려가는 동안 올라간다.

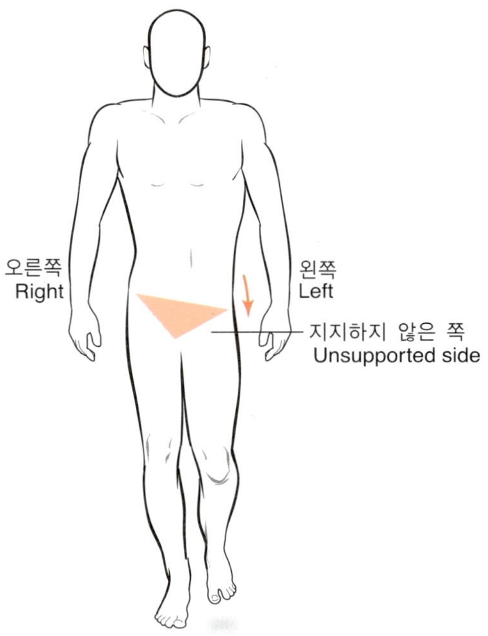

그림 17-16. 왼쪽 옆쪽 경사(앞면). 한쪽 다리를 지면에서 들었을 때 그쪽의 골반은 지지하지 않게 된다. 이것은 그쪽의 골반이 약간 떨어지는 원인이 된다. 그러므로 옆쪽 경사는 지지하지 않은 쪽에 의하여 명명된다.

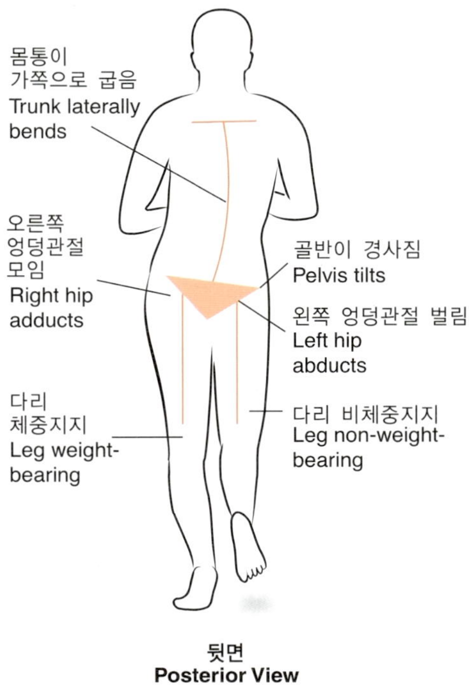

그림 17-17. 다른 관절운동은 골반경사에 의하여 영향을 받는다. 골반이 오른쪽으로 경사짐에 따라 척주는 왼쪽으로 구부러진다. 왼쪽의 엉덩관절(체중부하쪽)은 모음되고 오른쪽 엉덩관절(체중부하 하지 않은 쪽)은 벌림된다.

주시하면, 골반이 오른쪽으로 경사질(떨어질) 때 척추는 왼쪽으로 구부러진다. 체중을 부하한 엉덩관절(왼쪽)이 모음하는 동안 부하하지 않은 엉덩관절(오른쪽)은 더욱 벌림될 것이다.

이러한 논의가 다른쪽의 수평 아래로 떨어진 한쪽의 골반에 집중될지라도 지지하지 않은 쪽의 골반을 올리는 것은 가능하다. 이것은 주로 "*엉덩관절 올리기*"라고 부른다. 장하지 부목이나 보조기를 착용하고 걸을 때 이 운동은 유각기 동안 발이 바닥에서 떨어지는 것을 보조한다. 한쪽의 궁둥뼈거친면에서 다른쪽으로의 이동은 한쪽으로 골반이 올라가는 것과 관련된다. 이것은 앉아 있는 동안 압력을 제거하는 데 유용하다.

골반 돌림(pelvic rotation)은 골반의 한쪽이 다른쪽과 관련하여 앞쪽이나 뒤쪽으로 움직일 때 수직축을 돌아 수평면에서 일어난다. 골반을 쳐다보면 중요한 경계는 ASIS이다. 해부학적(중립) 위치(그림 17-18A)에서 양쪽의 ASIS는 같은 면에 있어야 한다. 그림 17-18B 예에서, 골반의 앞쪽 돌림으로 왼쪽 다리는 체중을 부하하고 있고 오른쪽 다리는 앞쪽으로 움직이고 있다. 다시, 지지하지 않은 쪽이 기준점이다. 이것은 오른쪽 골반이 앞쪽으로 돌림하기 위하여 오른쪽 ASIS가 왼쪽 ASIS의 앞쪽으로 움직이도록 한다. 그림 17-18C 처럼 오른쪽 다리가 뒤쪽으로 움직인다면 골반은 뒤쪽으로 돌림될 것이다. 다른 방법으로 설명하면, 당신의 왼쪽 다리에 체중을 부하하고 오른쪽 다리를 뒤쪽으로 움직인다면, 당신의 오른쪽 골반은 뒤쪽으로 돌림한다.

이러한 골반의 돌림은 골반이 체중을 부하한 엉덩관절에 대하여 움직이기 때문에 일어난다. 오른쪽 골반의 앞쪽 돌림이 있었다면, 왼쪽의 엉덩관절 안쪽 돌림이 일어난 것이다(그림 17-18B). 엉덩관절 안쪽 돌림은 주변의 다른 방법 대신에 골반이 대퇴골두에 대하여 움직이기 때문에 발생한 것이다. 오른쪽 골반의 뒤쪽 돌림으로 왼쪽의 엉덩관절은 가쪽 돌림이 일어난다(그림 17-18C). 보행하는 동안 일어나는 관절운동은 제 22장에서 더 자세히 설명할 것이다. 그러나 관련된 관절운동에 대한 요약은 표 17-1에 있다.

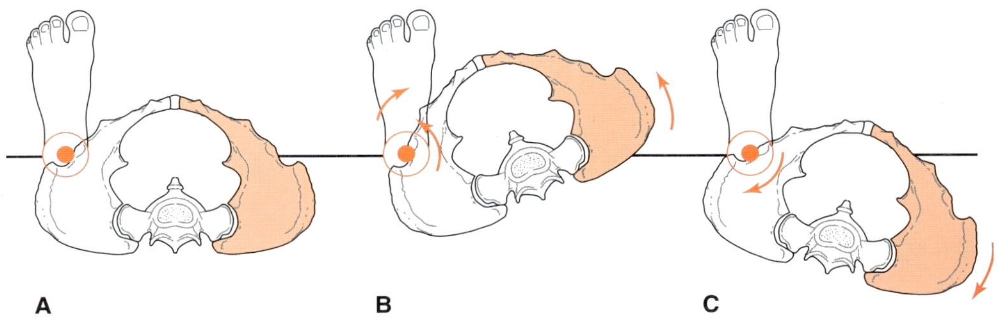

그림 17-18. 수평면에서 골반돌림(윗면). (A) 해부학적 자세(중립자세)에서 양쪽의 ASIS는 같은 면에 위치한다. (B) 앞쪽 돌림으로 오른쪽의 골반은 앞쪽으로 움직인다. 이것은 왼쪽 골반이 넙다리뼈머리 주변을 돌림하는 원인이 되고, 엉덩관절 안쪽 돌림을 초래한다. (C) 뒤쪽 돌림으로 오른쪽 골반은 뒤쪽으로 움직인다. 이것은 왼쪽 골반이 넙다리뼈머리를 돌림하는 원인이 되고, 결과적으로 가쪽 돌림을 초래한다.

근육조절 (Muscle control)

골반은 짝힘으로 작용하는 근육의 그룹에 의하여 움직이고 조절된다. 골반이 앞쪽/뒤쪽으로 경사짐에 따라 움직임과 조절을 제공하는 반대근육 그룹이 있다(그림 17-19). 골반이 앞쪽으로 경사짐에 따라 엉덩관절 굽힘근이 앞아래쪽으로 당기는 동안 허리뼈의 몸통 폄근인 척추세움근은 일차적으로 뒤쪽으로 당긴다(그림 17-20). 두 경우에 반대 근육 그룹은 짝힘으로 작용하고 골반 기울기를 일으킨다.

어떤 근육의 작용 없이 중력의 힘은 다리가 지지되지 않을 때 골반을 가쪽으로 경사지게 할 수 있다. 그러나 옆쪽 경사의 양을 조절하거나 제한하기 위하여 반대 근육의 그룹은 짝힘으로 작용한다. 근육의 역작용에서 그림 17-21의 예를 이용하면, 일차적으로 척추세움근과 허리네모근은 골반의 왼쪽을 들어올리고, 반면에 오른쪽 엉덩관절 벌림근(중간볼기근과 작은볼기근)은 골반을 수평으로 유지하기 위하여 오른쪽 아래로 당긴다.

모든 이와 같은 근육군은 골반이 움직이지 못하도록 안정성을 제공하기 위하여 함께 작용할 수 있다. 골반과 몸통의 조절은 머리와 사지가 움직일 수 있는 안정적인 기초를 제공하는 데 필요하다.

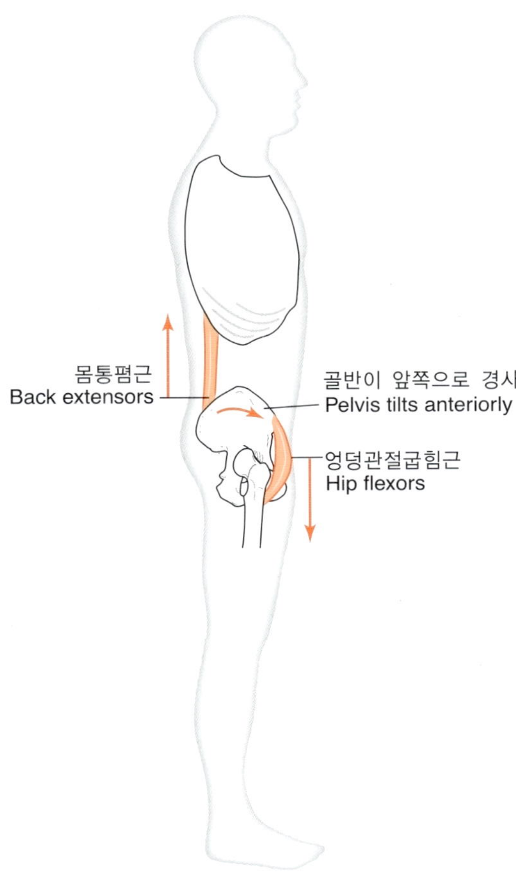

그림 17-19. 짝힘은 앞쪽 경사를 일으킨다(가쪽면). 몸통 폄근은 위(뒤쪽으로)로, 엉덩관절굽힘근은 아래(앞쪽으로)로 당겨 골반을 앞쪽으로 경사지게 한다.

표 17-1 다리이음관절, 척주, 엉덩관절의 연합 운동

다리이음관절	척주	엉덩관절
앞쪽 경사	젖힘	굽힘
뒤쪽 경사	굽힘	폄
옆쪽 경사(지지하지 않은 쪽)	옆쪽 굽힘(지지한 쪽으로)	모음-체중부하 쪽 벌림-체중부하 하지 않은 쪽
돌림(앞쪽)	돌림(반대쪽으로)	안쪽 돌림-체중부하쪽
돌림(뒤쪽)	돌림(반대쪽으로)	가쪽 돌림-체중부하쪽

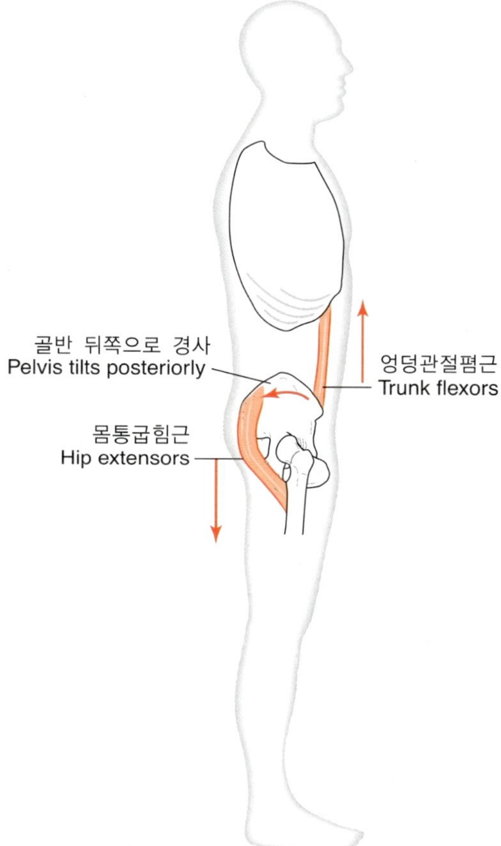

그림 17-20. 골반의 뒤쪽 경사를 일으키는 짝힘(가쪽면). 몸통굽힘근은 위로(앞쪽으로), 엉덩관절폄근은 아래로(뒤쪽으로) 당겨 골반의 뒤쪽 경사를 일으킨다.

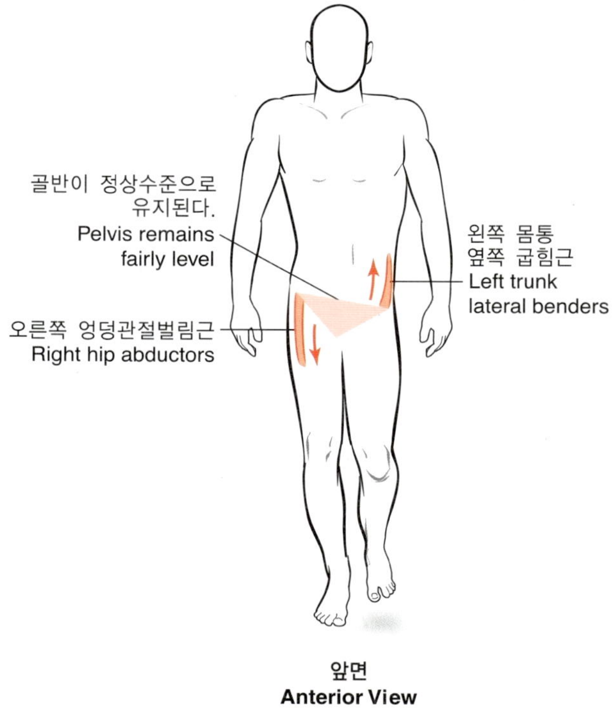

그림 17-21. 짝힘은 관상면에서 골반을 수평으로 유지한다. 근육의 역작용으로 왼쪽 몸통의 옆쪽 굽힘근은 오른쪽 엉덩관절 벌림근이 아래로 당기는 동안 위로 당긴다. 이것은 골반이 지지하지 않은 쪽으로 떨어지는 것을 막음으로 골반을 수평으로 유지시킨다.

복습 문제 (Review Questions)

일반적인 해부학 문제

1. 다음의 경우 다리이음관절에서 어떤 운동이 일어나는가?
   a. 관상축을 돌아 시상면에서
   b. 시상축을 돌아 관상면에서
   c. 수직축을 돌아 수평면에서
2. 오른쪽 허리네모근의 구심성 수축은 골반의 가쪽 경사가 어느 쪽으로 일어나게 하는가?
3. 골반이 앞쪽과 뒤쪽으로 경사질 때 허리엉치뼈 관절에서 일어난 운동과 다른 원위관절에서 일어난 운동은 무엇인가?
4. 골반이 경사질 때 관련된 엉덩관절 운동은 무엇인가?
   a. 앞쪽으로?
   b. 뒤쪽으로?
   c. 옆쪽으로?
5. 왼쪽 골반이 돌림할 때 관련된 엉덩관절 운동은 무엇인가?
   a. 앞쪽으로?
   b. 뒤쪽으로?
6. 골반이 경사질 때 관련된 허리뼈의 운동은 무엇인가?
   a. 앞쪽으로?
   b. 뒤쪽으로?
   c. 앞쪽으로?
7. 골반이 과도하게 앞쪽으로 경사진 자세로 유지한다면, 어떤 근육군이 단축된 것인가?

기능적 활동 문제

다음의 활동에서 골반의 자세를 확인하라.

1. 바로 누운 자세에서 당신의 오른쪽 다리를 가슴까지 가져간다.
2. 네발기기 자세를 취하고, 당신의 몸통을 아래로 처지게 한다.
3. 네발기기 자세를 취하고, 당신의 등을 위로 동그랗게 만든다.
4. 당신의 오른쪽 발은 전화번호 책 위에 놓고 왼발은 바닥에 놓고 양발에 체중을 부하한다. 벌림 또는 모음된 자세에 대하여 오른쪽과 왼쪽 엉덩관절의 자세를 구별하라(그림 17-22).

임상적인 연습 문제

1. 무릎을 굽히고 발바닥은 매트에 붙이고 바로 누운 자세를 취한다. 당신의 손을 등(허리뼈커브)에 놓는다. 등으로 손을 누른다. 몸통, 골반, 엉덩관절에서 일어난 운동을 확인하라. 이 짝힘에 작용한 근육은 무엇인가?
2. 해부학적 자세로 서서, 왼발을 바닥에서 들고, 엉덩관절과 무릎관절을 편한다. 골반과 엉덩관절에서 일어난 운동을 확인한다. 이 짝힘에 작용한 근육은 무엇인가?
   운동:
   근육:

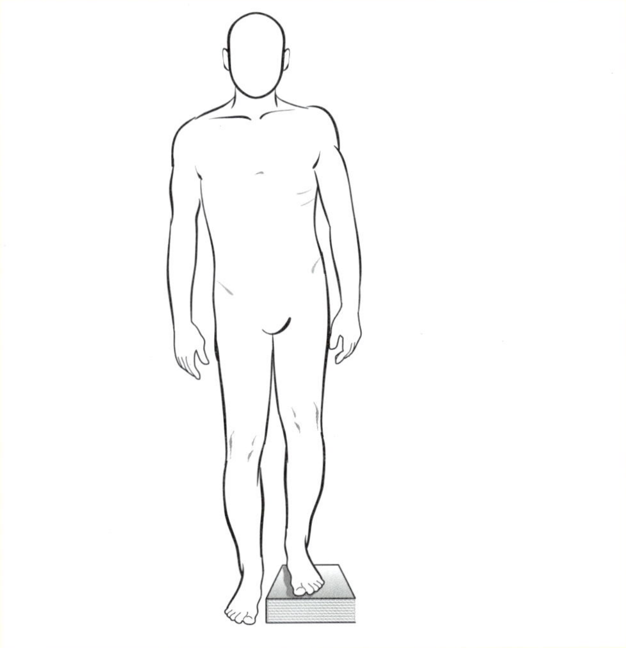

그림 17-22. 한 발은 전화번호 책 위에 놓고 다른 발은 바닥에 놓는다.

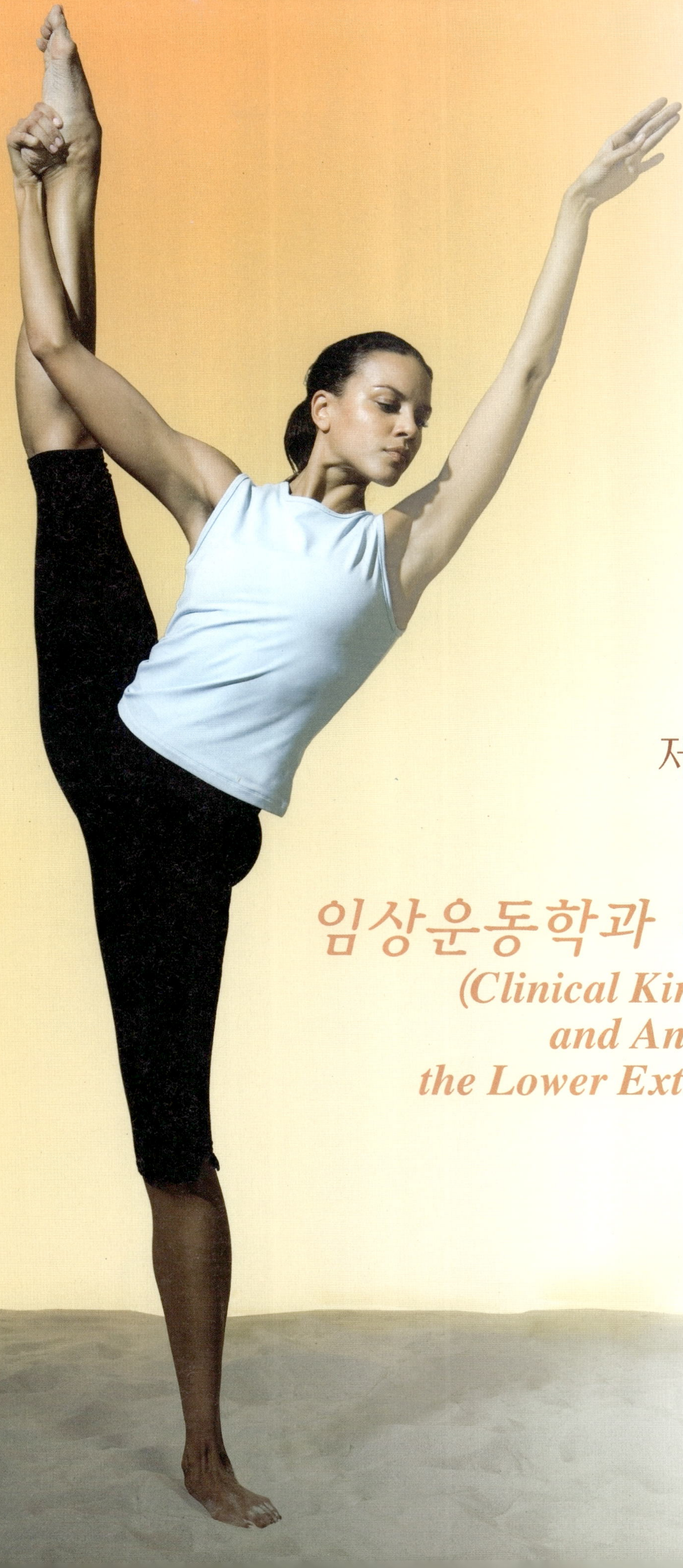

제 4 부

다리의 임상운동학과 해부학

(Clinical Kinesiology and Anatomy of the Lower Extremities)

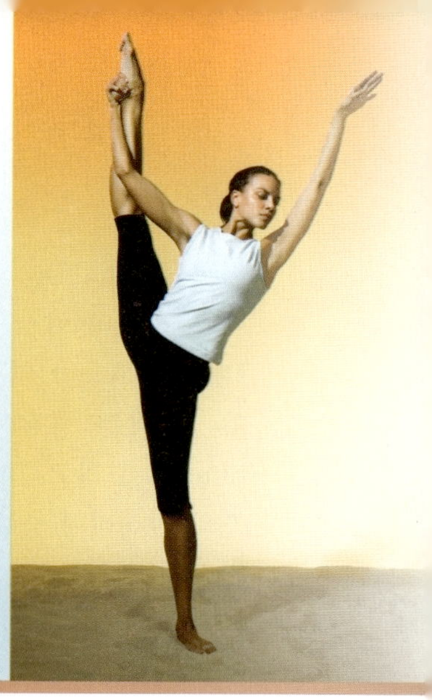

제 18 장

엉덩관절 (Hip Joint)

다리(하지)는 골반, 넓적다리(대퇴, thigh), 다리, 그리고 발로 구성된다(그림 18-1). 골반은 두 개의 볼기뼈(관골, hip bone), 엉치뼈(천골, sacrum), 그리고 꼬리뼈(미골, coccyx)로 이루어져 있다. 볼기뼈는 세 개의 뼈, 즉 엉덩

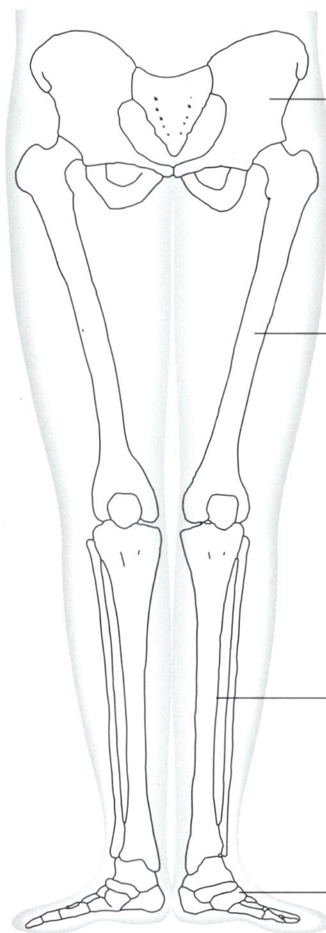

그림 18-1. 다리의 뼈(앞면).

뼈(장골, ilium), 궁둥뼈(좌골, ischium), 그리고 두덩뼈(치골, pubis)가 융합되어 있다. 넙적다리는 넙다리뼈(대퇴골, femur)와 무릎뼈(슬개골, patella)로 이루어진다. 다리는 정강뼈(경골, tibia)와 종아리뼈(비골, fibula), 그리고 7개의 발목뼈(족근골, tarsal bone), 5개의 발허리뼈(중족골, metatarsal bone)와 14개의 발가락뼈(지골, phalangeal bone)로 이루어져 있다. 표 18-1은 다리의 뼈에 대하여 요약하였다.

관절의 구조와 움직임
(Joint Structure and Motions)

엉덩관절(고관절, hip joint)은 다리의 관절 중에서 가장 몸쪽(proximal)에 있는 관절이며, 체중부하와 보행 시에 매우 중요한 역할을 한다. 어깨관절(견관절, shoulder joint)과 마찬가지로 엉덩관절은 절구관절(구상관절, ball-and-socket joint)이다. 볼록한 넙다리뼈머리(대퇴골두, femoral head)는 오목한 절구(관골구, acetabulum)와 접하며, 관절을 이룬다(그림 18-2). 어깨관절과는 달리 엉덩관절은 매우 안정적인 관절이기 때문에 움직임이 제한적이다. 이와는 반대로 어깨관절은 큰 운동범위를 허용하지만, 안정적이지는 못하다.

3축성 관절인 엉덩관절은 3개의 운동면에서 움직임이 일어난다(그림 18-3). 굽힘(굴곡, flexion), 폄(신전, extension), 그리고 젖힘(과신전, hyperextension)은 시상면에서 일어나며, 120° 정도의 굽힘과 15° 정도의 젖힘이 일어난다. 폄은 굽힘 이후 원래의 상태로 돌아오는 것을 말한다. 벌림(외전, abduction)과 모음(내전, adduction)은 이마면(전두면, frontal plane)에서 일어나며, 약 45°의 벌림이 일어난다. 해부학적인 자세를 넘어서 25° 정도의 모음이 가능하지만, 일반적으로 해부학적인 자세로 되돌아오는 동작이다. 수평면에서는 *안쪽 돌림(내회전, internal rotation)*과 *가쪽 돌림(외회전, external rotation)*이 일어난다. 이 동작은 해부학적

표 18-1	다리의 뼈	
부위	뼈	개별적인 뼈
골반	볼기뼈	엉덩뼈, 궁둥뼈, 두덩뼈
	엉치뼈	
	꼬리뼈	
넙다리	넙다리뼈	
	무릎뼈	
다리	정강뼈	
	종아리뼈	
발	발목뼈(7)	발꿈치뼈, 목발뼈, 입방뼈, 발배뼈, 쐐기뼈(3)
	발허리뼈(5)	1번부터 5번
	발가락뼈(14)	몸쪽(5), 중간(4), 먼쪽(5)

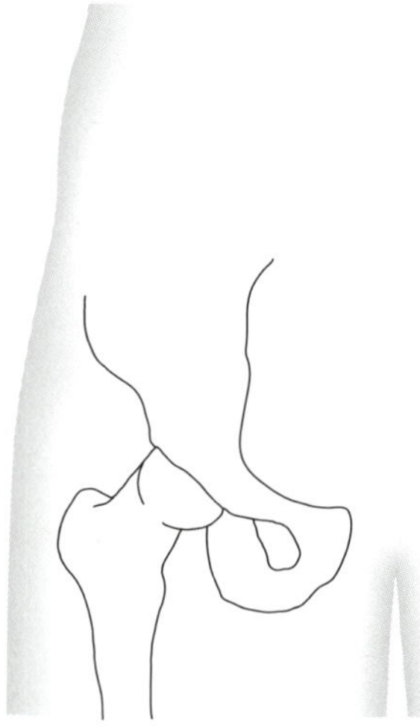

그림 18-2. 엉덩관절(앞면).

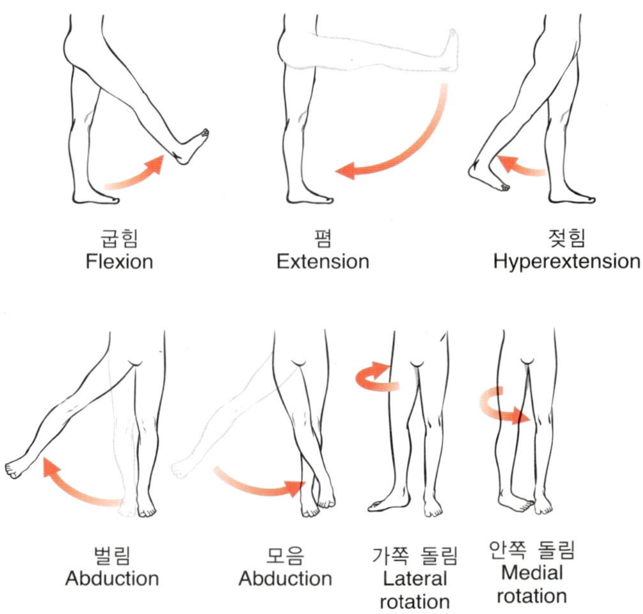

그림 18-3. 엉덩관절의 움직임.

인 자세에서 각각의 방향으로 약 45° 정도의 돌림이 가능하다.

두 개의 볼기뼈는 앞쪽에, 엉치뼈는 뒤쪽에 서로 연결되어 있다. 또한 엉치뼈는 먼쪽부에서 꼬리뼈와 연결되어 있다. 이들 네 개의 뼈(두 개의 볼기뼈, 엉치뼈, 그리고 꼬리뼈들은 **골반** 또는 **골반대(pelvis girdle)**라 한다(그림 18-4). 골반에 넙다리뼈는 포함되지 않는다는 것을 명심하라.

뼈와 명칭 (Bones and Landmarks)

앞서 언급한 대로 엉덩관절(고관절, hip joint)은 볼기뼈와 넙다리뼈로 이루어진다. os coxae라고도 하는 볼기뼈는 실제로 모양이 불규칙하며, 세 개의 뼈-엉덩뼈, 궁둥뼈(좌골, ischium), 그리고 두덩뼈(치골, pubis)로 이루어져 있다(그림 18-5). 성인기에 이 뼈들은 모두 융합된다.

부채(fan)모양으로 된 **엉덩뼈(장골, ilium)**는 엉덩관절의 윗면을 형성한다. 이 부위의 주요 명칭은 다음과 같다(그림 18-5, 18-6):

엉덩뼈오목

넓고, 부드럽고, 오목한 안쪽면은 엉덩허리근(장요근, iliopsoas)이 부착하는 엉덩뼈 부분이다.

엉덩뼈능선

자신의 엉덩관절 위에 손을 올려놓았을 때 손바닥이 닿는 부위를 말한다. 이 모서리(border)는 앞쪽으로는 위앞엉덩뼈가시(전상장골극, ASIS)이며, 뒤쪽으로는 위뒤엉덩뼈가시(후상장골극, PSIS)이다.

위앞엉덩뼈가시

약어는 ASIS이다; 엉덩뼈능의 앞쪽 끝지점이 된다. 엉덩정강근막띠(장경인대, iliotibial band), 넙다리빗근(봉공근, sartorius), 그리고 샅고랑인대(서혜인대, inguinal ligament)의 부착점이 된다.

아래앞엉덩뼈가시

약어는 AIIS이다. ASIS 바로 아래지점이며, 넙다리곧은근(대퇴직근, rectus femoris)의 부착점이 된다.

위뒤엉덩뼈가시

약어는 PSIS이다. 이 부위는 엉덩뼈능선의 뒤쪽 부위이다.

궁둥뼈(좌골, ischium)는 볼기뼈(관골, hip bone)의 뒤·아래에 있다. 이에 대한 명칭은 다음과 같다(그림 18-6):

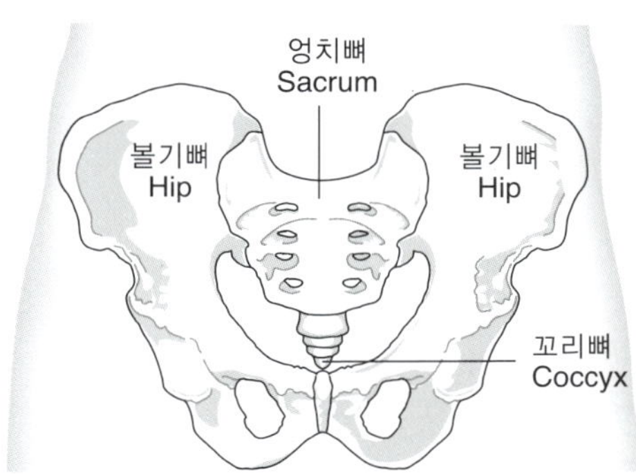

그림 18-4. 골반뼈(앞면).

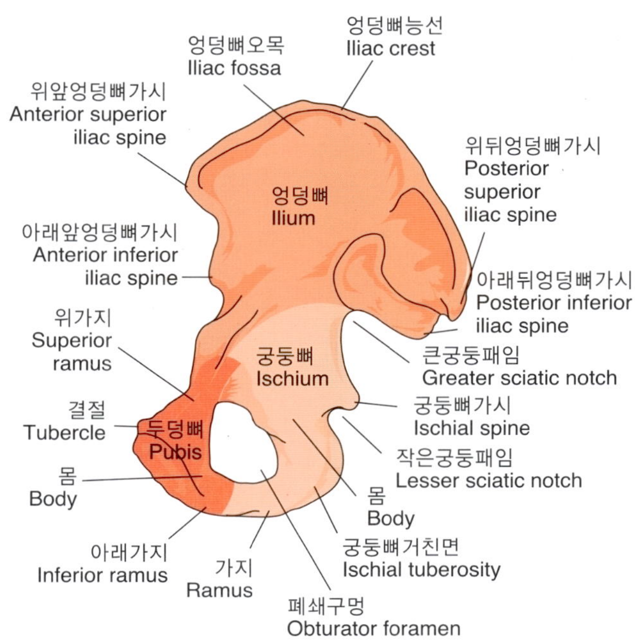

그림 18-5. 오른쪽 볼기뼈(안쪽면)는 엉덩뼈, 궁둥뼈, 두덩뼈로 구성되어 있다. 큰궁둥패임, 절구와 폐쇄구멍은 이러한 뼈들의 서로 다른 결합으로 형성된다.

궁둥뼈몸통

절구(관골구, acetabulum)의 약 2/5를 형성한다.

가지

두덩뼈(치골, pubis)의 아래가지와 연결되어 안쪽으로 연장된다. 큰모음근(대내전근, adductor magnus), 바깥폐쇄근(외폐쇄근, obturator externus), 그리고 속폐쇄근(내폐쇄근, obturator internus)이 이 부위에 부착한다.

궁둥뼈결절

거칠고, 뭉툭한 돌출부위이며, 신체의 아랫부분을 이루고, 앉은자세에서 체중부하 역할을 한다. 넙다리뒤근육(슬괵근, hamstring)과 큰모음근(대내전근, adductor magnus)의 부착점이 된다.

궁둥뼈가시

큰궁둥뼈(대좌골, greater ischium)와 소궁둥뼈(소좌골, lesser ischium) 사이에 있으며, 궁둥뼈의 뒤쪽에 위치해 있다. 엉치가시인대(천극인대, sacrospinous ligament)의 부착점이 된다.

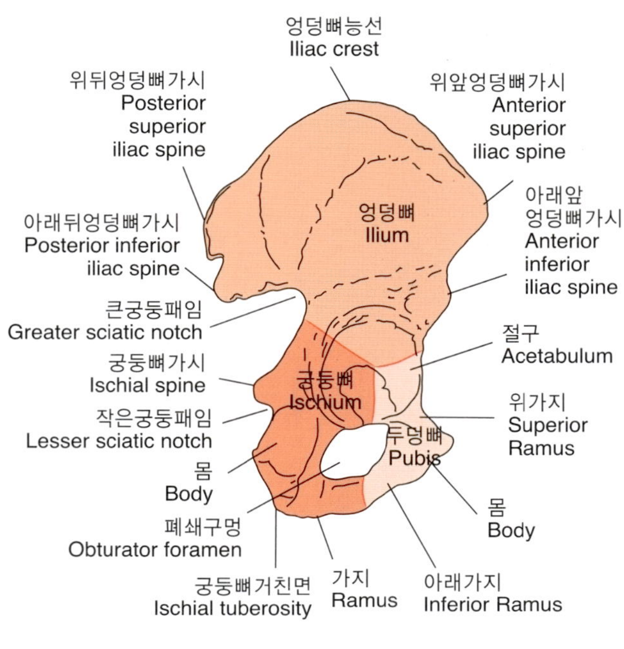

그림 18-6. 오른쪽 볼기뼈(가쪽면).

두덩뼈(치골, pubis)는 볼기뼈의 앞·아래부분을 형성하며, 두덩뼈체와 두 개의 가지로 구성되는 3부분으로 나눌 수 있다(그림 18-5와 18-6):

두덩뼈몸통

가쪽은 절구의 약 1/5을 형성하고, 안쪽은 속폐쇄근(내폐쇄근, obturator internus)의 부착점이 된다.

위쪽 가지

절구와 두덩뼈몸통 사이에서 위쪽에 위치하며, 두덩근(치골근, pectineus)의 부착점이 된다.

아래쪽 가지

두덩뼈몸통에 대해 뒤·아래·가쪽(외측, lateral)면에 위치하며, 큰모음근과 작은모음근(단내전근, adductor minimus), 그리고 두덩정강근(박근, gracilis)의 부착점이 된다.

두덩결합

앞쪽 중간지점에서 두 개의 두덩뼈몸통이 결합하는 연골성 관절이다.

두덩뼈결절

두덩결합(치골결합, pubic symphysis) 근처 위쪽에서 앞쪽에 있으며, 샅고랑인대(서혜인대, inguinal ligament)의 부착점이 된다.

다음은 볼기뼈를 이루는 결합체에 대한 것이다(그림 18-5):

절구

넙다리뼈(대퇴골, femur)와 관절을 이루는 깊고, 컵 모양으로 된 공간(cavity)이다. 이 부위는 엉덩뼈(장골, ilium), 궁둥뼈(좌골, ischium), 그리고 두덩뼈(치골, pubis)가 균등하게 만나 이루어진다.

폐쇄구멍

궁둥뼈와 두덩뼈의 가지와 몸통에 의해 만들어지는 큰 개구부(opening)이며, 혈관과 신경이 통과한다.

큰궁둥패임

아래뒤엉덩뼈가시(후하장골극, PIIS) 바로 아래지점에 있는 넓은 패임(notch)이며, 엉치가시인대(천극인대, sacrospinous ligament)와 엉치결절인대(천조면인대, sacrotuberous ligament)(그림 17-8)에 의해 구멍이 형성된다. 궁둥뼈신경(좌골신경, sciatic nerve)과 궁둥구멍근(이상근, piriformis)이 이 구멍을 통과한다.

넙다리뼈(대퇴골, femur)는 인체에서 가장 길고, 가장 강하고, 가장 무거운 뼈이다. 사람의 몸무게는 넙다리뼈의 길이에 거의 4배 정도 된다(Moore, 1985). 넙다리뼈는 엉덩관절(고관절, hip joint)을 만들기 위해 볼기뼈와 관절을 이루며, 다음과 같은 중요한 명칭이 있다(그림 18-7):

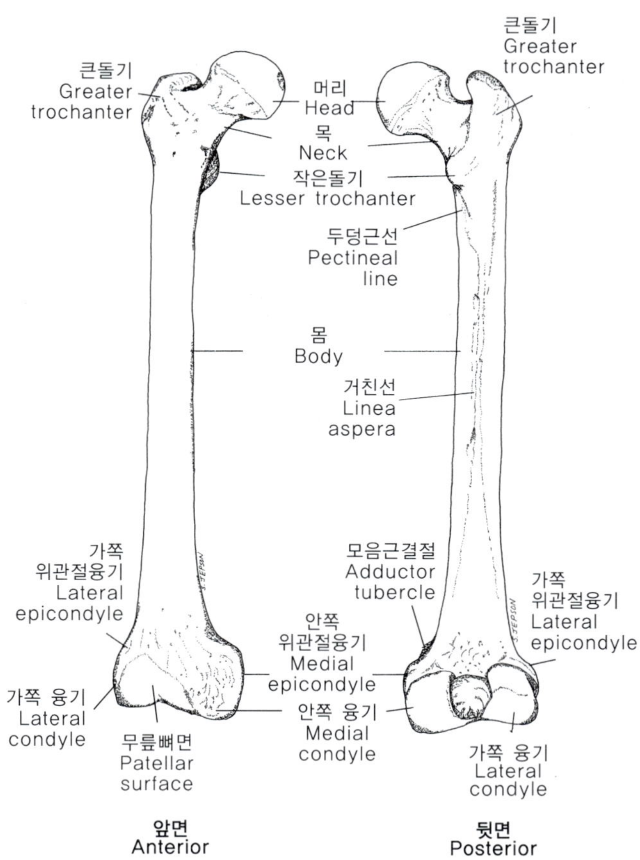

그림 18-7. 오른쪽 넙다리뼈.

넙다리뼈머리

절구와 관절을 이루는 관절연골로 덮여 있는 둥근부분이다.

넙다리뼈목

넙다리뼈머리와 돌기(전자, trochanter)들 사이에 있는 가장 좁은 부위이다.

큰돌기

넙다리뼈의 몸통과 목 사이에서 바깥에 위치해 있는 넓은 부위이며, 중간볼기근(중둔근, gluteus medius)과 작은볼기근(소둔근, gluteus minimus), 그리고 대부분의 심부돌림근이 부착하는 지점이다.

작은돌기

큰돌기 바로 먼쪽(distal)에서 뒤 · 안쪽 방향에 위치한 작은 부위이며, 엉덩허리근의 부착점이 된다.

몸통

뼈의 끝과 끝을 이루는 긴 원주형 모양이다; 다른 말로 shaft라고도 한다. 약간 앞쪽으로 구부러져 있다.

안쪽 관절융기

먼쪽과 안쪽 끝지점이다.

가쪽 관절융기

먼쪽 가쪽 끝지점이다.

가쪽 위관절융기

가쪽 관절융기(외측과, lateral condyle)의 몸쪽부에 있다.

안쪽 위관절융기

안쪽 관절융기(내측과, medial condyle)의 몸쪽부에 있다.

모음근결절

안쪽 위관절융기(내측상과, medial epicondyle) 몸쪽부에 있는 작은 부위이며, 큰모음근의 부착점이다.

거친선
뒤쪽으로 주행하는 명확하고, 길게 뻗은 모서리 또는 능선이다.

두덩근선
작은돌기(소전자, lesser trochanter) 아래지점에서 거친선(조선, linea aspera)을 따라 사선방향으로 주행하며, 짧은모음근(단내전근, adductor minimus)의 부착점이 된다.

무릎뼈면
안쪽 관절융기와 가쪽 관절융기 사이에 있고, 앞쪽에 위치하며, 무릎뼈(슬개골, patella)의 뒷면과 관절을 이룬다.

정강뼈(경골, tibia)는 19장에 더 자세히 논의될 것이다. 지금은 하나의 명칭을 설명하기 위해 중요하다(그림 18-8).

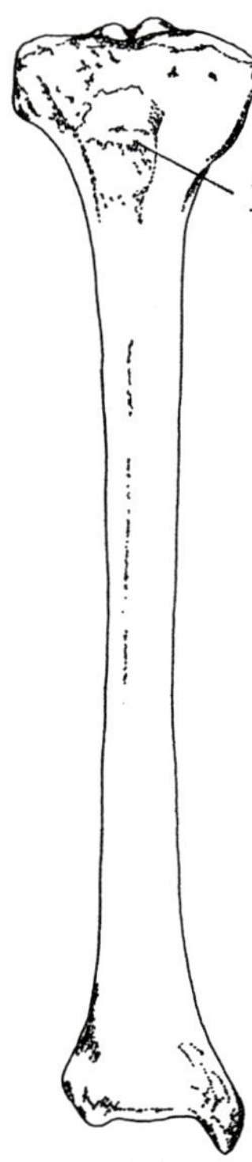

그림 18-8. 오른쪽 정강뼈(앞면).

정강뼈결절
중간선에서 몸쪽부 끝지점에 있는 넓은 부위이며, 무릎힘줄(슬개건, patellar tendon)의 부착점이 된다.

인대와 그 외 구조물들
(Ligaments and Others Structures)

모든 활액관절과 마찬가지로 엉덩관절(고관절, hip joint) 역시 섬유성 **관절주머니**가 있다. 이 관절주머니는 강하고, 두껍고, 그리고 원주형으로 엉덩관절을 둘러싸고 있다. 관절주머니는 절구(관골구, acetabulum) 순(lip) 주위의 몸쪽부에서 넙다리뼈목(대퇴경)의 먼쪽부에 부착한다(그림 18-9). 또한 원주형 소매와 같은 구조로 되어 있으며, 관절과 대부분의 넙다리뼈목을 둘러싸고 있다.

3개의 인대가 관절주머니를 보강하고 있는데, 즉 **엉덩넙다리인대(장골대퇴인대, iliofemoral ligament)**, 궁둥넙다리인대(좌골대퇴인대, ischifemoral ligament), 그리고 두덩넙다리인대이다(그림 18-10). 이들 인대 중에서 가장 중요한 인대는 엉덩넙다리인대이다. 이 인대는 아래앞엉덩뼈가시(전하장골극, AIIS)의 몸쪽부에 부착하여 관절의 앞쪽으로 교차하여 관절주머니의 앞쪽을 보강해 준다. 이 인대는 또한 먼쪽부에서는 두 부분으로 분리되어 넙다리뼈의 돌기사이선(전자간선, intertrochanteric line)에 부착한다. 이 인대는 "Y"자를 뒤집어 놓은 모양을 닮았기 때문에 *"Y" 인대*라고도 한다. 다른

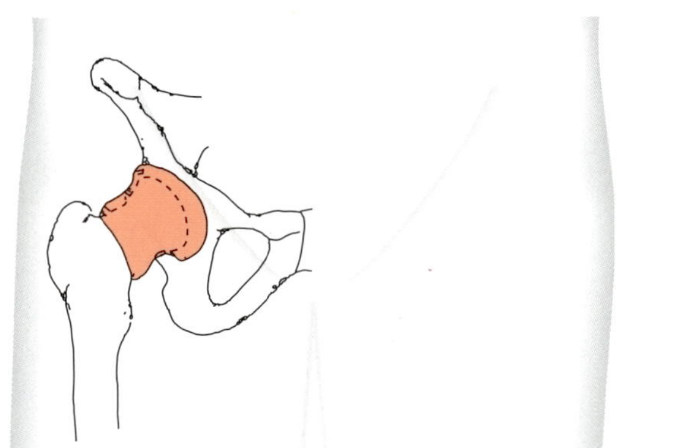

그림 18-9. 엉덩관절의 관절주머니(앞면).

그림 18-10. 엉덩관절의 관절주머니는 세 개의 인대에 의해 보강된다: 엉덩넙다리인대, 두덩넙다리인대, 그리고 궁둥넙다리인대이다.

말로는 *Bigelow 인대*라고도 한다. 이 인대의 주요 기능은 젖힘(과신전, hyperextension) 제한이다.

두덩넙다리인대(치골대퇴인대, pubofemoral ligament)는 엉덩관절의 아래 · 안쪽에서 시작하여 관절테두리(rim) 안쪽면과 두덩뼈(치골, pubis)의 위쪽 가지에서 부착하여 아래 · 뒤쪽으로 주행한 다음 넙다리뼈목(대퇴골경, femoral neck)에 부착한다. 엉덩넙다리인대(장골대퇴인대, iliofemoral ligament)와 마찬가지로 젖힘(과신전, hyperextension)을 제한하며, 또한 벌림(외전, abduction)도 제한한다.

궁둥넙다리인대(좌골대퇴인대, ischiofemoral ligament)는 뒤쪽에서 관절주머니를 덮고 있다. 이 인대는 절구의 궁둥뼈에 해당하는 부위에 부착하여 관절을 위가쪽(superior lateral) 방향으로 교차한 다음 넙다리뼈목(대퇴경, femoral neck)에 부착한다. 이 인대는 젖힘(과신전, hyperextension) 뿐만 아니라, 안쪽 돌림을 제한한다.

이들 세 개의 인대는 모두 절구모서리(acetabular-rim)를 따라 부착해 있으며, 나선형으로 엉덩관절을 가로질러 넙다리뼈목에 부착해 있다. 이와 같이 나선형으로 부착하게 되면 다른 방향에서는 완전한 움직임, 즉 굽힘을 허용하지만, 한쪽 방향의 움직임 즉, 젖힘을 제한할 수 있다. 따라서 이들 인대는 엉덩관절굽힘 시 느슨해지며, 젖힘 시 팽팽해진다. 당신이 당신의 엉덩이를 어깨와 무릎 앞으로 놓는다면 엉덩넙다리인대에 의지하여 당신은 다른 근육을 이용하지 않고 설 수 있을 것이다. 이 자세는 척수손상을 당한 환자를 기립자세로 만들기 위한 기본적인 자세이다(그림 18-11).

원인대(ligamentum teres)는 중요성에 있어서 논쟁의 여지가 있는 관절주머니내에 있는 작은 인대이다(그림 18-12). 이 인대는 절구 안쪽 몸쪽부에 부착한 다음 넙다리뼈의 오목(fovea)을 향해 먼쪽으로 주행한다. 간혹

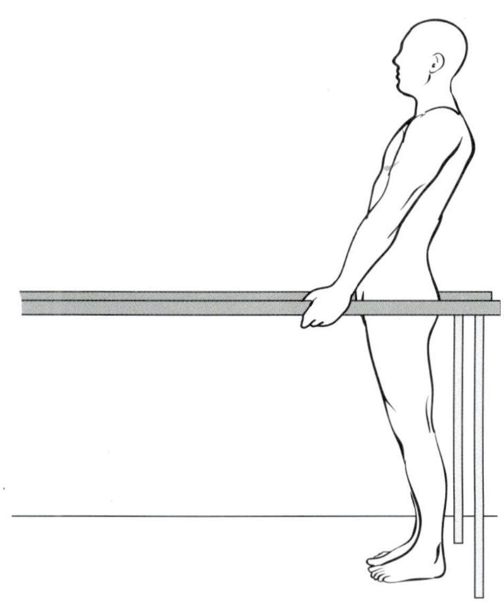

그림 18-11. 사선으로 부착하는 엉덩관절의 인대는 젖힘을 제한하는 경향이 있다. 다리마비 환자는 엉덩관절을 어깨관절과 무릎관절 앞쪽으로 이동시켜서 기립자세로 서 있을 수 있다.

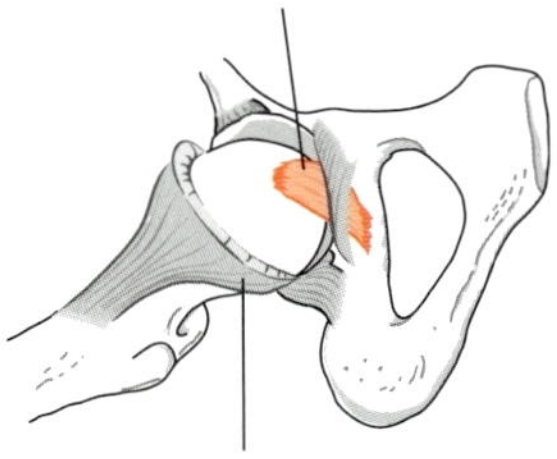

그림 18-12. 원인대. 대퇴를 가쪽 돌림시키고, 관절주머니를 제거한 후 사선에서 본 그림.

이 인대는 엉덩관절이 반굽힘(반굴곡, semiflexion) 상태에서 모음(내전, adduction)되거나 가쪽 돌림될 때 팽팽해진다고 말하기도 하지만, 이 인대의 크기 때문에 관절의 힘을 유의하게 증가시킨다는 것은 의심의 여지가 있다. 이 인대의 또 다른 특징은 넙다리뼈머리(대퇴골두, femoral head)에 영양을 공급하는 혈관이 들어 있다는 것이다. 하지만 이 혈관 자체로는 넙다리뼈머리에 충분한 혈액을 공급할 수 없다.

절구의 깊이는 섬유연골성 **절구테두리(acetabulum labrum)**에 의해 증가되는데, 이것은 관절테두리 주위에 있다. 관절테두리의 끝지점을 둘러싸고 있으며, 절구 안에 넙다리뼈머리를 잡아두는 것을 도와주는 역할을 한다.

비록 **샅고랑인대(서혜인대, inguinal ligament)**는 엉덩관절에 대해 아무런 기능을 하지는 않지만 실제로 존재하는 이상 그 역할은 반드시 규명되어야 한다. 샅고랑인대는 위앞엉덩뼈가시(전상장골곡, ASIS)에서 두덩뼈결절(치골결절, pubic tubercle)로 주행하며, 넙다리뼈와 앞쪽 배벽(anterior abdominal wall)을 구분하는 부위가 된다(그림 18-13). 바깥엉덩동맥(외장골동맥, external iliac artery)과 정맥이 샅고랑인대 밑을 통과한 다음 *넙다리동맥(대퇴동맥, femoral artery)*과 *넙다리정맥(대퇴정맥, femoral vein)*이 된다.

엉덩정강근막띠(장경대, iliotibial tract) 또는 인대(tract)는 매우 길고, 넙다리근막긴장근(대퇴근막장근, tensor fascia lata)의 인대에 해당하는 부분이다(그림 18-26 참조). 이 인대는 엉덩뼈능선(장골능, iliac crest)의 앞쪽에 부착하여 넙다리뼈의 표층에서 가쪽(외측, lateral)면 아래로 이동한 다음 정강뼈(경골, tibia)에 부착한다. 큰볼기근(대둔근, gluteus maximus)과 넙다리근막긴장근(대퇴근막장근, tensor fascia lata)은 이 섬유에 대한 부착점이 된다.

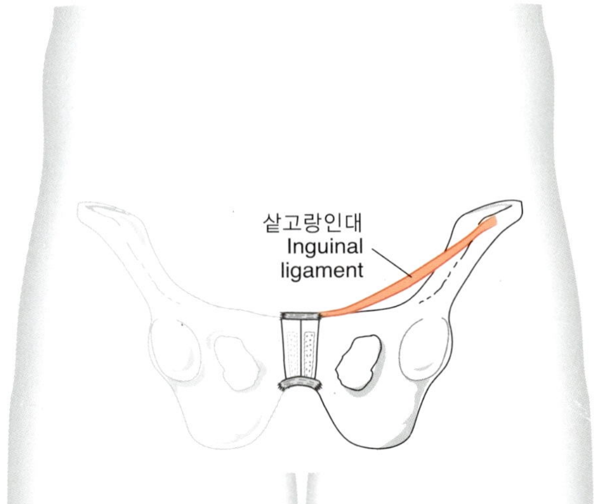

그림 18-13. 샅고랑인대(앞면).

엉덩관절굽힘을 제외한 모든 엉덩관절 움직임의 끝느낌은 관절주머니, 인대, 근육들의 긴장으로 인해 단단한 끝느낌(연부조직 신장)이다. 엉덩관절 굽힘의 끝느낌은 넙다리 앞쪽과 배의 접촉으로 인해 연부조직 끝느낌(연부조직 압박)이다.

엉덩관절의 근육 (Muscles of the Hip)

어깨관절(견관절, shoulder joint)과 엉덩관절(고관절, hip joint)은 유사한 점이 많다. 어깨관절과 마찬가지로 엉덩관절 역시 움직임을 조절하는 한 관절 근육과 움직임을 제공하는 두 관절 근육이 있다. 이들 근육들은 근육의 위치나 기능에 따라 그룹화할 수 있다. 예를 들면, 앞쪽에 있는 근육들은 굽힘근(굴곡근, flexor)이며, 가쪽에 있는 근육은 벌림근(외전근, abductor)이며, 뒤쪽에 있는 근육들은 폄근(신전근, extensor)이며, 안쪽에 있는 근육은 모음근(내전근, adductor)인 경향이 있다. 표 18-2는 근육의 위치와 기능에 따라 엉덩관절의 근육을 분류했다.

엉덩허리근(장요근, iliopsoas muscle)은 실제로는

표 18-2 엉덩관절의 근육

근육군	한 관절 근육	두 관절 근육
앞쪽	엉덩허리근	넙다리곧은근 넙다리빗근
안쪽	두덩정강근 큰모음근 긴모음근 작은모음근	두덩근
뒤쪽	큰볼기근 심부돌림근(6)	반막모양근 반힘줄모양근 넙다리두갈래근(긴갈래)
가쪽	중간볼기근 작은볼기근	넙다리근막긴장근

두 관절 근육이며, 몸쪽부에서는 분리되어 먼쪽부 부착점에서는 합쳐진다(그림 18-14). 엉덩근은 엉덩뼈오목(장골와, iliac fossa)에서 이는곳하며, 큰허리근(대요근, psoas major)은 T12~L5번 척추의 가로돌기(횡돌기, transverse process), 척추뼈, 그리고 척추사이원반(추간판)에서 이는곳한다. 이들 근육들은 넙다리뼈의 작은돌기(소전자, lesser trochanter)에 부착하기 위해 합쳐진다. 엉덩허리근은 엉덩관절굽힘근의 주동근이다.

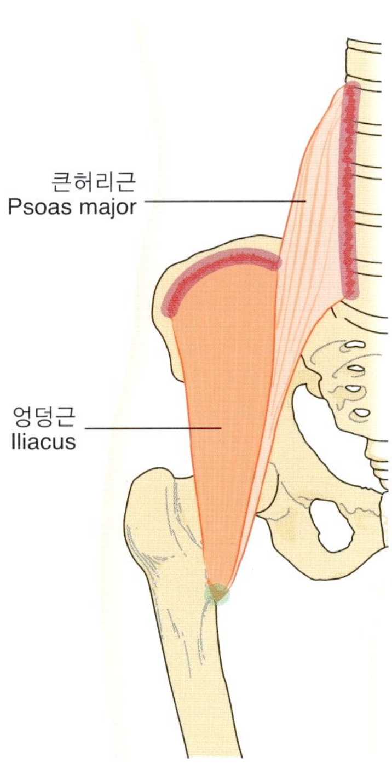

그림 18-14. 엉덩허리근은 큰허리근과 엉덩근에 의해 형성된다(앞면).

허리근(요근, psoas)은 추체에 부착하기 때문에 넙다리뼈가 안정상태에 있을 때 몸을 굽힘시키는 역할을 한다.

엉덩허리근 (iliopsoas muscle)

이는곳(O)	엉덩뼈오목, T12–L5 앞쪽과 가쪽면
닿는곳(I)	작은돌기
기능(A)	엉덩관절굽힘
신경(N)	엉덩근: 넙다리신경(L2, L3) 큰허리근: L2, L3

넙다리곧은근(대퇴직근, rectus femoris muscle)은 넙다리네갈래근(대퇴사두근, quadriceps) 중에 하나이며, 엉덩관절을 가로지르는 유일한 근육이다(그림 18-15). 이 근육의 몸쪽 부착점은 AIIS이다. 이 근육은 넙다리네갈래근힘줄(슬개건, patellar tendon)과 만나기 위해 넙다리뼈를 따라 아래쪽으로 거의 직선으로 주행한다. 이 힘줄(건, tendon)은 무릎뼈(슬개골, patella)를 감싼 다음 무릎관절을 가로질러 정강뼈거친면(경골조면, tibial tuberosity)에 부착한다. 넙다리곧은근은 엉덩

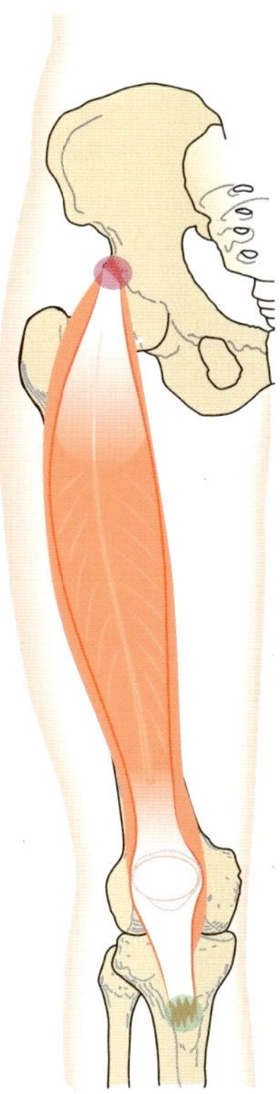
그림 18-15. 넙다리곧은근(앞면).

관절굽힘과 무릎관절폄에 대한 주동근이다.

넙다리곧은근 (rectus femoris muscle)

이는곳(O)	아래앞엉덩뼈가시
닿는곳(I)	정강뼈결절
기능(A)	엉덩관절굽힘, 무릎관절폄
신경(N)	넙다리신경(L2, L3, L4)

넙다리빗근(봉공근, sartorius muscle)은 인체에서 가장 긴 근육이다(그림 18-16). 길고, 가죽끈 모양의 이 근육은 위앞엉덩뼈가시(전상장골곡, ASIS)에서 이는곳한다. 이 근육은 무릎관절 안쪽과 뒤쪽으로 가로지르기 위해 가쪽(외측, lateral)에서 안쪽으로 넙다리뼈(대퇴, femur)를 가로질러 몸쪽부에서 먼쪽부로 이동한다. 이 근육의 당김선의 특성상 엉덩관절굽힘, 벌림(외전, abduction), 그리고 가쪽 돌림시키고, 무릎관절을 굽힘시킨다. 하지만 이 근육은 이들 움직임 중에 하나라도 주동근으로 작용하는 것은 없다. 이 근육은 위의 네 가지 움직임이 동시에 발생할 때 가장 효과적으로 작용한다. 이러한 움직임의 예는 반대편 무릎 위에 발을 올려놓는 것과 같이 한쪽 다리를 교차시킬 때이다.

넙다리빗근 (sartorius muscle)

이는곳(O)	위앞엉덩뼈가시
닿는곳(I)	정강뼈의 몸쪽부 안쪽면
기능(A)	엉덩관절굽힘, 벌림, 가쪽 돌림과 무릎관절폄
신경(N)	넙다리신경(L2, L3)

엉덩허리근(장요근, iliopsoas)의 안쪽과 큰모음근(대내전근, adductor magnus)의 가쪽에 위치해 있는 근육은 **두덩근(치골근, pectineus muscle)**이다. 이 근육의 이는점(기시점)은 두덩뼈의 팔이며, 정지점은 넙다리뼈(대퇴, femur)의 두덩근선(pectineal line)이다(그림 18-17). 이 근육은 엉덩관절의 앞·안쪽으로 주행하기 때문에 엉덩관절 굽힘과 모음을 일으킨다.

두덩근 (pectineus muscle)

이는곳(O)	두덩뼈의 위부분
닿는곳(I)	넙다리뼈의 두덩근선
기능(A)	엉덩관절굽힘과 모음
신경(N)	넙다리신경(L2, L3, L4)

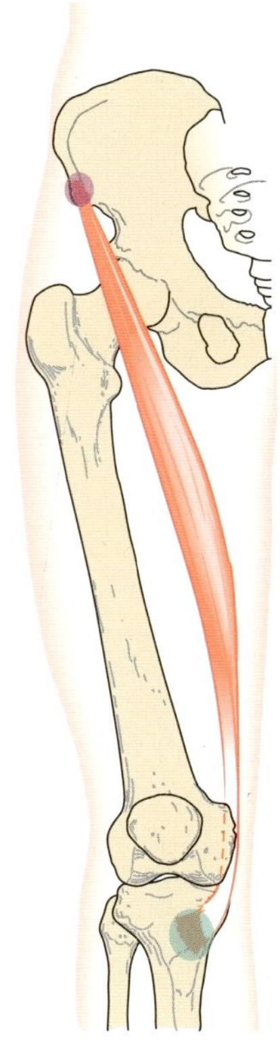

그림 18-16. 넙다리빗근(앞면).

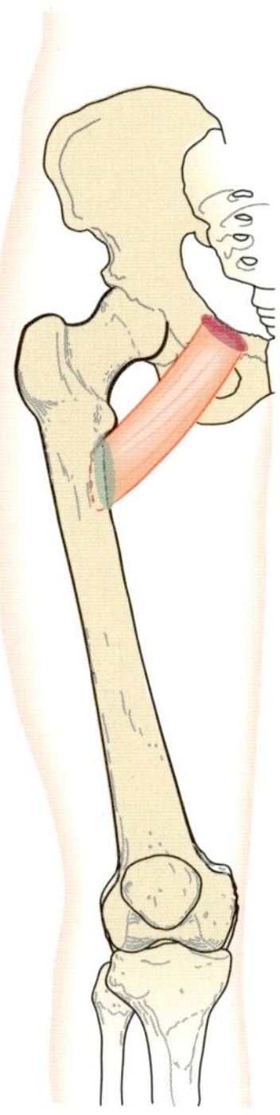

그림 18-17. 두덩근(앞면). 먼쪽 부착점은 넙다리뼈의 뒤쪽이다.

한 관절 엉덩관절 모음근에는 세 개의 근육이 있는데, 세 개의 근육 모두 첫 글자는 같다(그림 18-18). **긴모음근(장내전근, adductor longus muscle)**은 세 개의 근육 중에서 가장 표층에 있으며, 두덩뼈결절(치골결절, pubic tubercle) 근처에 있는 두덩뼈의 전면에서 이는곳하여 넙다리뼈의 거친선(조선, linea aspera) 중간 1/3지점에 닿는곳한다. 이 근육은 표층에 있기 때문에 힘줄은 서혜부(샅고랑)의 앞 · 안쪽(medial)에서 쉽게 촉진할 수 있다. 넙다리뼈의족(above-knee prosthesis)의 사변형 소켓(quadrilateral socket)을 정확하게 맞추기 위해서는 이 힘줄을 촉진할 수 있어야 한다. 이 근육은 엉덩관절 모음의 주동근이다.

긴모음근 (adductor longus muscle)

이는곳(O)	두덩뼈
닿는곳(I)	거친선의 중간 1/3
기능(A)	엉덩관절모음
신경(N)	폐쇄신경(L3, L4)

짧은모음근(단내전근, adductor brevis muscle)은 그 이름에서 알 수 있듯이 길이가 짧다. 이 근육은 긴모음근(장내전근, adductor longus muscle)의 깊은곳에 있지만 큰모음근(대내전근, adductor magnus muscle)보다는 표층이다. 이 근육은 두덩뼈의 다리에서 이는곳하여 치골선과 긴모음근 위에 있는 거친선의 몸쪽부에 닿는곳한다. 이 근육은 엉덩관절(고관절, hip joint) 모음(내전, adduction)의 주동근이다.

짧은모음근 (adductor brevis muscle)

이는곳(O)	두덩뼈
닿는곳(I)	두덩근선과 거친선
기능(A)	엉덩관절모음
신경(N)	폐쇄신경(L3, L4)

가장 길고, 가장 넓고, 가장 깊은곳에 있는 모음근(내전근, adductor)은 **큰모음근(대내전근, adductor magnus muscle)**이다. 이 근육은 궁둥뼈(좌골, ischium) 결절, 가지, 그리고 두덩뼈의 다리에서 이는곳한다. 그

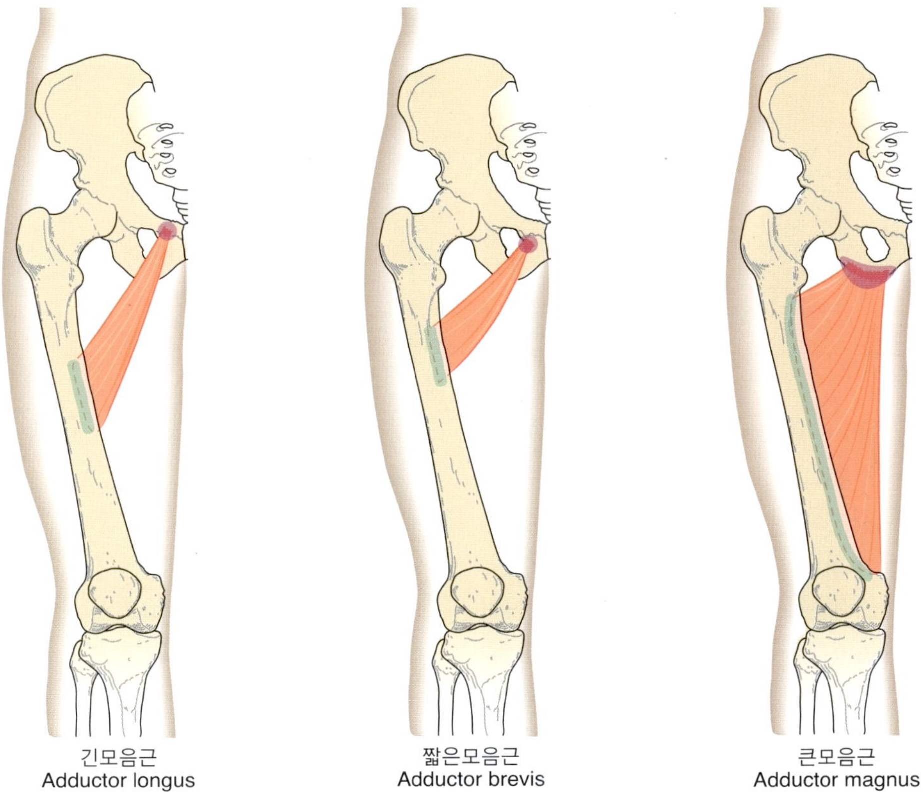

그림 18-18. 세 개의 모음근(앞면). 먼쪽 부착점은 넙다리뼈 뒤쪽이다.

리고 넙다리뼈 안쪽면의 대부분의 근육덩어리(bulk)를 형성한다. 이 근육의 정지점은 거친선 전체와 모음근 결절이다. 이 근육은 거친선과 모음근 결절사이에 있는 먼쪽부 부착점에서 단절 또는 열공이 있는데, 넙다리동맥(대퇴동맥, femoral artery)과 넙다리정맥(대퇴정맥, femoral vein)이 이 개구부를 통과한다. 이 혈관들이 뒷면을 통해 통과하면 *오금동맥*과 *오금정맥*이 된다. 큰모음근은 크기 때문에 매우 강한 엉덩관절 모음근이다.

큰모음근 (adductor magnus muscle)

이는곳(O)	궁둥뼈와 두덩뼈
닿는곳(I)	거친선 전체와 모음근 결절
기능(A)	엉덩관절모음
신경(N)	폐쇄신경과 궁둥신경(L3, L4)

엉덩관절 모음근 중에서 유일한 두 관절 근육은 **두덩정강근(박근, gracilis muscle)**이다(그림 18-19). 이 근육은 두덩결합(치골결합, pubic symphysis)과 치골다리에서 이는곳하여 넙다리뼈의 안쪽과 표층으로 내려온다. 이 근육은 무릎관절(슬관절, knee joint) 뒤쪽으로 교차하고, 정강뼈(경골, tibia) 몸쪽부 앞안쪽면에 부착하기 위해 안쪽 관절융기 근처에서 휘어진다. 이 근육은 무릎관절굽힘을 보조한다.

두덩정강근 (gracilis muscle)

이는곳(O)	두덩뼈
닿는곳(I)	정강뼈 몸쪽부 끝지점의 앞쪽과 안쪽면
기능(A)	엉덩관절모음
신경(N)	폐쇄신경(L2, L3)

큰볼기근(대둔근, gluteus maximus muscle)은 넓고, 한 관절 근육이며, 정방형 모양이고, 뚜꺼운 근육으로서 엉덩이 뒤쪽 표층에 위치하고 있다(그림 18-20). 이 근육은 엉치뼈(천골, sacrum) 뒷면의 전체, 꼬리뼈(미골, coccyx), 그리고 엉덩뼈(장골, ilium)에서 이는곳하여 넙다리뼈(대퇴골, femur)의 뒷부분을 향해 먼쪽 가쪽(외측, lateral)방향으로 사선 주행한 후 큰돌기(대전자, greater trochanter) 아래에 부착한다. 몇몇 섬유들은 엉덩정강근막띠(장경인대, iliotibial band)에 부착한다. 이 근육은 엉덩관절 뒤쪽에서 사선방향으로 주행하기 때문

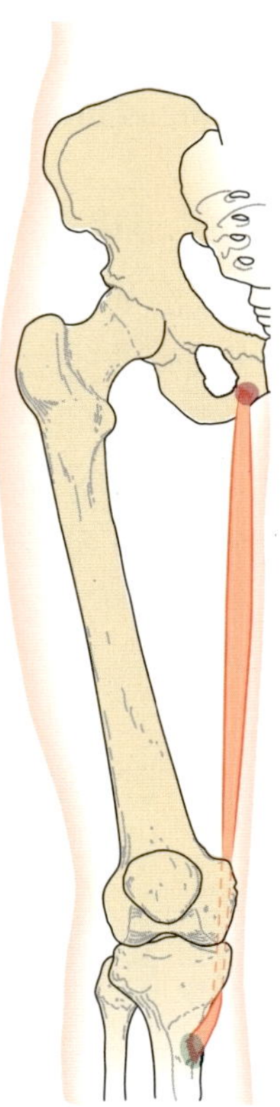

그림 18-19. 두덩정강근(앞면). 이 근육은 무릎관절 아래를 통과하지만, 부착점은 앞쪽이다.

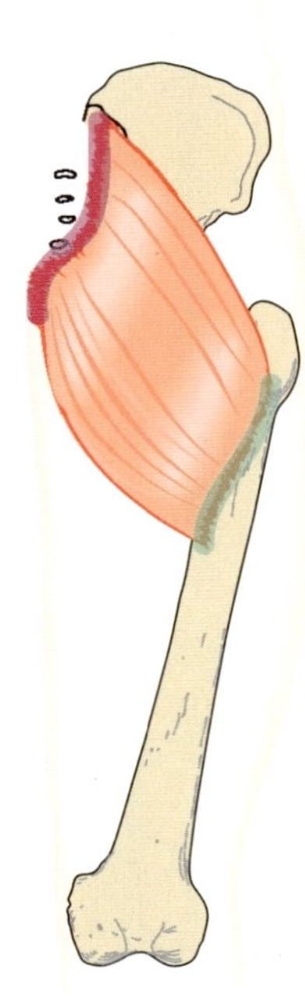

그림 18-20. 큰볼기근(뒷면).

에 매우 강력한 엉덩관절(고관절, hip joint) 폄(신전, extension), 젖힘(과신전, hyperextension), 그리고 가쪽 돌림(외회전, external rotation)을 일으킨다.

큰볼기근 (gluteus maximus muscle)

이는곳(O)	엉치뼈 뒷면과 엉덩뼈
닿는곳(I)	넙다리뼈의 뒷면에서 큰돌기 그리고 엉덩정강 근막띠
기능(A)	엉덩관절폄, 젖힘, 가쪽 돌림신경지배
신경(N)	아래볼기신경(L5, S1, S2)

작고, 깊은곳에 있으면서 거의 뒤쪽에 있는 6개의 근육은 엉덩관절에 대해 수평으로 연결되어 있으며, 모두 엉덩관절의 가쪽 돌림에 관여한다. 6개의 근육은 모두 같은 움직임을 만들어내기 때문에 개개의 부착점은 기능적으로 중요하지 않다. 따라서 이들 6개의 근육은 **심부돌림근**으로 그룹화할 수 있다(그림 18-21). 하지만 이 그룹 중에서 궁둥구멍근(이상근, piriformis)이 가장 잘 알려져 있는데, 그 이유는 아마도 궁둥뼈(좌골, ischium) 신경과 직접적인 연관이 있기 때문이다. 표 18-3은 이들 근육의 부착점과 신경지배에 대해 요약되어 있다.

심부돌림근 (deep rotator muscle)

이는곳(O)	엉치뼈 뒷면, 궁둥뼈, 두덩뼈
닿는곳(I)	큰돌기
기능(A)	엉덩관절 가쪽 돌림
신경(N)	표 18-3 참조

넙다리뼈(대퇴, femur) 뒷면을 덮고 있는 3개의 근육이 모여 있는 근육이 **넙다리뒤근육(슬괵근, hamstring)**

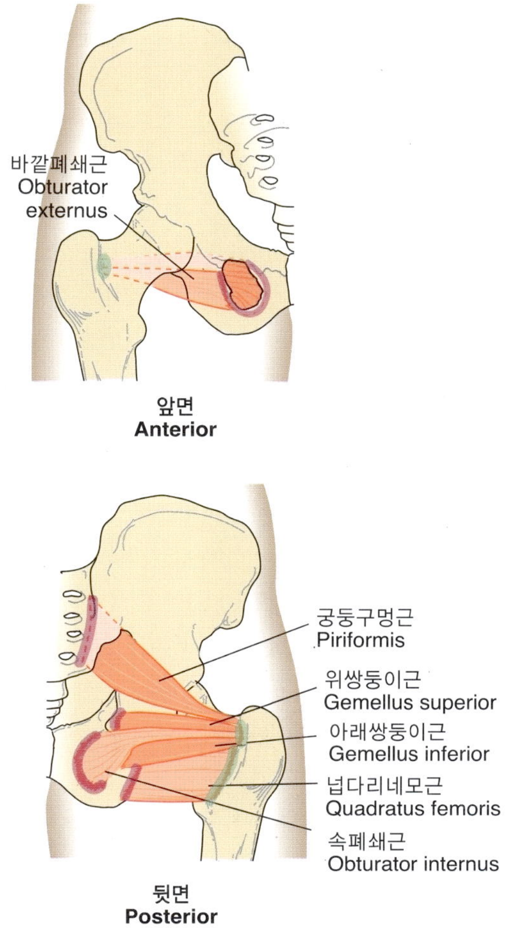

그림 18-21. 심부돌림근.

이다. 넙다리뒤근육은 반힘줄모양근(반건양근, semitendinosus), 반막모양근, 그리고 넙다리두갈래근(대퇴이두근, biceps femoris)이다(그림 18-22). 이들 근육들의 이는곳은 모두 궁둥뼈(좌골, ischium)결절이다.

반막모양근(semimembranosus muscle)은 반힘줄

표 18-3 심부돌림근

근육	몸쪽 부착점	먼쪽 부착점	신경지배
바깥폐쇄근	두덩뼈와 궁둥뼈	돌기오목	폐쇄신경
속폐쇄근	두덩뼈와 궁둥뼈가지	큰돌기	속폐쇄근을 지배하는 신경
넙다리네모근	궁둥뼈거친면	돌기사이능선	넙다리네모근을 지배하는 신경
궁둥구멍근	엉치뼈	큰돌기	S1, S2 분절
위쌍둥이근	궁둥뼈	큰돌기	속폐쇄근을 지배하는 신경
아래쌍둥이근	궁둥뼈거친면	큰돌기	넙다리네모근을 지배하는 신경

모양근(반건양근, semitendinosus)보다 깊은곳에서 넙다리뼈의 안쪽면을 따라 내림하며, 정강뼈(경골, tibia)의 안쪽 관절융기과 뒷면에 닿는곳한다. **반힘줄모양근**은 길고 좁은 힘줄이 먼쪽부에 있으며, 이 힘줄은 무릎관절(슬관절, knee joint)의 뒤쪽으로 연결된 다음 두덩정강근(박근, gracilis)과 넙다리빗근(봉공근, sartorius)과 함께 정강뼈(경골, tibia)의 앞안쪽(medial)면에 부착하기 위해 앞쪽으로 움직인다. **넙다리두갈래근(biceps femoris muscle)**은 두 개의 부착점(head)을 갖고 있으며, 넙다리뼈(대퇴, femur) 뒷면에서 가쪽 아래쪽으로 주행한다. 긴갈래는 위의 두 가지 근육과 마찬가지로 궁둥뼈결절에서 이는곳하며, 짧은갈래는 거친선(조선, linea aspera)의 가쪽 순에서 이는곳한다. 긴갈래와 짧은갈래는 다시 만나 종아리뼈머리(비골두, fibula head)의 가쪽면에 부착하기 위해 무릎관절 뒤쪽으로 연결되며, 일부는 정강뼈의 가쪽 융기(외과)에 연결된다. 넙다리뒤근육은 무릎관절 뒤쪽에 연결되기 때문에 무릎관절을 굽힘(굴곡, flexion)시킨다. 긴갈래는 엉덩관절(고관절, hip joint) 뒤쪽에 연결되기 때문에 엉덩관절을 폄(신전, extension)하기는 작용도 한다.

반막모양근 (semimembranosus muscle)

이는곳(O)	궁둥뼈결절
닿는곳(I)	정강뼈 안쪽 관절융기의 뒷면
기능(A)	엉덩관절폄과 무릎관절굽힘
신경(N)	궁둥뼈신경(L5, S1, S2)

반힘줄모양근 (semitendinosus muscle)

이는곳(O)	궁둥뼈결절
닿는곳(I)	정강뼈의 몸쪽부 앞 · 안쪽면
기능(A)	엉덩관절폄과 무릎관절굽힘
신경(N)	궁둥뼈신경(L5, S1, S2)

넙다리두갈래근 (biceps femoris muscle)

이는곳(O)	긴갈래: 궁둥뼈결절 짧은갈래: 거친선의 가쪽순
닿는곳(I)	종아리뼈머리
기능(A)	긴갈래: 엉덩관절폄, 무릎관절굽힘 짧은갈래: 무릎관절굽힘
신경(N)	긴갈래: 궁둥뼈신경(S1, S2, S3) 짧은갈래: 온종아리신경(L5, S1, S2)

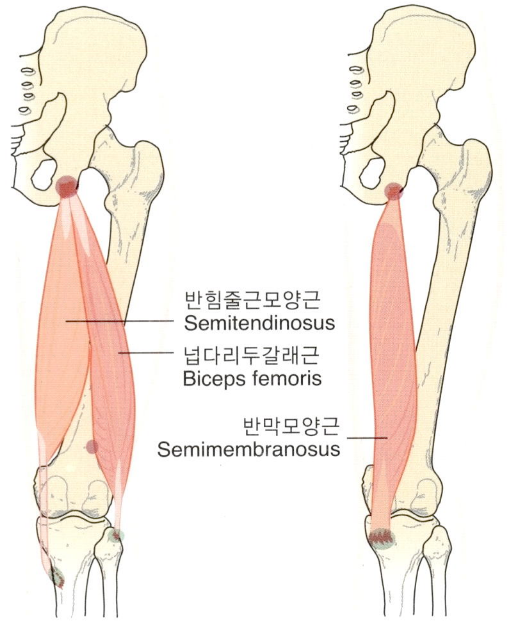

그림 18-22. 넙다리뒤근육(뒷면).

조금 더 가쪽(외측, lateral)에 있는 2개의 볼기근이 있다. **중간볼기근(중둔근, gluteus medius muscle)**은 3각형 모양이며, 어깨관절(견관절, shoulder joint)의 어깨세모근(삼각근, deltoid)과 많이 닮았다(그림 18-23). 이 근육의 몸쪽부는 엉덩뼈(장골, ilium)의 가쪽면에 부착해 있으며, 먼쪽부는 큰돌기(대전자, greater trochanter)의 가쪽면에 부착해 있다. 또한 엉덩관절의 가쪽면에 연결되어 있기 때문에 엉덩관절을 벌림(외전, abduction)시키는 작용을 한다. 중간볼기근의 앞쪽 섬유는 엉덩관절을 안쪽 돌림(내회전, internal rotation)시키는 작은볼기근(소둔근, gluteus minimus)을 보조한다.

중간볼기근 (gluteus medius muscle)

이는곳(O)	엉덩뼈의 가쪽면
닿는곳(I)	큰돌기의 가쪽면
기능(A)	엉덩관절벌림
신경(N)	위볼기신경(L4, L5, S1)

작은볼기근(소둔근, gluteus minimus muscle)의 몸쪽 부착점은 엉덩뼈의 가쪽면에 있는 중간볼기근 깊은곳 아래지점에 있다(그림 18-24). 먼쪽 부착점은 큰돌기

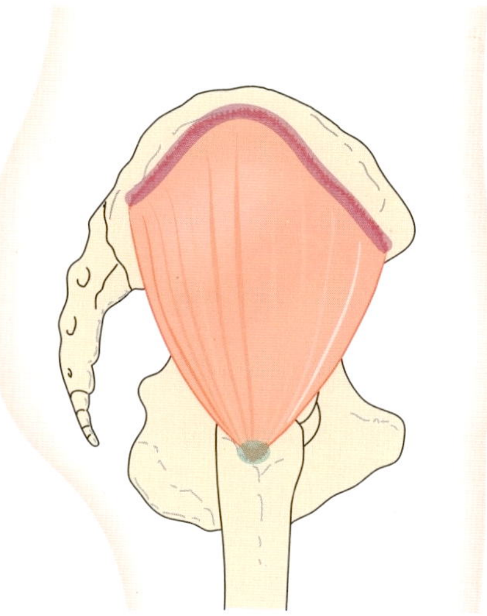

그림 18-23. 중간볼기근(가쪽면).

(대전자, greater trochanter)의 앞쪽에 있다. 작은볼기근은 약간 사선방향으로 당기기 때문에 엉덩관절을 안쪽 돌림(내회전, internal rotation)시키는 작용을 한다. 또한 이 근육은 엉덩관절의 가쪽면에 연결되기 때문에 엉덩관절은 벌림(외전, abduction)시키는 작용도 한다.

작은볼기근 (gluteus minimus muscle)	
이는곳(O)	엉덩뼈의 가쪽면
닿는곳(I)	큰돌기의 앞면
기능(A)	엉덩관절벌림, 안쪽 돌림
신경(N)	위볼기신경(L4, L5, S1)

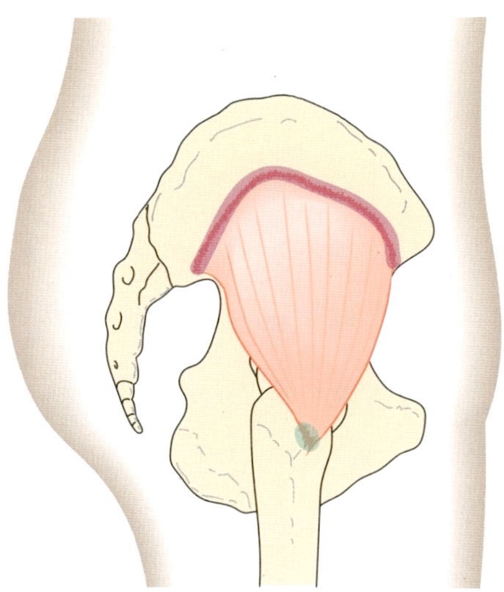

그림 18-24. 작은볼기근(가쪽면).

엉덩뼈(장골, ilium)와 넙다리뼈(대퇴, femur)에 부착해서 엉덩관절의 가쪽에 연결되기 때문에 이들 두 근육은 또 다른 매우 중요한 기능을 한다. 한쪽 다리로 서 있을 때 먼쪽 분절, 즉 넙다리뼈는 몸쪽 분절(골반)보다 더 안정되어야 한다; 따라서 이는곳(기시점, origin)은 닿는곳(정지점, insertion)을 향해 움직인다. 이러한 변화에 대한 용어는 **근기능의 역작용(revers of muscle function)**이라 한다. 한쪽 다리로 서 있을 때 이들 근육이 수축하지 않는다면, 반대편 골반이 떨어지게 된다(그림 18-25). 따라서 한쪽 다리로 서 있을 때 골반을 안정되게 유지하고, 골반이 반대쪽으로 떨어지는 것을 방지하기 위해 중간볼기근(중둔근, gluteus medius)과 작은볼기근(소둔근, gluteus minimus)은 수축한다. 이러한 현상은 보행 시 한쪽 다리를 들어올릴 때마다 발생한다. 따라서 이들 근육의 약화나 소실은 트렌델렌버그 보행(Trendelenberg gait)을 일으킨다. 예를 들면, 왼쪽 다리를 지면에서 들어올리고 오른쪽 다리로 서 있을 때, 오른쪽 엉덩관절 벌림근(외전근, abductor)이 약할 경

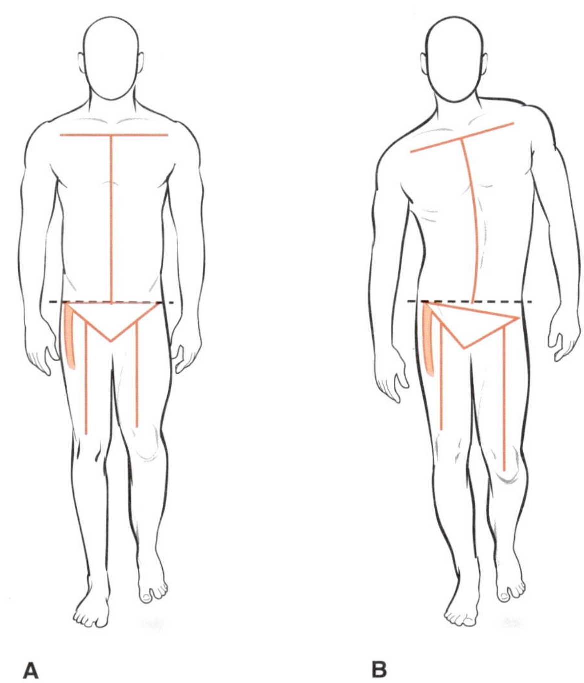

그림 18-25. 앞면 (A) 근기능의 역작용. 왼쪽 다리를 들어올릴 때 오른쪽 엉덩관절 벌림근은 골반을 안정상태로 유지하기 위해 수축한다. (B) 오른쪽 엉덩관절벌림근이 약하면 골반은 왼쪽으로 내려간다.

우 왼쪽 골반은 떨어지게 된다.

넙다리근막긴장근(대퇴근막장근, tensor fascia latae muscle)은 매우 긴 힘줄 부착점을 갖고 있는 매우 짧은 근육이다(그림 18-26). 이 근육은 ASIS에서 출발하여 엉덩관절 가쪽을 가로질러 약간 앞쪽으로 주행하며, *엉덩정강근막띠(장경인대, iliotibial band)*라고 하는 긴 띠와 연결된다. 그 다음 넙다리뼈 가쪽면 아래쪽으로 주행하여 정강뼈(경골, tibia)에 부착한다. 이 근육은 엉덩관절 벌림근이지만 약간 앞쪽에 있기 때문에 굽힘과 벌림이 결합된 동작수행 시 강하게 작용한다.

또한 약간 앞쪽으로 벌림시킬 때 가장 효과적으로 작용한다.

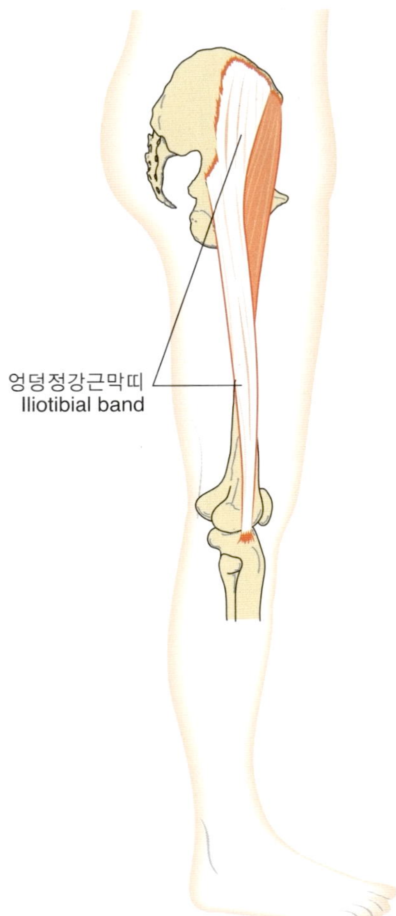

그림 18-26. 넙다리근막긴장근. 매우 길고, 힘줄로 된 부분이 *엉덩정강근막띠*이다.

넙다리근막긴장근 (tensor fascia latae muscle)

이는곳(O)	위앞엉덩뼈가시
닿는곳(I)	정강뼈의 가쪽 관절융기
기능(A)	엉덩관절굽힘과 벌림이 결합된 동작
신경(N)	위볼기신경(L4, L5)

해부학적 관계 (Anatomical relationships)

표 18-2는 위치에 근거하여 엉덩근육을 4그룹으로 나누고 있다. 이 그룹을 이용하여 엉덩관절의 해부학적 관계는 다른 요인을 첨가하여 쉽게 논의될 수 있다: 표재근육 대 심부근육.

앞쪽에서 시작하여 두 개의 표재근이 있다: 넙다리근막긴장근과 넙다리빗근은 위앞엉덩뼈가시이 이는곳이다(그림 18-27). 이 두 근육은 공통의 부착부위로 거꾸로 된 V자를 이룬다. 넙다리근막긴장근은 무릎을 향하여 아래와 약간 가쪽으로 반면에 넙다리빗근은 안쪽 방향으로 내려온다. 두 근육 사이에 넙다리곧은근이 위치하며 이 근육은 무릎을 향하여 똑바로 내려온다. 넙다리빗근의 안쪽으로 엉덩허리근, 두덩근, 긴모음근 그리고 두덩정강근이 있다. 긴모음근보다 깊숙이 엉덩이 가까이 짧은모음근이 있고, 짧은모음근보다 깊숙이 크고 넓은 큰모음근이 위치한다. 큰모음근은 넙다리부 먼쪽에 긴모음근보다 깊이 위치한다(그림 18-28).

표면적으로 안쪽에서부터 엉덩이 부분을 보면, 넙다리빗근, 긴모음근의 윗부분, 두덩정강근, 큰모음근의 윗부분 1/2을 앞에서 뒤까지 볼 수 있고, 안쪽 넙다리뒤근육이 뒤를 잇고 있다(그림 18-29). 이것을 안쪽부터 보면 당신은 긴모음근을 가장 많이, 많은 짧은모음근 그리고 큰모음근은 깊이 있다는 것을 알 수 있다.

뒷면에는 큰볼기근이 엉덩이의 몸쪽과 뒤쪽을 덮고 있다(그림 18-30). 큰볼기근의 먼쪽과 넙다리뒤쪽의 대부분에는 넙다리뒤근육이 있다. 큰볼기근의 깊은곳과 약간 가쪽은 중간볼기근이, 더 깊은 곳에 작은볼기근이 위치한다(그림 18-31). 심부돌림근은 가장 깊이 위치한다; 당신은 그림에서 6개의 심부돌림근 중 5개를 볼 수 있다. 넙다리뒤근육의 이는곳인 궁둥뼈결절은 큰볼기근 아래에 위치한다.

그림 18-32에서 몸쪽 엉덩이를 가쪽으로부터 보면, 당신은 큰볼기근은 뒤쪽에, 엉덩정강근막띠는 가쪽에

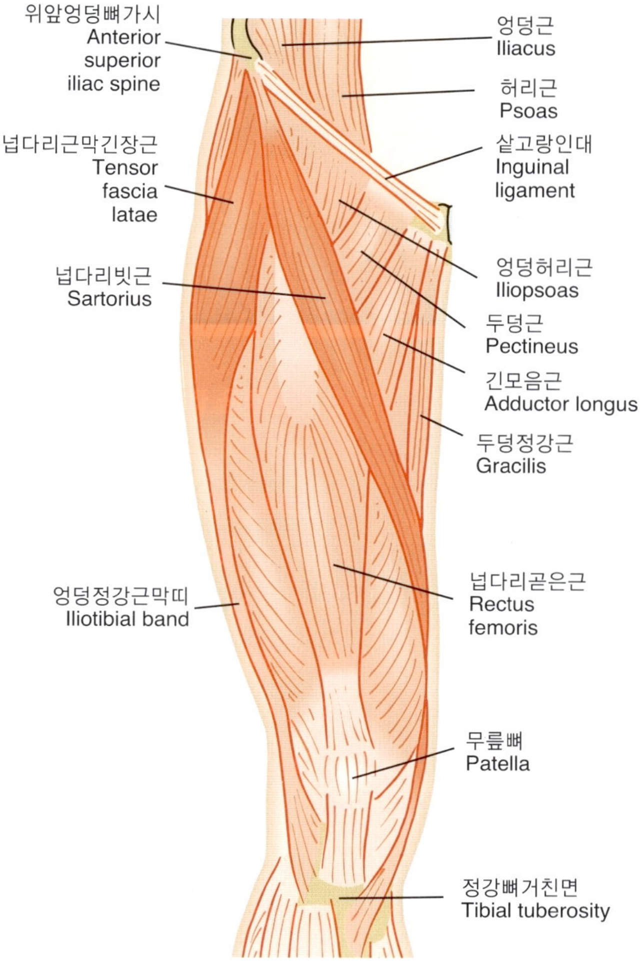

그림 18-27. 앞표재근(오른쪽 다리).

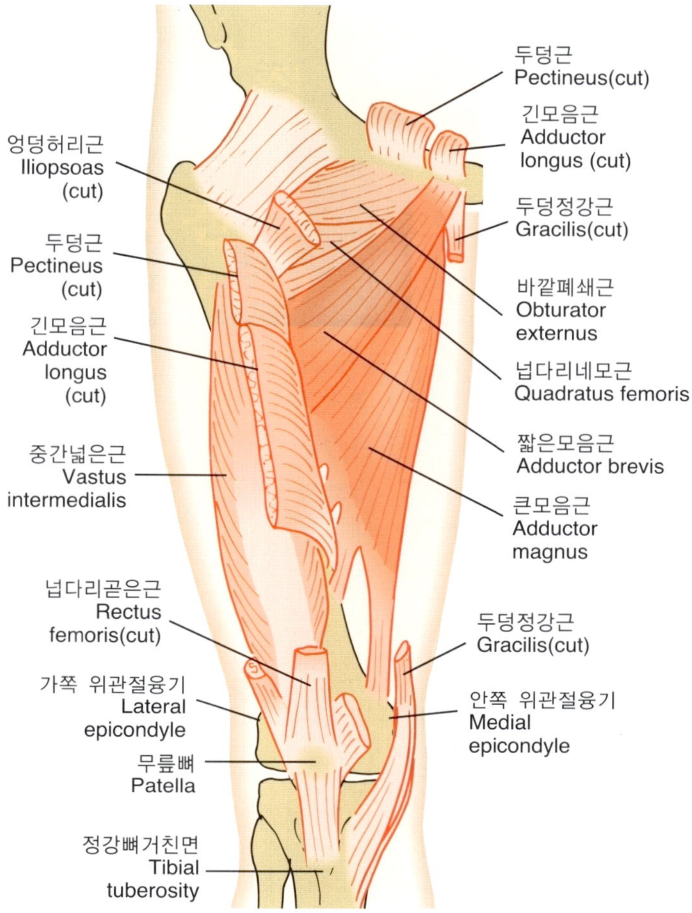

그림 18-28. 앞심부근(오른쪽 다리).

넙다리근막긴장근은 앞쪽에 위치한다는 것을 알 수 있다. 중간볼기근은 이러한 구조물 아래에 위치하고, 작은볼기근은 중간볼기근 아래에 위치한다.

일반적인 엉덩관절 병리
(Common hip pathologies)

엉덩관절(고관절, hip joint)은 전 생애를 통해 정형외과적인 문제들이 많이 발생하는 부위이며, 다리의 정렬에도 영향을 미칠 수 있다. **선천성엉덩관절탈구(congenital hip dislocation)**이나 **이형성증(dysplasia)**은 비정상적인 절구(관골구, acetabulum)의 소실로 인해 넙다리뼈머리(대퇴골두, femoral head)가 위쪽으로 미끄러지게 된다. 관절주머니는 늘어나 있기는 하지만, 정상 상태를 유지한다. **Legg-Calvé-Perthes disease** 또는 편평한 **엉덩관절(편평고, coxa plana)**은 넙다리뼈머리가 괴사되는 상태를 말한다. 이 질환은 5~10세 아동에게서 주로 발견된다. 넙다리뼈머리가 괴사되고, 재혈관화가 일어나며 재형성되는 이 질환의 주기는 대략 2~4년 정도가 걸린다. **넙다리머리뼈끝분리증(대퇴골두골단분리증, slipped capital femoral epiphysis)**은 활발한 성장기에 있는 아동들에게서 주로 발견된다. 몸쪽부 뼈끝(골단, epiphysis)이 넙다리뼈머리의 정상 위치에서 미끄러지는 질환이다.

*이마면(전두면, frontal plane)*에서 넙다리뼈몸통(대퇴골체, femoral shaft)과 넙다리뼈목(대퇴경, femoral neck)이 이루는 각도를 **경사각(angle of inclination)이**

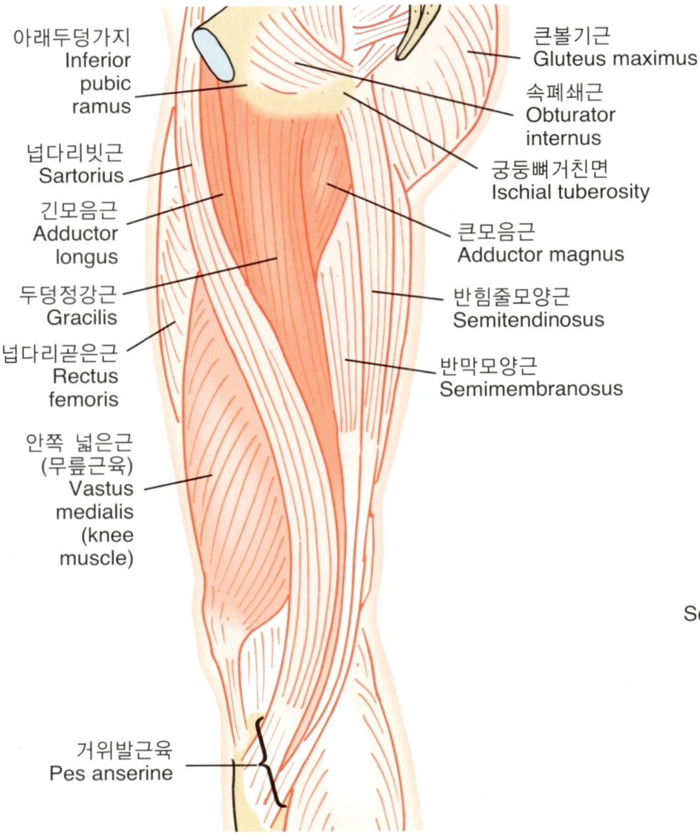

그림 18-29. 안쪽 근육(오른쪽 다리).

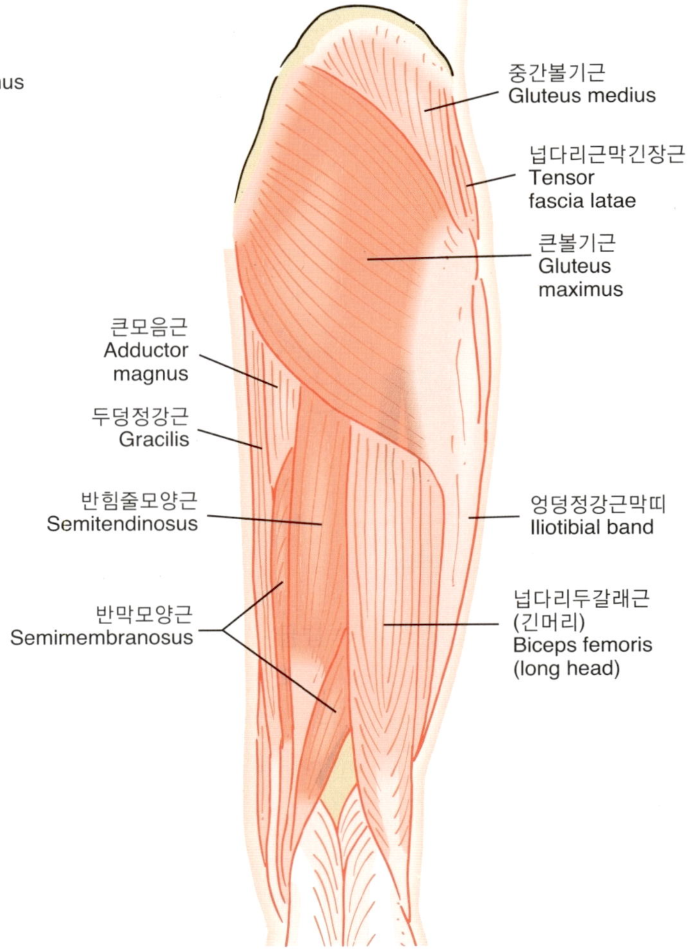

그림 18-30. 뒤표재근(오른쪽 다리).

라 하며, 정상 각도는 125°이다. 이 각도는 출생부터 성인기까지 다양하다. 출생 시 이 각도는 170°까지 크게 나타날 수 있지만 성인기쯤 유의하게 감소한다. 그러나 선천적인 기형, 외상 또는 질병과 같은 요인은 각도에 영향을 줄 수 있다. **펴진넙다리뼈(외반고, coxa valga)**는 경체각이 125° 보다 큰 경우를 말한다(그림 18-33). 각도가 증가하기 때문에 다리는 더 길어지며, 따라서 체중부하 상태에서 엉덩관절은 모음(내전, adduction)된다. **굽은넙다리뼈(내반고, coxa vara)**는 경체각이 정상적인 125° 보다 더 작아지는 기형을 말한다. 넙다리뼈머리가 더 굽어지기 때문에 사지는 더 짧아지게 되며, 체중부하상태에서 골반은 옆으로 떨어지게 된다.

수평면에서 넙다리뼈몸통(대퇴골체)과 넙다리뼈목(대퇴경, femoral neck)이 이루는 각도를 **염전각(angle of torsion)**이라 하는데, 정상적으로는 넙다리뼈머리와 넙다리뼈목은 넙다리뼈몸통에 대해 약 15~25° 정도 가쪽으로 돌림되어 있다. 넙다리뼈를 아래로 내려다보면(그림 18-34A), 넙다리뼈머리와 넙다리뼈목은 넙다리뼈몸통 위에 얹혀 있는 것을 볼 수 있다. 넙다리뼈몸통 먼쪽부에 있는 넙다리뼈관절융기(대퇴과, femoral condyle)를 연결하는 선에 의해 넙다리뼈몸통을 가장 잘 볼 수 있다. 넙다리뼈몸통이 돌림하게 되면 넙다리뼈관절융기도 따라서 움직인다. 이 각도가 증가하는 것을 **앞경사(전염, anteversion)**라고 하며, 이 경우 엉덩관절은 안쪽으로 더 많이 돌림하게 된다(그림 18-34B). 이러한 현상은 보행 시 안짱걸음(toed-in)을 하는 원인이 된다. 전염각이 감소하는 것을 **뒤경사(후염, retroversion)**라 한다. 이 자세는 엉덩관절을 더 가쪽으로 돌림되게 하여, 보행 시 팔자걸음(toed-out)을 걷게 한다(그림 18-34C).

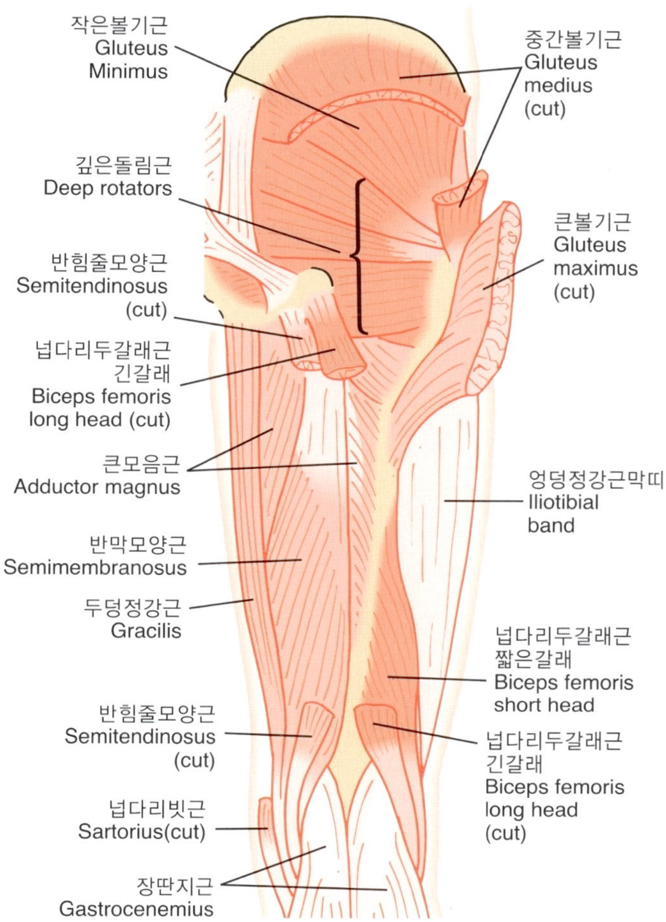

그림 18-31. 뒤심부근(오른쪽 다리).

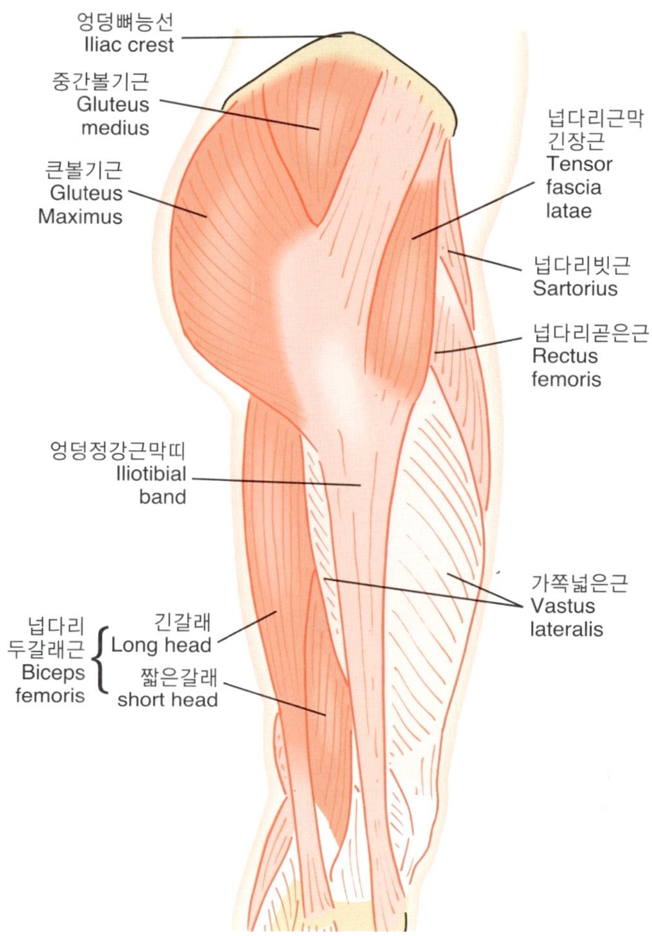

그림 18-32. 가쪽 근육(오른쪽 다리).

골관절염(osteoarthritis)은 관절연골이 퇴행된 것이다. 이 질환은 외상이나 열상에 의해 발생하기도 하지만 대부분 삶의 후반기에 나타난다. 이 경우 흔히 관절전치환술을 실시한다. 엉덩관절 골절(hip fractures)은 두 가지 유형이 있다; 돌기사이 골절(전자간 골절, intertrochanteric fracture)과 넙다리뼈목 골절이다. 이 둘은 노인이 넘어질 때 가장 흔히 발생한다. 자동차 사고와 같이 강한 충격이 가해지는 외상으로 인해 더 젊은 사람도 엉덩관절 골절을 일으킬 수 있다.

엉덩정강근막띠 증후군(장경인대, iliotibial band syndrome)은 무릎관절(슬관절, knee joint) 가쪽에 발생하는 과사용 손상이다. 이 질환은 달리기 선수나 자전거 선수들한테서 흔히 발견된다. 무릎관절이 움직일 때 넙다리뼈의 가쪽 관절융기(외측과, lateral condyle) 위

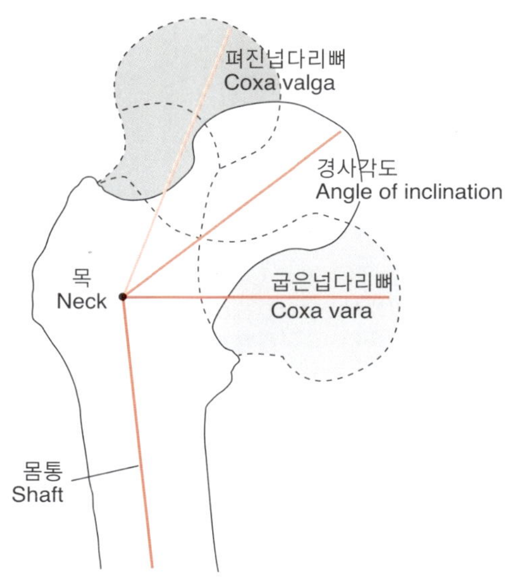

그림 18-33. 경사각은 정상적으로 약 125° 정도이다. 펴진넙다리뼈는 125° 보다 클 경우이며, 굽은넙다리뼈는 125° 보다 작은 경우를 말한다.

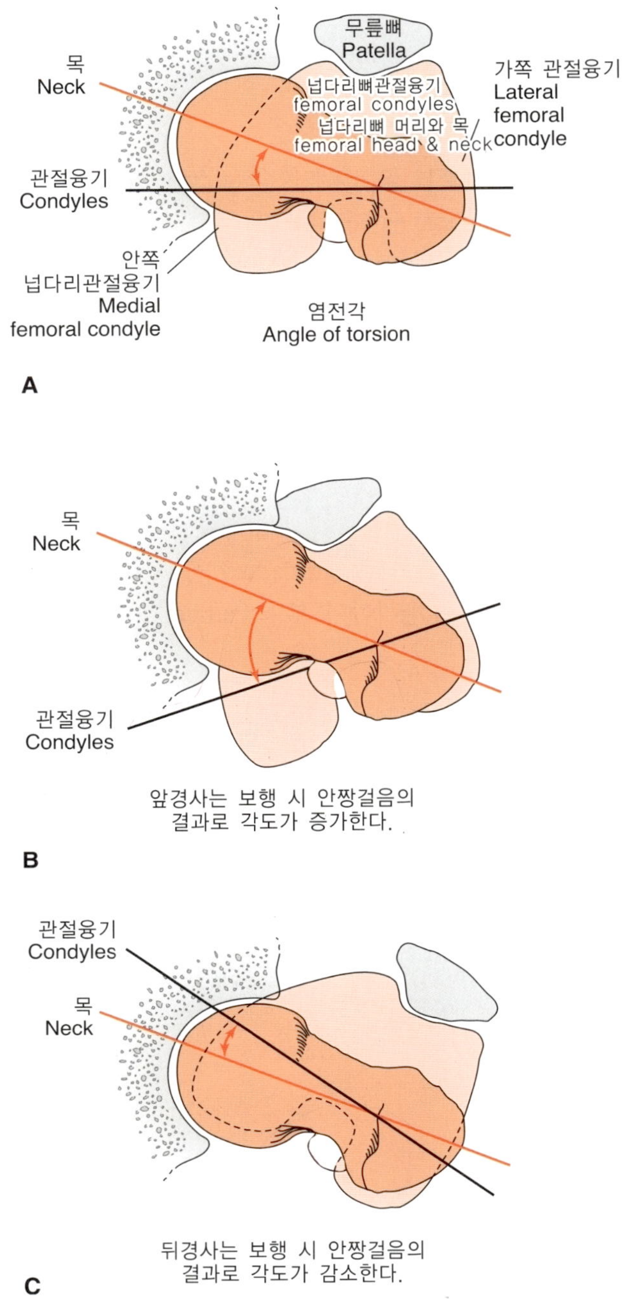

그림 18-34. 위에서 본 그림. (A) 정상적인 전염각은 넙다리뼈 머리와 넙다리뼈목이 넙다리뼈몸통에 대해 약 15–25° 정도 가쪽 돌림되어 있다. 이 각도가 증가하는 것은 *앞경사(전염)*라 하고 (B), 이 각도가 감소하는 것을 *뒤경사(후염)*라 한다(C).

를 엉덩정강근막띠가 미끄러지면서 반복적으로 마찰을 일으키는 것이 주된 원인으로 여겨진다. 많은 근육들이 큰돌기(대전자, greater trochanter)에 닿는곳하기 때문에 많은 관절주머니들은 근육과 뼈 사이에서 마찰력을 감소시키는 쿠션 역할을 한다. **돌기주머니염(전자 점액낭염, trochanteric bursitis)**은 급성외상이나 과사용으로 인해 발생한다. 이 질환 역시 달리기 선수나 자전거선수들한테서 발견되지만, 다리길이가 차이가 나거나 또는 큰돌기에 반복적인 스트레스가 가해지는 여러 요인에 의해서도 발생한다. **넙다리뒤근육 좌상(슬괵근, hamstring strain)**은 달리, *견인 넙다리뒤근육(견인슬괵근, pulled hamstring)*이라고도 하는데, 이 질환은 인체에서 가장 흔히 나타나는 근육 문제이다. 불행하게도 이 질환은 종종 재발된다. 이 질환은 근육에 과도한 부하가 가해지거나 급작스럽게 근육을 움직이려고 할 때 주로 발생한다. 따라서 축구, 달리기, 미식축구 또는 럭비와 같이 폭발적인 스피드나 빠른 가속력이 요구되는 스포츠 선수나 단거리 달리기 선수들이 주로 손상을 당한다. 넙다리뒤근육 좌상은 근부착지점의 한 부위에서 발생하기도 하고, 근육의 길이를 따라 특정 지점에 발생하기도 한다.

Hip pointer는 잘못된 명칭이다. 그 이유는 이 질환이 엉덩관절에서 나타나는 것이 아니라 골반에서 나타나기 때문이다. 이 질환은 골반의 엉덩뼈능선(장골능, iliac crest)에 가해진 직접적인 외상에 의해 발생하기 때문에 심한 멍이 든다. 또한 이 질환은 축구선수들한테 가장 흔히 나타나지만 대부분의 접촉성 스포츠 선수들한테서도 발견된다. 태클동작 시 헬멧이 엉덩관절 골반을 들이박을 때 주로 발생한다.

근육작용에 대한 요약
(Summary of muscle action)

표 18-4는 엉덩관절(고관절, hip joint)의 주동근 작용을 요약한 것이다.

근육의 신경지배에 대한 요약
(Summary of muscle innervation)

일반적으로, 넙다리신경(대퇴신경, femoral nerve)은 엉덩관절(고관절, hip joint)의 앞쪽과 넙다리뼈부위의 굽힘근(굴곡근, flexor))섬유를 신경지배한다. 폐쇄신경은 안쪽(medial)면에 있는 엉덩관절의 모음근(내전근, adductor)을 신경지배한다. 가쪽에 있는 엉덩관절의 벌림근(외전근, abductor)은 위볼기신경(상둔신경,

표 18-4 엉덩관절 주동근의 작용

작용	근육
굽힘과 벌림이 결합된 동작	넙다리근막긴장근
굽힘, 벌림, 그리고 가쪽 돌림이 결합된 동작	넙다리빗근
굽힘	넙다리곧은근, 엉덩허리근, 두덩근
폄	큰볼기근, 반힘줄모양근, 반막모양근, 넙다리두갈래근 긴갈래
젖힘	큰볼기근
벌림	중간볼기근, 작은볼기근
모음	두덩근, 긴모음근, 작은모음근, 큰모음근, 두덩근, 정강근
안쪽 돌림	작은볼기근
가쪽 돌림	큰볼기근, 심부돌림근

superior gluteal nerve)에 의해 신경지배를 받는다. 엉덩관절의 폄근(신전근, extensor)으로 작용하는 넙다리뒤근육은 뒤쪽에 위치하고 있기 때문에 궁둥신경(좌골신경, sciatic nerve)의 지배를 받는다.

물론 모든 것을 일반화하기에는 예외적인 것도 있다. 뒤쪽 근육인 큰볼기근(대둔근, gluteus maximus)은 아래볼기신경(하둔신경)으로부터 신경지배를 받는다. 심부돌림근은 종류에 따라 일반화하기는 어렵다; 따라서 이들 근육에 대한 신경지배는 표 18-3과 18-5에 개별적으로 요약되어 있다. 표 18-6은 분절신경지배에 대해 요약한 것이다. 앞장에서 언급한 대로 분절 신경지배에 대해서는 연구자들마다 견해가 다양하다.

표 18-5 엉덩관절 근육의 신경지배

근육	신경	척수분절
엉덩허리근		
허리부분	앞쪽 가지	L2, L3
엉덩근부분	넙다리신경	L2, L3
넙다리곧은근	넙다리신경	L2, L3, L4
넙다리빗근	넙다리신경	L2, L3
두덩근	넙다리신경	L2, L3, L4
두덩정강근	폐쇄신경	L2, L3
긴모음근	폐쇄신경	L3, L4
작은모음근	폐쇄신경	L3, L4
큰모음근	폐쇄신경	L3, L4
큰볼기근	아래볼기신경	L5, S1, S2
중간볼기근	위볼기신경	L4, L5, S1
작은볼기근	위볼기신경	L4, L5, S1
넙다리근막긴장근	위볼기신경	L4, L5
반힘줄모양근	궁둥신경	L5, S1, S2
반막모양근	궁둥신경	L5, S1, S2
넙다리두갈래근(긴갈래)	궁둥신경	S1, S2, S3
바깥폐쇄근	폐쇄신경	L3, L4
속폐쇄근	속폐쇄근을 지배하는 신경	L5, S1
위쌍둥이근	속폐쇄근을 지배하는 신경	L5, S1
넙다리네모근	넙다리네모근을 지배하는 신경	L5, S1
아래쌍둥이근	넙다리네모근을 지배하는 신경	L5, S1
궁둥구멍근	앞가지	S1, S2

표 18-6 엉덩관절 근육의 신경지배에 대한 척수분절

척수수준	L2	L3	L4	L5	S1	S2	S3
엉덩허리근	×	×					
넙다리빗근	×	×					
두덩정강근	×	×					
넙다리곧은근	×	×	×				
두덩근	×	×	×				
긴모음근		×	×				
작은모음근		×	×				
큰모음근		×	×				
넙다리근막긴장근			×	×			
중간볼기근			×	×	×		
작은볼기근			×	×	×		
반힘줄모양근				×	×	×	
반막모양근				×	×	×	
넙다리두갈래근(긴갈래)					×	×	×
심부돌림근		×	×	×	×	×	

기억해야 할 점

- 지레작용의 결정 시 뼈에 붙는 근육의 부착부위를 이용한다.
- 제2 지렛대의 원리로 저항은 축과 힘 사이에 위치하고, 제3 지렛대 원리에서는 힘이 중간에 위치한다.
- 끝느낌은 관절의 수동범위 끝에서 약간의 압을 적용할 때 느낌의 질이다.
- 닫힌 운동사슬은 먼쪽이 고정되고 몸쪽 부분이 움직이는 것을 말한다.
- 한 관절 근육을 신장하기 위하여 두 관절 근육은 한 관절 근육에 의하여 통과하지 않는 관절 위에 느슨하게 놓을 필요가 있다.
- 두 관절 근육을 가장 효과적으로 수축하기 위하여 관절들 위로 지나도록 신장하여 시작하라.
- 구심성 수축이 일어나는지 또는 원심성 수축이 일어나는지 결정할 때
  - 활동이 중력에 대하여 가속하고 있는지 또는 늦춰지고 있는지 또는
  - 중력의 당김보다 더 큰 무게가 활동에 영향을 미치는지 결정하라.

복습 문제 (Review Questions)

일반적인 해부학 문제

1. 아래의 구조를 형성하는 뼈를 목록화하라:
   a. 골반
   b. 볼기뼈(관골, hip bone)
   c. 엉덩관절(고관절, hip joint)
   d. 절구(관골구, acetabulum)
   e. 폐쇄구멍(폐쇄공, obturator foramen)
   f. 큰궁둥패임(대좌골절흔, greater sciatic notch)
2. 붙어 있지 않은 볼기뼈를 만진다고 했을 때, 그것이 오른쪽 볼기뼈인지 아니면 왼쪽 볼기뼈인지를 알기 위해 사용할 수 있는 명칭은 무엇인가?
3. 붙어 있지 않은 넙다리뼈(대퇴골, femur)가 오른쪽의 것인지, 아니면 왼쪽의 것인지 당신은 어떻게 판단하겠는가?
4. 엉덩관절에 대해 설명하라:
   a. 축
   b. 관절면
   c. 운동유형
5. 다음의 축에서 발생하는 엉덩관절의 움직임은 무엇인가?
   a. 수직축과 수평면에서 일어나는 운동은 무엇인가?
   b. 앞 · 뒤축에서 일어나는 시상면 운동은 무엇인가?
   c. 시상축과 이마면(전두면, frontal plane)에서 일어나는 운동은 무엇인가?
6. *Y-인대*는 무엇을 말하는 것이며, 이 명칭이 붙은 이유는 무엇인가?
7. 왜 엉덩관절은 엎드려 누운 자세에서는 탈구가 일어나지 않는가?
8. 엉덩관절인대의 부착방향은 수직, 수평, 또는 사선 중 어느 방향인가? 이러한 부착선으로 인해 가능한 움직임은 무엇인가?
9. 엉덩관절 근육 중에서 무릎관절(슬관절, knee joint) 아래쪽에 부착하는 두 관절 근육은 무엇인가?
10. 엉덩관절 근육 중에서 특정 움직임에 대해서는 주동근이 아니지만, 결합된 움직임 시 효과적인 근육은 무엇인가? 움직임을 설명하라.
11. 한쪽 발을 바닥에서 들어올렸을 때 반대편으로 골반이 떨어지지 않도록 유지하는 역할을 하는 근육은 무엇인가? 이 현상에 대해 설명하라.
12. 엉덩관절 굽힘과 폄을 하는 동안 넙다리뼈 머리는 같은 방향으로 미끄러지는가 또는 반대방향으로 미끄러지는가?
13. 엉덩관절굽힘의 끝느낌은 어떠한가? 엉덩관절폄은?

기능적 활동 문제

1. 주동수가 오른손인 테니스 선수는 포핸드 스윙으로 공을 친다. 이때 왼쪽 엉덩관절은 어떤 자세로 움직이게 되는가?(그림 18-35)

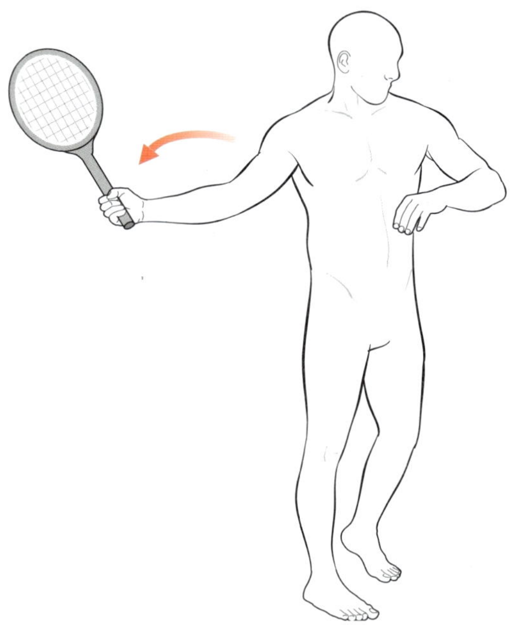

그림 18-35. 포핸드 스윙으로 공을 칠 때 테니스 선수의 자세.

(계속)

복습 문제 (Review Questions) – 계속

2. a. 낮은 의자에 앉아 있은 것과 높은 의자에 앉아 있을 때 엉덩관절굽힘에는 어떤 영향을 미치나 (예, 정규 의자와 높이가 높은 의자)?
   b. 환자가 발을 벌리고, 무릎은 모으고, 손을 무릎 위에 올린 다음 무릎을 밀어서 일어서는 것을 보조할려고 할 때 엉덩관절은 어떤 움직임이 동반되어 나타나는가?(그림 18-36).

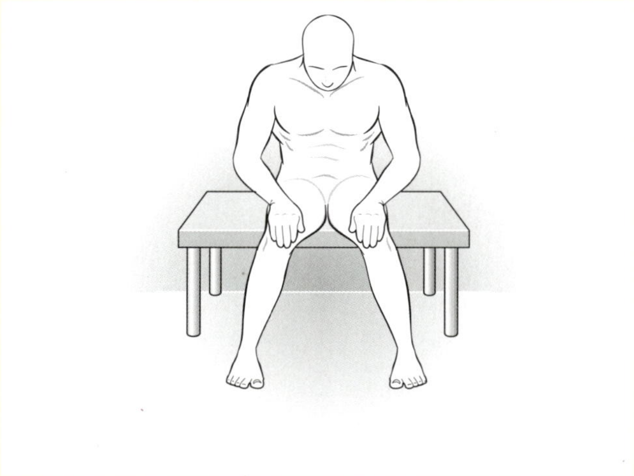

그림 18-36. 일어서려고 할 때 엉덩관절의 위치.

3. 해부학적인 자세에서 골반은 중립을 유지한 똑바로 일어선 자세에서 체중을 오른발로 이동하려고 한다.
   a. 이때 오른쪽 엉덩관절에서 일어나는 움직임은 무엇인가?
   b. 이 동작에서 가장 먼저 수축하는 근육은 무엇인가?
   c. 이것은 닫힌사슬활동인가 열린사슬활동인가?
4. 왼쪽 다리로 체중부하를 하고 있을 때 다음과 같은 동작을 위해 오른쪽 다리를 움직일 때 오른쪽 엉덩관절에서 일어나는 움직임을 기록하라.
   a. 보행
   b. 커브가 있는 계단을 오를 때
   c. 차에 타려고 할 때
   d. 자전거에 타려고 할 때[핸들바와 의자 사이에 바(bar)가 있다]
5. 무릎관절은 굽힘하고, 발바닥은 지면에 붙인 상태에서 침대에 바로누운자세를 취한다. 이때 골반의 움직임을 기록하고, 허리 밑에 손을 넣을 수 있는지 없는지 결정하라.
   a. 손이 들어가지 않는다면 골반의 위치는 어떻게 되어 있는 것인가?
   b. 손이 들어간다면 골반과 허리뼈의 위치는 어떻게 되어 있는 것인가?
6. 문제 5에서 설명한 자세로부터 발바닥을 침대에서 천천히 아래로 미끄러지게 하여 엉덩관절과 무릎관절을 폄시켜라. 다시 한번 더 골반이 어떻게 되어 있는지 기록하고, 허리밑에 손을 넣을 수 있는지 판단하라. 그 다음 왼쪽 엉덩관절과 무릎관절이 폄될 때까지 왼발을 아래를 움직이는 동안 오른쪽 발바닥은 지면에 닿게 하여 오른쪽 무릎관절과 엉덩관절이 굽힘된 상태가 되게 하라.
   a. 오른쪽 엉덩관절과 무릎관절이 굽힘 상태를 유지할 때 골반은 어떤 움직임이 일어나는가?
   b. 왼쪽 넙다리뼈(대퇴, femur)를 침대 위에서 완전히 이완할 수 없다면, 왼쪽 엉덩관절의 근길이에 대해 할 수 있는 말은 무엇인가? 즉, 왜 왼쪽 엉덩관절을 완전히 폄시킬 수 없는가?
   c. 골반과 허리뼈에 부착하는 한 관절 근육은 무엇인가?
   d. 넙다리 앞쪽 근육을 늘리기 위한 골반의 다른 자세는 무엇인가?
7. 엉덩관절굽힘근의 경직으로 인해 엉덩관절을 완전히 폄시킬 수 없다고 가정해보자. 이때 일어서려고 할 때 어떠한 보상작용이 발생하는가?
8. 당신은 테이블 앞에 앉아 있다. 오른쪽으로 돌면서 일어서라. 이 동작을 하는 동안 중간에 멈춰라 (당신의 발을 움직이기 전에).
   a. 오른쪽 엉덩관절은 어떤 자세를 취하고 있는가? (1) 굽힘/폄, (2) 벌림/모음 또는 (3) 안쪽 돌림/가쪽 돌림

(계속)

복습 문제 (Review Questions)–계속

b. 왼쪽 엉덩관절은 어떤 자세를 취하고 있는가? (1) 굽힘/폄, (2) 벌림/모음 또는 (3) 안쪽 돌림/가쪽 돌림

9. 테니스 선수가 공을 칠때(그림 18-35) 어떤 종류의 운동사슬 활동이 엉덩관절에서 일어났는가? 어깨 관절에서는?

임상적인 연습 문제

1. 엎드려누운 자세에서 골반은 침대에 밀착하고, 무릎관절(슬관절, knee joint)을 굽힘(굴곡, flexion)시켜 똑바로 들어올릴 경우
   a. 엉덩관절(고관절, hip joint)의 움직임
   b. 이러한 움직임은 신장운동인지 아니면 근력강화운동인지,
   c. 해당 근육명은 무엇인가?
2. 왼쪽 다리를 앞으로 내민자세(lunge position)에서 왼쪽 무릎관절이 왼쪽 발목관절 위에 도달할 때까지 왼쪽 다리를 앞으로 움직인다. 이때 오른쪽 엉덩관절은 젖힘(과신전, hyperextension)되고, 무릎관절은 굽힘된다. 이 자세에서 왼쪽 발과 오른쪽 무릎관절을 움직이지 않고, 체중을 앞쪽(왼쪽 다리)으로 이동시킨다고 했을 때 오른쪽 엉덩관절에서 일어나는
   a. 관절의 움직임
   b. 이러한 움직임은 신장운동인지 아니면 근력강화운동인지
   c. 해당 근육명은 무엇인가?
3. 그림 18-37에서 왼쪽 무릎을 좀 더 구부리면 (쉽지는 않겠지만), 이 자세가 넙다리곧은근을 더 잘 신장시킬 수 있다고 생가하는가? 그 이유는 무엇인가?
4. 왼쪽 엉덩관절과 무릎관절을 폄시킨 상태로 오른쪽으로 누운자세에서 2피트 정도되는 천장을 향해 왼쪽 다리를 들어 올린다고 가정해보자. 이때 발생하는

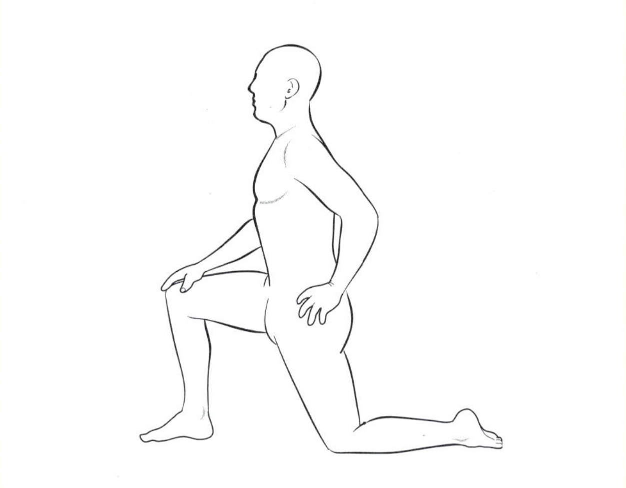

그림 18-37. 시작자세.

   a. 관절의 움직임은 무엇이며
   b. 이러한 움직임은 신장운동인지 아니면 근력강화운동인지
   c. 해당 근육명은 무엇인지 설명하라.
5. 4번 문제에서 엉덩관절이 약 30° 정도 굽힘되어 있다고 가정해보자. 이때 일어나는
   a. 관절의 움직임은 무엇이며
   b. 이 움직임은 신장운동인지, 아니면 근력강화운동인지
   c. 해당 근육명은 무엇인가?
6. 엉덩관절과 무릎을 펴고 바른 자세로 누워라. 천장을 향하여 오른쪽 다리를 들어올려라.
   a. 엉덩관절에서는 구심성 수축이 일어난 것인가 원심성 수축이 일어난 것인가?
   b. 엉덩관절 굽힘근은 몇형 지렛대를 나타내는가?
7. 엎드린 자세에서 당신의 왼쪽 무릎을 굽히고 왼쪽 다리를 똑바로 들어올리는 동안 골반은 테이블에 닿게 하라.
   a. 넙다리뒤근육에 가장 강한 수축이 있는가?
   b. 이유는?

(계속)

복습 문제 (Review Questions) – 계속

8. 당신의 양다리를 벌리고 앉은 자세에서 등을 똑바로 유지하면서 엉덩이로부터 앞으로 구부려라. 다음에서 일어난 활동을 서술하라.
   a. 엉덩관절운동
   b. 신장이 일어난 것인지 또는 강화가 일어난 것인지
   c. 작용한 근육
9. 그림 18-38은 엉덩관절 굽힘을 운동하는 두 가지 다른 방법을 보여준다. 두 운동의 시작 자세는 엉덩관절폄과 무릎관절폄이다. A운동을 하는 사람은 무릎을 굽히고 엉덩관절을 굽혔다. B운동을 하는 사람은 엉덩관절을 굽혔으나 무릎관절은 폈다.
   a. 어느 운동이 더 어려운가?
   b. 이유는?
10. 무릎을 굽히고 바로누운자세에서 그림 18-39에서 보여주는 자세로 움직여라.
   a. 이것은 어떤 종류의 운동사슬활동인가?
   b. 엉덩관절에서는 어떤 운동이 일어났는가?
   c. 어떤 종류의 수축이 일어났는가?
   d. 엉덩관절 근육군의 주동근은?
   e. 근육이 수동적으로 불충분하기 때문에 이 운동을 수행할 수 없었다면 어떤 근육인가?

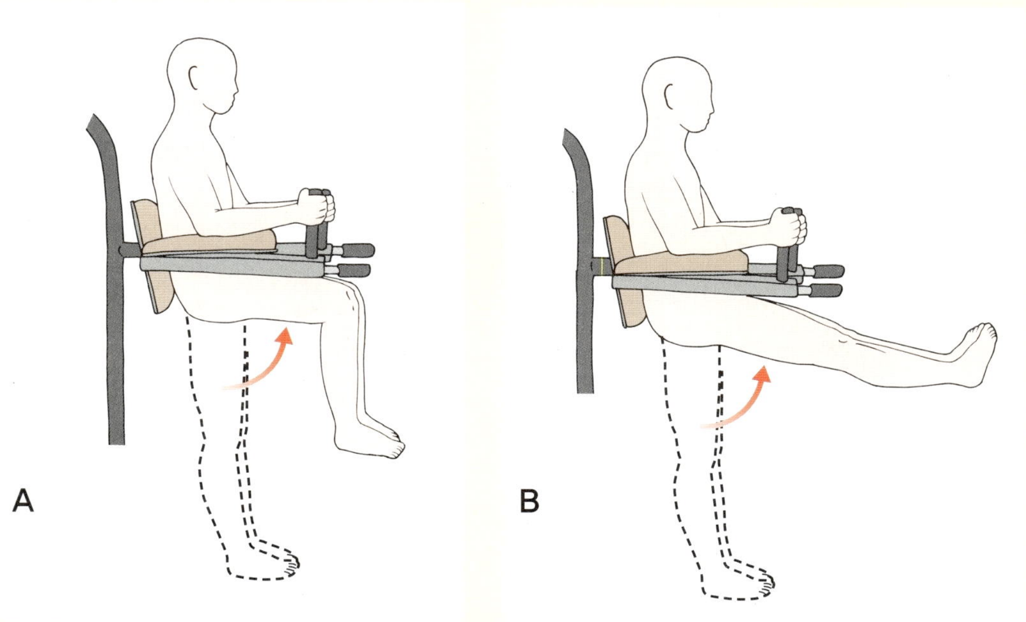

그림 18-38. 엉덩관절굽힘 운동.

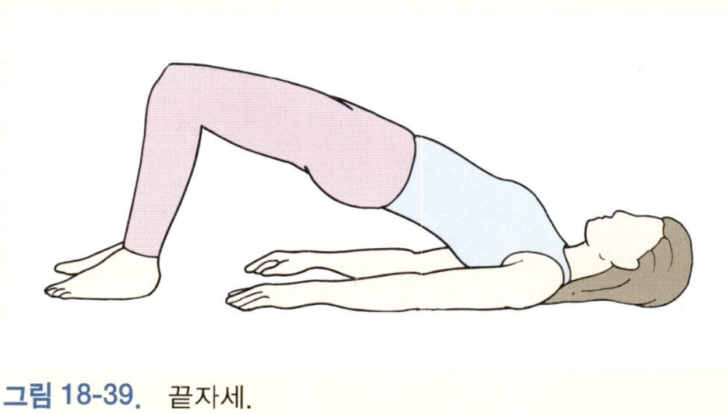

그림 18-39. 끝자세.

제 19 장

무릎관절 (Knee Joint)

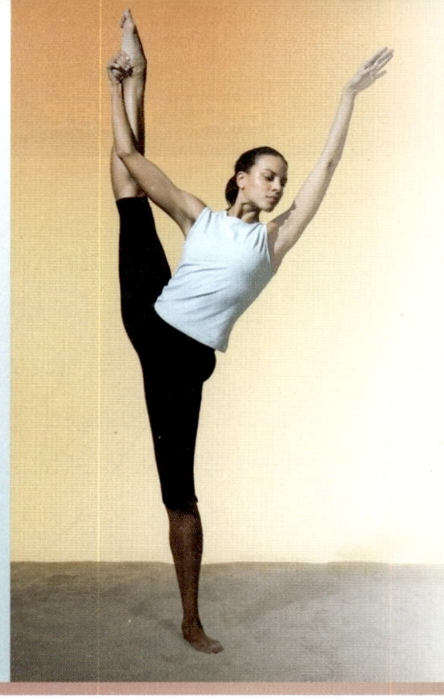

관절의 구조와 움직임
(Joint Structure and Motions)

얼핏보면 무릎관절(슬관절, knee joint)은 다소 단순한 관절처럼 보인다. 하지만 무릎관절은 인체에서 매우 복잡한 관절 중에 하나이다. 그 이유는 무릎관절은 골성 안정성은 없고, 근육과 인대에 의해서만 전적으로 의존하기 때문이며, 또한 무릎관절은 심각한 스트레스와 좌상에 자주 노출되기 때문에 인체에서 손상이 가장 많이 발생하는 부위 중에 하나라는 것은 그리 놀랄 일이 아니다.

무릎관절은 인체에서 가장 긴 관절이며, 활막성 경첩관절로 분류된다(그림 19-1). 무릎관절에서 일어나는 움직임은 굽힘(굴곡, flexion)과 폄(신전, extension)이다(그림 19-2). 폄 0°에서 120~135° 정도의 굽힘이 일어난다.

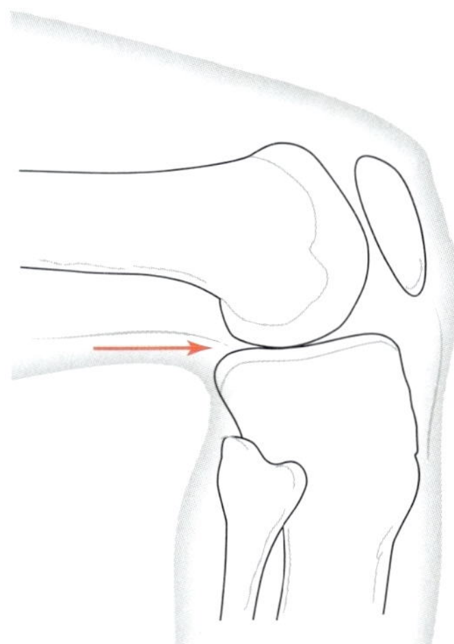

그림 19-1. 무릎관절(가쪽면).

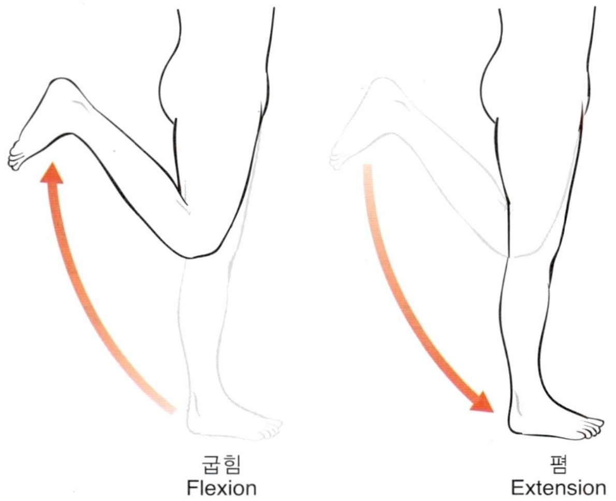

그림 19-2. 무릎운동(가쪽면).

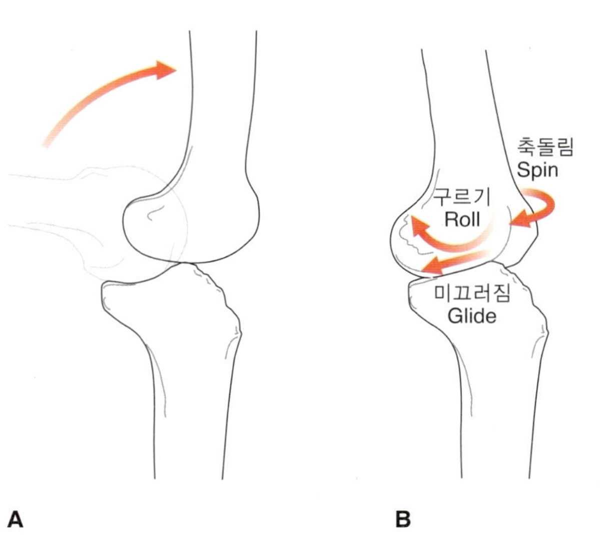

그림 19-3. 정강뼈에 대한 넙다리뼈의 움직임인 닫힌사슬운동에서 무릎관절이 폄될 때 무릎관절의 관절면에서 발생하는 관절운동형상학(안쪽). (A) 무릎관절이 폄될 때 발생하는 넙다리뼈의 순수한 구르기는 정강뼈의 관절면을 벗어나게 된다. (B) 정상적인 무릎관절의 움직임은 폄 마지막 20°에서 구르기, 미끄러짐(뒤쪽), 그리고 축돌림(안쪽)이 결합되어 나타난다.

하지만 팔꿈치관절(주관절, elbow joint)과는 달리 무릎관절은 진정한 경첩관절이 아니다. 그 이유는 무릎관절은 돌림(회전, rotation) 요소가 있기 때문이다. 무릎관절에서 일어나는 돌림은 자유운동이 아니라 굽힘과 폄 시 동반되어 나타나는 부가적인 운동이다.

관절운동형상학에서 발생하는 세 가지 운동유형이 무릎관절의 굽힘과 폄 시 모두 발생한다. 볼록한 넙다리뼈(대퇴, femur)의 관절융기(과, condyle)는 오목한 정강뼈의 관절융기 위를 움직이며, 또는 열린사슬운동이나 닫힌사슬운동에 따라 다른 방향으로 움직이기도 한다. 넙다리뼈 관절융기의 관절면은 정강뼈 관절융기의 관절면보다 상당히 크다. 굽힘에서 폄될 때 넙다리뼈가 정강뼈(경골, tibia) 위에서 돌림한다면, 넙다리뼈는 움직임이 끝나기도 전에 정강뼈의 관절면을 벗어나게 된다(그림 19-3A). 따라서 넙다리뼈는 폄 시 **구르기**와 함께 정강뼈 위에서 뒤쪽으로 **미끄러짐**이 일어나야 한다(그림 19-3B). 또한 반드시 기억해야 할 것은 넙다리뼈의 안쪽 관절융기(내측과, medial condyle)의 관절면이 가쪽 관절융기(외측과, lateral condyle)의 관절면보다 더 길다는 점이다(그림 19-4A). 폄 시 넙다리뼈 가쪽 관절융기의 관절면이 다 끝나도 안쪽 관절융기의 관절면은 약간 남아 있다(그림 19-4B). 따라서 넙다리뼈의 모든 관절면을 사용하기 위해서는 넙다리뼈의 안쪽 관절융기는 뒤쪽으로 미끄러짐 운동이 일어나야 한다(그림 19-4C). 이것은 체중부하상태에서 폄 시(닫힌사슬 운동) 넙다리

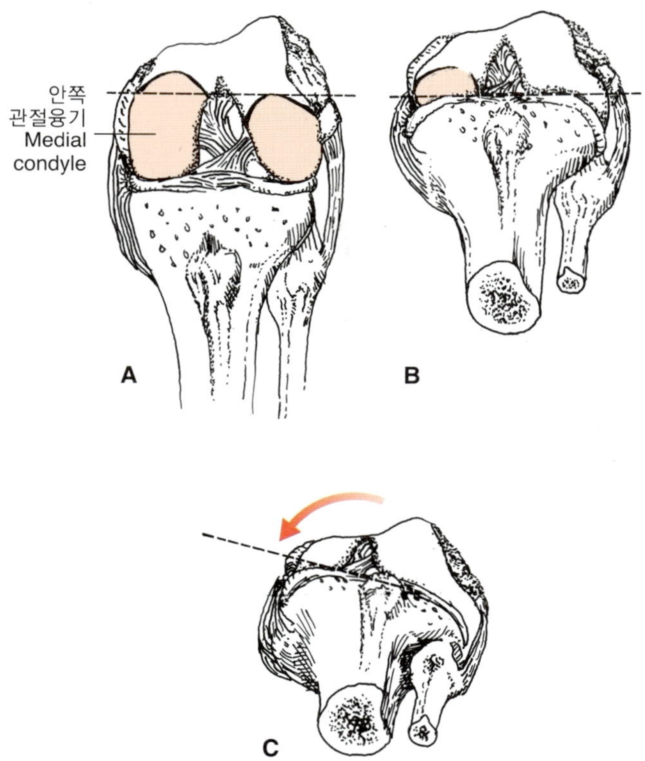

그림 19-4. 왼쪽 무릎관절의 screw-home 움직임. 체중부하상태(닫힌사슬운동)에서 무릎관절이 마지막 몇 도에서 폄될 때 넙다리뼈는 정강뼈에 대해 안쪽으로 돌림한다.

뼈의 안쪽 관절융기는 뒤쪽으로 미끄러짐 운동이 일어나면서 넙다리뼈는 정강뼈에 대해 **축돌림(spin)**(안쪽 돌림)을 일으키게 된다(그림 19-3B).

비체중부하상태에서 폄(열린사슬운동) 시 똑같은 축돌림 또는 돌림 움직임이 일어난다면 정강뼈)는 넙다리뼈에 대해 가쪽 돌림(외회전, external rotation)한다(그림 19-4). 이러한 현상은 폄 시 무릎관절(슬관절, knee joint)이 잠기는 동작 즉, *screw-home 기전*이 일어나는 작은 각도에서 발생한다. 무릎관절 완전폄(완전신전, full extension) 상태에서는 근수축 없이 장시간동안 서 있을 수 있다. 이때 무릎관절은 무릎관절을 굽힘시키기 위해 정강뼈에 대해 가쪽 돌림하는 넙다리뼈에 의해 열린(unlocked) 위치여야 한다. 이것은 정강뼈에 대한 넙다리뼈의 약간의 돌림이며, 반대로 무릎관절이 진짜 경첩관절이어야 한다. 그 이유는 이 돌림이 독립적으로 일어나는 것이 아니기 때문에 무릎관절의 움직임으로 고려되지 않을 것이다.

넙다리뼈(대퇴골, femur)와 무릎뼈(슬개골, patella)가 만나 이루는 관절을 **무릎넙다리관절(슬개대퇴관절, patellofemoral joint)**이라 한다(그림 19-5). 무릎뼈의 뒷면은 부드럽고, 넙다리뼈의 무릎면 위에서 미끄러짐 운동이 일어난다. 무릎뼈의 주 기능은 넙다리네갈래근(대퇴사두근, quadriceps)의 역학적 이득을 증가시키고, 무릎관절을 보호하는 것이다. 무릎관절의 역학적인 이득은 모멘트 팔이 길어질 수록 증가한다. 8장의 토크에서 설명했듯이 모멘트 팔은 근육작용선과 관절의 중심(축) 사이의 수직거리이다. 넙다리네갈래근 힘줄[또는 무릎힘줄(슬개건, patellar tendon)]과 넙다리뼈 사이에 무릎뼈가 위치하기 때문에 넙다리네갈래근의 작용선은 더 멀어진다(그림 19-6). 따라서 모멘트 팔은 길어지며, 근육은 더 큰 각력(angular force)을 낼 수 있게 되는 것이다. 만약에 무릎뼈가 없다면 모멘트 팔은 더 작아질 것이며, 관절의 뒤쪽으로 작용하는 힘을 안정시키는 근육의 힘은 더 증가하게 될 것이다.

Q각 또는 *무릎넙다리각(슬개대퇴각)*은 넙다리네갈래근 사이에서 발생하는 각도이다. 즉, 넙다리곧은근(대퇴직근, rectus femoris)과 무릎힘줄이 이루는 각도이다. 이 각도는 위앞엉덩뼈가시(전상장골극, ASIS)에서 무릎뼈의 중심점으로 하나의 선을 그리고, 그 다음 정강뼈결절(경골결절, tibial tuberosity)에서 무릎뼈의 중심점을 향해 선을 그으면 알 수 있다. 넙다리곧은근이 아래앞엉덩뼈가시(전하장골극, AIIS)에서 부착하지만, 위앞엉덩뼈가시는 아래앞엉덩뼈가시 바로 위에 위치하고 있고, 아래앞엉덩뼈가시보다 촉진하기가 수월하기 때문이다. 이 각도는 Q각을 나타내는 선을 교차시키면 된다

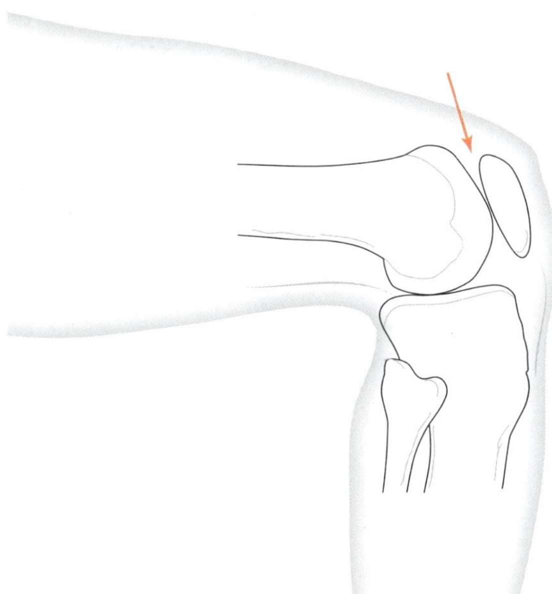

그림 19-5. 무릎넙다리관절(가쪽면).

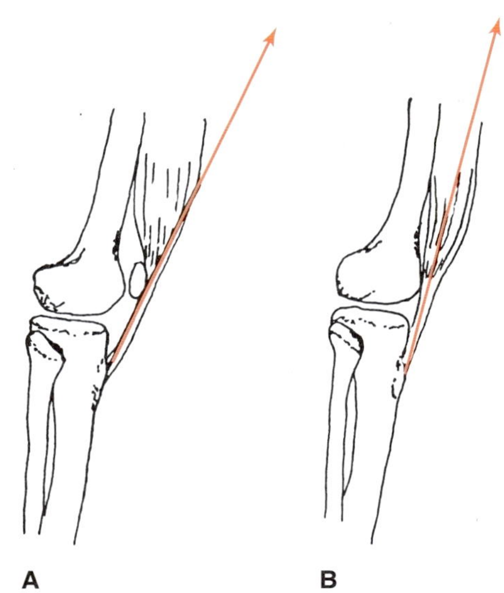

그림 19-6. 넙다리네갈래근의 모멘트팔은 무릎뼈가 없을 때 (B)보다 있을 때 더 커진다 (A)(옆면).

(그림 19-7). 이 각도는 정상적인 무릎관절 폄(신전, extension) 시 약 13~19° 정도 되며, 여성이 더 큰 경향이 있다. 이 각도가 여성이 더 큰 이유는 여성의 골반이 더 넓기 때문이다. 무릎넙다리관절통증증후군과 같은 많은 무릎관절과 무릎뼈의 문제는 Q각이 정상 각도보다 커지거나 작아지는 것과 관련이 깊다.

뼈와 명칭 (Bone and Landmarks)

무릎관절은 정강뼈의 몸쪽부 끝지점과 관절하는 넙다리뼈의 먼쪽 끝지점으로 이루어진다. 무릎에 대한 넙다리뼈의 중요한 명칭은 다음과 같다(그림 18-7과 19-8 참조).

머리
둥근 부분은 절구와 관절하여 덮여 있다.

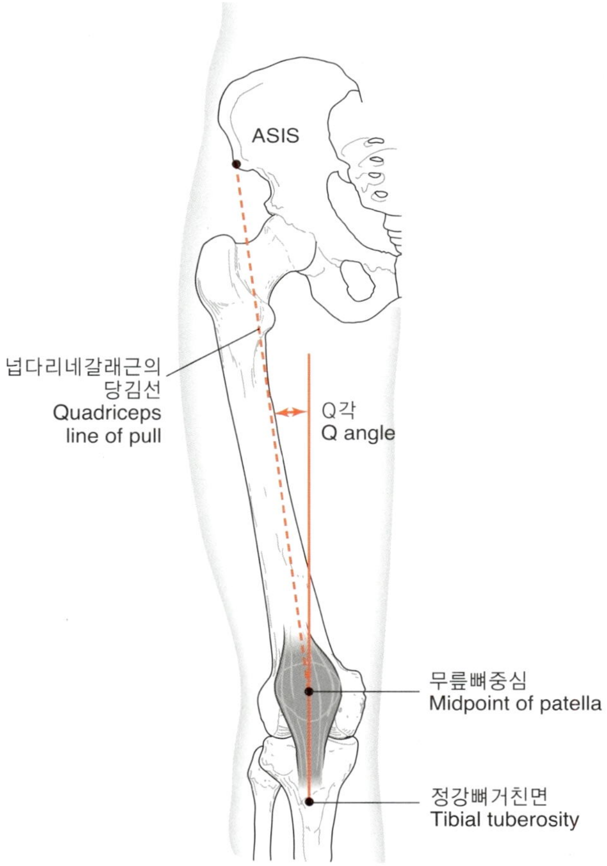

그림 19-7. 무릎관절의 Q각(앞면).

목
좁은 부분은 머리와 돌기들 사이에 위치한다.

큰돌기
큰 돌출부가 넙다리뼈의 목과 몸 사이에 위치하고, 중간볼기근과 작은 볼기근 및 가장 심부돌림근이 붙는 부착부이다.

작은돌기
작은 돌출부가 큰돌기 바로 먼쪽에 안쪽과 뒤쪽으로 위치해 있다; 엉덩허리근이 붙는 부위이다.

몸
뼈의 양끝사이 길고 원통형 부분으로 체(shaft)라고도 한다. 앞으로 약간 휘어져 있다.

안쪽 관절융기
먼쪽과 안쪽 끝지점이다.

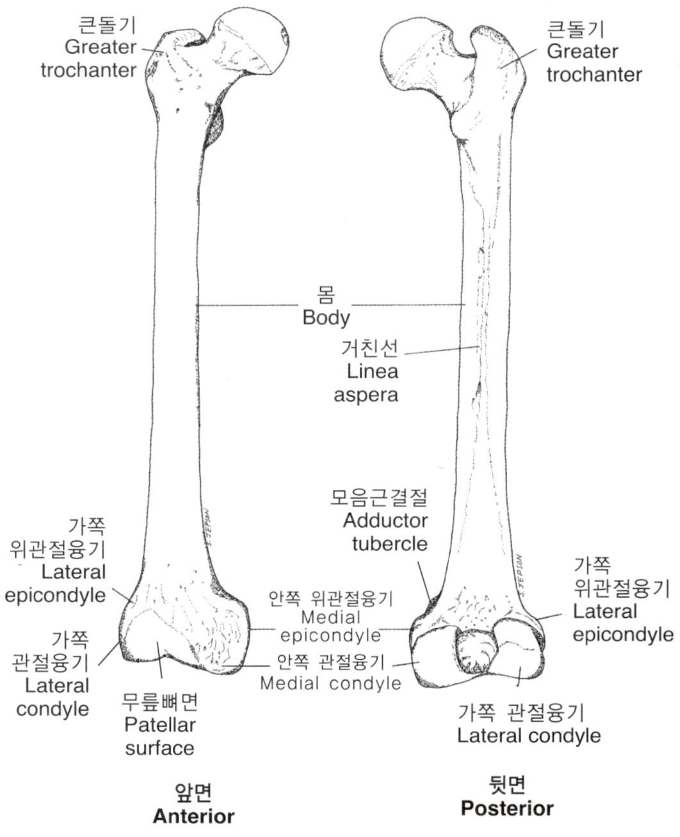

그림 19-8. 오른쪽 넙다리.

가쪽 관절융기

먼쪽 가쪽 끝지점이다.

가쪽 위관절융기

가쪽 관절융기의 몸쪽부에 있다.

안쪽 위관절융기

안쪽 관절융기의 몸쪽부에 있다.

모음근결절

안쪽 위관절융기 몸쪽부에 있는 작은 부위이며, 큰모음근(대내전근, adductor magnus)의 부착점이다.

거친선

뒤쪽으로 주행하는 명확하고, 길게 뻗은 모서리 또는 능선이다.

두덩뼈선

작은돌기(소전자, lesser trochanter) 아래지점에서 거친선(조선, linea aspera)을 따라 사선방향으로 주행하며, 작은모음근(단내전근, adductor minimus)의 부착점이 된다.

무릎뼈면

안쪽 관절융기와 가쪽 관절융기 사이에 있고, 앞쪽에 위치하며, 무릎뼈의 뒷면과 관절을 이룬다.

무릎에 대하여 정강뼈의 중요한 명칭은 다음과 같다(그림 19-9):

융기사이융기

정강뼈(경골, tibia)의 중간지점 몸쪽 관절면 위에 두 개의 융기가 있으며, 이것은 넙다리뼈(대퇴골, femur)의 융기사이오목(과간와, intercondylar fossa)과 연결된다.

안쪽 관절융기

몸쪽 안쪽 끝지점

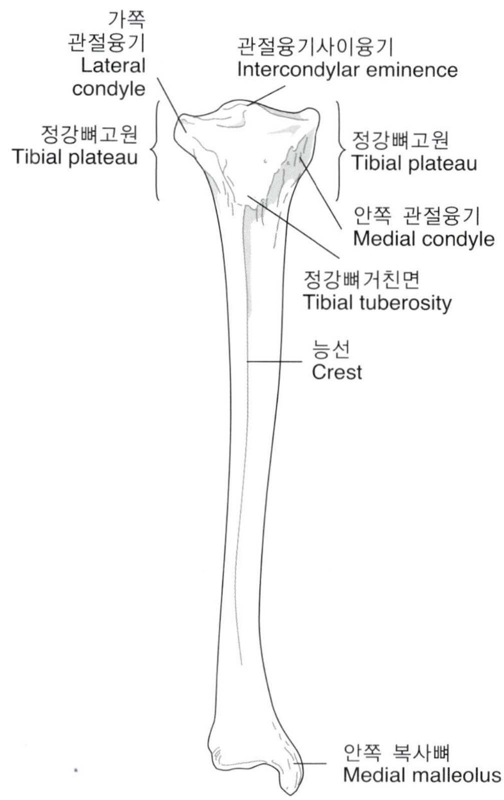

그림 19-9. 오른쪽 정강뼈(앞면).

가쪽 관절융기

몸쪽 가쪽 끝지점

정강뼈 고원부

안 · 가쪽 관절융기와 융기사이융기(과간융기, intercondylar eminence)를 포함하는 넓은 몸쪽부 끝지점

정강뼈결절

정중선에 있는 관절면 또는 앞쪽에 있는 넓은 몸쪽부 끝지점.

종아리뼈(비골, fibula)는 정강뼈(경골, tibia)보다 작고, 가쪽에 있다. 이 뼈는 정강뼈의 앞면 뒤쪽에 위치하고 있으면서 넓은 근부착점을 제공한다(그림 19-10). 이러한 특징은 다리를 둥그런 모양을 만들게 한다. 종아리뼈는 무릎관절의 한 부분이 아니다. 그 이유는 종아리뼈는 넙다리뼈와 관절을 이루지 않기 때문이다. 비록 종

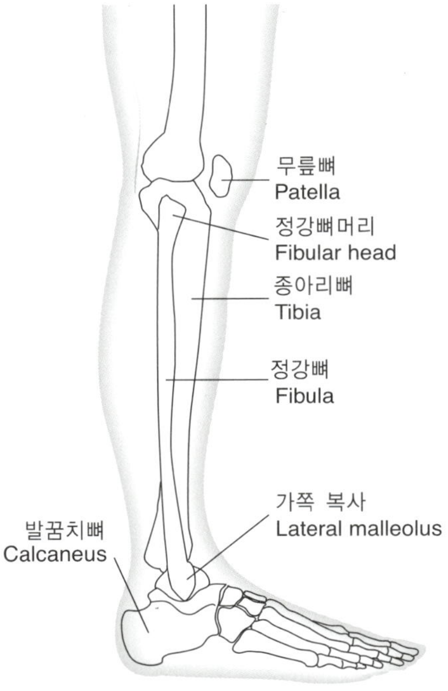

그림 19-10. 오른쪽 다리(가쪽면).

아리뼈는 무릎관절에 대한 부착지점을 제공하고 있기는 하지만 오히려 발목관절(족관절, ankle joint)에 더 큰 역할을 한다.

무릎뼈(슬개골, patella)는 넙다리네갈래근(대퇴사두근, quadriceps)의 힘줄 내에 있는 삼각형 모양의 종자뼈(sesamoid)이다(그림 19-11). 이 뼈는 상면이 넓고, 먼쪽부는 다소 뾰족하다.

발꿈치뼈(종골, calcaneus)(그림 19-10)는 발목뼈(족근골, tarsal bone) 중에서 가장 뒤쪽에 있으며, 발뒤꿈치라고 일반적으로 알려져 있다. 이 골은 장딴지근(비복근, gastrocnemius)의 부착지점을 제공해 준다.

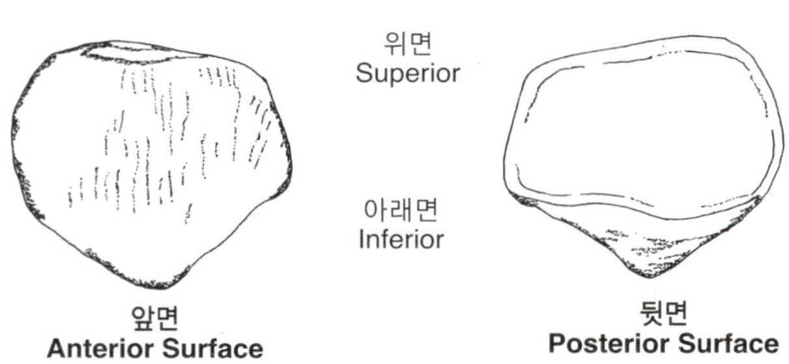

그림 19-11. 무릎뼈.

인대와 그 외 구조물
(Ligaments and Other Structures)

이미 앞서 언급했듯이 무릎관절은 골성구조물이 아니라 인대와 근육에 의해 결합되어 있다. 십자인대와 곁인대(collateral ligament)는 두 가지 주요 인대이다(그림 19-12). 십자인대는 관절주머니내에 위치하고 있기 때문에 *관절주머니내인대*라고도 한다. 안쪽 관절융기와 가쪽 관절융기 사이에 있는 두 십자인대는 서로 나선상으로 교차한다(십자 cruciate 라는 의미는 라틴어로 교차된다와 같은 의미이다). 두 인대는 *정강뼈*의 부착지점에 따라 이름이 붙여진다(그림 19-13). **앞쪽 십자인대(anterior cruciate ligament)**는 안쪽 반달 바로 안쪽에 있는 정강뼈의 융기사이융기(과간융기, intercondylar eminence) 앞면에 부착한 다음 **뒤쪽 십자인대(posterior cruciate ligament)**의 가쪽인 위·뒤쪽 방향으로 주행하여, 넙다리뼈의 가쪽 관절융기 뒷면에 부착한다. 뒤십자인대는 정강뼈의 융기사이융기 뒤쪽에 부착한 다음 앞십자인대의 안쪽인 위·앞쪽 방향으로 주행한다. 그 다음 뒤십자인대는 넙다리뼈의 안쪽 관절융기 앞면에 부착한다. 이 부착점을 요약하면 앞십자인대는 정강뼈의

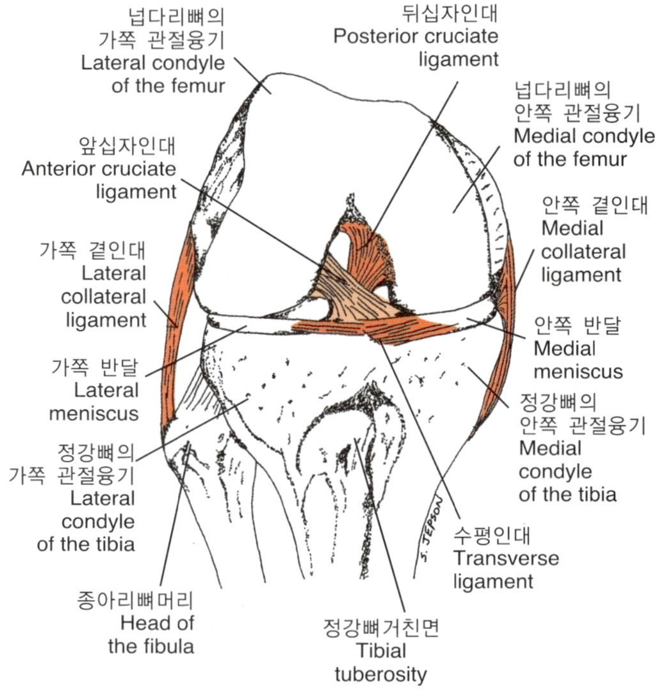

그림 19-12. 오른쪽 무릎관절 굽힘 상태(앞면).

앞쪽에서 넙다리뼈 뒤쪽으로 주행하고, 뒤십자인대는 정강뼈 뒤쪽에서 넙다리뼈 앞쪽으로 주행한다.

십자인대는 시상면 안정성을 제공한다. 앞십자인대는 정강뼈에 대해 넙다리뼈가 뒤쪽으로 이동하거나 또는 반대로 넙다리뼈에 대해 정강뼈가 앞쪽으로 이동하는 것을 제한한다. 그리고 앞십자인대는 폄 시 팽팽해지고, 무릎관절의 젖힘(과신전, hyperextension)을 제한한다. 무릎관절이 반굽힘(반굴곡, semiflexion) 상태일 때 앞십자인대는 정강뼈의 앞쪽으로 이동하는 것을 막는다. 반대로 뒤십자인대는 정강뼈에 대해 넙다리뼈가 앞쪽으로 이동하거나, 넙다리뼈에 대해 정강뼈가 뒤쪽으로 이동하는 것을 막는다. 뒤십자인대는 굽힘 시 팽팽해지고, 손상율은 앞십자인대 보다는 많이 낮다.

무릎관절 가쪽면에 붙어 있는 인대는 곁인대(collateral ligament)이다(그림 19-12). **안쪽 곁인대(내측 측부인대, medial collateral ligament)** 또는 정강뼈곁인대(경골측부인대, tibia collateral ligament)는 납작하고, 넓은 인대이며, 넙다리뼈와 정강뼈의 안쪽 관절융기에 부착한다. 안쪽 반달(내측반월판, medial meniscus)은 안쪽 곁인대에 붙어 있기 때문에 안쪽 곁인대에 과도한 스트레스가 가해지면 안쪽 반달이 쉽게 찢어지게 된다. **가쪽에 있는 인대는 가쪽 곁인대(외측 측부인대, lateral collateral ligament)** 또는 종아리곁인대(collateral ligament)이다. 가쪽 곁인대는 둥글고, 노끈과 같은 모양이며, 넙다리뼈의 가쪽 관절융기에 부착한 다음 종아리뼈머리(비골두, fibular head)를 향해 아래로 주행하며, 가쪽 반달(외측 반월판, lateral meniscus)과는 분리되어 있다. 가쪽 곁인대는 무릎관절의 안쪽에 가해지는 스트레스로부터 무릎관절을 보호하는 역할을 한다.

곁인대는 이마면(전두면, frontal plane)의 안정성을 제공한다. 안쪽 안정성을 제공하는 안쪽 곁인대는 무릎관절의 가쪽에 가해지는 타격으로 인한 과도한 움직임을 막아준다. 가쪽 곁인대는 안쪽면의 안정성을 제공한다. 이들 인대의 부착점은 굽힘 축에 대해 뒤·위쪽으로 주행하기 때문에 폄 시 팽팽해지면서 무릎관절의 안정성을 제공하며, 반대로 굽힘 시 느슨해진다.

정강뼈의 위면에 위치한 **안·가쪽 반달**은 두 개의 반달모양이며, 정강뼈의 상면에 부착해 있는 쐐기모양의 섬유연골성 디스크이며, 충격흡수체이다(그림 19-14). 반달은 안쪽에 비해 가쪽이 더 두껍기 때문에 몸쪽면은 오목하고, 반달은 정강뼈의 관절면을 편평하고 상대적으로 깊게 만들어준다. 안쪽 반달은 안쪽 곁인대(medial collateral ligament)와 붙어 있기 때문에 더 쉽게 찢어진다.

무릎관절에는 두 가지 형태의 끝느낌이 있다. 무릎을 굽힌 끝느낌은 넙다리와 종아리의 근복이 접촉함으로 부드럽다(연부조직이 가까이 있다). 무릎을 편 끝느낌은 관절주머니와 인대가 긴장하기 때문에 단단하다(연부조직이 신장된다).

관절주머니(bursa)의 목적은 마찰을 감소시키는 것이며, 무릎관절에는 약 13개의 관절주머니가 있다. 무릎관절 주위에 있는 많은 힘줄들은 뼈나 다른 힘줄에 대한

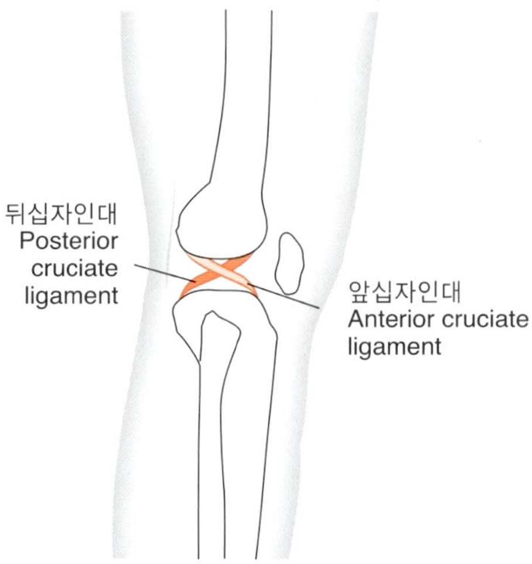

그림 19-13. 십자인대는 정강뼈의 부착점에 따라 명명된다(옆면).

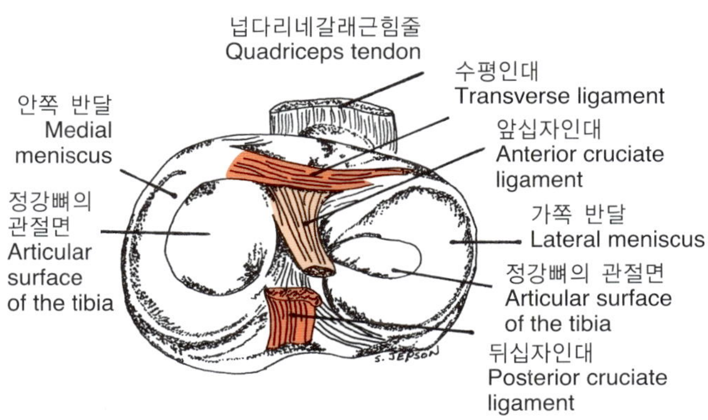

그림 19-14. 오른쪽 무릎관절(윗면).

당김선이 상대적으로 수직이기 때문에 관절주머니가 필요하다. 그림 19-15는 안쪽에서 본 그림을 통해 볼 수 있듯이 무릎관절 주위에 있는 많은 관절주머니를 설명하고 있다. 표 19-1은 가장 공통적으로 논의되는 관절주머니를 요약한 것이다.

오금부(popliteal space)는 무릎관절 뒤쪽을 말하며, 중요한 신경인 정강신경(경골신경, tibial nerve)과 온종아리신경(총비골신경, common peroneal nerve)과 혈관(오금동맥)들이 들어 있다. 다이아몬드 모양의 오목(와, fossa)은 반힘줄모양근과 반막모양근에 의해 위·안쪽이 형성되고, 넙다리두갈래근(대퇴이두근, biceps femoris)에 의해 위·가쪽이 형성된다(그림 19-16). 그리고 아래부위는 장딴지근의 안쪽 갈래(내측두, medial head)와 가쪽 갈래(외측두, lateral head)가 형성한다.

거위다리힘줄(pes anserine)(라틴어로 "거위 발"을 의미함)은 넙다리빗근(봉공근, sartorius), 두덩정강근(박근, gracilis), 그리고 반힘줄모양근(반건양근)에 의해 형성된다(그림 19-17). 이들 세 근육의 몸쪽 부착점은 모두 다르다. 넙다리빗근은 엉덩뼈가시(장골극, iliac spine)에서 앞쪽으로 주행하며, 두덩정강근은 두덩뼈(치골, pubis)에서 안쪽으로 주행하고, 반힘줄모양근은 궁둥뼈결절(좌골결절, ischial tuberosity)에서 뒤쪽으로 주행한다. 이들 세 근육은 무릎관절에서 뒤·안쪽으로 교차한 다음 정강뼈 몸쪽부 앞·안쪽면에 공통부착점을 형성하기 위해 만나게 된다. 이러한 정렬은 그림 18-29에서 볼 수 있다. 가끔 정형외과 의사들은 무릎관절의

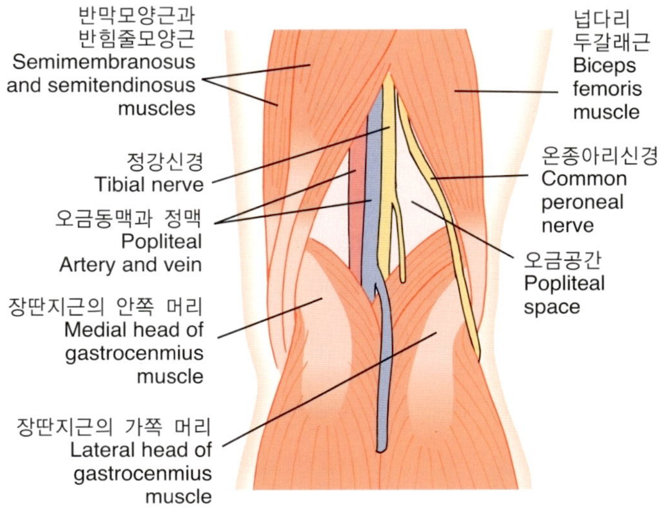

그림 19-16. 오른쪽 오금부를 형성하는 근육의 경계(뒷면).

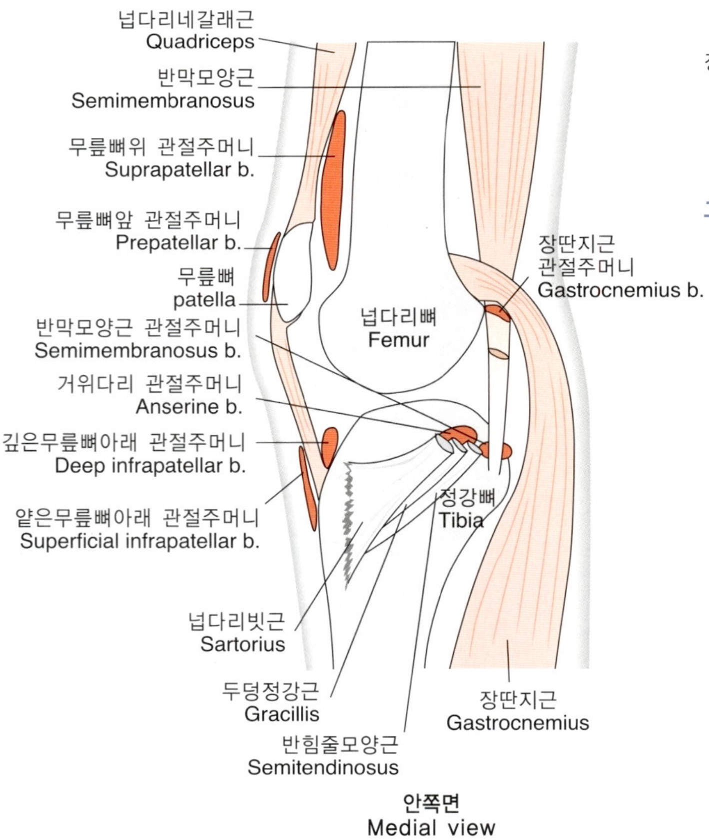

그림 19-15. 무릎관절 주변의 관절주머니(옆면).

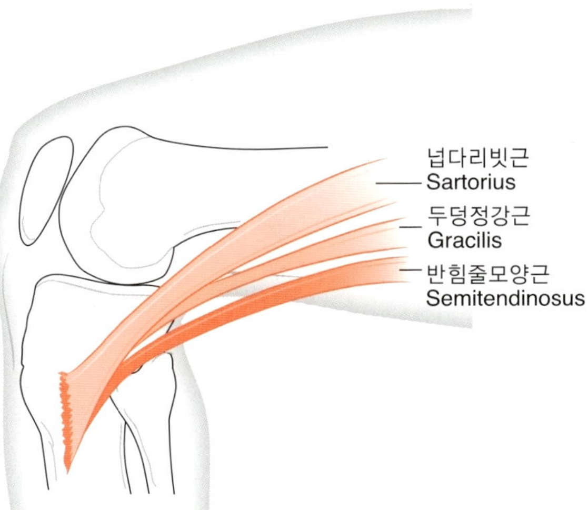

그림 19-17. 거위다리힘줄을 이루는 세 근육의 부착점(안쪽면).

표 19-1 무릎의 관절주머니

명칭	위치
앞면	
무릎뼈 앞쪽 피하 관절주머니	무릎뼈와 피부사이
무릎뼈 아래 깊은곳 관절주머니	정강뼈 몸쪽부와 무릎뼈인대 사이
무릎뼈 아래 피하 관절주머니	정강뼈결절과 피부사이
무릎뼈 위 관절주머니*	넙다리뼈 먼쪽부와 넙다리네갈래근 힘줄 사이
뒷면	
장딴지근 관절주머니*	장딴지근의 가쪽 머리와 관절주머니 사이
넙다리두갈래근 관절주머니	가쪽 곁인대와 넙다리두갈래근 힘줄 사이
오금 관절주머니*	오금근과 넙다리뼈 가쪽 관절융기 사이
장딴지근 관절주머니*	장딴지근의 안쪽 갈래와 관절주머니 사이
반막모양근 관절주머니	반막모양근과 정강뼈 사이
가쪽면	
엉덩정강근막띠 관절주머니	엉덩정강근막띠 먼쪽 부착지점 아래지점
가쪽 곁인대 관절주머니	뼈 근처 가쪽 곁인대 아래지점
안쪽면	
거위다리힘줄 관절주머니	넙다리빗근, 두덩정강근, 그리고 반힘줄모양근 힘줄 아래지점

*무릎관절과 연결되어 있다.

안쪽 안정성을 강화하기 위해 공통부착점을 수정시키는 수술을 하기도 한다.

무릎관절의 근육 (Muscle of the Knee)

무릎관절에 있는 두 관절 근육은 엉덩관절(고관절, hip joint) 부분에서 이미 다루었지만, 이들 근육군에 대한 더 자세한 분류가 필요하다. 표 19-2는 모두 중요한 기능을 가지고 있지는 않을지라도 무릎관절을 가로지르는 근육들을 보여준다.

앞쪽 근육 (Anterior muscles)

넙다리네갈래근(대퇴사두근, quadriceps)은 무릎관절의 앞면을 가로지르는 4개의 근육으로 이루어져 있다(그림 19-18). **넙다리곧은근(대퇴직근, rectus femoris)**은 엉덩관절을 통과하는 이 그룹의 유일한 근육이다. 이것의 몸쪽 부착부위는 아래앞엉덩뼈가시(전하장골극, AIIS)이다. 이것은 넙다리뼈에서 똑바로 내려와 다른 세 개의 넓은 근과 만나 넙다리네갈래 힘줄(또는 *무릎힘줄*이라고 한다)로 섞여진다. 이것은 무릎뼈를 감싸고 무릎관절을 통과하며 정강뼈 결절에 가서 붙는다. 넙다리곧은근은 엉덩관절 굽힘과 무릎관절 폄에 주동근이다. **가쪽 넓은근(외측광근, vastus lateralis)**은 넙다리곧은근의 가쪽에 위치하고 있고, 넙다리뼈의 거친선(조선, linea aspera)에서 이는곳하여 무릎뼈에서 다른 근육들과 만나기 위해 넙다리뼈의 가쪽으로 주행한다. **안쪽 넓**

표 19-2 무릎관절의 근육

위치	한 관절 근육	두 관절 근육
앞면	가쪽 넓은근 중간넓은근 안쪽 넓은근	넙다리곧은근
뒷면	넙다리두갈래근의 짧은갈래 오금근	넙다리두갈래근의 긴갈래 반막모양근 반힘줄모양근 넙다리빗근 두덩정강근 장딴지근
가쪽면		넙다리근막긴장근

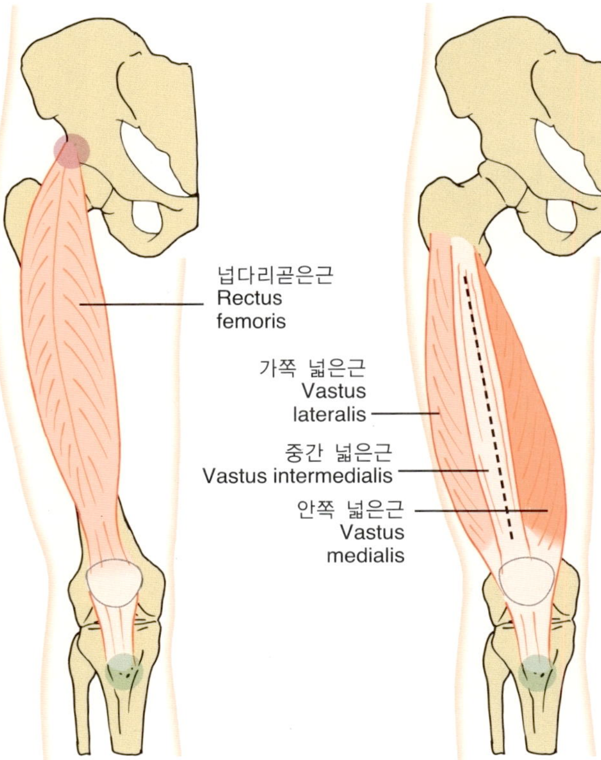

그림 19-18. 넙다리네갈래근(앞면). 3개의 넓은근은 넙다리곧은근의 깊은곳에 있다. 가쪽 넓은근과 안쪽 넓은근의 부착점은 넙다리뼈의 몸쪽부이지만, 무릎관절 앞쪽으로 교차하기 위해 만난다.

은근(내측광근, vastus medialis) 역시 넙다리뼈의 거친선에서 이는곳하지만 넙다리뼈의 안쪽(medial)으로 주행한다. 넙다리곧은근의 깊은곳에 있는 근육은 **중간 넓은근(중간광근, vastus intermedialis)**이다. 이 근육은 넙다리뼈의 앞면에서 이는곳하여 넙다리뼈의 앞쪽으로 주행하여 다른 넓은근들과 만나게 된다. 넙다리네갈래근은 무릎뼈의 바닥면(기저면, base)을 지나 무릎힘줄(슬개건, patellar tendon)이 되어 정강뼈결절에 부착한다. 4개의 넓은근은 무릎관절 앞쪽으로 주행하기 때문에 무릎관절을 폄시킨다. 넙다리곧은근은 엉덩관절 앞쪽으로 주행하기 때문에 엉덩관절 역시 굽힘시킨다.

넙다리곧은근 (rectus femoris muscle)

이는곳(O)	아래앞엉덩뼈가시
닿는곳(I)	정강뼈결절
기능(A)	엉덩관절굽힘, 무릎관절폄
신경(N)	넙다리신경(L2, L3, L4)

가쪽 넓은근 (vastus lateralis muscle)

이는곳(O)	넙다리뼈의 거친선
닿는곳(I)	정강뼈결절
기능(A)	무릎관절폄
신경(N)	넙다리신경(L2, L3, L4)

안쪽 넓은근 (vastus medialis muscle)

이는곳(O)	넙다리뼈
닿는곳(I)	정강뼈결절
기능(A)	무릎관절폄
신경(N)	넙다리신경(L2, L3, L4)

중간넓은근 (vastus intermedialis muscle)

이는곳(O)	넙다리뼈의 앞면
닿는곳(I)	정강뼈결절
기능(A)	무릎관절폄
신경(N)	넙다리신경(L2, L3, L4)

뒤쪽 근육 (Posterior muscles)

넙다리뼈(대퇴, femur)의 뒷면을 덮고 있는 3개의 근육은 *넙다리뒤근육(슬괵근, hamstring)*이다. 넙다리뒤근육은 반힘줄모양근, 반막모양근, 그리고 넙다리두갈래근(대퇴이두근, biceps femoris)으로 이루어져 있다(그림 19-19). 넙다리뒤근육은 궁둥뼈결절이 이는곳이다.

반막모양근(반막양근, semimembranosus)은 넙다리의 안쪽으로 내려오고, 반힘줄모양근보다 깊게 위치하고 정강뼈의 안쪽 융기에 닿는다. **반힘줄모양근(반건양근, semitendinosus)**은 무릎관절 뒤쪽으로 퍼진 후에 앞쪽으로 움직이는 더 길고 더 좁은 먼쪽 힘줄이다. 그것은 두덩근, 넙다리빗근과 함께 정강뼈의 앞쪽과 안쪽에 붙는다. **넙다리두갈래근**은 두 개의 머리를 가지고 있고 뒤쪽의 넙다리 가쪽으로 내려온다. 긴 머리는 궁둥뼈결절에서 다른 두 근육과 함께 시작되지만 짧은 머리는 거친선의 가쪽 순에서 시작한다. 두 머리는 함께 합쳐진 후 종아리뼈머리의 가쪽으로 붙기 위해 무릎뒤쪽과 약간 미끄러져 정강뼈의 가쪽 관절융기까지 퍼진다. 넙다리두갈래근의 짧은 머리는 무릎관절에서만 기능을 가지고 있는 넙다리뒤근육군의 유일한 근육이다. 다른 근육들은 엉덩관절과 무릎관절에서 기능을 가지고 있다.

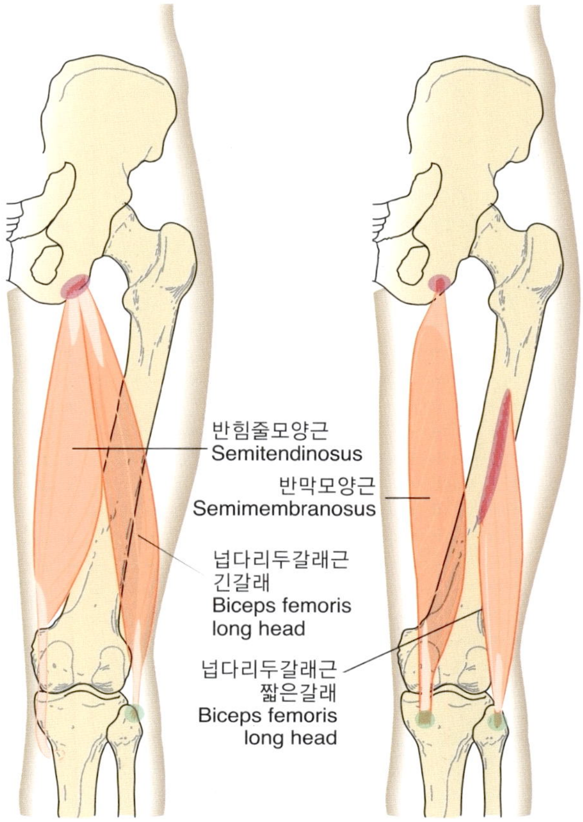

그림 19-19. 넙다리뒤근육(뒷면).

반막모양근 (semimembranosus muscle)

이는곳(O)	궁둥뼈결절
닿는곳(I)	정강뼈의 안쪽 관절융기 뒷면
기능(A)	엉덩관절폄, 무릎관절굽힘(굴곡, flexion)
신경(N)	궁둥뼈신경 (L5, S1, S2)

반힘줄모양근 (semitendinosus muscle)

이는곳(O)	궁둥뼈결절
닿는곳(I)	정강뼈 몸쪽부 앞 · 안쪽면
기능(A)	엉덩관절폄, 무릎관절굽힘
신경(N)	궁둥뼈신경(L5, S1, S2)

넙다리두갈래근 (biceps femoris muscle)

이는곳(O)	긴갈래: 궁둥뼈결절 짧은갈래: 거친선의 가쪽순
닿는곳(I)	종아리뼈머리
기능(A)	긴갈래: 엉덩관절폄, 무릎관절굽힘 짧은갈래: 무릎관절굽힘
신경(N)	긴갈래: 궁둥뼈신경(S1, S2, S3) 짧은갈래: 온종아리신경(L5, S1, S2)

오금근(슬와근, popliteus)은 장딴지근(비복근, gastrocnemius)의 깊은곳에 있는 오금부에서 무릎관절의 뒤쪽에 위치하고 있는 한 관절 근육이다(그림 19-20). 이 근육은 넙다리뼈 가쪽 관절융기의 가쪽면에서 이는곳하여 무릎관절 뒤쪽을 사선방향으로 교차한 다음 정강뼈 몸쪽부 안쪽면 뒤쪽에 닿는곳한다. 오금근은 무릎관절 뒤쪽으로 주행하기 때문에 무릎관절을 굽힘시킨다. 그리고 무릎관절을 열린자세(unlocking)로 유지하거나, 무릎관절굽힘 초기에 작용한다.

오금근 (popliteus muscle)

이는곳(O)	넙다리뼈 가쪽 관절융기
닿는곳(I)	정강뼈 안쪽 관절융기 뒷면
기능(A)	무릎굽힘을 시작
신경(N)	정강신경(L4, L5, S1)

장딴지근(비복근, gastrocnemius)은 무릎관절과 발목관절을 가로지르는 두 관절 근육이다(그림 19-21). 이 근육은 매우 강력한 발목관절 발바닥굽힘근(저측굴곡근, plantarflexor)이며 무릎관절에도 중요한 역할을 한다. 장딴지근은 넙다리뼈의 안쪽 관절융기와 가쪽 관절융기의 뒷면에 두 개의 갈래(head)가 부착한다. 다리의 뒷면을 따라 표층으로 내림한 다음 가자미근(soleus)과 함께 공통힘줄인 *Achilles tendon*(아마추어는 *뒤꿈*

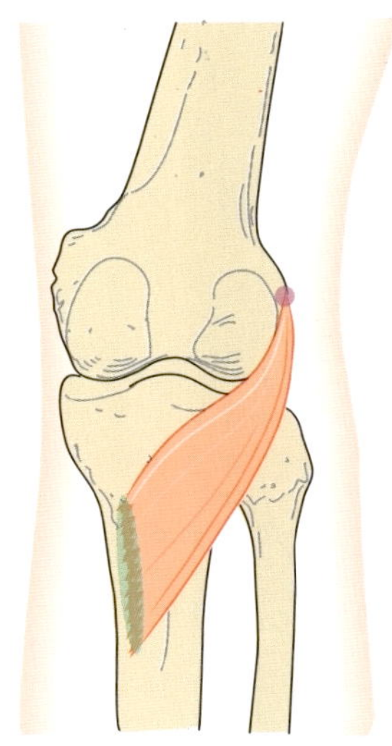

그림 19-20. 오금근(뒷면).

*치 힘줄*이라고 함)이 되어 발꿈치뼈(종골, calcaneus)의 뒷면에 부착한다. 이 근육의 주요 기능은 발목관절이지만, 좋은 당김선을 갖고 있는 무릎관절 뒤쪽으로 주행하는 큰 근육이다. 따라서 무릎관절 굽힘근(굴곡근, flexor)으로서의 기능을 간과할 수 없다. 이 근육은 넙다리네갈래근의 작용이 없는 사람의 무릎관절 폄시키는 특이한 기능이 있다(그림 19-22). 발이 지면에 고정되어 있는 닫힌운동사슬 상태에서 먼쪽 분절 즉, 다리는 고정되어 있고, 몸쪽 분절, 즉 넙다리뼈가 움직이게 된다. 이 작용은 넙다리뼈가 뒤쪽으로 당겨지거나 또는 무릎관절이 폄되는 근 작용의 역전현상이다. 장딴지근의 이러한 특성은 넙다리네갈래근의 근수축없이 기립상태로 서 있을 수 있게 한다.

장딴지근 (gastrocnemius muscle)

이는곳(O)	넙다리뼈의 안쪽 관절융기와 가쪽 관절융기
닿는곳(I)	발꿈치뼈 뒷면
기능(A)	무릎관절굽힘, 발목관절 발바닥굽힘
신경(N)	정강신경(S1, S2)

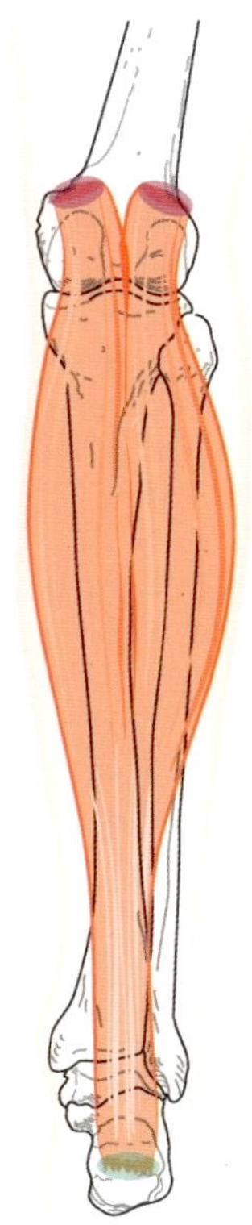

그림 19-21. 장딴지근(뒷면).

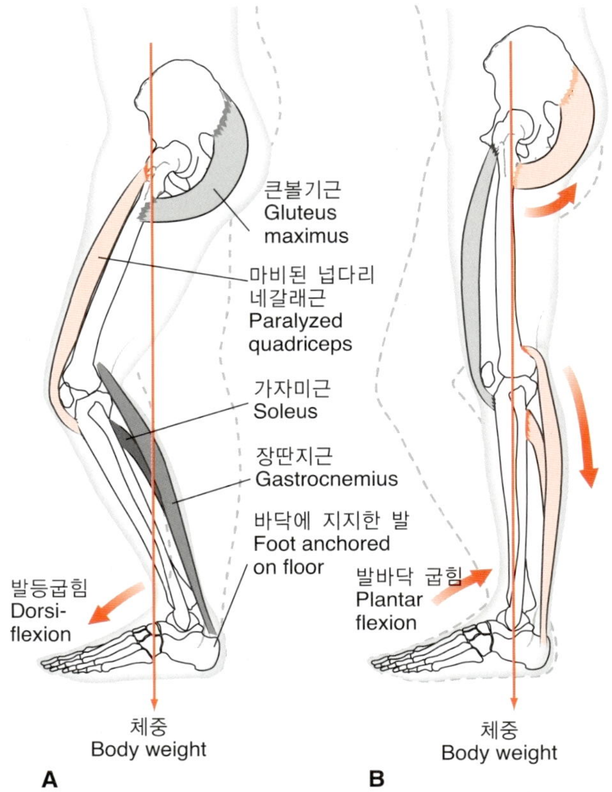

그림 19-22. 옆면. (A) 넙다리네갈래근이 마비되었을 경우 무릎관절을 폄 상태로 당길 수 없고, 체중 선은 무릎관절 뒤쪽으로 작용하기 때문에 무릎관절이 굽힘된다. 하지만 큰볼기근과 장딴지근이 결합된 근육작용의 역전현상은 입각기 동안 무릎관절을 폄 상태로 만든다. (B) 닫힌사슬 자세에서 이 두 근육은 무릎관절을 폄 상태로 당긴다. 가자미근은 발등굽힘상태로 중립상태를 유지하는 발목관절을 발바닥굽힘시키면서 도와주게 된다. 이렇게 되면 체중 선은 무릎관절과 발목관절 축의 앞쪽에 위치하게 되어 무릎관절이 폄된다.

두덩정강근, 넙다리빗근, 그리고 넙다리근막긴장근은 무릎관절 뒤쪽으로 주행하지만 당김각도, 다른 근육과의 크기, 그리고 그 외 다른 요인으로 인해 주동근으로 작용하지는 않는다. 하지만 이들 근육은 관절의 안정성에 관여한다.

넙다리근막긴장근(대퇴근막장근, tensor fascia lata)은 굽힘과 폄을 위한 관절축의 중앙을 따라 무릎관절 가쪽으로 주행한다. 이 근육은 무릎관절의 가쪽 안정성에 기여한다. **두덩정강근(gracilis)**과 **넙다리빗근(sartorius)**은 무릎관절 안쪽으로 주행하여 안쪽 안정성에 기여한다. 장딴지근(gastrocnemius)과 넙다리뒤근육(hamstring)은 안쪽 관절융기(medial condyle) 가쪽의 뒤쪽 안정성에 기여하며, 넙다리네갈래근(quadriceps)은 앞쪽 안정성에 기여한다.

해부학적 관계 (Anatomical relationships)

근육들은 앞으로나 뒤로 무릎을 통과한다. 넙다리곧은근은 앞쪽의 근육군 중 가장 표층에 있는 근육이다. 넙다리 가운데와 아래쪽에 가쪽 넓은근과 안쪽 넓은근이 넙다리곧은근의 양쪽으로 표층에 위치한다(그림 19-23). 넙다리곧은근 보다 깊이 두 개의 넓은근 사이에 중간넓은근이 있다(그림 19-24).

넙다리뒤근육은 넙다리 뒤쪽에 위치한다. 표층으로 넙다리두갈래근(긴 머리)은 가쪽에, 반힘줄모양근은 안쪽에 위치한다. 이러한 근육 밑에 넙다리두갈래근의 짧은 머리(가쪽)와 반막모양근(안쪽)이 있다. 넙다리의 먼쪽 가장 깊은 곳에 오금근이 있다. 그것은 장딴지근의 몸쪽 머리 아래에 위치한다.

넙다리빗근은 무릎을 가로질러 안쪽으로 두덩정강근 앞에, 더 뒤쪽으로는 반힘줄모양근이 따른다(거위다리 힘줄; 그림 18-29 참조). 넙다리근막긴장근은 가쪽으로 엉덩정강근막띠쪽으로 무릎을 가로지른다.

근육작용에 대한 요약 (Summary of muscle action)

무릎관절 주동근에 대한 요약은 표 19-3과 같다.

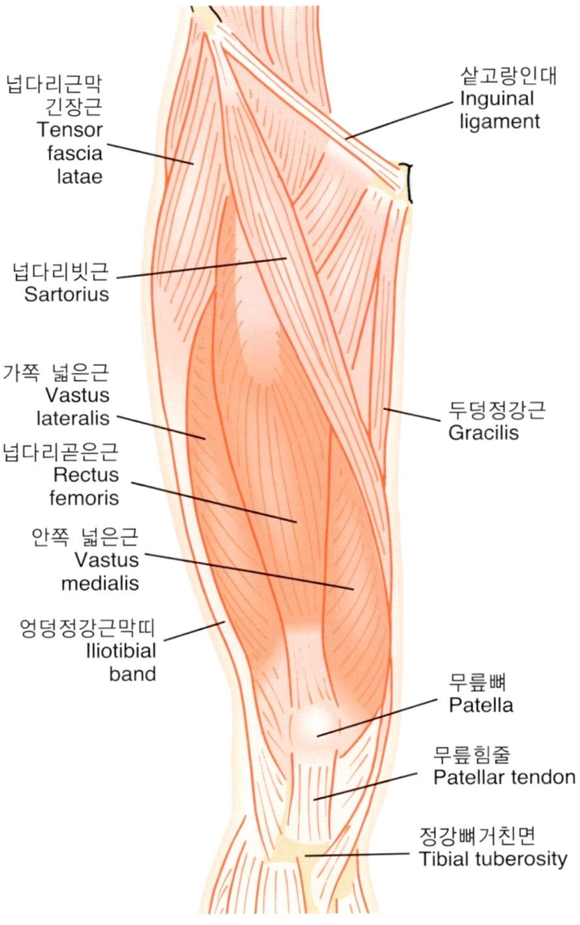

그림 19-23. 앞쪽의 무릎근육(표층면).

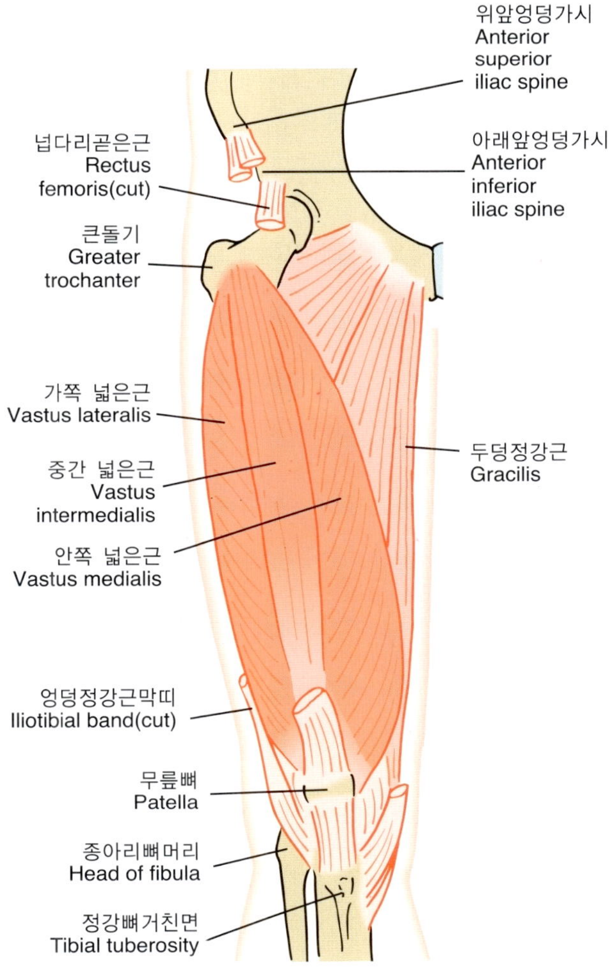

그림 19-24. 무릎앞쪽 근육(깊은면).

표 19-3 무릎관절의 주동근

작용	근육
폄	넙다리네갈래근군
	넙다리곧은근
	안쪽 넓은근
	중간넓은근
	가쪽 넓은근
굽힘	넙다리뒤근육
	반막모양근
	반힘줄모양근
	넙다리두갈래근
	오금근
	장딴지근

근육의 신경지배 요약
(Summary of muscle innervation)

무릎관절에 대한 중요한 신경지배 역할을 하는 것은 넙다리신경(femoral nerve)과 궁둥뼈신경(sciatic nerve)이다. 넙다리신경은 넙다리네갈래근군을 신경지배하며, 궁둥뼈신경은 넙다리뒤근육군을 신경지배한다.

그 외 다른 두 가지 무릎관절 굽힘근은 오금근과 장딴지근인데, 이들 근육은 정강신경으로부터 신경지배를 받는다(이번 장에 또는 표 19-4에 포함되지 않았다. 그러나 무릎에 퍼져 있는 두 관절근육은 무릎에서 주동근으로서 작용하지 않는다-넙다리빗근, 두덩정강근, 넙다리근막긴장근). 누구나 알 수 있듯이 무릎관절 폄근은 넙다리신경으로부터 신경지배를 받는데, 이 넙다리신경은 무릎관절의 굽힘보다 더 고위레벨의 척수수준에서 나온 것이다. 이것은 척수손상 환자에게 중요하다. 표 19-4와 표 19-5은 무릎관절의 신경지배를 요약한 것이다. 하지만 이것은 척수수준의 신경지배에 관한 다양한 의견과 일치하지 않는 것도 있다는 것을 알아야 한다.

일반적인 무릎관절의 병리
(Common knee pathologies)

"Knock knee"라고도 하는 **밖굽이무릎(외반슬, genu valgum)**은 다리의 먼쪽 분절(발목관절)이 정상보다 가쪽에 위치하고 있다. 이 경우 발목관절은 떨어져 있는 반면에 무릎관절은 서로 붙어 있는 경향이 있다. **안굽이무릎(내반슬, genu varum** 또는 bowleg)은 다리의 먼쪽 분절이 정상보다 더 안쪽에 위치하고 있다. 이 경우 무릎관절은 떨어져 있는 반면에 발목관절은 붙어 있는 경향이 있다. 한 관절의 이상정렬(malalignment)은 인접한 관절에 영향을 미치게 된다. 따라서 펴진넙다리뼈(내반고, coxa varus)는 안굽이무릎을 일으키고, 반대로 굽은무릎(외반고, coxa valgus)은 밖굽이무릎을 야기할 수 있다. "Back Knee"라고도 하는 젖힌무릎(전반슬, genu recurvatum)은 넙다리정강관절(경골대퇴관절, tibiofemoral joint)의 폄 시 관절가동범위가 0° 보다 큰 경우를 말한다.

Jumper's knee 또는 **무릎힘줄염(슬개건염, patellar tendonitis)**은 반복적인 스트레스나 점프와 같은 갑작스런 과부하가 가해짐으로 인해 무릎힘줄에 압통이 나타나는 것이 특징적인 질환이다. 이 질환은 농구선수, 높이뛰기 선수, 그리고 허들 선수들한테 발생한다. **오스굿 슐레트 병(Osgood-Schlatter's disease)**은 사춘기 아이들의 과사용 손상이 일반적이다. 이 질환은 넙다리네갈래근이 부착하는 정강뼈결절이 성장하고 있을 때 뼈끝판(골단판, epiphyseal plate)이 견인되는 특징이 있다. 베이커낭종 또는 오금낭종(Baker's cyst 또는 **popliteal cyst**)의 "낭종(cyst)"이라는 표현은 잘못된 표현이다. 이 질환은 무릎관절 뒤쪽에 있는 관절주머니염 또는 활액의 유출과 관련 있는 질환이다.

무릎넙다리뼈관절 **통증증후군(patellofemoral pain syndrome)**은 비록 용어와 원인에 대한 의견이 분분하지만, 무릎관절 앞쪽에 확산되는 통증이 일반적인 증상이다. 이 질환은 Q각의 증가, 고위 무릎뼈, 즉 무릎뼈가 과도하게 위쪽으로 움직이는 현상, 넙다리네갈래근의 약화나 경직, 그리고 과도한 발목관절의 엎침(회내, pronation) 등과 같은 다양한 불량정렬과 관련이 있다. **무릎뼈연골연화증(chondromalacia patella)**은 무릎뼈 뒷면에 있는 연골이 말랑말랑해지고, 퇴행성 변화를 일으키며, 무릎관절 앞쪽에 통증을 일으키는 질환이다. 무릎넙다리도르레(슬개대퇴활차)를 따라 움직이는 무릎뼈의 비정상적인 움직임은 무릎관절의 연골에 염증을 일으켜 퇴행성 변화를 초래하게 한다. **무릎뼈앞관절주머니염(prepatellar bursitis** 또는 housemaid's knee)은 무릎뼈와 피부 사이에 지속적인 압박이 가해질 때 발

표 19-4 무릎관절 근육의 신경지배

근육	신경	척수분절
넙다리네갈래근		
넙다리곧은근	넙다리신경	L2, L3, L4
가쪽 넓은근	넙다리신경	L2, L3, L4
중간넓은근	넙다리신경	L2, L3, L4
안쪽 넓은광근	넙다리신경	L2, L3, L4
넙다리뒤근육		
반막모양근	궁둥신경	L5, S1, S2
반힘줄모양근	궁둥신경	L5, S1, S2
넙다리두갈래근-긴갈래	궁둥신경	L5, S1, S2
넙다리두갈래근-짧은갈래	온종아리신경	L5, S1, S2
그 외		
오금근	정강신경	L4, L5, S1
장딴지근	정강신경	S1, S2

표 19-5 무릎관절 근육의 신경지배에 대한 척수분절

척수수준	L2	L3	L4	L5	S1	S2
무릎관절 폄근						
넙다리곧은근	×	×	×			
가쪽 넓은근	×	×	×			
중간넓은근	×	×	×			
안쪽 넓은근	×	×	×			
무릎관절굽힘근						
오금근			×	×	×	
반힘줄모양근				×	×	×
반막모양근				×	×	×
넙다리두갈래근				×	×	×
장딴지근					×	×

생한다. 이 질환은 무릎관절에 반복적으로 가해지는 직접적인 타격이나 회선력이 가해지는 카페트 까는 사람(carpet layer)에게서 주로 발생한다.

심각한 3징후(terrible triad)는 무릎관절에 가해진 한 번의 타격으로 인해 앞십자인대, 안쪽 곁인대, 그리고 안쪽 반달(medial meniscus)이 동시에 찢어지는 손상을 말한다. 심각한 **부정정렬 증후군(miserable malalignment syndrome)**은 넙다리뼈머리(대퇴골두, femoral head)의 증가된 전염, 외반슬, 증가된 경골회선, 그리고 엎침(회내, pronation)된 편평족과 같은 다리의 정렬문제를 말한다.

기억해야 할 점

- 몸은 주로 당김, 접근, 찢어짐, 구부림과 돌림과 같은 힘을 경험한다. 이러한 힘은 또한 다른 이름을 가지고 있다.
- 뼈에 닿는 근육의 부착지점은 지렛대의 원리를 결정하는 데 이용한다. 제2 지렛대에서 저항은 축과 사이에 발생한다. 제3 지렛대에서 힘은 중간에 있다.
- 힘팔이 길면 길 수록 부분을 움직이기 더 쉽다. 반면에 저항팔이 길면 길 수록 부분을 움직이기 어렵다.
- 끝느낌은 수동관절범위의 끝에 약간의 압을 적용하였을 때 느낌의 질이다.
- 열린 운동사슬은 먼쪽이 움직이는 데 자유롭고, 몸쪽은 고정된 상태이다.
- 한 관절 근육을 신장하기 위하여 두 관절 근육은 한 관절근육이 통과하지 않는 관절 위에 느슨하게 놓을 필요가 있다.
- 두 관절 근육을 가장 효과적으로 수축하기 위해서는 두 관절 위에서 동시에 신장되어야 한다.
- 근육은 동시에 모든 관절 위에서 수축할 때 능동적으로 불충분하게 된다.
- 구심성 수축이 일어나는지 또는 원심성 수축이 일어나는지 결정할 때
  - 활동이 중력에 대하여 가속하고 있는지 또는 늦춰지고 있는지 또는
  - 중력의 당김보다 더 큰 무게가 활동에 영향을 미치는지 결정하라.
- 근육의 역작용은 이는곳이 닿는곳을 향하여 움직일 때 발생한다.

복습 문제 (Review Questions)

일반적인 해부학 문제

1. 무릎관절에 대한 설명이다:
   a. 축의 수:
      무릎관절 ______________________
      무릎넙다리관절 ______________________
   b. 관절의 모양
      무릎관절 ______________________
      무릎넙다리관절 ______________________
   c. 움직임의 종류
      무릎관절 ______________________
      무릎넙다리관절 ______________________
2. 무릎관절의 움직임을 면과 축으로 설명하라.
3. Q각이 무엇이며, 이것이 중요한 이유는 무엇인가?
4. 무릎관절을 이루는 골은 무엇인가?
5. 왜 오금근을 무릎관절을 열린위치(unlocking)로 만드는 근육이라고 하는가?
6. 거위다리힘줄(pes anserine)은 무엇인가?
7. L3 척수손상환자가 어떤 무릎운동을 할 것이라고 기대하는가?
8. 그림 19-22에서
   a. 어떤 운동사슬 활동을 설명하고 있는 것인가?
   b. 이들 근육들은 열린운동사슬이나 닫힌운동사슬에서 이 기능을 수행할 수 있는가?
   c. 장딴지근(gastrocnemius)이나 큰볼기근(gluteus maximus) 중 근육의 역작용이 일어나는 근육은 무엇인가?
9. 스노우보더 선수가 모서리를 잡고 떨어진다. 그의 몸이 한 방향으로 비틀어질 때 몸은 반대방향으로 비틀어진다. 무릎에서 일어난 가장 운동의 형태는 무엇인가?
10. 무릎의 곁인대를 평가할 때 검사자는 당신의 무릎을 안쪽으로 미는 동안 발목을 가쪽으로 민다.
    a. 당신의 다리에 어떤 종류의 힘이 가해졌는가?
    b. 무릎의 어느 쪽에 장력의 스트레스가 가해졌는가?
    c. 무릎의 어느 쪽에 압박하는 스트레스가 가해졌는가?

복습 문제 (Review Questions)–계속

기능적 활동 문제

1. 그림 19-25에서 두 개의 벤치에 엎드려 있는 자세를 분석하고 종아리를 걸고 넙다리뒤근육을 강화하는 데 더 유리한 사람은 어느 사람인지 결정하라.
   두 자세가 무릎을 펴고 있다는 것을 인식하라.
   a. 엉덩이와 무릎에서 넙다리뒤근육의 작용은 무엇인가?
   b. 그림 19-25A에서 엉덩관절의 자세는 무엇인가?
   c. 그림 19-25B에서 엉덩관절의 자세는 무엇인가?
   d. 넙다리뒤근육이 능동적으로 불충분한 자세는 무엇인가?
   e. 벤치에서 어떤 사람의 자세가 넙다리뒤근육에 더 효과적으로 작용하는가?
   f. 이유는?

2. 그림 19-26에서 앉은 자세를 분석하고 무릎 폄근을 강화하는 데 어느 사람이 더 유리한지 결정하라.
   무릎 폄은 수행되는 운동이다.
   a. 그림 19-26A와 그림 19-26B에서 엉덩관절의 자세는 무엇인가?
   b. 무릎 폄을 수행하는 한 관절근육의 이름은 무엇인가?
   c. 두 관절 근육의 이름은 무엇이고 엉덩관절과 무릎관절에서 어떤 운동이 일어나는가?
   d. 각각의 자세에서 이러한 근육들에 대한 길이-장력 효과를 설명하라.
   e. 어느 사람의 자세가 넙다리곧은근이 효과적으로 작용한 것인가?

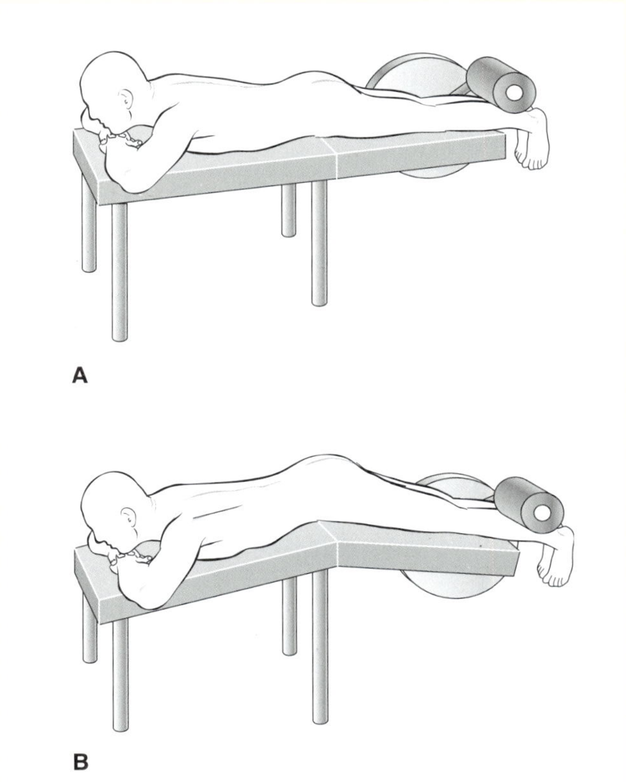

그림 19-25. 넙다리뒤근육의 굽히는 운동의 벤치자세.

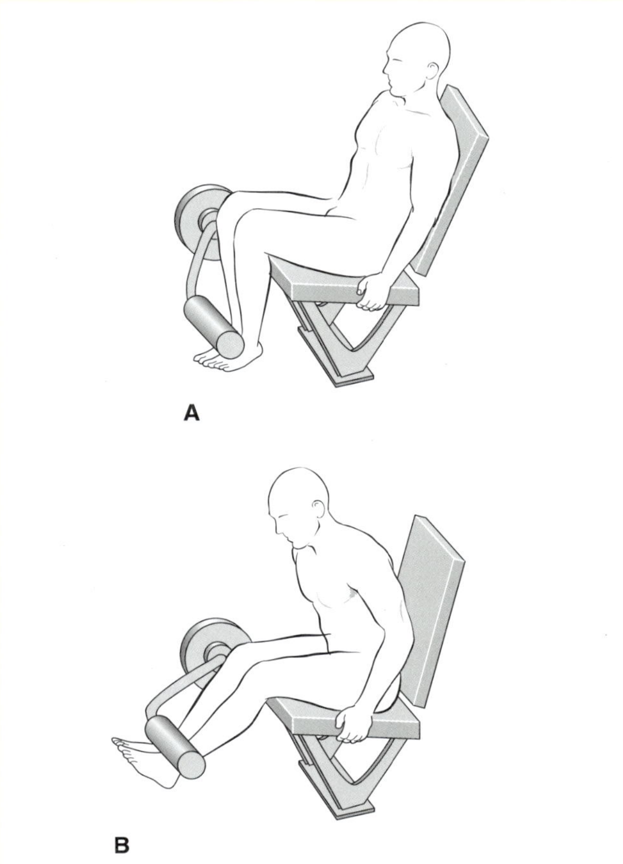

그림 19-26. 무릎 폄 운동을 위한 시작 자세.

(계속)

복습 문제 (Review Questions)-계속

f. 어느 사람의 자세가 넓은 근육이 효과적으로 작용하는가?

3. 오른쪽 무릎을 펴고 시작하여, 오른쪽 발로 억제하면서 발을 올릴 때 오른쪽 무릎운동의 단계는 무엇인가?
   a. 오른쪽 발을 틀에 놓는다:
   b. 왼쪽 발을 틀로 가져간다:
4. 공을 차기 위한 무릎운동의 단계를 확인하고(무릎을 펴고 시작한다) 각 단계 동안 넙다리곧은근의 활동을 확인하라.
   a. 공을 차기 위하여 준비할 때 무릎운동은 무엇인가?
   b. 어느 관절 위에서 넙다리곧은근이 늘어난 것인가?
   c. 공에 접촉할 때 무릎에서 일어난 운동은 무엇인가?
   d. 무릎에 공이 접촉하는 동안 넙다리곧은근에서 무엇이 일어났는가?
   e. 원을 그리며 휘두르는 동안 무릎에서 무슨 운동이 일어난 것인가?
   f. 원을 그리며 휘두르는 동안 넙다리곧은근에서 무엇이 일어난 것인가?
5. 당신의 오른쪽 다리에 긴 석고를 하고 있었다면 틀에 발을 올릴 때 발생한 보상운동은 무엇인가?
   a. 이끄는 다리는 어느 쪽인가?
   b. 오른쪽 다리를 틀에 놓았을 때 보조하는 골반운동은 무엇인가?

임상적인 연습 문제

1. 벽에 기댄 자세(wall sit)일 때 어떤 운동이 일어나는가: 머리, 어깨, 그리고 등을 벽에 기댄 채 양 발은 어깨넓이로 벌린 다음 넙다리뼈(femur)가 지면과 평행해질 때까지 천천히 미끄러져 아래로 내려온다. 이 자세를 5초간 유지한 다음 시작자세로 되돌아간다.
   아래로 미끄러져 내려오는 자세일 때:
   a. 무릎관절의 움직임을 어떻게 되는가?
   b. 근수축 유형은 무엇인가(등척성, 구심성, 또는 원심성)?
   c. 이러한 동작을 일으키는 데 필요한 근육은 무엇인가?
   d. 열린사슬운동인가 닫힌사슬운동인가?

   자세를 유지하고 있을 때:
   a. 근 수축 유형은 무엇인가(등척성, 구심성 또는 원심성)?
   b. 이 동작을 수행하는 데 관여하는 근육은 무엇인가?

   시작자세로 되돌아갈 때:
   a. 무릎관절의 움직임은 어떻게 되는가?
   b. 근 수축 유형은 무엇인가(등척성, 구심성 또는 원심성)?
   c. 이 동작을 수행하는 근육은 무엇인가?
2. 오른쪽 다리는 테이블 위에 올린 채로 침대끝에 앉은 다음, 왼쪽 다리는 왼쪽 발이 지면에 닿은 상태로 테이블 옆에 서 있다. 등과 오른쪽 다리는 기립상태를 유지한 상태에서 오른쪽 엉덩관절(hip joint)을 앞쪽으로 기울인다. 시작자세는 그림 19-27을 보면 된다.

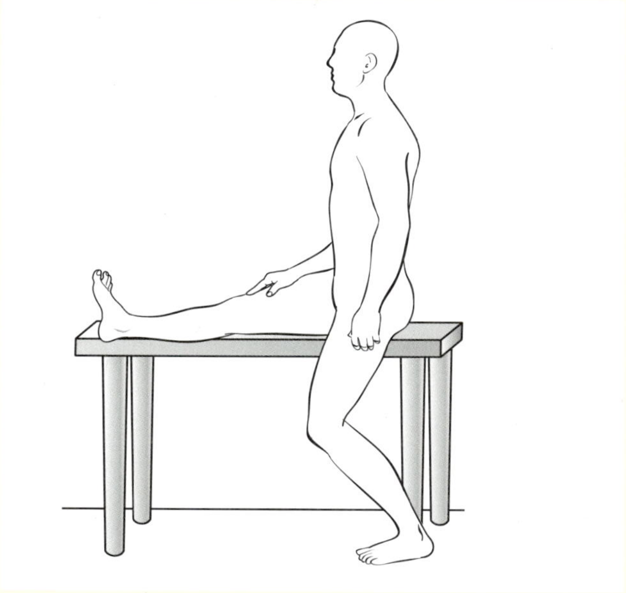

그림 19-27. 시작자세.

(계속)

복습 문제 (Review Questions) – 계속

a. 오른쪽 엉덩관절과 무릎관절의 자세는 무엇인가?
b. 이때 발생하는 운동은 신장운동인가, 아니면 근력강화운동인가?
c. 관여하는 근육은 무엇인가?

3. 바로누운자세에서 오른쪽 다리를 똑바로 편 상태로 약 24인치 정도 되는 천장을 향해 들어올리는 동작이다.
   a. 오른쪽 엉덩관절과 무릎관절은 어떤 움직임이 일어나는가?
   b. 이 움직임은 신장운동인가, 아니면 근력강화운동인가?
   c. 관여하는 근육은 무엇인가?
   d. 이 동작은 열린사슬운동인가, 아니면 닫힌사슬운동인가?
4. 균형을 유지하기 위해 어떤 물체를 기댄 채 왼쪽 다리로 선 상태에서, 오른쪽 무릎관절을 굽힘(flexion) 시켜 오른쪽 발을 잡는다. 그 다음 오른쪽 발뒤꿈치를 오른쪽 엉덩이를 향해 천천히 당긴다.
   a. 오른쪽 엉덩관절과 무릎관절에서 일어나는 움직임은 무엇인가?
   b. 이 동작은 신장운동인가, 아니면 근력강화운동인가?
   c. 해당 근육은 무엇인가?
5. 환자의 무릎에 수동관절운동을 수행할 때(PROM) 굽힘에 대한 끝느낌과 폄에 대한 끝느낌을 설명하라.
6. 당신의 발목에 10파운드의 무게를 달고 테이블의 모서리에 앉으라. 30초 동안 다음의 자세를 유지하라.
   - 무릎을 완전히 편다(자세 A)
   - 무릎을 30° 굽힌다(자세 B)
   - 무릎을 60° 굽힌다(자세 C)

   a. 어느 자세가 더 유지하기 쉬운가? 어느 자세가 더 어려운가?
   b. 힘, 저항, 축 그리고 지렛대 유형을 확인하라.
   c. 당신이 A에서 C자세로 움직일 때 저항 팔의 길이는 어떻게 변하는가?
   d. 당신이 자세를 바꿀 때 힘팔의 길이는 어떻게 변화하는가?
7. 똑바로 선 자세에서 무릎관절(knee joint) 뒤쪽에 탄력밴드를 고리처럼 감은 다음, 반대쪽 끝은 무거운 침대다리나 문설주(doorjamb)에 묶은 다음 탄력밴드의 장력한계지점까지 무릎관절을 폄(extension)시킨다(그림 19-28). 약간 반굽힘(semiflexion)된 상태에서 무릎관절을 천천히 폄시킨 다음 발 바닥은 지면에서 떨어지지 않게 유지한다. 약 5초 정도 이 자세를 유지한 다음 무릎관절을 굽힘시킨다(즉, 시작자세로 돌아온다).

   무릎관절을 똑바로 펴는 자세
   a. 무릎관절에서 일어나는 움직임은 무엇인가?
   b. 근수축 유형은 무엇인가?
   c. 관여하는 근육은 무엇인가?
   d. 이 동작은 열린사슬운동인가, 아니면 닫힌사슬운동인가?

   무릎관절을 구부리는 자세
   a. 무릎관절에서 일어나는 움직임은 무엇인가?
   b. 근수축 유형은 무엇인가?
   c. 관여하는 근육은 무엇인가?

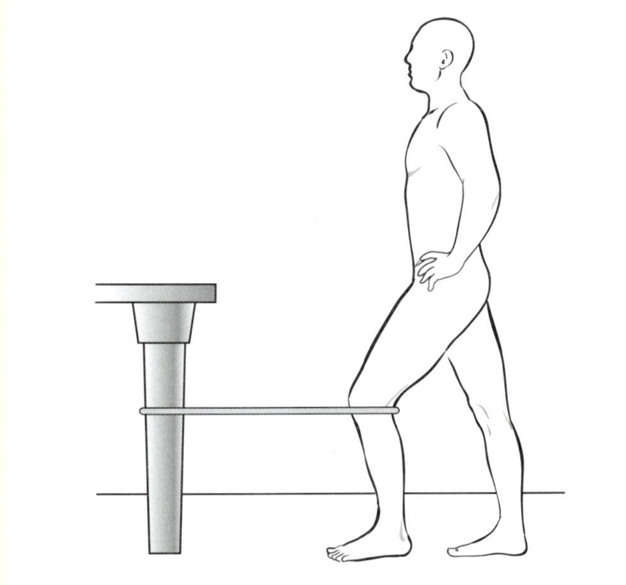

그림 19-28. 시작자세.

(계속)

복습 문제 (Review Questions)–계속

8. 치료사는 무릎을 펴기 위하여 애쓰는 환자의 다리에 힘을 주고 있다(그림 19-29). 치료사는 환자의 무릎 바로 아래에 더 많은 힘을 줄 수 있는가(A) 또는 발목 바로 위에(B) 힘을 줄 수 있는가? 이유는?

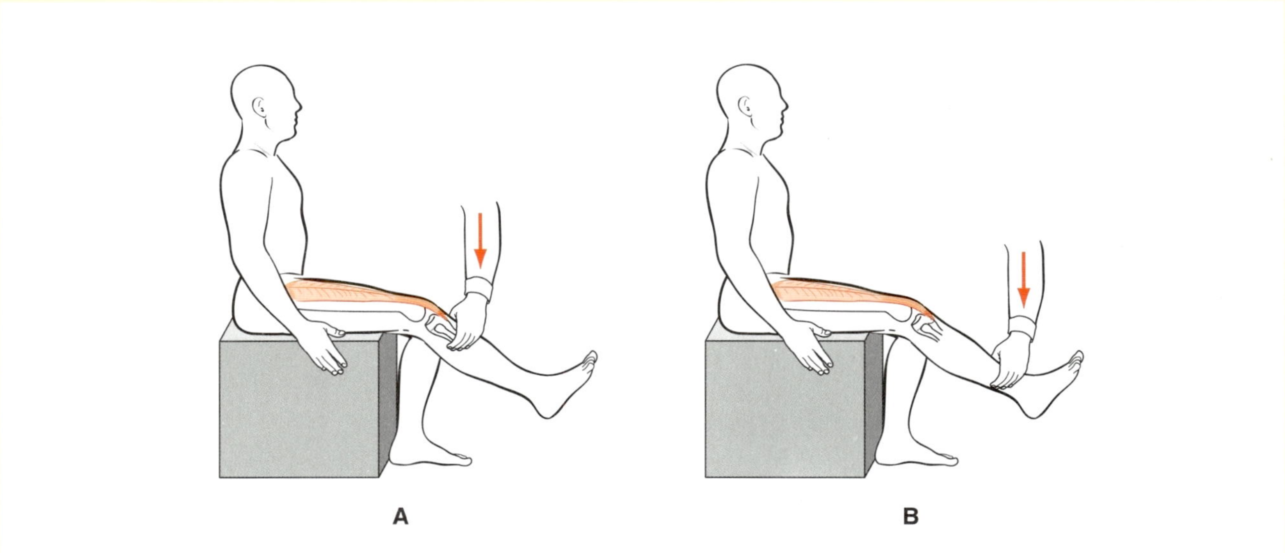

그림 19-29. 힘 적용 지점.

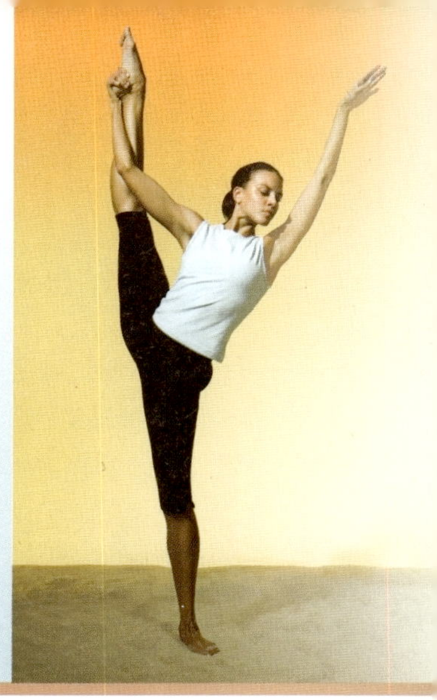

제 20 장

발목관절과 발 (Ankle Joint and Foot)

다리에 해당하는 다리[무릎관절(슬관절, knee joint)]부터 발목관절(족관절, ankle joint)까지를 말한다]는 정강뼈(경골, tibia)와 종아리뼈(비골, fibula)로 이루어져 있다. 강력한 뼈사이막(골간막)이 이들 두 뼈를 결합시키며, 넓은 근부착점을 제공해준다(그림 20-1).

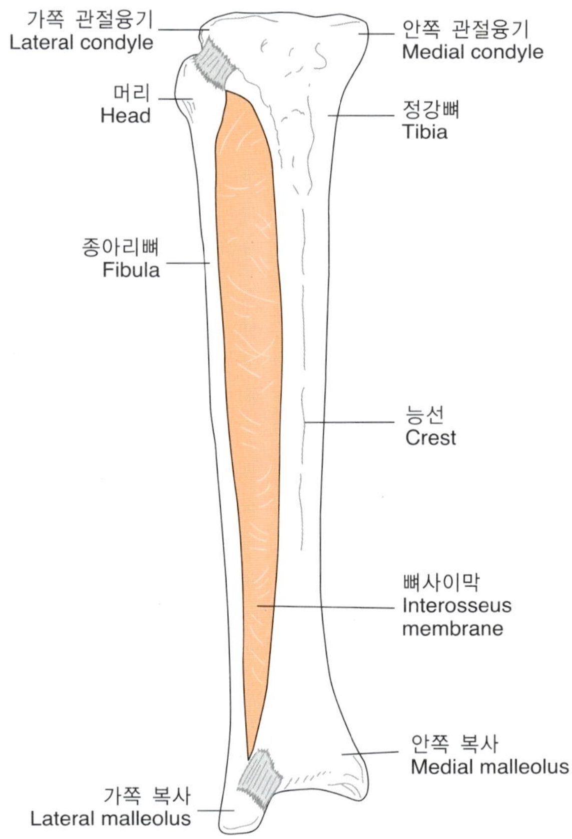

그림 20-1. 다리의 뼈와 뼈사이막(앞면).

뼈와 명칭 (Bones and Landmarks)

두 뼈 중에서 더 긴 정강뼈는 다리의 유일한 체중부하 뼈이다. 세모로 된 정강뼈 첨부(능)는 앞쪽(전방)에 있다. 길고, 얇은 종아리뼈는 정강뼈의 뒤쪽(후방)에 나란히 붙어 있다(그림 20-2). 가쪽면(외측면)에는 홈이 형성되어 있는데, 이 곳에는 뼈사이막(골간막)이 있으며, 다리의 움직임에 관여하지 않는 몇몇 근육의 근부착점이 된다. **정강뼈(경골, tibia)**의 명칭은 발목을 포함하고 다음과 같다(그림 20-1 참조):

안쪽 관절융기
몸쪽 안쪽 끝

가쪽 관절융기
몸쪽 가쪽 끝

능선
앞쪽(전방)에 있으며, 세 개의 면(border) 중에서 가장 돌출된 부분이다.

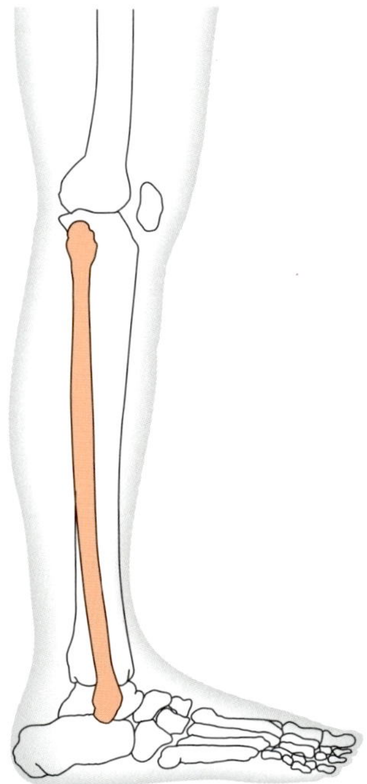

그림 20-2. 오른쪽 다리(가쪽). 종아리뼈의 가쪽면을 주목하라.

안쪽 복사
먼쪽 안쪽면(원위내측면)으로 확장된 부분이다

머리
몸쪽(근위, proximal) 끝부분으로 확장된 부분이다.

가쪽 복사
먼쪽(원위, distal) 끝부분으로 확장된 부분이다.

발은 발목뼈, 발허리뼈(중족골), 그리고 발가락마디뼈(지절골)로 구성된다. 7개의 **발목뼈(족근골, tarsal bones)**와 명칭은 다음과 같다(그림 20-3):

발꿈치뼈
가장 크고, 가장 뒤쪽에 있는 발목뼈이다.

발꿈치뼈결절
발꿈치뼈(종골)의 후하면에 돌출된 부분

목말받침돌기
발꿈치뼈에서 안쪽 위면(내측상면)으로 돌출된 부분이며, 목말뼈(거골, talus)의 안쪽면을 지지하는 역할을 한다. 이 부위를 지나는 3개의 힘줄(건, tendons)은 다리의 뒤쪽에서 발의 발바닥면(족저면)으로 방향을 바꾸는 역할을 한다.

목말뼈
발꿈치뼈 위에 있는 뼈이며, 두 번째로 큰 발목뼈(족근골)이다.

발배뼈
목말뼈의 앞안쪽 방향(전내측방향)에 있으며, 3개의 쐐기뼈(설상골. cuneifrms) 몸쪽부(근위부)에 있다.

발배뼈 결절
발배뼈 안쪽면에 돌출된 부분이며, 발의 안쪽면에서 쉽게 볼 수 있다.

입방뼈

4, 5번 발허리뼈(중족골)의 몸쪽부(위면)[근위부(상면)] 가쪽면에 있으며, 발꿈치뼈의 먼쪽부 아래면(원위부 하면)에 있다.

쐐기뼈

숫자로 첫 번째에서 세 번째까지 이름이 붙여져 있으며, 발허리뼈와 같이 안쪽에서 가쪽으로 매겨진다. 첫 번째 쐐기뼈가 가장 크다.

발허리뼈(중족골, metatarsal)는 안쪽에서 가쪽으로 1번부터 5번까지 숫자로 표시된다(그림 20-3). 1번과 5번 발허리뼈는 체중부하골이며, 2, 3, 4번 발허리뼈는 체중부하골이 아니다. 체중은 발꿈치뼈바닥(종골저)에서 1번과 5번 발허리뼈머리(중족골두)로 형성되면서 3각형을 이룬다. 발허리뼈의 주요특징과 명칭은 다음과 같다:

바닥(저)

몸쪽부(근위부) 끝지점

머리(두)

먼쪽부(원위부) 끝지점

첫째

가장 두껍고, 가장 짧은 발허리뼈이며, 발의 안쪽면에 있다.

둘째

가장 길고, 2번 쐐기뼈와 관절을 이룬다.

셋째

3번 쐐기뼈와 관절을 이룬다.

4째

5번 발허리뼈와 함께 입방뼈와 관절을 이룬다.

다섯째

기저면 가쪽에 돌출된 결절이 있다.

발가락마디뼈(지절골, phalanges)는 손의 구성과 비슷하다(그림 20-3). 첫 번째 발가락뼈(지골)인 **엄지발가락(great toe)**은 몸쪽 발가락뼈(근위지절골)와 먼쪽 발가락뼈(원위지절골)만 있고, 중간발가락뼈(중간지절골)는 없다. 2번부터 5번 발가락뼈인 **작은발가락(lesser toe)**은 몸쪽, 중간, 그리고 먼쪽 발가락마디뼈가 있다.

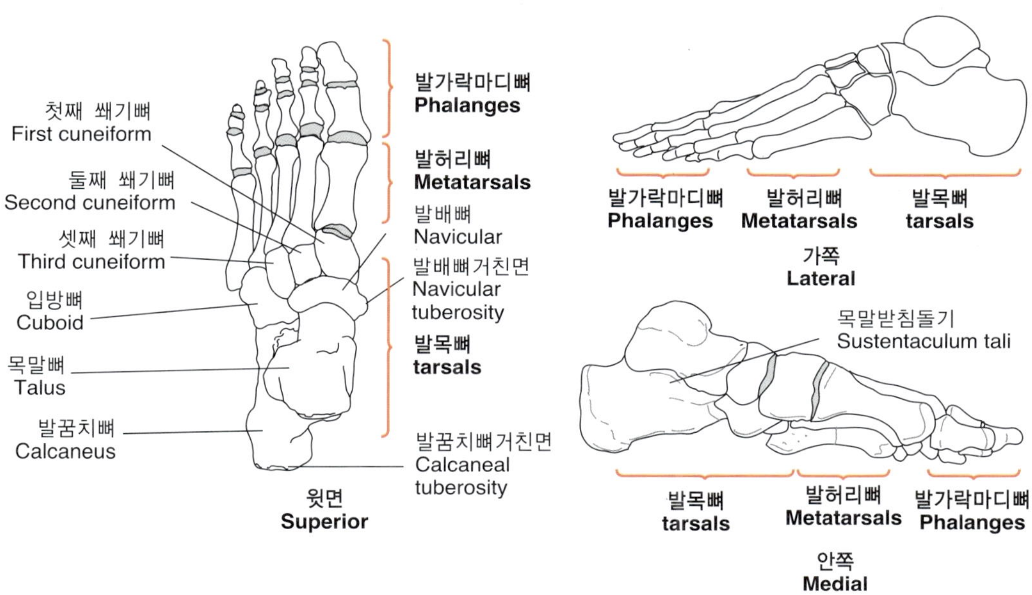

그림 20-3. 왼쪽 발의 뼈: 윗면, 가쪽면, 그리고 안쪽면.

발의 기능적 측면
(Functional aspects of the foot)

발은 세 부분으로 나누어진다(그림 20-4). 후족부(hind foot)는 목말뼈(거골)와 발꿈치뼈(종골)로 이루어져 있다. 보행주기에서 후족부는 바닥면(지면)과 만나는 발의 제일 첫 부분이기 때문에 나머지 두 부분의 기능과 움직임에 영향을 미친다. 중족부는 발배뼈(주상골), 입방뼈(입방골), 그리고 3개의 쐐기뼈(설상골)로 이루어져 있다. 중족부의 역학은 후족부에서 전족부로 이동할 때 발에 대해 안정성과 가동성을 제공한다. 전족부는 5개의 발허리뼈(중족골)와 발가락마디뼈(지절골)로 이루어져 있다. 전족부는 지면상태(level)에 다양하게 움직이며, 입각기 동안 제일 마지막까지 지면과 접촉하는 부분이다.

발목관절(족관절)과 발은 3가지 중요한 기능을 수행한다: 입각기 초기 발뒤꿈치가 지면과 접촉할 때 완충제로서 작용하며; 불규칙한 지면에 적응하며; 그리고 인체가 앞쪽(전방)으로 나아갈 수 있도록 안정성을 제공한다.

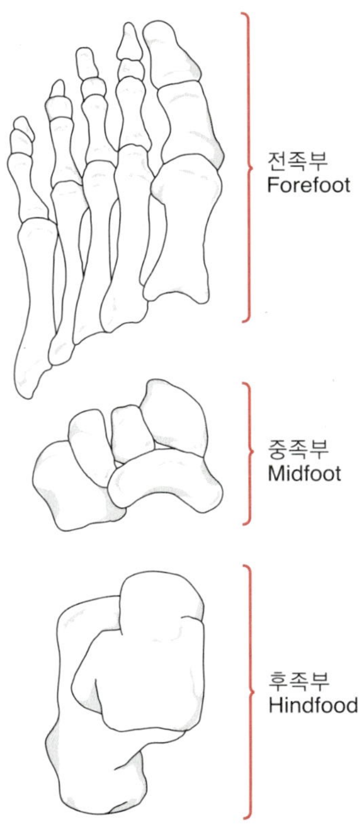

그림 20-4. 발의 기능적인 부분.

관절과 움직임 (Joints and Motions)

발목관절의 움직임 (Ankle motions)

발목관절(족관절, ankle joint)에서 발의 움직임을 정의할 필요가 있는데, 그 이유는 저자들 마다 견해가 다양하기 때문이다(그림 20-5). **발바닥굽힘(저측굴곡, palmar flexion)**은 발바닥으로 향하는 움직임이며, **발등굽힘(배측굴곡, dorsiflexion)**은 발의 등쪽면(배측면)을 향해 움직이는 것이다. 이 두 움직임은 *시상면과 전후축에서* 일어난다. 다른 용어와의 충돌을 피하기 위해 굽힘(굴곡, flexion)과 폄(신전, extension)이라는 용어는 사용하면 안 된다. 기능적인 면에서 보면 발바닥굽힘은 엉덩관절(고관절, hip joint), 무릎관절(슬관절, knee joint), 그리고 발목관절의 폄과 같다. 하지만 해부학적으로는 발등굽힘이 발의 폄근이 있는 쪽으로 움직이기 때문에 발등굽힘이 폄과 같다.

*이마면(전두면, frontal)*과 시상축에서 일어나는 움직임은 *안쪽 번짐(내번, inversion)*과 *가쪽 번짐(외번, eversion)*이다. **안쪽 번짐**은 발의 안쪽면을 들어올리는 동작, 또는 전족부를 안쪽으로 돌리는 발목관절의 회전을 말한다. 반대 움직임인 **가쪽 번짐**은 발의 가쪽면(외측면)을 들어올리거나, 전족부를 가쪽으로 돌리는 발목관절의 회전을 말한다. 수평면에서 일어나는 움직임은 **모음(내전, adduction)**과 **벌림(외전, abduction)**이다. 이 두 움직임은 전족부에서 먼저 일어나고, 그 다음 안쪽 번짐과 가쪽 번짐이 각각 동반된다.

최근에는 발목관절과 발의 움직임을 설명하는 데 *뒤침(회외, supination)*과 *엎침(회내, pronation)*을 사용하기도 한다. **뒤침**은 발바닥굽힘, 안쪽 번짐, 그리고 모음이 결합된 움직임이며, **엎침**은 발등굽힘, 가쪽 번짐, 그리고 벌림이 결합된 움직임을 말한다. 추가적인 용어의 혼동을 피하기 위해 *가쪽 들림(외반, valgus)과 안쪽 들림(내반, varus)* 역시 정의내릴 필요가 있는데, 이 두 용어는 자세, 특히 비정상적인 자세를 설명할 때 더 자주 사용된다. **가쪽 들림**은 원위분절이 정중선에서 멀어져 있는 것을 말하며, 반대로 **안쪽 들림**은 원위분절이 정중선을 향해 있는 것을 말한다. 따라서 발꿈치뼈 가쪽 들림(종골외반, calcaneal valgus)은 발꿈치뼈의 먼쪽 부분이 정중선에서 멀어져 각을 형성하는 것을 말한다

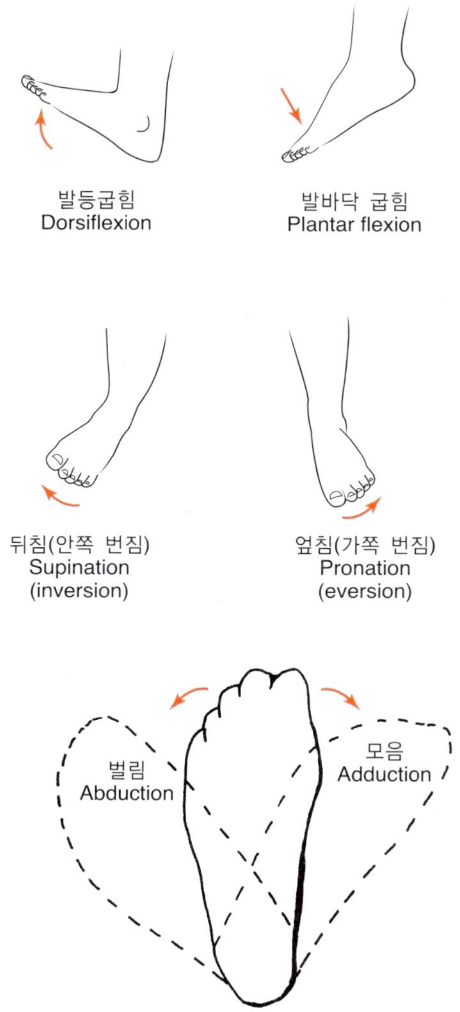

그림 20-5. 발목관절과 발의 움직임.

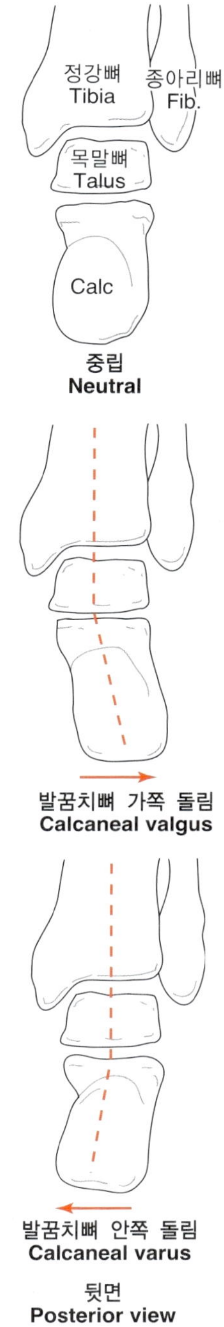

그림 20-6. 발꿈치뼈의 위치.

(그림 20-6). 이 두 용어는 여기에서는 사용하지 않는다. 그 이유는 강조하고자 하는 것이 *움직임(motion)*이지, *위치(position)*가 아니기 때문이다.

요약하면, 발목관절(족관절)의 발의 움직임을 설명하기 위해 가장 흔히 사용하는 용어는 *발등굽힘(배측굴곡)*, *발바닥굽힘(저측굴곡)*, *뒤침*(발바닥굽힘, 안쪽 번짐, 그리고 앞쪽 발모음(전족내전)이 결합된 동작), 그리고 엎침(발등굽힘, 가쪽 번짐, 그리고 앞쪽 발벌림(전족외전)이 결합된 동작)이다. 이들 움직임은 그림 20-5에 설명되어 있다. 하지만 근육의 작용을 설명할 때는 안쪽 번짐과 가쪽 번짐은 *뒤침*과 *엎침*을 설명할 때 각각 사용된다.

움직임이 거의 없는 2개의 관절은 실제적인 발목관절에 해당하지는 않지만, 발목관절의 적절한 기능수행을 위해서 약간의 기능을 하는 정강종아리관절(경비관절)이다(그림 20-7). **위정강종아리관절(상경비관절, superior tibiofibular joint)**은 종아리뼈머리(비골두)와 정강뼈 몸쪽부 뒤가쪽면과 관절을 이룬다. 이 관절은 단축

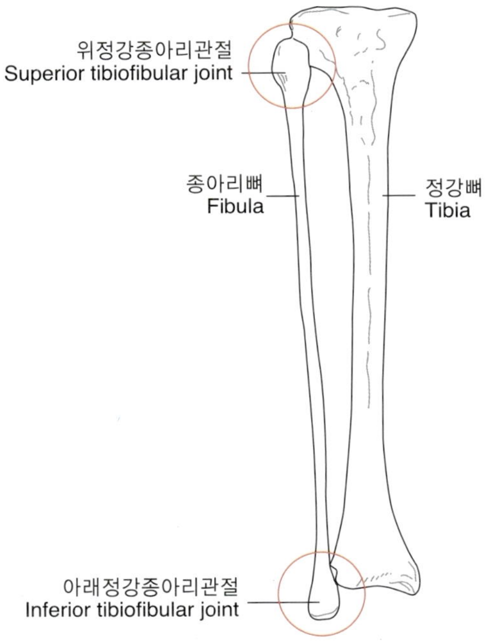

그림 20-7. 두 개의 정강종아리관절.

성 평면(uniaxial plane) 관절이며, 윤활관절(활막관절)이기 때문에 관절주머니가 있다. 인대는 관절주머니를 강화한다. 미끄러짐 운동은 상대적으로 적은 대신에 발목관절에 가해지는 휘돌림력(회선력, torsional stress)을 분산시키는 기능을 한다. **아래정강종아리관절(하경비관절, inferior tibiofibular joint)**은 오목한 정강뼈 먼쪽부(경골원위부)와 볼록한 종아리뼈 먼쪽부(비골원위부)가 만나 이루는 인대결합(섬유성 결합)이다. 이 관절은 활액관절이 아니기 때문에 관절주머니가 없다. 하지만 관절을 고정해주는 몇 개의 인대와 뼈를 분리시키는 섬유성 조직이 있다. 발목관절의 힘은 이 관절의 강한 결합에 달려 있다. 이 관절을 고정해주는 인대는 목말뼈의 움직임과 함께 약간의 움직임을 허용한다.

발목관절 (Ankle joints)

발목관절(*talocrural* 또는 *talotibial*)은 목말뼈(거골)의 안쪽면과 딱 맞는 정강뼈의 안쪽 관절융기(내측과)를 이루는 정강뼈 먼쪽과 목말뼈의 가쪽면과 만나는 종아리뼈의 가쪽 관절융기(외측과)로 이루어진다. 이 관절은 종종 목수들이 사용하는 용어인 *장부이음관절(tenon and mortise joint)*이라고도 한다. 장부관절이란 돌출된 부분이 딱 맞게 들어가게 하기 위해 나무를 파서 홈을 만드는 것을 말한다. 이러한 점에서 정강뼈와 종아리뼈의 안가쪽 관절융기와 목말뼈는 장부관절과 닮았다(그림 20-8). 이 관절은 종아리와 발을 연결하고 종아리와 관련하여 중요한 발운동을 조절하는 일을 한다.

즉, 발목관절은 정강뼈의 먼쪽과 안쪽 관절융기와 종아리뼈의 가쪽 관절융기와 목말뼈가 만나 이루는 단축성 경첩관절이다. 발목관절은 약 30~50° 정도의 발바닥쪽 굽힘과 20° 정도의 발등굽힘을 허용한다. 해부학적 자세에서 발목관절은 중립자세이다. 회전축이 각에 있기 때문에 **3면(triplanar)** 관절이며, 이 용어는 세 면을 지나는 사선축 주위에서 일어나는 움직임을 설명하기 위해 사용된다.

이 축에서 가쪽 복사는 더 먼쪽으로 뻗어 있고 안쪽 복사보다 더 뒤쪽으로 놓여 있다. 이러한 자세를 시각화하기 위하여 당신의 두 번째 손가락 끝을 당신의 왼쪽 발목 복사의 먼 끝에 놓아라(그림 20-9). 위에서 볼 때 가쪽 복사에 있는 손가락은 더 뒤로 있다는 것을 알 것이다. 앞에서 볼 때 손가락은 더 먼쪽에 있다. 손가락은 관절을 통과하는 일직선으로 상상하라. 손가락은 옆 방향에서 순수한 일직선이 아닌 것을 알 것이다. 왼쪽 손가락은 약간 뒤쪽과 아래쪽, 반면에 오른쪽 손가락은 약간 앞쪽과 위쪽에 위치한다. 이것이 발목관절의 본질적인 축이다. 그것은 수평면에서 약 8°, 시상면에서 82°, 관상면에서 20~30°를 이룬다. 발바닥 굽힘을 하는 동안 발은 위로 올라갈 뿐 아니라, 약간 바깥으로(벌림) 움직인다. 발바닥 굽힘을 하는 동안 발은 아래쪽과 안쪽(모음)으로 움직인다.

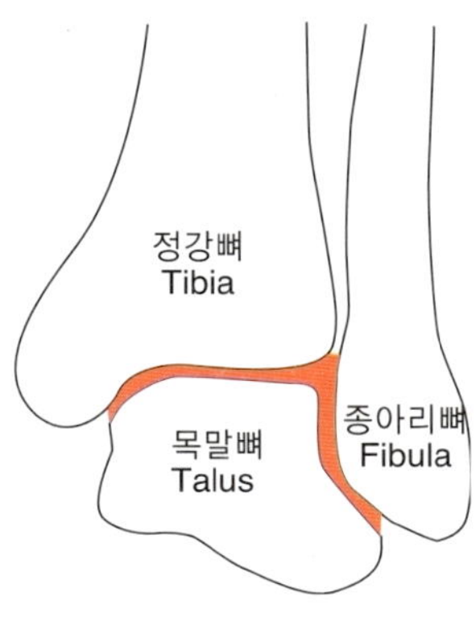

그림 20-8. 발목관절(뒷면).

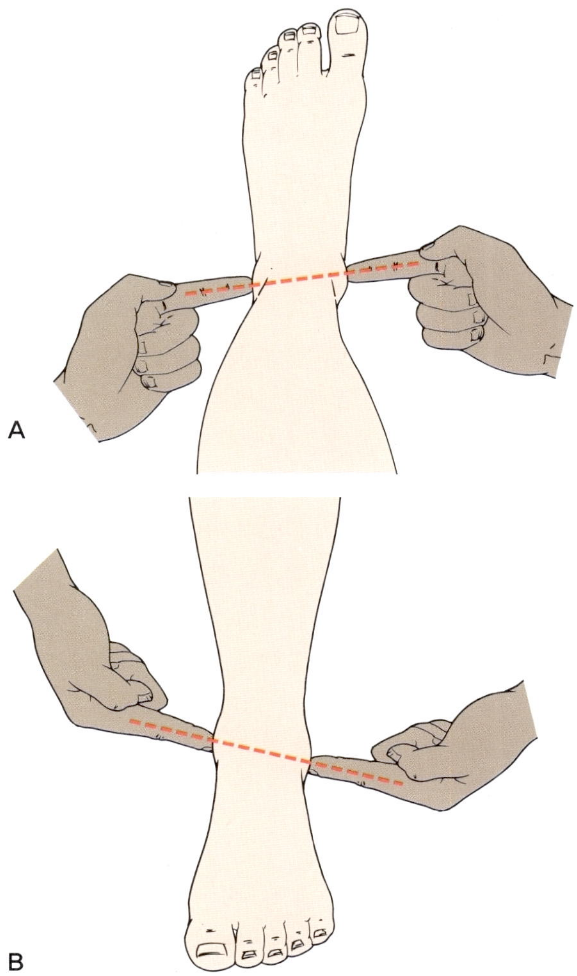

그림 20-9. 발목관절에 대한 운동축. (A) 위쪽면, (B) 앞면.

발목관절에서 운동 (Motion at the Ankle Joint)

열린운동사슬에서 종아리는 고정되고 발은 자유롭게 움직인다. 관절축의 각도는 발등굽힘을 하는 동안 발이 벌림의 원인이 되고, 발바닥굽힘을 하는 동안 모아진다. 반대 작용은 닫힌운동사슬에서 일어난다: 발은 지면에 고정되고 종아리는 움직인다. 발등굽힘을 하는 동안 종아리는 발에 대하여 안쪽으로 돌림이 일어난다. 이러한 돌림은 정강종아리관절에서 가능한 약간의 움직임 때문에 일어난다. 이것은 엄지손가락의 CMC관절의 돌림과 같은 보조적인 움직임과 유사하다. 이러한 움직임은 열린사슬에서 이루어지는 것은 가능하지 않다. 표 20-1은 발목과 발의 운동을 요약한 것이다.

관절운동학 용어에서 볼록한 목발은 발등굽힘을 하는 동안 오목한 정강뼈에 대해 뒤쪽으로 미끄러지고 발바닥굽힘을 하는 동안 앞쪽으로 미끄러진다. 발등굽힘과 발바닥굽힘의 끝느낌은 단단하고 연부조직 신장으로 분류된다. 이것은 관절주머니, 인대, 힘줄의 긴장에 기인한다.

목말밑관절(거골하관절, subtalar), 또는 목말발꿈치관절(거종관절, talocalcaneal)은 발꿈치뼈(종골)의 상면과 관절을 이루는 목말뼈(거골)의 하면으로 이루어진다(그림 20-10). 이것은 자유도가 1인 평면 활막성관절이다. 안쪽 번짐과 가쪽 번짐의 운동은 사선축을 돌아 일어난다.

가로발목관절(횡족근관절, transverse tarsal joint) (midtarsal joint; 그림 20-11)은 발배뼈(주상골)와 입방뼈(입방골)의 뒷면과 관절을 이루는 목말뼈와 발꿈치뼈(종골)의 앞면으로 이루어진다. 이들은 서로 옆에 놓여 있을 지라도 발배뼈와 입방뼈 사이에서 아주 작은 움직임이 일어난다. 가로발목관절의 운동은 가쪽 번짐과 안쪽 번짐 시 후족부와 전족부와 연결되어 움직임인 일어난다. 이들 두 관절의 운동은 사선축(3면)에서 일어나고, 이들은 움직임이 결합되어 나타난다.

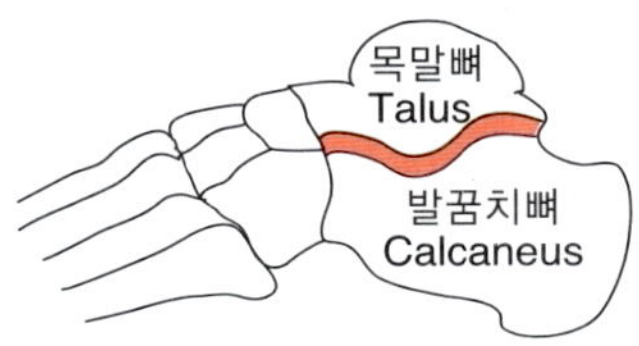

그림 20-10. 목말밑관절(가쪽면).

표 20-1 발목과 발운동

	발등쪽 굽힘	발바닥쪽 굽힘
열린운동사슬		
종아리고정		
발은 움직인다	발은 벌림이 일어남	발은 모음이 일어남
닫힌운동사슬		
발고정		
종아리는 움직인다	종아리 안쪽 돌림 일어남	종아리 가쪽 돌림 일어남

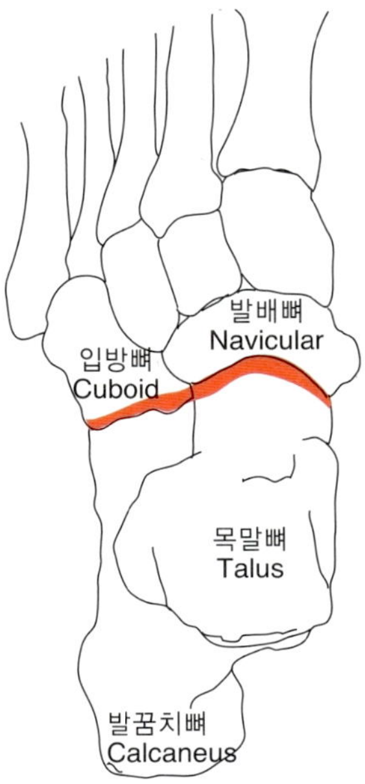

그림 20-11. 가로발목관절(윗면).

기능적으로 목말밑관절(거골하관절)과 가로발목관절은 분리할 수 없다. 간단하게 *안쪽 번짐/가쪽 번짐*은 목말밑관절과 가로발목관절에서 일어나는 운동을 설명하는 데 이용할 것이다. **안쪽 번짐(내번)**은 모음, 뒤침(회외), 발바닥굽힘(저측굴곡)이 결합된 움직임이며 반면에 **가쪽 번짐(외번)**은 벌림(외전), 엎침(회내) 그리고 발등굽힘(배측굴곡)이 결합된 움직임일 것이다. 그러므로 발목관절의 발등굽힘과 발바닥굽힘은 발목관절(거퇴관절)에서 발생하며, 발목관절의 안쪽 번짐과 가쪽 번짐은 목말밑관절과 가로발목관절에서 발생한다. 이들 관절의 결합된 움직임을 통해 발목관절은 거의 모든 지면 상황에 대처할 수 있게 되는데 즉, 울퉁불퉁한 길을 걸어갈 때 발이 적응할 수 있게 하기 위해 매우 유용하다. 예를 들어, 해변이나 산에 있는 바위를 오를 때 필요한 수많은 발의 위치에 대해 생각해보라.

발관절 (Foot joints)

발허리발가락관절(중족지절관절, metatarsophlangeal, MTP)은 몸쪽 발가락뼈(근위지절골)와 발허리뼈머리(중족골두)가 만나 이루는 관절이다(그림 20-12). 손에 있는 손허리손가락관절(중수지절관절)과 마찬가지로 굽힘(굴곡), 폄(신전), 젖힘(과신전), 벌림(외전), 그리고 모음(내전)을 일으키는 5개의 관절이 있다(그림 20-13). 1번 발허리발가락관절은 가장 움직임이 큰 관절이다. 이 관절은 약 45° 정도의 굽힘과 폄, 그리고 90° 정도의 젖힘이 일어난다. 2번에서 5번 발허리발가락관절(중족지절관절)은 약 40° 정도의 굽힘과 폄이 일어나고, 약 45° 정도의 젖힘이 일어난다. 이 젖힘은 보행 시 발끝떼기 동작 시 매우 중요하다. 벌림과 모음(내전)의 참고점은 두 번째 발가락이다. 손의 가운데 손가락과 마찬가지로 두 번째 발가락은 양방향으로 벌림되지만, 모음은 벌림에서 원래 자세로 돌아오는 자세이다.

또한 손과 마찬가지로 4개의 작은 관절은 모두 **몸쪽 발가락뼈사이관절(근위지절간관절)**과 **먼쪽 발가락뼈사이관절(원위지절간관절)**이 있다. 이들 관절은 손과 같이 개별적으로는 중요하지 않다. 그 이유는 발은 정교한 동작이 많이 필요하지 않기 때문이다. 엄지발가락은 몸쪽 발가락뼈와 먼쪽 발가락뼈가 있지만 중간발가락뼈(중간지절골)는 없다. 따라서 엄지손가락과 마찬가지로 하나의 **발가락뼈사이관절**이 있다(그림 20-12).

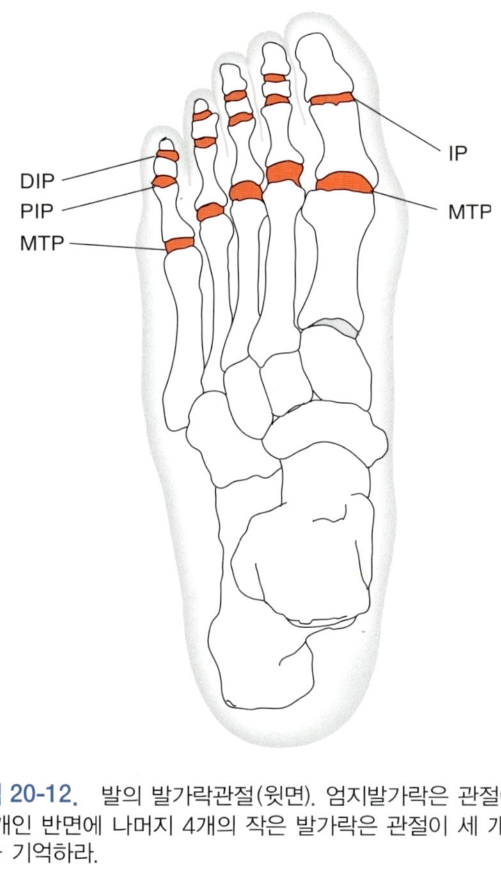

그림 20-12. 발의 발가락관절(윗면). 엄지발가락은 관절이 두 개인 반면에 나머지 4개의 작은 발가락은 관절이 세 개인 점을 기억하라.

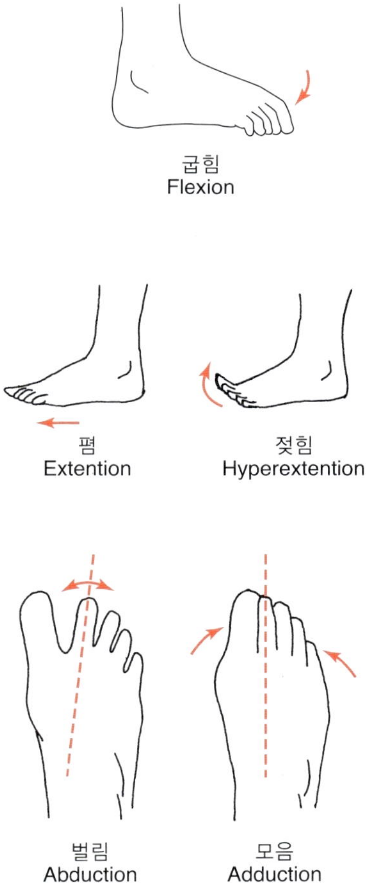

그림 20-13. 발가락의 움직임.

인대와 그 외 구조물
(Ligaments and Other Structures)

윤활관절(활막관절)인 발목관절(족관절)은 **관절주머니(관절낭)**가 있다. 이 관절주머니는 앞뒤쪽(전후방)으로 다소 얇기 때문에 곁인대(측부인대)가 측면을 보강해주고 있다. 이들 곁인대는 몇 개의 인대들이 모여 있다. 안쪽 곁인대는 삼각형 모양의 **세모인대(삼각인대, deltoid ligament)**인데, 첨부는 목말뼈(거골), 발배뼈(주상골), 그리고 발꿈치뼈(종골)의 4부위에 부착하기 위해 넓게 펼쳐지면서 안쪽 관절융기(내측과)의 끝지점을 따라 부착해 있다(그림 20-14). 앞쪽 섬유(정강발배인대, 경주인대, tibionavicular ligament)는 발배뼈에 부착한다. 중간섬유(정강발꿈치인대, 경종인대, tibiocalcaneal ligament)는 발꿈치뼈의 목말받침돌기(제거돌기)를 향해 바로 내림한다. 뒤쪽 섬유(뒤정강목말인대, 후경거인대, posterior tibiotalar ligament)는 목말뼈의 뒤쪽으로 주행한다. 심부섬유(앞정강목말인대, 전경거인대, anterior tibiotalar ligament)는 정강발배인대(경주인대)의 깊은곳(심부, deep)에 있기 때문에 볼 수가 없다. 세모인대는 목말뼈에 대해 발꿈치뼈와 발배뼈를 고정해 주면서 발목관절의 안쪽면을 보강하는 한편 안쪽 세로발활(내측 종아치) 형성에 도움을 준다.

발목관절(족관절)의 가쪽면은 **가쪽 인대(외측인대, lateral ligament)**라고 일반적으로 알려져 있는 3개의 인대군이 있다(그림 20-15). 이 인대는 목말뼈/발꿈치뼈와 가쪽 관절융기(외측과)를 연결하는 3부분으로 구

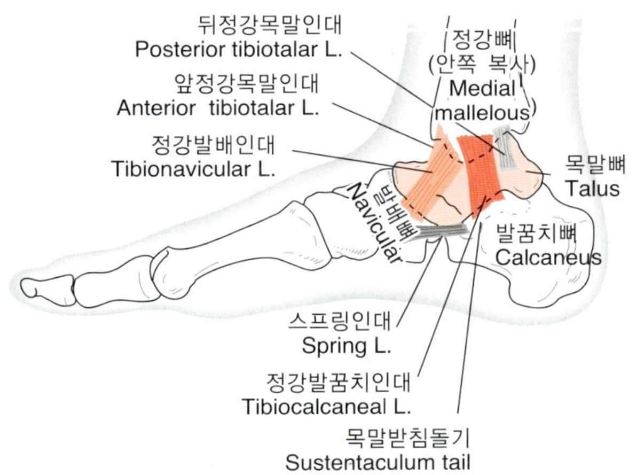

그림 20-14. 오른쪽 발목관절의 안쪽면 인대. 세모인대의 4부위. 점선은 인대 밑에 있는 목말뼈의 윤곽을 보여준다.

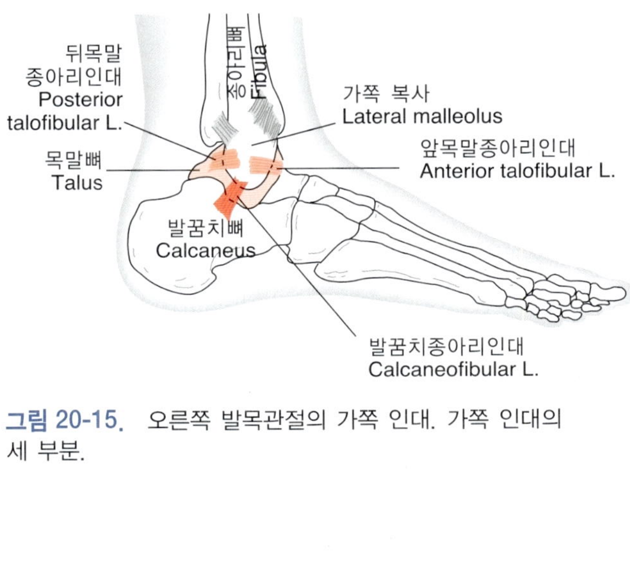

그림 20-15. 오른쪽 발목관절의 가쪽 인대. 가쪽 인대의 세 부분.

성된다. 다소 약한 앞목말종아리인대(전거비인대, anterior talofibular ligament)는 가쪽 관절융기와 목말뼈에 붙어 있다. 뒤쪽에는 무척 강한 뒤목말종아리인대(후거비인대, posterior talofibular ligament)가 가쪽 관절융기와 목말뼈에 부착하기 위해 거의 수평으로 주행한다. 중간에는 길고, 거의 수직에 가까운 발꿈치종아리인대(종비인대, calcaneofibular ligament)가 가쪽 관절융기와 목말뼈에 붙어 있다. 그 외 수많은 인대들이 목말뼈와 발허리뼈(중족골) 등 다양하게 붙어 있다. 이 모든 인대들은 부착하는 뼈의 이름으로 명명되는 경향이 있다. 이들 개개의 인대명과 부착위치는 이 장에서 논의하지 않을 것이다.

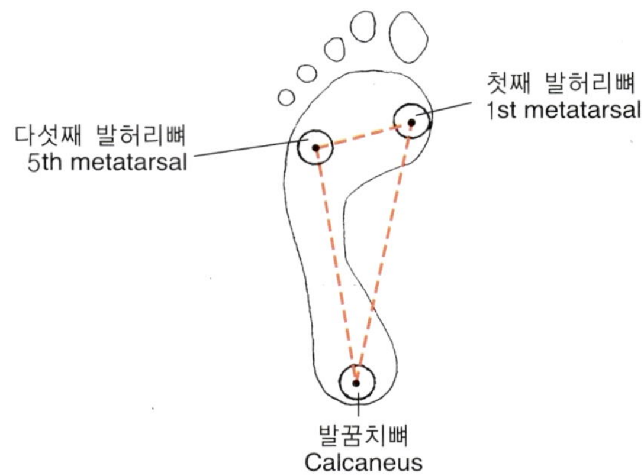

그림 20-16 오른쪽 발의 주요 체중부하면(발바닥면).

활 (arch)

발은 지면에 착지하는 지점이기 때문에 강한 충격을 흡수할 수 있어야 하며, 변화하는 환경에 적응할 수 있어야 하고, 그리고 움직임을 통해 인체를 앞쪽으로 보낼 수 있어야 한다. 이 모든 것들이 가능하기 위해 발에 있는 뼈는 활모양(아치모양)으로 정렬되어 있다. 인간은 발꿈치뼈바닥(종골저)에서 1번과 5번 발허리뼈머리(중족골두)까지 연결되는 체중부하 골을 통해 삼각형 형태로 서 있게 된다(그림 20-16). 이들 세 개의 지점에는 두 개의 활(안가쪽 세로발활)이 있고(그림 20-17), 또 하나의 가로발활이 있다(그림 20-18).

안쪽 세로발활(내측종아치, medial longitudinal arch)은 뒤쪽에는 발꿈치뼈, 앞쪽에는 목말뼈(거골), 발배뼈(주상골), 그리고 세 개의 쐐기뼈(설상골)를 지나 1~3번 발허리뼈(중족골)로 연결되는 발의 안쪽면으로 형성된다. 목말뼈는 활의 최상단을 형성하며, 일명 *쐐기돌(keystone)*이라고 알려져 있는데, 그 이유는 인체의 체중을 받는 부위이기 때문이다. 목말뼈는 활형성에 필수적인 부분이며, 중심 또는 가장 높은 부위이다. 이 활(아치)은 체중부하 시 약간 내려앉은 다음 체중이 제거되면, 다시 원래대로 회복된다. 정상적으로 활은 완전히 편평하게 되거나 또는 지면에 완전히 붙지 않는다.

가쪽 세로발활(외측종아치, lateral longitudinal arch)은 앞쪽에 있는 발꿈치뼈를 통해 입방뼈를 지나 4, 5번 발허리뼈까지 연결된다(그림 20-17B). 정상적으로 가쪽 세로발활은 체중부하 시 지면에 붙는다.

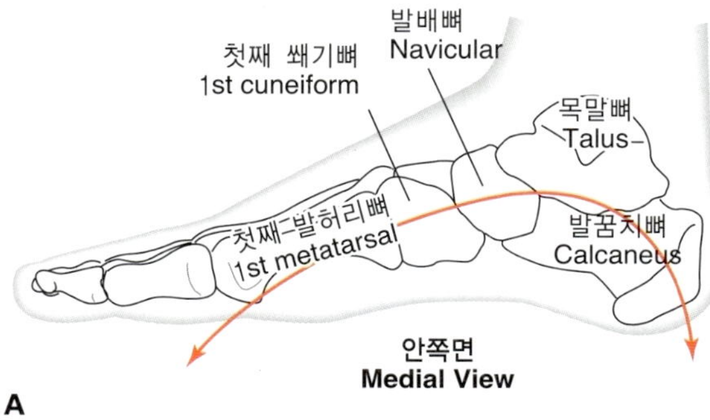

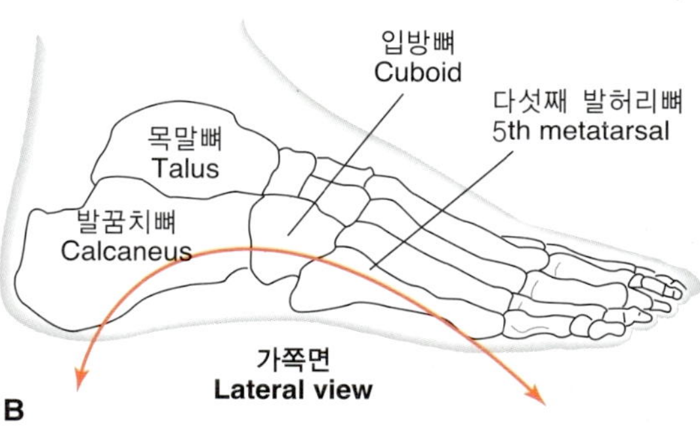

그림 20-17 오른쪽 발에 있는 두 개의 세로발활: (A) 안쪽 세로발활 (B) 가쪽 세로발활.

가로발활(횡아치, transverse arch)(그림 20-18)은 세 개의 쐐기뼈와 입방뼈, 즉 옆으로 연결된다. 가로발활(횡아치)의 쇄기돌은 2번째 쐐기뼈(설상골)이다.

이들 세 개의 활은 (1) 뼈의 모양과 서로간의 연결성 (2) 발바닥인대(족저인대)와 힘줄막(건막(그림 20-19와 20-20), 그리고 (3) 근육에 의해 유지된다. 이들 인대와

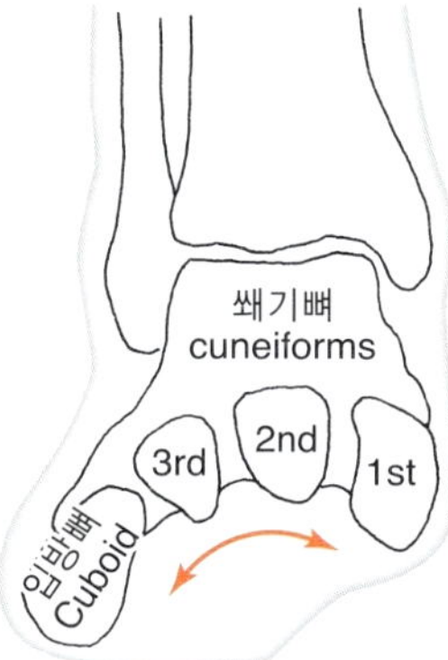

그림 20-18. 가로발활(앞면).

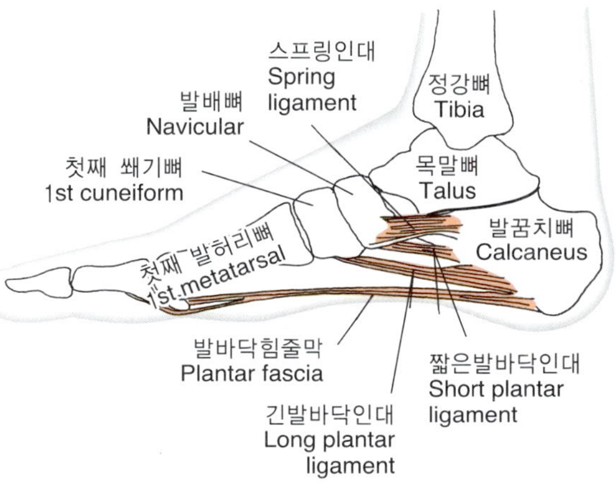

그림 20-19. 오른쪽 발의 지지 구조물(안쪽면).

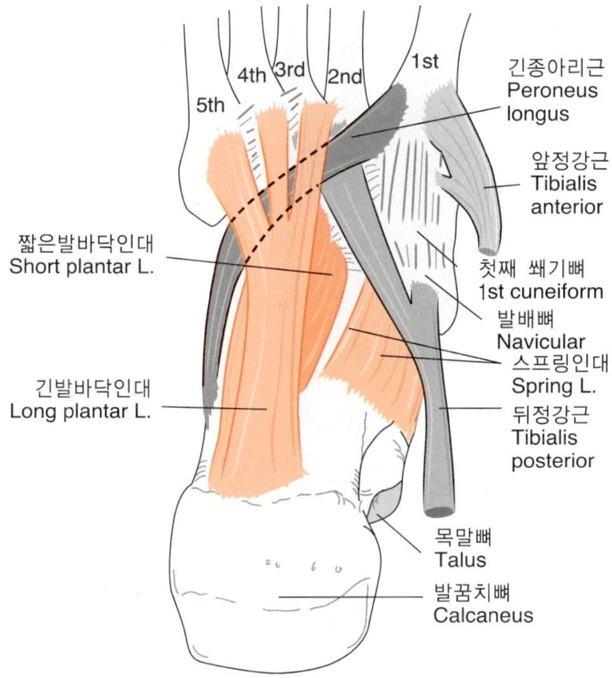

그림 20-20. 오른쪽 발의 지지 구조물(아래면).

힘줄막(건막)이 가장 중요한 특징 중에 하나이다. 스프링인대 또는 발바닥 **발꿈치발배인대(저측종주인대, spring ligament or plantar calcaneonavicular ligament)**는 발꿈치뼈에 부착해서 발배뼈가 있는 앞쪽으로 주행한다. 이 인대는 짧고, 넓고, 그리고 가장 중요한 인대인데, 그 이유는 세로발활의 안쪽면을 지지하는 역할을 하기 때문이다.

긴발바닥인대(장족저인대, long plantar ligament)는 가장 긴 발바닥인대이며, 스프링인대보다 더 표층에 있다. 이 인대는 뒤쪽에서는 발뒤꿈치뼈에 부착한 다음 앞쪽으로는 입방뼈와 3, 4, 5번 발허리뼈바닥에 부착한다. 그리고 가쪽 세로인대의 일차적인 지지역할을 한다. 긴발바닥인대는 **짧은발바닥인대(단족저인대, short plantar ligament)**에 의해 보강되는데, 짧은발바닥인대 역시 발꿈치뼈에서 입방뼈까지 연결되어 있다. 짧은발바닥인대는 긴발바닥 인대의 깊은곳(심부)에 있다. 두 개의 세로발활은 표층에 있는 **발바닥힘줄막(족저건막, plantar fascia)**에 의해 지지되는데, 발바닥힘줄막은 발꿈치뼈에서 몸쪽 발가락뼈(근위지절골)까지 앞쪽으로 연결되어 있다. 이 발바닥힘줄막은 앞쪽의 구조물(앞쪽)의 발목뼈와 발허리뼈머리(중족골두)와 분리되는 뒤쪽 구조물(발꿈치뼈와 목말뼈를 유지시켜주는 지주(tie rod: 지붕틀이나 활 따위의 하단이 벌어지지 않게 죄고 있는 것) 역할을 한다. 이 발바닥힘줄막은 체중부하시와 보행 시 발의 안정성을 증가시키고, 활을 유지하는 역할을 한다(그림 20-21).

또한 활은 근육에 의해서도 지지되는데, 이들 근육의 대부분은 발의 안쪽 번짐근과 가쪽 번짐근이다. 뒤정강근(후경골근), 긴엄지굽힘근(장무지굴근), 그리고 긴발가락굽힘근(장지굴근)은 모두 발꿈치뼈(종골)의 목말받침돌기(제거돌기) 아래를 통과한 다음 발목관절 뒤쪽의 안쪽으로 연결된다. 따라서 이들 근육은 모두 발의 안쪽면을 지지하는 역할을 한다. 긴엄지굽힘근과 긴발가락굽힘근은 안쪽 세로발활(내측종아치)로 연결되어 안쪽

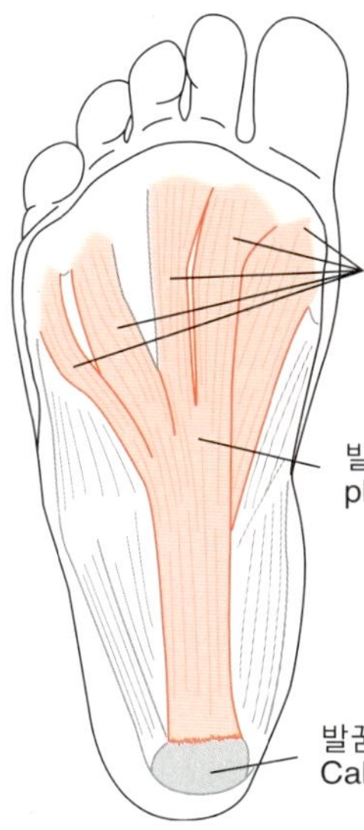

그림 20-21. 발바닥힘줄막(발바닥면).

세로발활을 지지하는 역할을 한다. 긴종아리근(장비골근)은 발의 가쪽에서 안쪽으로 주행하기 때문에 가로발활(횡아치)과 가쪽 세로발활을 지지해 준다. 내재근들은 외재근보다 더 많은 지지를 제공하게 되는데, 그 이유는 특정 움직임은 내재근에 의해 일어나기 때문이다. 하지만 전체 근육은 활에 가해지는 총 스트레스의 약 15~ 20%만 견딜 수 있는 것으로 추정된다.

발목관절과 발의 근육 (Muscles of the Ankle and Foot)

외재근 (Extrinsic muscles)

손목과 손과 마찬가지로 발목과 발에도 외재근과 내재근이 있다. 외재근은 다리에서 이는곳하는 근육을 말하며, 내재근은 발목뼈(족근골)에서 이는곳하는 근육을 말한다. 다리의 외재근은 4개의 해부학적 영역에서 3개의 그룹군으로 이루어져 있다. 이러한 4개의 해부학적 영역은 종아리의 4구획을 나타내고 두꺼운 힘줄막으로 분리되어 있다. 각 구획 내에서 근육군은 공통의 기능을 가지고 있다. 그들은 (1) 표층의 뒷부분, (2) 깊은곳, (3) 앞쪽, (4) 가쪽 집단/구획(그림 20-37부터 20-33 참조). 모든 외재근의 몸쪽 닿는곳(근위부착점)은 넙다리(대퇴), 정강뼈(경골), 또는 종아리뼈(비골)이며, 이들 근육은 모두 발목관절(족관절)을 가로지른다. 이들 근육들은 표 20-2에 요약되어 있으며, 보조근은 괄호 안에 있고 다른 근육들은 모두 주동근이다.

뒤쪽 표층 근육군 (Superficial Posterior Group)

뒤쪽(후방)에 있는 표층근육은 장딴지근(비복근), 가자미근, 그리고 장딴지빗근(족척근) 등이다. **장딴지근(비복근, gastrocnemius muscle)**은 무릎과 발목을 통과하는 2관절 근육이다(그림 20-22). 그것은 강한 발목 발바닥 굽힘근이다. 그것은 넙다리뼈의 안쪽과 가쪽 관절융기의 뒷면에 두 개의 머리가 붙는다. 종아리 뒷면을 표층으로 내려온 후에 가자미근과 함께 공통의 *아킬레스건*을 형성하고(종종 *뒤꿈치힘줄*이라고 한다) 발꿈치뼈(종골)의 뒤쪽에 부착한다.

장딴지근 (gastrocnemius muscle)

이는곳(O)	넙다리뼈의 안쪽 · 가쪽 관절융기
닿는곳(I)	발꿈치뼈 뒷면
기능(A)	무릎관절굽힘, 발목관절 발바닥굽힘
신경(N)	정강신경(S1, S2))

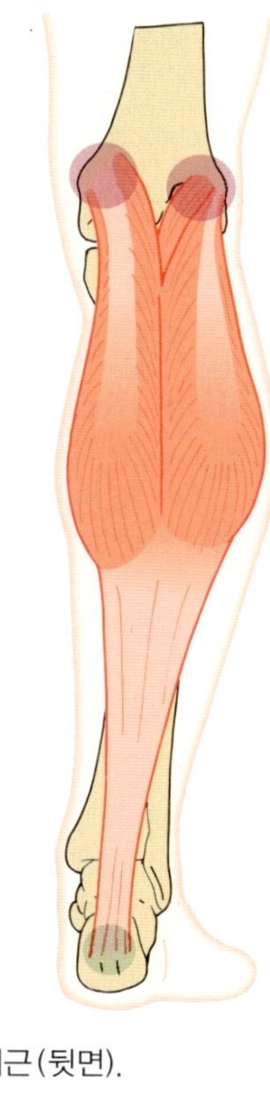

그림 20-22. 장딴지근(뒷면).

표 20-2 발목관절과 발에 있는 외재근

근육	관절교차지점	작용
	뒤쪽 근육군	
뒤쪽 표층 근육군		
장딴지근	뒤쪽	발바닥굽힘
가자미근	뒤쪽	발바닥굽힘
(장딴지빗근)	뒤쪽	발바닥굽힘
뒤쪽 심부 근육군		
뒤정강근	뒤안쪽	발바닥굽힘, 안쪽 번짐
긴발가락굽힘근	뒤안쪽	발바닥굽힘, 안쪽 번짐, 2-4번 발가락굽힘
긴엄지굽힘근	뒤안쪽	발바닥굽힘, 안쪽 번짐, 엄지발가락굽힘
	앞쪽 근육군	
앞정강근	앞안쪽	발등굽힘, 안쪽 번짐
긴엄지폄근	앞안쪽	발등굽힘, 안쪽 번짐, 엄지발가락폄
긴발가락폄근	앞쪽	발등굽힘, 2-4번 발가락폄
	가쪽 근육군	
긴종아리근	뒤가쪽	발바닥굽힘, 가쪽 번짐
짧은종아리근	뒤가쪽	발바닥굽힘, 가쪽 번짐
(셋째종아리근)	앞쪽	발등굽힘, 가쪽 번짐

가자미근(soleus muscle)은 넓고, 한 관절 근육이며, 장딴지근의 깊은곳(심부)에 있다(그림 20-23). 정강뼈(경골)와 종아리뼈의 뒤쪽에서 이는곳해서 장딴지근과 합쳐진 후 다리 뒤쪽으로 주행한 다음 강력한 발꿈치힘줄(아킬레스건)이 되어 발꿈치뼈(종골)의 뒷면에 닿는곳한다. 가자미근은 발목관절(족관절)의 한 중심으로 주행하기 때문에 발목관절 발바닥굽힘(족관절저측굴곡)이 유일한 작용이다. 장딴지근의 2개의 갈래(두, head)와 가자미근은 "세 개의 갈래를 가진 장딴지 근육"이라는 의미로 **종아리세갈래근(하퇴삼두근, triceps surae)**이라고도 한다.

가자미근 (soleus muscle)

이는곳(O)	정강뼈와 종아리뼈의 뒷부분
닿는곳(I)	발꿈치뼈의 뒷부분
기능(A)	발목관절 발바닥굽힘
신경(N)	정강신경(S1, S2)

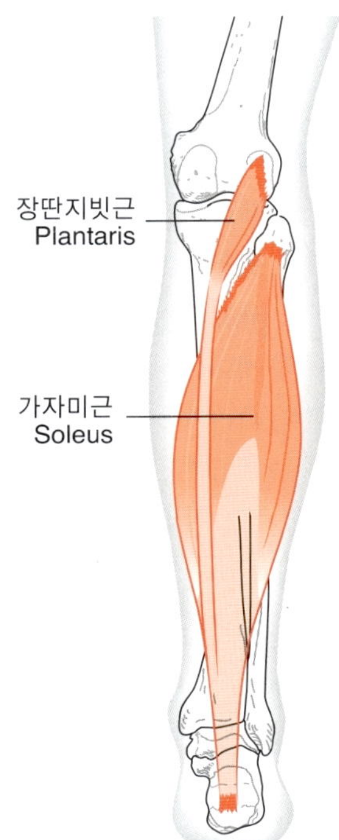

그림 20-23. 가자미근과 장딴지빗근(뒷면).

장딴지빗근(족척근, plantaris muscle)은 별다른 중요한 기능이 없는 길고, 얇은 두 관절 근육이다(그림 20-23). 장딴지빗근은 넙다리뼈(대퇴)의 가쪽 관절융기(외측과) 뒷면에서 이는곳하여 다리(하퇴)의 뒤안쪽으로 주행한 다음 장딴지근과 가자미근과 합쳐져서 발꿈치힘줄(아킬레스건)이 된다. 이론상으로는 무릎관절 굽힘(슬관절 굴곡)과 발목관절 발바닥굽힘근(족관절저측굴곡근)이다. 하지만 위의 작용에 대한 주동근 역할을 하기에는 크기가 너무 작기 때문에 보조근으로 작용하는 것이 적합하다.

장딴지빗근 (plantaris muscle)

이는곳(O)	넙다리뼈의 가쪽 관절융기 뒷부분
닿는곳(I)	발꿈치뼈의 뒷부분
기능(A)	매우 경미한 무릎관절굽힘과 발목관절 발바닥굽힘
신경(N)	정강신경(L4, L5, S1)

뒤쪽 심부 근육군 (Deep Posterior Group)

뒤쪽에 있는 심부 근육군은 뒤정강근(후경골근), 김엄지굽힘근(장무지굴근), 그리고 긴발가락굽힘근(장지굴근)으로 이루어져 있다. 이들 근육은 모두 정강뼈와 종아리뼈의 뒤쪽)에서 부착한 다음 발에서 끝난다. 이들 근육군은 모두 발목관절 뒤쪽을 가로지르기 때문에 발목관절(족관절)을 발바닥굽힘(저측굴곡)시키는 작용을 한다. 하지만 가자미근과 장딴지근(비복근)과 비교했을 때 크기가 작기 때문에 보조근으로 주로 작용한다.

뒤정강근(후경골근, tibialis posterior muscle)은 뼈사이막(골간막)과 정강뼈와 종아리뼈의 인접부위에 몸쪽 닿는곳(근위부착점)이 있는 뒤쪽 근육들 중에서 가장 깊은곳에 있는 근육이다(그림 20-24). 뒤정강근(후경골근)은 다리(하퇴)의 뒤쪽으로 내림한 다음 발배뼈(주상골)에 부착한 다음 입방뼈(입방골), 세 개의 쐐기뼈(설상골), 발꿈치뼈(종골)의 목말받침돌기(제거돌기), 그리고 2~4번 발허리뼈바닥(중족골저)에 부착하기 위해 안쪽 관절융기(내측과) 주위를 고리처럼 감고 들어간다. 뒤정강근은 발목관절을 안쪽 · 뒤쪽으로 교차하기 때문에 발목관절을 발바닥굽힘시키고, 안쪽 번짐(내번)시킨다. 다른 발바닥굽힘근들과 비교했을 때 이 근육 또한 보조근으로 작용한다.

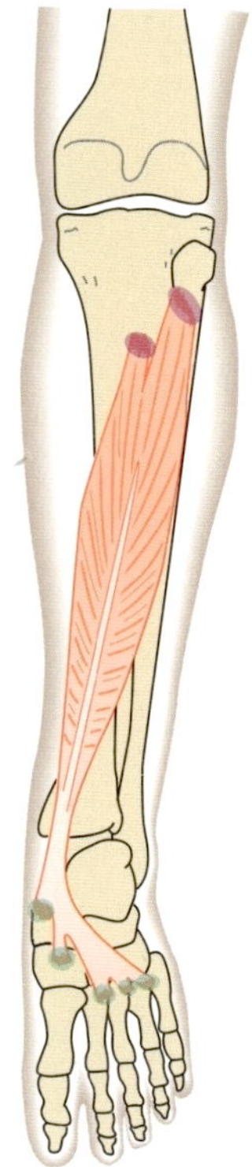

그림 20-24. 뒤정강근(뒷면). 발은 최대로 발바닥굽힘된 상태인 것을 주목하라.

뒤정강근 (tibialis posterior muscle)

이는곳(O)	뼈사이막, 정강뼈와 종아리뼈 인접부
닿는곳(I)	발배뼈와 대부분의 발목뼈와 발허리뼈
기능(A)	발목관절 안쪽 번짐과 발바닥굽힘 보조
신경(N)	정강신경(L5, S1)

긴엄지굽힘근(장무지굴근, flexor hallucis longus muscle)은 다리의 거의 가쪽에 위치해 있기 때문에 종아리뼈(비골)의 뒤쪽과 뼈사이막(골간막)에서 이는곳한다. 이 근육은 다리의 뒤쪽을 따라 내림한 다음 목말뼈(거골)의 뒤쪽에 있는 고랑(구, groove)을 통해 안쪽 관절융기 주위를 감싸고 들어간 후 발꿈치뼈(종골)의 목말받침돌기(제거돌기) 아래를 지나간다. 이 근육은 엄지발가락의 먼쪽 발가락바닥(원위지절골저)에 부착하기 위해 짧은엄지굽힘근(단무지굴근)을 지나 발바닥으로 주행한다(그림 20-25). 이 근육의 먼쪽 닿는곳(원위 부착점)은 손에 있는 깊은손가락굽힘근(심지굴근)과 얕은손가락굽힘근(천지굴근)과 유사하다. 긴엄지굽힘근(장무지굴근)은 엄지발가락을 굽힘시키며, 안쪽 번짐(내

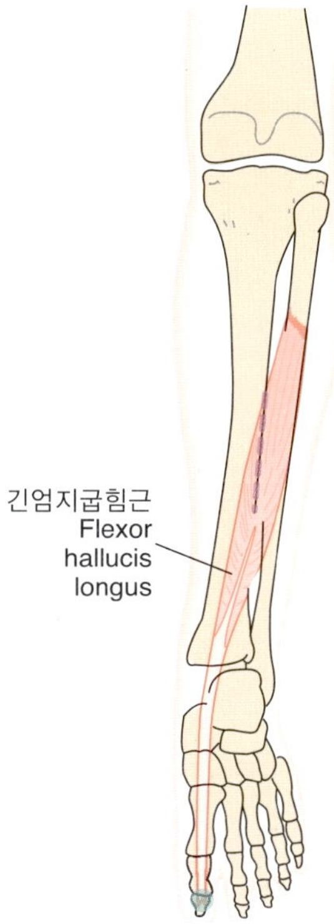

그림 20-25. 긴엄지굽힘근(뒷면). 발은 최대로 발바닥굽힘된 상태인 것을 주목하라.

번) 작용을 도와준다. 그리고 적은 양이긴 하지만, 발목관절의 발바닥굽힘(저측굴곡)을 도와준다.

긴엄지굽힘근 (flexor hallucis longus muscle)

이는곳(O)	종아리뼈 뒷부분과 뼈사이막
닿는곳(I)	엄지발가락의 먼쪽 발가락뼈
기능(A)	엄지발가락굽힘, 발목관절 안쪽 번짐과 발바닥굽힘 보조
신경(N)	정강신경(L5, S1, S2)

다리의 안쪽에 있는 **긴발가락굽힘근(장지굴근, flexor digitorum longus muscle)**은 종아리뼈의 뒤쪽에서 이는곳한다(그림 20-26). 그 다음 다리 뒤쪽으로 내림한 다음 안쪽과 주위를 감싸고 돌면서 발바닥으로 들어가서 2~5번 발가락의 먼쪽 발가락뼈(원위지절골)에 닿는곳하기 위해 4개의 힘줄로 분리된다. 이 근육은 손에 있는 심지굴근이 분리되어 있는 천지굴근을 통해 주행하는 것과 같은 방식으로 분리되어 있는 짧은발가락굽힘근을 통해 통과한다. 이 근육은 네 개의 작은 발가락을

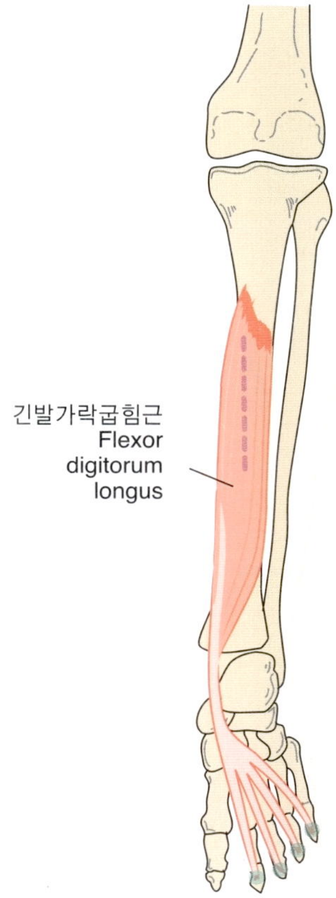

그림 20-26. 긴발가락굽힘근(뒷면). 발은 최대로 발바닥굽힘된 상태인 것을 주목하라.

굽힘시키고, 발목관절의 안쪽 번짐(내번)과 발바닥굽힘(저측굴곡)을 도와준다.

긴발가락굽힘근 (flexor digitorum longus muscle)

이는곳(O)	정강뼈 뒷부분
닿는곳(I)	2-5번 발가락의 먼쪽 발가락뼈
기능(A)	2-5번 발가락굽힘, 발목관절 안쪽 번짐과 발바닥굽힘 보조
신경(N)	정강신경(L5, S1)

뒤쪽(후방)에 있는 깊은곳(심부) 근육들은 몸쪽 부착점부터 먼쪽 부착점까지 서로 엉켜 있다. 이러한 특징은 꼬아서 만든 밧줄과 같이 힘을 증가시키기 때문에 개개의 근섬유들이 각각 평행하게 주행하는 것보다 더 강한 힘을 발휘한다(그림 20-27). 표 20-3은 이러한 관계가 요약되어 있다. 그들의 이는곳을 보면, 뒤정강근은 이 세 근육 중 가운데 위치한다. 그들은 안쪽 관절융기 둘

표 20-3 뒤쪽 심부 근육			
위치	관련성		
이는곳(안쪽에서 가쪽)	FDL	TP	FHL
안쪽 관절융기(위에서 아래)	TP	FDL	FHL
닿는곳(안쪽에서 가쪽)	TP	FHL	FDL

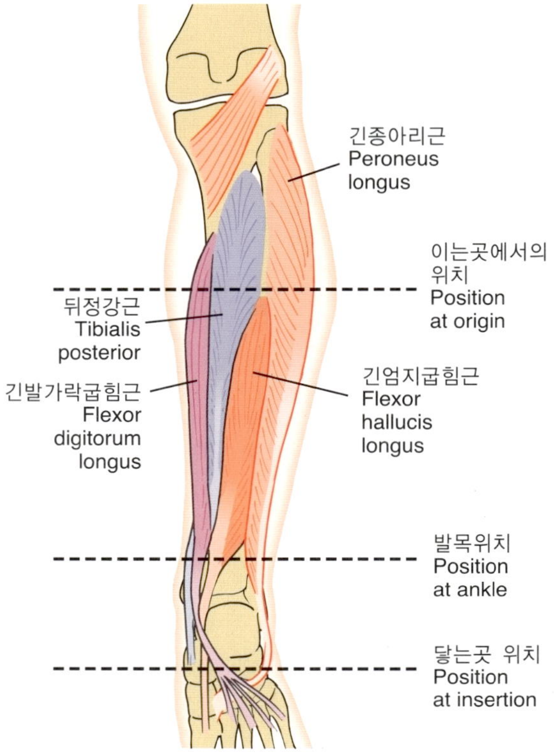

그림 20-27. 이는곳에서 닿는곳까지 근력을 더해주는 긴발가락굽힘근(D), 뒤정강근(T), 긴엄지굽힘근(H)의 변화하는 위치(다리와 발의 뒷면과 발바닥면).

레에 고리를 만드는 곳에 긴발가락굽힘근이 가운데 있다. 닿는곳에 긴엄지발가락굽힘근은 가운데 있다. 긴손가락굽힘근은 이는곳으로부터 반대쪽에 위치한다. 이러한 변화관계의 특징은 꼬아진 줄처럼 개개의 섬유가 서로 평행하게 나열된 줄보다 더 강하다.

앞쪽 근육 (Anterior Group)

앞쪽에 있는 근육군은 앞정강근(전경골근), 긴엄지폄근(장무지신전근), 그리고 긴발가락폄근(장지신전근)으로 구성된다. 이들 근육의 몸쪽 부착점은 모두 다리의 앞가쪽이며, 발목관절(족관절)을 앞쪽에서 가로지른다.

앞정강근(전경골근, tibialis anterior muscle)은 정강뼈(경골)의 가쪽면과 뼈사이막(골간막)에서 이는곳한 다음 다리를 따라 내림한 후 1번 쐐기뼈(설상골)와 1번 발허리뼈바닥(중족골저)의 안쪽에 닿는곳한다(그림 20-28). 이 근육은 다리의 앞가쪽부(전외측부) 근복의 대부분을 형성한다. 앞정강근은 발목관절 앞안쪽(전내측)으로 주행하기 때문에 발목관절을 발등굽힘(배측굴곡)시키고, 안쪽 번짐(내번)시킨다.

앞정강근 (tibialis anterior muscle)	
이는곳(O)	정강뼈 가쪽 관절융기뼈사이막
닿는곳(I)	1번 쐐기뼈와 발허리뼈
기능(A)	발목관절 안쪽 번짐과 발등굽힘
신경(N)	깊은종아리신경(L4, L5, S1)

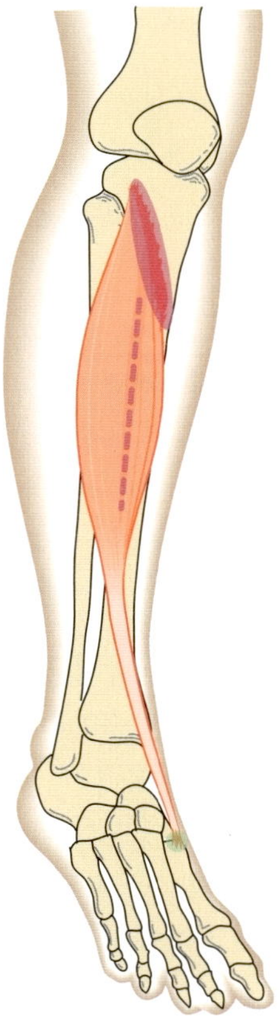

그림 20-28. 앞정강근(앞가쪽면).

긴엄지폄근(장무지신전근, extensor hallucis longus muscle)은 긴발가락폄근(장지신근)과 앞정강근(전경골근) 사이 깊은곳(심부)에 있는 얇은 근육으로서 종아리뼈(비골)와 뼈사이막(골간막)에서 이는곳한 다음 엄지발가락의 먼쪽 발가락뼈저(원위지절골바닥)에 닿는곳한다(그림 20-29). 이 근육의 주요 기능은 엄지발가락을 폄시키는 것이지만, 또한 발목관절(족관절)의 발등굽힘(배측굴곡)과 안쪽 번짐(내번) 작용을 도와준다.

긴엄지폄근 (extensor hallucis longus muscle)	
이는곳(O)	종아리뼈와 뼈사이막
닿는곳(I)	엄지발가락의 먼쪽 발가락뼈
기능(A)	엄지발가락폄, 발목관절 발등굽힘과 안쪽 번짐 보조
신경(N)	깊은종아리신경(L4, L5, S1)

가장 가쪽에 있는 앞쪽 근육인 **긴발가락폄근(장지신근, extensor digitorum longus muscle)**은 종아리뼈(비골)의 앞쪽, 뼈사이막(골간막), 그리고 정강뼈의 외과에 부착한 다음 다리(하퇴)를 따라 내림한 후 4개의 작은 발가락의 먼쪽 발가락뼈(원위지절골)에 부착한다(그림 20-30). 긴발가락폄근(장지신근)의 주된 기능은 2~5번 발가락을 폄시키는 것이며, 또한 발목관절(족관절)의 발등굽힘을 도와주는 역할을 한다. 이 근육은 관절축의 중앙을 통과하기 때문에 안쪽 번짐(내번)과 외번에는 관여하지 않는다.

긴발가락폄근 (extensor digitorum longus muscle)	
이는곳(O)	종아리뼈, 뼈사이막, 정강뼈
닿는곳(I)	2-5번 발가락의 먼쪽 발가락뼈
기능(A)	2-5번 발가락폄, 발목관절 발등굽힘 보조
신경(N)	깊은종아리신경(L4, L5, S1)

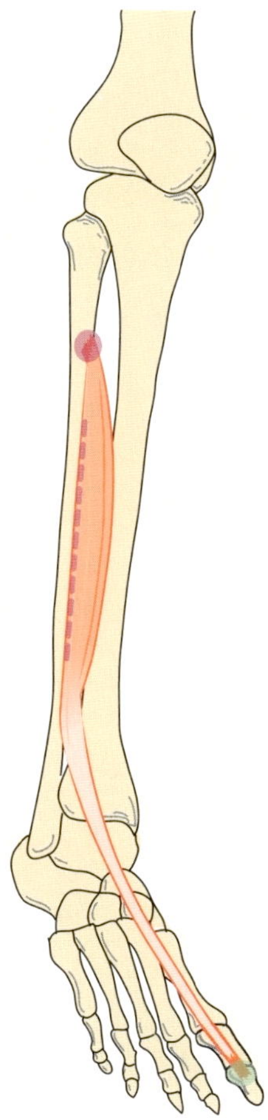

그림 20-29. 긴엄지폄근(앞가쪽면).

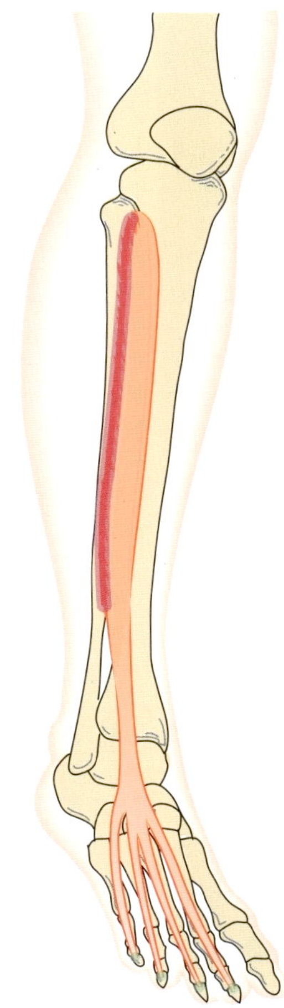

그림 20-30. 긴발가락폄근(앞가쪽면).

가쪽 근육 (Lateral Group)

가쪽 근육군(외측근육군)은 긴종아리근(장비골근), 짧은종아리근(단비골근), 그리고 제3종아리뼈근(비골)으로 구성된다. 이들 근육은 모두 종아리뼈 몸쪽부(근위부)에서 이는곳하여 발을 향해 먼쪽부(원위부)로 주행한다. 이중 두 개는 발목관절(족관절)을 뒤쪽으로 가로지르고, 하나는 발목관절 앞쪽으로 가로지른다.

긴종아리근(장비골근, peroneus longus muscle)은 다른 종아리근들보다 표층에 있다. 종아리뼈의 몸쪽 끝지점과 뼈사이막(골간막)에서 이는곳하여 다리의 가쪽(외측)을 따라 내림한 다음 짧은종아리근(단비골근)을 따라 가쪽 복사(외과)의 뒤쪽으로 감고 들어간다. 이 지점에서 긴종아리근(장비골근)은 발의 가쪽에서 안쪽으로 사선방향으로 발을 교차하여 깊은곳으로 들어간 다음 1번 발허리뼈(중족골)와 1번 쐐기뼈(설상골)가 있는 발바닥면(족저면)에 닿는곳한다(그림 20-31). 이 먼쪽 부착점은 앞정강근(전경골근)의 부착점과 매우 가깝다. 긴종아리근은 다리의 가쪽을 따라 수직으로 내림한 다음 앞정강근과 만나기 위해 발의 안쪽으로 교차하기 때문에 긴종아리근과 앞정강근을 합쳐서 발의 **등자(stirrup**; 말안장에 매다는 1벌의 가벼운 장비)라고도 한다. 앞정강근은 다리의 안쪽을 따라 수직으로 내림한 다음 안쪽으로 주행하여 긴종아리근과 만나서 "U" 또는 등자 모양을 형성한다(그림 20-20 참조). 발에서 교차하는 긴종아리근은 발의 가쪽 세로발활(외측종아치)과 세로발활(횡아치)을 지지해준다. 이 근육의 주된 기능은 발목관절(족관절) 가쪽 번짐(외번)이며, 발목관절(족관절) 발바닥굽힘(저측굴곡)을 약간 지원해주기도 한다.

긴종아리근 (peroneus longus muscle)

이는곳(O)	종아리뼈의 몸쪽부 가쪽면과 뼈사이막
닿는곳(I)	1번 쐐기뼈와 발허리뼈의 발바닥면
기능(A)	발목관절 가쪽 번짐, 발목관절 발바닥굽힘 보조
신경(N)	얕은종아리신경(L4, L5, S1)

긴종아리근(장비골근)의 깊은곳(심부)에 있는 더 작고, 더 짧은 근육은 **짧은종아리근(단비골근, peroneus brevis muscle)**이다. 이 근육은 종아리뼈의 먼쪽부 가쪽면에 부착한 다음 다리를 따라 내림하여 가쪽 관절융

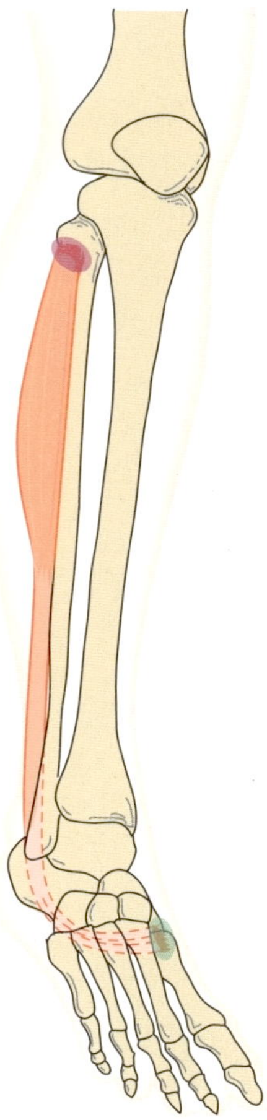

그림 20-31. 긴종아리근(앞가쪽면)점선은 발바닥면을 의미한다.

기(외측과) 뒤쪽을 감싼 후 앞쪽으로 빠져나와서 5번째 발허리뼈바닥(중족골저)에 부착한다(그림 20-32). 짧은종아리근은 가쪽 관절융기(외측과)의 앞쪽 표층부에 있다. 긴종아리근과 마찬가지로 이 근육의 주된 기능은 발목관절을 가쪽 번짐시키는 것이며, 발목관절발바닥굽힘을 약간 지원해주기도 한다.

짧은종아리근 (peroneus brevis muscle)

이는곳(O)	종아리뼈의 먼쪽부 가쪽
닿는곳(I)	5번 발허리뼈바닥
기능(A)	발목관절 가쪽 번짐, 발바닥굽힘 보조
신경(N)	얕은종아리신경(L4, L5, S1)

제3종아리근(제3비골근, peroneus tertius muscle)은 모든 사람한테 있는 것이 아니며, 설명하기도 어렵고, 가끔씩은 긴발가락폄근(장지신근)과 혼동이 되기도

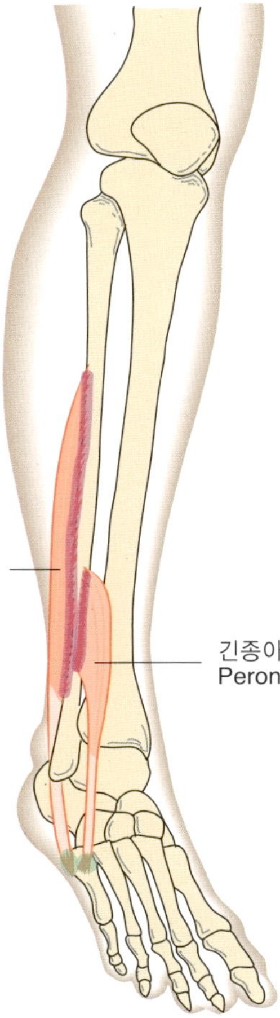

그림 20-32. 짧은종아리근과 제3종아리근(앞가쪽면).

한다. 이 근육은 종아리뼈(비골)의 먼쪽부 안쪽 관절융기(내측과) 뼈사이막(골간막)에서 이는곳하여 발목관절 앞쪽으로 교차한 다음 짧은종아리근(단비골근) 근처인 5번째 발허리뼈바닥(중족골저)의 등쪽면(배측면)에 닿는곳한다(그림 20-32). 이론상으로는 이 근육은 발목관절 발등굽힘(배측굴곡)과 가쪽 번짐(외번)에 관여할 것 같지만 크기를 봐서는 보조하는 정도가 적합하다.

제3종아리근 (peroneus tertius muscle)	
이는곳(O)	종아리뼈 먼쪽부 안쪽
닿는곳(I)	5번째 발허리뼈바닥
기능(A)	발목관절 가쪽 번짐과 발등굽힘 보조
신경(N)	깊은종아리신경(L4, L5, S1)

표 20-4는 발목관절에 있는 주동근의 작용을 요약한 것이다.

표 20-4 발목관절의 주동근의 작용

작용	근육
발바닥굽힘	장딴지근, 가자미근
발등굽힘	앞정강근
안쪽 번짐	앞정강근, 뒤정강근
가쪽 번짐	긴종아리근, 짧은종아리근
2-5번 발가락굽힘	긴발가락굽힘근
엄지발가락굽힘	긴엄지굽힘근
2-5번 발가락폄	긴발가락폄근
엄지발가락폄	긴엄지폄근
주동근 작용이 없는 근육	장딴지빗근, 제3종아리근

내재근 (Intrinsic muscles)

내재근은 발목관절(족관절) 먼쪽부(원위부)에 2개의 부착점이 있다. 인간은 복잡한 기능을 수행하기 위해 발에 있는 내재근을 사용하지 않기 때문에 손의 내재근이 갖는 상호작용만큼은 발달되지 않았다. 내재근의 명칭은 상당부분 근육의 위치와 작용에 따라 붙여진다. 등쪽면에 있는 짧은발가락폄근(단지신근)과 짧은엄지폄근(단모지신근)을 제외하고는 모든 내재근들은 발바닥면(족저면)에 위치해 있고, 특히 층으로 배열되어 있고 등쪽뼈사이근은 발허리뼈와 발바닥 뼈사이근으로 가는 등쪽에 위치한다. 표 20-5는 위치, 깊이, 기능, 그리고 손의 구조물과 유사한 내재근에 대해 요약한 것이다. 표 20-6은 내재근에 대한 신경지배를 요약하였다.

해부학적 관계 (Anatomy relationships)

발목관절과 발의 근육의 관계를 식별하기 위하여 그들은 앞쪽, 가쪽, 뒤쪽, 표층과 깊은곳 하위 그룹에 놓여 있어야 한다. 장딴지근은 뒤쪽에 위치한 유일한 표재근이다(그림 20-33). 장딴지근 밑에 매우 길고 가는 장딴지빗근과 큰 한 관절 근육인 가자미근이 있다(그림 20-34). 가장 깊은 층에는 긴발가락굽힘근, 뒤정강근, 긴엄지발가락굽힘근이 안쪽부터 가쪽으로 배열되어 있다(그림 20-35). 앞에서 지적한 것처럼, 이러한 근육의 상호관계는 닿는점에 도달하기 전에 2배 이상 변화한다(그림 20-3 참조).

가쪽 집단의 긴종아리근과 짧은 종아리근은 닿는점에 깊이 위치한다. 가쪽 복사 바로 위의 짧은 종아리근은

표 20-5 발의 내재근

근육	작용	손과 유사한 구조물
등쪽면		
짧은발가락폄근	2-4번 몸쪽 발가락뼈사이관절 폄	없음
짧은엄지폄근	1번 발가락뼈사이관절 폄	없음
발바닥면		
제1층		
엄지벌림근	벌림, 1번 발가락 발가락뼈사이관절 굽힘	짧은엄지벌림근
짧은발가락굽힘근	2-5번 몸쪽 발가락뼈사이관절 굽힘	얕은손가락굽힘근
새끼벌림근	굽힘, 5번 벌림	이름이 같음
제2층		
발바닥네모근	긴발가락굽힘근의 사선방향 당김선을 펴줌	없음
벌레근	발허리발가락관절 굽힘, 몸쪽/먼쪽 발가락뼈사이관절 폄	이름이 같음
제3층		
짧은엄지굽힘근	1번 발허리발가락뼈사이관절 굽힘	짧은엄지굽힘근
엄지모음근	모음, 1번 굽힘	엄지모음근
새끼굽힘근	5번 몸쪽 발가락뼈사이관절 굽힘	이름이 같음
등쪽면		
제4층		
등쪽 뼈사이근	2-4번 벌림	이름이 같음
발바닥뼈사이근	2-4번 모음	등쪽 뼈사이근

표 20-6 발의 내재근의 신경지배

근육	신경
등쪽면	
짧은발가락폄근	깊은종아리신경
짧은엄지폄근	깊은종아리신경
발바닥면	
엄지벌림근	정강신경
짧은발가락굽힘근	정강신경
새끼벌림근	정강신경
장딴지네모근	정강신경
벌레근	정강신경
짧은엄지굽힘근	정강신경
엄지모음근	정강신경
새끼굽힘근	정강신경
등쪽 뼈사이근	정강신경
발바닥뼈사이근	정강신경

긴종아리근 앞에서 촉진할 수 있다(그림 20-36). 복사뼈아래에서 긴종아리근은 발의 발바닥면을 깊이 통과하기 때문에 보거나 촉진할 수 없다. 그러나 5째 발허리뼈의 아래에서 짧은 종아리근의 힘줄은 복사뼈 뒤로 지나가기 때문에 볼 수 있고, 제 3종아리근의 힘줄은 복사뼈의 앞으로 지나가 볼 수 있다. 그것을 긴발가락폄근의 힘줄로 혼동하지 마라. 그것은 5째 발가락으로 가지 않는다는 것을 기억하라.

앞정강근은 몸쪽 가쪽 정강뼈로부터 나와 발목의 안쪽까지 전체적으로 퍼져 있다. 발목 바로 위에서 앞정간근의 힘줄, 긴엄지발가락 폄근, 긴발가락 폄근을 안쪽부터 가쪽까지 볼 수 있다(그림 20-37). 긴발가락 폄근은 둘째, 셋째, 넷째, 다섯째 발가락으로 가는 힘줄을 가지고 있다는 것을 주의하라. 다섯째 발가락으로 가는 긴

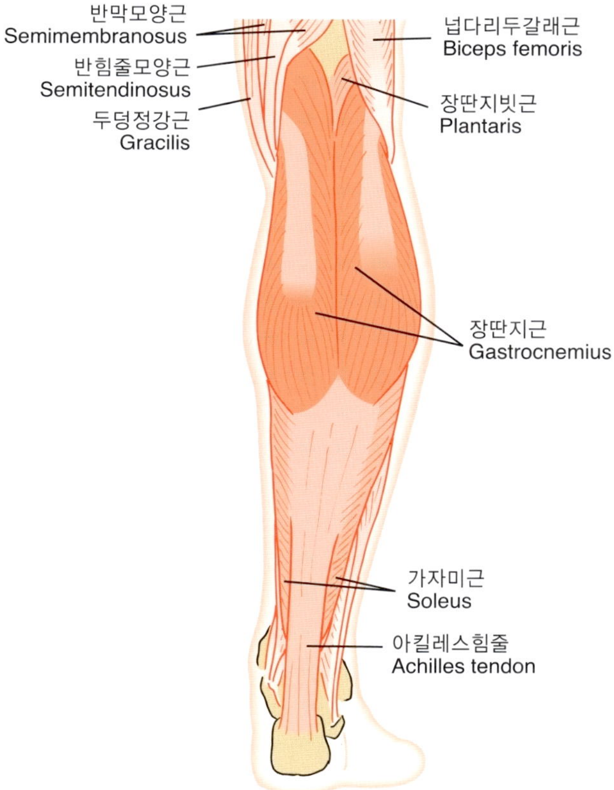

그림 20-33. 종아리뒤근육, 위층(오른쪽 다리 뒷면).

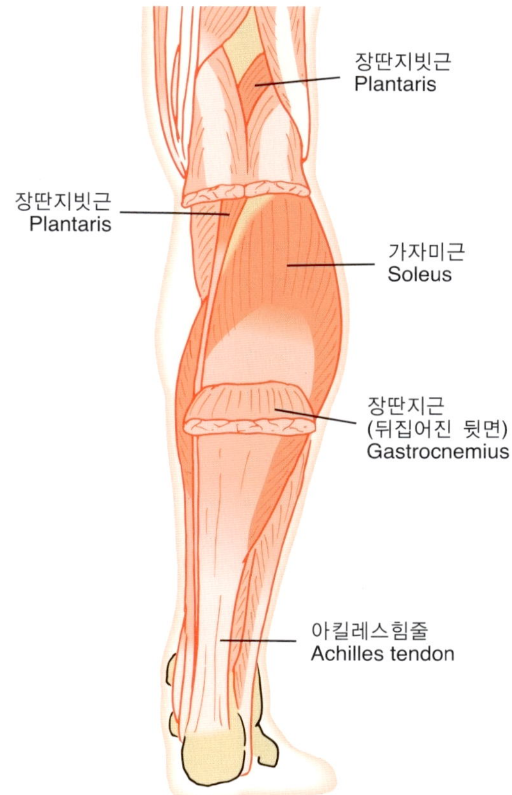

그림 20-34. 뒤그룹의 중간층, 장딴지근의 가운데는 제거되었다.

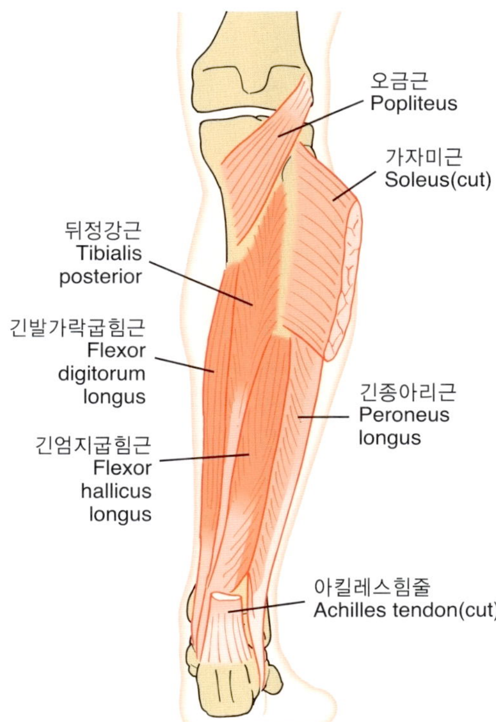

그림 20-35. 뒤그룹의 깊은층.

발가락 폄근의 힘줄과 5째 발허리뼈의 아래로만 가는 셋째 종아리근의 힘줄 사이에 차이가 있다는 것을 또한 주의하라. 발의 내재근은 발바닥면에 4층으로 정렬되어 있다. 첫째 근육층은 발바닥 근막의 밑에 위치한다(그림 20-21 참조). 짧은 발가락 굽힘근은 둘째부터 다섯째까지 통과하는 힘줄과 함께 중앙선에 위치한다. 안쪽에 엄지발가락 벌림근이 있고, 가쪽에 5째 발가락 벌림근이 있다(그림 20-38). 둘째층은 두 개의 내재근과 두 개의 외재근의 힘줄이 있다(긴발가락 굽힘근과 긴엄지발가락 굽힘근)(그림 20-39). 발바닥네모근은 긴발가락 굽힘근의 힘줄을 향하여 발꿈치뼈에서 나오고 반면에 둘째부터 다섯째 발가락으로 가는 4개의 힘줄로 갈라지는 긴발가락 굽힘근 바로 앞에 붙는다. 그것이 수축할 때, 발바닥네모근은 긴발가락 굽힘근의 당기는 선이 펴진다. 긴엄지발가락의 굽힘근의 힘줄은 또한 이 층에서 볼 수 있다. 벌레근은 4개의 내재근인데 긴발가락굽힘근의 힘

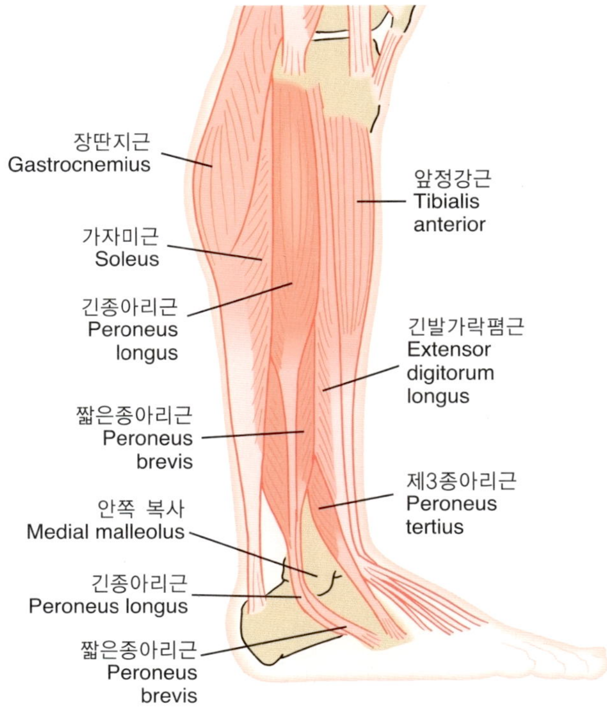

그림 20-36. 오른쪽 가쪽 그룹의 근육(가쪽면).

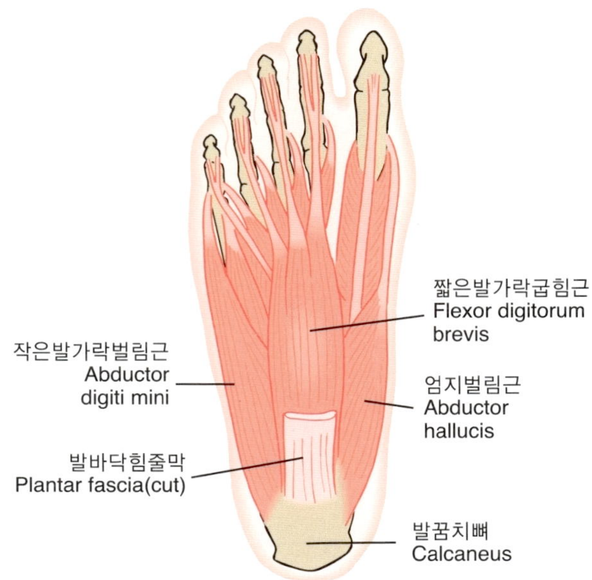

그림 20-38. 첫째층 발바닥의 근육(발바닥면).

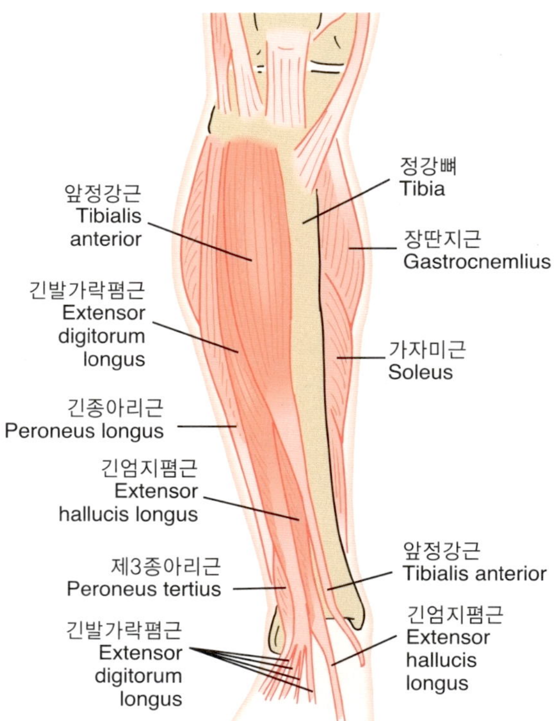

그림 20-37. 오른쪽 앞그룹의 근육(앞면).

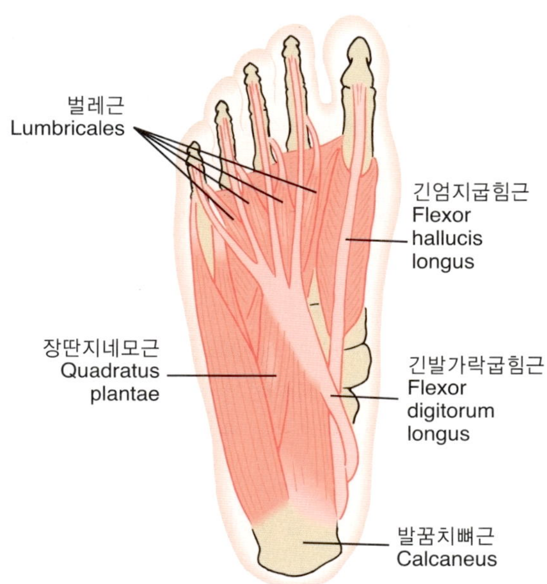

그림 20-39. 둘째층 발바닥의 근육(발바닥면).

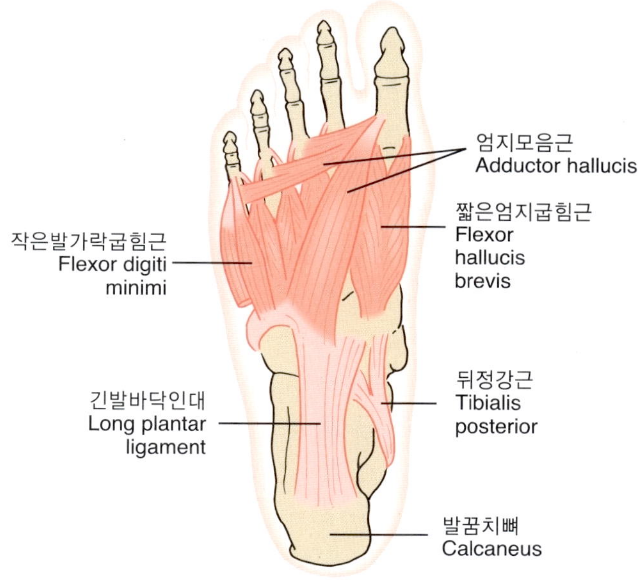

그림 20-40. 셋째층 발바닥의 근육(발바닥면).

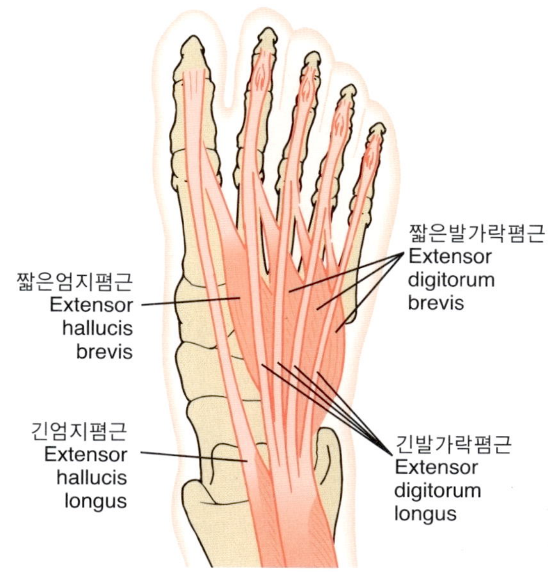

그림 20-42. 발등쪽의 내재근.

줄에서 나오고, 네 개의 작은 발가락의 안쪽을 통과하고 발등면에 긴발가락 폄근의 힘줄에 붙는다. 세 번째 층에는 안쪽으로 짧은 엄지발가락 굽힘근의 두 머리, 중간에 엄지발가락 모음근의 두 머리, 그리고 가쪽으로 5째 발가락 굽힘근이 있다(그림 20-40). 4째와 가장 깊은층에는 뼈사이근이 있다. 그들의 이름이 내포하고 있듯이 발바닥과 발등쪽의 뼈(발허리뼈) 사이에 위치한다(그림 20-41). 그들은 손에서 닮은 근육으로서 같은 기능을 가지고 있고 매우 비슷한 부위에 붙어 있다(비교를 위해 그림 13-25와 13-26 참조). 손에서 대응근육과는 달리

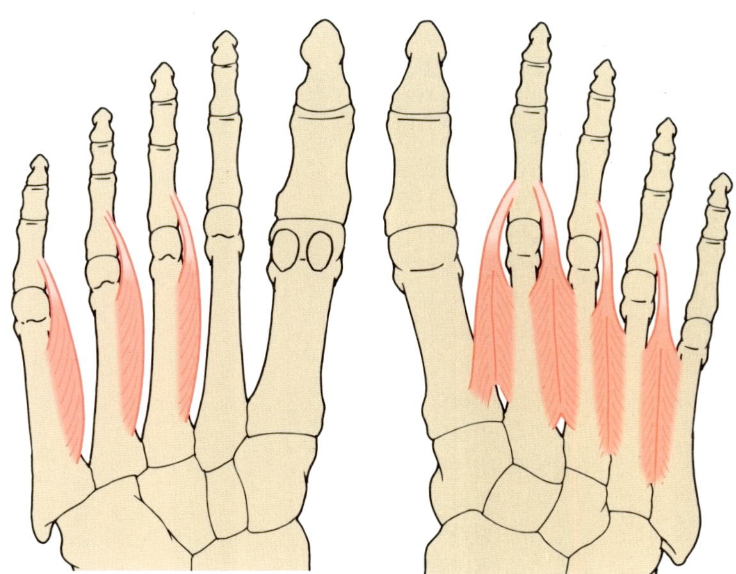

그림 20-41. 오른쪽 발의 발바닥근육-넷째(가장 깊은곳)층. (A) 발바닥뼈사이근. (B) 발등쪽 뼈사이근.

둘째 발가락은 벌림이나 모음하는 다른 발가락으로부터 한 발가락이다.

발등쪽의 내재근은 대응근육인 외재근 옆이나 아래 놓여 있다(그림 20-42). 짧은엄지발가락폄근은 긴엄지발가락폄근 바로 옆에 위치한다. 3개의 짧은발가락폄근은 긴발가락폄근 아래에 있고 가쪽으로 둘째, 셋째, 넷째 발가락의 먼쪽 부착부에 붙는다.

근육의 신경지배에 대한 요약
(Summary of muscle innervation)

발목관절(족관절)과 발에 있는 근육들에 대한 신경지배는 그룹화되어 있어 다소 깔끔하게 정리가 되어 있는 편이다. **정강신경(경골신경, tibial nerve)**으로부터 신경지배를 받는 근육들은 다리의 뒤쪽이나 발의 바닥면(저측면)에 위치하고 있다. 발의 바닥근들은 손에 있는 것과 유사하게 두 그룹으로 나누어져 있다. 정강신경의 가쪽 저측지는 가쪽에 있는 근육을 신경지배하며, 안쪽 저측지는 안쪽에 있는 근육을 신경지배한다.

얕은종아리신경(천비골신경, superficial peroneal nerve)은 다리의 가쪽에 있는 근육(종아리근)을 신경지배한다. 하지만 제 3종아리근은 예외적인데, 그 이유는 이 근육은 발목관절 앞쪽에서 교차하기 때문에 앞쪽에 있는 다른 근육들과 함께 **깊은종아리신경(심비골신경, deep peroneal nerve)**의 신경지배를 받는다.

표 20-6, 20-7과 20-8은 발목관절과 발의 신경지배에 대해 요약한 것이다. 이미 앞장에서 언급한대로 척수레벨에 따라 다소 차이가 날 수도 있다. 차이가 있을 때는 *Gray's Anatomy*를 참고자료로 사용했다.

일반적인 발목관절 병리
(Common ankle pathologies)

정강뼈통증(경골통증, shin splint)은 운동으로 인해 정

표 20-7 다리와 발 근육에 대한 신경지배

근육	신경	척수분절
장딴지근	정강신경	S1, S2
가자미근	정강신경	S1, S2
장딴지빗근	정강신경	L4, L5, S1
뒤정강근	정강신경	L5, S1
긴발가락굽힘근	정강신경	L5, S1
긴엄지굽힘근	정강신경	L5, S1, S2
긴종아리근	얕은종아리신경	L4, L5, S1
짧은종아리근	얕은종아리신경	L4, L5, S1
제3종아리근	깊은종아리신경	L4, L5, S1
긴발가락폄근	깊은종아리신경	L4, L5, S1
짧은발가락폄근	깊은종아리신경	L5, S1
긴엄지폄근	깊은종아리신경	L4, L5, S1
앞정강근	깊은종아리신경	L4, L5, S1
엄지벌림근	안쪽 발바닥(정강뼈)	L4, L5
짧은엄지굽힘근	안쪽 발바닥(정강뼈)	L4, L5, S1
짧은발가락굽힘근	안쪽 발바닥(정강뼈)	L4, L5
벌레근(안쪽 1개)	안쪽 발바닥(정강뼈)	L4, L5
벌레근(가쪽 3개)	가쪽 발바닥(정강뼈)	S1, S2
새끼벌림근	가쪽 발바닥(정강뼈)	S1, S2
장딴지네모근	가쪽 발바닥(정강뼈)	S1, S2
엄지모음근	가쪽 발바닥(정강뼈)	S1, S2
새끼굽힘근	가쪽 발바닥(정강뼈)	S1, S2
등쪽 뼈사이근	가쪽 발바닥(정강뼈)	S1, S2
발바닥뼈사이근	가쪽 발바닥(정강뼈)	S1, S2

강뼈의 안쪽 모서리를 따라 나타나는 통증을 의미하는 일반적인 용어로서 발목관절 위쪽 몇 인치부터 정강뼈 상부 중간지점까지 하퇴의 하부 1/2지점에서 통증이 나타난다. 가장 일반적인 현상은 골막의 염증으로 인해 통증이 나타나는 것이다. 이 손상은 과사용 손상이며, 단단한 바닥을 달리거나, 발끝으로 달리는 운동, 또는 점프동작이 많은 스포츠 등을 통해 발생된다. **안쪽 정강뼈 스트레스 증후군(내측경골 스트레스 증후군, medial tibial stress syndrome)**은 더 흔한데, 스트레스 골절없이 하퇴의 앞쪽에 통증이 나타나는 경우를 말한다.

발과 발가락의 기형은 걸음(보행)이나 달리기와 같은 동작 시 다리와 체간과 같은 다른 관절에도 영향을 미친다. 정상적인 발은 일어섰을 때 발바닥이 지면에 붙어 있는 **척행성(plantigrade)**이다. **말발(첨족, Equinus foot or horse's foot)**은 뒷발이 발바닥굽힘(저측굴곡) 상태로 고정되어 있는 것을 말한다. **종족(calcaneus foot)**은 발등굽힘상태(배측굴곡상태)로 고정되어 있는 것을 말한다. **휜발(요족, pes cavus)**은 활이 비정상적으로 높아져 있는 경우를 말하며, 반대로 편평발(편평족, pes planus 또는 flat foot)은 안쪽 가로발활(내측종아치)이 소실된 경우를 말한다. **엄지발가락가쪽휨증(무지외반증, hallux valgus)**은 엄지발가락이 외반변형(원부 끝부부분이 외측으로 진행한 것)된 병리학적인 변화에 의해 발생한다. 엄지발가락굳음증(무지강직증, hallux rigidus)은 첫 번째 발허리발가락관절(중족지절관절)의 퇴행성변화로 인해 통증과 관절가동범위가 감소하는 현상을 말한다. 다음에 오는 작은발가락 기형들은 모두 발허리발가락관절이 젖힘(과신전)된다: **망치발가락(hammer toe)**은 몸쪽 발가락뼈사이관절(근위지절간관절)은 굽힘되고, 먼쪽 발가락뼈사이관절(원위지절간관절)은 폄된다. **말렛발가락(추지, mallet toe)**은 반대다; 즉, 몸쪽 발가락뼈사이관절은 폄되고, 먼쪽 발가락뼈사이관절은 굽힘된다. **갈퀴발가락(claw toe)**은 몸쪽 발가락뼈사이관절과 먼쪽 발가락뼈사이관절이 굽힘

표 20-8 발목관절과 발 근육에 대한 신경지배 분절

척수레벨	L4	L5	S1	S2
장딴지근			×	×
가자미근			×	×
장딴지빗근	×	×	×	
뒤정강근		×	×	
긴발가락굽힘근		×	×	
긴엄지굽힘근		×	×	×
긴종아리근	×	×	×	
짧은종아리근	×	×	×	
제3종아리근	×	×	×	
긴발가락폄근	×	×	×	
짧은발가락폄근		×	×	
긴엄지폄근	×	×	×	
앞정강근	×	×	×	
엄지벌림근	×	×		
짧은엄지굽힘근	×	×	×	
짧은발가락굽힘근	×	×		
벌레근	×	×	×	×
새끼벌림근			×	×
장딴지네모근			×	×
엄지모음근			×	×
새끼굽힘근			×	×
등쪽 뼈사이근			×	×
발바닥뼈사이근			×	×

된 변형을 말한다.

발허리뼈통증(중족골통, metatarsalgia)은 발허리뼈머리(중족골두) 주위에 나타나는 통증에 대한 일반적인 용어이다. 사람들은 주로 울퉁불퉁한 도로를 걸을 때 통증이 나타난다고 하며, 활동 시 통증이 악화되는 경향이 있다. **몰톤신경종(Morton's neuroma)**은 일반적으로 3번과 4번 발허리뼈(중족골) 사이에 있는 물갈퀴(web space)로 주행하는 바닥쪽 발가락신경(족지신경, plantar digital nerve)의 비정상적인 압박에 의해 발생한다. 이러한 비정상적인 압박은 발가락 통증과 작열감(numbness)을 일으키며, 주로 달리기와 같은 활동 시 악화되는 경향이 있다. **잔디발가락(turf toe)**은 엄지발가락의 발허리발가락관절에 가해지는 젖힘력(과신전력)에 의해 발생하며, 주로 풋볼선수, 야구선수, 또는 축구선수들한테 발견된다.

발목관절은 인체에서 가장 흔히 손상당하는 부위이다. **발목관절 삠(족관절 염좌, ankle sprain)**은 아마도 여가활동을 하거나 격렬한 스포츠 활동을 할 때 가장 흔히 손상을 당하며, 특히 가쪽 인대(외측인대)가 가장 흔히 침범된다. 가쪽 삠(외측염좌) 또는 안쪽 번짐삠(내번염좌)은 발이 발바닥굽힘(저측굴곡)되고, 안쪽 번짐(내번)된 상태로 지면에 착지할 때 발생한다. 가쪽 인대(외측인대)의 세 부위 중 한 부위나 그 이상이 신장되거나 찢어지게 된다.

발목관절 골절(족관절골절, ankle fracture)은 예상밖의 물체를 디뎠을 때나 높은 데서 떨어지거나 할 때 흔히 발생하며, 특히 발목관절이 틀어질 때 주로 발생한다. 가쪽 관절융기(외측과) 골절이 가장 흔하다. **양쪽 복사뼈골절(양과골절, bimalleolar fracture)**은 양쪽 복사(양과)가 침범당하는 경우를 말하며, **세복사뼈골절(삼과골절, trimalleolar fracture)**은 양쪽 복사(양과)와 정강뼈(경골)의 뒤쪽 순이 골절당하는 경우를 말한다.

발바닥힘줄막염(족저건막염, palntar fasciitis)은 일반적인 과사용손상이며, 발뒷꿈치 통증이 특징적이다. 발바닥힘줄막(족저건막)은 안쪽 세로발활(내측종아치)을 유지하는 역할을 하며, 체중부하 시 완충제로 작용한다. 통증지점은 힘줄막(건막)이 부착하는 발꿈치뼈(종골)의 발바닥면이다. **발꿈치힘줄염(아킬레스건염, Achilles tendonitis)**은 발꿈치힘줄에 발생한 염증을 말하며, 가끔씩은 **발꿈치힘줄 파열(아킬레스건 파열)**의 예시가 되기도 한다. 완전파열일 경우 발목관절의 발바닥굽힘이 상실된다. 힘줄(건)의 정상유무를 판단하기 위해서는 환자로 하여금 발은 침대 끝에 떨어뜨린 상태로 엎드려 눕게 한 후 장딴지근(비복근)의 근복부위를 쥐면 된다. 이때 힘줄이 정상이라면 약간의 발바닥굽힘이 일어나며, 이와는 달리 힘줄이 파열되었다면 아무런 움직임이 없을 것이다.

삼중관절고정술(triple arthrodesis)은 목말발꿈치관절(거종관절, talocalcaneal), 발꿈치입방관절(종입방관절, calcaneocuboid), 그리고 목발발배관절(거주상관절, talonavicular)을 유합시키는 수술이다. 이 수술은 목말밑관절(거골하관절)의 통증을 감소시키고, 발의 안가쪽(내외측) 안정성을 증가시키긴 하지만 발목관절(족관절)의 안쪽 번짐(내번)과 가쪽 번짐(외번)은 상실된다. 하지만 발목관절(족관절)의 발등굽힘(배측굴곡)과 발바닥굽힘(저측굴곡)은 가능한데, 그 이유는 목말정강관절(거경관절, talotibial)은 침범하지 않기 때문이다.

기억해야 할 점

- 신장운동은 근육이 이완된 상태일 때 가능하며, 근력강화운동은 근수축을 일으킨다.
- 두 관절 근육을 신장시키기 위해서는 해당 근육이 통증을 느끼지 않는 범위 내에서 두 관절을 동시에 신장시켜야 한다.
- 한 관절 근육을 신장시키기 위해서는 두 관절 근육이 신장되는 관절위치를 알아야 한다.
- 한 관절 근육이 움직이는 거리는 관절에서 허용되는 범위보다 더 클 것이다.
- 두 관절 근육이 움직이는 거리는 두 관절에서 허용되는 결합된 범위보다 작을 것이다.
- 근육이 수축하기 전에 신장된다면 근수축력은 최대가 될 것이다.
- 근육의 길이가 짧아지면 발휘되는 힘은 빠르게 감소한다.
- 두 관절 근육은 한관절 근육과 비교했을 때 더 오랫동안 수축력을 유지한다. 그 이유는 두 관절 근육은 다른 관절을 지나는 근육이 짧아지는 동안 한 관절 위를 지나는 근육은 신장될 수 있기 때문이다.

복습 문제 (Review Questions)

일반적인 해부학 문제

1. 발목관절(거경관절)에 대해 설명하라:
   a. 축의 수:
   b. 관절의 모양:
   c. 움직임의 종류:
   d. 구성 골:
2. 목말밑관절(거골하관절)을 이루는 뼈는 무엇인가? 가로발목관절(횡족근관절)을 이루는 뼈는 무엇인가?
3. 뼈사이막(골간막)의 기능은 무엇인가?
4. 발목관절(족관절)의 안쪽 안정성을 제공하는 인대들은 무엇인가? 이들을 총칭하는 이름은 무엇인가?
5. 발목관절의 가쪽 안정성을 제공하는 인대들은 무엇인가? 이들을 총칭하는 이름은 무엇인가?
6. 두 개의 세로발활(종아치)은 무엇인가?
7. 두 개의 세로발활을 구성하는 뼈를 목록화하라.
8. 가로발활(횡아치)을 구성하는 뼈를 목록화하라
9. 활의 주기능은 무엇인가?
10. 안쪽 관절융기 아래를 통과하는 근육은 무엇인가?
11. 발의 안쪽면에 부착하는 외재근은 무엇인가?
12. 가쪽 관절융기 아래를 통과하는 근육은 무엇인가?
13. 발의 가쪽면에 부착하는 외재근은 무엇인가?
14. 발의 등자(stirrup)를 구성하는 근육은 무엇인가?
15. L4 척수레벨손상을 당한 환자가 발목관절 발바닥 굽힘(저측굴곡)이 가능한가?

기능적 활동 문제

다음의 활동과 관련해서 발목관절(족관절)의 움직임이나 위치에 대해 설명하라.

1. 운전을 할 때 가속패달을 발로 밟는 동작
2. 하이힐을 신고 서 있는 동작
3. 가파른 경사로를 따라 걸어올라갈 때
4. 가파른 경사로를 따라 걸어내려올 때
5. 발바닥을 지면에 붙인 상태에서 회전을 할 때 발목에서 일어나는 움직임
6. 발뒤꿈치로 걸을 때
7. 점프, 깡충깡충 뛰기, 또는 줄넘기와 같이 지면에서 발이 떨어질 때

임상적인 연습 문제

1. 다음의 질문에 답하라.
   장딴지근(비복근)
   a. 관절을 가로지르는 수: 한 관절 또는 두 관절
   b. 무릎관절(슬관절)에서 일어나는 움직임: 굽힘/폄 없음
   c. 발목관절에서 일어나는 움직임: 발등굽힘/발바닥굽힘/없음
   가자미근
   a. 관절을 가로지는 수: 한 관절 또는 두 관절
   b. 무릎관절에서 일어나는 움직임: 굽힘/폄/없음
   c. 발목관절(족관절)에서 일어나는 움직임: 발등굽힘/발바닥굽힘/없음
2. 당신의 손은 어깨관절(견관절) 높이에서 벽을 짚고 있다. 당신의 왼쪽 발은 벽에서 약 24인치 정도 떨어져 서 있으며, 오른쪽 발은 벽에서 약 12인치 정도 떨어져 있다(그림 20-43). 왼쪽 다리는 곧게 편 상태이며, 오른쪽 발바닥은 바닥에 닿은 채로 골반과 함께 벽을 향해 기댄 후 오른쪽 무릎관절은 약간 굽힘상태이다. 이때 외쪽 무릎관절과 발목관절에서 일어나는 움직임에 관한 다음의 질문에 답하시오.
   a. 일어나고 있는 관절의 위치 또는 움직임은 무엇인가:
   왼쪽 무릎관절에서 일어나는 움직임은 무엇인가?
   왼쪽 발목관절에서 일어나는 움직임은 무엇인가?
   b. 위의 자세에서 왼쪽 장딴지근은 수축되는가, 아니면 신장되는가?
   c. 위의 자세에서 왼쪽 가자마근은 수축되는가, 아니면 신장되는가?
   d. 이 두 근육은 다른 근육들 보다 더 많이 신장되는가?

(계속)

복습 문제 (Review Questions)–계속

e. 왜 그런가?

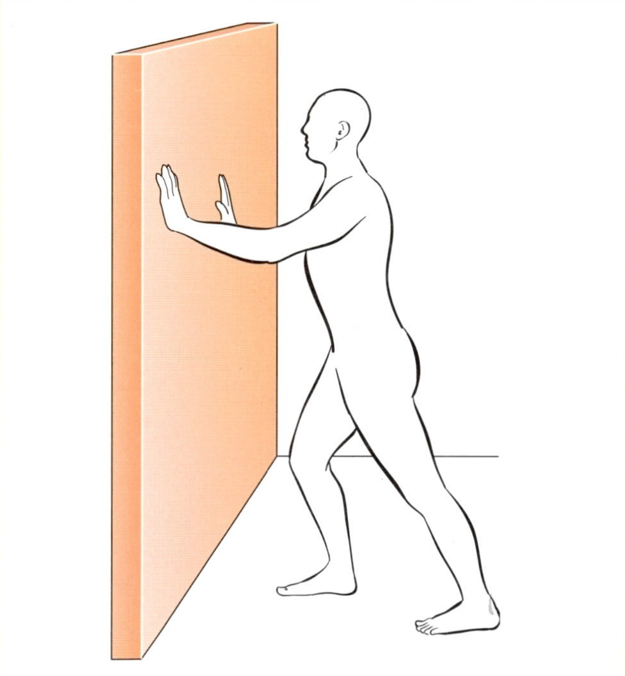

그림 20-43. 시작자세.

3. 문제 2번의 연습자세를 반복하라. 그 외에 이번에는 벽에 기대었을 때 당신의 왼쪽 무릎을 굽혀보라.
   a. 일어나고 있는 관절의 위치 또는 움직임은 무엇인가:
   왼쪽 무릎관절에서 일어나는 움직임은 무엇인가?
   왼쪽 발목관절에서 일어나는 움직임은 무엇인가?
   b. 이 자세에서 왼쪽 장딴지근은 무릎관절 부위에서 신장되는가 아니면 느슨해지는가?
   c. 이 자세에서 왼쪽 장딴지근은 발목관절부위에서 신장되는가 아니면 느슨해지는가?
   d. 이 자세에서 왼쪽 가자미근은 무릎관절에서 신장되는가?
   e. 이 자세에서 왼쪽 가자미근은 발목관절에서 신장되는가?
   f. 이 두 근육이 더 신장되는가?
   g. 왜 그런가?
4. 똑바로 선자세에서 균형을 잡기 위해 의자의 등받이를 잡은 다음 발끝은 최대한 높이 들어올린다.
   a. 이 때 일어나고 있는 관절의 위치 또는 움직임은 무엇인가:
   무릎관절에서 일어나는 움직임은 무엇인가?
   발목관절에서 일어나는 움직임은 무엇인가?
   b. 장딴지근은 무릎관절 위에서 짧아지는가 아니면 늘어나는가?
   c. 장딴지근은 발목관절 위에서 짧아지는가 아니면 늘어나는가?
   d. 가자미근은 무릎관절의 움직임에 관여하는가?
   e. 가자미근은 발목관절 위에서 짧아지는가 아니면 늘어나는가?
   f. 이 자세에서 가자미근보다 장딴지근이 더 강하게 작용하는 이유는 무엇인가?
5. 양쪽 발바닥을 붙여서 서로 누르면서 무릎관절은 굽힌한 상태로 앉는다(그림 20-44).
   a. 발목관절에서 일어나는 움직임은 안쪽 들림(내반) 또는 가쪽 들림(외반) 중 어느 것인가?
   b. 근수축유형은 무엇인가(등척성, 구심성, 원심성)?
   c. 이 동작의 주동근은 무엇인가?

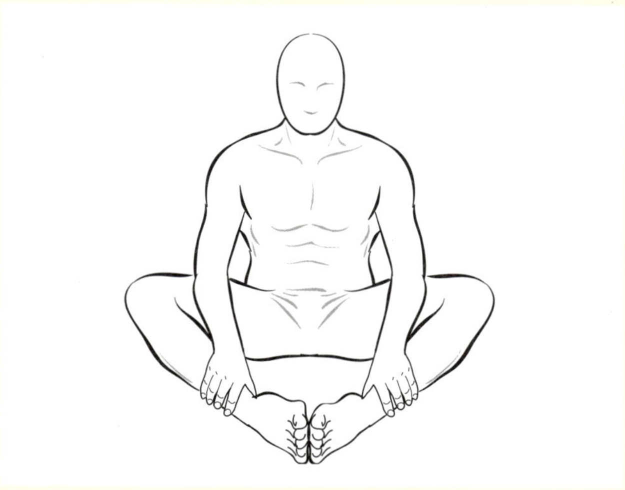

그림 20-44. 시작자세.

(계속)

복습 문제 (Review Questions)-계속

6. 무릎을 펴고 바닥에 앉아 발목을 발바닥 굽힘하고 중족부 둘레에 탄력밴드를 고리로 만들고 다른 끝은 무거운 테이블 다리에 매어라. 탄력밴드에서 충분한 장력이 만들어지도록 멀리 당겨라. 가능한 무릎을 향하여 발을 올려라. 다섯을 세고 유지하라. 시작 자세로 돌아가라.

   a. 각 세 단계에서 무슨 운동이 일어났는가?
   b. 각 단계에서 어떤 종류의 수축이 일어났는가?
   c. 주동근으로 작용한 근육은 무엇인가?
   d. 열린운동사슬인가? 닫힌운동사슬인가?

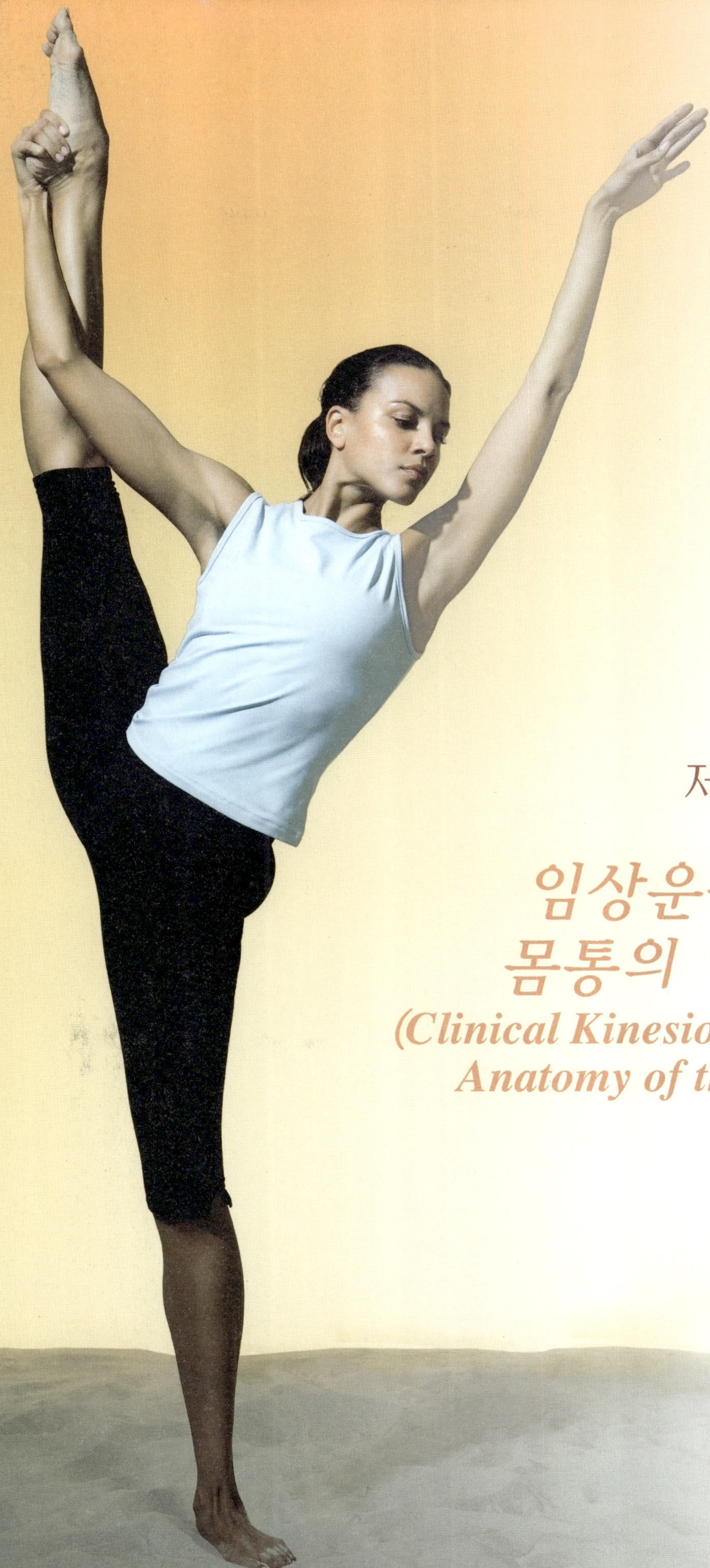

제 5 부

임상운동학과 몸통의 해부학 (Clinical Kinesiology and Anatomy of the Body)

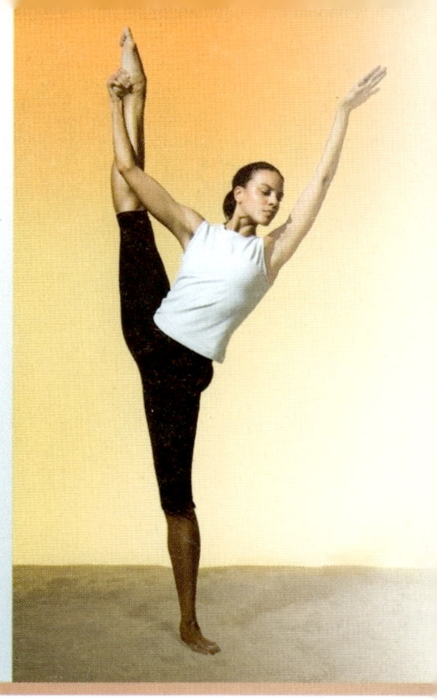

제 21 장

자세 (Posture)

추체의 정렬

자세성 굽이(만곡)의 발달

선 자세

가쪽면

앞면

뒷면

앉은 자세

바로누운 자세

일반적인 자세 치우침

복습 문제

일반적인 해부학 문제

기능적 활동 문제

임상적 연습 문제

일반적으로 자세는 매시간 서로서로 관련 있는 인체분절의 위치를 말하는 것이다. 자세는 기립자세, 앉은 자세, 또는 누운 자세와 같이 움직이지 않을 때는 정적(static)이며, 반대로 인체가 처음위치에서 다른 위치로 이동할 때는 동적(dynamic)이 된다. 자세는 여러 인체분절의 정렬상태를 말하는 것이다. 이러한 인체분절은 벽돌과 비교할 수 있는데, 하나의 벽돌 위에 또 다른 벽돌을 올린다고 했을 때, 그 기둥은 상대적으로 정적인 상태를 유지하게 된다. 이때 기둥의 중심부에 있는 벽돌을 제거하게 되면, 그 기둥은 벽돌 위에 또 다른 벽돌이 얹혀질 때만이 넘어지지 않을 것이며, 그 안정성은 지지기저면 내에서 유지될 것이다. 체중부하(weight bearing)에 관여하는 인체에 있는 각 관절은 자세의 한 분절로 이해될 수 있다.

추체의 정렬 (Vertebral Alignment)

척주(vertebral column)는 벽돌을 쌓아 놓은 것과 비교해 볼 수 있는데, 척주는 완전히 똑바르지 않고, 서로서로 균형을 잡아주는 앞·뒤 굽이(curvature)의 연속으로 이루어져 있다. 완충제로 작용하기도 하고, 다양한 손상을 감소시켜 주는 역할을 하는 이러한 굽이(만곡, curve)는 휴식 시와 활동 시 모두 유지되어야 한다. 등뼈(흉추, thoracic vertebrae)와 엉치뼈(천추, sacrum)의 굽이(만곡, curve)는 목뼈(경추, cervical)와 허리뼈(요추, lumbar) 굽이와는 반대이다(그림 21-1). 등뼈와 엉치뼈의 굽이는 앞쪽으로 오목하고, 뒤쪽으로 볼록하며, 반대로 허리뼈와 목뼈의 굽이는 앞쪽으로 볼록하고, 뒤쪽으로 오목하다. 따라서 굽이는 두 면이 있다: 오목한 면과 볼록한 면이다.

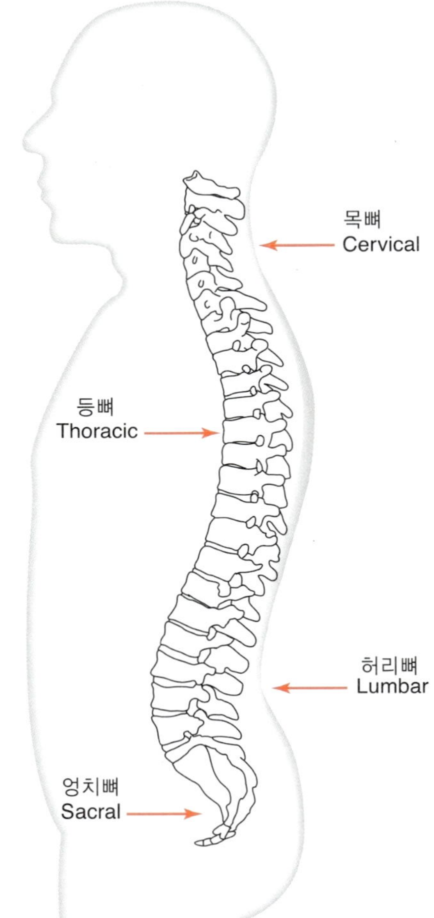

그림 21-1. 척주의 4개의 주요 굽이(가쪽면).

따라서 굽이가 오목한지 볼록한지는 옆에서 볼 때 구분된다.

이러한 척추굽이는 좋은 자세 또는 나쁜 자세를 증가시키기도 하고, 감소시키기도 한다. 예를 들면, 둥근 등(sway back)은 허리뼈의 굽이가 증가된 것이며, 반대로 편평한 등(flat back)은 등뼈의 굽이가 감소한 것이다. 대부분의 경우 허리뼈의 굽이가 증가하면 등뼈의 굽이 또한 증가한다. 가쪽 굽이(외측만곡, lateral curve)는 존재해서는 안 된다. 척추의 굽이가 가쪽 굽이일 경우는 병적인 상태로서 *척추옆굽음증(scoliosis)*이라고 한다.

자세성 굽이(만곡)의 발달
(Development of postural curves)

출생 시 전체 척주는 앞쪽으로 볼록하다. 이 오목한 굽

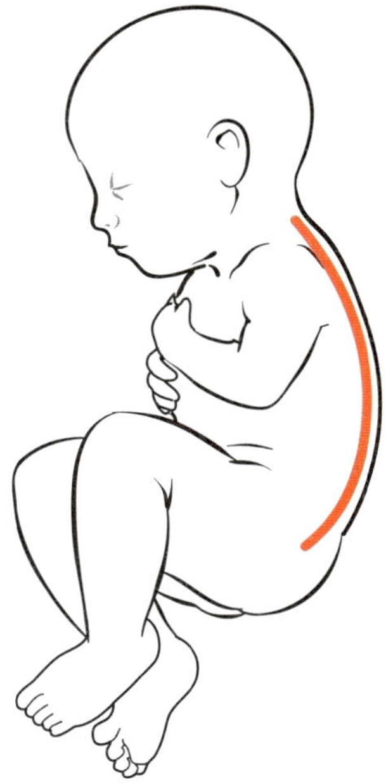

그림 21-2. 신생아의 주요 굽이(가쪽면).

이를 **일차굽이(일차 만곡, primary curve)**라고 한다(그림 21-2). 그래서 등뼈와 엉치뼈 굽이를 일차굽이라 한다. 아이가 자랄 수록 **이차굽이(secondary curve)**가 형성된다. 이 굽이는 목뼈와 허리뼈가 앞쪽으로 볼록한 굽이이다.

골반의 위치는 척주에 상당한 영향을 미치는데, 특히 허리뼈 부위가 그렇다. 골반은 정상적으로는 중립상태여야 한다. 이 위치는 (1) 위앞엉덩뼈가시(전상장골극, anterior superior iliac spine)와 위뒤엉덩뼈가시(후상장골극, posterior superior iliac spine)의 수평면상에서의 높이가 같아야 하며, (2) 수직면상에서 위앞엉덩뼈가시와 두덩결합(치골결합, symphysis pubis) 부위가 일치하는 것을 통해 결정할 수 있다. 골반이 중립상태라면 허리뼈의 굽이는 이상적인 굽이를 유지한다. 골반이 앞쪽으로 경사진다면, 허리뼈와 **등뼈의 굽이(lordosis)**는 증가할 것이며, 반대로 골반이 뒤쪽으로 경사진다면 두 굽이는 감소하게 되어 편평한 등(flat back)이 될 것이다. 이들 위치에 대해서는 그림 17-13에 설명되어 있다.

체중이 양쪽 다리(하지, lower leg)에 정상적으로 가해질 경우 골반의 왼·오른쪽 안정성은 유지될 것이며, 양쪽의 위앞엉덩뼈가시의 높이도 일정할 것이다. 하지

만 보행 시 골반은 디딤기(입각기, stance phase)에서 흔듦기(유각기, swing phase)로 이동하는 동안에 체중의 이동에 의해 골반은 좌 · 우로 떨어지게 될 것이다. 이러한 골반의 **가쪽 경사(lateral pelvic tilt)**는 엉덩관절(고관절, hip joint) 벌림근(외전근, abductor)인 중간볼기근(중둔근, gluteus medius)과 작은볼기근(소둔근, gluteus minimus)에 의해 조절되며, 몸통의 가쪽 굽힘(측굴, lateral flexion)은 전체 척추세움근(척추기립근, erector spinae)과 허리네모근(요방형근, quadratus lumborum)에 의해 조절된다. 왼쪽 무릎관절(슬관절, knee joint)을 굽힘(굴곡, flexion)시켜 지면에서 발을 들어올리면 왼쪽 골반은 지지되지 않기 때문에 떨어질 것이다. 이때 엉덩관절 벌림근과 몸통의 가쪽 굽힘근의 짝힘 작용(force couple action)은 골반을 잡아주게 되는데, 반대쪽에 있는 오른쪽 엉덩관절 벌림근들은 골반을 오른쪽 아래로 잡아당기기 위해 수축하는 반면, 왼쪽(동측) 몸통의 가쪽 굽힘근들은 골반을 왼쪽 위로 끌어당기기 위해 수축한다. 이러한 움직임은 그림 17-21에서 설명했다. 비정상적인 골반의 가쪽 경사 역시 양쪽 다리 길이가 일치하지 않을 때에도 발생한다. 결국 가쪽 굽이 또는 척추옆굽음증을 일으키게 된다.

인체를 정적이고, 동적인 자세로 기립상태를 유지하게 하는 주된 요소는 근수축이다. 이러한 근육들을 **항중력근(antigravity muscles)**이라 한다(그림 21-3). 이러한 근육들은 엉덩관절과 무릎관절 폄근(신전근, extensor), 몸통과 목 폄근들이 해당된다. 이러한 작용에 조금 덜 관여하는 그 외 근육들 역시 똑바른 자세를 유지하는 데 중요한데, 이들 근육들은 몸통과 목 굽힘근들, 발목관절 엎침근(회내근, pronator)과 뒤침근(회외근, supinator)들이 해당된다. 이 모든 근육들이 이완되면 인체는 쓰러질 것이다.

발목관절(족관절, ankle joint)의 발바닥굽힘근(저측굴곡근, plantar flexor)과 발등굽힘근(배측굴곡근, dorsi flexor)은 **자세동요(postural sway)**를 조절하는데 중요한 근육들이다(그림 21-4). 자세동요는 발목관절에서 일차적으로 일어나는 움직임에 의해 발생하는 상체의 앞 · 뒤 움직임을 말한다. 이러한 동요는 바닥면 내에서 중력중심이 지속적으로 변하고, 다시 수정되는 결과로 인해 나타나는 현상이다.

양발을 약간 벌린 채로 똑바로 선 다음 발목관절을 구부리면서 몸 전체를 천천히 앞쪽으로 이동시키면 앞쪽으로 이동하는 것을 수정해야 하는 지점, 또는 균형이

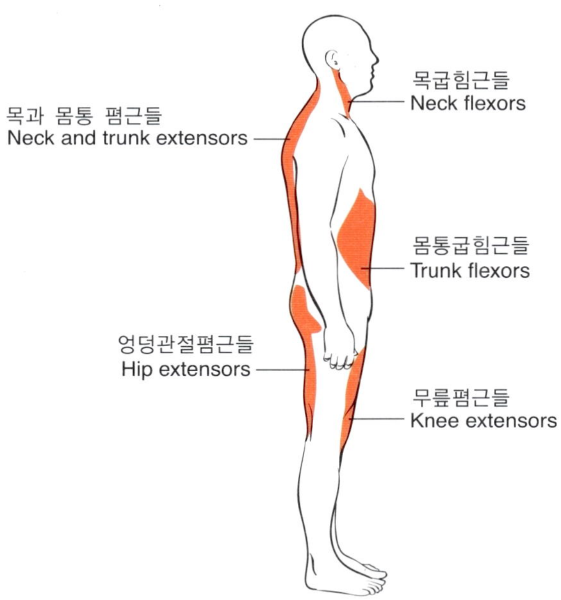

그림 21-3. 항중력근(가쪽면).

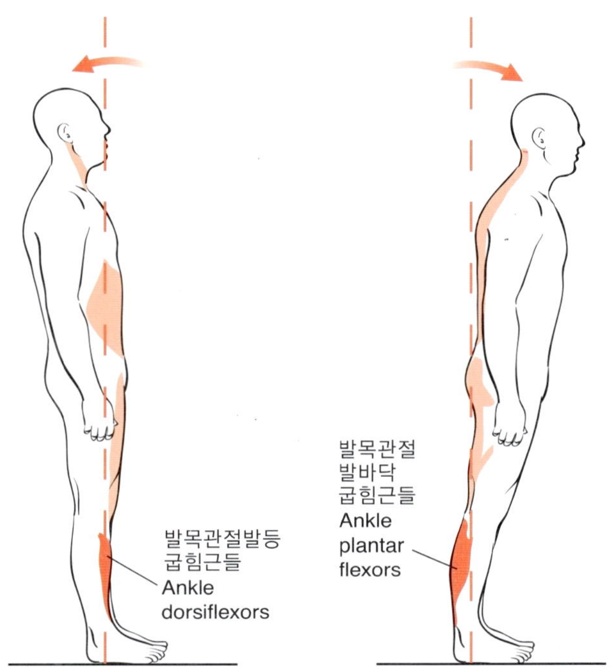

그림 21-4. 자세동요.

소실되는 지점에 도달할 것이다. 이때 발목관절 발바닥굽힘근(저측굴곡근, plantar flexor)이 수축해서 상체를 뒤로 보낸다는 것을 알 수 있을 것이다. 그 다음 몸을 뒤로 이동한다면 어떤 현상이 발생하겠는가. 또 다시 자세를 수정하거나, 균형이 상실되는 지점에 도달할 것이다. 이때는 발목관절의 발등굽힘근이 수축해서 상체를 뒤로 보내게 된다는 것을 알 수 있을 것이다.

중력중심점이 높고, 지지기저면이 좁으면, 자세 동요는 증가하는 경향이 있다. 이러한 현상을 설명하기 위해 양발을 약간 벌린 다음, 똑바로 선 자세에서 당신의 몸이 얼마나 많이 앞과 뒤로 움직이는지 확인해 보라. 그 다음 양발을 붙인 다음 똑바로 선 자세에서 발끝으로 설 때 동요의 양의 얼마나 되는지 확인해 보라. 그러면 후자가 훨씬 더 많이 움직인다는 것을 알 수 있을 것이다. 왜냐하면 당신은 중력중심점을 더 높게 하였으며, 지지기저면은 더 좁게 하였기 때문이다.

좋은 정렬상태를 말하는 좋은 자세가 중요한 이유는 뼈, 인대, 근육, 그리고 힘줄에 가해지는 스트레스의 양을 줄여주기 때문이다. 좋은 정렬 역시 기능을 증가시키고, 인체를 기립상태로 유지하는 데 필요한 근육에너지의 양을 감소시켜 준다. 예를 들면, 무릎관절 완전폄 상태에서는 무릎관절의 굽힘현상(knee buckling)을 예방하기 위한 근 수축은 발생하지 않는다. 하지만 무릎관절이 반굽힘 상태에서는 무릎관절의 폄근(신전근, extensor)들이 무릎관절이 침하되는 현상을 방지하기 위해 반드시 수축해야 한다. 기립자세는 닫힌사슬 활동이기 때문에 엉덩관절과 발목관절의 근육 역시 지지기저면 내에서 인체의 중력중심점을 유지하기 위해 수축해야 한다.

발레 선수의 움직임이 좋은 자세를 나타내는 것이다. 발레 선수는 미적으로 아름다운 방법으로 움직임을 보여주기 위해 노력한다. 가장 아름다운 것이 가장 기능적인 것이다. 좋은 자세 정렬을 유지하고 중력중심점(center of gravity)을 잘 유지하는 것이 신체에 스트레스를 줄이고 더 좋은 균형을 유지하도록 한다. 발레 선수는 훈련 초기부터 좋은 자세의 기본적인 요소들에 대해서 배운다. 그들은 키 크게 보이기 위한 방법, 무릎 근육을 강화시키고, "팬케이크(pancake) 처럼" 복부를 납작하게 하기 위해 복부근육들을 강화시키고, "바위 처럼" 그들의 엉덩이를 유지하는 다양한 방법들에 대해서 교육

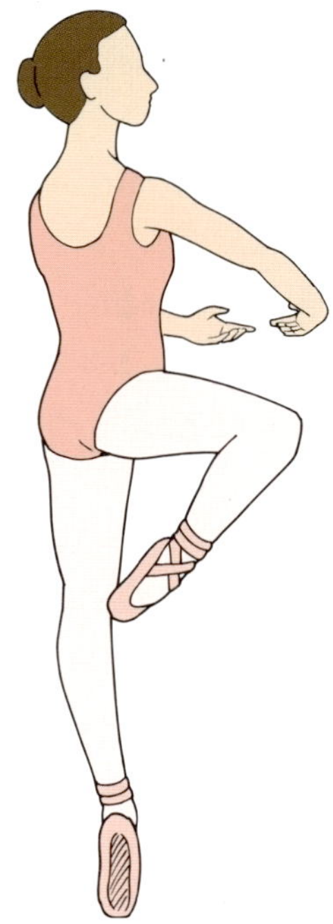

그림 21-5. 발레리나는 움직이는 동안에 좋은 자세를 유지해야 한다.

을 받는다. 그림 21-5는 발레 선수가 작은 기저면(base of support)에서 균형을 유지하면서 좋은 신체 정렬을 유지하는 것을 나타낸다. 그녀는 한 지점에서 한 바퀴 돌 때 자세를 유지하는 것을 시행하고 있다(발가락은 펴하고 발목은 최대한 발바닥굽힘을 시행한 자세에서 시행한다).

선 자세 (Standing Posture)

자세는 똑바로 선 자세가 설명하기가 더 쉬운데, 그 이유는 서 있을 때 약간의 자세 동요만 제외하면 인체는 거의 움직이지 않기 때문이다. 하지만 정적인 자세에 대한 많은 가이드라인은 동적인 자세에 적용될 수 있다. 사람의 자세평가는 천장에 달려 있는 연추선(plumb line)이나 몸 뒤에서 측정하는 눈금선을 참고점으로 사용하면 정확하게 측정할 수 있다. 측연선은 다리(하지, lower leg) 끝까지 물체가 달려 있는 선을 말한다. 선에는 무게가 나가는 물체가 달려 있어야 하는데, 그 이유는 중력의 수직선에 완전히 일치시키기 위함이다.

가쪽면 (Lateral view)

기립상태에서 **가쪽면(lateral position)**을 볼 때 연추선을 똑바로 위치시키면 측연선은 가쪽과 약간 앞쪽으로 지나간다(그림 21-6). 이상적인 자세는 인체분절이 잘 정렬된 상태를 말하며, 연추선이 지나는 지점은 다음과 같다:

머리
귀를 통과한다.

어깨
봉우리돌기(견봉돌기, acromion process)의 끝지점을 통과한다.

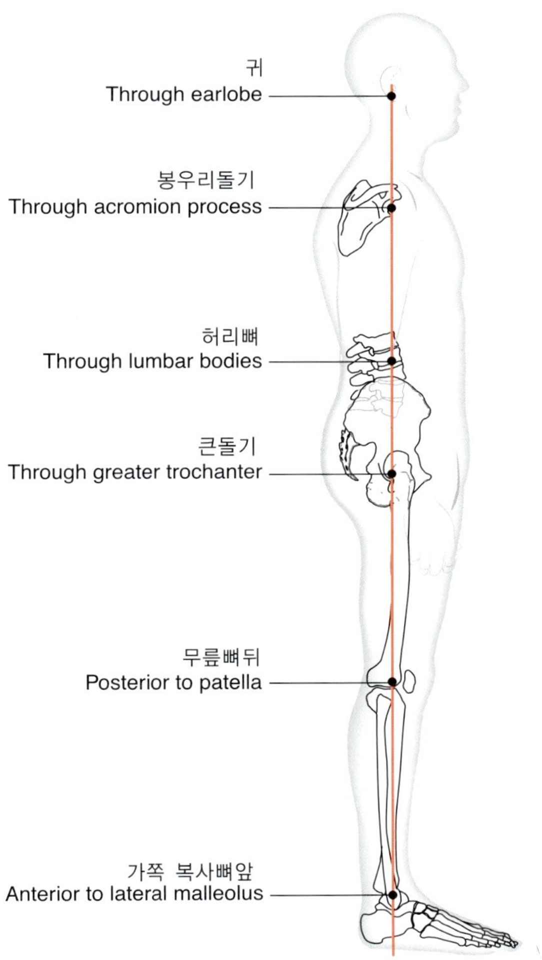

그림 21-6. 자세(가쪽면).

등뼈
추체의 앞쪽을 통과한다.

허리뼈
추체를 통과한다.

골반
평행하다.

엉덩관절
큰돌기(대전자, greater trochanter)를 통과한다. 엉덩관절 축에서 약간 뒤쪽이다.

무릎관절
무릎관절이 폄(신전, extension) 상태에서 무릎뼈(슬개골, patella)의 약간 뒤쪽을 통과한다. 무릎관절 축의 약간 앞쪽이다.

발목관절
발목관절이 중립상태에서 가쪽과 약간 앞쪽을 통과한다.

일반적인 자세의 치우침(편위)은 표 20-1에 요약한 대로 가쪽면에서 보면 알 수 있다. 기립자세는 닫힌운동사슬 활동이기 때문에 자세 또는 관절의 움직임은 다른 관절의 위치나 움직임에 영향을 미칠 것이다.

앞면 (Anterior view)

기립상태에서 **앞면(anterior position)**을 보면 측연선이 인체의 시상면의 정중선을 통과하기 때문에 똑같이 2등분으로 나누어진다(그림 21-7). 인체의 분절은 다음과 같이 정렬이 되어야 한다:

머리
폄되고, 균형을 유지하고 있으며, 굽힘이나 젖힘되어 있지 않아야 한다.

어깨관절
균형을 유지하고 있으며, 올림이나 내림되어 있지 않아야 한다.

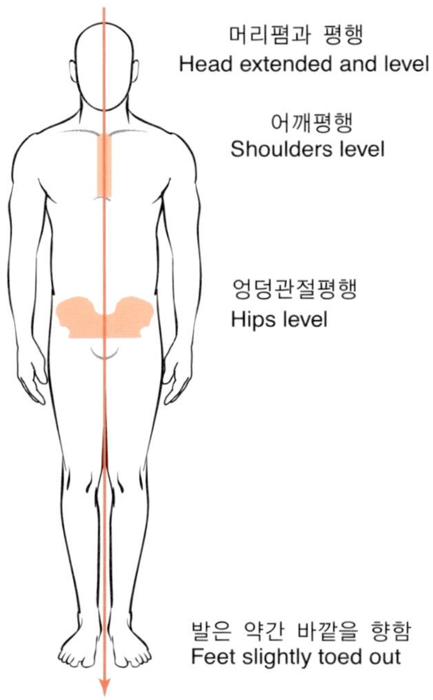

그림 21-7. 자세(앞면).

복장뼈

정중선의 중심에 있어야 한다.

엉덩관절

양쪽의 위앞엉덩뼈가시(전상장골극, anterior superior iliac spine)는 같은 면 상에서 균형을 유지해야 한다.

다리

약간 벌어져야 한다.

무릎관절

균형을 유지해야 하며, 구부러져 있거나, 젖힘(과신전, hyperextension)되지 않아야 한다.

발목관절

발의 활(아치, arch)이 정상이어야 한다.

발

발가락이 약간 바깥을 향하고 있어야 한다.

뒷면 (Posterior view)

기립상태에서 **뒷면(posterior position)**을 보면, 측연선은 인체의 시상면의 중심을 통과하고 있고, 인체는 2등분으로 나누어진다(그림 21-8).

다음의 인체분절은 다음과 같이 정렬되어 있어야 한다:

머리

폄되고, 굽힘되거나 젖힘되어서는 안 된다.

어깨관절

균형을 유지해야 하며, 올림되거나 내림되어 있으면 안 된다.

가시돌기

정중선의 한 중심에 있어야 한다.

엉덩관절

균형을 유지해야 하며, 양쪽의 위뒤엉덩뼈가시(후상장골극, posterior superior iliac spine)는 같은 면 상에 있어야 한다.

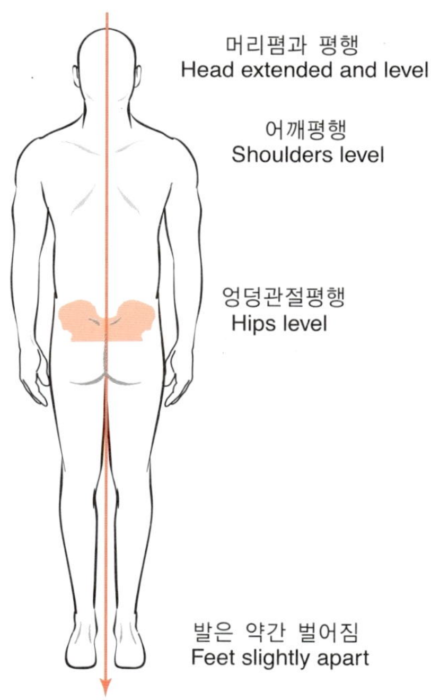

그림 21-8. 자세(뒷면).

표 21-1 일반적인 자세 치우침에 대한 요약

	가쪽 면	뒷면	앞면
머리	앞쪽	경사 돌림(회전)	경사 돌림 아래턱뼈(하악)가 비대칭
목뼈(경추)	과도한 굽이(만곡) 편평한 굽이		
어깨관절	둥글다	상승 하강	상승 하강
어깨뼈		벌림(외전) 모음(내전) 날개모양(익상)	
등뼈(흉추)	과도한 굽이	가쪽 치우침(편위)	
허리뼈(요추)	과도한 굽이 편평한 굽이	가쪽 치우침	
골반	앞쪽 경사 뒤쪽 경사	가쪽 경사 골반돌림	
엉덩관절			안쪽 돌림(내회전) 가쪽 돌림(외회전)
무릎관절	전반슬 굽힘된 무릎관절	내반슬 외반슬	정강뼈 가쪽 돌림 정강뼈 안쪽 돌림
발목관절/발	앞쪽 기울임자세 편평한 세로활 과도한 세로활	 편평족 요족	엄지발가락안쪽 휨증(무지내반증) 갈퀴발가락 망치발가락 추지

다리

약간 벌어져 있어야 한다.

무릎관절

균형을 유지해야 하며, 구부러지거나 젖힘되어서는 안 된다.

발목관절

발꿈치뼈(종골, calcaneus)은 똑바르게 있어야 한다.

앉은 자세 (Sitting Posture)

앉아 있을 때 좋은 자세가 중요한 이유는 척추사이원반(추간판, intervertebral disc)에 상당한 압박을 가할 수 있기 때문이다. 많은 연구결과 앉아 있을 때 척추사이원반에 가해지는 압력은 서 있을 때 가해지는 압력의 1/2이 못되는 정도로 약간 더 증가한다고 알려져 있다. 좀 더 설명하면, 척추의 앞쪽으로 체중을 이동시키면 척추사이원반에 가해지는 압력은 증가할 것이다. 인간이 앞으로 기울일 때 디스크의 압력은 증가한다. 팔을 뻗거나 무거운 물체를 들어올릴 때, 지레팔의 길이 또는 무게가 증가하는 만큼 디스크의 압력도 증가한다. 그림 21-9는 다양한 위치에서 디스크에 가해지는 압력을 설명한 것이다. 디스크의 압력은 바로누운 자세일 때 가장 적다. 일어설 때 압력은 증가하며, 앉은 자세일 때는 더 증가한다. 이 자세에서 몸을 앞으로 기울이면 디스크 압력은 더 증가하며, 어떤 물체를 손에 쥔 상태에서 몸을 앞으로 기울이면 명확하게 더 증가한다.

등받이가 없는 의자에 앉았을 때와 같이 허리뼈굽이(요추만곡, lumbar curve)가 감소하면(그림 21-10), 디스크의 압력과 뒤쪽 구조물에 가해지는 압력은 증가한다. 꿇어앉아 앉는 의자(kneeling stool)와 같이 앞쪽으로 경사진 의자에 앉으면, 골반이 약간 앞쪽으로 경사지

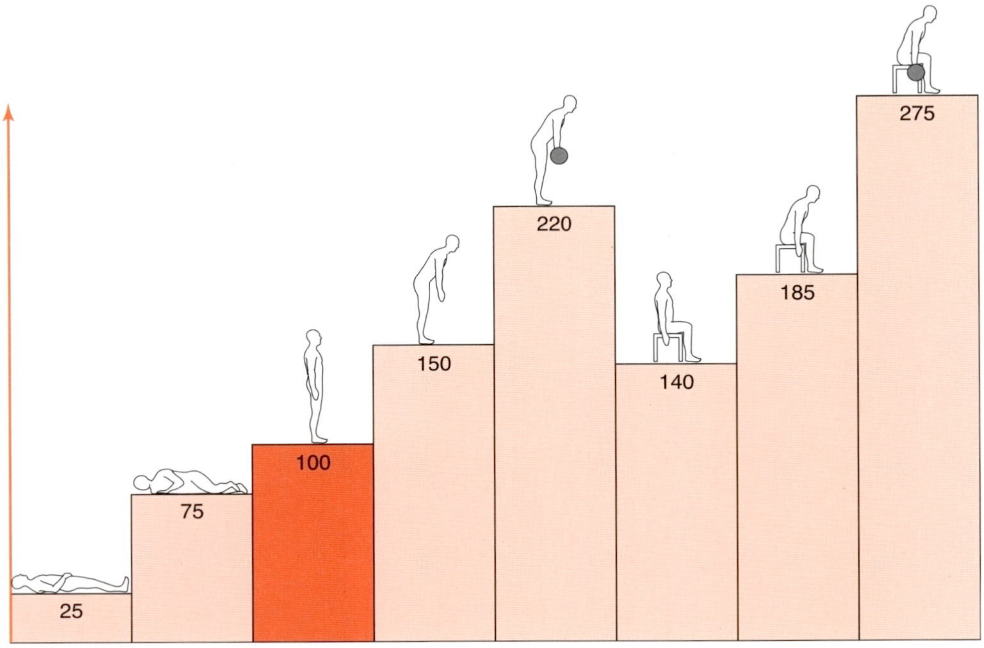

그림 21-9. 다양한 자세에서 가해지는 디스크 압력.

기 때문에 디스크의 압력은 감소할 수 있다(그림 21-11). 이 자세는 허리뼈굽이를 유지하는 데 도움이 된다. 하지만 등받이가 없기 때문에 인체를 기립상태로 유지하기 위해서는 지속적인 근수축이 요구된다.

체중을 추체의 앞쪽으로 이동시키는 것이 항상 문제가 되는 것은 아니다. 이 자세가 비록 디스크의 압력을 증가시키긴 하지만, 추체의 뒤쪽 즉, 소관절(facet joint)에 가해지는 스트레스는 감소한다. 따라서 소관절에 문제가 있을 경우에는 굽힘(굴곡, flexion) 상태가 더 이상적인 자세인 것이다. 반대로 디스크에 문제가 있다면, 폄(신전, extension)된 자세가 더 이상적일 것이다.

허리뼈(요추, lumbar)의 척추앞굽음(전만, lordosis)을 유지시켜 줄 수 있는 등받이가 있는 의자에 앉으면, 디스크의 압력은 감소할 것이다. 정상적인 척추굽이(만곡, curve)를 유지하고, 발바닥은 바닥에 붙이고, 허리뼈 부위는 지지되고, 상체는 좋은 정렬상태를 유지하는 것이 좋은 앉은 자세에 대한 주요소이다. 그림 21-12는 컴퓨터 작업을 할 때 가장 좋은 자세를 설명하고 있다. 목과 몸통(체간, trunk)은 똑바로 세우고, 몸통과 허리뼈는 지지되어 있으며, 컴퓨터 화면의 높이는 눈과 같은 높이이다. 컴퓨터 화면을 보기 위해 머리는 젖힘(과신전, hyperextension)되지 않으며, 어깨관절은 이완되고, 팔꿉관절은 굽힘되며, 몸은 밀착되어 있다. 손, 손목, 그리고 아래팔(전완, forearm)은 똑바른 자세를 유지하고 있고, 지면과 평행을 이루고 있다. 의자는 엉덩관절과 무릎관절이 굽힘되는 것이 좋으며, 넓적다리(대

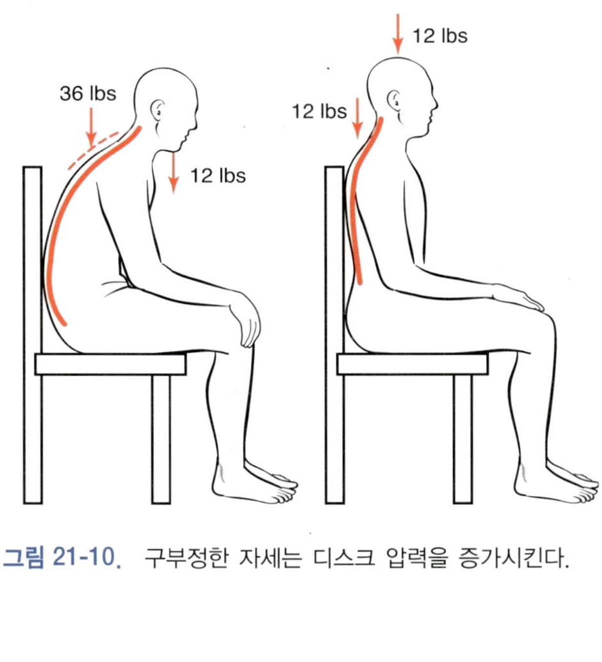

그림 21-10. 구부정한 자세는 디스크 압력을 증가시킨다.

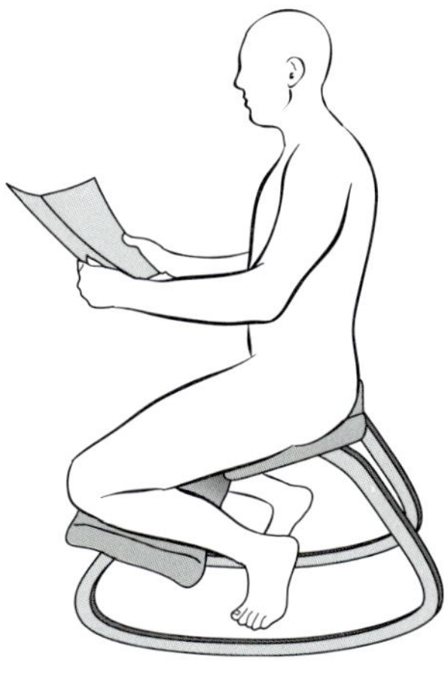

그림 21-11. 등받이 없는 의자(stool chair)에 앉은 자세는 디스크 압력을 감소시킨다.

퇴, thigh)는 지면과 평행하고, 다리(하지, lower leg)는 수직이어야 하며, 발은 바닥에 붙이고 있어야 한다.

바로누운 자세 (Supline posture)

바로누운 자세는 이완된 자세이다(그림 21-13). 따라서 척추사이원반(추간판, intervertebral disc)에 가해지는 압력은 최소이다(그림 21-9). 이 자세에서 측연선을 이용해서 표시를 해보면, 기립상태와 많은 부분 같은 부위

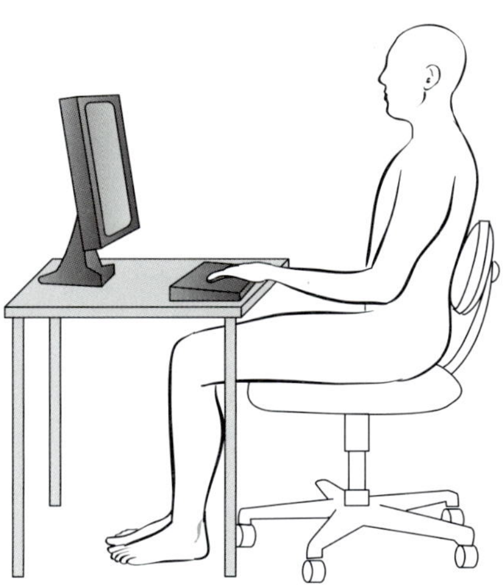

그림 21-12. 컴퓨터 앞에서 앉은 자세.

를 통과하게 된다. 이 자세 또한 좋은 정렬상태를 유지하는 것이 중요하다. 좋은 바닥은 허리뼈의 굽이(만곡, curve)가 감소되는 것을 방해하지 않을 정도는 딱딱해야 하며, 또한 정상적인 굽이를 유지할 수 있을 만큼은 충분히 부드러워야 한다. 옆으로 누운 자세는 밑에 있는 다리는 펴되고, 위에 있는 다리는 굽힘되어야 한다. 다리 사이에 베개를 넣어주면, 엉덩관절의 정렬상태가 좋아지기 때문에 편안함을 증가시켜 준다. 엎드려 누운 자세는 추천되는 자세가 아닌데, 그 이유는 목뼈(경추, cervical)에 압력을 증가시키기 때문이다. 이 자세에서 베개를 사용하게 되면, 목뼈에 가해지는 스트레스는 더 증가하게 된다.

청소기를 사용하거나, 바닥에서 물건을 들어올리는 동작과 같은 능동적인 움직이나 자세를 변화시킬 때는 몸통의 자세를 바르게 유지하는 것이 특히 중요하다. 좋은 자세 역학에 대한 대부분의 이론들은 몸통에 가해지는 스트레스를 줄여주고, 척추의 굽이를 유지시켜서 좋은 자세를 유지하는 것이다.

일반적인 자세 치우침 (Common Postural Deviations)

표 21-1은 자세를 평가할 때 사용하는 일반적인 자세 치우침에 대해 요약해 놓았다. 각 개인에게 나타나는 자세의 문제는 이 책의 범위 내에만 있는 것이 아니다. 하지만 몇 가지 일반적인 것은 알아야 한다.

"좋은 자세"에서 벗어나는 자세는 "나쁜 자세"로 규정할 수 있다. 나쁜 자세는 구조적인 문제를 일으킬 수 있다. 이러한 구조적인 문제는 반척추증(hemivertebra)과 같은 선천적인 기형 때문에 나타날 수도 있다. 치우침은

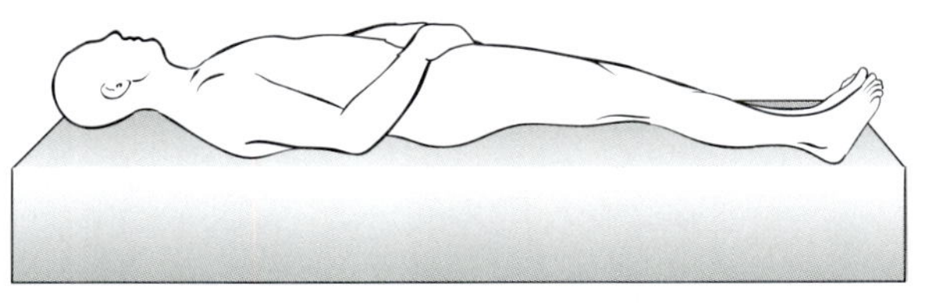

그림 21-13. 누운 자세.

압박성 골절과 같은 외상에 의해 변형을 일으킬 수도 있다. 자세의 치우침은 또한 마비나 경직을 일으키는 신경학적인 문제로 인해서도 발생할 수 있으며, 기능적인 문제 또는 비구조적인 문제를 야기할 수도 있다. 장시간 앉아 있거나 서 있는 사람은 등이 굽어 있는 경향이 있다. 이것 또한 근육의 불균형을 야기할 수 있다.

어떤 사람이 굽이(만곡, curve)가 증가된 상태를 유지하는 경향이 있다면, 오목한 쪽 근육은 경직될 것이고, 반대로 볼록한 쪽에 있는 근육은 약화될 것이다. 쉽게 생각해서 척추폄근은 경직되어 있고, 배근육(복근, abdominals)은 약화되어 허리뼈(요추, lumbar)의 굽이(만곡, curve)가 증가되어 있는 경우라고 생각하면 된다. 목뼈(경추, cervical)와 허리뼈의 굽이를 증가시키는 경향이 있는 자세 역시 척추의 뒤쪽 또는 소관절에 압력을 증가시키며, 앞쪽에 있는 척추사이원반(추간판, intervertebral disc)의 압력은 감소하게 될 것이다. 반대로 등뼈(흉추, thoracic vertebrae)와 엉치뼈(천추, sacrum)의 뒷굽음(kyphotic curve)이 증가하면, 척추사이원반의 압력은 증가하며, 소관절의 압력은 감소할 것이다.

"척주뒷굽음(후만, kyphotic)"과 "척주앞굽음(전만, lordotic)"이라는 용어는 혼동을 줄 수 있다는 것을 알아야 한다. 이 두 용어는 굽이가 정상일 때뿐만 아니라, 비정상 또는 과도해졌을 때도 사용된다. 척주옆굽음증(척주측만증, lordosis)은 가쪽 굽이(만곡, curve)를 의미하는 용어이다. 하지만 약간의 척주옆굽음증도 비정상이다.

복습 문제 (Review Questions)

일반적인 해부학 문제

1. 목뼈의 굽이가 과도해진 사람이 있을 경우, 목뼈의 폄근과 굽힘근 중 어느 근육이 경직되어 있을까?
2. 옆면, 앞면 또는 뒷면 중 1번 문제를 가장 잘 평가할 수 있는 자세는 무엇인가?
3. 골반이 앞쪽 경사되어 있는 사람이 있을 경우 엉덩관절의 굽힘근과 폄근 중 어느 근육이 경직되어 있을까?
4. 문제 3번을 평가하기 위해서 옆면, 앞면 또는 뒷면 중 가장 좋은 자세는 무엇인가?
5. 다른 관절과 연관지어볼 때 어깨관절은 어떤 자세여야 하는가?
6. 옆면, 앞면 또는 뒷면 중 어깨관절의 상태를 가장 잘 평가할 수 있는 자세는 무엇인가?
7. 연추선을 사용해서 옆면에서 사람의 자세를 평가할 때 인체의 어느 구조에 선을 그어야 하는가?
8. 가쪽 면에서 봤을 때 이상적인 자세는 다음의 구조 중 측연선은 어디를 통과해야 하는가?
   a. 무릎관절
   b. 엉덩관절
   c. 어깨관절
   d. 머리

기능적 활동 문제

1. 팔걸이와 등받이가 있는 의자에 앉은 다음 양손은 양무릎과 가까운 넓적다리(대퇴, thigh)부 사이에 있다. 이때 팔이음뼈(견갑대, shoulder girdle)의 위치는 어떻게 되는가?
2. 문제 1번과 같이 앉은 자세에서 팔을 들어 팔걸이에 들어올린다고 생각해보자. 이때 팔이음뼈는 1번과 어떻게 달라지는가?
3. 등을 구부려서 의자에 앉은 다음 등은 의지의 등받이에 밀착한 상태에서 엉덩이를 앞쪽으로 미끄러지게 한다면 머리는 어떤 자세가 되는가?
4. 무거운 책가방을 오른쪽 어깨에 지고 있다. 자세를 바꾸려고 할 때 가방끈이 어깨에서 미끄러져 내려온다면 어떻게 해야 막을 수 있을까?

임신중에:

5. 이 여성의 중력중심점은 어디로 이동하는가?
6. 시상면에서 골반의 경사는 어떻게 되는가?
7. 허리뼈(요추, lumbar)는 어떻게 변화되는가?
8. 골반과 허리뼈의 위치변화가 일으키는 변화에 대해
   a. 몸통(체간, trunk)의 어떤 근육군이 경직되는가?
   b. 몸통의 어떤 근육군이 신장되는가?
9. 자세의 보상작용이 일어난다면 엉덩관절의 굽힘근과 폄근 중 경직(tight)되는 근육은 무엇인가?

임상적인 연습 문제

1. 컴퓨터 모니터 앞에 앉아 있다. 이중초점렌즈를 착용하고 있기 때문에 작업을 하기 위해서는 안경의 아랫부분을 통해서 봐야 한다. 이것은 안경의 위쪽 반을 플라스틱 랩으로 감쌌다고 생각하면 된다. 이런 경우 컴퓨터의 모니터를 보기 위해서는 머리와 목의 위치를 어떻게 해야 되겠는가?
2. 1번 문제의 자세가 만성화된다면
   a. 어느 쪽 목뼈 근육이 경직되겠는가?
   b. 어느 쪽 목뼈 근육이 신장되겠는가?
3. 2~3인치 정도 되는 벽돌을 왼쪽 발 밑에 둔 상태에서 양다리(하지, lower leg)에 똑같은 체중을 실어 기립한다. 이럴 경우 골반은 평행을 유지하는가? 만약 아니라면 어느 쪽 골반이 더 상승하는가?
4. 문제 3번의 자세가 영구화된다면,
   a. 몸통의 어느 쪽 근육군이 경직되는가?
   b. 몸통의 어느 쪽 근육군이 신장되는가?
5. 3번 문제에서
   a. 어느 쪽 척추사이원반(추간판, intervertebral disc)이 압박되겠는가?
   b. 어느 쪽 척추사이원반이 벌어지겠는가?

(계속)

복습 문제 (Review Questions)–계속

c. 어느 쪽 척추사이구멍(추간공, intervertebral foramen)이 더 벌어지겠는가?

d. 어느 쪽 척추사이구멍이 더 좁아지겠는가?

6. 양쪽 무릎을 최대한 가슴으로 당겨서 양손으로 감싸고 바로누운 다음 무릎과 머리 앞부분이 가까워지게 한다(그림 21-14).
   a. 신장되는 몸통의 근육군은 무엇인가?
   b. 압박되는 척추사이원반은 어느 부분인가?

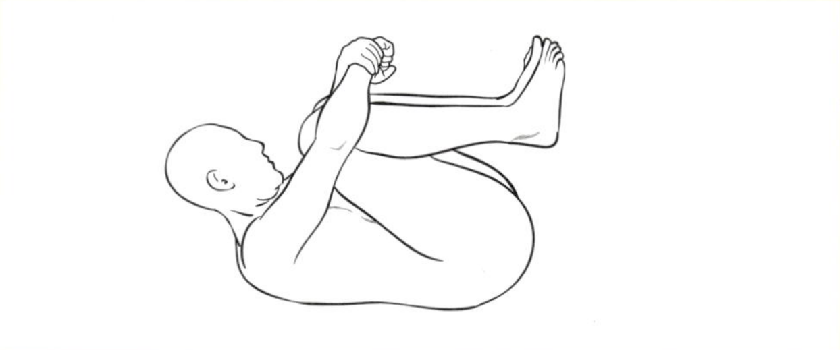

그림 21-14. 운동자세. 무릎을 가슴으로 끌어당겨서 바로누운 자세.

7. 엉덩관절과 무릎관절을 폄시켜 엎드려 누운 다음 팔꿈치를 들어올린 자세를 취한다(그림 21-15).
   a. 신장되는 몸통의 근육은 무엇인가?
   b. 압박되는 척추사이원반은 어느 부분인가?

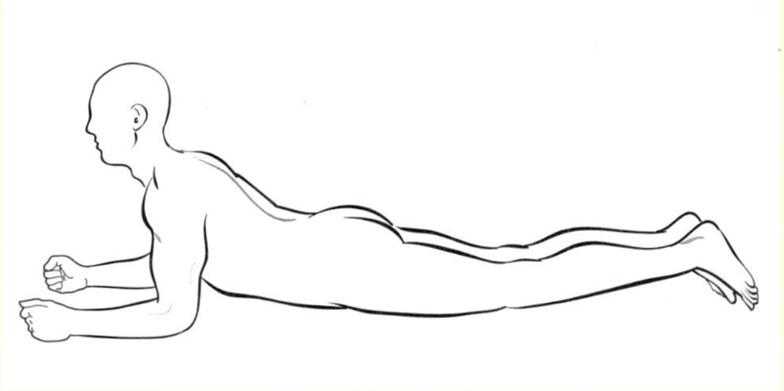

그림 21-15. 운동자세. 팔꿈치를 지지한 채로 엎드려누운 자세.

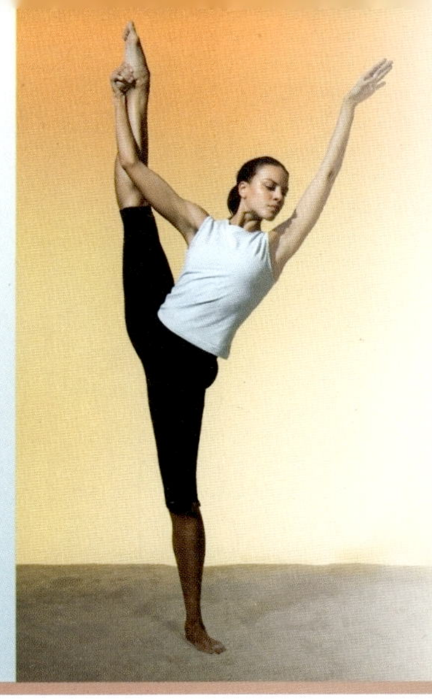

제 22 장

보행 (Gait)

*걷는 것(walking)*이란, 발로 이동하는 방법 또는 순서를 말하는 것이며, *보행(gait)*은 걷는 과정 또는 워킹을 이루는 구성요소를 말하는 것이다. 사람들의 보행 스타일은 개개인이 다 다르며, 이 스타일은 기분에 따라서도 약간 달라진다. 기분이 좋은 때는 보폭(step)이 가볍고, 걸을 때 통통 뛰듯이 걷지만, 반대로 기분이 우울하거나 슬플 때는 보폭이 무겁다. 모든 사람들의 걷는 패턴이 너무도 다르기 때문에 거리를 재서 측정하는 방법이 있다. 걷는 스타일이 수없이 많지만, 정상보행 요소는 똑같다.

가장 기본적인 것으로서 걷기 위해 한쪽 발이 앞으로 나갈 때, 반대쪽 발은 균형을 잡아야 한다. 이러한 동작은 다리(하지, lower leg)의 움직임뿐만 아니라, 몸통(체간, trunk)과 팔의 움직임도 필요하다. 보행을 분석하기 위해서는 어느 관절에서 움직임이 발생하는지를 가장 먼저 결정해야 한다. 그 다음 이러한 정보에 근거해서 어느 근육 또는 근육군이 활성화되는지 결정해야 한다.

정의 (Definitions)

보행을 설명하기 위해서는 명확한 정의(definition)가 필요하다. **한걸음(stride)**이라고도 하는 **보행주기(gait cycle)**는 한쪽 발이 지면에 닿는 시간과 같은쪽 발이 지면에 다시 닿는 시간 사이에서 발생하는 움직임을 말한다(그림 22-1). 걸음거리 또는 **보장(stride length)**은 보행주기에서 나타나는 거리를 말한다.

보폭(step)은 기본적으로 한걸음의 반이다. 한걸음 또는 보행주기가 되기 위해서는 보폭이 두 번 필요하다. 이때 보폭은 똑같아야 한다. **보폭길이(step length)**는 한쪽

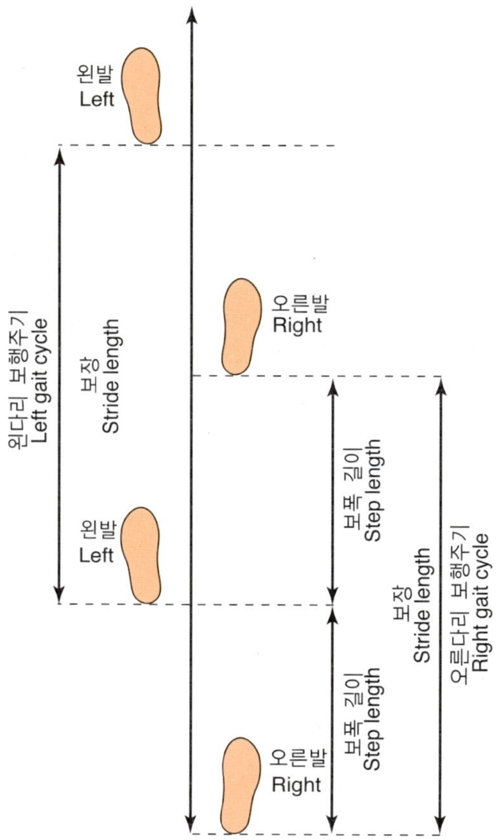

그림 22-1. 보행주기 용어. 오른발과 왼발이 보행주기를 만든다.

발의 발꿈치 닿기부터 다른 발의 발꿈치 닿기까지의 거리이다(그림 22-1). 보행속도가 증가하거나 감소하면, 보폭의 길이 또한 교대로 증가하거나 감소할 것이다. 보행속도에도 불구하고, 각 다리의 보폭의 길이는 똑같아야 한다.

걷는 속도 또는 **분속수(cadence)**는 분당 걷는 보폭수를 말하며, 매우 다양할 수 있다. 천천히 걸으면 분당 70보 이하가 된다. 빠른 걸음은 분당 130보 이상이 되며, 경보경주자는 더 빨리 걷는다. 속도와는 상관없이 보행주기는 같다. 모든 보행주기는 적절한 시간에 적절한 지점에서 발생한다.

보행주기에는 두 개의 주기(phase)가 있다(그림 22-2). **디딤기(입각기, stance phase)**는 발이 지면에 닿을 때 발생한다. 디딤기는 발꿈치 닿기부터 시작되고, 발끝이 지면에서 떨어질 때 끝난다. 이 주기는 보행주기의 약 60% 정도된다. **흔듦기(유각기, swing phase)**는 발이 지면에서 떨어져 있을 때 발생한다. 흔듦기는 발이 지면에서 떨어지자마자 시작되며, 같은쪽 발이 지면에 닿을 때 끝난다. 흔듦기는 보행주기의 약 40% 정도된다.

Perry(1992)는 보행주기 동안에 3가지가 나타난다고 하였다. 첫 번째 체중흡수기, 두 번째 한쪽 다리 지지기(single leg support) 그리고 세 번째는 추진기이다. 이

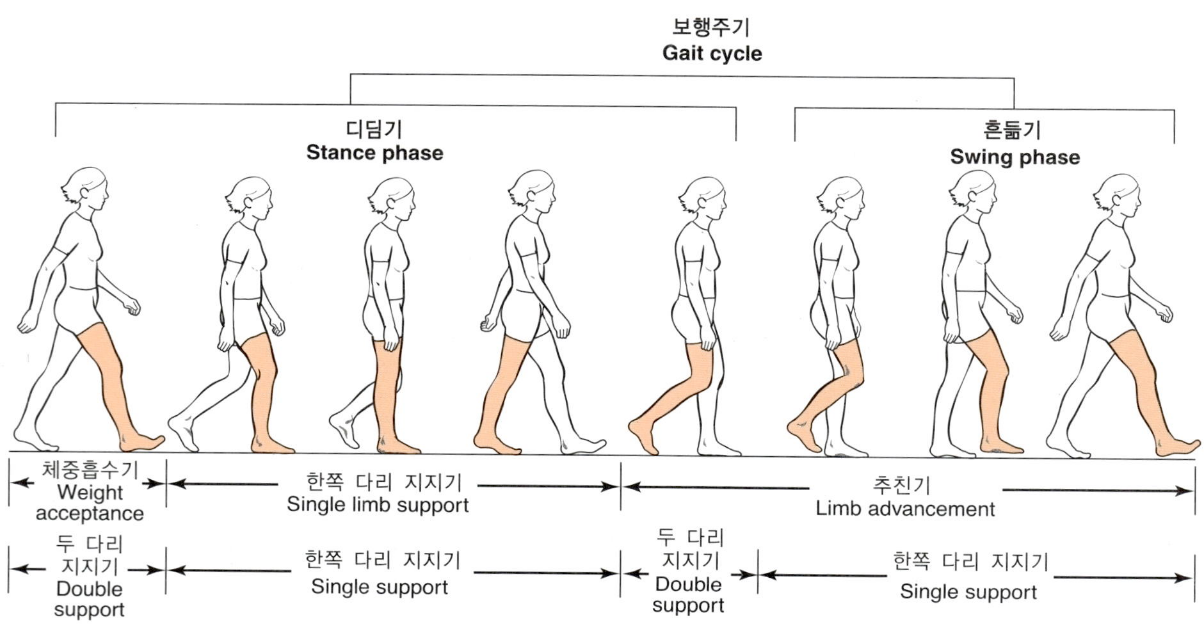

그림 22-2. 보행주기의 단계.

에 대해서는 그림 22-2에 설명이 되어 있다. **체중흡수기(weight acceptance)**는 디딤기가 시작될 때 바로 시작되는데, 이 지점은 발이 지면에 닿는 지점이며, 체중이 다리쪽으로 옮겨가는 시점이다. **한쪽 다리 지지기**는 그 다음 발생하는데, 즉 체중이 디딤발에 완전히 옮겨지고, 반대쪽 다리가 앞으로 나갈 수 있는 시점이다. **추진기(leg advancement)**는 디딤기에서 발생한다.

보행주기는 두 번의 두 다리 지지기와 두 번의 한쪽 다리 지지기로 구성된다. 이들 주기에 대한 설명은 그림 22-2에 설명되어 있다. 양발이 모두 지면에 동시에 접촉해 있을 때를 **두 다리 지지기(double support)**라고 한다. 두 다리 지지기는 한쪽 발은 디딤기가 시작되고, 반대쪽 발은 디딤기가 끝나는 지점이다. 예를 들면, 두 다리 지지기의 첫 번째 주기는 오른쪽 발은 디딤기가 시작되고, 왼쪽 발은 디딤기가 끝나는 지점을 말하고, 두 번째 주기는 오른쪽 발이 디딤기가 끝나고, 왼쪽 발은 디딤기가 시작되는 지점을 말한다. 두 다리 지지기의 각 주기는 평균적인 보행에 있어서 보행주기의 약 10% 정도된다. 걷는 속도가 증가하면 양발이 지면에 닿는 시간은 줄어들 것이고, 반대로 걷는 속도가 느려지면 두 다리 지지시간은 더 길어질 것이다.

비지지기(nonsupport)는 발이 지면에 닿지 않는 시기를 말하는데, 걷는 동안에는 나타나지 않는다. 하지만 비지지기는 달릴 때 나타난다. 비지지기는 달리기와 걷기 사이에서 가장 큰 차이가 발생한다. 점핑과 같은 활동은 비지지기가 있지만, 달리기와 걷기에서 나타나는 진행순서는 소실된다. 즉, 이러한 활동은 걷기와 달리기 시에 나타나는 디딤기와 흔들기가 없다는 의미이다.

한쪽 다리 지지기(single support)는 한쪽 발이 지면에 접촉할 때 발생한다(그림 22-2). 따라서 보행주기에서 두 번의 한쪽 다리 지지기가 나타난다: 일단 왼쪽 발이 앞쪽으로 이동할 때 오른쪽 발이 지면에 닿은 시기와 그 다음 왼쪽 발이 체중을 지지하고 오른쪽 다리가 앞쪽으로 나아갈 때이다. 각각의 한쪽 다리지지 시간은 보행주기의 약 40%정도 된다.

보행요소를 설명하기 위해 오래전부터 많은 용어들이 개발되어 왔다. 비록 용어가 정확하다해도 어색한 게 사실이다. 그 중에서 Rancho Los Amigos(RLA) 의료센터에 있는 보행분석실에서 개발된 용어가 채택이 되었는데, 전통적인 정의와 RLA에서 개발한 정의의 가장 큰 차이점은 전통적인 용어는 정확한 시점(point in time)을 의미하는 대신에 RLA의 정의는 시간의 주기(periods of time)를 의미하는 것이다. 전통적인 용어는 보행주기의 정확한 지점을 반영하는 반면에 RLA는 보행의 움직이는 특성 또는 동적인 특성을 반영하는 것이다. 이 두 용어에 모두 익숙해질 필요가 있는데, 그 이유는 두 용어 모두 문헌상에 나타나기 때문이다. 표 22-1은 RLA의 용어와 비교해서 전통적인 용어의 정의를 보여준다. 누구는 몇 가지 예외적인 것도 발견할 수 있을 것이다. 표 22-2는 각 주기와 주요지점(key point)을 설명하고 있다. 독자는 두 용어가 약간 다르다는 것을 기억해야 한다. 하지만 보행주기에 있어서 어떤 용어를 사용하건 간에 주요지점에 대한 순서는 똑같다.

디딤기(입각기) 분석
(Analysis of Stance Phase)

앞서 정의내린 대로 디딤기(입각기, stance phase)는 발바닥이 지면에 닿는 시기이다. 전통적으로 디딤기는 다섯 개의 요소로 이루어져 있는데, (1) 발꿈치 닿기 (2) 발바닥 닿기 (3) 중간 디딤기 (4) 발꿈치 떼기 (5) 발끝 떼기이다(그림 22-3). 몇몇 저자들은 발꿈치 떼기(heel-off)와 발끝 떼기(toe off)를 하나로 묶어 발끝 밀기(push-off)라고 부르면서 디딤기는 4개의 요소로 이루어진다고 주장한다. 하지만 이 두 주기 사이에는 상당히 큰 차이가 있기 때문에 둘을 분리하는 것이 좋다.

발꿈치 닿기(heel strike)는 디딤기의 시작점을 알리는 신호이며, 발꿈치가 지면에 닿는 순간을 말한다(그림 22-4). 이 지점에서 발목관절(족관절, ankle joint)은 발등굽힘(배측굴곡, dorsi flexion)과 발바닥굽힘(저측굴곡, plantar flexion)의 중간인 중립위가 되고, 무릎관절(슬관절, knee joint)은 굽힘(굴곡, flexion)되기 시작한다. 약간의 무릎관절의 굽힘은 발이 지면에 충격을 가할 때 완충제로 작용한다. 엉덩관절(고관절, hip joint)은 약 25° 정도 굽힘된다. 몸통(체간, trunk)은 전체 보행주기 동안에 똑바른 자세를 유지한다. 대신에 몸통은 반대편으로 돌림(회전, rotation)하고, 반대쪽 팔은 앞쪽으로, 같은쪽 팔은 뒤쪽으로 이동하면서 어깨관절(견관

표 22-1 보행분석의 용어 비교

전통적인 용어		Rancho Los Amigos 용어	
용어	정의	용어	정의
디딤기(입각기)			
발꿈치 닿기	발꿈치가 지면에 닿는 시기	초기 접촉기	같다
발바닥 닿기	발바닥이 지면에 닿는 시기	부하반응기	시작점: 초기 접촉기가 끝난 바로 그 다음이며, 체중이 다리쪽으로 이동하고, 발이 완전하게 지면에 닿는 시점 끝지점: 반대쪽 발이 지면에서 떨어지는 시점
중간 디딤기	몸이 체중부하쪽 다리를 통과하는 시점	중간 디딤기	시작점: 반대쪽 발이 지면에서 떨어지는 순간 끝지점: 몸이 체중부하쪽 다리 위에 똑바로 설 때
발꿈치 떼기	발뒤꿈치가 지면에서 떨어지는 순간이며, 발끝은 지면에 붙어 있다.	말기 디딤기	시작점: 체중부하쪽 다리의 발꿈치가 지면에서 들릴 때 끝지점: 반대쪽 발의 초기 접촉기가 시작되는 시점이며, 이때 몸은 체중부하쪽 다리 앞으로 이동한다.
발끝 떼기	발끝이 지면에서 떨어지는 시기이며, 디딤기가 끝나는 시점	흔듦 전기	시작점: 반대쪽 다리가 초기 접촉을 하고, 체중은 반대쪽 다리로 옮겨가는 시점 끝지점: 체중부하쪽 발가락이 지면에서 떨어지기 바로 직전
흔듦기(유각기)			
가속기	다리가 앞으로 나가는 시기	흔듦 전기	시작점: 발가락이 지면에서 떨어지는 시점 끝지점: 체중부하쪽 다리의 반대발이 되며, 무릎관절이 최대로 굽힘되는 시점
중간 흔듦기	비체중부하쪽 다리가 몸 바로 아래에 위치하는 시점	중간 흔듦기	시작점: 움직이는 발은 체중부하쪽 발과 반대가 된다. 끝지점: 움직이는 발이 몸 앞쪽으로 이동하고, 정강뼈는 똑바른 위치가 되는 시점
감속기	다리는 발꿈치 닿기를 위해 약간 하강하는 시점	말기 흔듦기	시작점: 정강뼈가 똑바른 위치가 되는 시점 끝지점: 초기 접촉기가 시작되기 바로 전 시점

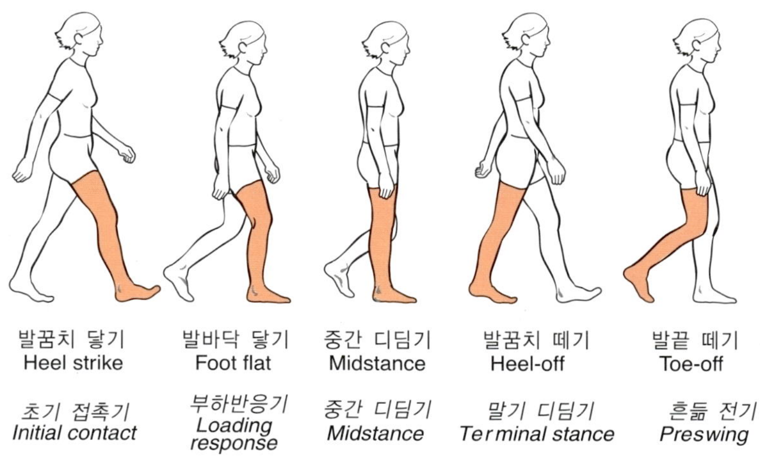

그림 22-3. 디딤기의 다섯 요소.

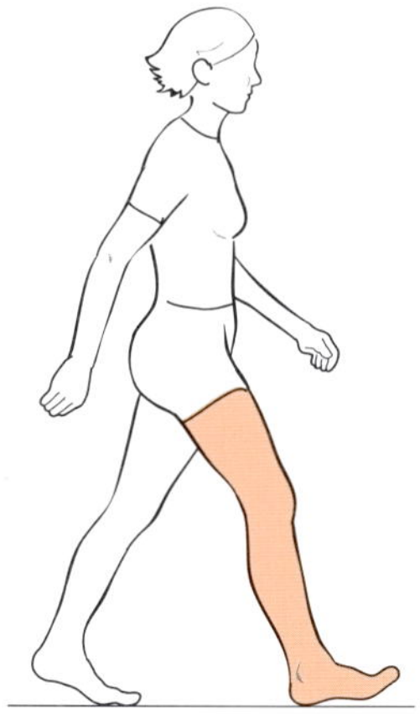

그림 22-4. 발꿈치 닿기(*초기 닿기–RLA*).

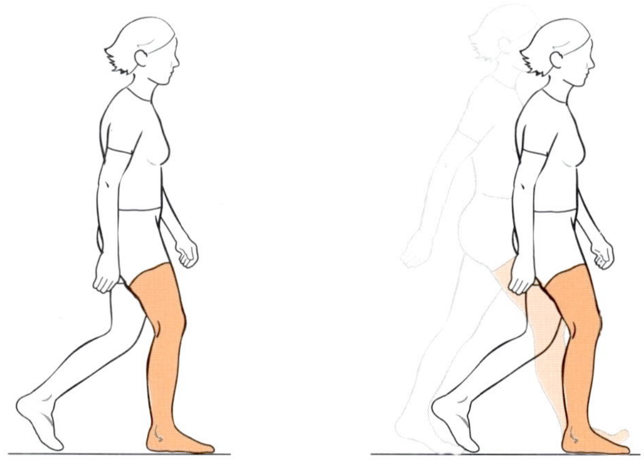

그림 22-5. (A) 발바닥 닿기. (B) 부하반응기(RLA). 밝은색은 부하반응기가 시작되는 것을 의미하여, 어두운 색은 부하반응기가 끝나는 시점을 의미한다.

절, shoulder joint)은 젖힘(과신전, hyperextension)된다. 이 지점에서 체중은 지지쪽 다리로 옮겨진다. RLA에서는 이 시점을 초기 접촉기(initial contact)라 하였다.

발목관절(족관절, ankle joint)의 발등굽힘근(배측굴곡근, dorsi flexor)은 발목관절이 중립상태로 놓여지도록 수축한다. 구심성으로 수축하는 넙다리네갈래근(대퇴사두근, quadriceps femoris)은 무릎관절 굽힘의 양을 감소시키기 위해 원심성으로 수축한다. 엉덩관절(고관절, hip joint) 굽힘근(굴곡근, flexor)도 수축에 관여한다. 하지만 엉덩관절 폄근(신전근, extensor)들은 엉덩관절이 더 이상 굽힘되지 않도록 수축을 시작한다. 척추세움근(척추기립근, erector spinae)은 몸통(체간, trunk)의 굽힘을 막기 위해 수축한다. 지면반발력은 발목관절, 무릎관절(슬관절, knee joint), 그리고 엉덩관절을 거쳐 몸통까지 전달된다. 이러한 현상은 몸통폄근(체간신전근, trunk extensor)들이 지면 반발력에 대해 작용하지 않으면 몸통이 약간 굽힘되면서 골반은 앞쪽으로 돌림된다는 것을 의미한다.

발이 지면에 완전히 닿는 **발바닥 닿기(foot flat)**는 발꿈치 닿기 후 짧게 나타난다(그림 22-5). 발이 지면에 철퍼덕(slapping) 내려앉는 것을 방지하기 위해 원심성으로 수축하면서 발목관절은 약 15° 정도 발바닥굽힘(저측굴곡, plantar flexion) 된다. 무릎관절은 20° 정도까지 굽힘된다. 엉덩관절은 폄되고, 체중은 지지쪽 다리로 이동한다. 발바닥 닿기는 RLA의 주기와 완전히 다른데, *부하반응기(loading response)*라고 하며, 발꿈치 닿기가 끝나는 지점과 발바닥 닿기가 끝나는 지점 사이에 해당한다.

몸이 체중부하쪽 다리(하지, lower leg)를 통과하는 지점을 **중간 디딤기(중간 입각기, midstance phase)**라 한다(그림 22-6). 이 단계에서 발목관절은 약간 발등굽힘된다. 하지만 발등굽힘근이 활성화되는 것은 아니다. 발목관절의 발바닥굽힘근은 발목관절 위를 움직이는

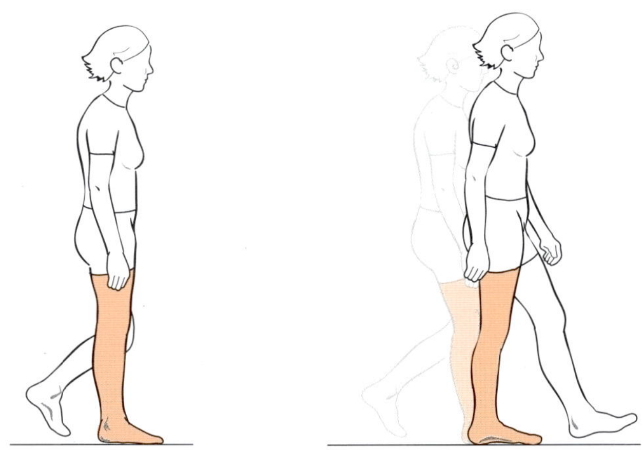

그림 22-6. (A) 중간 디딤기. (B) 중간 디딤기(RLA). 밝은색은 부하반응기가 시작되는 것을 의미하며, 어두운 색은 부하반응기가 끝나는 시점을 의미한다.

다리의 속도를 조절하면서 수축하기 시작한다. 무릎관절과 엉덩관절은 펴되고, 양팔은 어깨관절(견관절, shoulder joint)이 펴 상태로 몸과 평행상태를 이루고, 몸통(체간, trunk)은 중립위가 된다. RLA에서 *중간디딤기*는 발바닥 닿기 끝지점과 중간 디딤기 끝지점 사이가 된다.

중간디딤기 다음은 발꿈치가 바닥에서 떨어지는 단계인 **발꿈치 떼기(heel-off)**이다(그림 22-7). 발목관절은 약간 발등굽힘(약 15° 정도)되고, 그 다음 발바닥굽힘이 시작된다. 이 단계는 추진기(propulsion phase)라고도 하는 **발끝 밀기(push-off)**가 시작되는 단계인데, 그 이유는 발목관절의 발바닥굽힘근이 몸을 앞으로 밀기 위해 수축하기 때문이다. 무릎관절은 거의 완전폄 상태가 되고, 엉덩관절은 젖힘(과신전, hyperextension)되기 때

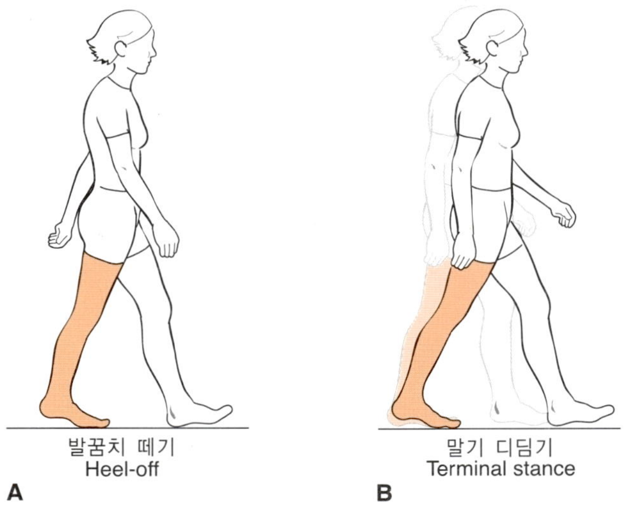

그림 22-7. (A) 발꿈치 떼기. (B) 말기 디딤기(RLA). 밝은 색은 시작되는 시점, 어두운 색은 끝나는 시점을 의미한다.

표 22-2 정상 보행주기의 주요점

전통적인 용어	RLA용어	동작	주요 관찰 지점
디딤기			
발꿈치 닿기* 발이 지면에 닿는 시점	*초기 접촉기* 발이 지면에 닿는 시점	• 디딤기 시작점 • 체중흡수기 시작점 • 양다리 지지기 시작점 • 몸이 가장 낮은 지점	• 머리와 몸통은 똑바른 자세를 유지함 • 발등굽힘된 발목관절이 중립 자세로 됨 • 무릎관절은 폄됨 • 엉덩관절은 굽힘됨 • 다리는 몸 앞으로 이동 • 골반은 같은쪽 앞쪽으로 이동 • 같은쪽 팔은 뒤로, 반대쪽 팔은 앞쪽으로 이동
발바닥 닿기 발 전체가 지면에 닿는 시점	*부하반응기* 발이 지면에 닿기 시작하고, 반대쪽 발은 지면을 떠나는 시점	• 체중은 디딤기 다리로 이동함 • 양다리지지기가 끝나는 시점	• 발목관절이 발바닥굽힘되어 발이 지면에 닿는 시점 • 무릎관절은 충격흡수를 위해 반굽힘 상태가 됨 • 엉덩관절은 폄됨 • 몸은 다리를 끌어올림 • 같은쪽 팔은 앞쪽으로 이동함
중간 디딤기 몸은 디딤기 다리로 이동함	*중간 디딤기* 다른 발은 지면을 떠나기 시작하고, 몸은 디딤기 다리로이동하는 시점	• 몸이 가장 높은 지점 • 한쪽 다리지지기가 시작되는 시점	• 발목관절은 약간 발등굽힘됨 • 무릎관절과 엉덩관절은 폄됨 • 체중은 디딤기 다리로 이동함 • 골반은 중립상태 • 양팔은 몸과 평행을 이룸
발꿈치 떼기 발꿈치가 지면에서 떨어지고,	*말기 디딤기* 발꿈치 들기가 시작되고, 반대쪽 발은 지면에 계속 접촉해 있는 시점	• 몸은 발 앞쪽으로 이동함 • 한쪽 다리지지기가 끝남	• 발목관절은 약간 발등굽힘된 다음 발바닥굽힘됨 • 무릎관절은 폄된 다음 약간 굽힘됨

표 22-2 정상보행주기의 주요점 - 계속

전통적인 용어	RLA용어	동작	주요 관찰 지점
발끝 밀기가 시작되는 시점			• 엉덩관절은 젖힘됨 • 몸은 디딤기 다리 앞으로 이동함 • 골반은 같은쪽 뒤쪽으로 돌림함 • 같은쪽 팔은 앞쪽으로 이동함
발끝 떼기 발끝이 지면에서 떨어지는 시점	*흔듦 전기* 반대쪽 발이 지면에 접촉하고, 같은쪽 발끝이 지면에서 떨어지는 시점	• 다리가 앞으로 나가는 시점 • 양다리 지지기가 시작되고 끝나는 지점	• 발목관절은 발바닥굽힘됨 • 무릎관절과 엉덩관절은 굽힘됨 • 골반은 오른쪽으로 가쪽 경사됨 • 같은쪽 팔은 앞쪽으로 이동함
흔듦기			
가속기 몸 뒤에 있는 다리가 앞쪽으로 끌려오는 시점	*초기 흔듦기* 시작점은 발이 지면에서 떨어지는 시점이며, 끝지점은 반대쪽 발이 디딤기가 되는 시점	• 흔듦기(비체중부하쪽)가 시작되는 시점 • 반대쪽 다리의 한쪽 다리 지지기가 시작되는 시점	• 발목관절은 발등굽힘되기 시작함 • 무릎관절과 엉덩관절은 굽힘을 유지함 • 몸 뒤에 있는 다리는 앞쪽으로 끌려옴 • 골반은 앞쪽 돌림을 시작함 • 같은쪽 팔은 뒤로 이동함
중간 흔듦기 발은 아래방향을 지나 몸을 지나쳐 오는 시점	*중간 흔듦기* 시작점은 반대쪽 다리가 디딤기가 시작되는 시점이며, 끝지점은 정강뼈가 수직이 되는 시점	• 다리는 지면에서 완전히 떨어지기 위해 짧아짐 • 반대쪽 다리는 한쪽 다리 지지기가 계속됨	• 발목관절 발등굽힘 • 무릎관절은 최대굽힘되고 폄되기 시작함 • 엉덩관절 최대굽힘 • 다리는 몸 앞쪽으로 이동함 • 골반은 중립상태 • 팔은 서로 반대방향으로 움직임
감속기 지면과 접촉하기 위해 다리를 천천히 내려놓는 시점	*말기 흔듦기* 시작점은 정강뼈가 수직이 되는 시점이며, 끝지점은 발이 지면에 닿는 시점	• 다리의 앞쪽 이동이 끝남 • 한쪽 다리 지지기가 끝남	• 발목관절은 계속 발등굽힘됨 • 무릎관절은 폄됨 • 엉덩관절은 굽힘됨 • 다리는 몸 앞쪽에 위치함 • 골반은 같은쪽 앞쪽으로 이동함 • 같은쪽 팔은 뒤로, 반대쪽 팔은 앞으로 이동함

*진한색은 전통적인 용어를 말한다. 이탤릭체는 RLA 용어를 말한다.

문에 다리는 이제 몸 뒤에 위치하게 된다. 그리고 몸통은 같은쪽으로 돌림(회전, rotation)하며, 팔은 어깨관절이 굽힘되는 동작인 앞쪽으로 움직인다. RLA에서는 이 지점이 중간디딤기가 끝나는 지점과 발꿈치 떼기가 끝나는 지점 사이에 해당하는 *말기 디딤기(말기 입각기, terminal stance phase)*이다.

디딤기의 발끝 밀기가 끝나는 지점이 **발끝 떼기(toe off)**이다(그림 22-8). 이때 발가락의 발허리발가락관절(중족지절관절, metatarsophalangeal joint)은 최대로 젖힘된다. 발목관절은 약 10° 정도 발바닥굽힘되고, 무릎관절과 엉덩관절은 굽힘된다. 넙다리(대퇴, thigh)는 지면과 행해진다. RLA에서 *흔듦 전기(유각 전기, preswing)*는 발끝이 지면에서 떨어지기 바로 전에 해당하는 시점이며, 디딤기가 끝나고 흔듦기가 시작되는 시점이다.

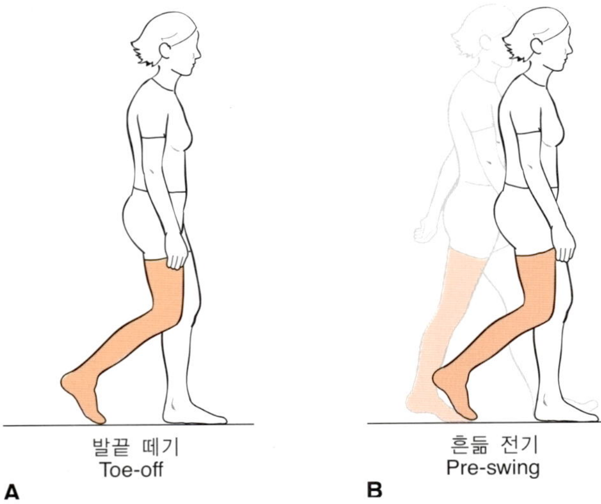

그림 22-8. (A) 발끝 떼기. (B) 흔듦 전기(RLA). 밝은 색은 시작되는 시점, 어두운 색은 끝나는 시점을 의미한다.

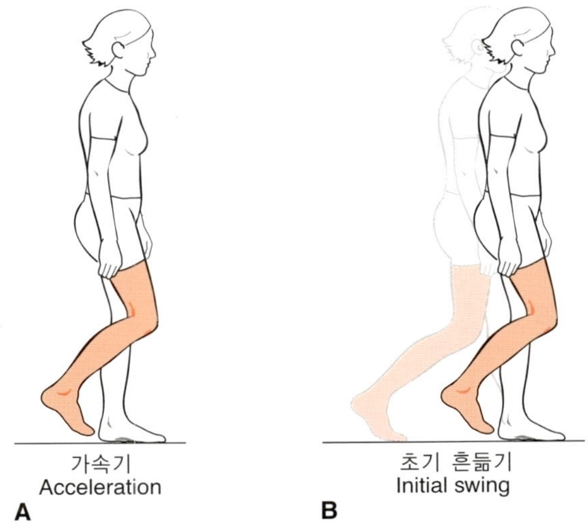

그림 22-10. (A) 가속기. (B) 초기 흔듦기(RL). 밝은 색은 시작되는 시점, 어두운 색은 끝나는 시점을 의미한다.

흔듦기(유각기) 분석
(Analysis of Swing Phase)

흔듦기는 3개의 요소로 구성된다: **가속기(acceleration)**, 중간 흔듦기, 그리고 감속기(deceleration)이다(그림 22-9). 이들 요소는 모두 비체중부하 상태에서 일어나는 활동이다. 첫 번째 요소는 가속기이다(그림 22-10). 이때 다리(하지, lower leg)는 몸 뒤에 있으면서 위쪽으로 이동한다. 발목관절은 발등굽힘(배측굴곡, dorsi flexion)되고, 무릎관절과 엉덩관절도 계속 굽힘되면서 다리를 앞쪽으로 이동시킨다. RLA에서는 발끝 떼기가 끝나는 시점과 가속기가 끝나는 시점 사이에 해당하는 단계인 초기 흔듦기(초기 유각기, initial swing)이다.

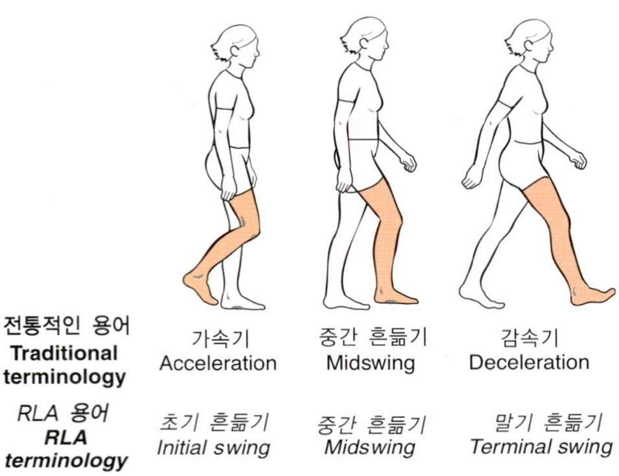

그림 22-9. 흔듦기.

중간 흔듦기(중간 유각기, midswing phase)에서 발목관절의 발등굽힘근은 발목관절을 중립상태로 만든다. 무릎관절과 엉덩관절은 최대굽힘 상태인 약 65°와 25° 정도 굽힘된다. 이러한 움직임은 다리를 짧아지게 하여 흔듦기 때 발이 지면에서 완전히 들리게 한다(그림 22-11). 또한 엉덩관절의 굽힘은 다리를 몸 앞쪽으로 이동시킨다. RLA에서는 가속기가 끝나는 시점과 중간 흔듦기가 끝나는 지점 사이인 *중간 흔듦기*가 된다.

감속기(deceleration)에서 발목관절(족관절, ankle joint)의 발등굽힘근은 발꿈치 닿기를 준비하기 위해 발목관절 중립상태로 만든다(그림 22-12). 무릎관절은 폄되고, 뒤넙다리근(슬괵근, hamstring)은 다리(하지, lower leg)를 천천히 내려놓기 위해 원심성으로 수축하면서 다리가 철퍼덕(snapping) 내려앉는 것을 방지한다. 다리는 최대한 앞으로 나갈 수 있는 만큼 나아간다. 엉덩관절(고관절, hip joint)은 굽힘 상태를 유지한다. RLA에서는 중간 흔듦기가 끝나는 시점과 감속기가 끝나는 시점 사이에 해당하는 *말기 흔듦기(말기 유각기, terminal swing phase)*이다.

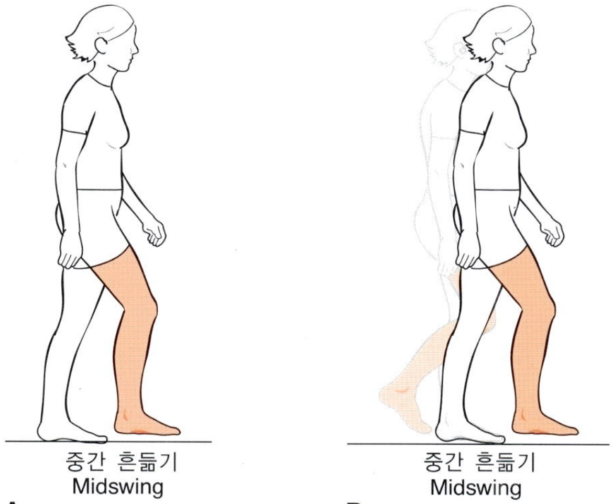

그림 22-11. (A) 중간 흔듦기. (B) 중간 흔듦기(RLA). 밝은 색은 시작되는 시점, 어두운 색은 끝나는 시점을 의미한다.

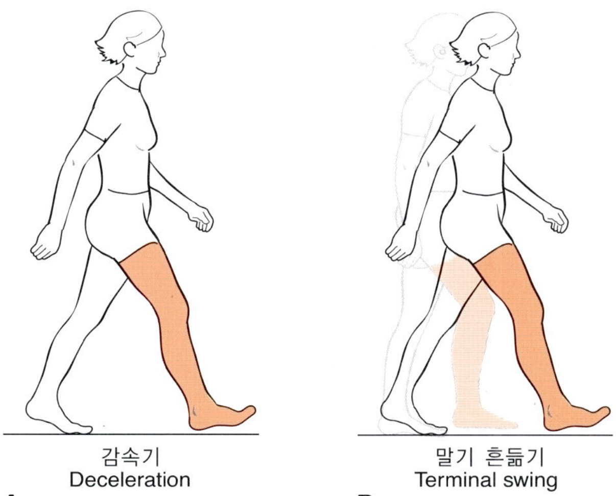

그림 22-12. (A) 감속기. (B) 말기 흔듦기(RLA). 밝은 색은 시작되는 시점, 어두운 색은 끝나는 시점을 의미한다.

보행의 추가적인 결정인자

(Additional Determinants of Gait)

보행분석은 거의 다리(하지, lower leg)에만 초점이 맞추어져 있다. 하지만 인체의 나머지 부분에서 발생하는 것 또한 중요하게 고려되어야 한다.

흑판에 분필을 대고 걸어가면 물결모양의 선이 위 · 아래로 그려지는 것을 볼 수 있을 것이다. 이것은 중력중심점이 상 · 하로 움직인다는 것을 의미한다(그림 22-13). 이러한 **수직이동(vertical displacement)**의 정상범위는 약 2인치 정도 되며, 중간 디딤기에 가장 높아지고, 발꿈치 닿기(*초기 접촉기*)때 가장 낮아진다. 또한 몸이 좌 · 우로 움직일 때 중력중심점은 같은 정도로 **수평이동(horizontal displacement)**하는데, 중간디딤기 때 한쪽 다리 지지기 시에 가장 크게 이동한다. 즉, 몸이 수평으로 한쪽 발로 이동한 다음 다른 발이 앞으로 이동하는 거리를 말하며, 이동거리는 약 2인치 정도 된다.

걸어갈 때 한쪽 발 바로 앞에 다른 발을 놓는 것이 아니라 약간 벌어진다. 각 발의 발꿈치가 닿는 지점(*초기 접촉기*)의 중간을 따라 연속적으로 선을 그리면, 그 거리는 약 2~4인치 정도된다. 이것은 **양발의 너비(width of walking base)**이다(그림 22-14).

엉덩이에 양손을 올린 채 방을 걸어가 보면, 각 골반이 약간씩 떨어질 때 손이 올라갔다 내려갔다 하는 것을 느낄 수 있을 것이다. **골반의 가쪽 경사(lateral pelvic-tilt)**는 발끝 떼기(*흔듦 전기*)동작인 체중이 가해지지 않을 때 발생한다(그림 22-15). 이러한 약간의 하강(drop)을 *트렌델렌버그 사인(Trendelenburg sign)*이라고 한다. 이러한 현상은 반대쪽(체중부하쪽) 엉덩관절의 벌림근(외전근, abductor)이 작용하지 않을 때 더 많이 떨어지며, 같은쪽의 척추세움근(척추기립근, erector spinae)이 함께 수축하면서 골반을 안정적으로 유지시켜준다. 골반이 오른쪽(비체중부하쪽)으로 하강하면, 왼쪽 엉덩관절(체중부하쪽)은 모음(내전, adduction)된다. 실제

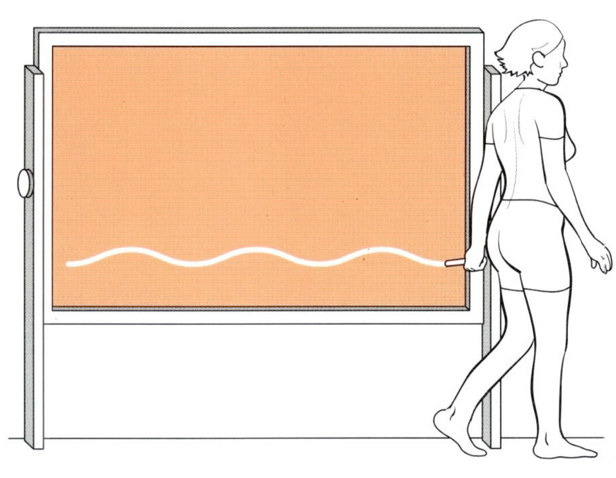

그림 22-13. 보행주기 시, 인체의 중력중심점의 수직이동.

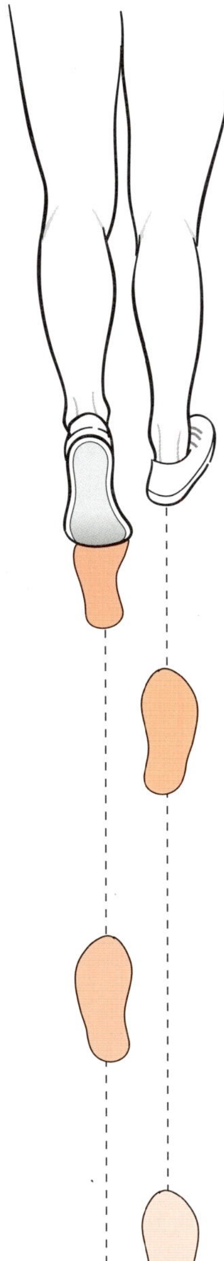

그림 22-14. 양발의 너비.

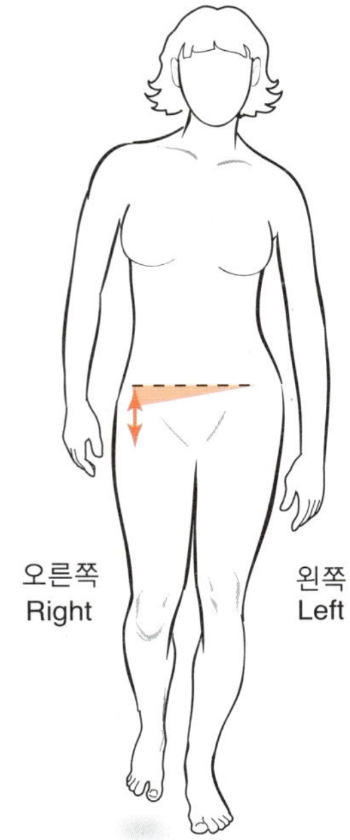

그림 22-15. 골반의 가쪽 기울임.

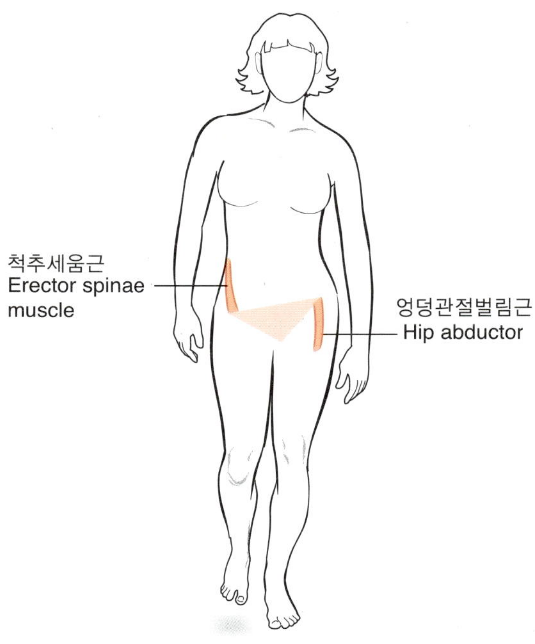

그림 22-16. 골반의 가쪽 기울임을 최소화하는 근육작용. (A) 엉덩관절벌림근들. (B) 척추세움근들.

로는 골반이 약간 떨어지더라도, 골반을 안정시키기 위해 왼쪽 엉덩관절의 벌림근이 엉덩관절의 모음(내전, adduction)을 방지하기 위해 수축한다. 동시에 골반에 붙어 있는 오른쪽 척추세움근(척추기립근, erector spinae)이 수축하면서 하강하는 골반을 끌어올려준다(그림 22-16).

또한 보폭은 양발의 거리와 타이밍이 같고, 팔은 반대쪽 다리와 함께 움직인다. 흔듦기(유각기, swing phase)에 다리가 앞으로 나갈 때 몸통(체간, trunk)은 앞쪽으로 돌림한다. 몸통의 돌림 방향과 반대로 움직이는 팔동작은 반대돌림력을 제공하면서 몸통의 돌림력(rotation force)을 조절한다. 머리는 똑바르고, 어깨관절(견관절, shoulder joint)은 균형을 이루며, 몸통은 펴된다.

특정인의 보행을 분석할 때 가장 좋은 방법은 양쪽 옆과 앞쪽(또는 뒤쪽)에서 관찰하는 것이다. 보폭(step length), 팔 동작(arm swing), 머리와 몸통의 위치, 그리고 다리근의 활성도는 옆에서 관찰하는 것이 가장 좋다. 양쪽 발꿈치 사이의 거리인 양발 너비(width of walking), 골반의 하강, 그리고 어깨관절과 머리의 위치는 앞쪽 또는 뒤쪽에서 관찰하는 것이 가장 좋다.

나이에 따른 보행패턴 (Age-related Gait Patterns)

정상보행패턴과 일치하지 않는 모든 운동패턴이 병리학적인 것은 아니다. 어린이와 노인들이 걷는 패턴은 젊은 사람이 걷는 패턴과는 다르다. 이런 것은 나이와 관련된 변화이지 병리학적인 것이 아니다. 어린이에게서 볼 수 있는 차이점은 나이가 들어갈 수록 사라진다. 어린아이들의 보행폭(walking base)은 더 넓고, 분속수는 더 빠르고, 보장(stride length)은 더 짧게 해서 걷는 경향이 있다. 발꿈치 닿기인 초기 접촉기는 발바닥으로 지면에 닿는다. 디딤기(입각기, stance phase) 동안에 무릎관절(슬관절, knee joint)은 거의 폄 상태를 유지한다. 다시 말해, 어린아이들은 보폭수가 더 많고 전체적인 주기는 더 짧고 급하게 움직이는 경향이 있다. 또한 팔이 교대로 움직이는 동작은 작거나 아예 없을 수도 있다. 이러한 현상은 어린아이가 어른과 함께 걸어갈 때 흔히 볼 수 있다.

병리학적 현상이 없는 노인도 보행패턴이 변한다. 이러한 변화에 대해서는 전체적으로 의견이 일치하는 것은 아니지만, 일반적으로 생각할 수 있는 것은 안정성과 낙상에 대한 두려움이 주요 인자이다. 전형적으로 노인들은 근육양이 감소하고, 수축력이 떨어지며, 청각과 시각이 떨어진다. 결국 나이는 건강, 활동수준, 그리고 심지어는 태도와 같은 많은 인자들과 관련이 있다는 것을 알 수 있다. 70대의 몇몇 노인들은 일반 노인들보다 10년 또는 그 보다 더 지나서 노화가 나타나는 수도 있다. 하지만 노인들의 일반적인 상태는 보행패턴이 변하게 된다. 노인들은 천천히 걷고, 디딤기(입각기, stance phase)가 더 길어진다. 따라서 두 다리 지지기가 더 길어진다. 노인들은 보폭이 짧아지기 때문에 수직이동이 감소하며, 발을 넓게 해서 걷기 때문에 수평이동은 더 커진다. 자동운동(automatic movement)이 감소하거나 느려지는 것이 낙상의 위험을 증가시키는 또 다른 인자가 된다.

비정상 보행 [Abnormal (Atypical) Gait]

비정상 보행의 원인은 수도 없이 많다. 발목관절(족관절, ankle joint) 삠(염좌, sprain)으로 인한 일시적인 현상일 수도 있고, 뇌졸중으로 인한 영구적인 현상일 수도 있다. 손상의 심각성 정도에 따라 상당히 다양하게 나타난다. 근육이 약하다면 어떻게 약한가? 관절가동범위가 제한되어 있다면 어떻게 제한되어 있는가? 비정상 움직임에 대한 모든 문제를 고려해 볼 때 해당 관절의 정도나 심각성은 항상 가벼운 문제부터 심각한 문제까지 다양하게 나타날 것이다. 비정상 보행패턴을 분석하는 방법은 많다. 다음은 비정상(abnormality)에 대한 일반적인 원인 또는 기초에 근거한 비정상 보행을 목록화한 것이다:

근약화/마비
관절가동범위 제한
신경학적인 문제
통증
다리길이 불일치

근약화/마비(Muscle weakness/paralysis)

상태의 원인이나 심각성 정도에 따라 근약화는 가벼운 약화부터 근력을 전혀 발휘할 수 없는 심각한 마비까지 분류할 수 있다. 일반적으로 말해서 근약화가 있을 경우, 몸은 침범쪽으로 중력중심점을 이동시키면서 보상작용을 하는 경향이 있다. 이러한 현상은 기본적으로 관절에 가해지는 힘(토크)의 모멘트를 줄여주며, 필요한 근력을 감소시켜 주게 된다. 명백한 것은 침범쪽 다리(하지, lower leg)의 보행주기 또한 근육이나 관절이 중요한 역할을 하는 한 부분이라는 점이다. 용어에 차이가 있을 경우, 전통적으로 사용하는 용어와 이텔릭체로 쓰여진 RLA용어를 함께 사용할 것이다.

큰볼기근(대둔군) 보행(gluteus maximus gait)은 발꿈치 닿기(초기 접촉기)때 몸통(체간, trunk)이 빠르게 뒤쪽으로 기운다. 이러한 현상은 몸의 중력중심점을 뒤쪽에 있는 큰볼기근 위로 옮기면서 뒤쪽에 있는 엉덩관절(고관절, hip joint)로 힘선을 이동시키게 된다(그림 22-17). 이 때 발이 지면에 닿는 디딤기(입각기, stance phase) 때 엉덩관절을 폄(신전, extension)시키는 데 필요한 근력이 감소하게 된다. 이러한 보행을 흔히 "흔들리는 *말 보행(rocking horse gait)*"이라고 하는데, 그 이유는 몸통이 극심하게 앞 · 뒤로 움직이기 때문이다.

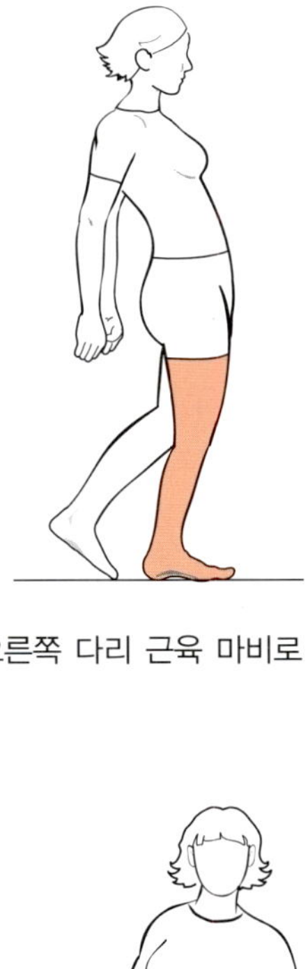

그림 22-17. 오른쪽 다리 근육 마비로 인한 큰볼기근 보행.

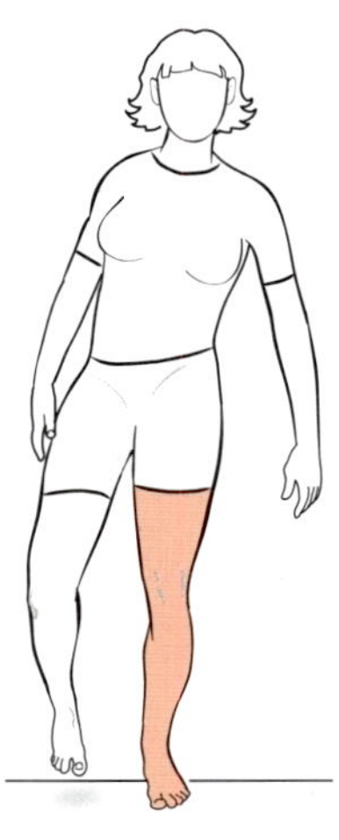

그림 22-18. 중간볼기근 보행.

중간볼기근(중둔근) 보행(gluteus medius gait)은 디딤기 시 몸통을 침범쪽 다리로 옮겨가는 것을 말한다.

그림 22-18에서 볼 수 있듯이 오른쪽 중간볼기근 또는 엉덩관절의 벌림근(외전근, abductor)이 약해서 다음과 같은 두 가지 현상이 발생하게 된다: (1) 왼쪽 다리의 디딤기 시 몸은 왼쪽 다리 위로 기울게 된다. (2) 오른쪽 다리가 지면에서 떨어지고, 흔듦기가 시작될 때 오른쪽 골반은 떨어지게 될 것이다. 이러한 보행을 *트렌델렌버그* 보행이라 한다. 정상적으로 골반이 하강하는 것과 중간볼기근 보행과 혼동해서는 안 된다. 침범쪽으로 몸통을 옮겨가는 것은 골반을 안정시키는 중간볼기근에 요구되는 근력의 양을 줄이기 위함이다.

넙다리네갈래근(대퇴사두근, quadriceps femoris)이 약할 때 몇 가지 서로 다른 보상기전이 작용한다. 넙다리네갈래근만 약할 경우와 다리에 추가적인 약화가 있을 경우에 따라서 다양한 보상작용이 나타난다. 넙다리네갈래근만 약할 경우, 체중이 디딤기 다리 위로 옮겨가는 시점인 디딤기 초기단계에서 몸은 넙다리네갈래근 위로 앞쪽으로 이동한다. 정상적으로 이 시점은 힘선이 무릎관절 뒤쪽으로 작용하고, 무릎관절 굽힘현상(buckling)을 방지하기 위해 넙다리네갈래근의 수축이 필요한 시점이다. 하지만 몸을 엉덩관절 앞쪽으로 이동하면 중력중심점은 앞쪽으로 이동하고, 힘선은 무릎관절 앞쪽으로 작용하게 된다. 결국 힘선은 무릎관절을 폄시키는, 즉, 뒤쪽으로 작용하는 힘이 될 것이다. 또 다른 보상작용은 엉덩관절폄근과 발목관절 발바닥굽힘근(저측굴곡근, plantar flexor)이 작용해서 발꿈치 닿기 시에 무릎관절(슬관절, knee joint)을 폄시키도록 수축하여 닫힌사슬이 되게 하는 것이다. 이와 같은 근육의 역작용은 그림 18-21에서 설명했다. 또한 물리적으로 넓적다리(대퇴, thigh) 앞쪽을 밀어서 디딤기(입각기, stance phase) 시에 무릎관절의 폄을 유지할 수도 있다(그림 22-19).

뒤넙다리근(슬괵근, hamstring)이 약하면 두 가지 현상이 발생한다. 먼저 디딤기(입각기, stance phase)

시 무릎관절은 과도하게 젖힘(과신전, hyperextension) 되는데, 이러한 현상을 "*전반슬 보행(genu recurvatum gait)*"이라고 한다(그림 22-20). 그리고 흔듦기의 감속기[말기 흔듦기(유각기, swing phase)] 때 다리(하지, lower leg)가 천천히 앞쪽으로 이동하게 하는 뒤넙다리근이 수축하지 않으면, 무릎관절의 폄 동작은 철썩(slap) 내려앉을 것이다.

발목관절 발등굽힘근(배측굴곡근, ankle dorsiflexors)이 약하면 그 정도에 따라 몇 가지 방식으로 보상작용이 일어난다. 디딤기가 시작될 때 발목관절을 발등굽힘시키는 힘이 충분치 않으면, 발은 발바닥이 지면에 닿게 될 것이다. 하지만 발목관절 발등굽힘이 전혀 안될 경우는 발끝이 먼저 지면에 닿게 될 것이며, 이러한 현상을 **첨족보행(equinus gait)**이라 한다(그림 22-21A). 그 다음 약한 발등굽힘근은 원심성으로 수축하면서 발꿈치 닿기 후 발바닥 닿기(*부하반응기*)로 이동하는 체중을 지지하지 못할 것이다. 그 결과 발바닥이 지면에 철퍼덕하고 내려앉는 **풋슬랩(foot slap)**을 하게 된다. 발등굽힘근이 발이 발바닥굽힘(저측굴곡, plantar flexion)되는 것을 천천히 조절하지 못할 경우, 발이 발바닥굽힘되는 풋슬랩 현상은 체중이 다리(하지, lower leg)에 가해지는 만큼 증가할 것이다. 흔듦기(유각기, swing phase) 때는 발목관절(족관절, ankle joint)을 발등굽힘시킬 수가 없을 것이다. 발이 지면에서 떨어질 때 중력은 발을 발바닥굽힘이 되게 될 것이다. 이러한 현상을 **발처짐(drop foot)**이라고 한다. 이로 인해 무릎관절은 발끝을 지면에서 더 높이 들어올리게 되는데, 이러한 보행을 **계단보행(steppage gait)**이라고 한다(그림 22-21B). 행진하는 군악단의 드럼치는 사람은 이러한 보행을 하게 된다.

종아리세갈래근(하퇴삼두근, triceps surae group), 즉 장딴지근(비복근, gastrocnemius)과 가자미근이 약하면, *발끝 밀기[말기 디딤기(말기 입각기, terminal stance phase)]*때 발꿈치가 뒤로 들리지 않아 정상쪽 보폭이 감소하게 된다. 이러한 현상을 "*유통성 보행(sore*

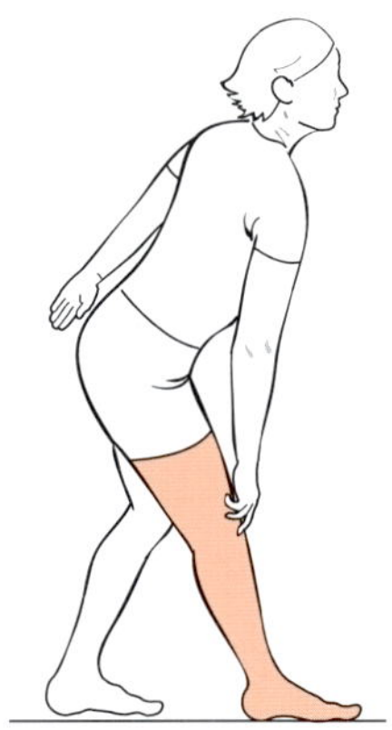

그림 22-19. 넙다리네갈래근의 마비로 인한 보행.

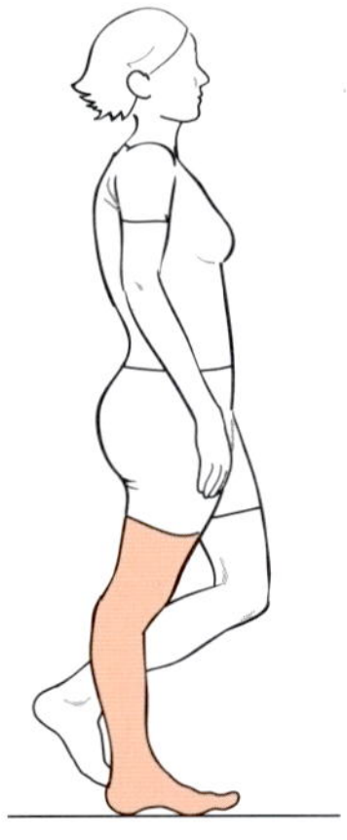

그림 22-20. 전반슬보행.

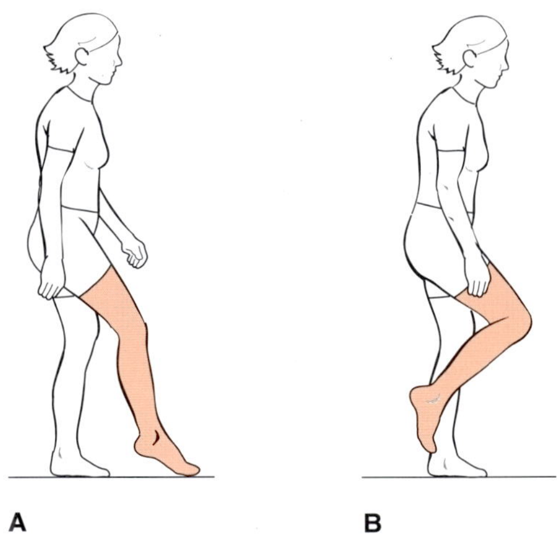

그림 22-21. 발목관절 발등굽힘근의 약화 또는 마비로 인한
(A) 발꿈치 닿기 시 첨족보행(*초기 닿기-RLA*).
(B) 흔듦기 시 계상보행.

foot limp)"이라 한다. 이런 보행은 평지보행에서도 관찰할 수 있지만, 특히 경사로를 오를 때 확실히 나타난다.

오리걸음(waddling gait)은 여러 근육군의 확산성 약화로 인한 근이영양증이 있을 경우 발견된다. 이러한 환자는 엉덩관절 뒤에 어깨관절이 위치하면서 사지마비 환자와 유사하게 엉덩관절의 엉덩넙다리인대(장골대퇴인대, iliofemoral ligament)에 의해 균형을 잡게 된다(그림 22-22). 허리뼈(요추, lumbar)의 척주앞굽음증(전만증, lordosis)은 증가하고, 골반은 불안정하며, 트렌델렌버그 보행을 한다. 골반과 몸통이 교대로 돌림(회전, rotation)하는 모습이 사라진다. 다리가 앞쪽으로 나아갈 때 몸이 전체적으로 앞쪽으로 나가게 된다. 예를 들면, 정상적으로는 오른쪽 다리가 앞쪽으로 나갈 때 오른쪽 팔은 뒤쪽으로 진행한다. 하지만 이 경우에는 오른쪽 팔과 다리가 동시에 앞쪽으로 진행한다. 또한 몸통은 양쪽으로 심하게 기우는 트렌델렌버그 보행을 하는 것이 오리걸음을 하는 전형적인 모습이다. 간혹 계단보행이 나타나기도 한다.

관절/근육의 관절가동범위 제한
(Joint muscle range-of-motion limitation)

다음과 같은 경우는 뼈가 유합되어 있거나, 연부조직이 구축되어 있기 때문에 관절은 정상적인 관절가동범위를 통해 걸어갈 수 없다. 이러한 제한은 근육, 관절주머니, 또는 피부의 구축 때문이다.

엉덩관절의 굽힘 구축(hip flexion contracture)이 있는 사람은 침범쪽 엉덩관절을 펼(신전, extension)시킬 수 없고, 중간 디딤기와 발끝 밀기(*말기 디딤기*)때 젖힘이 안 된다. 이러한 것을 보상하기 위해 환자는 인사, 또는 절하는 모습을 취하면서 엉덩관절을 굽힘시키고, 몸통을 앞쪽으로 기울이게 된다(그림 22-23). 침범쪽 다리가 펴될 때 역시 똑같이 무릎관절을 굽힘시키게 된다.

유합된 **엉덩관절(fused hip)**은 허리뼈와 골반의 움직임을 증가시켜 엉덩관절의 움직임을 보상하게 된다. 척추앞굽음(전만, lordosis)을 감소시키고, 골반을 뒤쪽으로 경사시켜 다리를 앞쪽으로 보내게 되고(그림 22-24A), 반대로 척추앞굽음(전만, lordosis)을 증가시키고, 골반을 앞쪽으로 경사시켜 다리(하지, lower leg)를 뒤쪽으로 보내게 된다(그림 22-24B). 이러한 보행을 "*추 보행(bell-clapper gait)*"라고 한다. 종(bell)이 앞 · 뒤로 움직일 때 그 안에 있는 추(clapper)가 앞 · 뒤로 움직이는 것과 같은 현상이다.

무릎관절의 굽힘 구축(knee flexion contracture)은 중간 디딤기(입각기, stance phase)와 발끝 밀기(말기 디딤기) 단계의 발꿈치 들기 초기에 과도한 발등굽힘(배측굴곡, dorsi flexion)이 일어난다. 또한 정상쪽 다리의 보폭이 짧아진다. 유합된 **무릎관절(knee fusion)**이 있을 경우, 다리는 고정된 거리를 걷게 될 것이다. 그 거리는 무릎관절의 위치에 따라 달라진다. 무릎관절이 폄 상

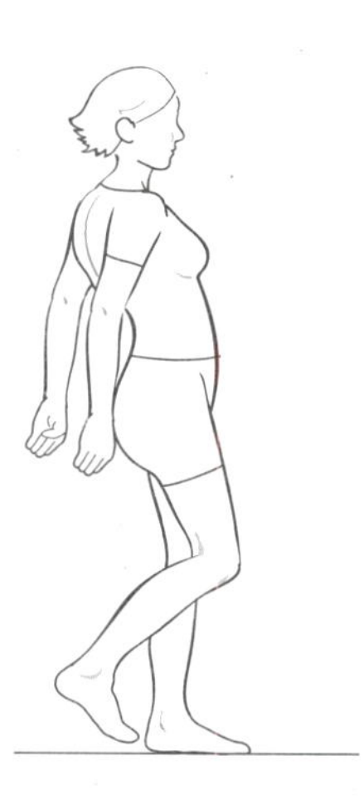

그림 22-22. 오리걸음.

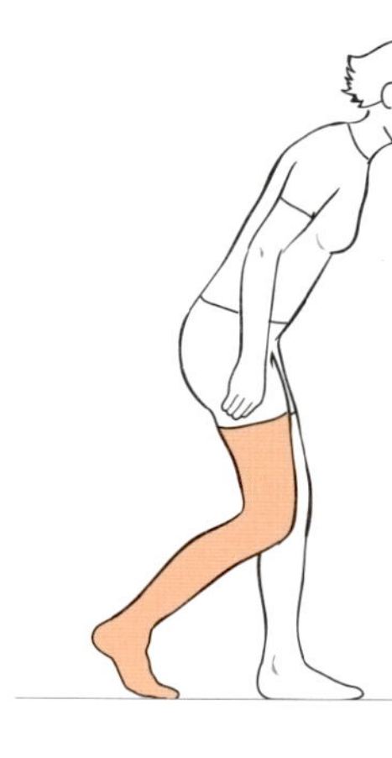

그림 22-23. 엉덩관절 굽힘구축에 의해 인사하는 듯한 보행.

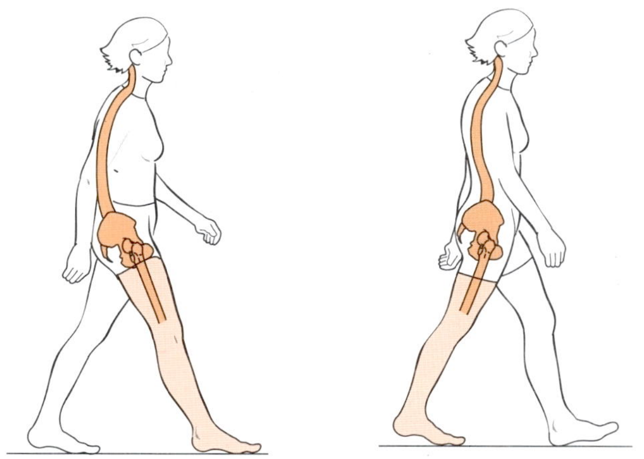

A B

그림 22-24. 엉덩관절 유합에 의한 종(bell-clapper) 보행
(A) 허리의 척추앞굽음은 편평해지고, 골반은 뒤쪽으로 기울어지면서 다리는 앞으로 움직인다. (B) 허리의 척추앞굽음은 증가되고, 골반은 앞쪽으로 기울어지면서 다리는 뒤로 움직인다.

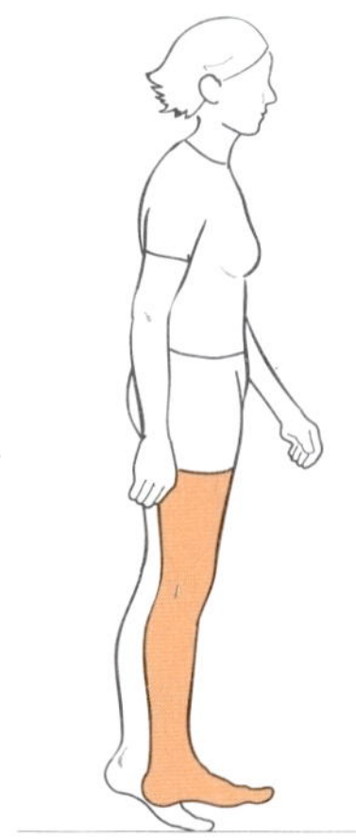

그림 22-25. 오른쪽 무릎의 폄유합에 따른 도약보행. 이 환자는 침범쪽 오른다리가 swing through를 하기 위해 왼쪽 발끝을 들어올려야 한다.

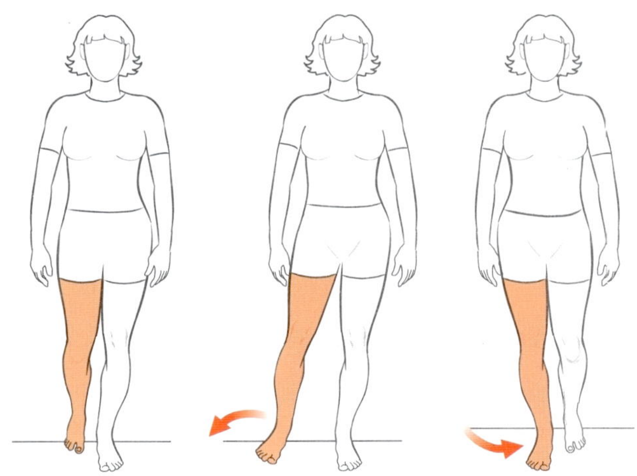

A B C

그림 22-26. 휘돌림보행. (A) 디딤기 말기에는 다리가 정상위치이다. 그 다음 흔들기 시에는 바깥으로 다리를 돌린 다음(B), 디딤기 시작자세를 위해 정상위치로 돌아온다(C).

태라면, 다리는 흔들기 때 짧아지지 않을 것이다. 따라서 환자는 보상작용을 위해서 (1) 정상쪽 다리의 발가락을 높이 들어올리는 **도약보행(vaulting gait)**을 하고(그림 22-25), (2) 침범쪽 골반을 위로 들어올리며, (3) 앞으로 나가는 다리는 바깥으로 진행시켜야 할 것이다. **휘돌림 보행(circumducted gait)**을 하는 환자의 다리는 발끝 밀기(말기 디딤기)때 거의 정중선에 가깝게 시작하며, 흔들기(유각기, swing phase) 때는 바깥으로 스윙동작이 일어난 다음, 발꿈치 닿기 때는 다시 정중선으로 돌아온다(그림 22-26). 다리가 보행주기 동안 **벌림(외전, abduction)** 상태를 유지할 경우, 이러한 보행을 **벌림보행(abducted gait)**이라고 한다.

종아리세갈래근의 구축(triceps surae contracture)은 심각성 정도에 따라 몇 가지가 나타난다. 무릎관절은 중간 디딤기(입각기, stance phase) 때 젖힘(과신전, hyperextension)되는데, 그 이유는 발바닥굽힘근이 발등굽힘을 허용할 만큼 길이가 충분치 않기 때문이다. 장딴지근(비복근, gastrocnemius)이 발목관절과 무릎관절 위에서 충분히 신장되지 않는다면, 몇 가지 현상이 나타나는데 즉, 발목관절의 발등굽힘이 제한되거나, 무릎관절이 젖힘된다. 기억해야 할 점은 장딴지근은 두 관절 근육으로서 발목관절을 발바닥굽힘(저측굴곡, plantar flexion)시키고, 무릎관절을 굽힘시키는 작용을 한다. 체중부하상태에서 체중은 일정정도는 발등굽힘에 관여한다. 따라서 장딴지근이 경직되어 있을 경우, 무릎관절을 폄 상태로 당기게 된다. 또한 발꿈치들기 초기에 발끝 밀기(*말기 디딤기*)가 나타나며, 흔들기(유각기, swing phase)에 무릎관절은 더 높이 들리게 되며, 발꿈치 닿기 시(*초기 접촉기*)에 발끝이 먼저 지면에 닿게 될 것이다. 후자를 *계단보행*이라 한다.

발목관절의 유합(ankle fusion)은 3중 관절고정술이라고 하는데, 그 이유는 목말밑관절(거골하관절, subtalar joint)과 2개의 가로발목관절(횡족근관절, transverse tarsal joint)이 유합되기 때문이다. 이것은 발목관절의 엎침(회내, pronation)과 뒤침(회외, supination)을 제한하게 된다. 발바닥굽힘과 발등굽힘은 침범되지는 않지만 제한은 있을 것이다. 이 경우 보장(stride length)이 감소할 것이다. 또한 불규칙한 지면을 걷기가 더 어렵게 되는데, 그 이유는 발의 뒤침과 엎침의 능력이 소실되기 때문이다.

신경학적인 문제 (Neurological involvement)

예상할 수 있는 것처럼 수많은 보행장애는 신경학적인 문제의 심각성 정도에 달려 있다. 예를 들면, 엉덩관절 굽힘근의 강직(spasticity)은 중간디딤기(말기입각기)나 말기디딤기에 다리가 앞쪽으로 나가는 것을 방해하게 된다. 뒤넙다리근(슬괵근, hamstring)의 강직은 무릎관절을 굽힘 상태로 만들게 되는데, 이러한 결과로 인해 디딤기(입각기, stance phase)에서 다리가 앞으로 나가는 것을 방해하게 되며, 흔듦기(유각기, swing phase) 끝지점에 다리가 폄(신전, extension)되는 효과를 제한하게 된다. 종아리세갈래근의 강직은 발목관절을 발바닥굽힘 상태로 만들기 때문에 디딤기와 흔듦기 모두 문제를 일으킨다. 강직은 발을 내반(varus) 위치로 만들며, 이완성(flaccidity)은 발을 외반(valgus) 위치로 만드는 경향이 있다.

편마비 보행(hemiplegic gait)은 신경학적 침범 정도의 심각성이나 강직의 정도나 존재유무에 따라 상당히 달라질 것이다. 일반적으로 강직이 있을 경우 다리는 폄된다. 엉덩관절은 폄, 모음(내전, adduction), 안쪽 돌림(내회전, internal rotation)되고, 무릎관절은 폄되고 불안정해지기도 한다. 그리고 발목관절은 발바닥굽힘/내번(equinovarus)되면서 발처짐이 되는데, 이러한 현상은 디딤기와 흔듦기 모두 나타난다. 침범쪽 팔은 굽힘된다(그림 22-27). 팔의 교대작용은 사라지며, 침범쪽 다리의 보폭은 길어지고, 정상쪽은 짧아진다.

소뇌의 문제는 **운동실조 보행(ataxic gait)**을 한다. 협응불능은 경련성의 불규칙한 운동을 일으킨다. 균형감이 떨어지고, 지지기저면을 넓게 해서 걷는 경향이 있다(벌림보행). 똑바로 걸어가기가 어렵고, 흐느적거리는 경향이 있으며, 팔의 교대작용 역시 사라지며, 불규칙하다. 모든 운동은 과도하게 나타난다.

파킨슨 보행(parkinsonian gait)은 운동이 감소하는 특징이 있다. 다리와 몸통(체간, trunk)의 자세는 굽힘된다. 팔꿉관절(주관절, elbow joint)은 약간 굽힘되며, 교대적인 팔운동이 적거나 아예 없다. 보장은 상당히 감소하며, 앞발꿈치는 뒤쪽에 있는 발 위로 진행하지 못한다. 발을 질질 끄는 보행(shuffling gait)을 하며, 체중은 앞쪽으로 이동시켜 발가락 위로 옮겨간다(그림 22-28).

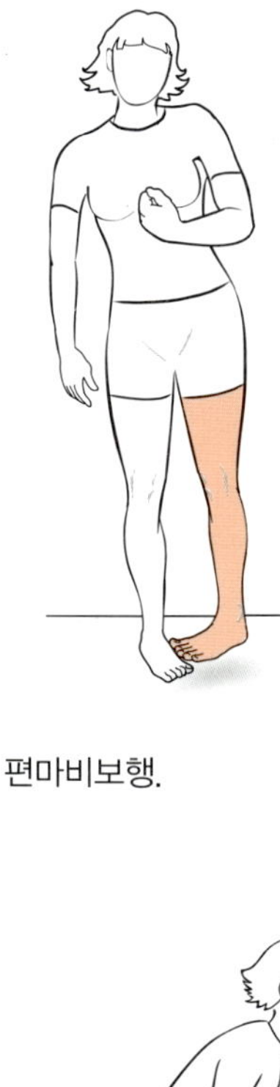

그림 22-27. 편마비보행.

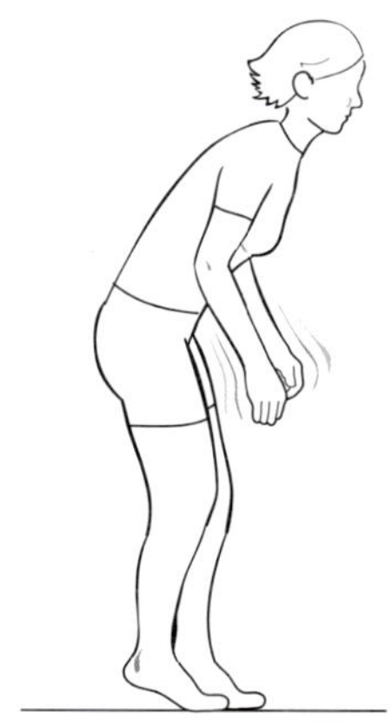

그림 22-28. 파킨슨 보행.

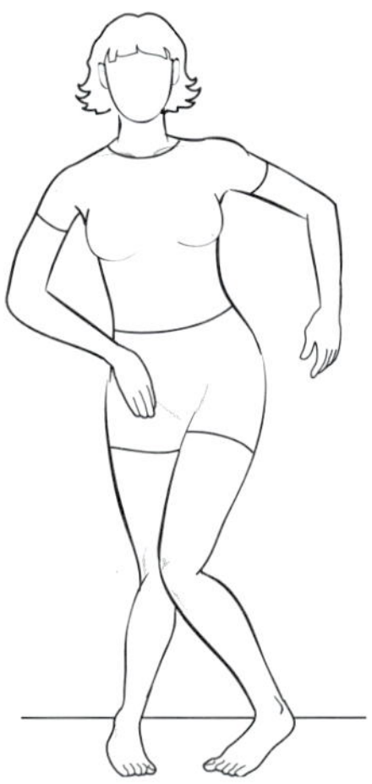

그림 22-29. 가위보행.

운동의 시작이 어렵고, 발을 질질 끄는 보행은 시작이 느리고, 속도가 빨라지는 경향이 있으며, 멈추는 것이 어렵다. 환자의 발은 몸통을 앞쪽으로 기울이도록 끌어올린다. 이러한 보행을 **가속보행(festinating gait)**이라 한다.

엉덩관절 내전근의 강직은 **가위보행(scissors gait)**을 일으킨다. 이 보행은 비지지쪽 다리가 디딤기 다리를 가로질러 가는 흔듦기 때 가장 확실하게 나타난다. 말할 것도 없이 양발의 너비(walking base)는 좁아진다. 몸통은 디딤기 다리 위로 기울이게 된다(그림 22-29).

웅크린 보행(crouch gait)은 뇌성마비로 인한 경직성 양마비(diplegia)로 인해 양다리가 침범되었을 때 나타난다. 무엇이 전형적인가에 따라 보행은 상당히 다양하다. 엉덩관절은 과도하게 굽힘(굴곡, flexion), 모음(내전, adduction), 안쪽 돌림(내회전, internal rotation)되고, 무릎관절(슬관절, knee joint)은 굽힘되며, 발목관절은 발바닥굽힘(저측굴곡, plantar flexion)된다. 골반은 앞쪽 경사되고, 허리뼈(요추, lumbar)의 굽이(만곡, curve)는 증가한다. 이러한 현상을 보상하기 위해 발의 교대운동과 수평이동은 과도하게 증가한다.

통증 (Pain)

다리의 특정 관절에 통증이 있을 경우, 디딤기(입각기, stance phase)가 짧아지는 경향이 있다. 즉, 만약 서 있을 때 통증이 있다면 서 있지 못하는 것이다. 침범쪽의 짧아진 디딤기(입각기, stance phase)는 정상쪽의 보폭을 빠르고 짧게 만든다. 보상작용을 하는 팔의 교대작용 또한 명확하게 나타난다. 보폭이 짧아지고, 증가하고, 벌림될 때 팔의 교대작용은 짧아진다. 이러한 보행을 **유통성 보행(antalgic gait)**이라고 한다. 엉덩관절에 발생한 문제로 인해 통증이 있다면, 체중부하 시 같은쪽 엉덩관절 위로 기대게 될 것이다. 이러한 현상은 관절에 가해지는 토크값을 줄여줄 것이며, 대퇴골두에 가해지는 압력을 감소시켜 줄 것이다. Magee(1987)는 압력의 양은 체중의 두 배 이상 감소할 것이라고 하였다.

다리길이 불일치 (Leg length discrepancy)

사람의 다리는 모두 좌 · 우 약 1/4인치 정도 차이가 난다. 임상적으로 이 정도의 불일치는 발꿈치를 들어 올려주는 깔창을 통해 해결할 수 있다. 경미한 다리길이 불일치가 있을 때 보상작용은 침범쪽으로 골반이 떨어지게 된다. 이런 비정상이 눈에 보이지는 않지만, 하요부에 스트레스를 주게 된다. 이러한 환자는 짧아진 다리쪽으로 몸을 기대면서 보상작용을 한다. 약 3인치 정도의 다리길이 불일치는 이 기법을 통해 수정할 수 있다.

3~5인치 정도 차이가 나는 경우를 **중등도의 다리길이 불일치**라고 하는데, 이 경우 침범쪽으로 골반을 하강시키는 것은 도움이 안 된다. 따라서 다리를 더 길게 할 필요가 있는데, 이러한 환자는 침범쪽(짧아진 다리) 발에 공을 넣어 걷게 된다. 이런 보행을 **첨족보행(equinnus gait)**이라 한다. 가장 명확한 보행패턴의 변화는 *발꿈치닿기(초기접촉, initial contact)*와 *발바닥닿기(부하반응기, loading response)*를 하지 않는 것이다..

심각한 다리길이 불일치는 5인치 이상 차이가 나는 경우를 말한다. 이 경우 환자는 다양한 방식으로 보상작용을 하게 되는데, 골반을 떨어뜨리고, 첨족보행을 하며, 비침범쪽 무릎관절(슬관절, knee joint)을 굽힘시켜 걷는다. 이런 환자들을 정확하게 관찰하기 위해서는 한쪽 발은 도로를 걷게 하고, 반대쪽 다리는 보도를 걷게 하면 된다.

발꿈치를 들어올려도 안 될 정도로 다리길이가 불일치한 사람은 다양한 병리학적인 문제를 유발하게 된다. 예를 들면, 넙다리골절 이후 중첩된 상태로 유합이 되면 다리길이가 짧아지게 된다. 만약 성장이 남아 있는 아이라면 다리뼈의 한 개 또는 그 이상의 성장판이 손상을 받게 되고, 침범쪽 다리의 성장이 멈추게 된다. 아직 성장이 끝나지 않은 아이가 영구적으로 뼈의 성장이 멈추면 심각한 다리길이 불일치가 된다. 이러한 병리적인 상황은 흔하지는 않지만, 보행 시 심각한 변화를 일으킬 수 있다.

기억해야 할 점

- 보행주기의 두 단계는 디딤기(입각기, stance phase)와 흔듦기(유각기, swing phase)이다.
- 전통적인 용어는 디딤기를 다섯 개의 주기로 구분한다: 발꿈치 닿기, 발바닥 닿기, 중간 디딤기, 발꿈치 떼기, 그리고 발끝 떼기이다.
- 흔듦기는 가속기, 중간흔듦기, 그리고 감속기이다.
- RLA 용어 역시 디딤기는 다섯 단계로 구분한다: 초기 접촉기, 부하반응기, 중간 디딤기, 말기 디딤기, 그리고 흔듦 전기이다.
- RLA의 흔듦기는 *초기 흔듦기*, *중간 흔듦기*, 그리고 *말기 흔듦기*이다.
- 보행의 추가적인 결정인자는 골반의 수직이동과 수평이동, 양발너비(walking base width), 골반의 가쪽 경사, 같은쪽 보폭, 그리고 반대쪽과 같은쪽의 팔동작이다.

복습 문제 (Review Questions)

일반적인 해부학 문제

1. 걷는 것과 달리는 것을 비교 분석하라.
2. 전통적인 용어와 Rancho Los Amigos에서 개발한 용어의 중요한 차이점이 무엇인가?
3. 발꿈치 닿기와 발끝 떼기 사이에서 발생하는 단계는 무엇인가?
4. 양발이 지면에 닿은 시기를 무엇이라 하는가? 이 단계에서 각 발은 디딤기(입각기, stance phase)의 어디에 해당하는가?
5. 사람의 수직높이가 가장 높아지는 단계는 디딤기 중 어디에 해당하는가?
6. 발이 지면에 닿지 않는 시기는 어느 단계인가?
7. 보행속도가 빨라지면 보폭과 분속수(cadence)는 어떻게 변하는가?
8. 다리(하지, lower leg)근력이 안정적이지 못할 경우, 어떠한 보상작용으로 걷게 되나?
9. "발처짐"이 있다면, 디딤기와 흔듦기(유각기, swing phase) 중에서 어느 부분이 변하게 되는가?
10. 파열된 아킬레스 힘줄(건, tendon)이 완전히 회복되지 않았다면, 보행패턴의 어느 단계가 변하는가?

기능적 활동 문제

다음과 같은 경우, 보행패턴의 어느 부분이 변하는지 설명하라.

1. 얼음 위를 걸어갈 때
2. 4인치 넓이의 빔 위를 걸어갈 때
3. 다리를 벌리고 철로(railroad)위를 따라 걸어갈 때 (기차는 오지 않음!)
4. 부드럽고, 건조한 모래 위를 걸어갈 때(언덕을 올라가는 것과 유사한 자세)
5. 보폭을 크게 해서 걸을 때
6. 장하지보조기를 착용하고 걸을 때
7. 보행동안 나타나는 수직이동은 어떤 움직임 때 나타나는가?

임상적인 연습 문제

1. 양쪽 무릎관절(슬관절, knee joint)이 약 45° 정도 굽힘(굴곡, flexion)구축된 채로 똑바로 서 있다. 이 자세를 유지하기 위해 다른 관절들이 어떻게 변하는지 설명하라.
   a. 발목관절
   b. 엉덩관절
   c. 골반
   d. 허리뼈
2. 다음의 보행주기에서 관여하는 근육군과 근 수축 유형에 대해 설명하라.
   a. 무릎관절이 발꿈치 닿기할 때
      근 수축 유형 ______________________
      관여하는 근육군 ______________________
   b. 발바닥 닿기 시 발목관절(족관절, ankle joint)에 관하여
      근 수축 유형 ______________________
      관여하는 근육군 ______________________
   c. 다리(하지, lower leg)가 흔듦 중기로 이동하는 엉덩관절(고관절, hip joint)에 관하여
      근 수축 유형 ______________________
      관여하는 근육군 ______________________
   d. 발가락 떼기(toe-off) 동안 엉덩관절에 관하여
      근 수축 유형 ______________________
      관여하는 근육군 ______________________
   e. 감속기 시 무릎관절에 관하여
      근 수축 유형 ______________________
      관여하는 근육군 ______________________
3. 다리 길이 편차를 보상하기 위해 사용하는 보행에서의 기능적인 변화에 대해서 서술하라. 최소한의 다리 길이부터 심한 다리 길이 편차를 나타냈을 때 보행의 기능적인 변화에 대해 서술하라.

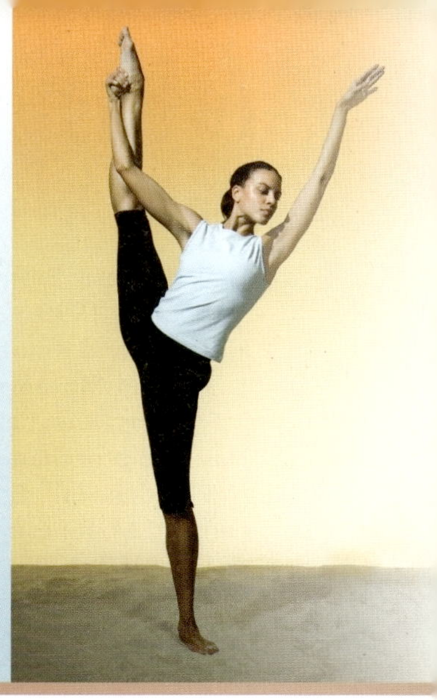

참고문헌 (Bibliography)

Anderson, MK: Fundamentals of Sports Injury Management. Lippincott Williams & Wilkins, Philadelphia, 2002.

Anderson, MK and Hall, SJ: Fundamentals of Sports Injury Management, ed 2. Lippincott Williams & Wilkins, Philadelphia, 1997.

Anderson, MK, Hall, SJ, and Martin, M: Sports Injury Management, ed 2. Lippincott Williams & Wilkins, Philadelphia, 2002.

Basmajian, J and Blonecker, CE: Grant's Method of Anatomy. Williams & Wilkins, Baltimore, 1989.

Basmajian, J and DeLuca, C: Muscles Alive: Their Functions Revealed by Electromyography, ed 5. Williams & Wilkins, Baltimore, 1985.

Beachey, W: Respiratory Care Anatomy and Physiology: Foundations for Clinical Practice. Mosby, St. Louis, MO, 1998.

Bertoti, DB: Functional Neurorehabilitation Through the Life Span. FA Davis, Philadelphia, 2004.

Brunnstrom, S: Clinical Kinesiology, ed 3. FA Davis, Philadelphia, 1972.

Burt, J and White, G: Lymphedema. Hunter House, Berkeley, 2005.

Cailliet, R: Hand Pain and Impairment, ed 3. FA Davis, Philadelphia, 1982.

Cailliet, R: Hand Pain and Impairment, ed 4. FA Davis, Philadelphia, 1994.

Cailliet, R: Knee Pain and Disability, ed 3. FA Davis, Philadelphia, 1992.

Cailliet, R: Low Back Pain Syndrome, ed 4. FA Davis, Philadelphia, 1988.

Cailliet, R: Neck and Arm Pain, ed 3. FA Davis, Philadelphia, 1991.

Cailliet, R: Shoulder Pain, ed 3. FA Davis, Philadelphia, 1991.

Cailliet, R: Soft Tissue Pain and Disability, ed 3. FA Davis, Philadelphia, 1996.

Calais-Germain, B: Anatomy of Movement. Eastland Press, Seattle, 1993.

Carlin, E: Human Anatomy and Biomechanics: Tapes 1-10 [audio tape]. Audio-Learning, Norristown, PA, 1975.

Cooper, J and Glassow, R: Kinesiology, ed 3. CV Mosby, St. Louis, MO, 1972.

Curtis, BA: Neurosciences: The Basics. Lea & Febiger, Malvern, PA, 1990.

Cyriax, J and Cyriax, P: Illustrated Manual of Orthopaedic Medicine. Butterworth-Heinemann, London, 1983.

Daniels, L and Worthingham, C: Muscle Testing: Techniques of Manual Examination, ed 5. WB Saunders, Philadelphia, 1986.

DesJardins, T: Cardiopulmonary Anatomy and Physiology, ed 4. Thomson Delmar Learning, Clifton Park, NY, 2002.

Donatelli, RA: The Biomechanics of the Foot and Ankle, ed 2. FA Davis, Philadelphia, 1996.

Dufort, A: Ballet Steps: Practice for Performance. Hodder Arnold, London, 1993.

Ellis, H: Clinical Anatomy: A Revision and Applied Anatomy for Clinical Students, ed 10. Blackwell, Malden, MA, 2002.

Evjenth, O and Hamberg, J: Muscle Stretching in Manual Therapy: A Clinical Manual, vol. 1: The Extremities. Alfta Rehab, Alfta, Sweden, 1984.

Gilman, S and Newman, SW: Essentials of Clinical Neuroanatomy and Neurophysiology, ed 10. FA Davis, Philadelphia, 2003.

Goldberg, S: Clinical Anatomy Made Ridiculously Simple. MedMaster, Miami, 1990.

Goodman, CC and Fuller, KS: Pathology: Implications for the Physical Therapist, ed 3. Saunders-Elsevier, St. Louis, MO, 2009.

Goss, CM (ed): Gray's Anatomy of the Human Body, American, ed 29. Lea & Febiger, Philadelphia, 1973.

Gould, J and Davies, G (eds): Orthopaedic and Sports Physical Therapy, ed 2. CV Mosby, St. Louis, MO, 1985.

Hall, SJ: Basic Biomechanics, ed 3. McGraw-Hill, Boston, 1999.

Hamill, J and Knutzen, KM: Biomechanical Basis of Human Movement, ed 2. Lippincott Williams & Wilkins, Philadelphia, 2003.

Hay, J: Biomechanics of Sports Techniques, ed 1. Prentice-Hall, Englewood Cliffs, NJ, 1973.

Hinson, M: Kinesiology, ed 2. WC Brown, Dubuque, Iowa, 1981.

Hole, Jr., JW: Human Anatomy and Physiology, ed 5. WC Brown, Dubuque, IA, 1990.

Hoppenfeld, S: Physical Examination of the Spine and Extremities. Appleton-Century-Crofts, NY, 1976.

Jacob, S and Francone, C: Elements of Anatomy and Physiology, ed 3. WB Saunders, Philadelphia, 1989.

Jenkins, DB: Hollinshead's Functional Anatomy of the Limbs and Back, ed 7. WB Saunders, Philadelphia, 1998.

Jenkins, DB: Hollinshead's Functional Anatomy of the Limbs and Back, ed 8. WB Saunders, Philadelphia, 2002.

Jones, K and Barker, K: Human Movement Explained. Butterworth-Heinemann, Oxford, 1996.

Kapandji, I: Physiology of the Joints: Upper Limbs, vol. 1, ed 2. Livingstone, Edinburgh, 1970.

Kendall, FP and McCreary, EK: Muscles: Testing and Function, ed 3. Williams & Wilkins, Baltimore, 1983.

Kessler, R and Hertling, D: Management of Common Musculoskeletal Disorders: Physical Therapy Principles and Methods. Harper & Row, Philadelphia, 1983.

King, B and Showers, M: Human Anatomy and Physiology, ed 6. WB Saunders, Philadelphia, 1969.

Kingston, B: Understanding Joints: A Practical Guide to Their Structure and Function. Stanley Thornes Ltd, Cheltenham, UK, 2000.

Kisner, C and Colby, LA: Therapeutic Exercise: Foundations and Techniques, ed 4. FA Davis, Philadelphia, 2002.

Lamport, NK, Coffey, MS, and Hersch, GI: Activity Analysis and Application, ed 4. Slack, Thorofare, NJ, 2001.

Landau, BR: Essential Human Anatomy and Physiology, ed 2. Scott, Foresman, Glenview, IL, 1980.

Leeson, C and Leeson, T: Human Structure: A Companion to Anatomical Studies. WB Saunders, Philadelphia, 1972.

Lehmkuhl, LD and Smith, LK: Brunnestrom's Clinical Kinesiology, ed 4. FA Davis, Philadelphia, 1983.

Lesh, SG: Clinical Orthopedics for the Physical Therapist Assistant, ed 1. FA Davis, Philadelphia, 2000.

Levangie, PK and Norkin, CC: Joint Structure and Function, ed 3. FA Davis, Philadelphia, 2001.

Levangie, PK and Norkin, CC: Joint Structure and Function, ed 4. FA Davis, Philadelphia, 2005.

Low, J and Reed A: Basic Biomechanics Explained. Butterworth-Heinemann, Oxford, 1996.

MacConaill, M and Basmajian, J: Muscles and Movements: A Basis for Human Kinesiology. Williams & Wilkins, Baltimore, 1969.

MacLeod, D, Jacobs, P, and Larson, N: The Ergonomics Manual. The Saunders Group, Minneapolis, MN, 1990.

Magee, D: Orthopedic Physical Assessment. WB Saunders, Philadelphia, 1987.

Magee, KR and Saper, JR: Clinical and Basic Neurology for Health Professionals. Year Book Medical, Chicago, 1981.

Manter, JT and Gatz, AJ: Essentials of Clinical Neuroanatomy and Neurophysiology, ed 8. FA Davis, Philadelphia, 1993.

Marieb, EN and Mitchell, SJ: Human Anatomy and Physiology Laboratory Manual, ed 9. Pearson Benjamin Cummings, San Francisco, 2008.

Martini, FH: Fundamentals of Anatomy and Physiology, ed 7. Pearson Benjamin Cummings, San Francisco, 2006.

McGinnis, PM: Biomechanics of Sport and Exercise. Human Kinetics, Champaign, IL, 1999.

McKinnis, LN: Fundamentals of Musculoskeletal Imaging, ed 2. FA Davis, Philadelphia, 2005.

McMillan, B: The Illustrated Atlas of the Human Body, Weldon Owen Pty Ltd, Sydney, 2008.

Melloni, J, et al: Melloni's Illustrated Review of Human Anatomy. JB Lippincott, Philadelphia, 1988.

Miller, B and Keane, C: Encyclopedia and Dictionary of Medicine, Nursing, and Allied Health, ed 4. WB Saunders, Philadelphia, 1989.

Minor, MA and Lippert, LS: Kinesiology Laboratory Manual for Physical Therapist Assistants. FA Davis, Philadelphia, 1998.

Minor, M and Minor, S: Patient Evaluation Methods for the Health Professional. Reston Publishing, Reston, VA, 1985.

Moore, K: Clinically Oriented Anatomy, ed 2. Williams & Wilkins, Baltimore, 1985.

Moore, K: Clinically Oriented Anatomy, ed 3. Williams & Wilkins, Baltimore, 1992.

Moore, K: Clinically Oriented Anatomy, ed 4. Williams & Wilkins, Baltimore, 2004.

Moore, K and Agur, A: Essential Clinical Anatomy, ed 2. Lippincott Williams & Wilkins, Philadelphia, 2002.

Netter, FH: Ciba Collection of Medical Illustrations: Musculoskeletal System: Part I, Anatomy, Physiology, and Metabolic Diseases, vol. 8, ed 1. Ciba-Geigy, Summit, NJ, 1987.

Netter, FH: Ciba Collection of Medical Illustrations: Nervous System, Part I, Anatomy and Physiology, ed 1. Ciba Pharmaceutical, West Caldwell, NJ, 1983.

Neumann, DA: Kinesiology of the Musculoskeletal System: Foundations for Physical Rehabilitation, ed 1. Mosby, St. Louis, MO, 2002.

Nolan, MF: Clinical Applications of Human Anatomy: A Laboratory Guide, ed l. Slack, Thorofare, 2003.

Nordin, M and Frankel, VH: Basic Biomechanics of the Musculoskeletal System, ed 3. Lippincott Williams & Wilkins, Baltimore, 2001.

Norkin, C and Levangie, P: Joint Structure and Function: A Comprehensive Analysis. FA Davis, Philadelphia, 1983.

Norkin, C and Levangie, P: Joint Structure and Function: A Comprehensive Analysis, ed 2. FA Davis, Philadelphia, 1992.

Norkin, C and White, D: Measurement of Joint Motion: A Guide of Goniometry. FA Davis, Philadelphia, 1985.

Oatis, CA: Kinesiology: The Mechanics and Pathomechanics of Human Movement. Lippincott Williams & Wilkins, Philadelphia, 2004.

Oliver, J: Back Care: An Illustrated Guide. Butterworth-Heinemann, Oxford, 1994.

Olson, TR: ADAM: Student Atlas of Anatomy. Williams & Wilkins, Baltimore, 1996.

Palastanga, N, Field, D, and Soames, R: Anatomy and Human Movement: Structure and Function, ed 2. Butterworth-Heinemann, Oxford, 1994.

Palmer, M and Epler, M: Clinical Assessment Procedures in Physical Therapy. JB Lippincott, Philadelphia, 1990.

Palmer, M and Epler, M: Clinical Assessment Procedures in Physical Therapy, ed 2. JB Lippincott, Philadelphia, 1998.

Paris, SV and Patla, C: E-1 Course Notes: Introduction to Extremity Dysfunction and Manipulation. Institute Press, Atlanta, 1986.

Pedretti, LW: Occupational Therapy: Practice Skills for Physical Dysfunction, ed 4. CV Mosby, St. Louis, MO, 1996.

Pedretti, LW and Early, MB: Occupational Therapy: Practice Skills for Physical Dysfunction, ed 5. CV Mosby, St. Louis, MO, 2001.

Perry J: Gait Analysis: Normal and Pathological Function. Slack, Thorofare, NJ, 1992.

Perry, JF, Rohe, DA, and Garcia, AO: The Kinesiology Workbook, ed 2. FA Davis, Philadelphia, 1996.

Pratt, NE: Clinical Musculoskeletal Anatomy. JB Lippincott, Philadelphia, 1991.

Rasch, P: Kinesiology and Applied Anatomy, ed 7. Lea & Febiger, Philadelphia, 1989.

Richardson, JK and Iglarsh, ZA: Clinical Orthopaedic Physical Therapy. WB Saunders, 1994.

Rolak, LA: Neurology Secrets, ed 4. Elsevier Mosby, St. Louis, MO, 2005.

Romanes, G (ed): Cunningham's Textbook of Anatomy, ed 10. Oxford University Press, New York, 1964.

Rothstein, JM, Roy, SH, and Wolf, SL: The Rehabilitation Specialist's Handbook. FA Davis, Philadelphia, 1991.

Rothstein, JM, Roy, SH, and Wolf, SL: The Rehabilitation Specialist's Handbook, ed 2. FA Davis, Philadelphia, 1998.

Rothstein, JM, Roy, SH, and Wolf, SL: The Rehabilitation Specialist's Handbook, ed 3. FA Davis, Philadelphia, 2005.

Roy, S and Irvin, R: Sports Medicine: Prevention, Evaluation, Management, and Rehabilitation. Prentice-Hall, Englewood Cliffs, NJ, 1983.

Rybski, M: Kinesiology for Occupational Therapy. Slack, Thorofare, NJ, 2004.

Scanlon, VC and Sanders, T: Essentials of Anatomy and Physiology, ed 3. FA Davis, Philadelphia, 1999.

Scanlon, VC and Sanders, T: Essentials of Anatomy and Physiology, ed 4. FA Davis, Philadelphia, 2003.

Shumway-Cook, A and Woollacott, M: Motor Control: Theory and Practical Applications. Williams & Wilkins, Baltimore, 1995.

Sieg, K and Adams, S: Illustrated Essentials of Musculoskeletal Anatomy, ed 2. Megabooks, Gainesville, FL, 1985.

Smith, LK, Weiss, EL, and Lehmkuhl, LD: Brunnstrom's Clinical Kinesiology, ed 5. FA Davis, Philadelphia, 1996.

Soderberg, G: Kinesiology: Application of Pathological Motion. Williams & Wilkins, Baltimore, 1986.

Somers, MF: Spinal Cord Injury—Functional Rehabilitation. Appleton & Lange, Norwalk, CT, 1992.

Stanley, BG and Tribuzi, SM: Concepts in Hand Rehabilitation. FA Davis, Philadelphia, 1992.

Starkey, C and Ryan, J: Evaluation of Orthopedic and Athletic Injuries, ed 2. FA Davis, Philadelphia, 2002.

Steindler, A: Kinesiology of the Human Body: Under Normal and Pathological Conditions. Charles C. Thomas, Springfield, IL, 1955.

Thibodeau, G: Anatomy and Physiology. Times Mirror/Mosby College Publishing, St. Louis, MO, 1986.

Tomberlin, JP and Saunders, HD: Evaluation, Treatment and Prevention of Musculoskeletal Disorders, vol 2: Extremities, ed 3. The Saunders Group, Minneapolis, 1994.

Tortora, G: Principles of Human Anatomy, ed 5. Canfield Press, San Francisco, 1990.

Tortora, G and Anagnostakos, N: Principles of Anatomy and Physiology, ed 3. Harper & Row, New York, 1981.

Tovin, BJ and Greenfield, BH: Evaluation and Treatment of the Shoulder: An Integration of the Guide to Physical Therapist Practice. FA Davis, Philadelphia, 2001.

Tyldesley, B and Grieve, JI: Muscles, Nerves and Movement: Kinesiology in Daily Living. Blackwell Scientific, Oxford, 1989.

Venes, D: Taber's Cyclopedic Medical Dictionary, ed 20. FA Davis, Philadelphia, 2005.

Vidic, B and Suarez, F: Photographic Atlas of the Human Body. CV Mosby, St. Louis, MO, 1984.

Warwick, R and Williams, P (eds): Gray's Anatomy, British ed 35. WB Saunders, Philadelphia, 1973.

Wells, K and Luttgens, K: Kinesiology: Scientific Basis of Human Motion, ed 7. WB Saunders, Philadelphia, 1982.

Whittle, MW: Gait Analysis: An Introduction, ed 4. Butterworth-Heinemann, Oxford, 1996.

Williams, M and Lissner, H: Biomechanics of Human Motion. WB Saunders, Philadelphia, 1962.

Yokochi, C: Photographic Anatomy of the Human Body. University Park Press, Baltimore, 1971.

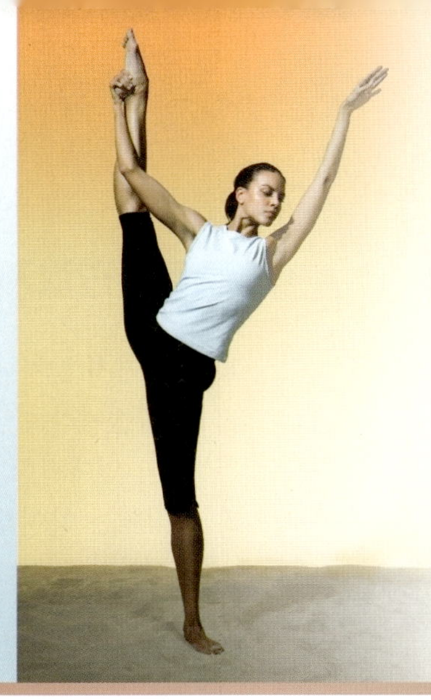

해답
(Answers to Review Questions)

제1장 기본적인 정보

1. a. 앞(anterior)
   b. 뒤(posterior)
   c. 아래(inferior)
   d. 몸쪽(proximal)
   e. 가쪽(lateral)
2. 축구공은 곡선운동이며, 선수의 다리는 각운동이다.
3. 목의 젖힘
4. 어깨 안쪽 돌림
5. 몸통 가쪽 굽힘
6. 엉덩관절의 가쪽 돌림
7. 해부학적 자세와 기본 자세는 해부학적 자세에서 뒤침되어 있고, 기본 자세에서 중립위치(엎침과 뒤침 사이)를 취하는 아래팔을 제외하고는 같다.
8. 개의 등쪽면, 사람의 뒤쪽면
9. 각운동은 위팔관절-어깨관절, 팔꿉관절, 손목관절-이 휠체어를 앞으로 밀 때 사용된다. 선운동은 사람이 휠체어에 앉아서 방을 가로질러 이동할 때 발생한다.
10. 뒤침
11. 같은쪽
12. 왼쪽 엉덩관절 굽힘(약간), 모음, 가쪽 돌림
13. 왼쪽 무릎 폄
14. 오른쪽 아래팔뒤침
15. 목폄과 왼쪽 돌림

제2장 골격계

1. 몸통뼈대는 긴뼈와 짧은뼈가 없고, 팔다리뼈대는 불규칙뼈가 없다. 몸통뼈대를 이루는 뼈들은 지지와 보호작용을 하며, 팔다리뼈대는 움직임을 위한 틀을 제공한다.
2. 치밀뼈는 긴뼈의 몸통뼈(diaphysis)에서 발견되며, 해면뼈는 몸통뼈끝(metaphysis)과 뼈끝(epiphysis에서 발견된다. 또 다른 형태의 뼈에서는 해면뼈는 치밀뼈의 층 사이에서 샌드위치 형태로 발견된다.
3. 치밀뼈는 구멍이 더 적기 때문에 해면뼈보다 더 무겁다.
4. 사람의 키 성장은 긴뼈에서 발생한다. 이러한 길이 성장은 긴뼈의 뼈끝에서 발생한다.
5. 종자뼈는 힘줄의 과도한 손상을 방지하는 작용을 한다. 무릎뼈는 넙다리네갈래근의 당김각을 증가시키는 추가적인 기능을 한다.
6. a. 구멍, 오목, 고랑, 길, 굴
   b. 돌기, 융기, 면, 머리
   c. 능선, 위관절융기, 선, 가시, 돌기, 거친면, 결절
7. 위팔두갈래근 고랑: 도랑과 같은 함몰부위
8. 위팔뼈머리: 관절면과 맞는 둥근 관절 돌출부
9. 절구: 깊은 함몰부위
10. 뼈속막
11. 몸통뼈
12. 압력성 뼈끝
13. 팔다리뼈대
14. 팔다리뼈대
15. 몸통뼈대

제3장 관절계

1. 움직이지 않거나 아주 조금 움직이는 관절을 *섬유성 관절*이라 한다. 섬유성 관절의 세 종류는 못움직관절, 인대결합, 못박이관절이다.
2. 움직이는 양이 많은 관절을 *윤활관절* 또는 *가동관절*이라고 한다.
3. 가동관절은 다음과 같이 설명할 수 있다.
   a. 축의 수
   b. 관절면
   c. 관절의 움직임
4. 힘줄
5. 윤활주머니
6. 유리연골은 윤활관절의 뼈끝에 위치하고, 부드러운 관절면을 제공한다. 섬유성 연골은 더 두껍고 뼈 사이에 위치한다. 섬유성 연골은 충격을 흡수하고 공간을 제공한다. 섬유성 연골의 예는 무릎관절의 반달연골(meniscus)과 척추의 척추사이원반이다.
7. 관절운동은 팔꿉관절의 굽힘이다; 그것은 이마축을 주위로 시상면에서 일어난다.
8. 관절운동은 아래팔의 엎침이다; 그것은 수직축을 중심으로 수평면에서 일어난다.
9. 관절운동은 손가락 모음이다; 그것은 시상축을 중심으로 이마면에서 일어난다.
10. 어깨관절=3, 팔꿉관절=1, 노자관절=1, 손목관절=2, 몸쪽 손가락사이관절=1, 먼쪽 손가락사이관절=1
11. 머리뼈
12. 어깨관절; 예; 엉덩관절
13. 엄지손가락의 손목손허리관절
14. 반관절과 연골성관절
15. 관절주머니

제4장 관절운동형상학

1. a. 뼈운동학
   b. 관절운동학
2. 연부조직 접근
3. a. 위팔뼈가 어깨뼈에 대해 움직인다.
   b. 위팔뼈의 몸쪽끝은 볼록하다
   c. 어깨뼈의 관절오목은 오목하다
   d. 볼록한 면은 오목한 면에 대해 움직인다.
   e. 반대방향
4. a. 압박 또는 근접
   b. 돌림력(shear)
   c. 당김 또는 뒤당김(traction or distraction)
   d. 비틀림(torsional)
   e. 당김 또는 뒤당김
5. 턱관절의 닫힌 자세는 치아를 악물고 있을 때이다.
6. a. 볼록
   b. 오목
   c. 오목
   d. 볼록
   e. 안장형(sellar)
7. 굴림
8. 미끌림
9. a. 예
   b. 미끌림
10. 축돌림(spin)
11. 연부조직 늘림
12. a. 압박
    b. 뒤당김
13. 비틀림(torsional)
14. 난원형(ovoid)
15. 부속운동; 돌림은 혼자 일어나지 않는다. 돌림은 관절이 벌림과 굽힘될 때 발생한다. 즉, 대립동작이다.

제5장 근육계

1. a. 닿는곳
   b. 이는곳
2. 근작용의 역전
3. a. 손목굽힘 시 주동근이다.
   b. 노자치우침 시 대항근이다.
4. a. 큰볼기근과 넙다리뒤근
   b. 엉덩관절 가쪽 돌림
   c. 작은볼기근

5. 능동불충분
6. 원심성 수축
7. a. 어깨관절 벌림
   b. 구심성
   c. 어깨관절 벌림근
   d. 등척성
   e. 팔꿉관절 폄근들
8. a. 어깨관절 굽힘
   b. 구심성 수축
   c. 처음 90°까지는 어깨관절 굽힘근들
   d. 원심성 수축
   e. 90° 이후는 어깨관절 폄근들
9. a. 의자차밀기: 닫힌사슬활동
   b. Weight Cuff로 훈련: 열린사슬활동
   c. 머리 위로 도르래 훈련: 열린사슬활동
10. 바로누운 자세와 엎드린 자세
11. 앞면
12. 넙다리곧은근을 이완시키기 위해서 무릎관절과 엉덩관절은 굽힘시켜야 한다.
13. 사선(oblique)
14. 평행(parallel)
15. a. 수축성
    b. 신축성

제6장 신경계

1. 제 2 요추
2. 회색질은 무수초화된 조직이고, 백질은 수초화된 조직이다.
3. 뇌는 (1) *머리뼈*라는 뼈대계의 바깥층 (2) *뇌막*이라고 부르는 3층의 막 (3) 뇌척수액에 의한 충격 흡수로 손상을 보호한다.
4. 척수의 앞뿔세포 수준보다 위에서 연접하는 운동신경은 위운동신경원이다. 세포체나 축삭과 연접하는 신경원은 아래운동신경원이다. 위운동신경원과 아래운동신경원에서 발생하는 병리적인 임상적인 증상이 매우 다르다.
5. 등신경은 척수에서 나오는 등신경에 인접한 근육을 지배한다. 목신경이나 허리신경 가지는 신경총을 형성하고, 신경이 나오는 척수수준으로부터 먼 곳에 있는 근육을 지배한다.
6. 구심성 신경섬유는 먼쪽에서 뇌로 감각자극을 전달한다. 원심성 섬유는 뇌나 척수로부터 먼쪽을 향하여 운동자극을 전달한다.
7. 손상된 신경은 정중신경이다. 상태는 *원숭이손*이라고 한다.
8. 손상된 신경은 비골신경이다. 상태는 *발처짐*이라고 한다.
9. 갈퀴손으로 손상된 근육은 내재근이고, 주로 자신경에 의해 지배를 받는다.
10. 혈종은 뇌의 가장 바깥을 덮고 있는 경막(dura)의 깊은 곳에 생긴다.
11. 척추사이구멍은 위척추의 아래척추구멍(notch)과 아래척추의 위척추구멍에 의해 형성된다.
12. 아래운동신경원 병변
13. 척수는 L2에서 끝나기 때문에 말초신경병변에 가깝다. L2 이하의 척수는 신경뿌리의 집합으로 형성된다.
14. 척수에서 말초로 전달한다.

7장 순환계

심혈관계

1. 삼첨판
2. a. 이첨판
   b. 승모판
3. 허파동맥판막, 대동맥판막
4. 허파동맥, 허파정맥
5. a. 탈산소화된 혈액
   b. 허파정맥
   c. 산소화된 혈액
   d. 허파동맥
6. a. 동정맥판막
   b. 반달판막
7. 다리동맥의 이는곳 먼쪽부에서 끝나거나, 혈류흐름을 막을 수 있을 정도로 작은 소동맥에서 끝나게 될 것이다.

8. 허파의 허파동맥이나 소동맥에서 끝나게 될 것이다. 그 이유는 혈전이 더 이상 흐를 수 없을 정도로 직경이 좁은 혈관에 도달할 때까지 흐를 것이기 때문이다.
9. 넙다리동맥과 정맥으로 연결되는 바깥엉덩동맥과 정맥(external iliac artery and vein)
10. 바깥목정맥과 안쪽 목정맥
11. 온목동맥
12. 왼쪽 넙다리정맥에서 허파로 연결되는 주요구조물은 다음과 같다: (1) 왼넙다리정맥, (2) 왼바깥엉덩정맥, (3) 왼온엉덩정맥, (4) 아래큰정맥, (5) 오른심방, (6) 오른동정맥판, (7) 오른심실, (8) 허파동맥판막 (9) 허파동맥, (10) 허파
13 a. 이완기혈압은 맥박과 맥박 사이에서 심장이 이완될 때 생긴다.
   b. 수축기혈압은 심장수축 시 생긴다.

림프계

1. 구심성 림프혈관
2. 빗장밑동맥
3. (c) 근육
4. 판막, 림프혈관, 근육의 짜는 작용, 횡격막의 작용, 좋은 자세
5. 목, 겨드랑, 샅고랑 림프절
6. 가슴관
7. 모으고, 거르고, 림프액을 혈류로 되돌리는 작용

제8장 기본적인 생역학

1. a. 무게가 있는 팔꿉관절 주변에 있을 때보다 손목 주변에 있을 때 더 긴 저항팔이 있기 때문에 손목이다.
2. b. 죽마를 타지 않은 더 작은 사람이 낮은 COG를 갖고 있다.
3. a.

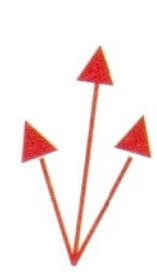

b.

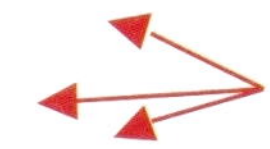

4. a. 스칼라 = 5 마일(크기만)
   b. 벡터 = 북쪽으로 30피트(크기와 방향)
5. 손 트럭이 더 수평일 때 많은 힘이 요구된다. 힘팔은 일정하지만, 반면에 손트럭의 각도는 저항팔을 짧게 하거나 길게 변화시킨다. 효율적으로 부하량(각은 더 수평이 된다)을 낮추려고 저항팔을 길게 하면 더 많은 힘이 든다. 부하량(각은 더 수직이 된다)을 올리려면 저항팔을 짧게 하고, 사람은 손트럭을 움직이기 위하여 더 작은 힘을 사용한다.
6. 이것은 바퀴와 축의 개념을 나타낸 것이다. 작은 테두리는 더 큰 힘을 요구할 것이고, 단축으로 움직이는 의자차는 더 큰 힘을 요구할 것이다.
7.

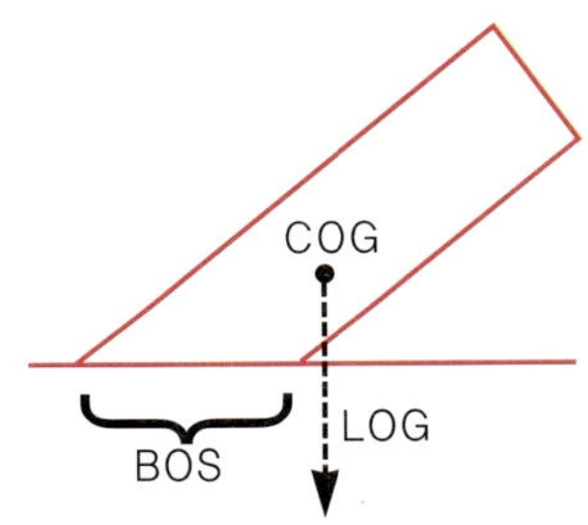

아니요, LOG는 BOS 바깥에 있기 때문에 물체는 떨어질 것이다.
8. '뒷바퀴만으로 달리기' 하는 동안 의자차의 BOS는 매우 좁다. 균형을 유지하기 위하여 사람은 BOS 내에 인체의 COG를 유지하여야 한다. 그러나 의자차가 4바퀴로 있을 때는 BOS가 매우 넓어 그것 안에 인체의 COG를 유지하기가 쉽다.
9. 선형힘
10. 사람들은 그들의 지렛대를 짧게 하기 위하여 가능한 침대에 가까이 가고, 그들의 BOS를 증가시키기 위하여 특히 A/P 방향에서 다리를 멀리 움직이고, 그들의 COG를 낮추기 위하여 무릎을 구부린다.
11. 호두를 축에 더 가깝게 하면 저항팔이 짧아지기 때문에 더 쉽게 호두를 깨뜨릴 수 있다.
12. 평행힘; 두 사람은 매트를 위로 들어올리는 힘을 발휘하고 있는 반면에 매트와 중력은 아래로 내리누

르는 힘으로 작용하고 있다. 위로 들어올리는 힘과 아래로 내리누르는 힘은 평행이다.

13. 정강뼈와 넙다리뼈의 안쪽 관절융기는 두덩정강근의 당김각을 증가시킨다. 무릎뼈와 넙다리 관절융기는 넙다리네갈래근의 당김각을 증가시킨다.
14. 왼쪽에 가방을 들면 COG를 왼쪽으로 이동시킨다. 오른쪽으로 몸을 기울여서 COG를 BOS의 뒤쪽으로 이동시킨다. 가방이 매우 무거우면 대상자의 COG는 왼쪽으로 더 멀리 이동하며, 오른쪽으로 기울이게 된다. 이러한 과정을 통해 대상자는 오른팔을 옆으로 들어올려서 COG를 좀 더 오른쪽으로 이동시키려 할 것이다.
15. 미끄러짐을 방지하기 위해 목발끝과 지면과의 마찰력을 증가시키기 위함

제9장 팔이음뼈

일반적인 해부학 문제

1. 팔이음뼈는 어깨뼈와 빗장뼈 사이의 관절이다. 어깨관절에는 어깨뼈와 위팔뼈가 해당된다. 어깨복합체는 어깨뼈, 빗장뼈, 위팔뼈, 복장뼈, 가슴우리가 해당된다.
2. a. 참고점으로 아래각이 사용된다.
   b. 척주에서 멀어질 때 어깨뼈의 위쪽 돌림한다. 척주를 향해 뒤쪽으로 이동하여 시작자세로 되돌아갈 때 어깨뼈는 아래쪽 돌림한다.
3. 올림/내림과 내밈/들임은 좀 더 선형움직임이다.
4. 위쪽 돌림과 아래쪽 돌림이 좀 더 각움직임이다.
5. 어깨위팔리듬은 어깨이음뼈와 어깨관절간의 움직임이다. 초기 30° 이후부터 매 2° 씩 어깨관절은 굽힘과 벌림운동을 하며, 어깨이음뼈는 1° 씩 위방향으로 돌림한다.
6. 어깨이음뼈의 움직임이 없다면 팔을 머리 위로 들어올리지 못한다.
7. a. 등세모근의 서로 다른 세 개의 부착점은 세 개의 서로 다른 당김각을 만들며, 세 종류의 근작용을 일으킨다.
   b. 마름모근은 같은 당김선을 가지고 있고 같은 작용을 한다. 따라서 마름모근 사이에 다른 기능은 없다.
8. 앞톱니근, 위등세모근과 아래등세모근
9. 짝힘: 두 개 또는 그 이상의 근육의 당김선이 서로 다르고 또는 반대일 경우도 있지만, 같은 작용을 한다.
10. 마름근, 아래와 중간 등세모근, 어깨올림근, 위등세모근
11. 큰가슴근
12. a. 큰가슴근
    b. 넓은등근

기능적인 작용에 관한 질문

1. 아래쪽 돌림
2. 위쪽 돌림
3. 올림
4. 위쪽 돌림과 들임
5. 내밈
6. (1) 구심성, (2) 구심성, (3) 등척성, (4) 등척성 (5) 구심성

임상적인 연습문제

1. a. 어깨뼈 들임
   b. 중간 등세모근, 마름근
   c. 열린사슬활동
2. a. 어깨뼈 들임
   b. 중간 등세모근과 마름근
   c. 구심성
3. a. 어깨뼈내림; 기술적으로 어깨관절이 젖힘에서 폄상태로 오면서 어깨관절이 굽힘되기 때문에 약간의 위쪽 돌림이 발생한다.
   b. 아래등세모근, 작은가슴근; 위등세모근, 앞톱니근
   c. 구심성
4. a. 어깨뼈내밈과 위쪽 돌림
   b. 앞톱니근, 작은가슴근, 위등세모근과 아래등세모근
   c. 닫힌사슬활동
5. a. 어깨뼈들임과 아래돌림
   b. 중간등세모근, 마름근, 어깨올림근, 작은가슴근

c. 구심성 수축; 외력은 중력보다 크다. 따라서 가속력으로 작용한다.

제10장 어깨관절

일반적인 해부학 문제

1. a. 시상축과 이마면: 어깨관절 벌림과 모음
   b. 수직축과 수평면: 어깨관절 안쪽 돌림과 가쪽 돌림, 수평벌림과 수평모음
   c. 이마축과 시상면: 어깨관절 굽힘과 폄
2. 위팔의 원호(circular arc)는 어깨관절의 움직임, 즉 굽힘, 벌림, 폄, 모음의 결합에 의해 형성된다.
3. 어깨뼈밑 오목
4. 가시위오목과 가아시아래오목
5. 위팔뼈가 수직방향으로 놓여 있을 때 위팔두갈래고랑은 앞쪽으로 향하고, 위팔뼈머리는 안쪽으로 향하며, 오른쪽 위팔뼈머리는 왼쪽으로 향한다.
6. 가시위근(**s**upraspinatus), 가시아래근(**i**nfraspinatus), 작은원근(**t**eres), 어깨밑근(**s**ubscapularis muskles); 이들 근육들은 위팔뼈머리가 소켓 안에서 움직일 때 관절오목과 위팔뼈머리를 잡아두는 역할을 한다.
7. 어깨밑근과 부리위팔근 그리고 위팔두갈래근의 작은 머리
8. 큰원근, 작은원근, 가시아래근, 가시위근, 뒤어깨세모근
9. 앞어깨세모근, 큰가슴근, 넓은등근
10. a. 빗장뼈부분
    b. 관절가동범위의 첫 부분-약 60°
    c. 수직의 당김선은 관절가동범위의 초기단계에 좀 더 효과적이며, 당김선에 수평에 가까울 수록 효과는 감소하기 때문이다.

기능적인 작용에 관한 질문

1. a. 어깨관절의 젖힘과 안쪽 돌림
   b. 어깨뼈 경사와 내밈
2. a. 어깨관절 벌림과 가쪽 돌림
   b. 어깨뼈 위쪽 돌림과 들임
3. a. 어깨관절 모음과 안쪽 돌림
   b. 어깨뼈 아래돌림과 내밈
4. a. 어깨관절 굽힘
   b. 어깨뼈 위쪽 돌림과 내밈
5. a. 어깨관절 모음
   b. 어깨뼈 아래돌림

임상적인 연습문제

1. a. 어깨관절의 수평벌림
   b. 어깨관절 수평벌림근들의 구심성 수축
   c. 뒤어깨세모근, 가시아래근, 작은원근
2. a. 아니오
   b. 예
   c. 저항팔이 짧을수록 움직임을 일으키는데 필요한 힘에 대한 저항이 감소하기 때문
3. a. 어깨관절 젖힘
   b. 어깨관절 젖힘근들의 구심성 수축
   c. 넓은등근, 뒤어깨세모근
4. a. 어깨관절 굽힘
   b. 어깨관절 젖힘근들의 원심성 수축
   c. 넓은등근, 뒤어깨세모근
5. a. 어깨관절 굽힘
   b. 어깨관절 벌림
   c. Scaption
6. 첫 번째 단계:
   a. 어깨관절 가쪽 돌림
   b. 구심성 수축
   c. 어깨관절 가쪽 돌림근들: 가시아래근, 작은원근, 뒤어깨세모근

   두 번째 단계:
   a. 어깨관절 가쪽 돌림
   b. 등척성수축
   c. 어깨관절 가쪽 돌림근들

   세 번째 단계:
   a. 어깨관절 안쪽 돌림
   b. 원심성 수축
   c. 어깨관절 가쪽 돌림근들
7. 어깨관절 모음근들

제11장 팔꿉관절

일반적인 해부학 문제

1. a. *관절을 이루는 뼈*
   아래팔: 노뼈와 자뼈
   팔꿉관절: 위팔뼈, 노뼈, 자뼈
   b. *축의 수:*
   아래팔: 1
   팔꿉관절: 1
   c. *관절면:*
   아래팔: 중쇠관절(pivot joint)
   팔꿉관절: 경첩관절
   d. *관절의 움직임:*
   아래팔: 엎침과 뒤침
   팔꿉관절: 굽힘과 폄
2. 위쪽 끝에 있는 도드래패임은 앞쪽으로 향하고, 같은 면 끝에 있는 노뼈패임은 가쪽으로 향하고, 아래쪽 끝에 있는 붓돌기는 안쪽으로 향한다.
3. a. 가쪽 또는 노쪽 곁인대
   b. 안쪽 또는 자쪽 곁인대
   c. 고리인대(annular ligament)
4. 위팔두갈래근과 위팔세갈래근의 긴머리
5. 노뼈, 왜냐하면 자뼈주위를 움직이는 노뼈가 이러한 움직임을 만들기 때문이다.
6. 네모엎침근, 위팔두갈래근, 위팔세갈래근 긴머리
7. 위팔두갈래근과 위팔세갈래근의 긴머리
8. 팔꿈치근, 위팔세갈래근, 위팔근
9. 위팔세갈래근의 긴머리
10. a. 어깨관절 굽힘, 팔꿉관절 굽힘, 아래팔뒤침
    b. 어깨관절 젖힘, 팔꿉관절 폄, 아래팔 엎침
11. 같은 방향
12. a. 위팔두갈래근
    b. 위팔세갈래근
    c. 위팔노근

기능적인 작용에 관한 질문

1. a. 팔꿉관절 움직임: 폄
   b. 아래팔 움직임: 뒤침
2. a. 팔꿉관절 움직임: 굽힘
   b. 아래팔움직임: 뒤침
3. a. 팔꿉관절 움직임: 폄
   b. 아래팔 움직임: 엎침
4. a. 팔꿉관절 움직임: 굽힘
   b. 아래팔 움직임: 뒤침
5. a. 팔꿉관절 움직임: 폄
   b. 아래팔 움직임: 중립

임상적인 연습문제

1. a. 아래팔 뒤침
   b. 원엎침근, 네모엎침근
2. a. 팔꿉관절 폄
   b. 구심성 수축
   c. 위팔세갈래근
   d. 닫힌사슬운동
3. a. 팔꿉관절 굽힘
   b. 위팔세갈래근
4. a. 팔꿉관절 폄
   b. 등척성 수축
   c. 위팔세갈래근
5. a. 팔꿉관절 폄
   b. 원심성수축
   c. 위팔두갈래근, 위팔근, 위팔노근
   d. 열린사슬운동

제12장 손목관절

일반적인 해부학 문제

1. 가쪽에서 안쪽으로 몸쪽열(proximal row): 손배뼈, 반달뼈, 세모뼈, 콩알뼈
   가쪽에서 안쪽으로 먼쪽열(distal row): 큰마름뼈, 작은마름뼈, 알머리뼈, 갈고리뼈
2. a. 손목관절 굽힘과 폄
   b. 손목관절 노쪽 치우침과 자쪽 치우침
   c. 손목관절의 움직임은 수직축과 수평면상에서는 발생하지 않는다.
3. a. *축의 수:*
   노손목관절: 2

손목뼈사이관절: 0

b. *관절면*:

노손목관절: 융기관절(condyloid)

손목뼈사이관절: 평면관절 또는 불규칙관절

c. *관절의 움직임*

노손목관절: 굽힘/폄, 노쪽 치우침/자쪽 치우침

손목뼈사이관절: 미끄럼

4. 자쪽 손목굽힘근, 노쪽 손목굽힘근, 긴손바닥근
5. 긴노쪽 손목폄근과 짧은노쪽 손목폄근, 자쪽 손목폄근
6. 만약 콩알뼈와 갈고리뼈의 후크가 보인다면, 앞쪽 면이다.
7. 긴노쪽 손목폄근과 노쪽 손목굽힘근
8. 자쪽 손목폄근과 자쪽 손목굽힘근
9. 손목의 중간 앞쪽에 있는 긴손바닥근
10. 자쪽 손목굽힘근, 긴손바닥근(이 근육 아래에 얕은손가락굽힘근과 깊은손가락굽힘근이 있음), 노쪽 손목굽힘근(긴엄지벌림근, 긴엄지폄근과 짧은엄지폄근은 엄지손가락의 1차적인 근육이면서 손목을 가로지른다), 긴노쪽 손목폄근과 짧은노쪽 손목폄근(손가락폄근), 자쪽 손목폄근
11. 관절디스크는 자뼈와 손목뼈의 몸쪽열 사이에 있기 때문
12. 더 긴 지레팔과 더 큰 근육들을 사용하기 위함
13. 머리 위로 망치를 들 때는 중력에 대항해서 일을 하지만, 허리높이에서 망치를 들 때는 중력을 이용하기 때문
14. 손목관절의 굽힘, 폄, 자쪽 치우침 시 끝느낌은 연부조직 신장이다. 손목관절의 노쪽 치우침 시 끝느낌은 단단한 느낌(bony)이다.
15. 가쪽 위관절융기 모서리

기능적인 작용에 관한 질문

1. a. 손목관절의 위치: 중립 또는 약간 폄
   b. 손목관절의 근육군: 노쪽 치우침근들
2. a. 손목관절의 위치: 중립 또는 약간 폄
   b. 손목관절의 근육군: 폄근들
3. a. 손목관절의 위치: 중립/폄
   b. 손목관절의 근육군: 굽힘근들
4. a. 손목관절의 위치: 중립 또는 약간 굽힘
   b. 손목관절의 근육군: 굽힘근들
5. a. 손목관절의 위치: 중립
   b. 손목관절의 근육군: 굽힘근들

임상적인 연습문제

1. a. 손목관절 굽힘
   b. 구심성수축
   c. 손목관절 굽힘근들
2. a. 손목관절 폄
   b. 원심성수축
   c. 손목관절 굽힘근들
3. a. 손목관절 폄
   b. 구심성수축
   c. 손목관절 폄근들
   d. 팔꿉관절 굽힘근들
   e. 등척성수축
4. a. 손목관절 굽힘
   b. 원심성수축
   c. 손목관절 폄근들
5. a. 손목관절 자쪽 치우침
   b. 구심성수축
   c. 손목관절 자쪽 치우침
6. a. 손목관절 노쪽 치우침
   b. 원심성수축
   c. 만약 자쪽 치우침근들이 움직임을 느리게 하지 않는다면 탄력튜브는 손목을 중립 위로 되돌리게 된다.
   d. 손목관절의 자쪽 치우침근들

제13장 손

일반적인 해부학 문제

1. a. 손가락: MCP 벌림/모음
   엄지손가락: CMC 굽힘/폄, MCP와 IP 굽힘/폄
   b. 손가락: MCP, PIP, DIP 굽힘/폄
   엄지손가락: CMC 벌림/모음
   c. 엄지손가락: CMC 대립/재위치

2. 엄지손가락과 손가락 비교:
   a. *뼈의 수*
      엄지손가락: 4
      손가락: 5
   b. *관절의 수*
      엄지손가락: 3
      손가락: 4
   c. *관절명*
      엄지손가락: CMC, MCP, IP
      손가락: CMC, MCP, PIP, DIP
3. CMC 굽힘, 벌림, 돌림
4. 돌림
5. 손목관절에 인접한 외재근 힘줄을 묶어두는 역할
6. 손목굴의 바닥은 손목뼈로 구성되어 있고, 천정부(ceiling)는 굽힘근지지띠의 가로손목인대로 이루어져 있다. 얕은손가락굽힘근, 깊은손가락굽힘근, 정중신경이 손목굴을 통과한다.
7. 외재근의 이는곳은 손목 위이고, 닿는곳은 손목 아래에 위치한다. 외재근은 얕은손가락굽힘근, 깊은손가락굽힘근, 손가락폄근, 새끼폄근, 집게폄근이 포함된다. 엄지의 외재근은 긴엄지굽힘근, 긴엄지벌림근, 긴엄지폄근과 짧은엄지폄근이 포함된다.
8. 내재근은 손목아래에 이는곳과 닿는곳이 있다. 총 9개의 내재근이 있으며, 짧은 엄지 굽힘근과 벌림근, 엄지대립근과 엄지모음근, 새끼굽힘근/벌림근/대립근, 뼈사이근, 벌레근이다.
9. 엄지두덩근은 손의 엄지쪽(가쪽)에 있는 내재근들이다; 새끼두덩근들은 새끼손가락쪽(안쪽)에 있는 근육들이다. 이름에 *pollicis*라고 붙어 있는 내재근들은 엄지두덩근들이며, 반대로 *digiti minimi*라고 붙어 있는 근육은 새끼두덩근들이다.
10. 가쪽으로 긴엄지벌림근과 짧은 엄지폄근, 안쪽으로 긴엄지폄근 사이에 형성된 함입부를 *해부학적 코담배갑(anatomical snuffbox)*이라고 한다.
11. 벌레근: 벌레근의 몸쪽부는 깊은손가락굽힘근 힘줄에 부착하고, 먼쪽으로는 손가락폄근의 힘줄에 부착한다.
12. a. 오목
    b. 볼록
    c. 같은 방향

기능적인 작용에 관한 질문

1. 후라이팬의 손잡이 잡기: 원통형 잡기
2. 작은 적색의 손수레끌기: 후크잡기
3. 책장 넘기기: 손가락끝잡기(pad to pad) 또는 pad to side 잡기
4. 걸쇠나 단추 조이기: 손끝잡기
5. 손잡이가 있는 머그컵 옮기기: 측면잡기
6. 카드를 손에 쥐고 있기: lumbrical grip
7. 사과쥐기: 공잡기
8. 바벨잡기: 원통형 잡기
9. CD 집어올리기: pad to pad 또는 pad to side 잡기
10. a. 원통형잡기와 lumbrical grip의 결합
    b. 손목굽힘근과 노쪽 치우침근에 의한 중립자세 유지
    c. 노자쪽 손목굽힘근, 긴노쪽 손목폄근
    d. 중립위치에서 손목관절 굽힘근들
    e. 위팔두갈래근, 위팔근, 특히 위팔노근
    f. 어깨관절 굽힘근과 모음근들
    g. 앞어깨세모근, 큰가슴근, 큰원근, 넓은등근
    h. 팔이음뼈 위쪽 돌림과 내밈
    I. 위아래등세모근, 앞톱니근, 작은가슴근

임상적인 연습문제

1. 관절운동: MCP 벌림 다음 MCP 모음
   주동근: 등쪽 뼈사이근과 새끼손가락벌림근, 배쪽 뼈사이근
2. 관절운동: 엄지벌림
   주동근: 짧은엄지 벌림근과 긴엄지벌림근
3. 관절운동: 엄지와 새끼손가락 대립
   주동근: 엄지대립근, 새끼손가락 대립근
4. 관절운동: MP 굽힘과 IP 폄
   주동근: 벌레근
5. 관절운동: 엄지손가락 CMC, MCP, IP 굽힘
   주동근: 긴엄지굽힘근과 짧은엄지굽힘근

제 14장 턱관절

일반적인 해부학적 문제

1. 광대뼈와 관자뼈
2. 동의어는 아래턱뼈이다:
   a. 내림
   b. 올림
   c. 들임 또는 퇴축
   d. 내밈 또는 돌출
   e. 가쪽 치우침(편위)
3. 아래턱뼈와 관자뼈
4. 관자근
5. 깨물근
6. 두힘살근
7. 5째 뇌신경(삼차신경)
8. 관절원반에서 아래턱관절융기의 앞쪽 돌림
9. 왼쪽과는 아래턱뼈의 소켓 내에서 축돌림하고, 반면에 오른쪽과는 앞쪽으로 미끄러진다.
10. 방패연골

기능적 활동 문제

1. 아래턱뼈의 내림
2. a. 아래턱뼈의 내림
   b. 빵을 씹을 때 반대쪽
   c. 빵을 씹을 때 같은쪽
3. 측면운동 가쪽 치우침
   앞-뒤 운동 내밈/들임
4. 운동 : 아래턱뼈올림
   근육 : 관자근, 깨물근, 안쪽 날개근

임상적 연습 문제

1. a. 아래턱뼈의 가쪽 치우침
   b. 구심성
   c. 오른쪽 관자근과 깨물근, 왼쪽 안쪽, 가쪽 날개근
2. a. 아래턱뼈 내밈
   b. 등척성
   c. 안쪽, 가쪽 날개근
3. a. 아래턱뼈 내림
   b. 구심성
   c. 가쪽 날개근

제 15장 목과 몸통

일반적인 해부학 문제

1. a. 목과 몸의 가쪽 굽힘
   b. 목과 몸의 돌림
   c. 목과 몸의 굽힘, 폄, 젖힘
2. 머리뼈는 2개로 나뉜 가시돌기를 가지고 있고, 가로돌기에 구멍이 있다. 등뼈는 가로돌기, 척추몸과 관절하고 있는 갈비뼈와 길고 가느다랗고 아래쪽을 향한 가시돌기를 가지고 있다; 위관절돌기는 뒤쪽으로 향해 있다. 허리뼈는 뒤쪽을 일직선으로 향하는 큰 가시돌기를 가지고 있다; 위관절돌기는 안쪽으로 향해 있다.
3. 위아래관절돌기의 이마면 위치
4. 위아래관절돌기의 시상면 위치
5. 뒤통수뼈에서 제 7머리뼈까지 : 목인대
   제 7머리뼈에서 엉치뼈(천골)까지 : 가시위인대
6. 황색인대
7. 앞세로 및 뒤세로인대
8. 당기는 근육의 선은 몸의 굽힘과 폄의 관상축 중심을 통과하거나 가까이 통과한다. 이것은 이 운동에 비효율적이다. 돌림 시 효율적이려면, 근육의 당기는 선은 수평이나 사선이어야 한다. 허리네모근은 당기는 선이 수직이다.
9. 척추세움근
10. 몸굽힘과 오른쪽으로 돌림의 결합은 배곧은근, 왼쪽 배바깥빗근, 오른쪽 배속빗근이 작용한다.

기능적 활동 문제

1. 목의 돌림과 약간의 젖힘
2. 목의 측굴
3. 목의 젖힘
4. 목의 굽힘
5. 목의 젖힘
6. 왼쪽으로 몸돌림

7. 오른쪽으로 몸돌림
8. 몸의 측굴
9. 몸의 굽힘
10. 몸의 젖힘

임상적 연습 문제

머리와 목

1. a. C1에 대한 머리의 굽힘
   b. 목의 폄
   c. 구심성
   d. 등척성
   e. 목폄근(머리널판근, 목널판근, 척추세움근, 가시사이근, 가로돌기가시근)
2. a. 머리와 목의 측굴
   b. 등척성
   c. 오른쪽 목빗근, 오른쪽 머리널판근, 오른쪽 목널판근, 오른쪽 목갈비근, 오른쪽 척추세움근, 오른쪽 가로돌기사이근)
3. a. 오른쪽으로 목의 측굴
   b. 왼쪽 목굽힘근
   c. 오른쪽 목빗근, 오른쪽 목갈비근, 오른쪽 머리널판근, 오른쪽 목널판근, 오른쪽 척추세움근, 오른쪽 가로돌기사이근
   d. 오른쪽 가쪽 굽힘근
   e. 오른쪽을 제외하고 (c)와 같다.
4. 왼쪽 목빗근
5. a. C1에 대한 머리의 굽힘
   b. 구심성
   c. 앞척추근
   d. 목굽힘
   e. 구심성
   f. 목빗근(당신이 앞척추근 그룹의 목긴근을 포함한다면 보너스 포인트)
   g. 등척성
   h. 목빗근(당신이 목긴근을 기억한다면 보너스 포인트)
   i. 목폄
   j. 원심성 수축
   k. 목빗근과 목긴근

몸

1. a. 몸굽힘 특히, 허리뼈부
   b. 몸폄근
   c. 척추세움근, 가로가시근, 가시사이근
2. a. 몸굽힘
   b. 구심성
   c. 양쪽의 배곧은근, 배바깥빗근, 배속빗근
3. a. 예
   b. 굽힘
   c. 이는곳에서 닿는곳을 향하여
   d. 근육의 역작용
   e. 엉덩허리근
   f. 발을 아래로 유지하는 것은 먼쪽을 안정되게 하고, 몸쪽은 운동성이 있게 한다. 이것은 근육의 역작용에서 엉덩관절 굽힘근이 엉덩관절(과 몸)을 굽힘하도록 한다.
4. a. 왼쪽으로 돌림과 함께 몸굽힘
   b. 구심성
   c. 양쪽의 배곧은근, 오른쪽 배바깥빗근, 왼쪽 배속빗근
5. a. C1에 대하여 머리의 굽힘
   b. 구심성
   c. 등척성
   d. 앞척추근 그룹
   e. 목폄
   f. 등척성
   g. 목널판근과 머리널판근, 척추세움근
   h. 몸 젖힘
   i. 구심성
   j. 척추세움근, 가로가시근, 가로돌기사이근

제 16장 호흡계

일반적인 해부학적 문제

1. 가슴뼈, 갈비뼈, 갈비연골, 등뼈
2. 등뼈몸과 등뼈의 가로돌기는 갈비뼈결절 및 갈비뼈목과 관절한다.
3. 올림과 내림은 흡기와 호기에서 일어난다.

4. 흡기 동안 갈비뼈는 올리고 가로막은 내리며, 호기 동안 갈비뼈는 내리고 가로막은 올린다.
5. 이는곳 또는 더욱 안정적인 부착부는 갈비우리 위에 있고, 갈비우리를 위로 당기기 위한 자세에 있다.
6. 당기는 선은 앞에서 뒤로 변화가 없는 반면에, 근육은 앞에서 뒤로 방향을 변화시키면서 갈비우리 주변에서 180° 움직인다.
7. 이는곳 또는 안정적인 부착부는 뼈에 붙어 있으나, 닿는곳은 중심힘줄이다. 근육이 이완할 때 그것은 돔 형태를 띤다. 그것이 수축하면 편평해지고, 가슴공간이 더 커진다.
8. 당신은 공기가 기도를 통하여 빠져나갈 때 호기 동안에 말한다.
9. 보조 흡기근은 가슴뼈와 갈비우리를 당기고, 반면에 보조 호기근은 아래로 당긴다.
10. 갈비우리의 움직임은 양동이 손잡이의 움직임과 비교된다. 흉강의 움직임은 바람통의 움직임과 비교된다.
11. C3 손상환자는 가로막을 지배하지 못할 것이다. 그러므로 그들은 호흡을 돕기 위하여 인공호흡기의 도움이 필요하다. C5 손상환자는 가로막이 신경학적으로 완전할 것이고, 기계적 도움없이 호흡할 수 있다.

기능적 활동 문제

1. 강한 흡기는 강한 호기 때문에 일어난다.
2. 깊은 흡기
3. 강한 호기
4. 강한 호기
5. 조용한 흡기와 호기

임상적 연습 문제

1. a. 흉식호흡
   b. 가로막호흡
2. 몸앞의 근육 배곧은근, 배바깥빗근, 배속빗근, 배가로근
3. a. 냄새를 맡는 동안 가슴이 올라간다.
   b. 근육이 수축한다.
   c. 냄새 맡는 것은 깊은 흡기를 요구한다. 보조 흡기근은 근육의 역작용으로 갈비우리를 올려 보조한다.
4. a. 가슴우리는 흡기 동안 위쪽과 바깥쪽으로 움직인다.
   b. 큰가슴근은 갈비뼈를 당겨 깊은 흡기를 보조한다.
   c. 닫힌사슬활동이다.

제 17장 골반

일반적인 해부학적 문제

1. a. 앞/뒤 골반경사
   b. 측방경사
   c. 골반돌림
2. 왼쪽으로
3. 엉덩관절
4. a. 엉덩관절 굽힘
   b. 엉덩관절 폄
   c. 체중을 부하하지 않은 쪽에 엉덩관절 벌림과 체중을 부하한 쪽에 엉덩관절 모음
5. a. 오른쪽 엉덩관절 안쪽 돌림/왼쪽 엉덩관절 가쪽 돌림
   b. 오른쪽 엉덩관절 가쪽 돌림/왼쪽 엉덩관절 안쪽 돌림
6. a. 젖힘
   b. 굽힘
   c. 반대쪽으로 측굴
7. 등의 폄근, 엉덩관절 굽힘근

기능적 활동 문제

1. 뒤쪽 골반경사
2. 앞쪽 골반경사
3. 뒤쪽 골반경사
4. 왼쪽 엉덩관절은 모음하고 오른쪽 엉덩관절은 벌림한다.

임상적 연습 문제

1. 운동 : 뒤쪽 골반경사, 몸굽힘, 엉덩관절 폄
   근육 : 큰볼기근과 배근
2. 운동 : 왼쪽 측방골반경사; 왼쪽 엉덩관절 모음과 오른쪽 엉덩관절 벌림
   근육 : 오른쪽 엉덩관절 벌림근(중간볼기근과 작은볼기근)과 왼쪽 허리네모근

제18장 엉덩관절

일반적인 해부학적 문제

1. a. 두 개의 볼기뼈, 엉치뼈, 꼬리뼈
   b. 엉덩뼈, 궁둥뼈, 두덩뼈의 융합
   c. 볼기뼈절구와 넙다리뼈머리
   d. 엉덩뼈, 궁둥뼈, 두덩뼈
   e. 궁둥뼈와 두덩뼈
   f. 엉덩뼈와 궁둥뼈
2. 큰궁둥뼈패임은 후부, 두덩뼈몸은 전부, 볼기뼈절구는 가쪽으로 향한다. 그러므로 볼기뼈절구의 개구부가 이 자세에서 오른쪽으로 향해 있다면, 그것은 오른쪽 볼기뼈이다.
3. 넙다리뼈는 수직자세로, 거친선과 작은돌기는 뒤쪽으로, 넙다리뼈머리는 안쪽으로 향한다. 그러므로 이 자세에서 오른쪽 넙다리뼈머리는 왼쪽으로 향한다.
4. a. 축의 수: 3
   b. 관절의 형태: 구상관절
   c. 일어나는 운동: 굽힘/폄, 벌림/모음, 돌림
5. a. 안쪽 돌림과 가쪽 돌림
   b. 굽힘/폄
   c. 벌림/모음
6. 엉덩뼈대퇴인대의 닿는곳; 그것은 두 부분으로 나뉘어져 있기 때문에 거꾸로 된 Y형태를 이룬다.
7. 볼기뼈절구는 넙다리뼈머리를 잘 유지하는 깊은 소켓을 형성하고, 엉덩관절은 3개의 매우 강한 인대로 둘러싸여 있다.
8. 인대가 붙어 있는 선은 나선형이다. 이러한 배열은 인대가 관절을 폄할 때 팽팽하고 굽힘하면 느슨해지는 원인이 되고, 굽힘을 방해하지 않고 젖힘을 제한한다.
9. 넙다리곧은근, 넙다리빗근, 두덩정강근, 반힘줄모양근, 반막근, 넙다리두갈래근(장두), 넙다리근막긴장근
10. 넙다리빗근은 엉덩관절 굽힘, 벌림, 가쪽 돌림을 하고, 넙다리근막긴장근은 엉덩관절 벌림과 굽힘을 한다.
11. 당신의 오른쪽 발을 마루에서 들 때, 왼쪽의 엉덩관절 벌림근과 오른쪽 몸 폄근은 골반의 오른쪽이 떨어지지 않도록 수축한다.
12. 반대쪽
13. 엉덩관절굽힘- 연부조직 접근; 엉덩관절폄-연부조직 신장

기능적 활동 문제

1. 엉덩관절 폄과 안쪽 돌림, 약간의 모음
2. a. 엉덩관절의 많은 굽힘은 낮은 면을 요구한다.
   b. 안쪽 돌림과 모음은 굽힘의 증가를 수반할 수 있다.
3. a. 모음
   b. 오른쪽 엉덩관절 모음근
   c. 닫힌사슬운동
4. a. 흔듦기(유각기)는 엉덩관절 굽힘, 폄, 젖힘을 포함한다.
   b. 걷는 것보다 더 많이 엉덩관절 굽힘
   c. 엉덩관절 굽힘과 벌림
   d. 당신이 자전거 위에서 다리로 페달을 돌릴 때 엉덩관절 젖힘, 벌림, 굽힘, 모음이 결합되어 일어나고, 약간의 돌림도 일어날 수 있다.
5. a. 뒤쪽 경사
   b. 허리뼈전만의 증가와 함께 앞쪽 경사
6. a. 뒤쪽 경사에서 골반을 유지한다.
   b. 관절운동범위를 완성하는데 엉덩관절 굽힘근의 길이가 충분하지 않다.
   c. 엉덩허리근
   d. 앞쪽 기울임 자세와 대비하여 골반이 뒤쪽 기울임 자세에 있을 때 앞 엉덩관절 근육은 늘어날 수 있다.

7. 당신은 허리뼈를 전만하고, 골반을 앞쪽 경사하거나 엉덩관절을 약간 굽힘하고 앞쪽으로 기대어 서서 보상할 수 있다.
8. a. 오른쪽 엉덩관절은 굽힘, 모음, 안쪽 돌림된다.
   b. 왼쪽 엉덩관절은 폄, 벌림, 가쪽 돌림된다.
9. 엉덩관절- 닫힌사슬; 어깨관절-열린사슬

임상적 연습 문제

1. a. 엉덩관절 젖힘
   b. 강화
   c. 큰볼기근
2. a. 엉덩관절 젖힘
   b. 신장
   c. 엉덩허리근
3. a. 예. 넙다리곧은근은 동시에 관절들 위에서 신장되어진다.
4. a. 엉덩관절 벌림
   b. 강화됨
   c. 엉덩관절 모음근-중간볼기근과 작은볼기근
5. a. 엉덩관절 벌림과 굽힘의 결합
   b. 강화
   c. 넙다리근막긴장근
6. a. 구심성
   b. 제 3형
7. a. 아니요
   b. 무릎을 굽힘으로 뒤넙다리근은 이미 짧아졌다. 엉덩관절이 젖혀짐에 따라 뒤넙다리근은 재빨리 능동적으로 불충분하게 된다.
8. a. 엉덩관절 벌림과 굽힘
   b. 신장
   c. 모음근-두덩근, 긴모음근, 짧은모음근, 큰모음근
      폄근(뒤넙다리근)- 반막근, 반힘줄모양근, 넙다리두갈래근
9. a. 연습 B는 더 어렵다.
   b. 무릎을 폄으로 저항팔은 연습 A보다 더 길다. 힘팔을 양쪽에서 같은 길이로 남아 있다.
10. a. 닫힘
    b. 엉덩관절폄
    c. 구심성
    d. 엉덩관절폄근- 큰볼기근과 뒤넙다리근
    e. 엉덩관절굽힘근-넙다리곧은근

제19장 무릎관절

일반적인 해부학적 문제

1. a. *축의 수*:
      무릎관절:1
      무릎넙다리관절 : 0
   b. *관절의 형태*:
      무릎관절: 접번관절
      무릎넙다리관절: 불규칙
   c. *운동의 형태*:
      무릎관절: 굽힘/폄
      무릎넙다리관절: 활주운동
2. 무릎관절 굽힘과 폄은 관상축을 돌아 시상면에서 일어난다.
3. Q각은 정강뼈거친면과 무릎뼈 중심의 사이 선과 ASIS와 무릎뼈 중심선 사이를 교차하여 이루어진다. 무릎관절 굽힘과 폄이 이루어지는 동안 넙다리뼈머리관절에 스트레스가 크면 각이 더 커진다.
4. 넙다리뼈와 정강뼈
5. 무릎관절의 굽힘을 개시하기 때문에, 무릎관절이 "잠긴" 폄 자세에서 무릎관절을 움직인다.
6. 넙다리빗근, 두덩정강근, 반힘줄모양근의 닿는곳
7. 약화된 무릎관절 폄(넙다리네갈래근 = L2-L4)
   무릎관절 굽힘은 없다(뒤넙다리근 = L5-S2)
8. a. 닫힌운동사슬
   b. 아니요, 이것은 닫힌사슬 활동에서만 일어날 수 있다.
   c. 장딴지근은 닿는곳을 향하여 이는곳을 당긴다-근육의 역작용
9. 돌림
10. a. 굽힘
    b. 안쪽에 장력의 스트레스
    c. 가쪽에 압박스트레스

기능적 활동 문제

1. a. 뒤넙다리근 작용: 엉덩관절 폄과 무릎관절 굽힘
   b. 엉덩관절 자세 (그림 19-25A): 폄
   c. 엉덩관절 자세 (그림 19-25B): 부분적 굽힘
   d. 능동적인 부적합한 자세: 엉덩관절 폄과 무릎 관절 굽힘(뒤넙다리근의)
   e. 그림 19-25B를 보라: 엉덩관절 부분적 굽힘
   f. 엉덩관절을 약간 굽힘하는 것은 뒤넙다리근의 신장을 유지하지만 반면에 뒤넙다리근은 무릎관절에서 단축된다. 엉덩관절을 폄하는 것은 뒤넙다리근이 엉덩관절 위에서 단축되나 반면에 무릎관절에서는 단축이 일어난다. 이처럼 능동적인 부적합은 더 빨리 일어날 것이다.
2. a. 엉덩관절 자세 그림 19-26A를 보라 = 부분적인 엉덩관절 굽힘. 그림 19-26B = 더 많은 엉덩관절 굽힘
   b. 넓은근
   c. 넙다리곧은근–엉덩관절 굽힘과 무릎관절 폄
   d. 단관절인 넓은근은 무릎관절 굽힘으로 신장된다. 넓은근은 엉덩관절을 통과하지 않기 때문에 엉덩관절 자세에서는 효과가 없다. 두 개의 관절을 통과하는 넙다리곧은근은 엉덩관절 폄과 무릎관절 굽힘 시 신장된다. 그러므로 A자세에서 더 신장되어 있다. B자세에서는 엉덩관절에서 단축되어 있다.
   e. RF를 강화시키기 원한다면 더욱 폄된 엉덩관절 자세를 이용하라(그림 19-26A).
   f. 넓은근만 단독으로 강화하기 원한다면 더욱 굽힘한 엉덩관절 자세를 이용하라(그림 19-26B). 넙다리곧은근은 그렇게 강하지 않다.
3. a. 틀 위에 발을 놓고 무릎관절 굽힘
   b. 틀 위로 움직이고 무릎관절 폄
4. a. 공을 차기 위한 준비 무릎관절은 굽힘하고 엉덩관절은 젖힘
   b. 넙다리곧은근은 엉덩관절과 무릎관절에서 신장된다.
   c. 공의 접촉지점 무릎관절 폄과 엉덩관절 폄
   d. 넙다리곧은근은 무릎관절에서 단축되나 엉덩관절에서는 늘어나 있다.
   e. 무릎관절은 폄상태에서, 엉덩관절은 굽힘하여 원을 그린다.
   f. 넙다리곧은근은 두 관절 위에서 단축되고, 능동적으로 부적합하다.
5. a. 오른쪽 발이 아니라 왼쪽 발이 이끌 것이다.
   b. 엉덩관절 들어올리기(오른쪽으로 골반올림. 역작용 시 오른쪽 몸통 측굴이라고 한다)

임상적 연습 문제

1. 미끄러지다:
   a. 무릎관절 굽힘
   b. 원심성 수축
   c. 무릎관절 폄근(넙다리네갈래근)
   d. 닫힌사슬

   유지자세:
   a. 등척성
   b. 무릎관절 폄근(넙다리네갈래근)

   선 자세로 돌아가기
   a. 무릎관절폄
   b. 구심성 수축.
   c. 무릎관절 폄근(넙다리네갈래근)
2. a. 엉덩관절 굽힘과 무릎관절 폄
   b. 뒤넙다리근의 신장, 엉덩관절을 펴고 무릎관절을 굽힌다.
   c. 뒤넙다리근은 반막양근, 반힘줄양근, 넙다리두갈래근으로 구성된다.
3. a. 엉덩관절 굽힘과 무릎관절 폄
   b. 강화
   c. 엉덩관절 굽힘근(넙다리곧은근, 엉덩허리근, 두덩뼈근), 엉덩관절 폄근(넙다리네갈래근 그룹)
   d. 열린 사슬활동
4. a. 엉덩관절폄과 무릎관절굽힘
   b. 신장
   c. 넙다리곧은근(엉덩관절굽힘과 무릎관절을 펴는)
5. 굽힘–연부조직은 접근; 폄 - 연부조직은 신장
6. a. 자세 C는 유지하기 더 쉽다.
   b. 힘은 넙다리네갈래근이고, 저항은 종아리와 발, 축은 무릎관절이다. 그것은 제3형 지렛대이다 (AFR).

c. 저항팔은 짧아진다.

d. 힘팔은 같다.

7. 그림 19-28을 보라.

쭉 뻗은 무릎관절:

a. 무릎관절 폄

b. 구심성 수축

c. 무릎관절 폄근(넙다리네갈래근)

d. 닫힌사슬 활동

유지 자세:

a. 무릎관절 폄

b. 등척성 수축

c. 무릎관절 폄근(넙다리네갈래근)

굽힌한 무릎관절:

a. 무릎관절 굽힘

b. 원심성 수축

c. 무릎관절 폄근(넙다리네갈래근)

8. 치료사는 힘팔이 더 길기 때문에 무릎 바로 아래보다 무릎 위에 더 큰 힘을 적용할 수 있다. 축은 무릎관절이다. 이 경우 저항은 환자에 의하여 적용된다. 저항팔은 축과 변하지 않는 넙다리네갈래근의 닿는 곳 사이에 위치한다. 힘팔은 축과 힘이 적용되는 환자의 다리가 놓이는 곳에 위치한다. 달리 설명하면 치료사는 같은 결과를 이루기 위하여 더 짧은 힘팔을 이용하는 만큼 더 긴팔을 이용할 필요가 없다.

제20 장 발목관절과 발

일반적인 해부학적 문제

1. a. 1

b. 접번관절

c. 등쪽 굽힘, 발바닥굽힘

d. 정강뼈와 목말뼈(일차적으로)

2. 목발뼈아래 관절은 목발뼈와 발꿈치뼈를 포함한다; 가로발목 관절은 발배뼈, 입방뼈와 함께 목발뼈와 발꿈치뼈를 포함한다.

3. 정강뼈와 종아리뼈 사이에 위치하는 뼈사이막의 기능은 두 뼈를 함께 유지해주고, 근육이 붙는 부위를 제공한다.

4. 삼각인대는 정강발배인대, 정강발꿈치인대, 뒤정강목말인대로 구성된다.

5. 가쪽 인대는 앞뒤목말종아리인대, 발꿈치종아리인대로 구성된다.

6. 안쪽 · 가쪽 세로활

7. 세로활은 발꿈치뼈, 발배뼈, 쐐기뼈, 3개의 발허리뼈로 이루어진다. 가쪽 세로활은 발꿈치뼈, 입방뼈, 4, 5째 발허리뼈로 이루어진다.

8. 가로활은 입방뼈와 3개의 쐐기뼈로 구성된다.

9. 활의 기능은 발이 땅을 딛을 때 충격을 흡수하고, 편평하지 못한 지형에 적응하고, 몸을 앞으로 추진한다.

10. 뒤정강뼈근, 긴발가락굽힘근, 긴엄지굽힘근

11. 뒤정강뼈근, 앞정강뼈근, 긴종아리근

12. 긴, 짧은종아리근

13. 짧은종아리근과 제3종아리근

14. 앞정강뼈근과 긴종아리근; 함께, 긴종아리근과 앞정강뼈근은 긴종아리근이 앞정강뼈근과 만나기 위하여 발의 안쪽으로 통과하기 전에 수직으로 하퇴가쪽에서 내려오기 때문에 때때로 발의 등자라고 한다. 앞정강뼈근은 긴종아리근과 만나기 위하여 하퇴 안쪽에서 수직으로 내려와 U자 또는 등자를 형성한다.

15. 아니요, 가장 강한 발바닥굽힘근은 장딴지근, 가자미근이고 이들은 S1~S2 수준에서 지배를 받는다. 후부의 심부 그룹은 L5~S1 수준에서 일차적으로 지배를 받는다.

기능적 활동 문제

1. 발목관절 발바닥굽힘
2. 발목관절 발바닥굽힘
3. 발목관절 발등굽힘
4. 발목관절 발바닥굽힘
5. 발목관절 안쪽 번짐/가쪽 번짐
6. 발목관절 등쪽 굽힘
7. 발목관절 발바닥굽힘

임상적 연습 문제

1. 장딴지근:
   a. 통과하는 관절의 수: 2개의 관절
   b. 무릎관절 운동: 무릎관절 굽힘
   c. 발목관절 운동: 발목관절 발바닥굽힘
   가자미근:
   a. 통과하는 관절의 수: 1개 관절
   b. 무릎관절 운동: 없다
   c. 발목관절 운동: 발목관절 발바닥굽힘
2. a. 왼쪽 무릎관절: 폄
   왼쪽 발목관절: 등쪽 굽힘
   b. 왼쪽 장딴지근은 신장
   c. 왼쪽 가자미근은 신장
   d. 장딴지근
   e. 장딴지근은 무릎관절과 발목관절의 범위를 결합하여 신장하기 때문에 더 신장되어 있고, 반면에 가자미근은 한 관절에서만 신장되어 있다.
3. a. 왼쪽 무릎관절: 굽힘
   왼쪽 발목관절: 등쪽 굽힘
   b. 왼쪽 장딴지근은 무릎관절에서 느슨하다.
   c. 왼쪽 장딴지근은 발목관절에서 신장되어 있다.
   d. 왼쪽 가자미근은 무릎관절을 통과하지 않기 때문에 무릎관절에서 신장되어 있지 않다.
   e. 예, 왼쪽 가자미근은 발목관절에서 신장되어 있다.
   f. 가자미근
   g. 가자미근은 발목관절의 관절운동범위가 더 크기 때문에 더 신장되어 있다. 장딴지근은 무릎관절 위에서 더 느슨하여 많은 발목관절 운동이 가능하고, 가자미근은 더 신장된다.
4. a. 왼쪽 무릎관절: 폄
   왼쪽 발목관절: 등쪽 굽힘
   b. 왼쪽 장딴지근은 신장되어 있다.
   c. 왼쪽 장딴지근은 단축되어 있다.
   d. 왼쪽 가자미근은 무릎관절 위에서 작용하지 않는다.
   e. 왼쪽 가자미근은 발목관절 위에서 단축되어 있다.
   f. 두 관절을 지나는 장딴지근은 발목관절에서 단축되는 동안 무릎관절 위에서 신장될 수 있고, 큰 범위를 통하여 더 많은 긴장을 유지한다. 단관절인 가자미근은 발목관절에서 단축되고, 긴장을 빨리 잃을 것이다.
5. a. 안쪽 번짐
   b. 구심성, 그런다음 발을 유지하기 위하여 등척성 수축을 한다.
   c. 앞정강근과 뒤정강근
6. a. 발목 발등굽힘, 발목 발등굽힘, 발목 발바닥굽힘
   b. 구심성, 등척성, 원심성
   c. 발목 발등굽힘-앞정강근은 모든 3단계에서 주동근이다.
   d. 열림

제21장 자세

일반적인 해부학 문제

1. 목폄근들
2. 옆면
3. 엉덩관절 굽힘근들
4. 옆
5. 수평. 올림 또는 내림되지 않아야 함
6. 앞 또는 뒤
7. 가쪽 복사뼈의 약간 앞쪽
8. a. 무릎-무릎뼈 약간 뒤
   b. 엉덩관절-큰돌기 통과
   c. 어깨관절-봉우리돌기 끝 통과
   d. 머리-귀 통과

기능적인 작용에 관한 질문

1. 팔이음뼈 내밈
2. 팔이음뼈 들임과 약간의 올림
3. 목 굽힘과 머리 앞쪽 이동
4. 오른쪽 어깨 올림
5. 여자의 COG가 앞쪽으로 이동함
6. 앞쪽 기울임
7. 증가된 척추앞굽음
8. a. 뒤몸통-허리척추세움근과 척추옆근육이 경직됨
   b. 앞몸통-배근육이 신장됨.
9. 엉덩관절 굽힘근들

임상적인 연습문제

1. 목 젖힘
2. a. 목폄근–경직됨
   b. 목굽힘근–신장됨
3. 골반의 왼쪽면이 더 높다
4. a. 왼쪽 근육–경직됨
   b. 오른쪽 근육–신장됨
5. a. 디스크의 왼쪽면이 더 압박됨
   b. 오른쪽이 더 늘어남
   c. 척추사이구멍–오른쪽이 더 열림
   d. 왼쪽 척추사이구멍이 더 작아짐
6. a. 몸통폄근들–뒤쪽
   b. 앞쪽
7. a. 몸통굽힘근들–앞쪽
   b. 뒤쪽

제22장 보행

일반적인 해부학 문제

1. 둘은 같은 요소와 같은 단계를 갖는다. 양발지지기를 갖는 보행은 달리는 동안 양발지지기를 갖지 않는다. 달리기는 보행이 갖지 않는 비지지기를 갖는다.
2. 전통적인 용어는 시간의 틀 내에서 단일지점을 언급하고, 반면에 RLA 용어는 시간의 틀 내에서 기간을 말한다.
3. 디딤기(입각기)
4. 양발지지기: 한 발의 발꿈치 떼기와 발가락 떼기 그리고 반대발의 발뒤꿈치 닿기와 발바닥 닿기
5. 디딤기의 중간 디딤기
6. 흔듦기
7. 한걸음(step length)의 길이는 증가하고, 분속수(cadence)는 증가한다.
8. 지지면을 넓히기 위하여 양발을 더 멀리 벌리고 걷는다.
9. 디딤기의 발뒤꿈치 닿기와 흔듦기의 중간 흔듦기
10. 추진기(push-off)

기능적인 작용에 관한 질문

1. 한걸음이 짧아짐
   디딤기 시 발이 편평해짐
   팔흔들기가 감소함
2. 보행기저면이 좁아짐
   균형을 유지하기 위한 팔을 넓게 벌림
3. 보행기저면이 넓어짐
   수평이동이 커짐
4. 앞으로 기울임이 증가함
5. 수직이동 거리가 증가함
   팔흔듦이 증가함
6. 흔듦기 시 회선보행(circumducted gait)을 함
   디딤기 시 수평이동거리가 증가함
7. 곡선움직임

임상적인 연습문제

1. a. 발목관절–발등굽힘
   b. 엉덩관절–굽힘
   c. 골반–앞쪽 기울임
   d. 허리척추–앞굽음
2. a. 근수축유형: 구심성 수축
   관련근육: 무릎폄근
   b. 근수축유형: 원심성수축
   관련근육: 발바닥굽힘근
   c. 근수축유형: 구심성수축
   관련근육: 엉덩관절 폄근
   d. 근수축유형: 등척성수축
   관련근육: 반대쪽 엉덩관절 벌림근
   e. 근수축유형: 원심성수축
   관련근육: 무릎굽힘근
3. a. 침범쪽 골반의 가쪽 기울임이 증가함
   b. 디딤기 시 침범쪽 다리(짧은다리)로 기울임
   c. 첨족보행(equinus gait)을 함
   d. 정상쪽 다리(긴다리)의 무릎이 굽힘됨

찾아보기
(Index)

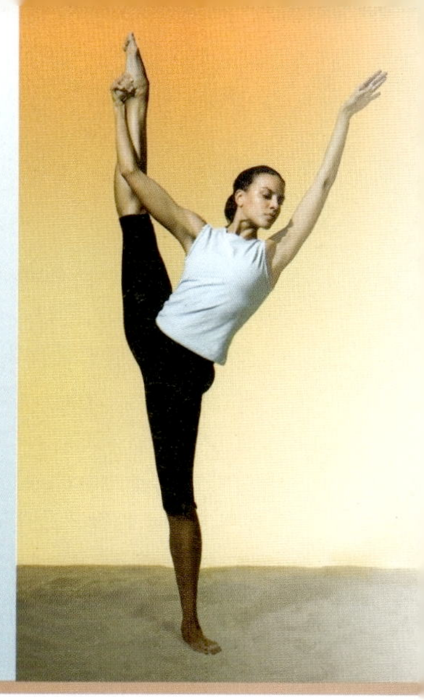

ㄴ

ㄷ

ㄹ

ㅁ

ㅂ

ㅇ

ㅊ

ㅋ

ㅌ

ㅍ

ㅎ

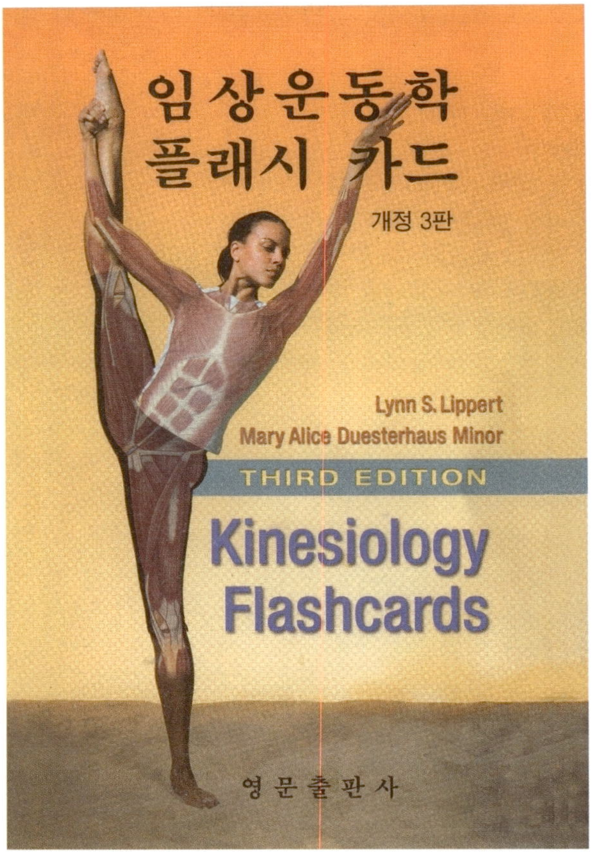

임상운동학 플래시 카드

개정 3판

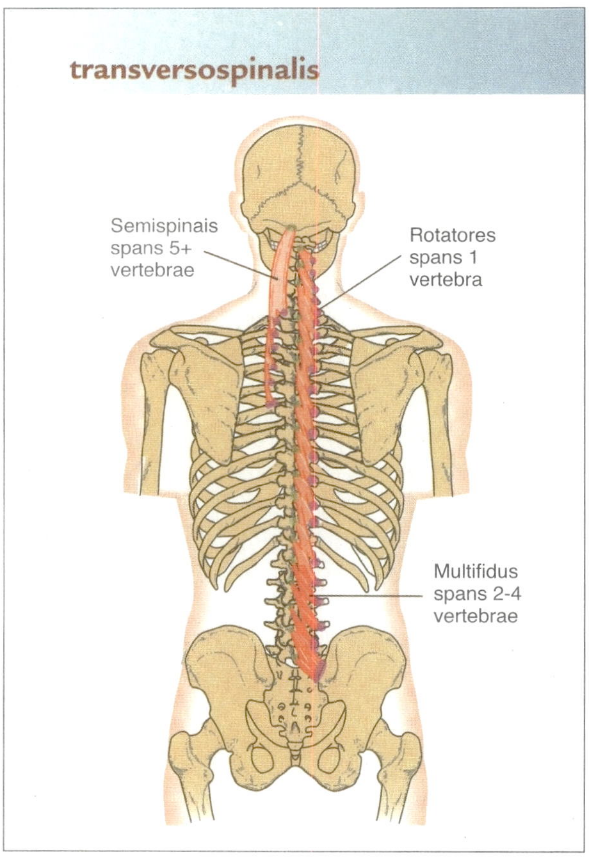

Transversospinalis

O	Transverse processes
I	Spinous processes of vertebra above
A	Bilateral: Neck and trunk extension Unilateral: Neck and trunk rotation to opposite side
N	Spinal nerves

67 transversospinalis